主审 吴德沛

内科学
见习指导

NEIKEXUE JIANXI ZHIDAO

主编 李岭 马骁 冯璜 陈延斌 林佳

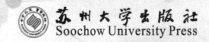

苏州大学出版社
Soochow University Press

图书在版编目（CIP）数据

内科学见习指导 / 李岭等主编. — 苏州：苏州大学出版社，2022.12
ISBN 978-7-5672-4250-0

Ⅰ.①内… Ⅱ.①李… Ⅲ.①内科学–实习–医学院校–教学参考资料 Ⅳ.①R5

中国国家版本馆 CIP 数据核字（2023）第 001031 号

书　　名：内科学见习指导
　　　　　Neikexue Jianxi Zhidao

主　　编：李　岭　马　骁　冯　璜　陈延斌　林　佳
责任编辑：吴　钰
助理编辑：何　睿
出版发行：苏州大学出版社（Soochow University Press）
社　　址：苏州市十梓街 1 号　邮编：215006
印　　刷：广东虎彩云印刷有限公司
邮购热线：0512-67480030
销售热线：0512-67481020
开　　本：889 mm×1 194 mm　1/16　印张：35.50　字数：1 051 千
版　　次：2022 年 12 月第 1 版
印　　次：2022 年 12 月第 1 次印刷
书　　号：ISBN 978-7-5672-4250-0
定　　价：109.00 元

若有印装错误，本社负责调换
苏州大学出版社营销部　电话：0512-67481020
苏州大学出版社网址　http://www.sudapress.com
苏州大学出版社邮箱　sdcbs@suda.edu.cn

《内科学见习指导》
编　写　组

主　审：吴德沛

主　编：李　岭　马　骁　冯　璜
　　　　陈延斌　林　佳

副主编：（按姓氏拼音排序）
　　　　樊华英　胡　坤　周二叶

编　者：（按姓氏拼音排序）
　　　　曹　晶　陈丽韵　陈伟翔
　　　　陈延斌　丁　兵　樊华英
　　　　冯　璜　符翠萍　韩俊霞
　　　　洪　钰　胡　坤　李　岭
　　　　李渭阳　林　佳　马　骁
　　　　王　虹　谢　忱　周二叶
　　　　周丽君　周　欣　周颖异
　　　　祝清清

序一

不断适应新时代临床医学发展要求，努力培养医德高尚、医术精湛的人民健康守护者是时代赋予医学教育工作者的神圣使命。医学卓越人才培养，应该以提高医学教学质量为核心，着力把科学知识、创新思维、实践能力和人文素养的培养贯穿于卓越医学人才培养的全过程。如何提升每一位医学生临床岗位胜任力，使其不断掌握理论知识并提升临床能力，逐渐适应临床诊疗工作实际，从而成长为一名合格乃至优秀的临床医生，这是临床医学教学中始终应该予以关注的课题。通过临床见习，医学生开始接触患者，逐步积累临床经验，学会临床思维，做好医患沟通，淬炼人文情怀，因此临床见习是临床医学教学中的重要环节，对医学生能力的全面培养非常重要。

为了更好地组织开展临床见习，苏州大学苏州医学院第一临床医学院内科学教研室组织编写了《内科学见习指导》，参加编写的都是苏州大学附属第一医院既有丰富的临床工作经验，又有丰富的临床教学经验的骨干教师，他们在繁重的临床医学教研工作之余，如期完成了相关编写工作。本书从常见疾病入手，在诊断思路、处理要点、医患沟通等方面予以精心编排，结合临床典型教学案例，突出临床见习教学目标，为医学生进一步掌握临床常见疾病的发病原因和机制、诊断和治疗原则打下坚实基础。同时，本书还把医患沟通技巧和培养人文素养贯穿于每一个案例见习教学过程。有幸在该书付印前，先阅览了部分章节，该书特点鲜明、简明实用、图文并茂，相信对于每一位进入临床见习的医学生都会有很好的指导。

2022 年 6 月

序二

医学教育是卫生事业发展的重要基石，国务院办公厅印发的《关于加快医学教育创新发展的指导意见》提出，要把医学教育摆在关系教育和卫生健康事业优先发展的重要地位，全面提高医学人才的培养质量，为推进健康中国建设、保障人民健康提供强有力的人才保障。临床见习是医学人才培养的重要阶段，是医学生迈向临床大门，成长为一名合格医生的必经之路。本书旨在为进入临床的医学生提供见习学习引导和参考，帮助其完成从理论到实践的良好衔接。

内科学博大精深，疾病种类繁多，各内科学专业及内科与基础学科之间知识联系紧密，多有交叉，如何梳理贯通各知识点并熟练应用于临床是内科学学习应用的重难点。本书将内科理论知识与临床实际诊疗相联系，以呼吸、循环、消化、泌尿、血液、内分泌、风湿七个系统的典型病例为抓手，从医学见习生的角度出发，从问诊和查体要点、病例归纳特点、诊断要点、治疗原则等方面对临床实际工作中常见疾病知识及诊疗思路进行阐述，另外，还增设了医患沟通、人文关怀和推荐阅读等内容，可作为医学生见习期间的"掌中宝"。

本书适用于医学生进入内科临床见习阶段时使用，从实用性角度出发，着重强调了临床诊疗思维的建立和培养，相信此书能给初入临床的医学生们带来科学而生动的引领。

苏州大学苏州医学院第一临床医学院秉承着"博习"的医学教育精神，组织了一批活跃在医、教、研一线，具备丰富的理论和实践经验的专家们，共同编写了《内科学见习指导》。本书初稿完成后，邀请了不同层级的临床工作者审读，并进行了多轮审校修改，希望能为内科见习生带来一本思路清晰、重点突出、内容翔实的医学教材。我很乐意为此作序。

2022 年 6 月

前　言

这是一本面向临床相关专业本科见习阶段的教材，实际上，它既可以用于临床本科学生见习阶段的学习，也可以用于临床教学老师的备课。

见习，是一名医学生接触患者的第一步，是他们从学生变成医生的桥梁阶段。在见习阶段，学生通过和患者的交流，练习采集病史和体格检查；通过和老师、同学的讨论，应用理论课的知识，建立自己的临床思维，为后续的实习和整个医学职业生涯做准备。

为了让本书可以真正服务于临床教学，编写之前，我们对多名负责见习带教的内科老师和刚刚经过内科见习的医学生就"你心目中的见习手册有哪些特征"进行了调研。根据调研结果，我们总结了以下三点：（1）精练课本内容，结合前沿知识；（2）结合真实案例，体现诊疗思路；（3）注重思政融入，引导医患沟通。基于此，我们在每一章（节）设置了概述、"见"患者"习"案例、诊断要点、治疗原则、医患沟通这五个部分。

全书有三大亮点：（1）高度还原临床实境，在"见"患者"习"案例部分，借助问诊及查体要点、诊断及鉴别诊断依据的讲解，自然融入了临床思维的培养；（2）思政融合，医患沟通栏目介绍了患者关心的高频问题的回应思路，旨在培养学生"以患者为中心"的职业素养；（3）多媒体融合，本书内附有二维码，融入了视频、高清图片等内容，实现对文字内容的补充。

苏州大学苏州医学院第一临床医学院临床教学办公室对本书的出版给予了大力支持。本书编者均为内科教研室有经验的老师，他们利用工作之余，归纳总结平时收集的真实案例和临床资料，结合最新的临床指南，精心拍摄图片和视频，并几经讨论和修改后完成了本书的编写。

以下介绍各篇的编者并感谢他们为本书的辛勤付出（排名不分先后）：

呼吸系统疾病：陈延斌，祝清清，符翠萍

循环系统疾病：林佳，丁兵，陈伟翔

消化系统疾病：李岭，冯璜，洪钰，谢忱

泌尿系统疾病：胡坤，周丽君

血液系统疾病：马骁，李渭阳，陈丽韵，王虹

内分泌和代谢性疾病：樊华英，周颖异，韩俊霞

风湿性疾病：周二叶，周欣，曹晶

绘图：宫源

本书经过我们的精心打磨和修改，几易其稿，用时一年余终得成书。但鉴于时间和经验有限，以及医疗知识的不断发展，书中可能存在不足之处，敬请广大读者批评指正。

最后，希望本书的出版能够真正帮助各位医学生在见习阶段获益。

编者

2022 年 6 月

C目 录
Ontents

第 3 篇　消化系统疾病

第 6 篇　内分泌和代谢性疾病

第 7 篇　风湿性疾病

第1篇

呼吸系统疾病

第1章　慢性阻塞性肺疾病

一、概述

慢性阻塞性肺疾病（chronic obstructive pulmonary disease，COPD），简称"慢阻肺"，指具有气流持续受限特征的慢性支气管炎和（或）肺气肿。肺功能检查对于诊断慢阻肺至关重要，目前采用的判断标准为吸入支气管扩张剂后，第1秒用力呼气容积（FEV_1）占用力肺活量（FVC）的比值（FEV_1/FVC）<70%。根据最新流调数据，我国现有慢阻肺患者近1亿人。

慢性支气管炎，简称"慢支"，是气管、支气管黏膜及其周围组织的慢性非特异性炎症，临床以咳嗽、咳痰为主要症状，伴或不伴有喘息，每年发病持续3个月或以上，持续≥2年，并排除具有咳嗽、咳痰、喘息症状的其他疾病。

肺气肿是指终末细支气管远端气腔出现异常持久的扩张，并伴有肺泡和细支气管的破坏，而无慢性的肺纤维化。

部分支气管哮喘患者由于治疗不及时、不规范，未能达到完全控制或临床控制，肺功能检查也可出现慢阻肺的特征。

图1-1清晰地显示了慢支、肺气肿、支气管哮喘及慢阻肺的相互关系。

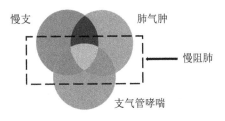

图1-1　慢阻肺三环理论示意图

慢阻肺的早期阶段，大部分患者并没有明显症状，加之缺乏主动就医的动机，早期发现和早期诊断比较困难。在我国，特别是在很多基层医疗机构，肺功能检查并未普及，而绝大多数城镇居民的健康体检项目中也没有涵盖肺功能检查，从而使得相当多的慢阻肺患者没有被发现和诊断，早期治疗更是无从谈起。

吸烟是慢阻肺最常见和最主要的原因，而我国是世界上最大的烟草生产国和烟草消费国，基数庞大的烟民中"潜伏"着大量的慢阻肺患者。

生物燃料也是慢阻肺的重要致病因素。在我国广大农村，生物燃料的使用仍是比较普遍的现象，因此农村地区也必然"潜伏"着为数众多的慢阻肺患者。

上述因素必将导致这样一种现象，即到门诊就医或住院治疗的慢阻肺患者，多数为中、重度或极重度患者，无症状者或轻症患者罕见。

二、"见"患者，"习"案例

（一）我们可能遇到慢阻肺患者的科室

慢阻肺作为呼吸与危重症医学科常见的慢性气道疾病，在门诊病例中占有相当高的比例，三级医院的专科门诊中，几乎每天都有相当数量的慢阻肺患者前来就诊，可以相当容易地遇见。而重度或极重度慢阻肺患者，往往容易因急性发作而需住院治疗或入住呼吸科重症监护室（RICU）治疗，所以在病房里容易遇见此类患者。当然，慢阻肺也可以作为"共病"与其他系统疾病共存，事实上，临床各科均可遇见慢阻肺患者。如急腹症患者合并慢阻肺，在救治过程中须特别注意，这种情况下，外科、急诊科门诊或病房就容易遇见慢阻肺患者了。

（二）我们可能遇到的病例

患者，男，65岁，因"反复咳嗽、咳痰伴气喘10年，加重3天"入院。

1. 问诊要点

（1）现病史

针对"咳、痰、喘"症状：咳嗽出现的时间、发生的频次、持续的时间；痰液的性状、每天的咳痰量；气喘的严重程度，活动是否受限；此次加重的诱发因素等。

针对伴随症状：有无发热、心慌、胸痛、盗汗、鼻塞、流涕，有无腹痛、腹泻。

针对就诊经过：患者所能提供的各种检查结果、用药情况及获得的疗效等。

针对一般情况：神经精神状态、睡眠、饮食、二便、体重变化等。

（2）既往史

须了解预防接种情况及有无传染病史，有无药物及食物或其他过敏史，有无手术、外伤史，是否有高血压、糖尿病史，是否有其他慢性病病史等。

（3）个人史、婚姻史、家族史

要注意询问是否有吸烟史，并详细记录吸烟量；如曾经吸烟，须记录戒烟的时间。是否有职业性粉尘接触史。

须了解直系亲属中是否有慢阻肺患者。

2. 查体要点

生命体征（体温T，脉搏P，呼吸R，血压BP），须特别注意呼吸频率，对于过快或过慢者要高度关注。

一般情况：神志情况，精神情况；慢阻肺患者容易出现呼吸衰竭，严重者可出现神志改变，亦须特别注意。

球结膜是否水肿：慢阻肺患者出现CO_2潴留时，可有球结膜水肿，是疾病严重的标志，查体时须留意。

颈静脉是否怒张：当慢阻肺合并肺心病时，可因右心负荷过重，出现颈静脉怒张的情形，体检时须特别注意。

双下肢是否水肿、等粗：慢阻肺合并肺心病时，可有双下肢水肿；而合并单侧下肢深静脉血栓形成时，可有双侧下肢不等粗，通过测量下肢周径容易发现。

是否存在剑突下心尖搏动或肺动脉瓣区第二心音亢进：随着慢阻肺患者右心负荷的逐渐加重，可出现上述体征，通过对心脏的详细检查，比较容易发现。

呼吸系统查体：

视诊：是否存在桶状胸？是否有肋间隙增宽？是以胸式呼吸为主还是以腹式呼吸为主？呼吸频率和呼吸节律如何？

触诊：胸廓扩张度如何？语音震颤如何？是否有胸膜摩擦感？

叩诊：肺下界移动度如何？叩诊是否呈过清音？

听诊：是否有异常呼吸音？是否有干、湿啰音？是否有胸膜摩擦音？

3. 归纳病例特点

① 老年男性，慢性病程，急性加重。

② 现病史：患者因"反复咳嗽、咳痰伴气喘 10 年，加重 3 天"入院。患者 10 年前因出现咳嗽、咳痰伴气喘而在当地医院住院治疗，当时诊断为"慢阻肺急性加重"，好转后出院。此后每年均有因疾病发作而住院治疗史，且近 4 年呈明显加重趋势，住院频率增加，过去 1 年住院 4 次。近 5 年来，患者规律吸入"丙酸氟替卡松/沙美特罗（舒利迭）"50/500，1 吸，bid。10 个月前肺功能资料提示 FEV_1 0.77 L（舒张前），0.84 L（舒张后），39.4% P，FEV_1/FVC 41.13%，舒张呈阴性，符合慢阻肺（重度）改变（表 1-1）。3 天前因"上感"出现症状加重，咳嗽、咳黄痰，伴气喘，有发热，体温最高 38.3 ℃。在家自行服用"抗感冒"药物，症状未获缓解而到我院急诊。急诊查血常规提示血白细胞总数（WBC）11.9×10⁹/L，中性粒细胞百分比 91%；胸部 CT（图 1-2）符合慢阻肺改变，无气胸征象；血气分析提示存在 Ⅱ 型呼吸衰竭。遂予低流量吸氧、无创通气、抗感染治疗，并收住 RICU。自发病以来，患者食欲欠佳，睡眠差，二便正常，体重无明显变化。

表 1-1　患者部分肺功能数据

	预计值	实测值（舒张前）	实测值（舒张前）/预计值	实测值（舒张后）	实测值（舒张后）/预计值
FVC	2.56 L	1.90 L	74.2%	2.05 L	80.2%
FEV_1	2.14 L	0.77 L	36.0%	0.84 L	39.4%
FEV_1/FVC	83.98%	40.62%	48.4%	41.13%	49.0%

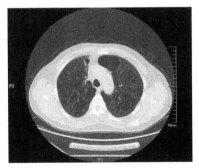

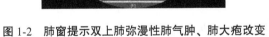

图 1-2　肺窗提示双上肺弥漫性肺气肿、肺大疱改变

肺气肿、肺大疱改变

③ 既往史、个人史、婚姻史、家族史：吸烟史 30 年，每日 20 支，吸烟指数 600 年支，已戒烟 10 年；有"高血压"史 10 年，平素服用"硝苯地平缓释片"，血压控制可；无糖尿病、肾病等慢性病史；否认肝炎、结核等传染病史；预防接种史不详，否认食物、药物过敏史。

④ 查体：T 37.8 ℃，P 90 次/分，R 24 次/分，BP 132/84 mmHg（1 mmHg＝0.133 kPa）。发育正常，营养中等，全身皮肤黏膜未见明显黄染，全身浅表淋巴结未触及肿大。球结膜轻度水肿，颈静脉无怒张。桶状胸，双肺触诊语音震颤减弱，叩诊呈过清音，双肺呼吸音偏低，散在干啰音，肺底部少许湿啰音。无剑突下心尖搏动，肺动脉瓣区第二心音亢进（$P_2 > A_2$），未闻及明显病理性杂音，心率（HR）90 次/分，律齐。腹部平坦，无胃肠型及蠕动波，腹壁柔软，无压痛、反跳痛，肝脾肋下未触及，移动性浊音阴性，肠鸣音 4 次/分。双下肢无水肿，生理反射存在，病理反射未引出。

⑤ 辅助检查：血常规示 WBC 11.9×10⁹/L，中性粒细胞百分比 91%，血红蛋白（Hb）120 g/L，血小板计数（PLT）180×10⁹/L。动脉血气分析示 pH 7.247，二氧化碳分压（$PaCO_2$）99.5 mmHg，氧分压（PaO_2）127 mmHg，吸入氧浓度百分比（FiO_2）40%，HCO_3^- 43.4 mmol/L，乳酸 0.7 mmol/L，氧合指数 317 mmHg。

4. 诊断思路

根据既往吸烟史，反复发作的咳嗽、咳痰伴气喘，以及多次住院史等资料，诊断慢阻肺明确。此次因"上感"诱发，症状加重，当属慢阻肺急性加重（AECOPD）。患者 10 个月前在稳定期复查的肺功能资料提示 FEV_1 实测值占预计值的百分比达 39.4%，符合 GOLD 3 级（重度）标准（图1-3）。根据既往的急性加重频次及住院治疗史，当归属到 D 组。此次急性加重后，血气分析提示存在呼吸衰竭，当属于 AECOPD（Ⅲ级）。

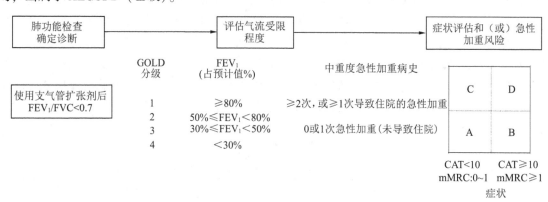

FEV_1/FVC：第 1 秒用力呼气容积占用力肺活量的比值；FEV_1：第 1 秒用力呼气容积；CAT：慢阻肺自我评估测试；mMRC：改良英国医学研究会呼吸困难指数。

图1-3　慢阻肺综合评估示意图

5. 鉴别诊断

① 支气管哮喘：支气管哮喘患者多为儿童或青少年时期起病，症状波动大，常伴有过敏性鼻炎、湿疹或其他过敏史，部分患者可有家族史，其肺功能检查提示气流受限具有可逆性，舒张呈阳性，吸入糖皮质激素（ICS）或含 ICS 的复合制剂可控制。而本例为老年患者，长期吸烟，肺功能检查提示气流受限为不可逆，舒张呈阴性，既往多次住院治疗，因此容易鉴别（详见本篇第 2 章）。

② 支气管扩张症：患者亦可有咳嗽、咳痰或呼吸困难，急性加重时亦可有发热，但其影像学特别是高分辨率 CT（HRCT）检查可见支气管呈典型的囊状、柱状、囊柱状扩张，当 CT 扫描层面与支气管平行时，扩张的支气管可呈双轨征或串珠状改变，与本例显然不符，不难鉴别（详见本篇第 3 章第 10 节）。

③ 特发性肺纤维化：一种慢性、进行性、纤维化性间质性肺炎，组织学和（或）胸部 HRCT 特征性表现为普通型间质性肺炎（UIP）（图1-4、图1-5），好发于老年人，其呼吸困难呈渐进性加重，肺部听诊可闻及典型的 Velcro 啰音，容易识别。

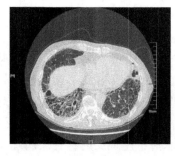　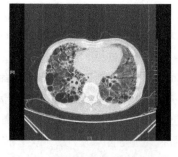　

图1-4　近胸膜蜂窝状改变　　图1-5　蜂窝肺合并肺大疱改变　　典型肺纤维化 HRCT 改变

④ 弥漫性泛细支气管炎（diffuse panbronchiolitis，DPB）：可有咳嗽、咳痰、活动时气短，CT 表现为双肺弥漫分布的结节状或线状影，近胸膜处可见树芽征，对罗红霉素等大环内酯类抗生素的治疗反应较好。

⑤ 其他需要鉴别的疾病：肺结核、肺癌、冠心病、高血压心脏病、心脏瓣膜病（详见相应章节）。

慢阻肺与其他疾病的鉴别诊断要点的归纳见表 1-2 所列。

表 1-2　慢阻肺与其他疾病的鉴别诊断要点

疾病	鉴别诊断要点
慢阻肺	中年发病，症状进展缓慢，有长期吸烟史或其他烟雾接触史
支气管哮喘	早年发病，每日症状变异大，夜间和清晨症状明显，常有过敏史、鼻炎、湿疹，有支气管哮喘家族史，可有肥胖
心力衰竭	X 线检查提示心脏扩大、肺水肿，肺功能检查呈限制性通气功能障碍
支气管扩张症	反复咳大量脓痰或咯血，常伴细菌感染，湿啰音，杵状指，X 线检查可见支气管扩张、管壁增厚
肺结核	X 线检查可见肺浸润性病灶或结节状、空洞样改变，微生物学检查可确诊
闭塞性细支气管炎	发病年龄轻，无吸烟史，可有类风湿关节炎或急性烟雾暴露史，呼气相 CT 可见低密度区
弥漫性泛细支气管炎	主要发生在亚洲人群中，几乎都有慢性鼻窦炎，X 线检查可见弥漫性小叶中央结节影和过度充气征

6. 可能出现的并发症

① 慢性呼吸衰竭：慢阻肺急性加重时，常合并发生呼吸衰竭，在血气检查结果上表现为低氧血症和（或）高碳酸血症，多随病情的改善而缓解；若急性加重获得控制，而低氧血症和（或）高碳酸血症并未恢复正常，往往提示存在慢性呼吸衰竭，须动态监测动脉血气指标（详见本篇第 7 章）。

② 自发性气胸：慢阻肺患者出现突然加重的呼吸困难，须高度警惕气胸发生的可能。体检可发现患侧胸廓饱满、肋间隙变宽、语音震颤减弱、叩诊呈鼓音、听诊呼吸音减弱或消失；胸部 X 线平片或 CT 可见气胸线，容易识别。一旦发生气胸，且经临床判断其对患者具有非常不利的影响，往往需要胸腔穿刺抽气或胸腔闭式引流，促进肺尽早复张（图 1-6、图 1-7）。

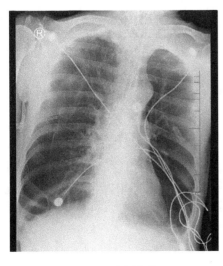

图 1-6　右侧气胸

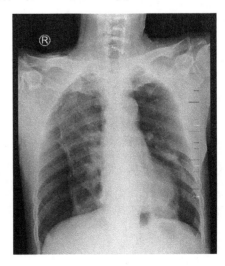

图 1-7　双侧气胸

③ 慢性肺源性心脏病：在慢阻肺的病理生理过程中，由于肺血管阻力增加的功能性因素（缺氧、高碳酸血症、呼吸性酸中毒等）和解剖学因素（肺血管炎、肺泡壁毛细血管网毁损、肺血管重构、肺微小动脉原位血栓形成）、血液黏度增加、血容量增多等因素的共同作用，肺动脉压力逐渐升高，右心负荷逐渐加重，形成肺源性心脏病。除了心电图的典型改变外（额面平均电轴≥+90度；V_1 导联 R/S≥1；重度顺钟向转位，表现为 V_5 导联 R/S≤1；$R_{V_1}+S_{V_5}$≥1.05 mV；aVR 导联 R/S 或 R/Q≥1；V_1—V_3 导联呈 QS 波、Qr 波或 qr 波，酷似心肌梗死，应该注意鉴别肺性 P 波），超声心动图对慢性肺心病亦具有较高的诊断价值。其诊断标准包括：（a）右心室流出道内径≥30 mm；（b）右心室内径≥20 mm；（c）右心室前壁的厚度≥5.0 mm 或前壁搏动幅度增强；（d）左/右心室内径比值<2；（e）右肺动脉内径≥18 mm 或肺动脉干≥20 mm；（f）右心室流出道/左心房内径比值>1.4；（g）肺动脉瓣曲线出现肺动脉高压征象（a 波低平或<2 mm，或有收缩中期关闭征等）。对处于肺、心功能代偿期的慢性肺心病患者，治疗主要采取综合措施，旨在延缓基础疾病的进展、增强患者的免疫功能、预防感染、减少或避免急性加重；而对于肺、心功能失代偿者，宜以积极控制感染、通畅呼吸道、改善呼吸功能、纠正缺氧和 CO_2 潴留、控制呼吸衰竭和心力衰竭、防止并发症为主要策略。

三、诊断要点

对于稳定期的慢阻肺患者，肺功能的检查至关重要，目前沿用的诊断标准为吸入支气管扩张剂后，$FEV_1/FVC<70\%$。这一标准，对于年轻患者，容易造成漏诊；而对于年老患者，则容易造成过度诊断，因此仍存争议。

对于急性发作期的慢阻肺患者，即 AECOPD 患者，并不推荐肺功能检查，但动脉血气分析及胸部影像学检查则须尽量完成。

四、治疗原则

稳定期慢阻肺的治疗措施包括：劝导戒烟，脱离污染环境；使用支气管扩张剂（图 1-8）；使用祛痰药；长期家庭氧疗；康复治疗；等等。

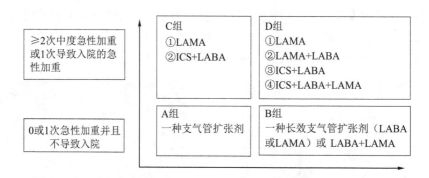

ICS：吸入性糖皮质激素；LABA：长效 β 受体激动剂；LAMA：长效 M 受体拮抗剂。

图 1-8　慢阻肺稳定期支气管扩张剂初始治疗推荐

AECOPD 的治疗包括：明确诱因及疾病严重程度，选择适宜的治疗场所；应用支气管扩张剂，药物同稳定期，可家用 SABA+SAMA 雾化吸入；低流量吸氧；合并感染时，选用合适的抗生素；静脉使用糖皮质激素；病情严重者，可采用机械通气；其他对症支持治疗。

五、医患沟通

患者可能的疑问是什么？	我们如何应对？
我为什么会得这个病？	慢阻肺的发病是内因和外因相互作用的结果。吸烟是最重要的外因，吸烟年限越长、每日吸烟量越多，患病风险就越高。其他如职业粉尘暴露、空气污染、反复呼吸道感染、机体免疫功能低下等，均容易引起慢阻肺。
这个病通过治疗能"断根"吗？	从肺功能的角度看，慢阻肺患者的气流受限是不可逆的，因此是无法"断根"的，需要长期或终身用药。当然，大部分患者经过系统规范的治疗，是可以长期维持在稳定期而不出现急性加重的。
我平时需要注意什么？	戒烟，远离二手烟；居家时，经常开窗通风；减少或避免厨房油烟污染；当然还要注意休息，保持心情舒畅。

第 2 章　支气管哮喘

一、概述

支气管哮喘（bronchial asthma），简称"哮喘"，是由多种细胞及细胞组分参与的慢性气道炎症性疾病。典型哮喘的临床表现为反复发作的喘息、气急，伴或不伴胸闷或咳嗽等症状，同时伴有气道高反应性和可变的气流受限，随着病程延长，气道结构可发生改变，即气道重塑。哮喘是一种异质性疾病，具有不同的临床表型。

咳嗽变异性哮喘（cough variant asthma，CVA）：咳嗽作为唯一或主要症状，无喘息、气促等典型哮喘的症状和体征，同时具备可变气流受限客观检查中的任一条，并排除其他疾病所引起的咳嗽，按哮喘治疗有效。

胸闷变异性哮喘（chest tightness variant asthma，CTVA）：胸闷作为唯一或主要症状，无喘息、气促等典型哮喘的症状和体征，同时具备可变气流受限客观检查中的任一条，排除其他疾病所引起的胸闷。

隐匿性哮喘：指无反复发作的喘息、气促、胸闷或咳嗽的表现，但长期存在气道反应性增高者。随访发现有 14%~58% 的无症状气道反应性增高者可发展为有症状的哮喘。

近年来，哮喘平均患病率呈上升趋势，全球哮喘患者达 3.58 亿；我国 20 岁以上人群中，哮喘患者有 4 570 万。

二、"见"患者，"习"案例

（一）我们可能遇到哮喘患者的科室

哮喘作为呼吸与危重症医学科常见的慢性气道疾病，在门诊病例中占有一定的比例，三级医院的专科门诊中，几乎每天都有相当数量的哮喘患者前来就诊；相当多的医院开设了"哮喘专病门诊"，是哮喘患者聚集之地，因此可以相当容易地遇见。而哮喘急性发作时往往须急诊或住院治疗，所以在急诊或呼吸专科病房里也容易遇见哮喘患者。

（二）我们可能遇到的病例

患者，女，45 岁，因"反复咳嗽、气促 3 年"就诊。

1. 问诊要点

（1）现病史

针对"咳嗽、气促"症状：须详细询问上述症状出现的时间、发生的频次、持续的时间；发作时的严重程度，间歇期的状态；是否存在诱发因素等。

针对伴随症状：有无咳痰、发热、胸痛、盗汗、鼻后滴流、反酸、烧心感等不适。

针对就诊经过：患者所能提供的各种检查结果、用药情况及获得的疗效等。

针对一般情况：神经精神状态、睡眠、饮食、二便、体重变化等。

（2）既往史

须了解预防接种情况及有无传染病史，有无药物及食物或其他过敏史，有无手术、外伤史；既往是否有高血压，如有，是否使用血管紧张素转化酶抑制剂（ACEI）类降压药物；是否有荨麻疹或湿疹史；是否有过敏性鼻炎史等。

（3）个人史、婚育史、家族史

须了解其生活习惯，是否有吸烟、饮酒等不良嗜好，有无职业性粉尘暴露史；须了解其直系亲属中是否有过敏性鼻炎、哮喘、湿疹等患者。

2. 查体要点

生命体征（体温 T，脉搏 P，呼吸 R，血压 BP），须特别注意呼吸频率。

一般情况：神志情况，精神情况。

呼吸系统查体：

视诊：是以胸式呼吸为主还是以腹式呼吸为主？呼吸频率和呼吸节律如何？

触诊：胸廓扩张度如何？语音震颤如何？是否有胸膜摩擦感？

叩诊：肺下界移动度如何？是否有异常叩诊音？

听诊：是否有异常呼吸音？是否有干、湿啰音？是否有哮鸣音？

3. 归纳病例特点

① 中年女性，慢性病程。

② 现病史：患者"反复咳嗽、气促 3 年"，咳嗽呈间歇性，遇到冷空气及刺激性气体时容易发作，缓解期如常人；咳嗽剧烈时气促明显；咳痰少，无黄痰，无发热，平素活动不受限。曾在多家医院就诊，查胸部 CT 无明显异常，按"支气管炎"的诊断服用"阿奇霉素"及"氨溴索口服液"治疗，症状缓解不明显。

③ 既往史、个人史、婚姻史、家族史：有"过敏性鼻炎"史，对香烟烟雾、油漆、厨房油烟刺激敏感。其母亲有"哮喘"病史。否认高血压、糖尿病、肾病病史，否认肝炎、结核等传染病史。无手术、外伤史，无输血史。否认药物、食物过敏史。否认疫区旅居史、疫水接触史。否认毒物、放射性物质接触史。否认烟酒嗜好。月经史无特殊。配偶及儿子健康。否认家族遗传病史及类似疾病史。

④ 查体：T 36.3 ℃，P 78 次/分，R 16 次/分，BP 112/72 mmHg。神志清，精神可，球结膜无水肿，双肺叩诊呈清音，呼吸音清，未闻及干、湿啰音及哮鸣音。

⑤ 辅助检查：呼出气一氧化氮（FeNO）167 ppb（正常参考范围为<25 ppb），支气管舒张试验呈阳性反应（表 2-1）。血常规提示嗜酸性粒细胞计数在正常范围，血清总 IgE 无升高。

表 2-1 患者部分肺功能数据

	预计值	实测值（舒张前）	实测值（舒张前）/预计值	实测值（舒张后）	实测值（舒张后）/预计值
FVC	2.43 L	2.79 L	114.7%	3.03 L	124.7%
FEV_1	1.94 L	2.06 L	105.7%	2.32 L	119.5%
FEV_1/FVC	82.79%	73.79%	89.1%	76.67%	92.6%

4. 诊断思路

（1）诊断标准

典型哮喘的临床症状和体征：（a）反复发作性喘息、气促，伴或不伴胸闷或咳嗽，夜间及晨间多发，常与接触变应原、冷空气、物理或化学性刺激及上呼吸道感染、运动等有关。（b）发作时及部分未控制的慢性持续性哮喘，双肺可闻及散在或弥漫性哮鸣音，呼气相延长。（c）上述症状和体征可经治疗缓解或自行缓解。

可变气流受限的客观检查包括：（a）支气管舒张试验阳性（吸入支气管扩张剂后，FEV_1 增加>12%，且 FEV_1 绝对值增加>200 mL），或抗炎治疗 4 周后与基线值比较 FEV_1 增加>12%，且 FEV_1 绝对值增加>200 mL（排除呼吸道感染）。（b）支气管激发试验阳性。一般应用吸入激发剂为乙酰甲胆碱或组胺，通常以吸入激发剂后 FEV_1 下降≥20%判断结果为阳性，提示存在气道高反应性。（c）呼气流量峰值（peak expiratory flow，PEF）平均每日昼夜变异率（至少连续 7 天每日 PEF 昼夜变异率之和/总天数 7）>10%，或 PEF 周变异率（2 周内最高 PEF 值-最低 PEF 值）/[（2 周内最高

PEF 值+最低 PEF 值)×1/2]×100%}>20%。

符合上述症状和体征，同时具备气流受限客观检查中的任一条，并排除其他疾病所引起的喘息、气促、胸闷及咳嗽，可以诊断为哮喘。

（2）哮喘分期及分级

根据临床表现，哮喘可分为急性发作期、慢性持续期和临床控制/缓解期。

① 急性发作期：喘息、气促、咳嗽、胸闷等症状突然发生，或原有症状加重，并以呼气流量降低为其特征，常因接触变应原、刺激物或呼吸道感染诱发。根据严重程度，急性发作期哮喘病情严重程度分为轻度、中度、重度和危重四级，见表 2-2 所列。

表 2-2 哮喘急性发作时病情严重程度的分级

临床特点	轻度	中度	重度	危重
气短	步行、上楼时	稍事活动时	休息时	休息时，明显
体位	可平卧	喜坐位	端坐呼吸	端坐呼吸或平卧
讲话方式	连续成句	单句	单词	不能讲话
精神状态	可有焦虑，尚安静	时有焦虑或烦躁	常有焦虑、烦躁	嗜睡或意识模糊
出汗	无	有	大汗淋漓	大汗淋漓
呼吸频率	轻度增加	增加	常>30 次/分	常>30 次/分
辅助呼吸肌活动及三凹征	常无	可有	常有	胸腹矛盾呼吸
哮鸣音	散在，呼吸末期	响亮、弥散	响亮、弥散	减弱乃至无
脉率	<100 次/分	100~120 次/分	>120 次/分	脉率变慢或不规则
奇脉	无，<10 mmHg	可有，10~25 mmHg	常有，10~25 mmHg（成人）	无，提示呼吸肌疲劳
最初支气管扩张剂治疗后 PEF 占预计值或个人最佳值的百分比	>80%	60%~80%	<60%（或 100 L/min 或作用时间<2 小时）	无法完成检测
PaO_2（吸空气）	正常	≥60 mmHg	<60 mmHg	<60 mmHg
$PaCO_2$	<45 mmHg	≤45 mmHg	>45 mmHg	>45 mmHg
SaO_2（吸空气）	>95%	91%~95%	≤90%	≤90%
pH	正常	正常	正常或降低	降低

注：只要符合某一严重程度的指标大于或等于四项，即可提示为该级别的急性发作。

② 慢性持续期：每周均不同频度和（或）不同程度地出现喘息、气促、胸闷、咳嗽等症状。据白天、夜间哮喘症状出现的频率和肺功能结果，慢性持续期哮喘病情严重程度分为间歇性、轻度持续、中度持续和重度持续四级，该分级法主要用于临床研究。目前多采用三等级分类法（请参阅人民卫生出版社《内科学》第 9 版教材，第 31 页，表 2-4-1）。

③ 临床控制/缓解期：患者无喘息、气促、胸闷、咳嗽等症状 4 周以上，1 年内无急性发作，肺功能正常。

5. 鉴别诊断

① 左心功能不全：患者多有高血压、冠心病、风湿性心脏病等病史，突发气急、阵发性咳嗽，常咳粉红色泡沫样痰，并呈端坐呼吸，双肺可闻及广泛的湿啰音和哮鸣音，左心界扩大，心率快，心尖部可闻及奔马律；胸部 X 线检查可见肺淤血征，可资鉴别。

② 慢阻肺：多见于中老年人，患者多有长期吸烟史，表现为慢性咳嗽、咳痰、气喘，反复发作，体检可见桶状胸、肋间隙增宽，剑突下心尖搏动，容易鉴别。但部分患者同时存在哮喘和慢阻肺，表现为重叠综合征，值得警惕（详见第 1 章）。

③ 上气道阻塞性病变：如中央型肺癌、气管支气管结核、复发性多软骨炎、气道异物等，容易出现喘息或哮喘样呼吸困难，但根据病史、影像学特点，往往容易鉴别。

④ 嗜酸性肉芽肿性多血管炎（EGPA）：以哮喘、嗜酸性粒细胞增多、发热、肉芽肿性血管炎为特点，多数患者抗中性粒细胞胞质抗体（ANCA）阳性，容易鉴别。目前仍沿用 1990 年美国风湿病学会的 EGPA 诊断标准：（a）哮喘；（b）外周血白细胞分类中嗜酸性粒细胞>10%；（c）单发或多发性神经病变；（d）游走性或一过性肺浸润；（e）鼻窦病变；（f）血管外嗜酸性粒细胞浸润。具备 4 条或 4 条以上者可诊断。

⑤ 变应性支气管肺曲霉病（ABPA）：多由烟曲霉引起，呈气道高反应性改变，其诊断标准见表 2-3 所列。口服激素是 ABPA 的基础治疗，绝大多数 ABPA 患者对口服激素治疗反应良好，短时间内症状缓解、肺部阴影吸收。总疗程通常在 6 个月以上。ICS 不作为 ABPA 的首选治疗方案，单独使用 ICS 并无临床获益。抗真菌药物可能通过减少真菌定植、减轻炎症反应而发挥治疗作用，伊曲康唑为首选。

表 2-3　ABPA 诊断标准

诊断标准（须具备第 1 项、第 2 项和第 3 项中的至少 2 条）
1. 相关疾病
（1）哮喘
（2）其他：支气管扩张症、慢阻肺、囊性肺纤维化
2. 必需条件
（1）烟曲霉特异性 IgE 水平升高，或烟曲霉皮试速发反应阳性
（2）血清总 IgE 水平升高（>1 000 U/mL）
3. 其他条件
（1）血嗜酸性粒细胞计数>0.5×10^9/L
（2）影像学与 ABPA 一致的肺部阴影
（3）血清烟曲霉特异性 IgG 抗体或沉淀素阳性

6. 可能出现的并发症

哮喘可并发气胸、纵隔气肿、肺不张；病程迁延者，可并发慢阻肺、支气管扩张症、间质性肺炎和肺源性心脏病等。

三、诊断要点

对于典型哮喘，参照前文的诊断标准容易做出相应诊断；而对于非典型哮喘，则须借助可变气流受限的客观检查，如支气管舒张试验、支气管激发试验、PEF 及其变异率方可做出诊断。

近年来，FeNO 在哮喘诊治中的作用备受关注。FeNO 主要反映 Th2 通路的气道炎症水平，FeNO 测定可以作为评估气道炎症类型和哮喘控制水平的指标，用于预判和评估吸入激素治疗的反应。美国胸科学会推荐 FeNO 的正常参考值为健康儿童 5~20 ppb，成人 5~25 ppb。FeNO>50 ppb 提示激素治疗效果好，<25 ppb 提示激素治疗反应性差。FeNO 测定结果受多种因素的影响，未经治疗的疑似哮喘患者 FeNO 处于低水平并不能排除哮喘诊断。

另外，诱导痰液中嗜酸性粒细胞计数>2.5%，外周血嗜酸性粒细胞计数≥300/μL 可以作为判定以嗜酸性粒细胞为主的哮喘临床表型，以及作为评估抗炎治疗是否有效的指标之一。

四、治疗原则

哮喘的治疗目标在于达到哮喘症状的良好控制，维持正常的活动水平，同时尽可能减少急性发作和死亡、肺功能不可逆损害和药物相关不良反应的风险。

哮喘慢性持续期的治疗原则是以患者病情严重程度和控制水平为基础，选择相应的治疗方案（请参阅人民卫生出版社《内科学》第9版教材，第35页，表2-4-3）。

哮喘控制维持至少3个月可以考虑降级治疗，以找到维持哮喘控制的最低有效治疗级别。

哮喘发作的治疗取决于哮喘加重的严重程度及对治疗的反应。治疗的目的在于尽快缓解症状、解除气流受限和改善低氧血症，同时还需要制订长期治疗方案以预防再次急性发作（图2-1）。

本例患者诊断哮喘明确，且属于慢性持续期（轻度持续），给予布地奈德/福莫特罗（信必可320），1吸，bid，症状明显缓解。

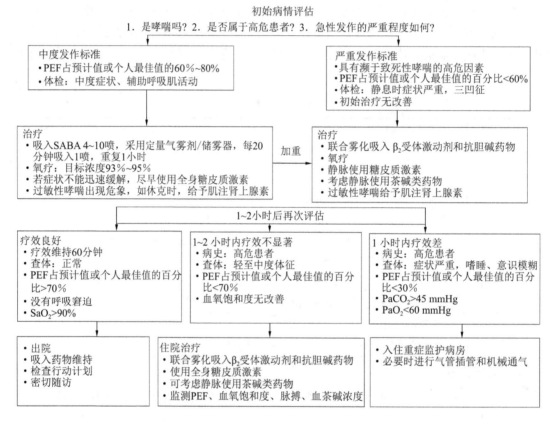

图2-1 哮喘急性发作患者的医院内治疗流程

五、医患沟通

患者可能的疑问是什么？	我们如何应对？
我为什么会得这个病？	哮喘是一种具有多基因遗传倾向的疾病，具有哮喘易感基因的人是否发病则受环境因素的影响，如尘螨、宠物皮毛或代谢物、蟑螂、花粉、油漆、染料、鱼虾蟹等动物蛋白、药物、空气污染、吸烟、运动等。因此，哮喘的发生是内因与外因相互作用的结果。
这个病通过治疗能"断根"吗？	哮喘是不能根治的，但是在现有医疗条件下，通过长期系统规范的治疗，超过80%的患者可以达到完全控制或良好控制。
我平时需要注意什么？	平时尽可能远离自己已知的过敏原；预防感冒，一旦感冒，尽早治疗；规律使用吸入制剂和（或）其他控制药物；注意休息，保持心情愉悦。

第3章 肺部感染

第1节 肺炎链球菌肺炎

一、概述

肺炎是指终末气道、肺泡和肺间质的炎症，可由病原微生物、理化因素、免疫损伤、过敏及药物所致。

肺炎按解剖学分类包括大叶性（肺泡性）、小叶性（支气管性）和间质性肺炎；按病原体分类包括细菌性（肺炎链球菌、金黄色葡萄球菌、肺炎克雷伯杆菌、流感嗜血杆菌、铜绿假单胞菌和鲍曼不动杆菌等）、非典型病原体性（支原体、衣原体、军团菌）、病毒性（冠状病毒、腺病毒、呼吸道合胞病毒、流感病毒、麻疹病毒、巨细胞病毒等）、真菌性（念珠菌、曲霉、隐球菌、肺孢子菌和毛霉等）及其他病原体导致的肺炎；按患病环境分为社区获得性肺炎和医院获得性肺炎。

肺炎链球菌肺炎（streptococcal pneumoniae pneumonia）是由肺炎链球菌（亦称"肺炎球菌"）引起的肺炎。肺炎球菌革兰染色呈阳性，是口腔及鼻咽部的正常菌群，机体免疫功能下降时，肺炎球菌易侵入人体而致病，引起肺炎、菌血症或感染性休克等。肺炎球菌肺炎约占社区获得性肺炎的半数，通常起病急，以高热、寒战、咳嗽、血痰和胸痛为特征；影像学表现为肺段或肺叶的急性炎性实变。

肺炎球菌为需氧菌，要求对痰液、支气管肺泡灌洗液（BALF）等下呼吸道标本要及时送检、及时接种，以期提高培养的阳性率。近年来兴起的病原体宏基因组学技术（mNGS）极大地提高了病原体的检出率，使得肺炎球菌肺炎的临床诊断率明显提高。

二、"见"患者，"习"案例

（一）我们可能遇到肺炎球菌肺炎患者的科室

肺炎球菌肺炎作为社区获得性肺炎中常见的类型，在门诊或病房均可遇到，但因肺炎病原学诊断的客观困难，不是所有的肺炎都能明确病原体。因此，在住院患者中遇到肺炎球菌肺炎的机会才高。

（二）我们可能遇到的病例

患者，女，56岁，因"咳嗽、咳痰伴发热4天"入院。

1. 问诊要点

（1）现病史

针对"咳嗽、咳痰、发热"症状：咳嗽出现的时间、发生的频次、持续的时间；痰液的性状、每天的咳痰量；发热的特点、热峰的具体数值，发热是否可以自行缓解；上述症状是否存在诱发因素等。

针对伴随症状：有无呼吸困难、心慌、胸痛、盗汗、鼻塞、流涕？有无腹痛、腹泻？

针对就诊经过：患者所能提供的各种检查结果、用药情况及获得的疗效等。

针对一般情况：神经精神状态、睡眠、饮食、二便、体重变化等。

（2）既往史

须了解预防接种情况及有无传染病史，有无药物及食物或其他过敏史，有无手术、外伤史，是否有高血压、糖尿病史，是否有其他慢性病病史等。

（3）个人史、婚姻史、家族史

要注意询问是否有吸烟史，并详细记录吸烟量；是否有职业性粉尘接触史。

2. 查体要点

生命体征（体温 T，脉搏 P，呼吸 R，血压 BP）。

一般情况：神志情况，精神情况。

颜面部：是否有急性热病容？是否有鼻翼扇动？是否有口唇疱疹？

呼吸系统查体：

视诊：是否存在桶状胸？呼吸频率和呼吸节律如何？

触诊：胸廓扩张度如何？语音震颤如何？是否有胸膜摩擦感？

叩诊：肺下界移动度如何？是否有异常叩诊音？

听诊：是否有异常呼吸音？是否有干、湿啰音？是否有胸膜摩擦音？

3. 归纳病例特点

① 中年女性，急性病程。

② 现病史：患者 4 天前无明显诱因出现咳嗽，夜间重，咳白色痰，发热，体温最高 40.2 ℃；伴有畏寒、寒战、咽喉疼痛、全身关节酸痛，无腹泻，无恶心、呕吐，无尿频、尿急、尿痛，无胸痛、盗汗，无胸闷、气急。当地医院予"克林霉素"静滴、"地塞米松"及"巴米尔"泡服等治疗，症状无缓解。急诊 CT 提示左下肺大片致密影（图 3-1-1、图 3-1-2），遂收入院。自发病以来，患者食纳可，二便正常，体重无明显变化。

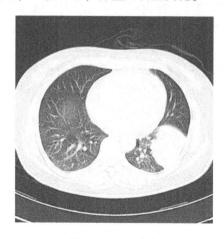 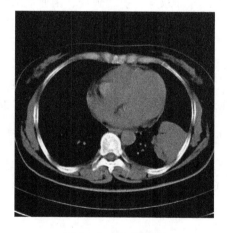

图 3-1-1　CT 肺窗　　　　　　　　　　　图 3-1-2　CT 纵隔窗

③ 既往史、个人史、婚姻史、家族史："糖尿病"病史 18 年，平素使用"胰岛素"治疗，血糖控制欠佳。11 年前行"子宫切除术"。8 年前因出现双手、腕、肘、肩、膝等多关节痛，伴晨僵，口、眼干燥，双侧腮腺交替肿痛，牙齿脱落，诊断为"类风湿关节炎、干燥综合征"，未予正规治疗。否认肝炎、结核等传染病史；预防接种史不详，有"青霉素、头孢类、喹诺酮"过敏史。其母亲有"糖尿病"病史，其父亲有"关节炎"病史。

④ 查体：T 40.2 ℃，P 110 次/分，R 24 次/分，BP 110/70 mmHg，神志清，精神萎，急性热病容，全身皮肤黏膜无黄染。口腔无溃疡，满口义齿。咽充血，双侧扁桃体 I 度肿大，无脓性分泌物。两侧腮腺无肿痛。颈软，胸廓对称无畸形，双肺呼吸音粗，左下肺可闻及湿啰音。心前区无隆起，心率 110 次/分，律齐，各瓣膜听诊区未闻及病理性杂音。腹平软，腹正中线可见长约 10 cm 手术瘢痕，无压痛、反跳痛，移动性浊音阴性。脊柱、四肢无畸形，四肢关节无明显肿痛。生理反射存在，病理反射未引出。

⑤ 辅助检查：血常规示 WBC 8.7×10^9/L，中性粒细胞百分比 94%，Hb 107 g/L，PLT 53×10^9/L。胸部 CT 提示左下肺大片致密影，无胸腔积液。

4. 诊断思路

根据咳嗽、咳痰伴发热 4 天的病史及其他伴随症状，结合左肺湿啰音等体征及血常规、胸部 CT 检查综合分析，诊断肺部感染（社区获得性肺炎）明确，不符合重症肺炎主要标准：（a）需要气管插管行机械通气治疗；（b）脓毒性休克经积极液体复苏后仍需要血管活性药物治疗。次要标准：（a）呼吸频率增快，成人≥30 次/分；（b）氧合指数≤250 mmHg；（c）多肺叶浸润；（d）意识障碍和（或）定向障碍；（e）血尿素氮（BUN）≥7.14 mmol/L；（f）收缩压<90 mmHg，需要积极的液体复苏。显然，本例属于确诊级别的非重症。接下来的重点是尽可能地明确病原体。本例患者痰培养结果为肺炎球菌。

5. 鉴别诊断

① 肺结核：多有午后低热、盗汗、乏力、消瘦等全身中毒症状，影像学显示病变多位于上叶尖后段和下叶背段，痰中可查见结核分枝杆菌，一般容易鉴别（详见本篇第 4 章）。

② 肺癌合并阻塞性肺炎：鉴别有时比较困难，但经规范抗感染治疗后，周围炎症消退而"核心"区域肿瘤病灶更能清晰显示，有助于鉴别。病理学检查发现肿瘤细胞，则可明确诊断（详见本篇第 5 章）。

③ 肺栓塞：影像学上可见近胸膜分布、尖端指向肺门的楔形阴影，酷似肺炎，但肺栓塞多有 D-二聚体升高，典型者可有胸痛、咯血、呼吸困难三联征表现，且往往有血管内皮损伤、血流淤滞、高凝状态等血栓形成的高危因素，肺动脉血管造影（CTPA）可发现充盈缺损，易于鉴别（详见本篇第 6 章）。

④ 间质性肺疾病：影像学上可见双肺弥漫分布的浸润影，酷似解剖学分类中的间质性肺炎。但间质性肺疾病双肺多可闻及 Velcro 啰音，抗感染治疗并不能使之消失；而感染所致的间质性肺炎经抗感染治疗后病灶及啰音均可消失，为重要的鉴别点。

⑤ 肺受累的 ANCA 相关性血管炎：影像学上可见肺部浸润影、多发结节影甚至空洞形成，患者多表现为持续的咳嗽、咳痰、咯血，甚至呼吸困难和喘鸣，部分可有哮喘表现，ANCA 阳性有助于鉴别。

⑥ 其他病原体导致的肺炎：不同类型病原体所致肺炎的临床表现不尽相同，有助于鉴别，详见本章其他节内容（并请参阅人民卫生出版社《内科学》第 9 版教材，第 44 页，表 2-6-1）。

6. 可能出现的并发症

5%~10% 的肺炎球菌肺炎可并发脓胸，10%~20% 可并发脑膜炎、心包炎、心内膜炎、关节炎、中耳炎等肺外感染。老年患者可因病变吸收不完全而演变为机化性肺炎。

三、诊断要点

肺炎的诊断程序包括确定肺炎诊断、评估严重程度、明确病原体三个步骤，其中明确病原体最为关键。

目前病原微生物的确认依然遵循 Koch 法则，即（a）该微生物存在于同类疾病患者中，健康个体无此微生物；（b）该微生物必须能够被分离、培养、纯化；（c）该微生物接种于易感动物可引起相同疾病，并可从被接种的动物体内分离到此微生物；（d）该微生物可引起每一个个体发病。

临床常用的病原体检测方法包括：痰涂片或痰培养、经支气管镜或人工气道吸引物培养、防污染样本毛刷物培养、BALF 培养、经皮细针吸检和开胸肺活检培养、血培养和胸腔积液培养、肺炎球菌尿抗原检测、血清学抗体检测等。

高通量测序技术，又称宏基因组下一代测序技术（metagenomics next-generation sequencing，mNGS），作为一种非靶向的广谱病原学筛查技术，其临床意义仍未超出核酸检测范畴，它补充了传统病原微生物确认的 Koch 法则，越来越多的研究表明其在重症感染领域，特别是疑难、罕见病原体导致的重症感染中发挥了关键性作用。原则上，临床怀疑病原微生物感染，常规方法未得到明确病原学证据而影响临床救治效果时，可利用 mNGS 进一步确认。

四、治疗原则

对肺炎球菌感染的治疗，首选青霉素，对青霉素过敏者，可选用呼吸喹诺酮类、头孢菌素等药物；如为耐青霉素菌株感染，则须选用万古霉素、替考拉宁或利奈唑胺。近年来，耐青霉素的肺炎球菌分离率呈上升态势，临床治疗过程中须高度关注。

支持疗法：患者应注意休息，适量补充蛋白质和维生素；胸痛明显者，可予镇痛药物；高热者，谨慎使用退热药物，以免引起过度发汗、脱水；并发呼吸衰竭者，应及时给予氧疗；病情严重者，按重症肺炎处理。

同时还须积极处理并发症。

本例患者经替考拉宁治疗后，肺部炎性病变逐渐吸收，治愈出院。

五、医患沟通

患者可能的疑问是什么？	我们如何应对？
我为什么会得这个病？	肺炎球菌肺炎是肺部感染性疾病，人群普遍易感，但好发于原本健康的青壮年或老年人、婴幼儿，而具有基础疾病或免疫功能低下者更易感染。患者多有受凉、淋雨、疲劳、酗酒、呼吸道病毒感染等诱发因素。
这次肺炎治愈后，还会再得肺炎吗？	肺炎球菌感染后，机体并不能产生永久免疫力，因此以后仍有可能因再次感染而发病。但包括肺炎球菌肺炎在内的绝大多数肺炎都是可治愈的，不必产生恐惧心理。
我平时需要注意什么？	避免过度疲劳，戒烟戒酒，注意休息，保证充足的睡眠，使机体免疫功能处于最佳状态，可最大限度地减少感染概率。

第2节　肺炎支原体肺炎

一、概述

肺炎支原体肺炎（mycoplasmal pneumonia）是由肺炎支原体感染引起的肺部炎症，主要见于儿童和青少年，成人中亦多见。

肺炎支原体肺炎多数症状较轻，持久的阵发性剧咳为其典型表现；影像学检查可见肺部多种形态的浸润影，呈节段性分布，肺下野多见，部分患者可有少量胸腔积液；胸部体征不明显，并与肺部病变严重程度不匹配；少数患者可出现严重的双侧肺炎，须高度关注；近 2/3 的患者冷凝集试验阳性，滴度≥1：32；血清支原体 IgM 抗体≥1：64，或恢复期抗体滴度有 4 倍及以上的升高，有助于确诊；呼吸道标本支原体抗原检测、单克隆抗体免疫印迹法、核酸杂交技术及 PCR 技术检测有助于早期诊断；近年来，迅速兴起的 mNGS 技术在诊断方面具有独特的优势。

二、"见"患者，"习"案例

（一）我们可能遇到肺炎支原体肺炎患者的科室

肺炎支原体肺炎作为社区获得性非典型肺炎中较常见的类型，在门诊或病房均可遇到，但因其病原学诊断的客观困难，不是所有的肺炎最终都能明确病原体。因此，在住院患者中，遇到肺炎支原体肺炎的机会相对高。

（二）我们可能遇到的病例

患者，女，24 岁，因"发热、咳嗽 9 天"入院。

1. 问诊要点

（1）现病史

针对"发热、咳嗽"症状：须详细询问上述症状出现的时间、发生的频次、持续的时间、间歇期的状态、是否存在诱发因素等。

针对伴随症状：有无盗汗、咳痰、胸痛、呼吸困难等。

针对就诊经过：患者所能提供的各种检查结果、用药情况及获得的疗效等。

针对一般情况：神经精神状态、睡眠、饮食、二便、体重变化等。

（2）既往史

须了解预防接种情况及有无传染病史，有无药物及食物或其他过敏史，有无手术、外伤史，是否有高血压、糖尿病史，是否有其他慢性病病史等。

（3）个人史、婚姻史、家族史

要注意询问是否有吸烟史，并详细记录吸烟量；是否有职业性粉尘接触史等。

2. 查体要点

生命体征（体温 T，脉搏 P，呼吸 R，血压 BP）。

一般情况：神志情况，精神情况。

颜面部：是否有急性热病容？是否有鼻翼扇动？是否有口唇疱疹？

呼吸系统查体：

视诊：呼吸频率和呼吸节律如何？

触诊：胸廓扩张度如何？语音震颤如何？是否有胸膜摩擦感？

叩诊：肺下界移动度如何？是否有异常叩诊音？

听诊：是否有异常呼吸音？是否有干、湿啰音？是否有胸膜摩擦音？

3. 归纳病例特点

① 青年女性，急性起病。

② 现病史：患者 9 天前无明显诱因出现发热，最高温度 39.6 ℃，伴畏寒及咳嗽，咳嗽以夜晚为著；无咳痰，无胸闷、气喘，无恶心、呕吐、腹痛、腹泻等其他不适。至当地医院急诊查血常规示 WBC $5.03×10^9$/L，中性粒细胞计数 $3.4×10^9$/L，淋巴细胞计数 $0.9×10^9$/L，超敏 C 反应蛋白（CRP）24.56 mg/L。胸部 CT 肺窗和纵隔窗可见右下肺致密影伴多发空洞样改变，提示右肺炎症（图 3-2-1、图 3-2-2）。予"哌拉西林/他唑巴坦、奥司他韦"抗感染治疗，但患者症状缓解不明显，遂至我院。急诊拟"社区获得性肺炎"收入呼吸与危重症医学科。

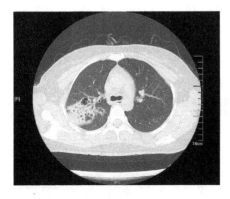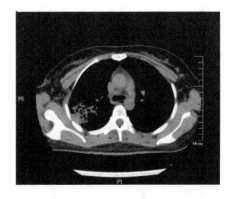

图 3-2-1　CT 肺窗　　　　　　　　图 3-2-2　CT 纵隔窗

③ 既往史、个人史、婚姻史、家族史：否认高血压、糖尿病、肾病病史，否认肝炎、结核等传染病史。无手术、外伤史，无输血史。否认药物、食物过敏史。否认疫区旅居史、疫水接触史。否认毒物、放射性物质接触史。否认烟酒嗜好。月经史无特殊。未婚。否认家族遗传病史及类似疾病史。

④ 查体：T 37.8 ℃，P 94 次/分，R 14 次/分，BP 100/74 mmHg。神志清楚，精神可。发育正常，营养中等，自主体位，步入病房，查体合作，全身皮肤无出血点及黄染，浅表淋巴结未触及肿大。头颅无畸形，结膜无充血，巩膜无黄染，双侧瞳孔等大等圆，对光反射存在，鼻翼无扇动，口唇无发绀，口腔黏膜无破溃，咽不红，双侧扁桃体无肿大。颈软，无抵抗，颈静脉未见怒张，气管居中，甲状腺无肿大。胸廓无畸形，右肺可闻及湿啰音。心界不大，心率 94 次/分，律齐，各瓣膜听诊区未闻及病理性杂音。腹软，无压痛、反跳痛，肝脾肋下未触及，未触及包块，肝肾区无叩痛，移动性浊音阴性，肠鸣音正常。脊柱、四肢活动度可，双下肢无水肿，生理反射存在，病理反射未引出。

⑤ 辅助检查：胸部 CT 提示右肺炎症。

4. 诊断思路

根据发热、咳嗽 9 天的病史及其他伴随症状，结合肺部湿啰音等体征及胸部 CT 检查综合分析，诊断肺部感染明确，CURB-65 评分法小于 3 分，诊断为社区获得性肺炎，非重症。接下来的重点是尽可能地明确病原体。由于外院常规抗感染治疗无效，我们在完善常规病原学检查措施的基础上，给予了支气管镜检查，并对 BALF 进行了 mNGS 检测。

5. 鉴别诊断

须与其他病原体（如各种细菌、真菌、病毒等）导致的肺炎相鉴别，还须与嗜酸性粒细胞肺浸润等非感染性肺部疾病相鉴别（可参见本章第 1 节）。

6. 可能出现的并发症

肺炎支原体肺炎可能出现肺外并发症，包括脑膜炎、脊髓炎、心肌炎、心包炎、免疫性溶血性贫血和肾炎等。

三、诊断要点

肺炎的诊断程序包括确定肺炎诊断、评估严重程度、明确病原体三个步骤，其中明确病原体最为关键。针对肺炎支原体，因其生长缓慢，体外培养困难，培养虽是诊断的"金标准"，但从快速诊断的角度看，对临床帮助不大。血清特异性抗体检测仍然是目前诊断肺炎支原体肺炎的主要手段，急性期及恢复期的双份血清标本中，肺炎支原体特异性抗体滴度呈 4 倍或 4 倍以上增高或减低时，均可确诊为肺炎支原体感染，这是目前国际上公认的标准。血清冷凝集试验是诊断肺炎支原体感染的重要参考。基于核酸技术的肺炎支原体检测方法（如 PCR、实时 PCR 等）具有快速、简便、敏感度高的特点，但假阳性率高，须结合临床综合判断。肺炎支原体抗原直接检测虽然特异度高，但敏感度较低，易造成假阴性，目前商品化的试剂盒大部分使用的是胶体金法。本例患者的冷凝集试验呈阴性，支原体特异性抗体检测也呈阴性，所幸 mNGS 检测出 140 个序列的肺炎支原体（表 3-2-1），使诊断得以明确。

表 3-2-1　BALF-mNGS 检测结果

属			种		
中文名	拉丁文名	检出序列数	中文名	拉丁文名	检出序列数
支原体属	*Mycoplasma*	140	肺炎支原体	*Mycoplasma pneumoniae*	140

四、治疗原则

肺炎支原体肺炎有自限性，多数无症状者或轻症患者可自愈。大环内酯类抗生素、氟喹诺酮类药物、多西环素及米诺环素等四环素类抗生素是治疗肺炎支原体肺炎的常用药物。抗感染治疗的疗程通常需要 10~14 天，部分难治性病例的疗程可延长至 3 周左右，但不宜将肺部阴影完全吸收作为停用抗菌药物的指征。本例患者经阿奇霉素+莫西沙星联合治疗，获得了满意的疗效。

治疗前 CT 影像　　　　治疗中 CT 影像　　　　治疗后 CT 影像

五、医患沟通

患者可能的疑问是什么？	我们如何应对？
我为什么会得这个病？	肺炎支原体肺炎全年散发，可有小流行；可发生于任何年龄，但在青壮年、无基础疾病的社区获得性肺炎患者中所占比例更高；亦容易在学校、幼儿园及军队等人员比较密集的环境中集中发病；由口、鼻分泌物经空气传播。
这次肺炎治愈后，还会再得肺炎吗？	肺炎支原体感染后，机体并不能产生持久的免疫力，因此以后仍有可能因再次感染而发病。但包括肺炎支原体肺炎在内的绝大多数肺炎都是可治愈的，不必产生恐惧心理。
我平时需要注意什么？	避免过度疲劳，戒烟戒酒，注意休息，保证充足的睡眠，使机体免疫功能处于最佳状态，可最大程度地减少感染概率。

第 3 节　鹦鹉热衣原体肺炎

一、概述

鹦鹉热衣原体（Chlamydia psittaci）肺炎是由鹦鹉热衣原体感染导致的肺部炎症性疾病。

患者多为有禽类密切接触史者，如饲养和售卖家禽的农民、兽医、家养观赏鸟者。本病通过吸入含有衣原体的气溶胶而发病，鹦鹉热衣原体首先进入肝脏和脾脏的网状内皮系统进行增殖，再通过血流重新进入肺脏和其他器官，因此患者常表现为以呼吸道感染为主的全身性感染，且极易发展为重症肺炎。临床表现差别很大，可以从轻微肺炎到暴发性重症感染，主要临床症状有发热、头痛、肌痛、干咳，严重者可有意识改变、肝脾肿大。对疑似感染患者的急性期呼吸道分泌物、血液和组织进行鹦鹉热衣原体核酸检测，是较为迅速且可靠的诊断方法，敏感度和特异度高；补体结合试验或者微量免疫荧光试验较正常上限增高 4 倍以上，微量免疫荧光试验显示 IgM 抗体滴度>1：16，也可以作为诊断鹦鹉热衣原体感染的血清学证据。本病的影像学表现没有特异性，可有不同程度的渗出和实变，胸腔积液发生率略高于肺炎支原体肺炎。

近几年随着 mNGS 的发展，鹦鹉热衣原体肺炎的报道数量呈现不断增长的趋势。由于部分患者没有明确的禽类接触史，因此不能单纯通过职业史或者接触史来排除鹦鹉热衣原体肺炎。

二、"见"患者，"习"案例

（一）我们可能遇到鹦鹉热衣原体肺炎患者的科室

近年来，由于 mNGS 技术的发展，鹦鹉热衣原体肺炎的诊断率明显提高，在呼吸与危重症医学科普通病房或 RICU 均有机会遇到这类患者。

（二）我们可能遇到的病例

患者，男，67 岁，因"发热 5 天"入院。

1. 问诊要点

（1）现病史

针对"发热"症状：须详细询问发热出现的时间、发生的频次、体温峰值、持续的时间、间歇期的状态、是否存在诱发因素等。

针对伴随症状：有无畏寒、寒战，有无盗汗，有无咳嗽、咳痰、胸痛、呼吸困难，有无恶心、呕吐、头痛、头晕等。

针对就诊经过：患者所能提供的各种检查结果、用药情况及获得的疗效等。

针对一般情况：神经精神状态、睡眠、饮食、二便、体重变化等。

（2）既往史

须了解预防接种情况及有无传染病史，有无药物及食物或其他过敏史，有无手术、外伤史，是否有高血压、糖尿病史，是否有其他慢性病病史等。

（3）个人史、婚姻史、家族史

要注意询问是否有吸烟史，并详细记录吸烟量；是否有职业性粉尘接触史等。

2. 查体要点

生命体征（体温 T，脉搏 P，呼吸 R，血压 BP）。

一般情况：神志情况，精神情况。

颜面部：是否有急性热病容？是否有鼻翼扇动？是否有口唇疱疹？

呼吸系统查体：

视诊：呼吸频率和呼吸节律如何？

触诊：胸廓扩张度如何？语音震颤如何？是否有胸膜摩擦感？

叩诊：肺下界移动度如何？是否有异常叩诊音？

听诊：是否有异常呼吸音？是否有干、湿啰音？是否有胸膜摩擦音？

3. 归纳病例特点

① 老年男性，急性起病。

② 现病史：患者 5 天前出现发热，为高热，最高体温 40.1 ℃，伴有畏寒，无明显寒战；有明显恶心不适，频繁呕吐、呈非喷射性，呕吐物为胃内容物；伴有咳嗽，咳中等量白痰。当日至社区医院门诊查血常规示 WBC $9.2×10^9$/L、中性粒细胞百分比 90.7%、淋巴细胞百分比 6.9%，予以"头孢唑林、炎琥宁、地塞米松"静滴后症状无改善。次日至苏州市某医院查血常规示 WBC $10.81×10^9$/L、中性粒细胞百分比 92.7%、淋巴细胞百分比 3.9%，胸部 CT 提示左肺上叶炎症改变（图 3-3-1），降钙素原（PCT）11.35 ng/mL，血气分析提示 pH 7.51、PaO_2 58.5 mmHg、$PaCO_2$ 27 mmHg、乳酸 2.3 mmol/L，予以"头孢哌酮/舒巴坦（舒普深）"和"莫西沙星（拜复乐）"抗感染治疗 1 天。其间，患者出现胡言乱语、交流困难，腰椎穿刺、脑脊液检查提示潘氏试验阴性，WBC $7×10^6$/L，白细胞分类单核 58%、多核 42%，蛋白 267.7 mg/L，氯 116.3 mmol/L，葡萄糖 5.15 mmol/L，墨汁涂片未见真菌，治疗后患者仍有高热、呼吸衰竭。遂转入我院就诊，急诊拟"肺部感染、Ⅰ型呼吸衰竭、中枢神经系统感染（？）"收住呼吸与危重症医学科。

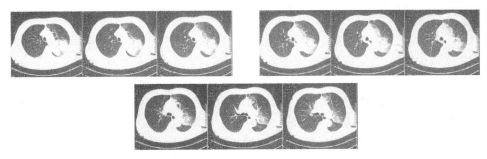

图 3-3-1 胸部 CT 示左肺上叶不同层面炎性改变

③ 既往史、个人史、婚姻史、家族史：有"高血压"病史，平素服用"硝苯地平控释片（拜新同）"，血压控制一般；否认糖尿病、冠心病、脑梗死等慢性病史；否认肝炎、结核等传染病史，否认手术、外伤及输血史，否认食物、药物过敏史。生于原籍，久居苏州。否认疫区旅居史、疫水接触史。否认毒物、放射性物质接触史。吸烟史 30 余年，每日 10 支，戒烟 3 年。适龄结婚，配偶及子女体健。否认家族遗传病史及类似疾病史。

④ 查体：T 38.9 ℃，P 100 次/分，R 35 次/分，BP 150/80 mmHg。神志清，精神萎，反应迟钝，能简单对答，平车推入病房，查体部分合作。全身皮肤黏膜无黄染、出血点、水肿，全身浅表淋巴结未触及肿大。双眼睑无水肿，双侧瞳孔等大正圆，对光反射稍迟钝，鼻唇沟对称。颈无抵抗，未见颈静脉怒张，气管居中，甲状腺未触及肿大。胸廓无畸形，无胸壁静脉曲张，双侧胸廓活动度对称，叩诊呈清音，双肺呼吸音粗，可闻及湿啰音。心率 126 次/分，心律不齐、呈房颤律，各瓣膜区未闻及病理性杂音。腹平软，无压痛、反跳痛，肝脾肋下未触及，双肾区及肝区无叩击痛，肠鸣音 3 次/分，移动性浊音阴性。双下肢无水肿，四肢肌力、肌张力正常，生理反射存在，病理反射未引出。

⑤ 辅助检查：高敏肌钙蛋白 T（hs-cTnT）61.63 pg/mL，肌红蛋白 2 197 ng/mL，B 型尿钠肽前体（pro-BNP）1 059 pg/mL，肌酸激酶同工酶（CK-MB）7.58 ng/mL。血常规提示 WBC 14.18×10^9/L，中性粒细胞计数 13.58×10^9/L，淋巴细胞计数 0.35×10^9/L。D-二聚体 5.01 μg/mL。血生化提示钾 2.86 mmol/L，钠 127.4 mmol/L，白蛋白 32.9 g/L，谷草转氨酶（AST）82 U/L。血气分析提示 pH 7.495，PaO_2 65.4 mmHg，$PaCO_2$ 27.5 mmHg，乳酸 1.7 mmol/L，吸氧浓度 53%，氧合指数 123。

4. 诊断思路

根据发热 5 天的病史及其他伴随症状，结合肺部湿啰音等体征及血常规、血气分析、血生化、胸部 CT 检查综合分析，诊断肺部感染明确。根据重症肺炎诊断的主要标准和次要标准（详见本章第 1 节），显然，本例属于确诊级别的重症肺炎。接下来的重点是尽可能地明确病原体。我们在常规检查的基础上，完善了 BALF-mNGS 检查，明确为鹦鹉热衣原体感染（表 3-3-1）。

表 3-3-1 BALF-mNGS 检测结果

属			种		
名称	序列数	相对丰度/%	名称	序列数	相对丰度/%
衣原体属 *Chlamydia*	267	89.9	鹦鹉热衣原体 *Chlamydia psittaci*	239	80.47

5. 鉴别诊断

参见本章第 1 节，主要与其他病原体导致的肺炎相鉴别。

6. 可能出现的并发症

参见本章第 1 节。

三、诊断要点

肺炎的诊断程序包括确定肺炎诊断、评估严重程度、明确病原体三个步骤，其中明确病原体最为关键。

针对鹦鹉热衣原体，血清特异性抗体检测仍然是目前诊断的主要手段，急性期 IgM 滴度 ≥ 1∶32，急性期和恢复期双份血清 IgM 或 IgG 呈 4 倍或 4 倍以上升高均可确诊。

mNGS 作为新近兴起的检测技术，具有能够快速提供病原学检测结果的优势，对于经规范抗感染治疗无缓解的重症患者，推荐采用 mNGS 技术，增加获取病原学结果的概率。

四、治疗原则

本例患者入院后神志尚清，交流不利，咳痰能力差，呼吸急促，发热，指脉氧（SpO_2）89%，予以面罩吸氧、高流量湿化氧疗，但呼吸、SpO_2 改善不明显，SpO_2 最低降至 80% 左右，与患者家属沟通后，于入院当晚紧急行经口气管插管机械通气治疗，并经气管插管支气管镜吸出较多黄脓痰，送 BALF-mNGS 检测，结果为鹦鹉热衣原体，调整抗感染方案为多西环素+莫西沙星，患者症状逐步改善，于入院后第 6 天拔除气管插管，序贯高流量湿化氧疗，入院后第 10 天改为鼻导管吸氧，入院后第 14 天转至普通病房。

由于鹦鹉热衣原体为胞内菌，β-内酰胺类或头孢菌素类抗生素无效。大环内酯类抗生素、氟喹诺酮类药物、多西环素及米诺环素等四环素类抗生素是治疗鹦鹉热衣原体的常用药物，其中又以多西环素作为治疗鹦鹉热衣原体肺炎的首选药物，通常在治疗的 48 小时内体温就能恢复正常。抗感染的疗程为 2~3 周。

五、医患沟通

患者可能的疑问是什么?	我们如何应对?
我为什么会得这个病?	本例患者家中近期喂养了 2 只鹦鹉，此次发病应与密切接触鹦鹉有关，嘱其脱离这种环境，人、鸟分离，避免再次感染。近几年，饲养各种宠物逐渐成为一种时尚，殊不知，与宠物的密切接触会使饲养者罹患各种"宠物相关疾病"，须引起警惕。
这次肺炎治愈后，还会再得肺炎吗?	人体感染鹦鹉热衣原体后，并不能产生持久的免疫力，因此以后仍有可能因再次感染而发病。
我平时需要注意什么?	尽量不饲养宠物，远离可能的致病原；如确有饲养，一旦患病后，及时向医务人员提供相关信息，有助于早期诊断。

第 4 节　腺病毒肺炎

一、概述

腺病毒（adenovirus，AdV）在自然界普遍存在，分为哺乳动物腺病毒和禽类腺病毒两个属。人腺病毒（human adenovirus，HAdV，简称为"腺病毒"）为无包膜的双链 DNA 病毒，分为 A—G 共 7 个亚属，不同型别腺病毒的组织嗜性、致病力、流行地区等特性不同，与呼吸道感染相关的腺病毒主要有 B 亚属（3、7、11、14、16、21、50、55 型）、C 亚属（1、2、5、6、57 型）和 E 亚属（4 型）。

腺病毒肺炎是由腺病毒感染引起的肺部炎性疾病，人腺病毒感染潜伏期一般为 2~21 天，平均为 3~8 天，潜伏期末至发病急性期传染性最强。有症状的感染者和无症状隐性感染者均为传染源。

传播途径包括飞沫传播、接触传播和粪口传播，主要通过空气飞沫传播。各个年龄段人群均能被腺病毒感染，其在免疫功能低下的患者中常可引起严重甚至致死性感染。

二、"见"患者，"习"案例

（一）我们可能遇到腺病毒肺炎患者的科室

近年来，由于诊断技术的不断发展，腺病毒肺炎的诊断率有所提高，其虽呈散发特点，在呼吸与危重症医学科普通病房或 RICU 仍有机会遇到这类患者。

（二）我们可能遇到的病例

患者，女，17 岁，因"咳嗽半个月，发热 1 周"入院。

1. 问诊要点

（1）现病史

针对"咳嗽、发热"症状：须详细询问上述症状出现的时间、发生的频次、持续的时间、是否存在诱发因素等。

针对伴随症状：有无咳痰、胸痛、呼吸困难，有无畏寒、寒战，有无盗汗，有无恶心、呕吐、头痛、头晕等。

针对就诊经过：患者所能提供的各种检查结果、用药情况及获得的疗效等。

针对一般情况：神经精神状态、睡眠、饮食、二便、体重变化等。

（2）既往史

须了解预防接种情况及有无传染病史，有无药物及食物或其他过敏史，有无手术、外伤史，是否有高血压、糖尿病史，是否有其他慢性病病史等。

（3）个人史、婚姻史、家族史

要注意询问是否有宠物饲养史等。

2. 查体要点

生命体征（体温 T，脉搏 P，呼吸 R，血压 BP）。

一般情况：神志情况，精神情况。

颜面部：是否有急性热病容？是否有鼻翼扇动？是否有口唇疱疹？

呼吸系统查体：

视诊：呼吸频率和呼吸节律如何？

触诊：胸廓扩张度如何？语音震颤如何？是否有胸膜摩擦感？

叩诊：肺下界移动度如何？是否有异常叩诊音？

听诊：是否有异常呼吸音？是否有干、湿啰音？是否有胸膜摩擦音？

3. 归纳病例特点

① 患者，女性，17 岁，在校学生。

② 现病史：患者半个月前在学校无明显诱因出现咳嗽，以干咳为主，少痰，起初无发热，无明显胸闷、胸痛，未予重视。1 周前出现发热，最高体温 39.7 ℃，至当地医院就诊，查血常规示 WBC $5.94×10^9$/L，中性粒细胞百分比 74%，超敏 C 反应蛋白 22.9 mg/L，予"头孢呋辛"抗感染及激素退热等治疗，症状无明显改善；查胸部 CT 示两肺炎症，血气分析示 I 型呼吸衰竭，予"阿莫西林/克拉维酸+阿奇霉素"抗感染，"奥司他韦"抗病毒治疗，3 天后复查胸部 CT 示两肺炎症较前进展伴胸腔积液形成及纵隔气肿。当晚转至我院，收住呼吸与危重症医学科。病程中，患者食纳差，睡眠不佳，大小便正常，体重无明显变化。

③ 既往史、个人史、婚姻史、家族史：患者既往体健。否认高血压、糖尿病、肾病病史，否认肝炎、结核等传染病史。无手术、外伤史，无输血史。否认药物、食物过敏史。生于太仓，久居原籍。否认疫区旅居史、疫水接触史。否认毒物、放射性物质接触史。否认烟酒嗜好。14 岁初潮，月

经无特殊。未婚。否认家族遗传病史及类似疾病史。

④ 查体：T 39.0 ℃，P 126 次/分，R 21 次/分，BP 123/83 mmHg。发育正常，营养中等。神志清楚，查体合作。全身皮肤黏膜无黄染、出血点、水肿，全身浅表淋巴结未触及肿大。头颅无畸形，双眼睑无水肿，巩膜无黄染，双侧瞳孔等大正圆，对光反射灵敏，鼻唇沟对称，口唇无苍白，伸舌居中，咽无充血。颈无抵抗，气管居中，甲状腺未触及肿大。胸廓无畸形，胸骨无压痛，呼吸动度一致，双侧语音震颤对称，未触及胸膜摩擦感，双肺叩诊呈清音，双肺可闻及湿啰音。心前区无隆起，心界不大，心率 126 次/分，律齐，心音正常，$P_2 < A_2$，未见异常血管征，各瓣膜听诊区未闻及杂音及心包摩擦音。腹部平坦，未见胃肠型及蠕动波，未见腹壁静脉曲张，腹软，无压痛，未触及包块，墨菲（Murphy）征阴性，肝脾肋下未触及，肝区、肾区无叩痛，移动性浊音阴性，肠鸣音 4 次/分。脊柱、四肢无畸形，关节无红肿及压痛，双下肢无水肿，双侧膝腱反射对称引出，双侧巴宾斯基（Babinski）征阴性，脑膜刺激征阴性。

⑤ 辅助检查：血常规（当地医院）提示 WBC 5.94×10^9/L，中性粒细胞百分比 74%。超敏 CRP（当地医院）22.9 mg/L。胸部 CT（当地医院）提示两肺炎症，伴胸腔积液形成，纵隔气肿。血气分析（我院急诊）提示 pH 7.362，PaO_2 59.2 mmHg（FiO_2 41%），$PaCO_2$ 33.7 mmHg，HCO_3^- 19.1 mmol/L，钾 4.0 mmol/L。血常规（我院急诊）提示 WBC 3.8×10^9/L，中性粒细胞计数 3.31×10^9/L，淋巴细胞计数 0.46×10^9/L，Hb 125 g/L，PLT 94×10^9/L。肝功能（我院急诊）提示 AST 120 U/L，肌酸激酶（CK）2 510 U/L，白蛋白 24.8 g/L，乳酸脱氢酶（LDH）2 274 U/L。

4. 诊断思路

根据"咳嗽半个月，发热 1 周"的病史及其他伴随症状，结合肺部湿啰音等体征及血常规、胸部 CT 检查综合分析，诊断肺部感染明确（重症）。接下来的重点是尽可能地明确病原体，我们在常规检查的基础上，完善了 BALF-mNGS 检查，结果回报示人腺病毒感染，序列数 34 484（表 3-4-1）。

表 3-4-1　BALF-mNGS 检测结果

属		种		检出序列数
中文名	拉丁文名	中文名	拉丁文名	
哺乳动物腺病毒属	*Mastadenovirus*	人乳腺腺病毒	*Human mastadenovirus B*	34 484

5. 鉴别诊断

参见本章第 1 节，主要与其他病原体导致的肺炎相鉴别。

6. 可能出现的并发症

呼吸衰竭、急性呼吸窘迫综合征、纵隔气肿或皮下积气、胃肠功能障碍、中毒性脑病或脑炎、脓毒症、噬血细胞综合征。

三、诊断要点

肺炎的诊断程序包括确定肺炎诊断、评估严重程度、明确病原体三个步骤，其中明确病原体最为关键。

根据流行病学史、临床和影像学表现及腺病毒病原学进行诊断。强调在病原学检查之前根据临床表现对本病进行早期识别，并及时进行病原学检查、采取隔离措施及恰当的经验性治疗。

（1）临床诊断病例

具有呼吸道感染临床表现，并在发病前 8 天内与人腺病毒确诊病例有密切接触的病例，可诊断为人腺病毒感染临床诊断病例。

（2）实验室确诊病例

具有呼吸道感染临床表现，并具备以下任一检测结果的病例可作为实验室确诊病例：（a）呼吸道标本检测人腺病毒特异性核酸阳性；（b）呼吸道标本检测人腺病毒特异性抗原阳性；（c）呼吸道标本中分离培养到人腺病毒；（d）急性期与恢复期双份血清标本（采样间隔应为 2~4 周）人腺病毒特异性 IgG 抗体由阴性转为阳性，或呈 4 倍及以上升高；（e）呼吸道标本 mNGS 检测到腺病毒。

（3）重症与危重症人腺病毒肺炎病例

具有人腺病毒肺炎临床表现，并符合重症肺炎诊断标准（详见本章第 1 节）中任一项主要标准或 ≥3 项次要标准的患者，可诊断为危重症人腺病毒肺炎病例。

显然，本例属于确诊级别的重症人腺病毒肺炎。

四、治疗原则

目前尚无针对人腺病毒感染的特异性抗病毒药物，轻症患者具有自愈倾向，可临床观察；重症患者以对症支持、免疫调节治疗和针对并发症的治疗为主。

本例患者历经气管插管机械通气、静脉-静脉体外膜肺氧合（VV-ECMO）、连续性肾脏替代治疗（CRRT）、西多福韦每周 5 mg/kg×2 周（输注前予丙磺舒 2 g 口服，输注后 2 小时、8 小时分别予 1 g 丙磺舒口服，输注前予生理盐水 1 000 mL 水化，以减少肾毒性）等综合治疗，症状逐渐改善。

患者治疗过程中及康复后随访的 CT 图像如二维码视频中所示。

| 2019-05-15 | 2019-05-19 | 2019-05-19 | 2019-07-06 | 2021-04-22 |
| 肺窗（治疗中） | 肺窗（治疗中） | 纵隔窗（治疗中） | 肺窗（随访） | 肺窗（随访） |

五、医患沟通

患者可能的疑问是什么？	我们如何应对？
我为什么会得这个病？	各年龄段人群均可感染腺病毒，但婴幼儿、老年人及免疫功能低下者更易感染。幼儿园、大学或新兵营容易发生群体性感染。感染后患者大多症状轻微或无明显症状，极易被忽视。本例为在校生，学校内无聚集性发病情况，因此为散发病例。
这次肺炎治愈后，还会再得肺炎吗？	人体感染腺病毒后，并不能产生持久的免疫力，因此以后仍有可能因再次感染而发病。
引起病毒性肺炎的病原体是什么？	引起病毒性肺炎的病毒包括原发性引起呼吸道感染的病毒和机会性引起呼吸道感染的病毒。原发性引起呼吸道感染的病毒包括流感病毒、呼吸道合胞病毒、副流感病毒、麻疹病毒、鼻病毒、冠状病毒和腺病毒等。机会性引起呼吸道感染的病毒包括巨细胞病毒、水痘-麻疹病毒、鼻病毒、冠状病毒和腺病毒。
我平时需要注意什么？	平时需要注意休息，使机体免疫功能处于最佳状态。一旦有任何不适，要及早就医。

第 5 节　甲型 H1N1 流感病毒性肺炎

一、概述

甲型 H1N1 流感病毒性肺炎，原称人感染猪流感，为避免"猪流感"一词对人们的误导，2009

年 4 月 30 日世界卫生组织（WHO）、联合国粮食及农业组织和世界动物卫生组织宣布使用 H1N1 型流感指代当时疫情，且不再使用"猪流感"一词。此后，我国卫生部门将原人感染猪流感改称为甲型 H1N1 流感。

甲型 H1N1 流感病毒属于正黏病毒科、甲型流感病毒属，为单股负链 RNA 病毒，同时携带禽流感、猪流感和人流感三种流感病毒的核糖核酸基因片段，并拥有亚洲猪流感和非洲猪流感病毒特征。H 代表红细胞凝集素，共有 16 个类型；N 代表神经氨酸苷酶，共有 9 种类型。可造成人感染的血清型主要有 H1N1、H1N2 和 H3N2。

二、"见"患者，"习"案例

（一）我们可能遇到甲型 H1N1 流感病毒性肺炎患者的科室

在甲型 H1N1 流感病毒性肺炎流行季节，在呼吸与危重症医学科普通病房、RICU 或感染科病房均有机会遇到这类患者。

（二）我们可能遇到的病例

患者，男，32 岁，因"咳嗽伴发热 5 天，加重伴胸闷、气急 3 天"入院。

1. 问诊要点

（1）现病史

根据流行病学特点，须特别询问有无家禽，特别是水禽接触史，或农贸市场逗留史。

针对"咳嗽、发热、胸闷、气急"症状：须详细询问上述症状出现的时间、发生的频次、持续的时间、是否存在诱发因素等。

针对伴随症状：有无咳痰、畏寒、寒战，有无盗汗，有无恶心、呕吐、头痛、头晕，有无胸痛等。

针对就诊经过：患者所能提供的各种检查结果、用药情况及获得的疗效等。

针对一般情况：神经精神状态、睡眠、饮食、二便、体重变化等。

（2）既往史

须了解预防接种情况及有无传染病史，有无药物及食物或其他过敏史，有无手术、外伤史，是否有高血压、糖尿病史，是否有其他慢性病病史等。

（3）个人史、婚姻史、家族史

要注意询问是否有吸烟史，并详细记录吸烟量；是否有职业性粉尘接触史等。

2. 查体要点

生命体征（体温 T，脉搏 P，呼吸 R，血压 BP）。

一般情况：神志情况，精神情况。

颜面部：是否有急性热病容？是否有鼻翼扇动？是否有口唇疱疹？

呼吸系统查体：

视诊：呼吸频率和呼吸节律如何？

触诊：胸廓扩张度如何？语音震颤如何？是否有胸膜摩擦感？

叩诊：肺下界移动度如何？是否有异常叩诊音？

听诊：是否有异常呼吸音？是否有干、湿啰音？是否有胸膜摩擦音？

3. 归纳病例特点

① 患者青年男性，急性起病。

② 现病史：患者 5 天前饮酒后出现咳嗽，咳少量黄痰，伴有发热、腹泻、肌肉酸痛、头晕、头痛，体温最高达 39.8 ℃，无畏寒、寒战，无恶心、呕吐，自认为"感冒"，未予重视。3 天前患者咳嗽、咳痰加重，同时伴胸闷、气急，就诊于某医院，胸部 CT 示双肺多发渗出影；血气分析示 pH

7.51，$PaCO_2$ 17.1 mmHg，PaO_2 50.6 mmHg，FiO_2 41%；考虑"肺部感染、呼吸衰竭"，转至我院。急诊查 AST 256 U/L，ALT 98 U/L，CK>1 600 U/L，LDH 1 456 U/L，BUN 10.6 mmol/L，肌酐（Cr）115.2 μmol/L；血气分析示 pH 7.477，$PaCO_2$ 20.9 mmHg，PaO_2 41.5 mmHg，乳酸1.8 mmol/L。以"病毒性肺炎（？）、呼吸衰竭"收入呼吸与危重症医学科。病程中，患者睡眠一般，食纳欠佳，大小便正常，体重未见明显减轻，否认禽类接触史。

③既往史、个人史、婚姻史、家族史：患者既往体健。否认高血压、糖尿病、肾病病史，否认肝炎、结核等传染病史。无手术、外伤史，无输血史。否认药物、食物过敏史。生于河南，久居苏州。否认疫区旅居史、疫水接触史。否认毒物、放射性物质接触史。吸烟 10 年，20 支/日，偶尔饮酒。适龄结婚，配偶及子女体健。否认家族遗传病史及类似疾病史。

④查体：T 38.5 ℃，P 130 次/分，R 45 次/分，BP 136/93 mmHg。发育正常，营养中等，平车入院。急性发热面容，神志清楚，烦躁，查体尚合作。全身皮肤黏膜无黄染、发绀、出血点，全身浅表淋巴结未触及肿大。头颅无畸形，双眼睑无水肿，巩膜无黄染，双侧瞳孔等大等圆，对光反射灵敏，鼻唇沟对称，伸舌居中，咽无充血。颈无抵抗，未见颈静脉怒张，气管居中，甲状腺未触及肿大。胸廓无畸形，胸骨无压痛，呼吸动度一致，双侧语音震颤对称，未触及胸膜摩擦感，双肺叩诊呈清音，可闻及湿啰音，无胸膜摩擦音。心前区无隆起，心界不大，心率130 次/分，心律齐，心音正常，$P_2 < A_2$，未见异常血管征，各瓣膜听诊区未闻及杂音及心包摩擦音。腹部平坦，未见胃肠型及蠕动波，未见腹壁静脉曲张，腹软，无压痛，未触及包块，Murphy 征阴性，肝脾肋下未触及，肝区、肾区无叩痛，肠鸣音 3 次/分。脊柱活动度可，脊柱、四肢无畸形，关节无红肿及压痛，主动活动正常，双下肢无水肿，双侧膝腱反射对称引出，双侧 Babinski 征阴性，脑膜刺激征阴性。

⑤辅助检查：血常规（外院）示 WBC $5.67×10^9$/L，中性粒细胞计数 $4.85×10^9$/L，淋巴细胞计数 $0.66×10^9$/L，PLT $121×10^9$/L。血生化示钠 129.4 mmol/L，氯 92 mmol/L，AST 256 U/L，ALT 98 U/L，CK>1 600 U/L，LDH 1 456 U/L，BUN 10.6 mmol/L，肌酐 115.2 μmol/L。血气分析（本院）示 pH 7.477，$PaCO_2$ 20.9 mmHg，PaO_2 41.5 mmHg，乳酸 1.8 mmol/L，实际 HCO_3^- 15.5 mmol/L，标准 HCO_3^- 19 mmol/L，SpO_2 80%。心电图（本院）示窦性心动过速。胸部 CT 示双肺多发渗出影、实变影（图 3-5-1、图 3-5-2）。

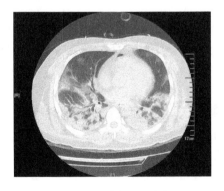
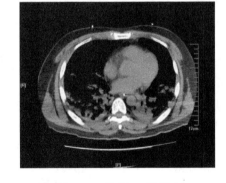

图 3-5-1　胸部 CT 肺窗　　　　　　　　图 3-5-2　胸部 CT 纵隔窗

肺窗　　　　　　　　　纵隔窗

4. 诊断思路

根据"咳嗽伴发热 5 天，加重伴胸闷、气急 3 天"的病史及其他伴随症状，结合肺部湿啰音等体征及血常规、胸部 CT 检查、血气分析综合判断，诊断肺部感染、呼吸衰竭明确。接下来的重点是尽可能地明确病原体。我们在常规病原学检查的基础上，完善了咽拭子核酸采样并送市疾控中心检查，最终明确为甲型 H1N1 流感病毒性肺炎。

5. 鉴别诊断

参见本章其他节有关肺炎的相应内容。

6. 可能出现的并发症

参见本章其他节有关肺炎的相应内容。

三、诊断要点

肺炎的诊断程序包括确定肺炎诊断、评估严重程度、明确病原体三个步骤，其中明确病原体最为关键。根据患者的临床和影像学表现及咽拭子核酸检测结果，诊断甲型 H1N1 流感病毒性肺炎明确。

甲型 H1N1 流感病毒性肺炎的诊断主要结合流行病学史、临床表现和病原学检查，早发现、早诊断是防控与有效治疗的关键。

（1）疑似病例

符合下列情况之一即可诊断为疑似病例：（a）发病前 7 天内与传染期甲型 H1N1 流感确诊病例有密切接触，并出现流感样临床表现。密切接触是指在未采取有效防护的情况下，诊治、照看传染期甲型 H1N1 流感患者；与患者共同生活；接触过患者的呼吸道分泌物、体液等。（b）出现流感样临床表现，甲型流感病毒检测阳性，尚未进一步检测病毒亚型。对上述两种情况，在条件允许的情况下，可安排甲型 H1N1 流感病原学检查。

（2）临床诊断病例

仅限于以下情况做出临床诊断：同一起甲型 H1N1 流感暴发疫情中，未经实验室确诊的流感样症状病例，在排除其他致流感样症状疾病时，可诊断为临床诊断病例。甲型 H1N1 流感暴发是指一个地区或单位短时间内出现异常增多的流感样病例。经实验室检测确认为甲型 H1N1 流感疫情。在条件允许的情况下，临床诊断病例可安排病原学检查。

（3）确诊病例

出现流感样临床表现，同时有以下一种或几种实验室检测结果：（a）甲型 H1N1 流感病毒核酸检测阳性；（b）分离到甲型 H1N1 流感病毒；（c）双份血清甲型 H1N1 流感病毒的特异性抗体水平呈 4 倍或 4 倍以上升高。

（4）重症与危重病例

出现以下情况之一者为重症病例：（a）持续高热>3 天，伴有剧烈咳嗽，咳脓痰、血痰，或胸痛；（b）呼吸频率快，呼吸困难，口唇发绀；（c）神志改变，如反应迟钝、嗜睡、躁动、惊厥等；（d）严重呕吐、腹泻，出现脱水表现；（e）合并肺炎；（f）原有基础疾病明显加重。

出现以下情况之一者为危重病例：（a）呼吸衰竭；（b）感染中毒性休克；（c）多脏器功能不全；（d）出现其他须进行监护治疗的严重临床情况。

本例患者虽然没有提供流行病学方面的信息，但结合咽拭子核酸检测结果，依然可以做出诊断。

四、治疗原则

遵循早发现、早诊断、早报告、早隔离、早治疗的原则。疑似病例和临床诊断病例须在通风条件良好的房间单独隔离，住院病例须做甲型 H1N1 流感病原学检查。确诊病例须在通风条件良好的房间进行隔离，住院病例可多人同室。

①一般治疗：休息，多饮水，密切观察病情变化；对高热病例可给予退热治疗。

② 抗病毒治疗：神经氨酸酶抑制剂奥司他韦、扎那米韦敏感，金刚烷胺和金刚乙胺耐药。对于临床症状较轻且无合并症、病情趋于自限的甲型 H1N1 流感病例，无须积极应用神经氨酸酶抑制剂。

根据甲型 H1N1 流感的传播途径，在实施标准预防的基础上，采取飞沫隔离与接触隔离措施。具体措施包括：（a）应将患者安置在具备有效通风条件的隔离病房内；（b）隔离病房的门必须随时保持关闭；（c）隔离病房应设有专用的卫生间、洗手池；（d）用于疑似患者的听诊器、温度计、血压计等医疗器具实行专人专用，非专人专用的医疗器具在用于其他患者前应当进行彻底清洁和消毒；（e）隔离病房配置消毒剂；（f）隔离病房应当设立明确的标识。

对患者应当进行培训和指导。具体内容包括：（a）病情允许时，患者应当佩戴外科口罩；（b）在咳嗽或者打喷嚏时用卫生纸遮掩口鼻，然后将卫生纸丢入医疗废物容器；（c）在接触呼吸道分泌物后应当使用清洁剂洗手或者使用消毒剂消毒双手。

本例患者经综合治疗后，治愈出院。

五、医患沟通

患者可能的疑问是什么？	我们如何应对？
我为什么会得这个病？	本病为传染性疾病，甲型 H1N1 流感患者为主要传染源，无症状感染者也具有一定的传染性。主要通过飞沫经呼吸道传播，也可通过口腔、鼻腔、眼睛等处黏膜直接或间接接触传播。接触患者的呼吸道分泌物、体液和被病毒污染的物品也可能引起感染。人群普遍易感。接种甲型 H1N1 流感疫苗可有效预防感染。
这次肺炎治愈后，还会再得肺炎吗？	人体感染甲型 H1N1 流感病毒后，并不能产生持久的免疫力，因此以后仍有可能因再次感染而发病。
我平时需要注意什么？	平时需要注意休息，使机体免疫功能处于最佳状态。一旦有任何不适，要及早就医。

第 6 节　侵袭性肺曲霉病

一、概述

肺曲霉病是由曲霉感染引起的肺部炎性疾病，烟曲霉、黑曲霉、黄曲霉、土曲霉、构巢曲霉皆可致病，其中烟曲霉是主要病原体。

曲霉在自然界广泛存在，空气中曲霉孢子较多，吸入曲霉孢子后，是否发病与机体免疫状态密切相关。免疫力正常时，曲霉感染可表现为曲霉在上呼吸道定植、变应性支气管肺曲霉病（allergic bronchopulmonary aspergillosis，ABPA）、过敏性肺炎；免疫力低下时，则表现为侵袭性肺曲霉病（invasive pulmonary aspergillosis，IPA）。由于曲霉产生的内毒素可使组织坏死，因此病灶可表现为浸润、实变、空洞、支气管炎或粟粒状弥漫性病变。

肺曲霉病的确诊有赖于组织培养及组织病理学检测，镜检可见菌丝分支呈锐角，血液、BALF 曲霉半乳甘露聚糖（galactomannan，GM）试验阳性，亦有助于诊断。

临床上将肺曲霉病分为 IPA、侵袭性气管支气管曲霉病（invasive tracheobronchial aspergillosis，ITBA）、慢性坏死性肺曲霉病（chronic necrotizing pulmonary aspergillosis，CNPA）、曲霉肿（as-pergilloma）、ABPA。本节主要讨论 IPA。

二、"见"患者，"习"案例

（一）我们可能遇到 IPA 患者的科室

近年来，由于诊断技术的进步，特别是血清及 BALF 中 GM 检测技术的普及，IPA 的诊断率明显提高，在呼吸与危重症医学科普通病房或 RICU 经常遇到这类患者。当然，由于 BALF 的获取多在内镜中心完成，因此在呼吸内镜检查中心也可以遇到这类患者。

（二）我们可能遇到的病例

患者，男，77 岁，因"咳嗽、咳痰 1 月余"入院。

1. 问诊要点

（1）现病史

针对"咳嗽、咳痰"症状：须详细询问上述症状出现的时间、发生的频次、持续的时间、是否存在诱发因素等。

针对伴随症状：有无畏寒、发热，有无盗汗，有无恶心、呕吐、头痛、头晕，有无胸痛等。

针对就诊经过：患者所能提供的各种检查结果、用药情况及获得的疗效等。

针对一般情况：神经精神状态、睡眠、饮食、二便、体重变化等。

（2）既往史

须了解预防接种情况及有无传染病史，有无药物及食物或其他过敏史，有无手术、外伤史，是否有高血压、糖尿病史，是否有其他慢性病病史等。

（3）个人史、婚姻史、家族史

要注意询问是否有吸烟史，并详细记录吸烟量；是否有职业性粉尘接触史等。

2. 查体要点

生命体征（体温 T，脉搏 P，呼吸 R，血压 BP）。

一般情况：神志情况，精神情况。

呼吸系统查体：

视诊：呼吸频率和呼吸节律如何？

触诊：胸廓扩张度如何？语音震颤如何？是否有胸膜摩擦感？

叩诊：肺下界移动度如何？是否有异常叩诊音？

听诊：是否有异常呼吸音？是否有干、湿啰音？是否有胸膜摩擦音？

3. 归纳病例特点

① 老年男性，急性起病。

② 现病史：患者 1 月余前无明显诱因出现咳嗽、咳痰，痰不多，无明显胸闷气急，于某医院就诊，查胸部 CT 示肺气肿改变（图 3-6-1）。血常规未见明显异常。痰培养阴性，多次痰找抗酸杆菌阴性。予以抗感染、化痰止咳、解痉平喘等治疗后症状未见好转，咳喘加重，有灰黑色黏痰，并出现胸痛、低热等症状。2 周及 3 周后分别复查胸部 CT 示两肺炎症较入院时明显加重，进展迅速，以左肺为主（图 3-6-2）。复查血常规示 WBC $27.81 \times 10^9/L$，Hb 121 g/L，中性粒细胞百分比 93%。为进一步诊治来我院，收入呼吸与危重症医学科。病程中，患者无咯血，食欲及睡眠一般，大小便正常，近期体重无明显减轻。

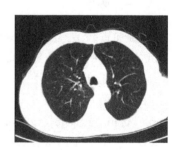

图 3-6-1　初诊胸部 CT

③ 既往史、个人史、婚姻史、家族史：有"高血压"病史 20 余年，血压控制尚可，具体用药不详。否认糖尿病、冠心病病史，否认肝炎、结核、伤寒等传染病史，19 岁时行"阑尾炎手术"，20 余年前行"前列腺手术"，否认药物、食物过敏史。生于原籍，无长期外地居留史，否认血吸虫病疫水接触史，否认冶游史，无特殊嗜好，否认吸毒史。吸烟 40 余年，每日 20 支左右，已戒烟 10 余年，否认酗酒史。适龄结婚，育有子女 4 人，家人均体健。否认遗传性家族病史。

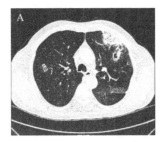
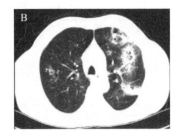

A：2周后；B：3周后。双肺多发渗出影伴空洞形成，少数呈新月征改变。

图 3-6-2　复查胸部 CT

④ 查体：T 36 ℃，P 82 次/分，R 20 次/分，BP 140/70 mmHg。神志清，精神可，营养中等，步入病房，查体合作。全身皮肤黏膜无黄染，无皮下出血点，全身浅表淋巴结未触及肿大。头颅无畸形，球结膜无水肿，巩膜无黄染，口唇无发绀，口角四周有散在疱疹，扁桃体无肿大。颈软，无强直，气管居中，甲状腺无肿大，颈静脉无怒张。无胸壁静脉曲张，双侧胸廓活动度对称，叩诊呈浊音，两肺呼吸音稍低，可闻及散在低调干啰音。心率 82 次/分，心律齐，各瓣膜听诊区未闻及病理性杂音。腹平软，全腹无压痛、反跳痛，无肌紧张，肝脾肋下未触及，肝区、肾区无叩击痛，移动性浊音阴性。双下肢无凹陷性水肿，无杵状指、趾，生理反射存在，病理反射未引出。

⑤ 辅助检查：血常规示 WBC 14.5×10⁹/L，中性粒细胞百分比 90.7%。生化示血清白蛋白 28 g/L。痰涂片两次找到霉菌，血培养阴性，血清总 IgE 700 IU。血 GM 阴性。支气管镜未做。左上肺经皮穿刺结果可见大量曲霉菌丝及孢子，菌丝有分支，呈锐角，符合肺曲霉感染改变(图 3-6-3)。复查胸部 HRCT 示双侧肺空洞性病变，左肺较明显，考虑符合真菌感染影像学特点。

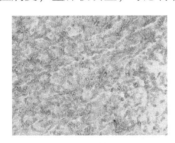

图 3-6-3　左上肺经皮穿刺结果　　　　　胸部 HRCT 复查影像

4. 诊断思路

根据"咳嗽、咳痰 1 月余"的病史及其他伴随症状，结合肺部啰音等体征及血常规、胸部 CT 检查综合分析，诊断肺部感染明确。接下来的重点是尽可能地明确病原体，我们在常规检查的基础上，完善了经皮肺组织穿刺活检，结果支持 IPA 诊断。

5. 鉴别诊断

主要与其他肺部感染性疾病相鉴别（详见本章其他节）。

6. 可能出现的并发症

咯血、曲霉肿、CNPA 等。

三、诊断要点

IPA 肺部影像学表现呈多样性，曲霉菌侵袭肺泡和细支气管壁可呈现支气管周围实变影、支气管扩张征、小叶中心型微小结节影、树芽征和毛玻璃样改变等非特征性改变；伴或不伴晕征结节病灶或楔形坏死病灶，结节或实变病灶中出现新月征和空洞形成，是 IPA 肺部感染临床标准。血清和 BALF 的 GM 试验为 IPA 筛选试验，以 BALF-GM 价值更优。组织病理学检查阳性，为诊断的"金标准"。

IPA 的诊断分为确诊、临床诊断、拟诊 3 个级别（表 3-6-1），本例为确诊级别。

表 3-6-1　IPA 的分级诊断标准

诊断级别	危险因素	临床特征	微生物学	组织病理学
确诊	+	+	+	+
临床诊断	+	+	+	−
拟诊	+	+	−	−

注：+代表有，−代表无。

四、治疗原则

一线治疗推荐伏立康唑（第 1 天每次 6 mg/kg，q12 h，静脉点滴；以后每次 4 mg/kg，q12 h 静脉点滴），疗程 6~12 周。

两性霉素 B 脂质体也有较好的治疗反应，其他备选药物还包括卡泊芬净、米卡芬净。

本例患者经伏立康唑及卡泊芬净抗真菌及对症支持治疗后，咳嗽、咳痰等症状明显好转，多次复查胸部 CT 提示肺部病灶逐渐吸收。

胸部 CT 复查
（治疗后）

五、医患沟通

患者可能的疑问是什么？	我们如何应对？
我为什么会得这个病？	曲霉在自然界广泛存在，空气中曲霉孢子较多，吸入曲霉孢子后，是否发病与机体免疫状态密切相关，免疫力低下时，才有可能发生 IPA。因此，保持良好的免疫状态至关重要。
这次肺炎治愈后，还会再得肺炎吗？	人体感染曲霉后，并不能产生持久的免疫力，因此以后仍有可能因再次感染而发病。
我平时需要注意什么？	平时需要注意休息，使机体免疫功能处于最佳状态。一旦有任何不适，要及早就医。

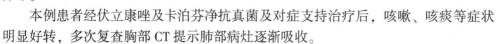

第 7 节　肺隐球菌病

一、概述

肺隐球菌病是由新型隐球菌感染引起的亚急性或慢性真菌病。除了肺部受累外，还可累及中枢神经系统、骨骼、皮肤、黏膜及其他脏器。

土壤、鸽粪、水果及健康人的皮肤、黏膜、粪便中均可分离出隐球菌。环境中的病原体可通过呼吸道、皮肤或消化道进入人体引起发病，或使人成为带菌者。由于新型隐球菌不产生毒素，感染后一般不会引起组织破坏、出血、梗死或坏死，亦不引起纤维化或钙化。

肺隐球菌病可无症状，亦可有发热、咳嗽、咳痰、痰血、胸痛、气急、消瘦、盗汗等非特异性症状。部分患者的肺部病变可不经治疗而自行吸收，也可缓慢发展为慢性炎症和肉芽肿，亦可引起局部或全身播散。影像学上可表现为双肺多发斑片影或弥漫性浸润影，也可表现为结节、斑块影，容易误诊为肺结核、肺癌等疾病。

二、"见"患者，"习"案例

（一）我们可能遇到 IPA 患者的科室

近年来，由于诊断技术的发展，特别是隐球菌乳胶凝集试验、隐球菌抗原检测技术的普及，以及 mNGS 技术的推广，肺隐球菌病的诊断率明显增高，在呼吸与危重症医学科普通病房或 RICU 均有机会遇到这类患者。当然，也有因肺部病变性质不明而采取手术治疗的患者经组织病理学证实为肺隐球菌病，因此在胸外科病房也能遇到。

（二）我们可能遇到的病例

患者，男，37 岁，因"咳嗽 1 个月"入院。

1. 问诊要点

（1）现病史

针对"咳嗽"症状：须详细询问上述症状出现的时间、发生的频次、持续的时间、是否存在诱发因素等。

针对伴随症状：有无咳痰，有无畏寒、发热，有无盗汗，有无胸痛等。

针对就诊经过：患者所能提供的各种检查结果、用药情况及获得的疗效等。

针对一般情况：神经精神状态、睡眠、饮食、二便、体重变化等。

（2）既往史

须了解预防接种情况及有无传染病史，有无药物及食物或其他过敏史，有无手术、外伤史，是否有高血压、糖尿病史，是否有其他慢性病病史等。

（3）个人史、婚姻史、家族史

要注意询问是否有吸烟史，并详细记录吸烟量；是否有职业性粉尘接触史等。

2. 查体要点

生命体征（体温 T，脉搏 P，呼吸 R，血压 BP）。

一般情况：神志情况，精神情况。

呼吸系统查体：

视诊：呼吸频率和呼吸节律如何？

触诊：胸廓扩张度如何？语音震颤如何？是否有胸膜摩擦感？

叩诊：肺下界移动度如何？是否有异常叩诊音？

听诊：是否有异常呼吸音？是否有干、湿啰音？是否有胸膜摩擦音？

3. 归纳病例特点

① 患者中年男性，病程 1 个月。

② 现病史：患者 1 个月前无明显诱因出现咳嗽，无痰，外院行 CT 检查发现右肺多发团块状影，予以"左氧氟沙星、阿奇霉素"联合抗感染 2 周后自觉症状有好转，2011 年 8 月 29 日我院 CT 示右肺下叶多发团块样软组织密度影（图 3-7-1），为进一步明确诊断，收住入院。病程中，患者时感右胸部隐痛，无发热、盗汗、咯血、胸闷、气急现象，无呕吐、腹痛、腹泻及黑便，小便可，食纳、睡眠正常，体重无明显下降。

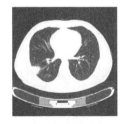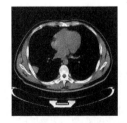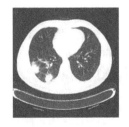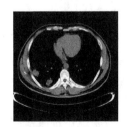

图 3-7-1　CT（肺窗及纵隔窗）影像

③ 既往史、个人史、婚姻史、家族史：有"乙肝"病史 6 年，否认结核病史。无粉尘接触史。吸烟史 10 年，每天 5 支左右，否认酗酒史。适龄结婚，育有 1 子 1 女，家人均体健。否认遗传性疾病家族史。

④ 查体：T 36.9 ℃，P 78 次/分，R 16 次/分，BP 130/72 mmHg。神志清，精神可。皮肤黏膜无黄染，未见淤点、淤斑及皮疹，全身浅表淋巴结无肿大。颈软，气管居中。两肺未闻及干、湿啰音。心界不大，心率 78 次/分，律齐。腹平软，无压痛、反跳痛，肝脾肋下未触及，双肾区及肝区无叩击痛，移动性浊音阴性。脊柱、四肢活动自如，双下肢无凹陷性水肿，四肢肌力、肌张力正常，无杵状指、趾。

⑤ 辅助检查：T-SPOT 阴性。CT 引导下经皮肺穿刺活检，病理报告示肺真菌性肉芽肿形成，符合隐球菌病改变（图 3-7-2）。外院查血乳胶凝集试验 1∶640，呈阳性。腰椎穿刺脑脊液无明显异常，未查见隐球菌。

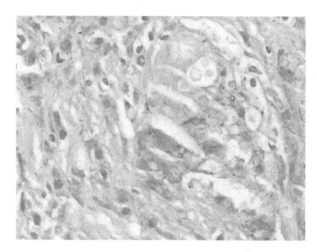

HE 染色可见非坏死性炎性肉芽肿中有大量含隐球菌样菌体的多核巨细胞。

图 3-7-2 经皮肺穿刺活检 HE 染色

4. 诊断思路

根据"咳嗽 1 个月"的病史，结合肺部体征及胸部 CT 检查综合分析，诊断肺部感染明确。接下来的重点是尽可能地明确病原体，我们在常规检查的基础上，完善了经皮肺组织穿刺活检、血乳胶凝集试验、腰椎穿刺脑脊液检查等项目。

5. 鉴别诊断

须与肺结核（详见本篇第 4 章）、肺癌（详见本篇第 5 章）、其他病原体导致的肺炎（详见本章其他节）鉴别。

6. 可能出现的并发症

隐球菌脑膜炎、隐球菌血流播散性感染。

三、诊断要点

肺隐球菌病的诊断常依靠组织病理学检查，尤其是对于不能排除肺部恶性肿瘤、肺结核等其他疾病的患者，应积极进行组织病理学检查。

无菌部位标本如肺穿刺标本培养阳性也有确诊意义，痰和 BALF 涂片培养阳性对诊断具有一定价值。

随着隐球菌抗原检测技术的广泛应用，隐球菌抗原检测已成为诊断的重要依据。乳胶凝集试验检测隐球菌抗原应用最为普遍，如患者具有典型的临床特征和影像学表现，同时血清隐球菌抗原检测阳性，临床可考虑肺隐球菌病。

一旦确诊肺隐球菌病，建议进行腰椎穿刺检查以排除伴发中枢神经系统感染的可能。脑脊液墨汁染色直接镜检发现外圈透光的圆形厚壁菌体可确定为新型隐球菌。但对于无症状、非弥漫性病变的免疫功能正常患者，若血清隐球菌抗原阴性或滴度非常低，腰椎穿刺可暂缓进行。

四、治疗原则

肺隐球菌病的治疗目的在于控制感染和防止隐球菌播散性疾病的发生，特别是隐球菌性脑膜炎。肺隐球菌病的治疗取决于患者的免疫状态及病情轻重程度。

对于无免疫抑制宿主，肺部病灶局限，极少出现隐球菌播散，有自限性倾向。无症状患者可服用氟康唑，200 ~ 400 mg/d，疗程 6 个月。对轻、中度症状的患者，推荐氟康唑 400 mg/d，疗程 6 ~ 12 个月。对于重度患者，建议采用与播散性隐球菌病相同的治疗原则，分为诱导治疗、巩固治疗和维持治疗。诱导期首选两性霉素 B［0.5 ~ 1.0 mg/（kg·d）］联合氟胞嘧啶［100 mg/（kg·d）］，疗程至少 4 周；巩固治疗建议使用氟康唑 400 mg/d，疗程 8 周，之后建议使用氟康唑 200 mg/d 维持治疗 6 ~ 12 个月。

对于免疫抑制的肺隐球菌病患者，治疗方案取决于肺部病变的严重程度。对于无症状、轻至中度症状但没有隐球菌播散的患者，建议接受 400 mg/d 氟康唑治疗，疗程 6 ~ 12 个月。对于严重肺部受累和重度症状的患者，即使没有隐球菌播散证据，也建议采用与播散性隐球菌病相同的治疗原则，分为诱导治疗、巩固治疗和维持治疗。

无论是免疫功能抑制或正常患者，伊曲康唑、伏立康唑和泊沙康唑均可作为不耐受氟康唑或更多常规治疗无效的补救治疗。

对于常规药物治疗症状或体征持续无缓解，影像提示肺部病灶持续存在的患者，可考虑外科手术切除治疗，术后给予抗真菌治疗至少 2 个月，以避免造成隐球菌播散。

因误诊为肿瘤或其他疾病而行手术切除，最后确诊为单一的肺隐球菌病的患者，如果这些患者无症状，且血清隐球菌抗原阴性，建议密切观察。

本例患者氟康唑 400 mg/d 静脉滴注 10 天后，改为相同剂量氟康唑口服治疗，共用药 9 个月，复查胸部 CT 病灶明显缩小。

治疗前肺窗　　　　治疗前纵隔窗　　　　治疗后肺窗　　　　治疗后纵隔窗

五、医患沟通

患者可能的疑问是什么？	我们如何应对？
我为什么会得这个病？	隐球菌孢子在自然界广泛存在，土壤、鸽粪、水果及健康人的皮肤、黏膜、粪便中均可分离出隐球菌。人体在吸入其孢子后，是否发病受机体免疫状态、吸入孢子的数量等多种因素的影响。如机体免疫功能受损或短期内吸入大量孢子，则容易发病。
这次肺炎治愈后，还会再得肺炎吗？	人体感染隐球菌后，并不能产生持久的免疫力，因此以后仍有可能因再次感染而发病。
我平时需要注意什么？	尽量远离隐球菌孢子聚集区域，如公园里的鸽群；尽量不要饲养鸽子；如确实难以避免近距离接触，建议佩戴口罩，以减少吸入的机会；平时需要注意休息，使机体免疫功能处于最佳状态。一旦有任何不适，要及早就医。

第8节 肺孢子菌肺炎

一、概述

肺孢子菌肺炎（Pneumocystis pneumonia，PCP）是由肺孢子菌感染导致的肺部真菌性炎症。既往人们曾将肺孢子菌称为卡氏肺囊虫，并将其引起的肺炎称为卡氏肺囊虫肺炎或卡氏肺孢子虫肺炎（简称"卡肺"，Pneumocystis carinii pneumonia，PCP）；后经基因组测序分析证实肺孢子菌为真菌，并正式命名为耶氏肺孢子菌（Pneumocystis jiroveci），相应地，卡氏肺孢子菌肺炎更名为耶氏肺孢子菌肺炎（Pneumocystis jirovecii pneumonia，PJP）。但是，由于"PCP"的简称应用已久，目前依旧习惯性地用"PCP"指代"PJP"，只是其中的"C"由"cystis"替换了"carinii"而已。

肺孢子菌可寄生或定植于健康人体，肺孢子菌肺炎是免疫功能低下患者最常见、最严重的机会性感染性疾病，其感染途径是空气传播或体内潜伏状态肺孢子菌的激活，潜伏期一般2周左右，艾滋病患者的潜伏期可长达4周。临床分为流行型（经典型）和散发型（现代型）2种类型，本节主要讨论散发型。患者常表现为症状与体征分离的现象，即临床症状虽重，但阳性体征常常缺如。

二、"见"患者，"习"案例

（一）我们可能遇到肺孢子菌肺炎患者的科室

近年来，由于影像技术，特别是HRCT的普及和mNGS的发展，肺孢子菌肺炎的诊断相对容易些，在呼吸与危重症医学科普通病房或RICU均有机会遇到这类患者。在血液科骨髓造血干细胞移植病房及各实体器官移植病房，由于这类患者长期使用免疫调节剂，也容易发生肺孢子菌肺炎。由于各类肿瘤诊治技术水平的提高，长期带瘤生存已成为现实，这类患者的机体免疫功能往往欠佳，是肺孢子菌的易感人群。

（二）我们可能遇到的病例

患者，男，50岁，因"发热、咳嗽1周"入院。

1. 问诊要点

（1）现病史

针对"发热、咳嗽"症状：发热的特点、热峰的具体数值、是否可以自行缓解；咳嗽出现的时间、发生的频次、持续的时间、是否存在诱发因素等。

针对伴随症状：有无咳痰？有无呼吸困难？有无活动受限？有无心慌、胸痛、盗汗、鼻塞、流涕？有无腹痛、腹泻？

针对就诊经过：患者所能提供的各种检查结果、用药情况及获得的疗效等。

针对一般情况：神经精神状态、睡眠、饮食、二便、体重变化等。

（2）既往史

须了解预防接种情况及有无传染病史，有无药物及食物或其他过敏史，有无手术、外伤史，是否有高血压、糖尿病史，是否有其他慢性病病史等。

（3）个人史、婚姻史、家族史

要注意询问是否有吸烟史，并详细记录吸烟量；是否有职业性粉尘接触史。

2. 查体要点

生命体征（体温T，脉搏P，呼吸R，血压BP）。

一般情况：神志情况，精神情况。

颜面部：是否有急性热病容？是否有鼻翼扇动？是否有口唇疱疹？

呼吸系统查体：

视诊：呼吸频率和呼吸节律如何？

触诊：胸廓扩张度如何？语音震颤如何？是否有胸膜摩擦感？

叩诊：肺下界移动度如何？是否有异常叩诊音？

听诊：是否有异常呼吸音？是否有干、湿啰音？是否有胸膜摩擦音？

3. 归纳病例特点

① 中年男性，急性起病。

② 现病史：患者 1 周前无明显诱因出现发热，热峰 39 ℃，伴有咳嗽，无痰，剧烈咳嗽时稍有胸痛，活动时胸闷气急明显，无咽痛，无声音嘶哑，无咯血。门诊查胸部 CT 肺窗提示双肺弥漫分布的磨玻璃影，纵隔窗不显影（图 3-8-1、图 3-8-2）。急查血常规示 WBC 10.08×10^9/L，中性粒细胞计数 8.98×10^9/L，淋巴细胞计数 0.02×10^9/L。予"阿奇霉素"抗感染治疗，患者临床症状无缓解，仍有间断发热，为求进一步治疗，以"肺部感染"收住院。自发病以来，患者纳食可，二便正常，体重无明显变化。

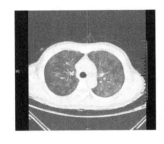 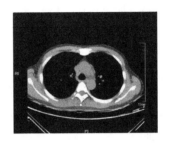

图 3-8-1　胸部 CT 肺窗　　　　　图 3-8-2　胸部 CT 纵隔窗

③ 既往史、个人史、婚姻史、家族史：患者 1 年前因"感冒"后服用"感冒灵"出现全身脓疱疹，诊断为"急性泛发性发疹性脓疱病型药疹（acute generalized exanthematous pustulosis, AGEP）"，先后予"糖皮质激素、雷公藤、反应停"处理后好转，1 个月前因"感冒"再次服用"感冒灵"而诱发 AGEP 在我院皮肤科住院诊治，予"糖皮质激素"及"甲氨蝶呤（MTX）"处理后好转出院，出院后口服"甲基强的松龙片（美卓乐）"40 mg/d，此次发病前患者自行减量至 24 mg/d。否认肝炎、结核等传染病史。否认手术、外伤史。否认食物过敏史，有"青霉素、头孢类抗生素、左氧氟沙星"过敏史。吸烟 35 年，每天 25 支，已戒烟 2 个月。

④ 查体：T 38.4 ℃，P 100 次/分，R 18 次/分，BP 140/87 mmHg。神志清，精神可。全身浅表淋巴结未触及肿大，巩膜无黄染，口唇无发绀，全身皮肤色素沉着。双侧胸廓对称无畸形，无胸壁静脉曲张，两侧呼吸动度一致，双肺呼吸音粗，双肺底可闻及少许的湿啰音。心音可，心律齐，各瓣膜听诊区未闻及病理性杂音。腹平软，全腹无压痛、反跳痛，无肌紧张，肝脾肋下未触及，肝肾区无叩击痛，移动性浊音阴性。双下肢无凹陷性水肿，无杵状指、趾，生理反射存在，病理反射未引出。

⑤ 辅助检查：动脉血气示 pH 7.496，PaO_2 80.9 mmHg，$PaCO_2$ 30.3 mmHg，FiO_2 33%。CRP 测定 80.00 mg/L。降钙素原 0.06 ng/mL。血 G 试验 GM 试验二联检（组套）提示真菌（1，3）-β-D-葡聚糖>600 pg/mL，GM≤0.25 μg/L。风湿免疫全套及血管炎相关检查未见明显异常。胸部 CT 平扫示双肺多发磨玻璃影。BALF-mNGS 示耶氏肺孢子菌（表 3-8-1）。

表 3-8-1　BALF-mNGS 检测结果

属			种		
中文名	拉丁文名	检出序列数	中文名	拉丁文名	检出序列数
肺孢子菌属	*Pneumocystis*	3 447	耶氏肺孢子菌	*Pneumocystis jirovecii*	3 415

4. 诊断思路

患者因发热、咳嗽入院，急性起病，长期使用免疫调节剂，外周血淋巴细胞计数降低，G 试验阳性，肺部 CT 提示双肺多发磨玻璃影，BALF-mNGS 检出高序列数的耶氏肺孢子菌，诊断 PJP 明确，为散发型（现代型）。

5. 鉴别诊断

① 病毒性肺炎：多发生于免疫功能受损者，临床表现有发热、咳嗽及呼吸困难等。胸部影像学检查表现为双肺斑片状和大片磨玻璃影或实变影，以肺门为中心。病情进展迅速是其特点，相关病毒抗体或核酸检测有助于鉴别诊断。

② 肺结核：患者常具有低热、乏力、盗汗、食欲减退、体重减轻等结核中毒症状或伴呼吸道症状（咳嗽、咳痰 2 周以上，或伴咯血），结合患者患病危险因素如合并糖尿病、营养不良、免疫功能受损，以及影像学、微生物学、免疫学等辅助检查进行诊断，病原学检查找到结核分枝杆菌可以确诊（详见本篇第 4 章）。

③ 其他真菌性肺炎：如念珠菌、隐球菌（详见本章第 7 节）、马尔尼菲篮状菌等，肺孢子菌感染多局限于肺部，而上述其他真菌性肺炎多同时具有肺外播散，容易鉴别，但确诊多有赖于病原学结果。

④ 肺泡蛋白沉积症：肺泡及细支气管腔内过量磷脂蛋白样物质沉积，从而导致患者通气及换气功能障碍的疾病。该病多起病隐匿，逐渐出现胸闷、气促，胸部 CT 可见双肺斑片状、云雾状密度增高影，呈地图样分布，可见铺路石征，BALF 或经支气管镜肺活检可见过碘酸-雪夫（PAS）染色阳性物质，有助于鉴别。

6. 可能出现的并发症

本病经及时治疗多可痊愈，但若延误诊断、治疗不及时，可并发急性呼吸窘迫综合征（ARDS）、呼吸衰竭、纵隔气肿、纤维化等。

三、诊断要点

散发型（现代型）PJP 多见于免疫缺陷者，如恶性肿瘤化疗、实体器官或造血干细胞移植、艾滋病、长期应用大剂量糖皮质激素者，这类人群是 PJP 的高危人群。PJP 具有症状和体征分离现象，即主观症状重而客观体征常常很轻或缺如。外周血淋巴细胞绝对值往往减少。血清 G 试验阳性。胸部 CT 常表现为弥漫性肺泡和间质浸润性阴影。病原学检查发现包囊、子孢子（囊内体）可确诊，BALF 或痰液 mNGS 检查有助于快速诊断。

四、治疗原则

针对病原的治疗是关键，首选复方磺胺甲噁唑（TMP-SMZ），TMP 15~20 mg/（kg·d）或 SMZ 75~100 mg/（kg·d），分 3~4 次口服或静脉输注，疗程 2~3 周；亦可选用 TMP 联合氨苯砜、克林霉素联合伯氨喹等药物。棘白霉素类药物卡泊芬净对 PJP 也有较好的疗效。

动脉血气提示 $PaO_2 \leqslant 70$ mmHg 或肺泡-动脉氧分压差 $\geqslant 35$ mmHg 时，应在抗 PJP 治疗的 72 小时内加用糖皮质激素治疗，具体用药方案为泼尼松 40 mg bid×5 d，随后逐渐减为 40 mg qd×5 d，最后 20 mg qd 直至治疗结束。

本例患者经复方磺胺甲噁唑片联合卡泊芬净抗感染治疗后，体温正常，肺部病变较前吸收（图 3-8-3、图 3-8-4）。

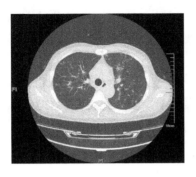 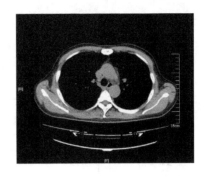

图 3-8-3 治疗后 CT 肺窗   图 3-8-4 治疗后 CT 纵隔窗

五、医患沟通

患者可能的疑问是什么?	我们如何应对?
我为什么会得这个病?	肺孢子菌肺炎为机会性感染,机体免疫力低下时发病。患者因 AGEP 长期使用免疫调节剂,致使免疫功能受抑,是此次发病的前提条件或说是危险因素。
这次肺炎治愈后,还会再得肺炎吗?	人体感染肺孢子菌后,并不能产生持久的免疫力,因此以后仍有可能因再次感染而发病。
我平时需要注意什么?	维持正常的免疫功能至关重要,对于 AGEP 的治疗,须在专业医师的指导下用药,不可擅自停药或更改治疗方案。平时需要注意休息,使机体免疫功能处于最佳状态。

第 9 节 肺脓肿

一、概述

肺脓肿(lung abscess)是由多种病原体引起的肺组织化脓性病变,早期为化脓性炎症,继而坏死、液化,形成脓肿。临床多表现为发热、咳嗽、咳脓臭痰,胸部影像学表现为肺实质内厚壁空洞,伴或不伴液平面。本病多发生于壮年,男性多于女性。

根据感染途径,肺脓肿可分为吸入性肺脓肿、继发性肺脓肿和血源性肺脓肿。

二、"见"患者,"习"案例

(一)我们可能遇到肺脓肿患者的科室

由于 CT 检查的普及,肺脓肿的诊断率明显提高,在呼吸与危重症医学科门诊、普通病房或 RICU 均容易遇到这类患者。当然,也有部分患者因符合手术干预标准而到胸外科接受手术治疗,因此在胸外科病房也能遇到。

(二)我们可能遇到的病例

患者,男,47 岁,因"发热 10 天,咳嗽、咳痰 3 天"入院。

1. 问诊要点

(1)现病史

针对"发热、咳嗽、咳痰"症状:发热的特点、热峰的具体数值、是否可以自行缓解;咳嗽出现的时间、发生的频次、持续的时间;咳黄痰还是白痰、是否有痰血、痰量如何;是否存在诱发因素等。

针对伴随症状:有无呼吸困难、心慌、胸痛、盗汗、鼻塞、流涕。

针对就诊经过:患者所能提供的各种检查结果、用药情况及获得的疗效等。

针对一般情况:神经精神状态、睡眠、饮食、二便、体重变化等。

（2）既往史

须了解预防接种情况及有无传染病史，有无药物及食物或其他过敏史，有无手术、外伤史，是否有高血压、糖尿病史，是否有其他慢性病病史等。

（3）个人史、婚姻史、家族史

要注意询问是否有吸烟史，并详细记录吸烟量；是否有职业性粉尘接触史。

2. 查体要点

生命体征（体温 T，脉搏 P，呼吸 R，血压 BP）。

一般情况：神志情况，精神情况。

颜面部：是否有急性热病容？是否有鼻翼扇动？是否有口唇疱疹？

呼吸系统查体：

视诊：呼吸频率和呼吸节律如何？

触诊：胸廓扩张度如何？语音震颤如何？是否有胸膜摩擦感？

叩诊：肺下界移动度如何？是否有异常叩诊音？

听诊：是否有异常呼吸音？是否有干、湿啰音？是否有胸膜摩擦音？

3. 归纳病例特点

① 中年男性，急性起病。

② 现病史：患者 10 天前无明显诱因出现发热，最高体温达 38 ℃，自行服用"头孢克洛缓释片"后未见明显好转。3 天前症状加重，出现咳嗽、咳黄痰，前往某医院就诊，行胸部 CT 检查示双肺下叶炎症。以"肺炎"收住入院治疗，予"哌拉西林/他唑巴坦"联合"左氧氟沙星"抗感染。2 天前患者出现嗜睡。1 天前血培养报告提示肺炎克雷伯菌生长，根据药敏结果选用"美罗培南"联合"阿米卡星"抗感染、"奥司他韦"抗病毒治疗。为求进一步诊治，来我院就诊，收入呼吸与危重症医学科。病程中，患者有胸闷不适，食纳不佳，睡眠一般，大便困难，小便如常。

③ 既往史、个人史、婚姻史、家族史："糖尿病"病史 7 年余，平素服用"格列齐特"及"二甲双胍"降糖治疗，血糖控制欠佳。否认高血压、肾病病史，否认肝炎、结核等传染病史。否认手术、外伤史，无输血史。否认药物、食物过敏史。生于原籍，久居本地。否认疫区旅居史、疫水接触史。否认毒物、放射性物质接触史。有吸烟史 20 余年，平均每天 2 包，已戒烟 8 年。否认饮酒史。适龄结婚，配偶及子女体健。其母亲患有糖尿病。

④ 查体：T 38.2 ℃，P 104 次/分，R 24 次/分，BP 124/76 mmHg。发育正常，营养中等，急性发热面容，自主体位，轮椅推入病房。神志清楚，查体合作。全身皮肤黏膜无黄染、出血点，全身浅表淋巴结未触及肿大。头颅无畸形，双眼睑无水肿，巩膜无黄染，双侧瞳孔等大正圆，对光反射灵敏，鼻唇沟对称，伸舌居中，咽无充血。颈无抵抗，未见颈静脉怒张，气管居中，甲状腺未触及肿大。胸廓无畸形，胸骨无压痛，呼吸动度一致，双侧语音震颤对称，未触及胸膜摩擦感，双肺叩诊呈清音，肺下界位于左锁骨中线第 6 肋间、中侧腋中线第 8 肋间、中侧肩胛下角第 10 肋间，肺底移动度 6~8 cm，双肺呼吸音粗，可闻及散在干、湿啰音，未闻及胸膜摩擦音。心前区无隆起，心尖搏动位于第 5 肋间左锁骨中线内 0.5 cm，心界不大，心率 104 次/分，心律齐，心音正常，各瓣膜听诊区未闻及杂音及心包摩擦音。腹部平坦，未见胃肠型及蠕动波，未见腹壁静脉曲张，腹软，无压痛，未触及包块，Murphy 征阴性，肝脾肋下未触及，肝区、肾区无叩痛，腹部叩诊呈鼓音，移动性浊音阴性，肠鸣音 3 次/分。脊柱活动度可，脊柱、四肢无畸形，关节无红肿及压痛，主动活动正常，双下肢无水肿，双侧膝腱反射对称引出，双侧 Babinski 征阴性，脑膜刺激征阴性。

⑤ 辅助检查：胸部 CT（外院）示双肺下叶炎症，肝区可见低密度影。胸腔 B 超提示双下肺低密度影。血气分析（本院）示 pH 7.497，$PaCO_2$ 34.6 mmHg，PaO_2 133 mmHg。尿常规示尿酮体（++），尿隐血（+），尿蛋白（+），尿糖（++++）。肝胆胰脾 B 超提示肝脏右前叶低密度回声区，最大径约 5 cm。肝穿刺液培养及痰培养均为肺炎克雷伯菌（对碳青霉烯类敏感）。

4. 诊断思路

依据"发热 10 天，咳嗽、咳痰 3 天"病史，结合血培养（外院）、血常规、胸部 CT、胸腔及肝脏 B 超、肝穿刺液培养及痰培养等检查结果，以及糖尿病控制不良的病史，诊断为肺脓肿（血源性）、肝脓肿、肺炎克雷伯菌感染败血症明确。

5. 鉴别诊断

须与细菌性肺炎、空洞性肺结核、支气管肺癌、肺大疱或肺囊肿继发感染、血管炎伴空洞坏死、肺栓塞伴梗死、真菌感染伴空洞形成、脓胸伴液平面等相鉴别，详见相应章节。

6. 可能出现的并发症

脓胸、脓气胸、支气管胸膜瘘、慢性肺脓肿等。

三、诊断要点

依据临床症状和体征、实验室及影像学等辅助检查，基本可做出相应的诊断。血培养、痰培养、穿刺液培养及 BALF 培养结果有助于做出病原诊断。

四、治疗原则

早期和彻底治疗是根治肺脓肿的关键，治疗原则为控制感染和脓液的充分引流，必要时须手术治疗。

吸入性肺脓肿多合并厌氧菌感染，一般可选择青霉素、甲硝唑联合应用；血源性肺脓肿多为脓毒血症的并发症，应按脓毒血症治疗，可选用耐 β-内酰胺酶的青霉素或头孢菌素。疗程 6~8 周，或直至 X 线胸片提示脓腔和炎症消退，仅有少量残留的纤维瘢痕。

脓液引流是提高疗效的有效措施。

手术治疗的适应证包括：（a）肺脓肿病程超过 3 个月，经内科治疗脓腔无缩小或脓腔过大不易闭合者；（b）大咯血经内科治疗无效或危及生命；（c）伴有支气管胸膜瘘或脓腔经抽吸、引流或冲洗疗效不佳者；（d）支气管阻塞者。

本例患者入院后即在超声引导下行肝右前叶脓肿穿刺置管引流术，穿刺液培养及痰培养结果均为肺炎克雷伯菌。先后予美罗培南、头孢哌酮舒巴坦抗感染，辅以降糖等对症支持治疗后病情渐改善，复查 CT 提示病变较前吸收，转回当地医院继续治疗。

复查 CT 肺窗

复查 CT 纵隔窗

五、医患沟通

患者可能的疑问是什么？	我们如何应对？
我为什么会得这个病？	患者平素糖尿病控制不良、入院时检查证实存在糖尿病酮症，为疾病发生的高危因素，外院血培养及入院后痰培养和肝穿刺液培养均为肺炎克雷伯菌，从病原学角度证实了此次发病的病理生理过程。
这个病能"断根"吗？	肺脓肿虽容易迁延、慢性化，但经积极、及时、充分的抗感染治疗和最大限度的脓液引流后，多可治愈。
我平时需要注意什么？	基础糖尿病的有效治疗至关重要，平时需要注意口腔卫生，避免酗酒、误吸；同时，要劳逸结合、注意休息和营养均衡，使机体免疫功能处于最佳状态。

第10节 支气管扩张症

一、概述

支气管扩张症，简称"支扩"，是由各种病因引起的反复发生的化脓性感染，导致中小支气管反复损伤和（或）阻塞，致使支气管壁结构破坏，引起支气管异常和持久性扩张，临床表现为慢性咳嗽、咳痰和（或）间断咯血、伴或不伴气促和呼吸衰竭等症状。

支扩本质上是一种慢性气道炎症性疾病。已知病因为既往下呼吸道感染，尤其是婴幼儿和儿童时期下呼吸道感染如麻疹、百日咳、肺结核、肺炎等，是支扩最常见的病因；其他病因还包括免疫功能缺陷、遗传因素、气道阻塞和反复误吸等。变应性支气管肺曲霉病、慢阻肺、哮喘、非结核分枝杆菌（NTM）肺病、弥漫性泛细支气管炎、类风湿关节炎、原发性干燥综合征、系统性红斑狼疮、ANCA相关性血管炎、强直性脊柱炎等亦可导致或合并支扩。

二、"见"患者，"习"案例

（一）我们可能遇到支扩患者的科室

近年来，由于影像技术的发展，特别是胸部CT检查的普及，支扩的诊断成为一件非常容易的事情，在呼吸与危重症医学科门诊、普通病房或RICU均有机会遇到这类患者。当然，由于支扩患者易出现咯血或大咯血，在急诊科、胸外科甚至是介入科，也经常可以碰到。

（二）我们可能遇到的病例

患者，男，78岁，因"反复咳嗽、咳痰30年，加重伴发热1周"入院。

1. 问诊要点

（1）现病史

针对"咳嗽、咳痰、发热"症状：咳嗽出现的时间、发生的频次、持续的时间；咳黄痰还是白痰、是否有痰血、痰量如何；发热的特点、热峰的具体数值、是否可以自行缓解；是否存在诱发因素等。

针对伴随症状：有无呼吸困难、心慌、胸痛、盗汗、鼻塞、流涕。

针对就诊经过：患者所能提供的各种检查结果、用药情况及所获得的疗效等。由于支扩患者极易出现病原菌，特别是铜绿假单胞菌的定植，问诊时须特别注意询问是否有相应检查结果及相应治疗经历。

针对一般情况：神经精神状态、睡眠、饮食、二便、体重变化等。

（2）既往史

须了解预防接种情况及有无传染病史，有无药物及食物或其他过敏史，有无手术、外伤史，是否有高血压、糖尿病史，是否有其他慢性病病史等。

（3）个人史、婚姻史、家族史

要注意询问是否有吸烟史，并详细记录吸烟量；是否有职业性粉尘接触史。

2. 查体要点

生命体征（体温T，脉搏P，呼吸R，血压BP）。

一般情况：神志情况，精神情况。

颜面部：是否有急性热病容？是否有鼻翼扇动？是否有口唇疱疹？

呼吸系统查体：

视诊：呼吸频率和呼吸节律如何？

触诊：胸廓扩张度如何？语音震颤如何？是否有胸膜摩擦感？

叩诊：肺下界移动度如何？是否有异常叩诊音？叩诊是否呈过清音？

听诊：是否有异常呼吸音？是否有干、湿啰音？是否有胸膜摩擦音？

3. 归纳病例特点

① 老年男性，慢性病程。

② 现病史：患者近 30 年来反复出现咳嗽、咳大量黄脓痰，伴胸闷，偶有发热，无胸痛、咯血，多次在外院住院治疗，近年来活动耐力明显下降，时有胸闷、气喘发作，平素长期口服"糖皮质激素（泼尼松 5 mg/d）"。1 周前患者咳嗽再次加重，咳大量黄脓痰，伴发热，体温 37.7 ℃，自行口服"头孢地尼、左氧氟沙星"等抗感染，效果一般，体温稍有下降，仍咳黄脓痰，为求进一步治疗，以"支气管扩张伴感染"收住入院。病程中，患者食纳可，睡眠一般，小便量偏少，大便正常，无明显体重减轻。

③ 既往史、个人史、婚姻史、家族史："高血压"病史 10 余年，口服"施慧达"降压，血压控制可。有"哮喘"史 70 余年，有"室性心动过速"史，否认糖尿病病史，否认肝炎、结核等传染病史，有"前列腺增生手术"史，有"青霉素"过敏史。生于原籍，久居本地。否认疫区旅居史、疫水接触史。否认毒物、放射性物质接触史。否认烟酒嗜好。已婚已育，配偶及子女体健。否认家族遗传病史及类似疾病史。

④ 查体：T 37.0 ℃，P 95 次/分，R 20 次/分，BP 125/75 mmHg。发育正常，营养中等，表情自然，慢性病面容，自主体位，轮椅推入病房。神志清楚，查体合作。全身皮肤黏膜无黄染，全身浅表淋巴结未触及肿大。头颅无畸形，双眼睑无水肿，双侧瞳孔等大正圆，对光反射灵敏，鼻唇沟对称，伸舌居中，咽无充血。颈无抵抗，未见颈静脉怒张，气管居中，甲状腺未触及肿大。胸廓无畸形，呼吸动度一致，双肺叩诊呈清音，两肺可闻及散在湿啰音、肺底部明显。心前区无隆起，心律齐，各瓣膜听诊区未闻及杂音及心包摩擦音。腹部平坦，未见胃肠型及蠕动波，未见腹壁静脉曲张，腹软，无压痛，未触及包块，Murphy 征阴性，肝脾肋下未触及，肝区、肾区无叩痛，腹部叩诊呈鼓音，移动性浊音阴性，肠鸣音 4 次/分。脊柱、四肢无畸形，关节无红肿及压痛，主动活动正常，双下肢无水肿，双侧膝腱反射对称引出，双侧 Babinski 征阴性，脑膜刺激征阴性。肛门及外生殖器未查。

⑤ 辅助检查：胸部 CT 示双肺支气管扩张伴感染（图 3-10-1、图 3-10-2）。痰培养提示铜绿假单胞菌。心脏彩超示左房稍增大，左室舒张功能减退，轻度肺动脉高压。

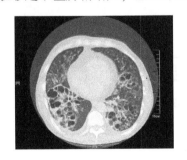 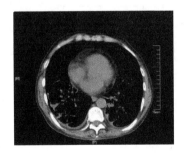

图 3-10-1　胸部 CT 肺窗　　　　图 3-10-2　胸部 CT 纵隔窗　　　　胸部 CT 影像

4. 诊断思路

根据长期反复咳嗽、咳脓痰的病史及既往诊治经过，结合肺部听诊有固定性湿啰音及胸部 CT 典型表现轨道征、戒指征或葡萄征，诊断较为容易。

5. 鉴别诊断

① 慢性支气管炎：多见于中年以上的患者，冬春季多发，表现为咳嗽、咳痰或伴有喘息，多为白色黏液痰，并发感染时可有脓痰。

② 肺脓肿：起病急，有畏寒、高热，当咳出大量脓痰后体温下降，全身毒血症状减轻。X 线可

见大片致密炎症阴影，其间有空腔及液平面，急性期经有效抗生素治疗后可完全消退（详见本章第9节）。

③肺结核：多有低热、盗汗、全身乏力、消瘦等结核中毒症状，伴咳嗽、咳痰、咯血，痰量一般较少。啰音一般位于肺尖，胸片多为肺上部斑片状浸润阴影，痰中可找到结核分枝杆菌（详见本篇第4章）。

④先天性肺囊肿：胸片表现为多个边界清晰的圆形阴影，壁薄，周围肺组织无炎症浸润。

⑤弥漫性泛细支气管炎：表现为慢性咳嗽、咳痰、活动时呼吸困难、慢性鼻窦炎。胸部 CT 可见弥漫分布的小结节影或树芽征。大环内酯类抗生素有效。

⑥肺癌：可有咳嗽、咳痰、胸痛、痰血，影像学、痰脱落细胞学、支气管镜检查有助于确诊（详见本篇第5章）。

6. 可能出现的并发症

咯血、慢性呼吸衰竭、肺动脉高压等。

三、诊断要点

反复咳嗽、咳脓痰的病史及既往诊治经过，是诊断的重要线索；肺部固定性湿啰音及胸部影像学的典型表现，则有助于确诊；而痰液或 BALF 培养的阳性结果，则有助于明确责任病原体。具体诊断流程如图 3-10-3 所示。

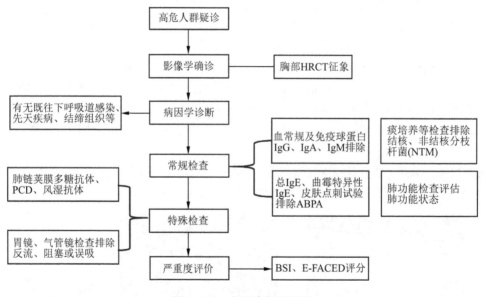

图 3-10-3　支扩诊断流程图

四、治疗原则

治疗潜在病因以延缓疾病进展和减少急性加重，改善症状，维持或改善肺功能，改善患者的生活质量。

气道廓清治疗：目的在于帮助患者有效排痰，改善气道阻塞，控制咳痰症状，提高通气效率，保持或提高运动耐量。

对于痰量多或排痰困难的患者，推荐行体位引流、拍背等方法辅助排痰，每天 2~4 次，晨起或餐前进行，每次 10~30 分钟，频率和时间根据自身情况调整。每 3 个月评估 1 次气道廓清治疗的效果。

对于排痰困难、生活质量差及体位引流等效果不佳的支扩患者，可尝试长期（≥3 个月）使用一种祛痰药物。对于伴有气流受限或气道高反应的支扩患者，使用祛痰药物或高渗制剂前建议吸入支气管扩张剂。

对于每年急性加重≥3 次的支扩患者，推荐接受长期（≥3 个月）口服小剂量大环内酯类抗菌药物治疗。建议阿奇霉素起始剂量为 250 mg（3 次/周至 1 次/日），然后根据临床疗效和不良事件调整或停药。

对于首次分离出铜绿假单胞菌且病情进展的支扩患者，建议行病原体清除治疗，推荐应用环丙沙星 500 mg（2 次/日）口服 2 周的治疗；二线治疗选用氨基糖苷类联合具有抗假单胞活性的 β-内酰胺类药物静脉给药 2 周，继以 3 个月的吸入妥布霉素或多黏菌素等抗菌药物。非首次分离铜绿假单胞菌的患者，不主张病原体清除治疗。合并 NTM 的支扩患者如需要治疗，一般是 3 种以上药物联合，疗程在 2 年以上。症状较轻，病灶较局限，进展不明显且药敏结果显示高度耐药的 NTM 肺病患者，一般不治疗。

手术治疗的适应证包括：（a）病变相对集中，而综合、规范的药物及非药物治疗长达 1 年仍难以控制症状者；（b）严重或频繁的急性加重，影响生活和工作者；（c）复发性难治性咯血，大咯血危及生命或经药物、介入治疗无效者；（d）肿瘤远端阻塞所致的支扩；（e）局限性病灶，受损的肺叶段可能是败血症的一个来源，不切除可能导致肺组织进一步破坏。

对于 70 岁及以下者，若肺功能 FEV_1 占预计值的百分比<30%，临床表现不稳定或迅速恶化，可考虑肺移植治疗；双肺弥漫性病灶、经内科综合治疗效果不佳的患者，行双肺移植。

对于出现急性加重的患者，推荐经验性抗菌治疗前送检痰培养加药敏试验，中、重度患者的经验性用药建议选用具有抗假单胞菌活性的抗菌药物，推荐疗程为 14 天，并及时根据病原体检测及药敏试验结果和治疗反应调整抗菌药物治疗方案。

本例患者经氧疗、环丙沙星联合比阿培南抗感染等综合治疗后，临床症状明显缓解。

五、医患沟通

患者可能的疑问是什么？	我们如何应对？
我为什么会得这个病？	支扩是由各种病因导致中小支气管反复损伤和（或）阻塞，致使支气管壁结构破坏，引起支气管异常和持久性扩张的一种病理状态，本质上是一种慢性气道炎症性疾病，是"小病不及时治疗会酿成大病"的典型代表。
这个病能"断根"吗？	支扩是一种结构性肺病，即肺的结构发生了变化，导致其功能也相应发生了变化，是无法"断根"的。
我平时需要注意什么？	支扩的特点是"反复发作"，平时需要注意的就是尽可能延缓下一次发作或者减少急性发作的次数，而要做到这一点，就要善于抓住"预警信号"，如一旦"感冒"，一定要尽早治疗，切莫延误而诱发症状加重。平时需要注意劳逸结合，注意休息和膳食均衡，使机体免疫功能处于最佳状态。

第4章 肺结核

一、概述

结核病（tuberculosis）是由结核菌感染引起的一种慢性传染性疾病，是全球关注的公共卫生和社会问题，也是我国重点控制的疾病之一，其中肺结核（pulmonary tuberculosis）是结核病最主要的类型。结核病的病原菌为结核菌复合群，包括结核分枝杆菌、牛分枝杆菌、非洲分枝杆菌和田鼠分枝杆菌，人肺结核的致病菌90%为结核分枝杆菌。结核病的传染源主要是结核病患者，尤其是痰菌阳性者，主要通过把含有结核菌的微粒排到空气中进行飞沫传播。

肺结核是指发生在肺组织、气管、支气管和胸膜的结核。根据病变部位及胸部影像学表现的不同，分为原发型肺结核、血行播散型肺结核、继发型肺结核、气管支气管结核、结核性胸膜炎等类型。

二、"见"患者，"习"案例

（一）我们可能遇到肺结核患者的科室

肺结核作为一个"古老"的疾病，在呼吸与危重症医学科的门诊、普通病房或RICU均有机会遇到。目前国家对于开放性肺结核的治疗有明确规定，综合性医院一旦诊断肺结核，患者须转至专科医院接受进一步治疗。但由于糖尿病高发、免疫抑制剂的广泛使用、老龄化及肿瘤患者长期带瘤生存等因素的影响，机体免疫功能受抑制，增加了肺结核的发生风险，事实上，在临床各科均有机会遇到肺结核患者。

（二）我们可能遇到的病例

患者，女，62岁，因"咳嗽、胸闷1周，加重1天"入院。

1. 问诊要点

（1）现病史

针对"咳嗽、胸闷"症状：咳嗽出现的时间、发生的频次、持续的时间；胸闷的特点、持续的时间、是否可自行缓解；是否存在诱发因素等。

针对伴随症状：有无咳痰，有无胸痛，有无发热，有无盗汗，有无呼吸困难等。

针对就诊经过：患者所能提供的各种检查结果、用药情况及所获得的疗效等。

针对一般情况：神经精神状态、睡眠、饮食、二便、体重变化等。

（2）既往史

需要了解预防接种情况及有无传染病史，有无药物及食物或其他过敏史，有无手术、外伤史，是否有高血压、糖尿病史，是否有其他慢性病病史等。

（3）个人史、婚姻史、家族史

要注意询问是否有吸烟史，并详细记录吸烟量；是否有职业性粉尘接触史。

2. 查体要点

生命体征（体温T，脉搏P，呼吸R，血压BP）。

一般情况：神志情况，精神情况。

呼吸系统查体：

视诊：呼吸频率和呼吸节律如何？

触诊：胸廓扩张度如何？语音震颤如何？是否有胸膜摩擦感？

叩诊：肺下界移动度如何？是否有异常叩诊音？

听诊：是否有异常呼吸音？是否有干、湿啰音？是否有胸膜摩擦音？

3. 归纳病例特点

① 老年女性，急性起病。

② 现病史：患者 1 周前无明显诱因开始出现胸闷、气急，活动后明显，咳白黏痰，咳痰不畅，无畏寒、发热，无夜间阵发性呼吸困难，无四肢关节疼痛。1 天前突发胸闷、气急加重，大汗淋漓，SpO_2 下降至 80% 左右，当地医院予"甲基强的松龙" 40 mg 及无创呼吸机辅助通气治疗，症状无明显缓解，遂来我院急诊，为进一步治疗收住入院。病程中，患者食纳及睡眠尚可，近期体重无明显下降，大小便如常。

③ 既往史、个人史、婚姻史、家族史：有"多发性肌炎"病史 7 年，长期服用"强的松"治疗，近 1 个月自行停用"强的松"。否认高血压、糖尿病、肾病病史，否认肝炎、结核等传染病史。既往有"T9 椎体成形术"病史，无输血史。否认药物、食物过敏史。生于苏州，久居苏州。否认疫区旅居史、疫水接触史。否认毒物、放射性物质接触史。否认烟酒嗜好。初潮 14 岁，已绝经。适龄结婚，配偶及子女均体健。否认家族遗传病史及类似疾病史。

④ 查体：T 37.8 ℃，P 120 次/分，R 20 次/分，BP 102/75 mmHg。神志清，精神萎。口唇发绀，咽无充血。颈软，气管居中，甲状腺无肿大，颈静脉无怒张。胸廓无畸形，两肺呼吸音粗，右下肺呼吸音偏低，两下肺可闻及湿啰音。心率 130 次/分，房颤心律，各瓣膜区未闻及病理性杂音。腹平软，腹部无压痛、反跳痛，肝脾肋下未触及，双肾区及肝区无叩击痛，肠鸣音可闻及，移动性浊音阴性。双下肢无凹陷性水肿，四肢肌力、肌张力正常，无杵状指、趾，生理反射存在，病理反射未引出。

⑤ 辅助检查：胸部 CT（图 4-1、图 4-2）提示两肺多发粟粒样结节影，右肺中、下叶实变影，左肺门影增大，右侧包裹性积液，心脏增大，肺动脉增宽。血气分析（本院）提示 PaO_2 73.5 mmHg，$PaCO_2$ 54.2 mmHg，pH 7.481，乳酸 1 mmol/L，HCO_3^- 40.4 mmol/L。胸痛组套提示 B 型氨基端尿钠肽原 4 979 pg/mL，hs-cTnT 20.12 pg/mL。红细胞沉降率测定值为 30 mm/h。急诊床边心脏超声提示心脏射血分数（EF）值为 0.58，左右心房增大，左室壁稍增厚，二尖瓣轻至中度反流，肺动脉高压（三尖瓣最大反流压差 33 mmHg），少量心包积液。T-SPOT 阳性。入院后行床边支气管镜检查，留 BALF 送 mNGS 检查，结果回报结核分枝杆菌（表 4-1）。

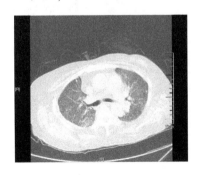
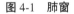

图 4-1　肺窗

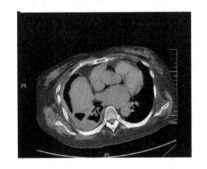

图 4-2　纵隔窗

表 4-1　BALF-mNGS 检测结果

属			种	
名称	序列数	相对丰度	名称	序列数
分枝杆菌属 *Mycobacterium*	6 635	48%	结核分枝杆菌 *Mycobacterium tuberculosis*	6 635

4. 诊断思路

根据患者咳嗽、胸闷的病史及诊治经过，结合肺部体征及胸部 CT 表现，诊断肺部感染不难。病原学检查明确为结核分枝杆菌感染，因此最终诊断为肺结核。当然，患者还合并有呼吸衰竭、心房颤动、心功能不全、包裹性胸腔积液。

5. 鉴别诊断

① 肺炎：大多起病急，伴有发热、咳嗽、咳痰。胸片表现为密度较低且较均匀的片状或斑片状阴影，抗菌治疗后体温迅速下降，1~2 周后阴影有明显吸收（详见本篇第 3 章）。

② 慢阻肺：多表现为慢性咳嗽、咳痰，少有咯血。冬季多发，急性加重期可以有发热。肺功能检查提示阻塞性通气功能障碍。胸部影像学检查有助于鉴别诊断（详见本篇第 1 章）。

③ 支扩：慢性反复咳嗽、咳脓痰，也常反复咯血。轻者 X 线胸片无异常，典型者可见卷发样改变，HRCT 提示支气管囊性或柱状扩张（详见本篇第 3 章第 10 节）。

④ 肺癌：多有长期吸烟史，表现为刺激性咳嗽、痰中带血、胸痛等症状。影像学上，肺癌肿块常呈分叶状，有毛刺或切迹。癌组织坏死液化后，可以形成偏心厚壁空洞。多次痰脱落细胞检查及病灶活体组织检查是鉴别的主要方法（详见本篇第 5 章）。

⑤ 肺脓肿：多有高热、咳大量脓臭痰，X 线胸片表现为带有液平面的空洞伴周围浓密的炎性阴影。外周血白细胞和中性粒细胞比例常明显增高（详见本篇第 3 章第 9 节）。

⑥ 纵隔和肺门疾病：原发型肺结核应与纵隔和肺门疾病相鉴别，如胸内甲状腺多发生于右上纵隔；淋巴系统肿瘤多位于中纵隔，常见于青年人，症状多，结核菌素试验可呈阴性或弱阳性；皮样囊肿和畸胎瘤多呈边缘清晰的囊状阴影，多发生于前纵隔。

⑦ 其他发热性疾病：肺结核常有不同类型的发热，须与伤寒、败血症、白血病等发热性疾病鉴别。

6. 可能出现的并发症

咯血、气胸、继发其他细菌感染等。

三、诊断要点

肺结核常具有低热、乏力、盗汗、食欲减退、体重减轻等结核中毒症状或伴呼吸道症状（咳嗽、咳痰 2 周以上，或伴咯血）；也可无症状，而是通过健康体检发现肺部阴影疑似肺结核。肺结核须综合分析危险因素、临床表现及影像学、微生物学、免疫学等辅助检查进行诊断。

有痰涂片阳性肺结核患者密切接触史，存在生活贫困、居住拥挤、营养不良等社会因素，属于老年人、人类免疫缺陷病毒（HIV）感染者、糖皮质激素或免疫抑制剂使用者，或有慢性基础疾病如糖尿病和尘肺等，是罹患肺结核的危险因素。

根据病史、影像学和结核菌检查结果可将肺结核患者分为疑似病例、临床诊断病例及确诊病例。

（1）疑似病例

符合下列条件之一者为疑似病例：（a）有肺结核可疑症状，同时伴有与痰涂片阳性肺结核患者密切接触史或结核菌素试验强阳性或伽马干扰素释放试验阳性；（b）仅胸部影像学检查结果显示有与活动性肺结核相符的病变。

（2）临床诊断病例

符合下列条件之一者为临床诊断病例：（a）痰涂片 3 次阴性，胸部影像学检查显示有与活动性肺结核相符的病变，且伴有咳嗽、咳痰、咯血等肺结核可疑症状；（b）痰涂片 3 次阴性，胸部影像学检查显示有与活动性肺结核相符的病变，且结核菌素试验强阳性；（c）痰涂片 3 次阴性，胸部影像学检查显示有与活动性肺结核相符的病变，且结核抗体检查阳性；（d）痰涂片 3 次阴性，胸部影像学检查显示有与活动性肺结核相符的病变，且肺外组织病理检查证实为结核病变；（e）痰涂片 3

次阴性的疑似肺结核病例，经诊断性治疗或随访观察可排除其他肺部疾病者；（f）支气管镜检查符合气管、支气管结核改变；（g）单侧或双侧胸腔积液，胸水检查提示渗出液，胸水腺苷脱氨酶（ADA）明显升高，伴有结核菌素试验阳性或伽马干扰素释放试验阳性。

（3）确诊病例

符合下列条件之一者为确诊病例。

① 痰涂片阳性肺结核。符合下列 3 项之一者：2 份痰标本直接涂片抗酸杆菌镜检阳性；1 份痰标本直接涂片抗酸杆菌镜检阳性+肺部影像学检查符合活动性肺结核影像学表现；1 份痰标本直接涂片抗酸杆菌镜检阳性+1 份痰标本结核菌培养阳性。

② 仅培养阳性肺结核。同时符合下列 2 项者：痰涂片阴性；肺部影像学检查符合活动性肺结核影像学表现+1 份痰标本结核菌培养阳性。

③ 肺部影像学检查符合活动性肺结核影像学表现，分子生物学检测（如 PCR、Xpert MTB/RIF）阳性。

④ 肺或胸膜病变标本病理学诊断为结核病变者。

典型的肺结核影像学表现如图 4-3、图 4-4 所示，表现为左下肺渗出、实变、空洞及卫星灶伴极少量积液。若影像学表现不典型、结核菌检查阴性，无法确定是否为肺结核时，可进行以下检查：结核菌素试验；伽马干扰素释放试验、结核抗体检测；胸部 CT（须与其他疾病鉴别诊断时）；支气管镜检查（怀疑存在气管、支气管结核或肿瘤者）；气管和（或）支气管黏膜、胸膜、肺组织活体组织检查，典型的病理改变如图 4-5 所示。

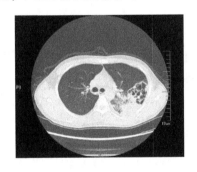 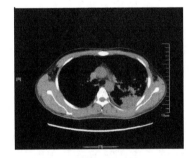

图 4-3 肺窗   图 4-4 纵隔窗   肺结核 CT 表现

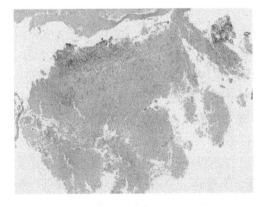

患者经支气管镜肺活检组织 HE 染色可见干酪样坏死改变。

图 4-5 肺结核典型病理改变

四、治疗原则

明确诊断后，应转诊到当地结核病定点医疗机构进行治疗。

肺结核的治疗包括化学治疗、对症治疗及手术治疗等，其中化学治疗是核心。治疗原则为早期、规律、全程、适量、联合。

1. 常用抗结核病药物

（1）异烟肼（isoniazid，INH，H）

异烟肼是一线抗结核药物中单一杀菌力最强的药物，特别是早期杀菌力。异烟肼对巨噬细胞内外的结核菌均有杀菌作用。成人剂量为每日 300 mg，顿服。

（2）利福平（rifampicin，RFP，R）

利福平对巨噬细胞内外的结核菌均有快速杀菌作用，特别是对偶尔繁殖的 C 菌群有独特杀菌作用。成人剂量为每日 8~10 mg/kg，体重在 50 kg 及以下者为 450 mg，50 kg 以上者为 600 mg，顿服。

（3）吡嗪酰胺（pyrazinamide，PZA，Z）

吡嗪酰胺具有独特的杀菌作用，主要是杀灭巨噬细胞内酸性环境中的结核菌。成人每日用药为 20~30 mg/kg。

（4）链霉素（streptomycin，SM，S）

链霉素对巨噬细胞外碱性环境中的结核菌有杀菌作用。肌内注射，注射前须进行皮试，阴性者方可使用，每日用量为 0.75~1.0 g。

（5）乙胺丁醇（ethambutol，EMB，E）

成人口服剂量为 0.75 g/d。

2. 标准化学治疗方案

（1）初治活动性肺结核（含痰涂片阳性和阴性）

通常选用 2HRZE/4HR 方案，即强化期使用异烟肼、利福平、吡嗪酰胺、乙胺丁醇，1 次/日，共 2 个月；巩固期使用异烟肼、利福平，1 次/日，共 4 个月。若强化期第 2 个月末痰涂片仍为阳性，强化方案可延长 1 个月，总疗程 6 个月不变。对粟粒型肺结核或结核性胸膜炎患者，上述疗程可适当延长，强化期为 3 个月，巩固期 6~9 个月，总疗程 9~12 个月。在异烟肼高耐药地区，可选择 2HRZE/4HRE 方案。

（2）复治活动性肺结核（含痰涂片阳性和阴性）

常用方案为 2HRZSE/6HRE、3HRZE/6HR、2HRZSE/1HRZE/5HRE。复治结核应进行药敏试验，对上述方案治疗无效的复治肺结核应考虑耐多药结核可能，须按耐药或耐多药结核治疗。

（3）耐药结核和耐多药结核

对包括异烟肼和利福平在内的 2 种以上药物产生耐药的结核为耐多药结核。WHO 根据药物的有效性和安全性将治疗耐药结核的药物分为 A、B、C、D 4 组，其中 A、B、C 组为核心二线药物，D 组为非核心的附加药物。A 组：氟喹诺酮类，包括高剂量左氧氟沙星（≥750 mg/d）、莫西沙星及加替沙星。B 组：二线注射类药物，包括阿米卡星、卷曲霉素、卡那霉素、链霉素。C 组：其他二线核心药物，包括乙硫异烟胺（或丙硫异烟胺）、环丝氨酸（或特立齐酮）、利奈唑胺和氯法齐明。D 组：可以添加的药物，但不能作为核心药物，分为 3 个亚类，D1 组包括吡嗪酰胺、乙胺丁醇和高剂量异烟肼；D2 组包括贝达喹啉和德拉马尼；D3 组包括对氨基水杨酸、亚胺培南西司他丁、美罗培南、阿莫西林/克拉维酸、氨硫脲。耐药结核治疗的强化期应包含至少 5 种有效抗结核药物，包括吡嗪酰胺及 4 个核心二线抗结核药物（A 组 1 个，B 组 1 个，C 组 2 个）。如果以上的选择仍不能组成有效方案，可以加入 1 种 D2 组药物，再从 D3 组选择其他有效药物，从而组成含 5 种有效抗结核药物的方案。

对于药物治疗失败或威胁生命的单侧肺结核，特别是局限性病变，外科治疗是可选用的重要治疗方法。

本例患者经 BALF-mNGS 诊断为肺结核分枝杆菌感染后，转至专科医院进一步治疗。

五、医患沟通

患者可能的疑问是什么?	我们如何应对?
我为什么会得这个病?	肺结核为传染性疾病，多因与开放性肺结核患者近距离接触而被传染。痰涂片阳性的开放性肺结核患者，通过咳嗽、打喷嚏、大笑、大声谈话等方式把含有结核分枝杆菌的微滴排到空气中而传播。
这个病能"断根"吗?	结核病是一种可治愈、可控制的疾病。大部分肺结核患者经过规范的抗结核治疗可以"断根"，但须警惕耐多药结核。
我平时需要注意什么?	新生儿接种卡介苗是预防结核的主要措施。高危人群如 HIV 感染者、痰涂片阳性肺结核的密切接触者、肺部硬结纤维病灶（无活动性）患者、矽肺患者、糖尿病患者、长期使用糖皮质激素或免疫抑制剂者、吸毒者、营养不良者、35 岁以下结核菌素试验硬结直径≥15 mm 者等，使用预防性抗结核治疗可减少肺结核发病率。常用异烟肼300 mg/d，顿服 6~8 个月；或者利福平和异烟肼联用 3 个月，每日顿服或每周 3 次。上述策略为二级预防措施。

第5章 肺癌

原发性支气管肺癌（primary bronchogenic carcinoma）或肺癌（lung cancer）是肺部最常见的原发恶性肿瘤，是我国及世界范围内发病率和病死率较高的恶性肿瘤之一。近几十年，肺癌是我国发病和死亡增长速度最快的恶性肿瘤，已成为我国危害最为严重的恶性肿瘤之一。WHO 国际癌症研究所对 2020 年全球 185 个国家 36 种癌症数据分析显示，2020 年新发肺癌病例 220 万例，位于各恶性肿瘤第二位；死亡人数 180 万例，位于癌症相关死亡首位。2015 年国家癌症中心发布我国恶性肿瘤流行情况，综合分析显示，肺癌位居我国各恶性肿瘤发病首位，发病率 57.26/10 万，男性多于女性，男性肺癌发病率占所有癌症之首，女性肺癌发病率仅次于乳腺癌；同时肺癌死亡位于我国恶性肿瘤死亡第一位，病死率 45.87/10 万。中国人群肺癌 5 年生存率为 19.7%，已经成为严重的疾病负担，肺癌防治仍然是重中之重。

肺癌的发病原因及发病机制虽未完全明确，但与多种因素有关，如吸烟、环境致癌因素、空气污染、电离辐射、遗传和基因改变、合并肺部基础疾病等。吸烟是首位致癌因子，85%~90% 的患者与吸烟有关，尤其是肺鳞状细胞癌患者。年龄小于 35 岁的肺癌患者仍相对罕见，在 40 岁之前罹患肺癌也不太常见；年龄每增长 10 岁，肺癌的发生率稳定增加。肺癌直系家族史是一个危险因素，总的相对风险是 1.5~1.8。二手烟或环境油烟吸入史也与肺癌相关，亚洲人群中非吸烟女性的肺癌发生率显著高于欧美人群，推测可能与二手烟暴露和厨房等场所的环境油烟暴露有关。除了吸烟之外，职业致癌物质暴露史也是肺癌的高危因素，长期接触石棉、二氧化硅、煤烟与氡、砷、铍、铬、镉及其化合物等高致癌物质者更易罹患肺癌。既往肺部基础疾病患者，如慢阻肺、肺纤维化、肺结核等患者，患肺癌风险也会增高。识别肺癌高危人群，早发现、早诊断，有助于肺癌的早治疗。筛查早期肺癌并予以有效治疗，可以显著改善肺癌患者的生存。低剂量计算机断层扫描（low-dose computed tomography，LDCT）的普及，提高了肺结节检出率，使肺癌的病死率降低了 20%。

肺癌临床表现各异，主要分为原发肿瘤本身局部生长引起的症状，常见局部症状包括刺激性咳嗽、咯血、胸闷气急、胸痛等；肿瘤侵犯邻近器官、结构引起的症状，包括声音嘶哑、膈神经麻痹、吞咽困难、上腔静脉压迫综合征、心包积液等。全身症状表现为发热、消瘦和恶病质；肺外表现包括肺源性骨关节增生症、副瘤综合征及肺外转移病灶所引起的临床症状。根据其组织学类型，肺癌分为非小细胞肺癌（non-small cell lung cancer，NSCLC）及小细胞肺癌（small cell lung cancer，SCLC）。其中，NSCLC 是最为常见的类型，占肺癌总发病数的 85%；NSCLC 最常见的类型为腺癌、鳞癌和大细胞癌。早期 NSCLC 的治疗主要以手术为主，但大多数（75% 以上）患者一旦确诊即已处于晚期。SCLC 增殖速度快，早期极易发生转移，初次就诊时 60% 以上的患者即发生了远处转移，病死率高。肺癌的治疗需要根据不同的病理类型、临床分期、分子分型采取不同的治疗策略，是需要各学科参与的综合性、个体化的治疗。本章将重点介绍临床中常见的肺鳞状细胞癌、肺腺癌和小细胞肺癌的诊治。

第1节 肺鳞状细胞癌

一、概述

肺鳞状细胞癌（lung squamous cell carcinoma，LUSC）简称"肺鳞癌"，是 NSCLC 的常见类型。LUSC 常发生于老年男性，与吸烟等密切相关。LUSC 以中央型多见，生长缓慢，易向管腔生长，使支气管狭窄，引起阻塞性肺炎或肺不张等。LUSC 临床可表现为咳嗽、咳痰、痰中带血、胸痛、发热、体重下降等。治疗多采用个体化的综合性治疗策略。

二、"见"患者，"习"案例

（一）我们可能遇到 LUSC 患者的科室

LUSC 为肺癌中常见类型，我们常可在体检中心、呼吸与危重症医学科门诊、肿瘤内科门诊遇见 LUSC 的患者，部分患者也可因为其他系统疾病就诊期间检查发现肺部肿瘤而就诊。患者多因呼吸道症状或体检发现肺部占位病变就诊，若为疑似肺恶性肿瘤患者，可收住呼吸与危重症医学科、肿瘤科、胸外科等进一步明确诊断。有时可在急诊科遇见因急性症状或症状加重前来就诊的晚期患者。

（二）我们可能遇到的病例

患者，男，58 岁，因"反复咳嗽咳痰 1 年，加重伴痰中带血 3 天"入院。

1. 问诊要点

（1）现病史

针对"咳嗽、咳痰""痰中带血"症状：咳嗽的诱因、性质、音色、时间、节律、加重因素及剧烈程度；痰液性状、数量、颜色与气味；痰中带血者要询问出血诱因、出血方式（咯出或呕出）、出血颜色、痰血量、是否为泡沫痰、持续时间。

伴随症状：有无发热、胸闷胸痛、呼吸困难、声音嘶哑、杵状指等；有无头晕乏力、头痛、抽搐；有无腹痛、腹胀、恶心呕吐、食欲下降；有无四肢及腰背疼痛、肌无力、肢体麻木等。（问诊时除呼吸道本身症状外，还应注意肺癌转移症状或伴随的综合征。）

就诊经过：何时何处就诊，检验检查结果，是否用药及效果等。

一般情况：精神、睡眠、饮食、大小便量、近期体重变化。

（2）既往史、个人史、家族史

既往史：有无呼吸道疾病，如支气管炎、慢阻肺、间质性肺病、哮喘、肺结核等；有无肿瘤史。

个人史：患者职业，有无职业致癌因子接触史；有无吸烟史，吸烟具体年数及每天吸烟量（吸烟包年＝吸烟年数×每天吸烟包数）。

家族史：有无肿瘤病史或其他遗传病史。

2. 查体要点

肺癌的体征与肿瘤的大小、位置、病理类型、有无转移及转移部位等相关。

生命体征（体温 T，脉搏 P，呼吸 R，血压 BP）。

颜面部：有无瞳孔缩小、眼睑下垂、眼球内陷、额纹变浅等，肿瘤压迫交感神经可致霍纳（Horner）综合征。

全身皮肤：有无黄染、包块、男性皮肤黝黑等。

浅表淋巴结触诊：肺癌常见颈部及锁骨上淋巴结转移，注意淋巴结的质地、大小、有无融合、移动度和有无压痛。

呼吸系统查体：

视诊：胸廓（合并胸腔积液时常较为饱满，合并慢阻肺等常有桶状胸）。

触诊：胸壁有无压痛，胸廓扩张度，语音震颤，胸膜摩擦感（是否合并胸腔积液、支气管阻塞、肺不张、胸膜粘连、气胸）。

叩诊：肺部叩诊音的变化，左右对比（是否合并胸腔积液、支气管阻塞、肺不张、胸膜粘连、气胸等）。

听诊：双肺呼吸音，左右对比。

心脏查体：听诊心音，触诊心包摩擦感（心包转移合并心包积液等）。

腹部查体：触诊腹部有无压痛、包块，肝脏及肾脏大小、触痛。

四肢关节：癌性肥大性骨关节病可表现为杵状指。

3. 归纳病例特点

① 中年男性，慢性病程。

② 现病史：患者1年前无明显诱因出现咳嗽，多为刺激性干咳，偶有少量白痰，不易咳出，伴活动后乏力，爬两层楼后即感胸闷、气短，无发热，无恶心呕吐，无视物模糊，无头晕头痛，无四肢麻木等不适，未予重视。近1年间曾有痰中带少许血丝，未治疗。3天前咳嗽咳痰加重，伴咯血1次，量约5 mL，鲜红色，后咳痰带鲜红色血丝，遂于2021年9月13日至我院门诊就诊。查胸部CT平扫示左肺大片软组织密度影，与心包分界不清，病灶密度欠均匀，局部支气管管腔可见截断，左下肺透亮度增高，左下肺见斑点状高密度影，双肺多发小结节，直径2~4 mm，双侧肺门无增大，纵隔可见多发肿大淋巴结。为进一步诊治，门诊以"肺占位性病变"收住院。病程中，患者精神可，食纳尚可，二便如常，近1年间体重减轻9 kg。

③ 既往史、个人史、家族史：患者有"慢阻肺"10余年，每年冬春季发作，发作时有咳嗽咳痰伴轻度呼吸困难，未正规治疗。否认高血压、糖尿病、肾病病史，否认肝炎、结核等传染病史。无手术史，无输血史。否认药物、食物过敏史。否认疫区旅居史、疫水接触史。否认毒物、放射性物质接触史。吸烟35年，每天1包，否认饮酒史。否认家族肿瘤史。

④ 查体：T 36.7 ℃，P 100次/分，BP 110/56 mmHg，R 15次/分。神志清，精神可。全身皮肤黏膜无黄染及出血点，全身浅表淋巴结未触及肿大。气管居中，颈静脉无怒张。桶状胸，肋间隙增宽，听诊右肺呼吸音粗，左上肺呼吸音未闻及，左下肺呼吸音低，两肺未闻及明显干、湿啰音；叩诊右肺清音，左上肺实音，左下肺清音；未触及胸膜摩擦感。心音正常，未闻及明显病理性杂音，心率100次/分。腹部平坦，无胃肠型及蠕动波，腹壁柔软，无压痛、反跳痛，胆囊区无压痛，肝脾肋下未触及，移动性浊音阴性，肝浊音界存在，肠鸣音4次/分。无杵状指（趾），肌力、肌张力正常，双下肢无水肿。

⑤ 辅助检查：胸部CT平扫（2021-09-13，我院）示左上肺占位性病变，考虑肺癌可能性大；左下肺炎症，双肺多发小结节，建议随访；纵隔多发淋巴结肿大；肝内钙化灶；左肾囊肿。

4. 诊断思路

结合病史、体征、实验室检查、影像学检查等做出临床疑诊，病理诊断为肺癌诊断的"金标准"。

该患者为58岁男性，慢性病程，急性发作。临床表现为咳嗽咳痰、痰中带血、体重下降等。查体可见气管居中，颈静脉无怒张；桶状胸，肋间隙增宽；听诊右肺呼吸音粗，左上肺呼吸音未闻及，左下肺呼吸音低，两肺未闻及明显干、湿啰音；叩诊右肺清音，左上肺实音，左下肺清音；未触及胸膜摩擦感。胸部CT平扫可见左肺大片软组织密度影，与心包分界不清，病灶密度欠均匀，局部支气管管腔可见截断，左下肺透亮度增高，左下肺见斑点状高密度影，纵隔可见多发肿大淋巴结（图5-1-1）。肺癌血清标志物检测主要包括五项：癌胚抗原（carcineoembrynomic antigen，CEA）、神经元特异性烯醇化酶（neuron specific enolase，NSE）、细胞角蛋白19片段（cytokeratin 19 fragment，CYFRA21-1）、鳞状细胞癌抗原（squamous cell carcinoma antigen，SCCA）、胃泌素释放肽前体（pro-gastrin-releasing peptide，ProGRP）。该患者的肿瘤标志物提示CYFRA21-1、NSE、SCCA升高（表5-1-1）。各指标的联合应用可以辅助诊断肺癌，提高其诊断特异性和灵敏性。同时该患者合并慢阻肺，具有吸烟（35包年）的高危因素，临床高度怀疑肺癌。

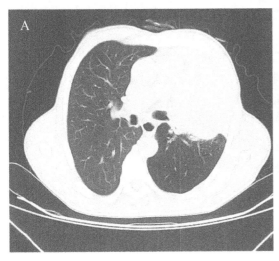
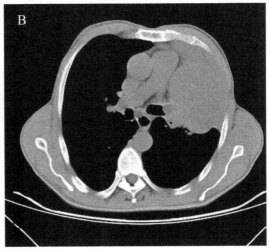

A：肺窗；B：纵隔窗。

图 5-1-1　胸部 CT 平扫

肺鳞癌胸部 CT 肺窗　　　　　　肺鳞癌胸部 CT 纵隔窗

表 5-1-1　血清肿瘤标志物检测结果

	分析项目	检验结果	参考范围	单位
CEA	癌胚抗原	5.14	吸烟：0~10 不吸烟：0~5	ng/mL
CA125	糖类抗原 CA125	25.60	0~35	U/mL
CA72-4	CA72-4	1.20	0~6	U/mL
CYFRA21-1	CYFRA21-1	13.17（↑）	0~3.07	ng/mL
NSE	神经元特异性烯醇化酶	8.93（↑）	0~7	ng/mL
SCCA	SCCA	3.6（↑）	0~1.5	ng/mL
ProGRP	胃泌素释放肽前体	58.59	0~65	pg/mL

5. 鉴别诊断

① 肺部感染：临床表现为咳嗽伴咳痰、黄色黏痰、发热等；辅助检查可见 WBC 增高，CRP 或 PCT 增高，相应病原学检查阳性；听诊双肺常可闻及湿啰音。肺部感染多次发作在同一部位，则应提高警惕，须高度怀疑肿瘤相关性阻塞性肺炎。而肺部长期慢性炎症可导致患者出现肺不张及淋巴结炎性肿大。具体可根据细胞学或组织学病理明确诊断（详见肺部感染相关章节）。

② 肺结核：肺结核，尤其是肺结核球，应与周围型肺癌相鉴别。结核球较多见于青年患者，临床表现为消瘦乏力、午后低热、盗汗、咳嗽咳痰等症状，痰中发现结核菌可诊断；影像学上多呈圆形，见于上叶尖或后段，体积较小，边界光滑，密度不匀可见钙化；周围常有散在的结核病灶，称为卫星灶；肺结核所致肺不张多为支气管内膜结核或支气管牵拉扭曲造成支气管下狭窄所致，影像学表现可见扭曲或扩张的不规则含气管状影。周围型肺癌多见于 40 岁以上患者，痰中带血较多见，影像学病灶常呈分叶状，边缘不整齐，有小毛刺影及脐凹征，生长较快。肺癌所致肺不张常由肿块阻塞支气管所致，可见相对应的狭窄或中断的支气管，影像学上多无明显含气支气管影。结合患者

影像学表现，该患者肺结核可能性较小。可行痰结核菌检查、气管镜检查等进行鉴别诊断（详见肺结核章节）。

③ 肺部良性肿瘤：较为少见，如错构瘤、软骨瘤、纤维瘤等。良性肿瘤病程较长，临床上大多无症状，病灶常位于外周，须与周围型肺癌相鉴别，影像学表现常呈圆形块影，边缘整齐，没有毛刺，也不呈分叶状。肺组织病理活检常能做出诊断。

④ 结缔组织病：如系统性红斑狼疮、类风湿关节炎等，患者多有反复发热、皮疹、关节疼痛等症状，并有各系统侵犯表现，如肺炎、肝损伤、心力衰竭、肾衰竭等，查红细胞沉降率、类风湿因子、ANA 抗体等相关指标升高，予以糖皮质激素治疗多有效。

三、诊断要点

该病一般通过综合患者的临床症状、体征、实验室检查、典型的影像学表现，做出临床疑诊，最终通过细胞或组织病理来明确诊断。进一步通过相关检查评估有无转移病灶，得出临床分期，以指导后续治疗。

（一）病理诊断和分型

病理诊断标本包括细胞和组织。细胞学标本包括：（a）痰液细胞。肺癌细胞脱落，随痰咳出，须重复送检，阳性率较低，但特异性高。（b）胸腔积液细胞。恶性胸腔积液沉渣细胞，多次送检常可找到异型细胞，胸腔积液可制成蜡块，进一步行免疫组化、基因检测等明确诊断。组织学标本可通过支气管镜检查、经皮肺穿刺检查、胸腔镜检查、纵隔镜检查、手术切除等获取。若肿瘤有远处转移灶，比如淋巴结转移、体表肿块、心包积液，可行相应部位穿刺获取标本明确病理。

支气管镜是呼吸内科常用的检查和治疗手段，可直接观察气管和支气管的病变。其是将细长的支气管镜经口或鼻，通过声门送入气管、支气管及更远端，一般可观察 1~5 级支气管内改变，可根据病变部位进行相应的检查和治疗。例如，经支气管镜肺泡灌洗（bronchoalveolar lavage，BAL）、经支气管镜针吸活检（transbronchial needle aspiration，TBNA）、经支气管镜透壁肺活检（transbronchial lung biopsy，TBLB）等，用于明确肺部病变性质，寻找肺部感染病原体等。普通型支气管镜（图 5-1-2 左）只能看到气管及支气管内病灶，对于管外病灶无能为力；超声型支气管镜（图 5-1-2 右）结合超声定位，在彩色多普勒的引导下可避开血管，通过针吸活检等获得相应部位的细胞和组织。此外，通过支气管镜可以进行气道介入治疗，比如气道内支架植入、球囊扩张、病灶的冷冻治疗、射频消融、激光治疗；还可以局部注射药物，处理气道异物，协助建立人工气道等。

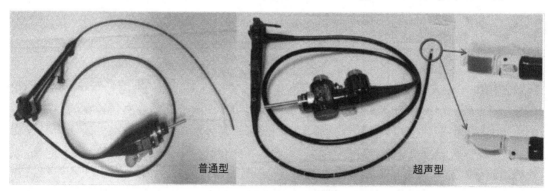

图 5-1-2　普通型支气管镜及超声型支气管镜

经皮肺穿刺活检是指在胸部 CT 或 B 超的引导下，利用活检针经皮穿刺通过胸壁、胸膜腔脏层胸膜刺入肺组织，以获取病理诊断所需的组织或细胞标本的诊断技术。多用于肺部外周病灶的检查。

内科胸腔镜也是呼吸科常用的内镜技术之一，是应用电子支气管镜、硬质或半硬质胸腔镜等经肋间插入胸膜腔，直视下活检或治疗腔内病灶。其主要应用于诊断和治疗原因不明的胸腔积液和胸膜疾病。

恶性胸腔积液（malignant pleural effusion，MPE）是指原发于或继发于胸膜的恶性肿瘤累及胸膜引起的胸膜腔积液。晚期初诊 NSCLC 患者 10%~15% 伴有 MPE，复治患者中高达 50% 患者伴发 MPE。少量胸腔积液可无明显症状或仅有胸痛；胸腔积液 300~500 mL 时，患者可感胸闷或轻度气急；大量胸腔积液时，可出现咳嗽、呼吸困难和心悸。MPE 多表现为渗出液，CEA 常升高，脱落细胞中常可见到异型细胞，胸腔积液可制作成细胞蜡块，进一步行免疫组化等明确诊断。

结合该患者影像学表现，选择支气管镜检查，镜下左主支气管可见新生物阻塞管腔，距离隆突约 3 cm（图 5-1-3），予以活检、灌洗。肺泡灌洗液病理：偶见个别异型细胞，不排除肿瘤可能。术后肺黏膜病理：肺黏膜可见坏死组织中有少量异型细胞团，免疫组化示癌细胞 CK7（少量+）、CK5/6（+）、P40（+）、P63（+）、TTF-1（-）、NapsinA（-）、ALK（D5F3）（-）、Ki-67（+，约 60%）、PD-L1（22C3）（+，约 40%）（图 5-1-4）。免疫组化指标中 P63 和 P40 是 LUSC 最常用的免疫标志物，高于 90% 的 LUSC P63 呈强烈核表达，P63 诊断 LUSC 的敏感度高达 97.4%，但特异度较低，仅有 72.8%；P40 的敏感度与 P63 相似，但特异度高达 96.8%。CK5/6 是 LUSC 最常用的免疫标志物之一，75%~100% 的 LUSC 表达 CK5/6，也有部分低分化鳞癌不表达或仅低表达。LUSC 通常不表达 TTF-1，主要用于 LUSC 及肺腺癌的鉴别。NapsinA 仅在约 3% 的 LUSC 患者中表达。因此，结合患者免疫组化指标考虑 LUSC。

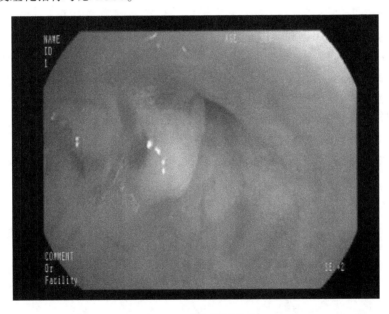

图 5-1-3 支气管镜检查

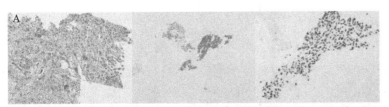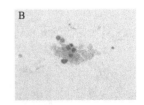

A：肺黏膜病理（40 倍镜），左图 HE 染色可见坏死组织中有少量异型细胞团，中间及右图免疫组化示癌细胞 CK7（少量+）、CK5/6（+）、P40（+）、P63（+）、TTF-1（-）、NapsinA（-）、ALK（D5F3）（-）、Ki-67（+，约 60%）、PD-L1（22C3）（+，约 40%）；B：肺泡灌洗液（100 倍镜），偶见个别异型细胞，不排除肿瘤可能。

图 5-1-4 支气管镜病理结果

（二）临床评估及分期

肺癌患者病理诊断明确后，须判断其临床分期（Stage），以进行下一步治疗。肺癌的分期主要为 TNM 分期。TNM 分期系统首先由法国人 Pierre Denoix 于 1943—1952 年间提出，后由美国癌症联合委员会（AJCC）和国际抗癌联盟（UICC）逐步完善，现已更新至第 8 版（图 5-1-5）。TNM 的三个字母分别代表三个纬度。

T：肿瘤（tumor）大小及局部浸润范围，随着肿瘤体积的增加和邻近组织受累范围的增加，依次用 T1~T4 来表示。肿瘤 T 分期相对复杂，除需要考虑肿瘤大小之外，还与肿瘤的位置和浸润程度有关。肿瘤大小以 3 cm、5 cm、7 cm 为界，其中 T1 和 T2 又按每 1 cm 进行了分割。T1 肿瘤最大径≤3 cm，周围包绕肺组织及脏层胸膜，侵及叶支气管，未侵及主支气管。T2 肿瘤最大径>3 cm 且≤5 cm，侵及主支气管但未侵及隆突，侵及脏层胸膜，有阻塞性肺炎或肺不张。T3 肿瘤最大径>5 cm 且≤7 cm；或无论体积大小直接侵犯以下任一器官，包括胸壁、肺上沟、膈神经、心包，同一肺叶不同孤立性结节。T4 肿瘤最大径>7 cm；或无论大小，侵及以下任何一个脏器，包括纵隔、心脏、大血管、隆突、喉返神经、主气管、食管、锥体、膈肌，不同肺叶内孤立性癌结节。

N：区域淋巴结（regional lymph node）受累情况。肺癌的区域淋巴结共分为 14 站，其中 1~9 站淋巴结（包括锁骨上区淋巴结、上纵隔区淋巴结、主动脉 AP 区淋巴结、下纵隔区淋巴结）主要位于中央，10~14 站淋巴结主要位于肺周及肺门。区域淋巴结转移无法判断时用 Nx 表示；淋巴结未受累时，用 N0 表示。随着淋巴结受累程度和范围的增加，依次用 N1~N3 表示。N1 表示转移淋巴结位于肿瘤同侧肺门或肺周围；N2 表示转移淋巴结位于肿瘤同侧中央区；N3 表示转移淋巴结位于对侧肺门、对侧纵隔或超出胸腔。

M：远处转移（metastasis）。没有远处转移者用 M0 表示，有远处转移者用 M1 表示。肺癌常见的转移部位为脑、肝脏、骨、肾上腺、心包、胸膜等，临床可见部分转移图像，如图 5-1-6 所示。M1a 表示肿瘤远处转移局限于胸腔内，包括恶性胸腔积液、心包积液、胸膜结节、对侧肺叶出现结节。M1b 表示远处转移为单个器官的单个病灶，即胸腔外单个转移灶。M1c 表示远处转移表现为单个器官的多处转移，或多发器官转移，即胸腔外多个转移灶。

该患者行 PET-CT、头颅增强 MRI 检查后未发现肺外转移病灶。临床分期考虑 ⅢB 期（T4N2M0）。

	N0	N1	N2	N3
T1a	ⅠA1	ⅡB	ⅢA	ⅢB
T1b	ⅠA2	ⅡB	ⅢA	ⅢB
T1c	ⅠA3	ⅡB	ⅢA	ⅢB
T2a	ⅠB	ⅡB	ⅢA	ⅢB
T2b	ⅡA	ⅡB	ⅢA	ⅢB
T3	ⅡB	ⅢA	ⅢB	ⅢC
T4	ⅢA	ⅢA	ⅢB	ⅢC
M1a	ⅣA	ⅣA	ⅣA	ⅣA
M1b	ⅣA	ⅣA	ⅣA	ⅣA
M1c	ⅣB	ⅣB	ⅣB	ⅣB

图 5-1-5　第 8 版 TNM 分期标准对照图

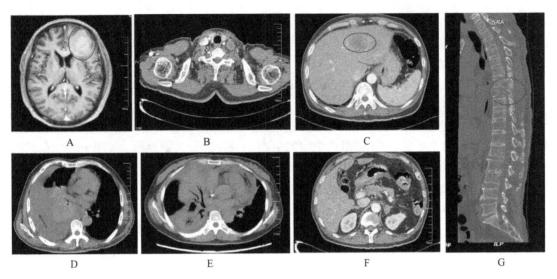

A：脑；B：锁骨上淋巴结；C：肝脏；D：胸腔积液；E：心包积液；F：肾上腺；G：骨。

图 5-1-6　肺癌常见转移部位

（三）分子诊断

NSCLC 形成与多种致癌基因密切相关，即肺癌驱动基因（driver oncogene），此概念于 2002 年被首先提出，其指出肿瘤细胞的生成及维持其恶性生物学表型依赖于某个或某些活化癌基因，也称为癌基因成瘾或癌基因依赖（oncogene addiction）。肺癌常见驱动基因包括表皮生长因子受体（epidermal growth factor receptor，EGFR）突变、KRAS 突变、间变性淋巴瘤激酶（anaplastic lymphoma kinase，ALK）融合（重排）、ROS1 融合（重排）、BRAF 突变、NTRK1/2/3、MET14 外显子跳跃突变、HER2 突变、RET 重排等。伴随有驱动基因改变的 NSCLC 患者，根据基因检测结果选择相应靶向药物，大大改善了驱动基因阳性患者的预后，延长了生存期。因此，NSCLC 患者，尤其是肺腺癌患者分子检测，对其精准治疗尤其重要。

① EGFR 突变是 NSCLC 驱动基因研究中发现最早也是最常见的基因突变。东亚患者中 EGFR 突变的发生率高达 46.7%，尤其见于腺癌（54.1%）和女性（61.8%）患者，最常见突变类型是 19 号外显子缺失突变（19del）及 21 号外显子 L858R 点突变（L858R），其他包括 EGFR S768I、L861Q、G719X 突变及 20 号外显子插入突变。EGFR 19del 及 L858R 占 EGFR 突变类型的 90% 左右，对 EGFR 络氨酸激酶抑制剂（tyrosine kinase inhibitor，TKI）均比较敏感；对于 EGFR S768I、L861Q、G719X 等，二代药物阿法替尼的疗效优于一代，常优选阿法替尼治疗；20 号外显子插入突变目前指南未明确推荐靶向药物治疗，但相关临床研究仍在进行中。

② KRAS（kirsten rat sarcoma viral oncogene）是一种鼠类肉瘤病毒癌基因，KRAS 蛋白位于 EGFR 信号通路下游，野生型的 KRAS 被活性 EGFR 等酪氨酸激酶磷酸化后活化，活化下游信号蛋白，而后 KRAS 迅速失活。KRAS 激活/失活效应是受控的。突变型 KRAS 蛋白导致蛋白功能异常，在无 EGFR 活化信号刺激下仍处于激活状态，其功能状态不可控，导致肿瘤的持续增殖等。KRAS 基因突变见于 20% 的 NSCLC，其中肺腺癌占 30%~50%。

③ ALK 基因融合，被称作肺癌突变的"黄金突变""钻石突变"，一是因为在 NSCLC 中的发生率仅为 3%~7%，另一原因是 ALK 突变患者靶向治疗获益显著。EML4 是其最常见融合伴侣，占 ALK 重排的 90%~95%。肺腺癌患者中 ALK 融合的发生率为 3%~10%，多发生于年轻且无吸烟史的患者。

④ ROS1（ROS proto-oncogene 1）融合在 NSCLC 中的发生率约为 2%，重排位点主要发生在 32 号至 36 号外显子，最常见的 ROS1 融合伴侣是 CD74、SLC34A2、CCDC6 和 FIG 等。ROS1 融合较多

见于年轻（50 岁以下）、没有吸烟史、组织学类型属于肺腺癌的患者，而且患者发生血栓栓塞的比例也相对较高。相关文献报道，ROS1 与 ALK 络氨酸激酶区域同源性超过 70%，所以很多 ALK 抑制剂也可以用于 ROS1 融合突变的治疗。

⑤ BRAF V600E：BRAF 基因突变是 NSCLC 中重要的驱动基因，突变频率为 2%～4%。而 V600E 的突变约占 BRAF 突变的 50%。

⑥ NTRK 基因融合：包括 NTRK1/2/3 三种亚型，可分别产生包含 TRKA/B/C 激酶结构域的融合癌蛋白 1；NTRK 融合罕见，在 NSCLC 中的发生率<1%；部分报道显示，NTRK 融合在我国肺癌患者中的发生率为 0.08%～0.19%。NTRK 融合肺癌患者常见肝转移和肺内转移，患者中位年龄更年轻（54 岁）。NTRK 融合伴侣基因有 MPRIP-NTRK1、CD74-NTRK1、TPM3-NTRK1、TRIM24-NTRK2、SQSTM1-NTRK1 等。

⑦ MET14 外显子跳跃突变：MET 突变主要位于 MET 的酪氨酸激酶结构域，NSCLC 中的发生率为 3%～4%，肉瘤中多见，多见于高龄、男性、晚期患者。MET14 外显子跳跃突变的形式复杂多样，包括 MET14 外显子剪接区域的点突变或缺失突变，以及极少数 Y1003 点突变。

⑧ RET 重排：RET 是一种影响细胞增殖和分化的酪氨酸激酶受体。在 NSCLC 中，RET 基因与其他结构域之间可能发生重排（融合），其中驱动蛋白家族成员 5B 基因（KIF5B）-RET 最常见。NSCLC 中 RET 重排的发生率为 1%～2%，中国 NSCLC 人群 RET 重排的发生率约为 1.4%，73.2%存在共突变，其中共 TP53 突变为 42.5%（20/47），共 EGFR 突变为 14.9%（7/47）。

免疫治疗是肺癌治疗领域的重大突破，免疫检查点程序性死亡配体 1（programmed death-ligand 1，PD-L1）在大多数肿瘤细胞上有所表达，而程序性死亡分子（programmed death-1，PD-1）主要存在于免疫细胞表面。高表达 PD-L1 的肿瘤细胞好像穿了"马甲"伪装成正常的组织细胞，迷惑 T 细胞，导致免疫逃逸。免疫检查点抑制剂（immnue checkpoint inhibitors，ICIs）PD-1 抗体及 PD-L1 抗体的出现，能够与免疫细胞的 PD-1 蛋白或者肿瘤细胞的 PD-L1 蛋白结合，从而让 PD-1 无法与 PD-L1 结合。这就有效阻断了肿瘤细胞对免疫细胞的"蒙蔽"，让免疫细胞得以保持活性，对肿瘤细胞产生杀伤力。因此，临床中常检测肺癌组织表面 PD-L1 的表达水平，根据 PD-L1 的表达水平选择靶向治疗方案。

四、治疗原则

（一）肺癌的治疗方式和目的

肺癌治疗是多学科的综合治疗，并应根据患者的病理类型、临床分期、分子分型、基础疾病及体力状态等制定个体化的治疗方案。治疗方式包括早期的手术治疗、放疗、化疗、靶向治疗、免疫治疗、介入治疗等。治疗目的在于延缓肿瘤生长甚至根治肿瘤，提高患者的生存质量，延长生存期限。

（二）早期适宜手术治疗的肺癌

Ⅰ期、Ⅱ期、ⅢA 期、病变局限于一侧胸腔能完全切除的部分ⅢB 期患者，在排除手术禁忌的条件下可行手术切除治疗。

对于 IA、IB 期适宜手术患者，一级推荐行解剖性肺叶切除+肺门及纵隔淋巴结清扫术，不适宜手术的患者可行立体定向放疗（SBRT/SABR）。

ⅡA、ⅡB 期适宜手术的患者，一级推荐行解剖性肺叶切除+肺门及纵隔淋巴结清扫术。对于ⅡB 期患者，术后可行含铂双药方案辅助化疗或阿替利珠单抗辅助免疫治疗（PD-L1≥1%）。根治性手术后组织 EGFR 敏感突变阳性患者，术后可行 EGFR-TKI 辅助治疗。

可手术的ⅢA 或ⅢB（T3N2M0）期患者，术前经 PET-CT、EBUS/EUS 或纵隔镜行淋巴结分期，进而分层选择不同的治疗方案。2022 版 CSCO 指南推荐ⅢA 期患者在完整分期的基础之上，根据治疗前评估是否可完全切除，将肿瘤分为可完全性切除、可能完全性切除和无法切除三组，并根据术后病理分期分为 pN0-1 和 pN2 两个亚组,根据不同的分期分组选择不同的放化疗、手术切除、免疫治疗等治疗方式的组合。新辅助治疗狭义上来讲是在手术或放疗前做的一种治疗,以使肿瘤缩小,使原来不能手术的患者能够手术,使本需要全切的患者保留部分器官。目前新辅助治疗的方式包括化疗、放疗、免疫治疗、靶向治疗及各种方案的联合。

对于 T3N1 和部分 T4N1 非肺上沟瘤(肿瘤侵犯胸壁、主支气管或纵隔)伴或不伴纵隔单站淋巴结转移的患者可行完全切除,术后建议辅助化疗等。T3~4N1 肺上沟瘤推荐新辅助治疗+手术+术后辅助,二级推荐根治性放化疗。同一肺叶内 T3 或同侧不同肺叶内 T4 推荐手术+辅助化疗。临床 N2 单站淋巴结小于 2 cm 预期可完全切除者推荐手术切除+术后化疗±放疗,也可行根治性放化疗;其余 N2 首选根治性放化疗。

该患者有慢阻肺,评估肺功能较差;且患者目前合并胸腔积液,不排除胸膜转移可能(应警惕肿瘤 TNM 分期Ⅳ期 T4N2M1a 可能),暂不宜行手术治疗。

(三)不宜手术的 LUSC 药物治疗方案

肺癌的药物治疗种类较多,治疗方案应个体化,不可一概而论。

1. 化疗

首先判断患者体力状态(performance status,PS)评分:0 分,患者活动能力完全正常;1 分,患者可从事轻体力劳动;2 分,能自由活动及自理生活,但已丧失工作能力,日间少于一半的时间需要卧床休息;3 分,生活仅能部分自理,日间有一半以上的时间需要卧床休息;4 分,患者卧床不起,生活无法自理;5 分,患者死亡。

PS 评分 0~1 分可采用含铂两药联合的方案化疗,化疗 4~6 个周期,铂类可选择卡铂、顺铂、洛铂或奈达铂,与铂类联合使用的药物包括紫杉醇、紫杉醇脂质体、吉西他滨、多西他赛或白蛋白紫杉醇。LUSC 一线治疗推荐顺铂/卡铂联合吉西他滨或多西他赛或紫杉醇/紫杉醇脂质体。对不适合铂类药物治疗的患者,可考虑非铂类两药联合方案化疗,包括吉西他滨联合长春瑞滨或吉西他滨联合多西他赛等。

PS 评分 2 分多采用单药化疗。

PS 评分 3~4 分多采取最佳支持治疗或参加临床试验。

2. 靶向治疗

指南推荐对 EGFR、ALK、ROS1、BRAF、NTRK1/2/3、MET14 exon、RET 等分子进行检测,根据基因检测结果选择相应靶向药物。LUSC 患者驱动基因驱动比例较低,常无靶向治疗。该患者基因检测阴性,暂不行靶向治疗。

3. 免疫治疗

若组织标本足够,推荐常规检测组织 PD-L1 表达水平。肺癌患者 PD-L1 表达水平越高,其免疫治疗一般获益越高。美国国家综合癌症网络(NCCN)指南推荐对于 EGFR 及 ALK 驱动基因阴性、PD-L1 肿瘤比例评分(tumor proportion score,TPS)≥50% 的 LUSC 患者首选帕博利珠单抗单药,或联合卡铂+紫杉醇/白蛋白紫杉醇;对于 PD-L1 表达 1%~49% 的 LUSC 患者首选卡铂+紫杉醇/白蛋白紫杉醇+帕博利珠单抗。其他推荐药物包括纳武利尤单抗、信迪利单抗、替雷利珠单抗、阿替利珠单抗。

4. 放疗

目的在于控制局部病灶,减少治疗毒性。放疗常联合其他治疗方案,NSCLC 放疗常根据患者的分期、治疗目的和具体情况,分为早期不能手术患者的根治性放疗、晚期不可治愈患者的姑息性放疗、术后辅助放疗和术前新辅助放疗。

5. 抗血管生成治疗

目前常用的抗血管生成药物包括靶向血管内皮生长因子(vascular endothelial growth factor,VEGF)抑制剂贝伐珠单抗、重组人血管内皮抑制素及小分子多靶点酪氨酸激酶抑制剂安罗替尼。

但由于 LUSC 患者极易合并咯血，LUSC 患者慎用。中国临床肿瘤学会（CSCO）2022 版指南推荐安罗替尼可用于 PS 评分 0~2 分的外周型 LUSC 的三线治疗。

结合患者自身情况及治疗意愿，此患者采取免疫联合化疗进行治疗。治疗 6 个周期后患者肺部症状明显改善，肿瘤病灶缩小（图 5-1-7）。

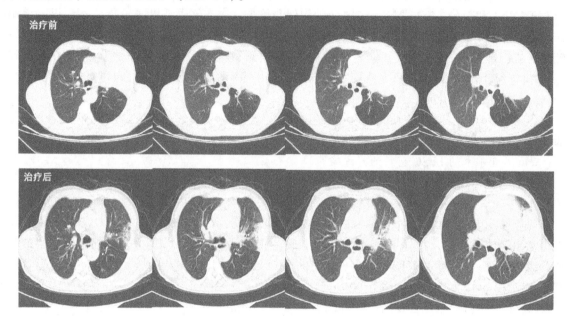

图 5-1-7　治疗前后病灶变化

五、医患沟通

患者可能的疑问是什么？	我们如何应对？
为什么会得这个肺癌？	我国成年男性吸烟率居高不下，女性吸烟者也较前增多。如果您目前在吸烟，那么患肺癌的概率会比非吸烟者高出 10 倍，并且吸烟量越大此概率越高。环境污染及长期职业接触放射性物质或吸入有毒物质均有较高致癌风险。
何为肺癌高危人群？	如果您的年龄在 40 岁以上，并且有下列情况之一，即需要警惕。 ① 吸烟 30 包年，其中也包括曾经吸烟，但戒烟时间不足 15 年者。 ② 您不吸烟，但与吸烟者共同生活或同室工作，被动吸烟≥20 包年。 ③ 您的职业暴露于石棉、铍、铀、氡等有害物质之下。 ④ 家族有恶性肿瘤病史或肺癌家族史。 ⑤ 有慢阻肺或弥漫性肺纤维化病史。 ⑥ 曾罹患其他系统肿瘤。
肺癌患者平时需要注意什么？	首先，无论是应对肺癌还是其他的疾病，均要抱有良好的心态，有积极向上的生活态度和生活方式，戒烟，劳逸结合，适当运动，饮食均衡，增强身体抵抗力；其次，定期体检，了解自己的身体状态。

第2节 肺腺癌

一、概述

肺腺癌（lung adenocarcinoma，LUAD）同属于 NSCLC，近年来发病率和病死率逐年上升，占肺癌患者的 40%～50%，是 NSCLC 最常见的类型，多发生于女性、非吸烟者中。LUAD 多数起源于支气管黏膜上皮，少数起源于黏液腺，约 3/4 的 LUAD 病灶位于肺外周。早期常无明显临床症状，可在检查时被发现。临床症状根据肿瘤发生的部位、大小、浸润程度、对邻近组织的压迫程度、有无转移，表现各异。常表现出肺癌典型症状，如咳嗽、咳痰、咯血、胸闷、乏力、纳差、体重下降等。LUAD 的治疗是各学科综合性个体化治疗。

二、"见"患者，"习"案例

（一）我们可能遇到 LUAD 患者的科室

我们可以在体检中心、呼吸与危重症医学科门诊、肿瘤内科门诊遇见 LUAD 患者。患者多因呼吸道症状或体检发现肺部占位病变就诊，若为疑似肺恶性肿瘤患者，可收住呼吸与危重症医学科、肿瘤科、胸外科病房进一步明确诊断。

（二）我们可能遇到的病例

患者，女，60 岁，因"检查发现右肺占位 8 天"入院。

1. 问诊要点

（1）现病史

患者在检查中发现肺部病灶，可针对肺癌相关临床表现展开问诊：有无刺激性咳嗽、咳痰、咯血、胸闷气急、胸痛、发热等；有无头晕乏力、头痛、抽搐；有无腹痛、腹胀；有无四肢及腰背酸痛等。

就诊经过：检查结果、用药及效果等。

一般情况：精神、睡眠、饮食、大小便、近期体重变化。

（2）既往史、个人史、婚育史、家族史

既往史：有无呼吸道疾病，如支气管炎、慢阻肺、间质性肺病、哮喘、肺结核等。

个人史：患者职业，有无职业致癌因子接触史；有无吸烟史，吸烟具体年数及每天吸烟量（吸烟包年＝吸烟年数×每天吸烟包数）。

婚育史：婚姻及生育情况，子女健康状况。

家族史：有无肿瘤病史或其他遗传病史。

2. 查体要点

癌的体征与肿瘤的大小、位置、病理类型、有无转移及转移部位等相关。

生命体征（体温 T，脉搏 P，呼吸 R，血压 BP）。

颜面部：有无瞳孔缩小、眼睑下垂、眼球内陷、额纹变浅等，肿瘤压迫交感神经可致 Horner 综合征。

全身皮肤：有无黄染、包块。

浅表淋巴结触诊：肺癌常见颈部及锁骨上淋巴结转移，注意淋巴结的质地、大小、有无融合、移动度和有无压痛。

呼吸系统查体：

视诊：胸廓（合并胸腔积液时常较为饱满，合并慢阻肺等常有桶状胸）。

触诊：胸壁有无压痛，胸廓扩张度，语音震颤，胸膜摩擦感（是否合并胸腔积液、支气管阻塞、肺不张、胸膜粘连、气胸）。

叩诊：肺部叩诊音的变化，左右对比（是否合并胸腔积液、支气管阻塞、肺不张、胸膜粘连、气胸等）。

听诊：双肺呼吸音，左右对比。

心脏查体：听诊心音，触诊心包摩擦感（心包转移合并心包积液等）。

腹部查体：触诊腹部有无压痛、包块，肝脏及肾脏大小、触痛。

四肢关节：癌性肥大性骨关节病可表现为杵状指。

3. 归纳病例特点

① 老年女性，急性病程。

② 现病史：患者 2019 年 6 月 4 日因"下肢静脉曲张"于我院介入科住院期间查胸片示右上肺占位，考虑肺癌伴双肺多发转移可能。进一步查胸部 CT 示右肺上叶可见软组织团块影，周围可见毛刺，边界不清，直径约 41.5 mm，余肺内可见多发结节影，大小不等，考虑右肺癌伴肺内多发转移；纵隔多发小淋巴结；T7 椎体骨质破坏。病程中，患者无畏寒寒战，无咳嗽咳痰，无夜间盗汗，无胸闷气急，无胸痛咯血，无腹痛腹泻，无尿频、尿急、尿痛，无腰酸腰痛，无头痛头晕，为进一步治疗，呼吸科门诊拟"肺占位性病变"收治入院。病程中，患者食纳欠佳，二便如常，睡眠可，近期体重无明显下降。

③ 既往史：否认高血压、糖尿病史，否认肾病病史，否认肝炎、结核等传染病史。"左下肢静脉曲张"10 年，2019 年 6 月 4 日行"下肢浅静脉腔内激光闭合术+下肢曲张静脉剥脱术+注射硬化剂"手术治疗，无其他手术、外伤史，无输血史。否认药物、食物过敏史。无吸烟史。无家族肿瘤史。

④ 查体：T 37.0 ℃，P 88 次/分，R 16 次/分，BP 117/76 mmHg。神志清，精神可。全身皮肤黏膜无黄染及出血点，全身浅表淋巴结未触及肿大。气管居中，颈静脉无怒张。胸廓无畸形，无胸壁静脉曲张，双侧胸廓活动度对称，双侧语音震颤正常，叩诊呈清音，两肺未闻及干、湿啰音。心界不大，心率 88 次/分，律齐，各瓣膜区未闻及病理性杂音。腹平软，无压痛、反跳痛，肝脾肋下未触及，双肾区及肝区无叩击痛，肠鸣音可闻及，移动性浊音阴性。脊柱、四肢活动自如，双下肢无凹陷性水肿，四肢肌力、肌张力正常，无杵状指、趾。

⑤ 辅助检查：胸部 CT（2019-06-06，我院）示右肺癌伴肺内多发转移；纵隔多发小淋巴结；T7 椎体骨质破坏，建议 ECT 进一步检查。肝、胆、胰、脾、双肾、肾上腺超声（2019-06-07，我院）示肝脏、门静脉、胆囊、胰腺、脾脏未见明显异常；肝内外胆管未见明显扩张；双肾未见明显异常；双侧输尿管上段未见明显扩张；双侧肾上腺区未见明显肿块。

4. 诊断思路

患者老年女性，临床表现无特异性，查体未见肺部明显异常体征，影像学胸部 CT 检查右肺上叶可见软组织团块影，周围可见毛刺，边界不清，直径约 41.5 mm。该患者影像学提示毛刺征，病灶边缘不够光滑。恶性肿瘤的毛刺往往较短、较细、较密，多呈放射状排列；毛刺的出现往往是由于肿瘤细胞具有侵袭性，沿血管、支气管向外浸润，伴炎性反应及结缔组织增生，是肿瘤收缩牵拉周围小叶间隔所致。结合患者影像学表现，高度怀疑肺癌可能（图 5-2-1）。

其他需要引起注意的肺癌恶性影像征象包括：（a）分叶征，病灶边缘凹凸不平呈分叶状，这是由于癌细胞分化程度不一致，各部位生长速度不同，在支气管、血管进出病灶处往往呈现凹陷。（b）胸膜凹陷征，位于肺周围的病灶与脏层胸膜之间的条形影像改变，导致胸膜凹向病灶方向。常见于 LUAD，原因是肿瘤的纤维化收缩。（c）空泡征，病灶内小灶透光区，一般直径小于5 mm，空泡区域是未被癌细胞占据的肺组织或细支气管，也可能为坏死排空后的表现。（d）细支气管充气征，细条状直径约 1 mm 的空气密度影，或呈小泡状的空气密度影，见于连续数个相邻的层面上，为扩张的细支气管，多见于 LUAD。（e）空洞，它是指大于 5 mm 的圆形或类圆形空气样低密度影，在肺癌影像中出现的概率低于10%。肺癌的空洞壁厚薄不均，内壁凹凸不平，空洞呈中心性或偏心性发生。空洞多数系肿瘤组织坏死液化物与支气管相通，排出后形成。（f）血管聚集征，具有血管聚集征病灶的肺癌的概率达到65%左右。它是指周围的微小血管向病灶聚集，血管在病灶边缘中断或贯穿病灶。血管聚集征的出现与肿瘤内成纤维反应、肿瘤的供应血管增粗等因素有关。

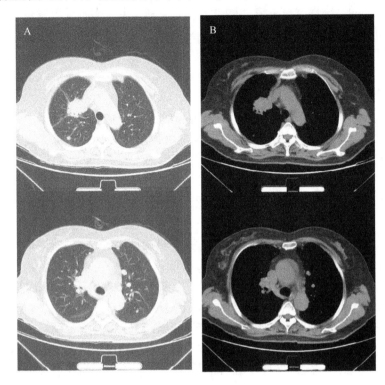

A：肺窗；B：纵隔窗。

图 5-2-1　胸部 CT 平扫

肺腺癌胸部 CT 肺窗　　　　　　肺腺癌胸部 CT 纵隔窗

5. 鉴别诊断

① 肺部感染：临床表现为咳嗽伴咳痰、黄色黏痰、发热等；辅助检查可见 WBC 增高，CRP 或 PCT 增高，相应病原学检查阳性；听诊双肺常可闻及湿啰音或实音。肺部感染多次发作在同一部位，则应提高警惕，须高度怀疑肿瘤相关性阻塞性肺炎。而肺部长期慢性炎症可导致患者出现肺不张及淋巴结炎性肿大。具体可根据细胞学或组织学病理明确诊断（详见肺部感染相关章节）。

② 肺结核：肺结核，尤其是肺结核球，应与周围型肺癌相鉴别。结核球较多见于青年患者，临床表现为消瘦乏力、午后低热、盗汗、咳嗽咳痰等症状，痰中发现结核菌可诊断；影像学上多呈圆形，见于上叶尖或后段，体积较小，边界光滑，密度不均可见钙化；周围常有散在的结核病灶，称为卫星灶；肺结核所致肺不张多为支气管内膜结核或支气管牵拉扭曲造成支气管下狭窄所致，影像学表现可见扭曲或扩张的不规则含气管状影。周围型肺癌多见于 40 岁以上患者，痰中带血较多见，影像学上病灶常呈分叶状，边缘不整齐，有小毛刺影及脐凹征，生长较快。肺癌所致肺不张常由肿块阻塞支气管所致，可见相对应的狭窄或中断的支气管，影像学多无明显含气支气管影（详见肺结

核章节）。

③ 肺部良性肿瘤：较为少见，如结构瘤、软骨瘤、纤维瘤等。良性肿瘤病程较长，临床上大多无症状，病灶常位于外周，须与周围型肺癌相鉴别，影像学表现常呈圆形块影，边缘整齐，没有毛刺，也不呈分叶状。肺组织病理活检常能做出诊断。

④ 结缔组织病：如系统性红斑狼疮、类风湿关节炎等，患者多有反复发热、皮疹、关节疼痛等症状，并有各系统侵犯表现，如肺炎、肝损伤、心力衰竭、肾衰竭等，查红细胞沉降率、类风湿因子、ANA 抗体等相关指标升高，予以糖皮质激素治疗多有效。

三、诊断要点

主要诊断要点见本章第 1 节。肺癌诊断一般通过综合患者的临床症状、体征、典型的胸部 CT 表现，做出临床疑诊，最终通过组织或细胞病理来明确诊断。进而通过相关检查，评估有无转移病灶，得出临床分期，以指导后续治疗。

（一）病理诊断及分型

患者气管镜检查在镜下未直接观察到病灶，径向行超声探查可探及右上叶尖段异常回声，于右上叶尖段底段行 TBLB、灌洗、刷检；术后病理提示可见异型细胞，考虑非小细胞肺癌，但组织成分较少，不足以明确病理类型（图 5-2-2）。为进一步明确诊断，结合病灶部位，行经皮肺穿刺检查，免疫病理：癌细胞 CK7（+），TTF-1（+），Napsin A（+），P40（-），EGFR（+），Ki-67（+，约 20%），CK5/6（-），PD-L1（22C3）（-）（图 5-2-3）。TTF-1，即甲状腺转录因子-1，表达于甲状腺腺上皮和肺的上皮细胞中；75%~80% 的 LUAD 中 TTF-1 表达阳性，LUSC 通常不表达 TTF-1，故 TTF-1 可用来鉴别 LUAD 与 LUSC，并有助于与肺转移性腺癌的鉴别。Napsin A 在 70%~90% 的 LUAD 中表达，在 3% 的 LUSC 中表达。CK7 在 100% 的 LUAD 中表达，敏感性高，但特异性差，30%~70% 的 LUSC 中也表达 CK7。TTF-1 和 Napsin A 是目前诊断 LUAD 最常用的抗体组合之一。故结合病理染色及免疫组化，本患者肺部占位病灶诊断为 LUAD。

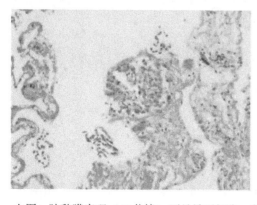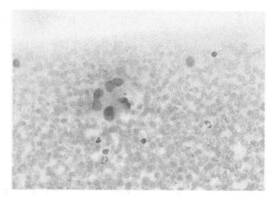

左图：肺黏膜病理（40 倍镜）可见异型细胞，考虑非小细胞肺癌。右图：肺泡灌洗液病理（100 倍镜）可见少许异型细胞。

图 5-2-2　气管镜检查病理结果

（二）肿瘤评估及分期

进一步评估患者分期，行腹部 B 超、颅脑增强 MRI 未见转移灶，全身骨显像+胸部骨 SPECT/CT 融合图像示 T7 椎体反应性骨形成活跃，考虑骨转移可能（图 5-2-4），诊断为右肺腺癌Ⅳa 期（T4N1M1b）明确。

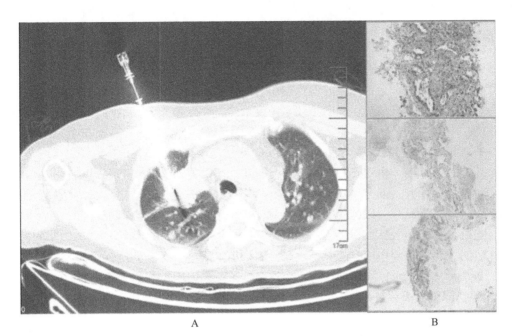

A：CT引导下经皮肺穿刺。B：肺穿刺组织病理，上图（40倍镜）示HE染色可见异型细胞；中图及下图（40倍镜）示免疫组化癌细胞CK7（+）、TTF-1（+）、Napsin A（+）、P40（-）、EGFR（+）、Ki-67（+，约20%）、CK5/6（-）、PD-L1（22C3）（-）。

图 5-2-3　经皮肺穿刺及病理结果

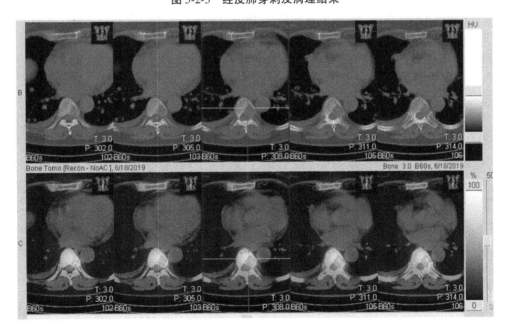

图 5-2-4　骨 ECT 检查

（三）分子诊断

50%~60%的LUAD患者伴随靶向基因突变，因此指南建议LUAD患者不论性别、种族、是否吸烟或伴其他临床危险因素，均应接受基因检测。该患者基因检测显示EGFR exon21 p.L858R。PD-L1表达阴性。

四、治疗原则

（一）肺癌的治疗方式和目的

肺癌治疗是多学科的综合治疗，并应根据患者的体力状态制定个体化的治疗方案。治疗方式包括早期的手术治疗、化疗、放疗、靶向治疗、免疫治疗、介入治疗等。治疗目的在于延缓肿瘤生长甚至根治肿瘤，提高患者的生存质量，延长生存期限。

（二）早期 LUAD 的治疗方案

Ⅰ期、Ⅱ期、ⅢA期、病变局限于一侧胸腔能完全切除的部分ⅢB期患者，在排除手术禁忌的条件下可行手术切除治疗。部分患者术前新辅助治疗后可降低 TNM 分期以手术，大多数Ⅱ~Ⅲ期肺癌切除后须行术后辅助治疗，以延长生存期（具体手术相关方案见本章第 1 节）。

（三）晚期 LUAD 治疗方案

晚期 LUAD 患者的治疗主要目的不是治愈，而是尽可能延长患者的生存时间，减轻痛苦，提高生活质量。晚期肺癌的治疗以全身治疗为主的综合性治疗为原则，制定个体化的治疗策略。

1. 驱动基因阳性患者的治疗

（1）一线治疗

根据基因检测结果选择相应靶向药物。对于有基因突变的患者，靶向药物治疗优于化疗。常见驱动基因及靶向药物如下。

① EGFR 突变可选 EFGR TKI 治疗：一代 EGFR TKI 包括吉非替尼、厄洛替尼、埃克替尼，二代 EGFR TKI 包括阿法替尼、达克替尼，三代 EGFR TKI 常用奥希替尼、阿美替尼、伏美替尼。EGFR 突变常位于 18~21 号外显子区域，其中 19 号外显子缺失（Exon 19del）和 20 号外显子 L858R 突变是最常见的类型，两者约占 90%，其他 18 及 20 号外显子突变约占 5%。18 号外显子 G719X 点突变（发生率 3%）、20 号外显子 S768I 突变和 21 号外显子 L861Q 突变称为主要少见突变，这三种少见突变较为常见，对二代或三代 TKI 敏感，2022 版 NCCN 指南推荐该三者突变优选阿法替尼或奥希替尼。20 号外显子插入突变，对靶向治疗效果差，首选全身治疗，后续可选择莫博赛替尼治疗。

② KRAS G12C 突变：在所有 KRAS 突变中，KRAS p. G12C 单核苷酸变异是 NSCLC 中最常见的变异，在 LUAD 中的患病率约为 13%。由于 RAS 蛋白自身的结构特点，开发其靶向治疗药物难度较高，长期以来认为其不可成为药的靶点。近期 Sotorasib（AMG510）的研发，使该难题得到解决。Sotorasib 是一种可逆的、高选择性靶向 KRAS G12C 的小分子抑制剂。但其在我国尚未上市。

③ ALK 融合：当发生 ALK 基因重排时，异常激活酪氨酸激酶使细胞增殖失去控制，导致肿瘤的发生发展。ALK 同样有三代靶向药物。第一代药物有克唑替尼（Crizotinib），第二代药物有阿来替尼（Alectinib）、色瑞替尼（Ceritinib）和布加替尼（Brigatinib），第三代药物有劳拉替尼（Lorla-tinib）。NCCN 指南推荐优选阿来替尼、布加替尼、劳拉替尼。

④ ROS1 融合：ALK 和 ROS1 的激酶活性区域有 70% 的相似性，因此许多 ALK 的抑制剂都能被用作 ROS1 突变患者的治疗。NCCN 指南推荐恩曲替尼（Entrectinib）、克唑替尼和色瑞替尼。

⑤ BRAF V600E 突变：NCCN 指南推荐优选达拉非尼（Dabrafenib）+曲美替尼（Trametinib）联合用药，某些特定情况下可选择达拉非尼或维莫非尼（Vemurefenib）。

⑥ NTRK1/2/3 融合：NCCN 指南推荐优选拉罗替尼（Larotrectinib）、恩曲替尼。

⑦ MET 14 外显子跳跃突变：可选择卡马替尼（Capmatinib）、特泊替尼（Tepotinib）、克唑替尼。国内自主研发药物 MET14 抑制剂赛沃替尼（Savotinib）对于 MET 14 外显子跳跃突变疗效显著，其疾病控制率可以达到 95.1%，中位疾病无进展生存时间可以达到 9.7 个月。基于此，赛沃替尼被国家食品药品监督管理局批准用于 MET 14 跳跃突变的后线治疗。

⑧ RET 重排：NCCN 指南推荐塞尔帕替尼（Selpercatinib）、普拉替尼（Pralsetinib），某些情况

下可选卡博替尼（Cabozantinib）。

若因各种原因无法使用靶向药物，可选择含铂双药化疗，或化疗联合抗血管生成治疗。

（2）二线治疗

在靶向治疗进展后，建议进行二次基因检测。例如，EGFR 靶向药物治疗的耐药分为原发性耐药和获得性耐药，机制包括 EGFR 基因的二次突变、T790M 突变、其他旁路激活途径及肺癌组织类型转化。若靶向治疗耐药，对于一线应用吉非替尼、厄洛替尼、埃克替尼、阿法替尼和达克替尼治疗后耐药且伴 EGFR T790M 基因突变的患者，首选奥希替尼、阿美替尼、伏美替尼；2022 年 CSCO 指南也上调了伏美替尼的治疗推荐等级。对于耐药后 T790M 阴性患者，可选择含铂双药化疗和（或）贝伐珠单抗或参加临床试验。

2. 驱动基因阴性患者的治疗

（1）一线治疗

CSCO 指南推荐，若患者体力状态允许，PS 评分 0~1 分，一级推荐：（a）首选培美曲塞联合铂类+培美曲塞单药维持治疗，对不适合铂类药物治疗的患者，可考虑非铂类两药联合方案化疗；（b）贝伐珠单抗联合含铂双药化疗+贝伐珠单抗维持治疗；（c）顺铂/卡铂+吉西他滨/多西他赛/紫杉醇/紫杉醇脂质体；（d）阿替利珠单抗（PD-L1 TPS≥50%，或 IC≥10%）或帕博利珠单抗单药（PD-L1 TPS≥1%）；（e）培美曲塞+铂类，联合帕博利珠单抗，或联合卡瑞利珠，或联合信迪利单抗，或阿替利珠，或舒格利单抗。

PS 评分 2 分的患者应考虑给予非铂单药化疗，也可以考虑化疗联合抗血管生成治疗。一线治疗结束无进展的患者可考虑培美曲塞或贝伐珠单抗维持治疗直至疾病进展。

PS 评分 3~4 分的患者不建议使用细胞毒类药物化疗，建议采用最佳支持治疗。

EGFR 基因、ALK 及 ROS1 融合基因均阴性的 NSCLC 患者，体力状态允许的情况下，PD-L1 表达阳性患者也可推荐免疫单药治疗，尤其是 PD-L1 表达在 50% 以上的患者，优选免疫单药治疗，因为化疗联合免疫治疗未能显著延长患者生存，反而增加了治疗不良反应。推荐药物包括帕博利珠单抗联合培美曲塞/铂类、阿替利珠单抗联合白蛋白紫杉醇/卡铂、卡瑞利珠单抗联合培美曲塞/卡铂、信迪利单抗联合培美曲塞/铂类、替雷利珠单抗联合培美曲塞/铂类、舒格利单抗联合培美曲塞/卡铂等。其他推荐方案有免疫联合化疗/抗血管治疗、双免治疗。

（2）二线治疗

一线接受含铂方案化疗后有进展的患者，后续推荐纳武利尤单抗或替雷利珠单抗或培美曲塞或多西他赛（一线未使用药物）。后续可选择参加相关临床研究。

该患者一线使用埃克替尼治疗，治疗 11 个月后出现病灶进展，基因检测提示出现 EGFR T790M 突变；二线改用奥希替尼，治疗 5 个月后病灶再次进展；三线使用化疗联合抗血管生成治疗（卡铂+培美曲塞+贝伐珠单抗），治疗 11 个月后再次进展；最后换用多西他赛联合贝伐珠单抗治疗。

五、医患沟通

患者可能的疑问是什么？	我们如何应对？
肺结节一定是肺癌吗？	"肺结节"已经悄悄走进我们的生活中。肺结节检出率较往年明显提高，是因为随着现代人们生活水平的提高，大部分人每年均常规体检，且胸部 CT 检查较之前也更为普及。所谓"肺结节"，只是影像学上的一个描述，是指在您拍的胸部 CT 或者胸片上发现圆形或类圆形、直径小于等于 3 cm 的阴影。判断结节的良恶性须根据其大小、密度、形态等综合判断。其中，90% 的肺结节均是良性病变，不是所有的肺结节均是肺癌。不必谈"结"色变，也别不拘小"结"。

续表

患者可能的疑问是什么？	我们如何应对？
磨玻璃结节一定是肺癌吗？	磨玻璃结节，即检查报告上所描述的 GGO 或 GGN，是指在 CT 上表现为淡薄云雾状的阴影，因为表现像磨砂玻璃而得名。发现 GGO 需要看四点：第一点，GGO 大小，一般认为直径 8 mm 以上的 GGO 恶性可能性比较大；第二点，看实性成分比例，一般随访过程中实性成分 50% 的 GGO 比 5% 的 GGO 恶性程度要高；第三点，看形态，如果有分叶、空洞、毛刺、支气管截断、胸膜凹陷等，应该注意；第四点，看生长速度，如果随访检查的过程中，肿瘤生长速度明显增快，那么应该提高警惕。除了以上几点，GGO 的良恶性是综合来判断的，还要结合一些其他检查，比如肿瘤指标等。
发现肺结节时我应该怎么办？	如果已经查出肺结节，也不必恐慌，临床上有专业的指南处理肺结节，但较为复杂，您只需牢记，肺结节不等于肺癌。至于鉴别结节的性质，什么时候随访，交给医生。而在日常生活中，您需要远离香烟，脱离高危工作环境，积极锻炼身体，规律作息，定期体检。肺癌高危人群应进行肺癌的年度筛查，国际上通用的肺癌早期筛查方法就是低剂量螺旋 CT，相比普通的 CT，这种检查方式辐射量更低，与 X 线胸片肺癌筛查方式相比，可降低肺癌患者 20% 的死亡率。
孤立性肺结节是肺癌吗？	孤立性肺结节是指在肺部单发、球形、边界清楚的，直径 ≤30 mm，周围完全由充气的肺组织包绕的，不伴肺不张、肺门淋巴结肿大和胸腔积液的病变。这种情况需要定期随访，随访过程中观察结节的形态、大小、密度、生长情况，关注有无短毛刺、毛玻璃样影、脐凹陷、分叶等，必要时可行 PET-CT 检查。
已经吸烟数十年，戒烟还来得及吗？	大多数肺癌患者均有吸烟史。吸烟者肺癌病死率比不吸烟患者高十倍以上，开始吸烟年龄越小，吸烟时间越长，患癌概率越高。戒烟患者的患病率随着戒烟时间的延长而逐渐降低。因此，无论吸烟多久，戒烟均不晚。
肺癌会遗传吗？	肺癌没有明显的直接遗传证据，但是有家族聚集倾向，具有遗传易感性。研究表明，有恶性肿瘤家族史的人群发生肺癌的风险是没有肿瘤家族史人群的 2.47 倍。因此，如果家族近亲属间有肺癌患者、肺癌高危人群，须借助低剂量螺旋 CT 筛查。
肺癌可以预防吗？	可以的。肺癌的发病因素很多，如之前所说，85%~90% 的肺癌与吸烟相关。因此，拒绝烟草是第一位的防癌手段。无论您吸烟多少年，无论您年龄多大，戒烟永远不晚。随着戒烟时间延长，您患癌的概率也会逐渐降低。此外，要远离职业危害因素，避免环境污染，加强身体锻炼，定期体检，尤其是 40 岁以上的人群。

第 3 节　小细胞肺癌

一、概述

小细胞肺癌（small cell lung cancer，SCLC）占所有肺癌的 13%~15%。SCLC 属于神经内分泌肿瘤，包括小细胞癌和复合小细胞癌。2015 年全球约有 60 000 个新发 SCLC 患者；多数患者（70% 左右）就诊时已无手术治疗机会，其转移早、复发率高、预后差。SCLC 历来以复杂难懂的肿瘤发生发展机制、短暂的生存期和微乎其微的治疗进展著称。SCLC 与 NSCLC 虽然同为肺癌，但不论从病理诊断还是治疗方式上都可以说是大相径庭。有转移的广泛期 SCLC 患者的 5 年生存率只有 3%。而不论分期如何，SCLC 的 5 年生存率只有 NSCLC 的 50% 左右。很长一段时间以来，SCLC 治疗除了放化疗之外，缺乏有效的治疗方式，尤其是三线及后线治疗。

二、"见"患者，"习"案例

（一）我们可能遇到 SCLC 患者的科室

我们多数在呼吸与危重症医学科或者肿瘤科门诊遇到 SCLC 患者，但由于 SCLC 转移较早，肺外表现各异，在内分泌科、骨科、神经内科、消化科等科室也可遇见 SCLC 患者。

（二）我们可能遇到的病例

患者，男，55 岁，主因"声音嘶哑 1 月余"入院。

（1）现病史

针对"声音嘶哑"症状：是否有过度发音、用声不当，有无外伤或化学损伤，是否合并咽痛，有无喉部异物感，有无吞咽痛，有无咳嗽咳痰，有无颈部包块等。

伴随症状：有无发热、咳嗽咳痰、咯血、胸闷胸痛、呼吸困难、杵状指等；有无头晕乏力、头痛、抽搐、饮水呛咳；有无反酸嗳气、腹痛、腹胀、四肢及腰背酸痛等。

就诊经过：何时何处就诊，检验检查结果，是否用药及效果等。

一般情况：精神、睡眠、饮食、大小便量、近期体重变化。

（2）既往史、个人史、家族史

既往史：有无呼吸道疾病，如支气管炎、慢阻肺、间质性肺病、哮喘、肺结核等；有无肿瘤病史。

个人史：患者职业，有无职业致癌因子接触史；有无吸烟史，吸烟具体年数及每天吸烟量（吸烟包年 = 吸烟年数 × 每天吸烟包数），是否戒烟，戒烟多久。

家族史：有无肿瘤病史或其他遗传病史。

2. 查体要点

肺癌的体征与肿瘤的大小、位置、病理类型、有无转移及转移部位等相关。

生命体征（体温 T，脉搏 P，呼吸 R，血压 BP）。

颜面部：有无瞳孔缩小、眼睑下垂、眼球内陷、额纹变浅等，肿瘤压迫交感神经可致 Horner 综合征。

颈部：有无肿块，气管是否居中，甲状腺是否肿大。

全身皮肤：有无黄染、包块。

浅表淋巴结触诊：肺癌常见颈部及锁骨上淋巴结转移，注意淋巴结的质地、大小、有无融合、移动度和有无压痛。

呼吸系统查体：

视诊：胸廓（合并胸腔积液时常较为饱满，合并慢阻肺等常有桶状胸）。

触诊：胸壁有无压痛，胸廓扩张度，语音震颤，胸膜摩擦感（是否合并胸腔积液、支气管阻塞、肺不张、胸膜粘连、气胸）。

叩诊：肺部叩诊音的变化，左右对比（是否合并胸腔积液、支气管阻塞、肺不张、胸膜粘连、气胸等）。

听诊：双肺呼吸音，左右对比。

心脏查体：听诊心音，触诊心包摩擦感（心包转移合并心包积液等）。

腹部查体：触诊腹部有无压痛、包块，肝脏及肾脏大小、触痛。

四肢关节：癌性肥大性骨关节病可表现为杵状指。

3. 归纳病例特点

① 中年男性，病程 1 月余。

② 现病史：患者 1 月余前无明显诱因出现声音嘶哑，无咳嗽咳痰，无咯血，无胸痛，无畏寒发热，无胸闷气短，无吞咽困难等不适，患者未予重视。后患者出现右侧胸背痛，钝痛样性质，呈阵发性发作，疼痛持续时间不等。2021 年 3 月 10 日至外院就诊，查电子鼻咽镜提示左侧声带麻痹。胸腹部 CT 提示左上肺门占位伴周围炎症，考虑肺恶性肿瘤；左锁骨上窝及纵隔多发淋巴结肿大，考虑转移瘤；左侧肾上腺结节，考虑转移瘤；肝内多发稍低密度影，考虑转移瘤。血电解质提示血钾 3.0 mmol/L。为求进一步诊治，至我院门诊就诊，以"左肺占位"收住呼吸与危重症医学科。近期病程中，患者有少许干咳，饮水稍有呛咳，近 1 个月体重减少 5 kg。

③既往史：患者既往体健，否认高血压、糖尿病病史，否认肝炎、结核等传染病病史。否认手术、外伤史，否认输血史。否认食物、药物过敏史。有吸烟史30余年，每天10支，否认饮酒史。否认家族肿瘤史。

④查体：T 36.7 ℃，P 80 次/分，R 17 次/分，BP 137/83 mmHg。神志清楚，营养中等。轻度贫血貌，全身皮肤黏膜无黄染。颈软，无抵抗，颈静脉未见怒张，气管居中；左侧锁骨可扪及肿大淋巴结，质硬，不易推动，直径约1 cm；甲状腺无肿大。胸廓正常，双肺呼吸音正常，未闻及干、湿啰音。心律齐，心率80 次/分，各瓣膜听诊区未闻及病理性杂音。腹部平坦，腹壁柔软，脐上偏右侧轻压痛，无反跳痛，胆囊区无压痛，肝脾肋下未触及，移动性浊音阴性，肠鸣音4 次/分。双下肢无水肿，生理反射存在，病理反射未引出。

⑤辅助检查：电子鼻咽镜（2021-03-10，外院）提示左侧声带麻痹。胸腹部CT（2021-03-10，外院）提示左上肺门占位伴周围炎症，考虑肺恶性肿瘤；左锁骨上窝及纵隔多发淋巴结肿大，考虑转移瘤；左侧肾上腺结节，考虑转移瘤；肝内多发稍低密度影，考虑转移瘤。

4. 诊断思路

患者中年男性，临床表现为声音嘶哑、右侧胸背痛、饮水呛咳；查体左侧锁骨可扪及肿大淋巴结，质硬，不易推动，直径约1 cm；辅助检查电子鼻咽镜提示左侧声带麻痹；胸腹部CT提示左肺上叶肺门区见团片状高密度影，大小约46 mm×33 mm，增强后可见不均匀强化，局部支气管闭塞，周围可见斑片状高密度影；肺外可见肝内多发类圆形低密度影，增强后呈环形强化；左侧肾上腺见软组织结节；左侧锁骨上窝见肿大淋巴结（图5-3-1）。结合患者影像学表现高度怀疑肺恶性肿瘤。

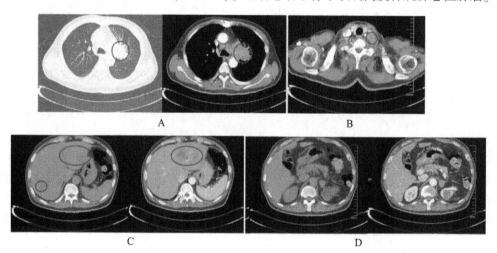

A：左肺上叶肺门区见团片状高密度影，大小约46 mm×33 mm，增强后可见不均匀强化，局部支气管闭塞，周围可见斑片状高密度影；B：左侧锁骨上窝见肿大淋巴结；C：肝内见多发类圆形低密度影，增强后呈环形强化；D：左侧肾上腺见软组织结节。

图5-3-1 胸腹部增强CT

小细胞肺癌胸部CT肺窗　　　　小细胞肺癌胸部CT纵隔窗　　　　小细胞肺癌胸部CT矢状位

5. 鉴别诊断

①肺部感染：临床表现为咳嗽伴咳痰，黄色黏痰，发热等；辅助检查可见WBC增高，CRP或PCT增高，相应病原学检查阳性；听诊双肺常可闻及湿啰音或实音。肺部感染多次发作在同一部

位，则应提高警惕，须高度怀疑肿瘤相关性阻塞性肺炎。而肺部长期慢性炎症可导致患者出现肺不张及淋巴结炎性肿大。具体可根据细胞学或组织学病理明确诊断（详见肺部感染相关章节）。

② 肺结核：肺结核，尤其是肺结核球，应与周围型肺癌相鉴别。结核球较多见于青年患者，临床表现为消瘦乏力、午后低热、盗汗、咳嗽咳痰等症状，痰中发现结核菌可诊断；影像学上多呈圆形，见于上叶尖或后段，体积较小，边界光滑，密度不均可见钙化；周围常有散在的结核病灶，称为卫星灶；肺结核所致肺不张多为支气管内膜结核或支气管牵拉扭曲造成支气管下狭窄所致，影像学表现可见扭曲或扩张的不规则含气管状影。周围型肺癌多见于 40 岁以上患者，痰中带血较多见，影像学上病灶常呈分叶状，边缘不整齐，有小毛刺影及脐凹征，生长较快。肺癌所致肺不张常由肿块阻塞支气管所致，可见相对应的狭窄或中断的支气管，影像学多无明显含气支气管影（详见肺结核章节）。

③ 肺部良性肿瘤：较为少见，如结构瘤、软骨瘤、纤维瘤等。良性肿瘤病程较长，临床上大多无症状，病灶常位于外周，须与周围型肺癌相鉴别，影像学表现常呈圆形块影，边缘整齐，没有毛刺，也不呈分叶状。肺组织病理活检常能做出诊断。

④ 结缔组织病：如系统性红斑狼疮、类风湿关节炎等，患者多有反复发热、皮疹、关节疼痛等症状，并有各系统侵犯表现，如肺炎、肝损伤、心力衰竭、肾衰竭等，查红细胞沉降率、类风湿因子、ANA 抗体等相关指标升高，予以糖皮质激素治疗多有效。

⑤ 纵隔恶性淋巴瘤：临床上常有咳嗽、发热等症状，影像学显示纵隔影增宽，且呈分叶状，有时难以与中央型肺癌相鉴别。如果有锁骨上或腋窝下淋巴结肿大，应做活检明确诊断。淋巴肉瘤对放射治疗特别敏感，对可疑病例可试用小剂量放射治疗，可使肿块明显缩小。这种试验性治疗有助于淋巴肉瘤诊断。

三、诊断要点

SCLC 与 NSCLC 诊断要点一致，同样是通过综合患者的临床症状、体征、典型的影像学表现，做出临床疑诊，最终通过细胞或组织病理来明确诊断。但 SCLC 临床分期常以 TNM 的分期与美国退伍军人肺癌协会（VALG）的二分期法相结合。SCLC 少有靶基因的突变，一般不检测分子突变。

1. 病理诊断及分型

患者入院后行气管镜检查+经支气管超声内镜纵隔淋巴结活检术（图 5-3-2）。术中可见左上叶气管管壁黏膜凸起，左上叶前段支气管腔内见新生物，尖后段管腔明显狭窄，远端闭塞；左上叶前段新生物行活检、刷检、局部灌洗送病理。同时行超声支气管镜检查见 S4R、S7、S4L、S11L 淋巴结异常低回声信号，在超声引导下实时行 Olympus 21G 穿刺针穿刺 S7、S11L，有组织条送病理。左上叶前段肺组织免疫组化（图 5-3-3）：细胞 CK（AE1/AE3）（部分弱+），Syn（部分+），CgA（+），CD56（+），TTF-1（+），Ki-67（+，约 90%），CK7（少量弱+），CK5/6（－），P40（－），P63（－）；同时 ES7 组织及 ES11L 组织见少量散在高度挤压的深染小圆细胞，倾向小细胞癌。

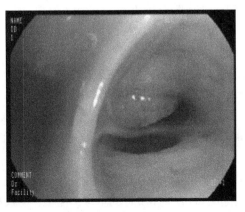

图 5-3-2　气管镜下表现

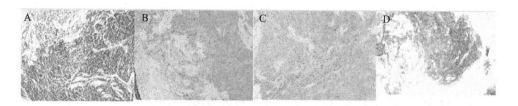

A（40 倍镜）：左上叶前段肺组织 HE 染色可见异型细胞；B—D（40 倍镜）：免疫组化示细胞 CK（AE1/AE3）（部分弱+），Syn（部分+），CgA（+），CD56（+），TTF-1（+），Ki-67（+，约 90%），CK7（少量弱+），CK5/6（-），P40（-），P63（-）。

图 5-3-3　气管镜病理结果

2. 临床评估及分期

完善头颅平扫+增强、全身骨 ECT/CT，未见明显转移灶。临床分期诊断为左肺小细胞癌广泛期（ⅣB 期，T2N3M1c）。SCLC 分期除采用 TNM 分期外，常与 VALG 的二分期法相结合。VALG 分期将 SCLC 分为局限期和广泛期（表 5-3-1）。

表 5-3-1　VALG 的二分期法

分期	定义
局限期	局限于一侧胸腔，且能被纳入一个放射野内： Ⅰ~Ⅲ期（任何 T，任何 N，M0），排除多个肺结节、广泛的 T3~4 或肿瘤/淋巴结体积太大无法在一个可以耐受的放疗计划中完成
广泛期	病变超过一侧胸腔，且包括恶性胸腔积液或血行转移： Ⅳ期（任何 T，任何 N，M1a/b）或由于多个肺结节、广泛的 T3~4 或肿瘤/淋巴结体积太大无法在一个可以耐受的放疗计划中完成

四、治疗原则

1. 局限期 SCLC 的治疗

① 手术治疗：Ⅰ~ⅡA 期的 SCLC 可能从手术中获益；研究显示手术组和非手术组患者 5 年生存率分别在 27%~73% 和 14%~44%。ⅡB~ⅢA 期 SCLC 手术的作用存在争议。ⅢB~ⅢC 期 SCLC 缺乏有效证据证实手术有效，因此不推荐接受手术治疗。术后均应辅助化疗。

② 放射治疗：超过 T1~2 N0 的局限期 SCLC 患者，同步放化疗为标准治疗。术后 N2 患者辅助放疗可显著提高生存时间。

③ 局限期预防性脑照射（prophylactic cranial irradiation，PCI）：局限期 SCLC 前期经过根治性化疗和胸部放疗获得较好疗效的患者，行 PCI 可以降低颅内转移的概率并提高整体生存率。

④ 内科治疗：EP 方案（依托泊苷联合铂类）是 SCLC 经典一线方案。术后 SCLC 均需接受辅助化疗。

2. 广泛期 SCLC 的治疗

① 化疗：根据患者 PS 评分，依托泊苷联合顺铂或卡铂是一线治疗的标准方案。此外，伊立替康联合铂类方案也是一线治疗的可选择方案。

② 免疫治疗：免疫治疗是二三十年来 SCLC 治疗的新突破。IMpower 133 研究是一项评估阿替利珠单抗联合 EP 方案对比安慰剂联合 EP 方案一线治疗广泛期 SCLC 的Ⅲ期临床研究，结果显示化疗联合免疫治疗患者的中位总生存时间为 12.3 个月，较安慰剂联合化疗组增加了 2.3 个月，疾病进展风险降低 23%。CASPIAN 研究是一项对比度伐利尤单抗或度伐利尤单抗+曲美木单抗（Tremelimumab）同步联合 EP 方案与单纯 EP 方案一线治疗广泛期 SCLC 的全球、随机、开放标签、多中心、Ⅲ期临床试验，入组患者随机按 1：1：1 分配成三组：度伐利尤单抗+EP 组、EP 组、度伐利尤单抗+曲美木单抗+EP

组。度伐利尤单抗+EP 组的中位总生存时间为 12.9 个月，较 EP 组的 10.5 个月具有显著生存优势。不仅如此，CASPIAN 研究在中国共 28 个研究中心入组了 123 例未经治疗的广泛期 SCLC 患者，结果表明中国队列与全球数据有一致的获益趋势，中位总生存时间长达 14.4 个月，度伐利尤单抗为唯一被证实在中国 SCLC 人群中有获益的 PD-L1 抑制剂。因此，指南中推荐阿替利珠单抗或度伐利尤单抗联合化疗可作为 SCLC 的一线选择。但是，SCLC 研究中 PD-L1 表达水平不能预测一线化疗联合免疫治疗的疗效，尤其是 SCLC 患者中 PD-L1 往往呈现低表达状态。

③ 放疗：广泛期 SCLC 患者对一线化疗敏感，尤其对于胸部有残余病灶和远处转移病灶体积较小者，如患者一般状态好，可联合放疗治疗。

④ PCI：PCI 虽然能够降低颅内转移发生的概率，但是并不能带来生存获益，因此对于广泛期 SCLC 患者，PCI 的应用要慎重决定。

⑤ 抗血管生成治疗：贝伐珠单抗和安罗替尼联合其他治疗方式可提高部分 SCLC 的生存时间。

3. 复发性 SCLC 的治疗

复发性 SCLC 的治疗目前仍是临床中的重大挑战，诸多新兴药物展现治疗潜力，但疗效有待证实。目前，对于复发性 SCLC 推荐的治疗方案：复发时间大于 6 个月，可选择原方案；复发时间小于等于 6 个月，可以选择拓扑替康、伊立替康、吉西他滨、紫杉醇或长春瑞滨等药物治疗，同时也推荐进入临床试验。ALTER 1202 研究为一项 II 期临床试验，首次将安罗替尼用于复发性 SCLC 患者的三线及以上治疗。结果显示，纳入的 120 例患者中，安罗替尼组患者的总生存时间明显长于对照组（分别为 7.3 和 4.9 个月）；安罗替尼组的所有亚组患者疾病无进展生存期均有明显获益，特别是在脑转移亚组（分别为 3.8 和 0.8 个月）与三线治疗亚组（分别为 4.1 和 0.7 个月）。CSCO 指南对于复发性 SCLC 的治疗推荐后续可选择安罗替尼或参加临床试验。

4. 副瘤综合征的治疗

SCLC 是最常见的伴发副瘤综合征的肺癌组织学类型，根据发病机制可分为内分泌性副瘤综合征和神经系统副瘤综合征。副瘤综合征的治疗均是基于抗肿瘤治疗来开展的。

① 抗利尿激素异位内分泌：抗肿瘤治疗，限制液体入量，高渗盐水，药物治疗（如考尼伐坦、托伐普坦）。

② 异位库欣综合征：抗肿瘤，对症支持，药物治疗首选美替拉酮，效果不佳时可选用酮康唑。

③ 兰伯特-伊顿（Lambert-Eaton）综合征：抗肿瘤治疗，免疫抑制剂，缓解症状药物。

④ 抗 Hu 抗体介导的综合征：主要是抗肿瘤治疗，对症治疗。

本患者一线选择"依托泊苷 100 mg d1-3+顺铂 60 mg d1-2+度伐利尤单抗 500 mg d1"方案治疗，3 个周期后肿瘤进展，且治疗过程中伴随显著的低血钾，完善相关检查，考虑异位促肾上腺皮质激素（ACTH）分泌综合征（图 5-3-4、表 5-3-2），考虑患者严重的化疗毒性，未行相关药物治疗，继续抗肿瘤治疗。

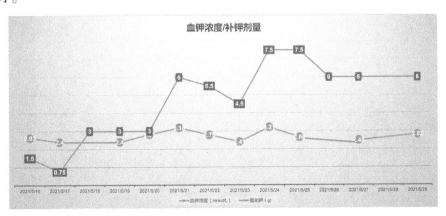

图 5-3-4　血钾水平变化及补钾剂量

表 5-3-2 血钾及相关激素水平

指标	2021/3/14	2021/3/26	2021/4/19	2021/5/16	参考值
血钾/ $(mmol \cdot L^{-1})$	3.93	3.99	3.15	2.63	3.5~5.1
ACTH/ $(pg \cdot mL^{-1})$	—	147.71	180.87	270.76	7~65
Cor/ $(\mu g \cdot dL^{-1})$	—	44.91	48.16	44.58	6.02~18.4
T_3/ $(pmol \cdot L^{-1})$	—	2.44	2.66	3.22	3.1~6.8
T_4/ $(pmoI \cdot L^{-1})$	—	13.06	12.23	14.9	12~22
TSH/ $(mIU \cdot L^{-1})$	—	0.987	0.645	0.716	0.27~4.2

注：ACTH，促肾上腺皮质激素；Cor，皮质醇；T_3，三碘甲腺原氨酸；T_4，甲状腺素；TSH，促甲状腺激素。

五、医患沟通

具体参见本章第 1 节及第 2 节。

第 6 章　肺栓塞

一、概述

肺栓塞（pulmonary embolism，PE）是一组以各种栓子阻塞肺动脉或其分支为发病原因的疾病或临床综合征的总称，包括肺血栓栓塞症（pulmonary thromboembolism，PTE）、脂肪栓塞综合征、羊水栓塞、空气栓塞等。PTE 主要是由来自静脉系统或右心的血栓阻塞肺动脉或其分支所致的疾病，可以导致呼吸困难、循环障碍、胸闷、胸痛等，甚至危及生命。引起 PTE 的血栓主要来源于深静脉血栓形成（deep venous thrombosis，DVT）。DVT 与 PTE 实质上是一种疾病过程在不同部位、不同时段的表现，两者合称静脉血栓栓塞症（VTE）。PTE 是 PE 最常见的类型，临床表现多以胸闷气喘、胸痛、咯血等起病。小面积 PE 通过抗凝治疗预后良好；大面积 PE 或者主干栓塞可发生休克，预后相对较差，需要溶栓、介入等治疗干预，并延长抗凝治疗时间，需长期监测随访，防止复发。

二、"见"患者，"习"案例

（一）我们可能遇到 PE 患者的科室

PE 常常表现为胸闷气喘，我们可能会在急诊室遇到这类患者，在呼吸科门诊也可遇见此类患者。如果患者 PE 并发生命体征不稳定，在急诊抢救室、重症监护室（ICU）、RICU 经常可遇见这类患者。PE 有高危人群，如肺血栓栓塞主要见于下肢静脉血栓形成，肺脂肪栓塞主要见于骨折、手术患者，肺羊水栓塞见于妊娠分娩患者，肺空气栓塞见于不恰当输液，肺肿瘤栓塞见于癌症患者。

（二）我们可能遇到的病例：病例 1

患者，女，48 岁，主因"胸闷气短 2 周，加重 1 周"入院。

1. 问诊要点

（1）现病史

针对核心症状"胸闷气短"：胸闷气短的起因、持续时间、诱因、加重因素（有无活动后加重）、缓解因素（休息是否缓解）、发作规律，屏住呼吸或者深呼吸时胸闷是否加重或缓解。

伴随症状：有无胸痛，有无发热，有无咳嗽咳痰，有无咯血，有无头晕，有无晕厥，有无心悸，有无烦躁不安、惊恐或者濒死感。

就诊经过：检验检查结果，用药及效果等。

一般情况：精神、睡眠、饮食、小便量、体重变化。

（2）既往史、个人史、月经婚育史、家族史

有无慢性胸闷、呼吸困难发作史，有无心脏病史及类似疾病发作史（如果有，询问当时的诊断、治疗措施等），重点关注既往有无下肢静脉血栓，有无下肢静脉曲张，有无妊娠和近期分娩史，有无骨折外伤史、近期手术史。有无其他慢性病病史，有无食物及药物过敏史等。

2. 查体要点

生命体征（体温 T，脉搏 P，呼吸 R，血压 BP），对血流动力学是否稳定的评估有助于 PE 危险分层，区分中高危 PE。

一般情况：神志情况，精神情况，瞳孔对光反射，四肢末梢（有无嘴唇发绀现象、水肿等，合并有休克者为高危 PE）。

呼吸系统查体：

视诊：观察胸壁有无疱疹，有无紫癜、瘀斑，瘀点、瘀斑可能提示凝血系统障碍；正常胸廓前后径：横径=1：1.5，观察有无扁平胸、桶状胸、漏斗胸；有无一侧或双侧胸廓变形，一侧膨隆、局限性隆起、局限性凹陷等；胸壁有无静脉曲张，静脉曲张或血栓形成可能提示 PE。呼吸运动（有无三凹征或异常胸腹式呼吸）、呼吸频率（正常呼吸频率 16～18 次/分）、呼吸节律及深度（有无剧烈胸痛相关的抑制性呼吸）。

听诊：呼吸音（呼吸音是否低弱，有助于判断是否合并肺梗死、胸腔积液；是否有哮鸣音、细湿啰音，有助于评估病情）。

叩诊：移动性浊音。

触诊：胸廓扩张度（PE 合并肺梗死、肺不张可有胸廓扩张度减小），语音震颤（PE 导致肺梗死时语音震颤增强），胸膜摩擦感。

其他部位重点查体：观察有无颈静脉充盈或波动，肺动脉瓣听诊区 P2>A2 或分裂、三尖瓣收缩期杂音。

3. 归纳病例特点

① 中年女性，急性加重病程。

② 现病史：患者 2 周前无明显诱因出现胸闷气短，伴头晕，偶有咳嗽咳痰，为白黏痰，无胸痛，伴发热，体温最高 37.5 ℃，无恶心呕吐，未予重视。近 1 周胸闷气喘加重，3 月 6 日至我院急诊就诊，血气分析示 pH 7.484，$PaCO_2$ 22.1 mmHg，PaO_2 71.2 mmHg，D-二聚体 9.1 mg/L。心脏彩超示右房、右室增大，三尖瓣重度反流，重度肺动脉高压，右室收缩功能减退，少量心包积液，右房压力增高。CT 肺动脉造影结果回报右侧胸腔积液，双侧肺动脉广泛栓塞。今患者为求进一步诊治收入院。自发病以来，患者食欲欠佳，无进食呛咳，睡眠尚可，大小便正常，体重未见明显变化。

③ 既往史：患者 10 余年前查出"右下肢深静脉血栓"，未特殊治疗，未曾口服抗凝药物，后未再复查。平素身体状况可，自诉近期偶有"感冒"症状但未特殊诊治。否认高血压、糖尿病、肾病等慢性病史，否认肝炎、结核等传染病史。否认吸烟、饮酒史，预防接种史不详，否认食物、药物过敏史。

④ 查体：T 37.5 ℃，P 121 次/分，R 35 次/分，BP 97/72 mmHg。发育正常，营养中等。轻度贫血貌，全身皮肤黏膜未见明显黄染，全身淋巴结未触及肿大。双肺呼吸音稍低，未闻及明显干、湿啰音。心音正常，未闻及明显病理性杂音，心率 121 次/分。腹部平坦，无胃肠型及蠕动波，腹壁柔软，无压痛、反跳痛，肝脾肋下未触及，移动性浊音阴性，肝浊音界存在，肠鸣音 4 次/分。双下肢无水肿，无杵状指、趾，生理反射存在，病理反射未引出。

⑤ 辅助检查：血气分析（2019-03-06，我院）示 pH 7.484，$PaCO_2$ 22.1 mmHg，PaO_2 71.2 mmHg，乳酸 2 mmol/L。D-二聚体 9.1 mg/L。心脏彩超示右房、右室增大，三尖瓣重度反流，重度肺动脉高压，右室收缩功能减退，少量心包积液，右房压增高。CT 肺动脉造影（CTPA）示右侧胸腔积液，双侧肺动脉广泛栓塞。蛋白 C 62%，蛋白 S 89%。胸痛组套示肌钙蛋白（cTn）25.17 pg/mL，B 型氨基端尿钠肽原 931.4 pg/mL，CK-MB 0.929 ng/mL。

4. 诊断思路

患者因急性胸闷气喘入院，伴头晕，提示供血不足；低热，偶有咳嗽，咳白黏痰，提示有肺部病变可能；既往有 VTE 但未规律诊治。患者无胸痛，无恶心呕吐，近 1 周胸闷气喘加重，完善相关检查，血气分析结果提示过度通气、呼吸性碱中毒，凝血七项示 D-二聚体升高。心脏彩超结果提示重度肺动脉高压，右室收缩功能减退，右房压力增高，均是右心功能不全表现。行 CTPA 回报右侧胸腔积液，双侧肺动脉广泛栓塞。该患者 D-二聚体异常升高、动脉血气分析、右心功能不全、下肢深静脉血栓提示 PE 可能，进一步 CTPA 检查确诊 PE，故 PE 诊断成立。

PE 病因的诊断：患者深静脉血栓病史、D-二聚体升高、蛋白 C 偏低提示血液高凝状态，考虑 DVT 相关 PE 可能。

PE 部位的诊断：患者血压偏低（较平常血压低），呼吸频率快，心率快，右心功能不全，伴头晕，提示血流动力学不稳定，心肌损害，提示肺动脉主干血栓栓塞可能，结合 CTPA 可进一步明确栓塞部位。

PE 的危险分层：该患者血流动力学不稳定，PE 严重指数（PESI）120 分（属于 IV 级），右心功能不全，心肌受损，PE 分层属于高危。

5. 鉴别诊断

① 冠状动脉粥样硬化性心脏病（冠心病）：该病多表现为心前区绞痛，心电图有心肌缺血改变，多合并高血压、高血脂。部分 PE 高危患者因血流动力学变化可出现心肌缺血受损，易误诊为冠心病。冠心病行冠状动脉造影可见管腔阻塞，心电图和心肌酶水平有特征性动脉改变。须注意临床有少部分患者 PE 和冠心病并存。

② 肺炎：肺炎通常有发热、咳嗽、咳黄痰表现，外周血白细胞升高、中性粒细胞比例升高、CRP 升高，有高热、寒战等表现，胸部 CT 可见肺实变、斑片状感染浸润影。PE 的发热多为低热，一般不超过 38 ℃，当 PE 表现为肺不张、肺部阴影影像学特征时须与肺炎相鉴别。值得注意的是，PE 的普通胸部 CT 可表现为马赛克征，为 PE 特征性影像学表现。

③ 主动脉夹层：主动脉夹层患者多有高血压，疼痛较剧烈，胸部 CT 可提示纵隔增宽，双上肢血压差大于 20 mmHg，心血管超声和胸部 CT 造影检查可见主动脉夹层征象。

④ 其他：合并胸腔积液时须与结核、肿瘤、心力衰竭等其他原因所致的胸腔积液相鉴别。表现为晕厥时须与脑血管系统疾病和心律失常相鉴别。

（三）我们可能遇到的病例：病例 2

患者，男，34 岁，主因"胸痛 4 天，痰中带血 2 天"入院。

1. 问诊要点

（1）现病史

针对核心症状"胸痛"：胸痛的诱因、部位、持续时间、缓解因素，有无放射痛，有无压痛，胸痛与呼吸的关系，屏气时是否加重或缓解。

伴随症状：咳嗽咳痰情况，咳嗽频率，痰液数量、颜色、性状、黏稠度，痰血次数，有无胸闷气喘，有无发热，有无头晕，有无晕厥，有无心悸，有无烦躁不安、惊恐或者濒死感。

就诊经过：检验检查结果，用药及效果等。

一般情况：精神、睡眠、饮食、小便量、体重变化。

（2）既往史、个人史、家族史

重点关注有无慢性心脏病史，有无冠状动脉 PCI 手术史，有无服用硝酸甘油胸痛缓解史，有无胸闷、呼吸困难发作史，有无类似疾病发作史（如果有，询问当时的诊断、治疗措施等）；重点关注既往有无下肢静脉血栓，有无下肢静脉曲张，有无骨折外伤史、近期手术史。有无其他慢性病病史，有无食物及药物过敏史等。

2. 查体要点

生命体征（体温 T，脉搏 P，呼吸 R，血压 BP）。

一般情况：神志情况，精神情况，瞳孔对光反射，四肢末梢（有无嘴唇发绀现象、水肿等，合并有休克者为高危 PE）。

呼吸系统查体：

视诊：观察胸壁有无疱疹，有无紫癜、瘀斑；观察有无扁平胸、桶状胸、漏斗胸；有无一侧或双侧胸廓变形，一侧膨隆、局限性隆起、局限性凹陷等；胸壁有无静脉曲张，静脉曲张或血栓形成可能提示 PE。呼吸运动（有无三凹征或异常胸腹式呼吸）、呼吸频率（正常呼吸频率 16～18 次/分）、呼吸节律及深度（有无剧烈胸痛相关的抑制性呼吸）。

听诊：呼吸音（呼吸音是否低弱，有助于判断是否合并肺梗死、胸腔积液；是否有哮鸣音、细湿啰音，有助于评估病情）。

叩诊：移动性浊音。

触诊：胸廓扩张度（PE合并肺梗死、肺不张可有胸廓扩张度减小），语音震颤（PE导致肺梗死时语音震颤增强），胸膜摩擦感。

其他部位重点查体：观察有无颈静脉充盈或波动，肺动脉瓣听诊区P2>A2或分裂、三尖瓣收缩期杂音。

3. 归纳病例特点

① 中年男性，急性病程。

② 现病史：患者4天前无明显诱因出现胸痛，以右侧前下部为主，深呼吸时加重，伴右上肢疼痛，有咳嗽咳痰，痰较少，白黏痰，无畏寒寒颤，无腹痛腹胀，无恶心呕吐等不适。就诊于我院急诊，查血气分析示 pH 7.44，$PaCO_2$ 37.8 mmHg，PaO_2 93.5 mmHg，HCO_3^- 25.7 mmol/L，SpO_2 98%；血常规示 WBC 17.19×10^9/L，中性粒细胞计数 13.84×10^9/L；D-二聚体 0.58 μg/mL；胸部CT示两肺下叶炎症，右侧胸腔少量积液。急诊予抗感染治疗，"地塞米松"抗炎、"帕拉米韦"抗病毒等治疗后患者症状无明显改善，近2日出现痰中带血，量较少，逐渐出现呼吸困难，查胸部CTPA示两肺下叶炎症，右侧较前进展，两侧胸腔积液，右下肺动脉及其分支充盈缺损，急诊予"速碧林"1支 q12 h 皮下注射，患者胸痛较前有所缓解，但仍有痰中带血，为求进一步诊治收入呼吸与危重症医学科。病程中，患者神志清，精神差，饮食正常，睡眠一般，大小便正常，体重无明显变化。

③ 既往史：既往体健，否认高血压、糖尿病、肾病等慢性病史，否认肝炎、结核等传染病史。否认手术、外伤、出血病史。否认吸烟、饮酒史，预防接种史不详，否认食物、药物过敏史。否认家族遗传病史。

④ 查体：T 37.6 ℃，P 90次/分，R 16次/分，BP 128/75 mmHg。神志清，精神差。全身淋巴结未触及肿大，巩膜无黄染，口唇无发绀。右肺呼吸音稍低，双下肺闻及少许湿啰音。心音正常，未闻及明显病理性杂音，心率90次/分。腹部平坦，无胃肠型及蠕动波，腹壁柔软，无压痛、反跳痛，肝脾肋下未触及，移动性浊音阴性，肝浊音界存在，肠鸣音4次/分。双下肢无水肿，无杵状指、趾，生理反射存在，病理反射未引出。

⑤ 辅助检查：心电图（2020-01-14，我院急诊）未见异常。胸痛组套（2020-01-14，我院）未见异常。血气分析示 pH 7.44，$PaCO_2$ 37.8 mmHg，PaO_2 93.5 mmHg，HCO_3^- 25.7 mmol/L，SpO_2 98%。血常规示 WBC 17.19×10^9/L，中性粒细胞计数 13.84×10^9/L。D-二聚体 0.58 μg/mL。胸部CT示两肺下叶炎症，右侧胸腔少量积液（图6-1）。入院后复查D-二聚体 1.43 μg/mL，CRP 108 mg/L。心脏超声未见明显异常。双下肢彩超未见血栓形成。

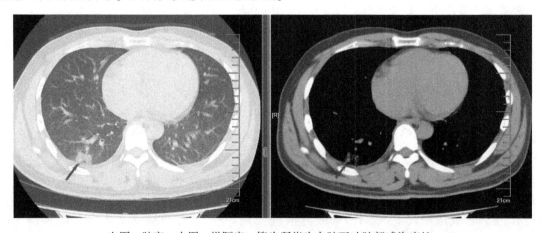

左图：肺窗；右图：纵隔窗。箭头所指为右肺下叶肺部感染病灶。

图6-1 病例2胸部CT平扫

4. 诊断思路

患者急性胸痛起病，并有咯血、呼吸困难，为典型的 PE "三联征"临床表现，伴有咳嗽咳痰，胸部 CT 平扫仅提示肺部感染表现，初次查 D-二聚体仅稍高一点（正常<0.55 μg/mL），PE 极易被漏诊。但经抗感染治疗后患者症状无转归，反而有加重表现，且复查 D-二聚体较前升高，排除其他如冠心病、主动脉夹层、心肌炎等可能引起胸痛的病因，PE 为临床高度疑诊对象，进一步 CTPA 检查确诊 PE，故 PE 诊断成立。

PE 部位的诊断：患者血压正常，呼吸、心率正常，体温稍高可能为应激性反应，生命体征平稳，心脏超声未见异常，提示心功能正常，胸痛组套正常，未见心肌损害，血流动力学稳定，结合 CTPA 检查为肺动脉分支栓塞，未累及主干。

PE 的危险分层：该患者血流动力学稳定，根据 PESI 为 0 分，进行 PE 分层属于低危。

5. 鉴别诊断

① 肺脓肿：患者 CT 提示肺部感染表现，有发热、咳嗽、痰血、血象高、胸腔积液，须与肺脓肿相鉴别，行胸腔积液诊断性穿刺可进一步明确。

② 肺结核：患者低热，无明显盗汗，外周血白细胞升高、中性粒细胞比例升高，CRP 升高，胸部 CT 可见肺实变、斑片状感染浸润影，不排除肺结核可能。肺结核 CT 影像学表现多位于肺尖、下叶背段等。PE 的发热亦为低热，一般不超过 38 ℃，当 PE 表现为肺不张、肺部阴影影像学特征时须与肺结核相鉴别。须进一步完善结核感染 T 细胞检测，与痰找结核菌相鉴别。

③ 病毒性肺炎：病毒性肺炎短期内可迅速进展，有发热，血象可有下降，该患者 CT 表现暂不符合病毒性肺炎。

④ 其他胸痛相关的临床疾病：该患者以胸痛起病，须与冠心病、心肌炎、主动脉夹层、软骨炎、骨折、气胸、胸膜炎等相鉴别。

三、诊断要点

该病一般通过综合患者的性别、年龄、起病方式、血凝、DVT 史，以及典型的临床表现（呼吸困难、咯血、胸痛）做出临床疑诊，最终通过 CTPA 检查来明确诊断。

1. 根据临床情况疑诊（结合病例）

（1）一般项目

PE 时，WBC、红细胞沉降率、LDH、肌酸磷酸激酶（CPK）、血清谷草转氨酶（SGOT）、胆红素可有升高，但对 PE 的诊断无特异性。而心肌酶谱明显增高，将有利于 PE 与急性心肌梗死的鉴别诊断。可溶性纤维蛋白复合物（SFC）和血清纤维蛋白原降解产物（FDP）的测定：SFC 提示近期凝血酶产生；FDP 提示纤维蛋白溶酶活动性。在 PE 中二者的阳性率为 55%~75%，当二者均为阳性时，有利于 PE 的诊断。一般 PE 发生 10 分钟内 FDP 即升高，30~60 分钟达最高值，4~7 小时内维持高水平。但 FDP 的水平受肝、肾、弥散性血管内凝血的影响，血浆中游离 FDP 于发病后 1~2 天即能测得，持续约 10 天，本测定法较快速，可增加诊断的特异性和敏感性，但当患者有血管炎或中枢神经系统损伤时，结果也可以为阳性。

（2）D-二聚体

D-二聚体作为凝血和纤溶系统激活的标志物，在血栓反应中升高。在急性 VTE 中具有很高的阴性预测值。在临床中与 Wells 评分（表 6-1）结合使用，可以帮助排除或确诊 VTE。病例 1 患者血清 D-二聚体升高（9.1 mg/L）。

表 6-1 Wells 评分表

项目	DVT 的症状和体征	PE 较其他诊断更可能	心率大于100 次/分	4 周内制动或外科手术	DVT 或 PE 史	活动性恶性肿瘤	咯血
分值/分	3	3	1.5	1.5	1.5	1	1

Wells 评分总分<2 分且 D-二聚体阴性，可排除 DVT 诊断；总分≥2 分且 D-二聚体阳性，考虑 DVT 诊断。病例 1 第 2 项+第 3 项+第 5 项=6 分，故考虑 DVT 诊断，进一步行 CTPA 确诊。病例 2 第 2 项+第 7 项=4 分。Wells 评分数值也可作为未来复发 VTE 的预测指标。与此同时，Wells 数值越高，VTE 复发风险越高。

需要注意的是，随着年龄的不断增加，D-二聚体在体内的含量也会不断升高。小于 50 岁的患者 D-二聚体小于 500 μg/L，大于 50 岁的患者 D-二聚体大于年龄×10 μg/L 提示异常。

（3）动脉血气分析及肺功能

发生 PE 后常有低氧血症，故血气分析是诊断 PE 的筛选性指标。PE 时 PaO_2 平均为 8.3 kPa（62 mmHg）。仅有 9% 的 PE 患者显示 PaO_2 大于 10.7 kPa（80 mmHg）。原有心肺疾病的患者发生 PE 后，其 PaO_2 更低。临床上应以患者就诊时卧位、未吸氧、首次动脉血气分析的测量值为准，特点为低氧血症、低碳酸血症、肺泡动脉血氧分压差 ［P（A-a）O_2］增大及呼吸性碱中毒。因为动脉血氧分压随年龄的增长而下降，所以血氧分压的正常预计值应按照公式 PaO_2（mmHg）= 106-0.14×年龄（岁）进行计算。值得注意的是，血气分析的检测指标不具有特异性，据统计，约 20% 确诊为 PE 的患者血气分析结果正常，故 PaO_2 无特异性，无低氧血症也不能排除 PE。

P（A-a）O_2 梯度的测定较 PaO_2 更有意义，因 PE 后常有过度通气，因此 $PaCO_2$ 降低，而肺泡气的氧分压（$PaAO_2$）增高，P（A-a）O_2 梯度应明显增高。P（A-a）O_2 梯度和 $PaCO_2$ 正常可作为排除 PE 的依据之一。

生理无效腔增大即无效腔气/潮气量比值（V_D/V_T）在 PE 时增高。当患者无限制性或阻塞性通气障碍时，V_D/V_T>40%，提示 PE 可能。V_D/V_T<40%、临床上又无 PE 的表现，可排除 PE。发生 PE 后肺内分流量（Q_S/Q_T）增加。

（4）心电图检查

主要表现为急性右心室扩张和肺动脉高压。心电图上显示心电轴显著右偏、极度顺钟向转位、不完全或完全性右束支传导阻滞及有典型的 $S_IQ_{III}T_{III}$ 波型（I 导联 S 波深、III 导联 Q 波显著和 T 波倒置），有时出现肺性 P 波，或肺-冠状动脉反射所致的心肌缺血表现，如 ST 段抬高或压低的异常。常于起病后 5~24 小时出现，大部分在数天或 2 周后恢复。仅 26% 的患者有上述心电图变化。大多数患者心电图正常，或仅有非特异性改变。因此，心电图正常不能排除本病。心电图检查也是鉴别急性心肌梗死的重要方法之一。

（5）PE 危险分层

基于早期死亡风险的 PE 分层见表 6-2 所列。

表 6-2 基于早期死亡风险的 PE 分层

早期死亡风险		风险指标			
		血流动力学不稳定	PESI III~IV 级	右心功能不全	cTn 升高
高危		+	+	+	+
中危	中高危	-	+	+	+
	中低危	-	+	一项或无阳性	
低危		-	-	-	选择性评估

注：PESI（PE 严重指数）参见《协和呼吸病学》中 PESI 评分指南。

结合患者临床资料，病例 1 属于高危 PE，病例 2 属于低危 PE。

2. CTPA 确诊

CTPA 是确诊 PE 的临床一线方式，通过注射造影剂使血流显像，肺动脉可呈现低密度充盈缺损、完全或不完全充盈缺损、远端肺动脉不显影，间接可见肺野楔形密度增高影或盘状肺不张表现，中心肺动脉扩张及远端血管分支减少或消失。另外，反射性核素肺通气/血流灌注可用于严重肾功能不全或碘造影剂过敏患者，磁共振肺动脉造影可用于妊娠患者。有创性肺动脉造影是确诊 PE 的"金标准"。病例 1 CTPA 见图 6-2。

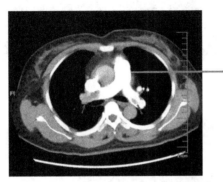

—— 肺动脉主干及分支

CT 纵隔窗：箭头所指为肺动脉充盈缺损。

图 6-2　病例 1 CTPA 显影

四、治疗原则

由于重症 PE 包括高危和部分中高危 PE 患者，其治疗可涉及多个学科。

1. 机械循环支持

血流动力学不稳定，予监护、吸氧、补液等。

2. 再灌注治疗

再灌注治疗包括静脉溶栓、导管介入和外科切开取栓。

高危 PE：应结合溶栓禁忌证和出血风险，选择合理的再灌注治疗方式。无溶栓禁忌证者，可立即启动全量静脉溶栓；溶栓相对禁忌证者，可选择减量静脉溶栓；溶栓绝对禁忌证者，可考虑经导管介入或外科取栓。

中危 PE：静脉溶栓可预防血流动力学失代偿，但须评估出凝血风险以警惕大出血。

低危 PE：选择静脉或口服抗凝治疗。

（1）抗凝治疗

胃肠外抗凝建议选择低分子肝素或磺达肝癸钠（优于普通肝素）；口服抗凝建议选择非维生素 K 拮抗剂口服抗凝药（如利伐沙班、艾多沙班、达比加群酯），优于维生素 K 拮抗剂（抗磷脂抗体综合征导致的 PE 除外）。

（2）溶栓治疗

对于伴有血流动力学不稳定或大面积 PE 的患者，50 mg/2 h 重组组织型纤溶酶原激活剂（rt-PA）的减量溶栓方案与 100 mg/2 h rt-PA 的全量溶栓方案疗效相当，但减量溶栓方案的安全性更高。高危病例 1 溶栓治疗后 CTPA 示远端肺血管分支充盈较前增加（图 6-3、图 6-4）。低危病例 2 肝素联合华法林序贯抗凝治疗 50 天后，PE 较前好转（图 6-5）。

病例 2 选择低分子肝素抗凝皮下注射 1 周，后联合口服华法林抗凝使国际标准化比值（INR）控制在 2~3 后，停用低分子肝素，华法林口服至少 6 个月，门诊随访。

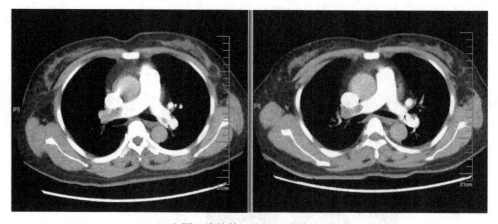

左图：溶栓前；右图：溶栓后。

图 6-3　病例 1 减量溶栓方案治疗后复查 CTPA 结果

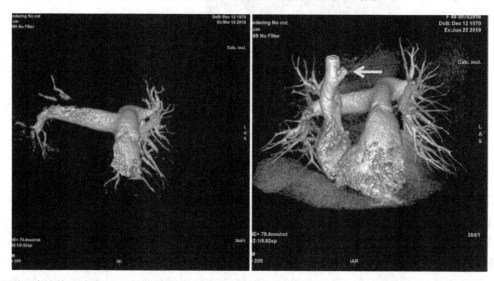

左图：溶栓前肺动脉 CT 三维重建，左右肺动脉血管分支远端缺损；右图：溶栓治疗后肺动脉 CT 三维重建，溶栓治疗后肺动脉再灌注。(注意左图因急诊 CTPA 未行升主动脉重建)

图 6-4　病例 1 肺动脉 CT 三维重建

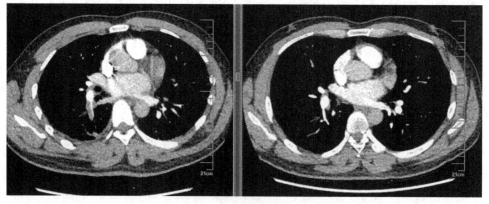

左图：CTPA 纵隔窗，可见肺动脉高亮强化，箭头所指为右下肺动脉充盈缺损；右图：经抗凝治疗(肝素+华法林)50 天后 CTPA 示右下肺动脉 PE 较前好转。

图 6-5　病例 2 CTPA

五、医患沟通

患者可能的疑问是什么？	我们如何应对？
哪些情况容易发生 PE？	外周栓子通过血液循环进入右心房，右心室泵血后进入肺动脉，小的栓子卡在肺动脉分支处形成 PE，肺小动脉分支栓塞较少见肺梗死，因为肺循环有血循环和肺循环两套供血供氧系统，故而单纯小面积 PE 发生肺梗死概率较低；而心肌梗死不同，冠状动脉系统是心肌唯一供血系统，冠状动脉狭窄往往导致心肌梗死。肥胖者、老年人（尤其是高脂血症患者）、长期卧床、长时间静坐（如通宵使用手机、通宵打麻将、长途乘飞机/火车/轮船等），下肢血液流动缓慢，较为容易患上该病；肿瘤患者因凝血功能异常，癌栓形成易发生 PE；育龄期妇女口服避孕药会干扰机体凝血机制；妊娠妇女盆腔血受增大子宫压迫，易产生盆腔静脉血栓；各种久立职业者（如外科医生、理发师）易形成下肢静脉曲张，曲张静脉很容易形成血栓，也是 PE 高危因素之一。下肢肿胀、疼痛可能是下肢静脉血栓的临床表现，有此症状患者应立即安排下肢深静脉 B 超，无条件患者可排除禁忌后预防性进行抗凝治疗。
这个病怎么吃药能"断根"呢？	PE 内科治疗以抗凝、溶栓为主，中高危患者选择溶栓治疗出院后序贯口服抗凝药物，应用低分子肝素至少 5 天，联合华法林 INR 大于 2 可停用肝素，华法林口服至少 6 个月。现最新指南表明，对于中高危 PE 患者，须延长抗凝治疗时间，能减少复发风险，患者需要定期门诊复诊，不可自行停药。每种疾病的病情都有轻有重，即使已确诊 PE，也大可不必过度紧张，与医生配合是最明智的方法。大多数患者须在医生指导下口服华法林，这个药物影响凝血功能，不同食物和其他药物也影响该药作用，故患者一定要定期随访凝血指标（INR）。
服用抗凝药物时饮食上应如何"忌口"？	抗血小板药物如阿司匹林和氯吡格雷药理作用较强，普通食物对于药物影响并不大，只要保持稳定的膳食结构，避免大量酒精损伤消化道黏膜，远离酒精。受食物影响较大的抗凝药物是华法林，故服用华法林 3 天后须定期抽血查 INR，一般第 1 周至少 3 次，1 周后为每周 1 次，INR 稳定后可改为每月 1 次，以调整药物剂量；华法林通过肠道吸收，在肝脏发挥抑制维生素 K 依赖的凝血因子合成，从而防止血栓的形成和发展，故肝功能对华法林影响重大，且肝功能异常也影响华法林代谢，对饮食提出新要求。肝功能正常的华法林抗凝患者须注意：（a）减弱华法林作用的食物（富含维生素 K 的蔬菜和水果等），如菠菜、包菜、开心果、绿菜花、青椒、胡萝卜、绿茶、苹果、动物肝脏、奶酪、蛋黄等；（b）增强华法林作用的食物，如银杏、大蒜、生姜、茴香、洋葱、人参、鱼油、石榴、杧果、葡萄柚汁等；（c）切勿擅自服用中药、保健品中药，保健品中的成分比较复杂，可能会增强或降低华法林的效果，应向医生说明目前正在服用哪种抗凝药物；（d）所有的抗凝药物使用时都要时刻注意，如果出现牙龈出血、皮肤淤青、鼻出血、尿中带血、黑便、伤口出血不易停的情况，请及时就医。
PE 有后遗症吗？	各种栓子，如血栓、脂肪颗粒、羊水、空气栓子阻塞了肺动脉，造成供氧机制障碍，使人体出现缺氧的情况。在 PE 基础上进一步发生肺组织坏死，即称为肺梗死。PE 主要有复发风险，并发症少见。
我平时需要注意什么？	PE 本质上是一种血栓疾病。肥胖患者运动少，有利于血栓形成，所以要控制体重，适当运动，饮食不宜过于油腻，多吃一些含脂肪比较低的食物，比如蘑菇，最好是鲜蘑。芹菜汁也是可以降血糖、降血脂的食物。应该多吃一些黑木耳，黑木耳中含有丰富的铁元素，能够补铁，治疗贫血。

第7章 呼吸衰竭

一、概述

呼吸衰竭是指各种原因引起的肺通气和（或）换气功能严重障碍，静息状态下亦不能维持足够的气体交换，导致低氧血症伴（或不伴）高碳酸血症，进而引起一系列病理生理改变和相应临床表现的综合征。呼吸衰竭按是否伴有二氧化碳潴留分为Ⅰ型呼吸衰竭和Ⅱ型呼吸衰竭；按起病快慢分为急性呼吸衰竭和慢性呼吸衰竭。急性呼吸衰竭见于严重呼吸系统感染、急性呼吸道阻塞性病变、重度或危重哮喘、各种原因引起的急性肺水肿、肺血管疾病、胸廓外伤或手术、气胸、急性胸腔积液等。慢性呼吸衰竭见于慢阻肺、严重肺结核、肺间质纤维化、肺尘埃沉着症等。临床上，血气分析为呼吸衰竭主要诊断措施，并可进行Ⅰ型和Ⅱ型鉴别。呼吸衰竭的治疗关键在于治疗原发病，氧疗、机械通气等措施可帮助患者纠正呼吸衰竭。

二、"见"患者，"习"案例

（一）我们可能遇到呼吸衰竭患者的科室

呼吸衰竭是呼吸危重症常见病例，往往是呼吸系统疾病或者其他系统基础疾病影响通气功能导致的肺通气或换气功能障碍。由此可见，呼吸衰竭往往是某种基础疾病的并发症，这些基础疾病包括慢阻肺、哮喘、恶性肿瘤、间质性肺病、脑梗死、心力衰竭、肺部感染、重症胰腺炎等。临床以呼吸系统基础疾病并发的呼吸衰竭最多见，我们在呼吸危重症监护病房常常可见此类病患，如慢阻肺合并的Ⅱ型呼吸衰竭、肺栓塞合并的Ⅰ型呼吸衰竭、肺部感染合并的混合型呼吸衰竭等。此外，脑血管疾病导致的呼吸抑制可引起呼吸衰竭，可见于神经内科重症病房；急性呼吸衰竭可见于急诊抢救室。

（二）我们可能遇到的病例：病例1

患者，男，84岁，主因"咳嗽咳痰1周，伴胸闷气喘3天"入院。

1. 问诊要点

（1）现病史

针对核心症状"咳嗽咳痰"：咳嗽的起因、频率、昼夜规律，有无夜间加重，有无刺激性高亢咳嗽音；痰液性质、颜色、黏稠度，有无拉丝，有无痰中带血。

伴随症状：患者胸闷气喘的加重和缓解因素，有无端坐呼吸，夜间能否躺平，有无胸痛，有无发热，有无咯血，有无头晕，有无晕厥，有无心悸，有无烦躁不安、惊恐或者濒死感。

就诊经过：检验检查结果，用药及效果等。

一般情况：精神、睡眠、饮食、小便量、体重变化。

（2）既往史、职业史、个人史、家族史

既往有无慢性气道疾病，如慢阻肺、哮喘、慢性支气管炎等，有无胸闷、呼吸困难发作史，有无心脏病史，有无类似疾病发作史（如果有，询问当时的诊断、治疗措施等），重点关注有无受凉感冒，有无晕厥、神志改变，有无近期手术史。有无其他慢性病病史，有无食物及药物过敏史等。

2. 查体要点

生命体征（体温T，脉搏P，呼吸R，血压BP），生命体征平稳有助于判断患者病情。

一般情况：神志情况，精神情况，瞳孔对光反射，四肢末梢（有无嘴唇发绀、水肿等）。

呼吸系统查体：

视诊：观察胸壁有无疱疹，一些疱疹病毒导致的肺部感染可能继发呼吸衰竭；正常胸廓前后径：横径=1∶1.5，观察有无扁平胸、桶状胸、漏斗胸，有无一侧或双侧胸廓变形、一侧膨隆、局限性隆起、局限性凹陷等。胸壁有无静脉曲张。呼吸运动（有无三凹征或异常胸腹式呼吸），呼吸衰竭患者往往有呼吸深度受限；呼吸频率和深度（正常呼吸频率 16~18 次/分），呼吸衰竭患者往往可见呼吸增快或呼吸减慢，Ⅱ型呼吸衰竭患者往往可见深长呼吸；呼吸节律（有无呼吸困难，包括吸气性呼吸困难、呼气性呼吸困难、混合性呼吸困难），呼吸衰竭患者可见呼吸节律的改变，如浅慢—深快—浅慢—暂停的潮式呼吸，脑炎、脑膜炎、颅内高压等并发Ⅰ型呼吸衰竭可出现间停呼吸，严重呼吸衰竭患者可见比奥呼吸或潮式呼吸，提示预后极差。

听诊：呼吸音（呼吸音是否低弱，有助于判断是否合并肺梗死、慢阻肺、肺部感染、胸腔积液；是否有哮鸣音、细湿啰音，有助于寻找原发病和评估病情）。

叩诊：胸部叩诊，正常叩诊呈清音，叩诊浊音提示胸腔积液，叩诊鼓音提示气胸，注意有无移动性浊音。

触诊：胸廓扩张度，语音震颤（肺炎语音震颤增强，慢阻肺患者语音震颤减弱），胸膜摩擦感。

其他部位重点查体：观察有无发绀，有无杵状指，面色是否苍白，神志精神有无变化，瞳孔对光反射是否灵敏，瞳孔大小是否对称，全身浅表淋巴结有无肿大，巩膜有无黄染，有无心律不齐，有无心脏杂音，腹部有无明显压痛、反跳痛，有无肌紧张，肝肾区有无叩击痛，腹部有无移动性浊音，有无病理反射，双下肢有无水肿。

3. 归纳病例特点

① 老年男性，急性加重病程。

② 现病史：患者 1 周前无明显诱因出现咳嗽，黄脓痰，伴咽痛、流清鼻涕，当晚有发热，体温不详，予物理降温后热退，自服"肺宁颗粒、阿奇霉素、枇杷露"对症治疗，症状无改善。3 天前患者咳嗽、咳黄痰症状较前加重，伴声音嘶哑，并出现胸闷气喘、神志不清、失语，对外界反应无法应答，夜间无法平卧。昨日由家人送至苏州某医院就诊，查血常规示 WBC 19.87×10^9/L；血气分析（未额外吸氧）示 pH 7.335，PaO$_2$ 55.4 mmHg，PaCO$_2$ 44.9 mmHg，钾 4.26 mmol/L；胸腹部 CT 示右侧胸腔积液积气伴右肺膨胀不全，右肺炎症，左侧胸膜增厚。予以抗感染、抗炎、平喘、利尿等对症治疗，未见明显好转。今至我院急诊，急诊查血气分析示 pH 7.313，PaO$_2$ 103.8 mmHg，PaCO$_2$ 56.2 mmHg，乳酸 2.8 mmol/L，FiO$_2$ 33%，现为求进一步诊疗入住呼吸与危重症医学科。病程中，患者神志不清，咳嗽咳痰无力，饮食差，保留导尿中。

③ 既往史：患者有"高血压"病史 10 余年，未规律服药，血压控制情况不详；有"糖尿病"病史 9 年，服用"格列喹酮" 30 mg qd、"二甲双胍" 0.5 g qd 控制，血糖控制情况不详；有"心功能不全"病史 5 年，反复双下肢水肿，服用"呋塞米" 20 mg qd、"螺内酯" 20 mg qd。否认肝炎、结核、伤寒等传染病史。10 余年前有"右侧腹股沟肿瘤切除手术"史，4 年前有"左眼白内障手术"史，否认其他手术史。否认药物、食物过敏史，否认吸烟、饮酒史，预防接种史不详，否认遗传性家族病史。

④ 查体：T 38.1 ℃，P 114 次/分，R 29 次/分，BP 141/85 mmHg。神志不清，精神差，查体不配合。全身浅表淋巴结未触及肿大，巩膜无黄染，口唇发绀。左肺叩诊呈浊音，左肺呼吸音稍粗，右肺呼吸音低，双肺可闻及湿啰音。心音可，心律齐，各瓣膜听诊区未闻及病理性杂音。腹膨隆，全腹无压痛、反跳痛，无肌紧张，肝脾肋缘未触及，肝肾区无叩击痛，移动性浊音阴性，肠鸣音 4 次/分。双下肢轻度水肿，无杵状指，病理反射未引出。

⑤ 辅助检查：血常规（2021-10-24，苏州市某医院）示 WBC 19.87×10^9/L，中性粒细胞计数 18.15×10^9/L，PLT 322×10^9/L，Hb 128 g/L。血气分析示 pH 7.335，PaO$_2$ 55.4 mmHg，PaCO$_2$ 44.9 mmHg，吸氧浓度 21%，钾 4.26 mmol/L。胸腹部 CT（图 7-1）示右侧胸腔积液积气伴右肺膨胀不全，右肺炎症，左侧胸膜增厚，心影增大，肝硬化改变，肝内低密度灶，胆囊结石，前列腺钙

化。胸腔 B 超示右侧胸腔积液，肝硬化，胃底食管静脉曲张；肝囊肿；胆囊多发结石。双下肢血管超声未见明显血栓。肌酐 110 mmol/L。D-二聚体 3.4 μg/mL。急诊尿液分析示红细胞 26.8 个/μL，颗粒管型 3.61 个/μL，透明管型 5.41 个/μL。

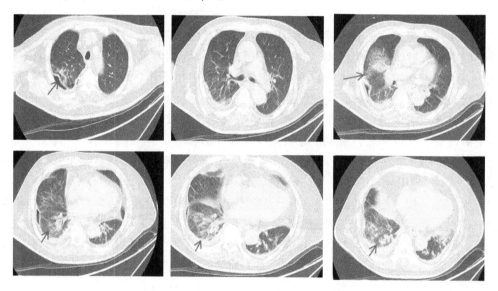

图 7-1　病例 1 胸部 CT 平扫（入院当天，我院，箭头所指为肺部炎症）

4. 诊断思路

呼吸衰竭的诊断主要依靠血气分析。Ⅰ型呼吸衰竭是低氧性呼吸衰竭，$PaO_2 < 60$ mmHg，$PaCO_2$ 降低或正常，该患者 $PaO_2 < 60$ mmHg，诊断Ⅰ型呼吸衰竭明确。呼吸衰竭的诊断难点在于查找呼吸衰竭的原因。

该患者表现为神志不清，否认服用中枢神经抑制性药物，同时进行头颅相关检查，排除脑血管疾病、中枢系统感染等情况，须考虑肺性脑病可能；患者呼吸频率快，呼吸困难是呼吸衰竭最早出现的症状，多数患者有明显的呼吸困难；该患者口唇发绀，是缺氧的典型表现，当动脉血氧饱和度 <90% 时，可在口唇、指甲等处出现发绀，发绀的程度与还原型血红蛋白含量相关，所以红细胞增多者发绀更明显；该患者心率>100 次/分，为循环系统代偿表现，缺氧可引起心肌损害，疾病进一步发展可出现血压下降、心律失常、心搏停止；该患者排尿困难，目前已留置导尿，患者肌酐升高，考虑呼吸衰竭影响肾功能。患者老年男性，有高血压、糖尿病等基础疾病，神志不清，外院 CT 提示右侧胸腔大量积液伴少量积气，血氨升高，既往肝硬化病史，须考虑肝性脑病可能；患者 APACHE Ⅱ评分 21 分，住院病死率 38.9%，SOFA 评分 8 分；NUTRIC 评分（不考虑白细胞介素-6）6 分，营养风险筛查 NRS-2002 评分 5 分，有收住 ICU 的指征。

5. 病因诊断

① 肺部感染导致的呼吸衰竭：患者 CT 提示双肺感染、双侧胸腔积液，进一步行胸腔穿刺检查发现恶臭刺鼻味，接引流袋，胸腔积液送检常规、生化、CEA、脱落细胞，可见大量白细胞、中性粒细胞，抗核抗体（ANA）、LDH 升高，考虑渗出液，脓性胸腔积液可能性大，结合 CT，考虑肺脓肿合并脓胸，积极引流脓液，胸腔积液送检培养，查找病原，必要时胸腔冲洗，予抗感染治疗。

② 中枢神经系统病变导致的呼吸衰竭：患者存在神志变化，不排除中枢系统感染合并肺炎可能，中枢系统疾病往往被漏诊，须引起注意。患者神志不清，精神烦躁，颈强直，脑膜刺激征阳性，病理反射阴性，头颅 CT 未见明显异常，但应进一步行腰椎穿刺检查排查中枢系统感染。该患者行腰椎穿刺脑脊液测压，并送检常规、生化、结合 IgG、隐球菌、培养、mNGS 等，结果回报脑脊液细胞数正常，蛋白及氯升高，糖也升高，不符合感染表现，且脑脊液无菌生长，暂不考虑中枢系统感染。

③ 肾功能不全导致的呼吸衰竭：患者肌酐升高，否认既往肾病，此次肌酐升高可能原因为神志不佳、饮食饮水不足等导致的肾前性容量不足，患者入院前一天至外院治疗，不排除使用肾毒性抗生素可能，故该呼吸衰竭病因暂不考虑肾原发病可能。

④ 肝脏病变导致的呼吸衰竭：患者血氨稍高（73 μmol/L），神志不清，总胆红素 23.5 μmol/L，肝性脑病可能性不大。患者肝硬化为慢性疾病，肝脏疾病直接导致呼吸衰竭可能性低。患者血氨稍高可能与肠道菌群产生氨气相关，但此病例须注意保持大便通畅，维持肠道菌群平衡，监测血氨，补充白蛋白，防止呼吸衰竭并发并加重肝功能不全。

（三）我们可能遇到的病例：病例 2

患者，女，66 岁，主因"反复咳嗽伴气喘 15 余年，加重 2 周"入院。

1. 问诊要点

（1）现病史

针对核心症状"咳嗽咳痰"：咳嗽的起因、频率、昼夜规律，有无夜间加重，有无刺激性高亢咳嗽音；痰液性质、颜色、黏稠度，有无拉丝，有无痰中带血。

伴随症状：患者胸闷气喘的加重和缓解因素，有无端坐呼吸，夜间能否躺平，有无胸痛，有无发热，有无咯血，有无头晕，有无晕厥，有无心悸，有无烦躁不安、惊恐或者濒死感。

就诊经过：检验检查结果，用药及效果等。

一般情况：精神、睡眠、饮食、小便量、体重变化。

（2）既往史、职业史、个人史、月经婚育史、家族史

既往有无慢性气道疾病，如慢阻肺、哮喘、慢性支气管炎等，有无胸闷、呼吸困难发作史，有无长期吸入剂治疗史，有无心脏病史，有无类似疾病发作史（如果有，询问当时的诊断、治疗措施等），重点关注有无受凉感冒，有无晕厥、神志改变，有无近期手术史。有无其他慢性病病史，有无食物及药物过敏史等。

2. 查体要点

生命体征（体温 T，脉搏 P，呼吸 R，血压 BP），生命体征平稳有助于判断患者病情。

一般情况：神志情况，精神情况，瞳孔对光反射，四肢末梢（有无嘴唇发绀、水肿等）。

呼吸系统查体：

视诊：观察胸壁有无疱疹，一些疱疹病毒导致的肺部感染可能继发呼吸衰竭；正常胸廓前后径：横径＝1∶1.5，观察有无扁平胸、桶状胸、漏斗胸，有无一侧或双侧胸廓变形、一侧膨隆、局限性隆起、局限性凹陷等。胸壁有无静脉曲张。呼吸运动（有无三凹征或异常胸腹式呼吸），呼吸衰竭患者往往有呼吸深度受限；呼吸频率和深度（正常呼吸频率 16~18 次/分），呼吸衰竭患者往往可见呼吸增快或呼吸减慢，Ⅱ型呼吸衰竭患者往往可见深长呼吸；呼吸节律（有无呼吸困难，包括吸气性呼吸困难、呼气性呼吸困难、混合性呼吸困难），呼吸衰竭患者可见呼吸节律的改变，如浅慢—深快—浅慢—暂停的潮式呼吸，脑炎、脑膜炎、颅内高压等并发Ⅰ型呼吸衰竭可出现间停呼吸，严重呼吸衰竭患者可见比奥呼吸或朝式呼吸，提示预后极差。

听诊：呼吸音（呼吸音是否低弱，有助于判断是否合并肺梗死、慢阻肺、肺部感染、胸腔积液；是否有哮鸣音、细湿啰音，有助于寻找原发病和评估病情）。

叩诊：胸部叩诊，正常叩诊呈清音，叩诊浊音提示胸腔积液，叩诊鼓音提示气胸，注意有无移动性浊音。

触诊：胸廓扩张度，语音震颤（肺炎语音震颤增强，慢阻肺患者语音震颤减弱），胸膜摩擦感。

其他部位重点查体：观察有无发绀，有无杵状指，面色是否苍白，神志精神有无变化，瞳孔对光反射是否灵敏，瞳孔大小是否对称，全身浅表淋巴结有无肿大，巩膜有无黄染，有无心律不齐，有无心脏杂音，腹部有无明显压痛、反跳痛，有无肌紧张，肝肾区有无叩击痛，腹部有无移动性浊音，有无病理反射，双下肢有无水肿。

3. 归纳病例特点

① 老年女性，慢性病程急性加重。

② 现病史：患者 15 余年间反复咳嗽咳痰，痰液为黄黏痰，痰量多，易咳出，偶有痰中带血，血量少，呈鲜红色，偶有气喘发作，发作时不能平卧，迫使端坐呼吸，感呼吸困难，持续时间长。近几年内症状反复发作，每逢秋冬季节症状多发，时常住院行抗感染平喘治疗。近 4 年来在家中使用无创呼吸机辅助通气，间断无规律使用。此次患者 2 周前无明显诱因出现咳嗽、咳白黏痰，气喘、胸闷，活动后加重，伴夜间阵发性呼吸困难，夜间端坐呼吸，遂至医院就诊，予"莫西沙星、舒普深"抗感染治疗，"甲泼尼龙"平喘，补充白蛋白，"呋塞米"利尿，无创呼吸机辅助通气治疗。血气分析（2021-12-31）示 pH 7.335，PaO_2 63 mmHg，$PaCO_2$ 110.4 mmHg，SaO_2 91%，FiO_2 29%，至我院急诊抢救室予以气管插管接呼吸机辅助通气，今为求进一步诊治收入呼吸与危重症医学科。病程中，患者无恶心呕吐，无腹痛腹泻，无头痛头晕，食纳睡眠一般，二便正常，近期未见体重明显下降。

③ 既往史：有"帕金森病"病史 3 年余，口服"美多芭、森福罗"治疗，否认高血压、糖尿病病史，有"哮喘、支扩、慢阻肺、肺源性心脏病"病史多年。否认其他慢性病史，否认肝炎、结核、伤寒等传染病史。否认手术、外伤史，否认药物、食物过敏史。否认吸烟、饮酒史，预防接种史不详，否认遗传性家族病史。

④ 查体：T 37.8 ℃，P 123 次/分，R 23 次/分，BP 138/85 mmHg。神志朦胧，精神软，查体不合作。全身浅表淋巴结未触及肿大，巩膜无黄染，瞳孔对光反射灵敏，气管插管中，双肺可闻及湿啰音。心音可，心律齐，各瓣膜听诊区未闻及病理性杂音。腹软，全腹无压痛、反跳痛，无肌紧张，肝脾肋缘未触及，肝肾区无叩击痛，肠鸣音 4 次/分。脊柱、四肢活动自如，双下肢轻度凹陷性水肿，无杵状指，生理反射存在，病理反射未引出。

⑤ 辅助检查：胸部 CT（2022-01-08，苏州某医院）示双肺炎症。胸片（2022-01-11，我院）示双肺感染（图 7-2）。血气分析（2022-01-11，我院）示 pH 7.453，PaO_2 93.6 mmHg，$PaCO_2$ 72.6 mmHg，FiO_2 29%，钾 3.3 mmol/L，SaO_2 98%。血常规（2022-01-10，我院）示 WBC 12.64×10^9/L，中性粒细胞计数 8.52×10^9/L，PLT 122×10^9/L，CRP 14.75 mg/L。

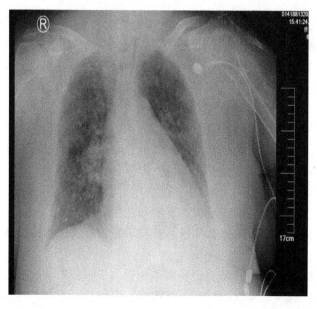

图 7-2　入院时胸部正位片

4. 诊断思路

患者血气分析示 $PaCO_2$ 增高，因该患者经过氧疗、机械通气，低氧血症已得到纠正，故而血气分析中 PaO_2 正常，但计算住院前氧合指数 $PaO_2/FiO_2 = 217.24$，氧合指数仍 <300，支持呼吸衰竭的诊断。该患者经过氧疗后氧合指数仍低于 300，同时伴有 $PaCO_2>50$ mmHg，诊断 Ⅱ 型呼吸衰竭明确。该患者表现为神志朦胧，外院查 $PaCO_2$ 极高，经过无创呼吸机辅助通气后仍无下降趋势，于急诊抢救室行气管插管，复测 $PaCO_2$ 较之前稍下降。

该患者有长期慢性咳嗽咳痰病史，既往诊断慢阻肺、哮喘、支扩、肺源性心脏病明确，结合胸部 CT、发热、血象升高，肺部感染诊断明确，此次呼吸衰竭考虑慢阻肺急性发作合并感染为直接触发原因。针对患者慢性肺病情况，应考虑患者肺部感染可能诱发支气管痉挛、哮喘发作，可能是患者反复 $PaCO_2$ 升高的原因。患者长期肺心病，合并肺动脉高压可能性大，故而表现为水肿，亦可出现胸闷，纠正原发病过程中应注意控制补液量，维持出入量平衡。

5. 病因诊断

① 肺部感染导致的呼吸衰竭：患者入院前胸部 CT 提示肺部感染，重症肺炎可出现血气分析改变，出现 Ⅰ 型或 Ⅱ 型呼吸衰竭，患者临床症状、检验检查结果支持肺部感染。

② 慢阻肺急性加重导致的呼吸衰竭：患者长期慢阻肺病史，慢阻肺急性发作容易合并感染。慢阻肺患者存在气道不完全可逆改变，排痰能力弱，痰堵可诱发感染、肺通气障碍、低氧血症，发展为呼吸衰竭。

③ 哮喘诱发的呼吸衰竭：患者有哮喘病史，哮喘急性发作表现为呼气障碍、气道痉挛、肺通气受限，进而导致二氧化碳潴留，发展为 Ⅱ 型呼吸衰竭。患者入院时双肺未闻及明显哮鸣音，不支持哮喘为此次呼吸衰竭直接原因的诊断。此外哮喘发展为肺炎少见，但不排除此患者有由其他病因发展的呼吸衰竭，同时合并哮喘的气道痉挛表现，故在加强抗感染的同时，可使用小剂量激素［0.5~2 mg/（kg·d）］抗气道痉挛，激素同时有促进肺部炎症吸收的效用。

④ 肺心病导致的呼吸衰竭：患者有慢阻肺、哮喘病史，均是肺心病的直接诱因，肺动脉高压多发展为 Ⅰ 型呼吸衰竭，合并二氧化碳潴留少见。肺心病可发生心功能衰竭，心脏泵血不足，发生低氧血症，严重者可进展为 Ⅱ 型呼吸衰竭。此次患者心脏超声提示左房增大，主动脉瓣轻度反流，二尖瓣中度反流，三尖瓣中度反流，肺动脉高压，少量心包积液，下腔静脉塌陷<50%，EF 值 60%。患者心功能尚可，故肺心病为呼吸衰竭直接病因可能性低。但治疗过程中须关注心功能变化，控制补液速度、计算出入量。

三、治疗原则

1. 保持呼吸道通畅

患者呼吸衰竭的直接原因是肺通气不足，保持呼吸道通畅是最重要的治疗措施。肺部感染的患者痰液增多，昏迷患者咳痰能力减弱，故而痰堵窒息风险极高，积极翻身促排痰、床边导管吸痰、纤支镜吸痰、气管插管、气道切开是临床常用的保持呼吸道通畅的措施。

2. 氧疗

氧疗即氧气疗法，是通过吸氧装置维持肺泡内 PaO_2，改善氧合，纠正低氧血症的方法。

吸氧浓度：Ⅱ 型呼吸衰竭的患者须注意控制吸氧浓度，一般低流量吸氧，在保证 PaO_2 迅速提高到 60 mmHg 或脉搏容积血氧饱和度达 90% 以上的前提下，尽量降低吸氧浓度；Ⅰ 型呼吸衰竭的患者无二氧化碳潴留，可给予较高氧浓度。

吸氧装置：临床常见的吸氧装置包括鼻导管、面罩、呼吸湿化治疗仪，须注意 Ⅱ 型呼吸衰竭患者尽量减少使用面罩吸氧，尤其是口鼻全封闭面罩，可能加重二氧化碳潴留风险；经鼻高流量吸氧既可用于 Ⅰ 型呼吸衰竭改善氧合，又可用于 Ⅱ 型呼吸衰竭增加肺通气，一定程度上减少二氧化碳潴留。

3. 正压机械通气

正压机械通气包括无创正压通气和气管插管接呼吸机辅助通气。无创正压通气不适用于昏迷患者，对于神志清楚的患者可予适当的吸气压、呼气压、呼吸频率等降低 $PaCO_2$，纠正 II 型呼吸衰竭，根据血气分析结果及病情状态调整压力参数，对于慢阻肺患者，一般选择 S/T 模式，在原发病因治疗过程中辅助患者呼吸，待病因纠正后逐渐撤机；气管插管接呼吸机辅助通气指征因病而异，在无创呼吸机无法耐受、呼吸衰竭难以纠正、原发病因复杂难以纠正呼吸衰竭进展情况下须积极考虑气管插管，维持气道通畅，帮助患者渡过难关，然后逐渐进行脱机训练，对于气管插管拔管困难患者须考虑气管切开。临床气管插管接口及气管切开示例见图 7-3。临床常见有创呼吸机设备示例见图 7-4。

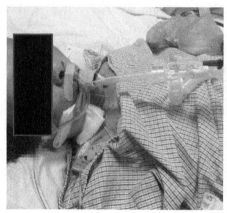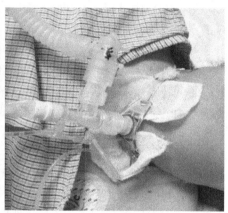

图 7-3　气管插管（左）和气管切开（右）

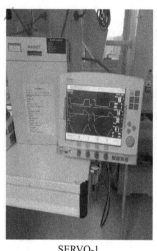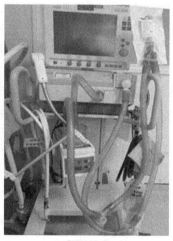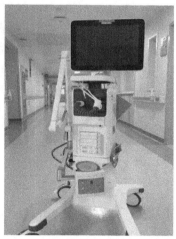

SERVO-1　　　　　　　　SERVO-S　　　　　　　　SERVO U

图 7-4　常见气管插管-呼吸机设备

使用机械通气的目的包括：

① 改善肺的气体交换，纠正急性呼吸性酸中毒。通过通气量的调整，可迅速逆转严重呼吸性酸中毒，但并不要求必须达到 $PaCO_2$ 正常，而 pH 则必须维持 7.30 以上，力求维持正常水平。在某些特殊情况下，如急性呼吸窘迫综合征（ARDS）患者，为避免呼吸机相关肺损伤而实施允许高碳酸血症策略时，pH 的目标值为 7.15~7.20，现也认为是可以接受的。

② 纠正严重低氧血症，通过增加肺泡通气量和呼气末肺容积缓解组织缺氧。遇到某些特殊情况，若为改善 PaO_2 或纠正 pH 达正常范围将导致呼吸机相关肺损伤或给患者带来其他较严重危害（如氧中毒等），适当降低 PaO_2、SaO_2 的目标值（如 PaO_2 达 55 mmHg，SaO_2 达 87%）是恰当的。

③ 缓解呼吸窘迫。高气道阻力、严重呼吸困难或浅快呼吸可给患者带来难以忍受的痛苦，给予机械通气并采用其他适当措施可改善呼吸窘迫症状，直至基础疾病改善和恢复。

④ 改善压力-容量关系。预防或治疗肺不张，改善肺顺应性，预防进一步的损伤。

4. 俯卧位通气和体外膜式氧合（ECMO）

研究表明，俯卧位通气有利于改善患者氧合，尤其适用于拔管困难、呼吸衰竭严重、氧合不佳的昏迷患者。ECMO 是体外生命支持中的一种新技术，目前我院已开展 ECMO——将患者静脉血引出体外后经氧合器进行充分的气体交换，然后再输入患者体内。ECMO 是严重呼吸衰竭的终末呼吸支持方式，目的在于全部代替心肺功能，减少肺损伤、减少呼吸机做功，为原发病的治疗争取时间。

5. 呼吸 ICU 的综合治疗

针对原发病的治疗是呼吸衰竭治疗的根本所在，针对脓胸的引流和抗感染治疗，针对肺水肿、肺血管疾病、胸廓外伤、气胸、胸腔积液的治疗，针对颅内感染的抗中枢系统感染治疗，针对脑血管病的治疗，针对重症肌无力、吉兰-巴雷综合征、有机磷中毒的解毒治疗，针对脊髓灰质炎的治疗，查找病因，条分缕析，全面分析。呼吸衰竭患者往往合并酸碱平衡失调、电解质紊乱、营养风险，加强液体管理、记录尿量、维持电解质平衡、维持酸碱平衡、补充营养是呼吸衰竭患者康复的前提。

四、医患沟通

患者可能的疑问是什么？	我们如何应对？
为什么会发生呼吸衰竭？	引起急性呼吸衰竭发生的原因有很多，有可能是呼吸道发生了病变，支气管痉挛、支气管炎症或者异物等使气道受到了阻塞，导致通气不足，气体分布不均匀而引起了通气、血流的比例失调，引起缺氧及二氧化碳潴留。其还有可能是肺组织发生了病变引起的，如重度肺结核、肺炎、肺气肿、成人呼吸窘迫综合征或者弥散性的肺纤维化等，都有可能会造成肺容量、通气量及有效的弥散面积减少，通气或者血流的比例失调引起肺动脉瓣的分流，造成缺氧或者二氧化碳潴留。
呼吸衰竭如何预防？	呼吸衰竭一般是疾病进展的结果，故而控制原发病是预防呼吸衰竭的根本。如慢阻肺患者，须积极治疗原发病，规律使用吸入药物，避免感染，预防慢阻肺急性发作，控制胸闷气喘症状，从而避免呼吸衰竭的发生；肺部感染患者须长期经验性使用抗生素，同时积极完善痰培养、血培养等寻找感染源，再针对性调整抗生素治疗，预防呼吸衰竭的发生；脑血管疾病患者须早期溶栓、介入、再灌注等改善脑循环，避免发生呼吸衰竭。
得了呼吸衰竭还能治好吗？	部分的呼吸衰竭能够治好，甚至可以治愈且不留有后遗症。可以通过抗感染治疗、氧疗、呼吸支持，甚至呼吸机辅助呼吸，使原发病得到控制，肺部的功能恢复，呼吸衰竭得以治愈，将来一般不会留有明显的后遗症。
呼吸衰竭治疗后还会复发吗，需要注意什么？	呼吸衰竭是否复发由原发病决定，在原发病得到有效控制的前提下，呼吸衰竭一般不会复发。但须注意，部分 Ⅰ 型呼吸衰竭纠正后，发生二氧化碳潴留，出现 Ⅱ 型呼吸衰竭，此为疾病进展信号。
气管切开有什么后遗症吗？	对于气管插管后拔管困难患者，或原发病难以纠正、须长期呼吸机辅助通气的情况，或排痰困难患者，须考虑气管切开。气管切开是一种辅助呼吸手段，可避免呼吸困难、呼吸衰竭的发生。气管切口须长期护理、规律清洁，气管切开套管须根据性能选择和更换，呼吸衰竭及原发病得以纠正后，逐渐拔出套管、闭合气管切口。

第8章 睡眠呼吸暂停低通气综合征

一、概述

睡眠呼吸障碍（sleep-related breathing disorder，SBD）是一组以睡眠期呼吸节律及通气功能异常为主要表现的疾病，伴或不伴清醒期呼吸功能异常，包括阻塞性睡眠呼吸暂停低通气综合征（OSAHS）、中枢性睡眠呼吸暂停综合征（CSAS）、睡眠相关低通气疾病（SHVD）、睡眠相关低氧血症、单独症候群和正常变异（鼾症和夜间呻吟）五个大类。睡眠呼吸暂停低通气综合征（SAHS）根据发病机制分为阻塞性、中枢性、混合性。OSAHS 是临床最常见的睡眠呼吸疾病类型。OSAHS 是由多种原因导致睡眠状态下反复出现低通气和（或）呼吸中断，引起慢性间歇性低氧血症伴高碳酸血症及睡眠结构紊乱的临床综合征。主要临床表现为夜间打鼾伴呼吸暂停、夜间惊醒、多尿、日间嗜睡、乏力、记忆减退等。OSAHS 是高血压、糖尿病、心律失常、心力衰竭、脑卒中等内分泌代谢疾病和心脑血管疾病的独立危险因素。

打鼾是 SAHS 患者睡眠时最常见的表现，也常是患者求治的主诉。正是由于打鼾在睡眠时常见，人们在认识上存在一些误区，常认为打鼾是"熟"睡、"睡得香"的表现而将其忽略。很多打鼾者可无睡眠呼吸暂停，但一些无睡眠呼吸暂停的打鼾者可合并与睡眠呼吸暂停者相同的临床症状，如白天嗜睡、乏力、注意力不集中、头痛、工作能力下降等。可以合并或不合并高血压、心脏病、脑血管病及内分泌疾病等。打鼾是睡眠时由上气道组织振动而产生，用内镜直接检查发现打鼾者在睡眠时，上气道无软骨支撑的软组织，包括软腭、腭垂、咽喉、咽壁及上气道的其他部分，甚至可达声带水平，均可产生振动。部位弥漫而不局限。鼾声是由于上气道松弛、塌陷、舌根后坠，气流通过狭窄的咽部，使咽腔软组织颤动而发出的一种声音，主要受舌、软腭和咽气道的质量和依从性影响，常发生在吸气相，但也可能发生在呼气时。打鼾可发生于所有睡眠时期，以非快速动眼期（NREM）2~4 期最常见。临床上将打鼾者中符合 SAHS 诊断标准者，诊断为 SAHS；不符合 SAHS 诊断标准者，则诊断为单纯鼾症；脑电图（EEG）同时发现反复微觉醒及上气道阻力增加而无呼吸暂停或低通气，并伴临床症状，如白天嗜睡、乏力，睡眠时伴有或不伴有打鼾，但伴有胸内负压增高者，则称为上气道阻力综合征（UARS）。

二、"见"患者，"习"案例

（一）我们可能遇到 SAHS 患者的科室

在呼吸科门诊，可见主诉为夜间发作呼吸困难、憋醒、反复惊醒的 SAHS 患者；在五官科门诊，可见主诉为扁桃体肥大、咽腔狭窄，要求手术治疗打鼾的患者；在神经内科门诊，可见主诉为嗜睡、头痛、乏力、记忆力减退的 SAHS 患者。在呼吸科睡眠监测病房，可见因打鼾主诉住院行多导睡眠监测的患者，或者在睡眠专科门诊，拟行便携式睡眠监测或家庭无创正压通气治疗的 SAHS 患者。

（二）我们可能遇到的病例：病例 1

患者，男，44 岁，因"夜间打鼾 10 余年，加重伴乏力嗜睡 1 个月"入院。

1. 问诊要点

（1）现病史

针对核心症状"打鼾"：夜间打鼾是 SAHS 典型表现，通过仔细询问病史能够了解清楚。通常有呼吸睡眠暂停的患者，入睡并无困难，尽管有人主诉失眠。患者常常有频繁的夜间唤醒和睡眠片断，偶尔有醒来喘息或窒息，但更经常的是由于排尿而醒来。夜间多尿，部分是由 SAHS 引起的。夜尿很可能和出现在阻塞性睡眠呼吸暂停事件期间的胸膜腔负压增大有关，患者常常因夜尿增多就诊于泌尿外科。配偶（同睡者）可提供更多的关于睡眠期间发生事件的信息。为评估有睡眠呼吸暂停的所有患者，向配偶询问患者的病史是重要的一个部分。配偶诉患者打鼾，鼾声常常已经持续很多年。阻塞性睡眠呼吸暂停的鼾声很大（在相邻的房间也能听到），并且是习惯性的（每晚出现），以致配偶常常去另一房间睡觉。也有目击到的睡眠呼吸暂停和大的喷鼻息或窒息出现在呼吸暂停的末端。偶尔，在中止呼吸暂停事件的微觉醒期间，配偶可能目击到患者手臂使劲地胡乱挥动，或其他动作幅度大的运动。反复出现的呼吸暂停事件，睡眠呼吸暂停患者有严重的片断式睡眠，导致慢波睡眠（3 期和 4 期或 delta 睡眠）和快速眼动睡眠（REM）同年龄匹配组相比较很少。因此，有的睡眠呼吸暂停的患者在早晨醒来时并不觉得精力恢复。晨起头痛相对不常见。晨起头痛提示有高碳酸血症，并且是肥胖-低通气综合征的一个临床特点。

伴随症状：该病例伴有白天嗜睡、乏力表现，此外还需关注有无合并头痛、晕厥、胸痛、记忆力减退、情绪改变、脾气暴躁等。

就诊经过：检验检查结果、用药及效果等，如既往有无行多导睡眠监测。

一般情况：精神、睡眠、饮食、小便量、体重变化。

（2）既往史、个人史、家族史

有无慢性胸闷、呼吸困难发作史，有无心脏病史，有无类似疾病发作史（如果有，询问当时的诊断、治疗措施等），有无手术、外伤史。有无高血压、糖尿病或其他慢性病病史，有无食物及药物过敏史等。

2. 查体要点

生命体征（体温 T，脉搏 P，呼吸 R，血压 BP）。

一般情况：神志情况，精神情况，瞳孔对光反射，四肢末梢（有无嘴唇发绀现象）。

呼吸系统查体：

视诊：观察胸壁有无疱疹，有无紫癜瘀斑；正常胸廓前后径：横径 = 1：1.5，观察有无扁平胸、桶状胸、漏斗胸；有无一侧或双侧胸廓变形，一侧膨隆、局限性隆起、局限性凹陷等；胸壁有无静脉曲张。呼吸运动（有无三凹征或异常胸腹式呼吸）、呼吸频率（正常呼吸频率 16~18 次/分）、呼吸节律及深度（有无剧烈胸痛相关的抑制性呼吸）。

听诊：呼吸音（呼吸音是否低弱，是否有哮鸣音、细湿啰音，有助于评估病情）。

叩诊：胸部叩诊，有无移动性浊音。

触诊：胸廓扩张度，语音震颤，胸膜摩擦感。

其他部位重点查体：SAHS 患者呼吸系统查体基本正常，多数患者有体重指数（BMI）超标，肥胖现象明显。

3. 归纳病例特点

① 中年男性，慢性病程。

② 现病史：患者 10 余年前出现夜间睡眠打鼾，影响床伴休息，经常看书入睡、看电视入睡，近 1 个月频繁发生睡眠中憋醒，呼吸不畅，夜间盗汗，夜尿增多，记忆力减退，自觉反应能力下降，工作力不从心，无咳嗽咳痰，无发热，无胸闷胸痛，否认吸烟，否认饮酒，今为求进一步诊治入我院。自发病以来，患者食欲可，睡眠如上述，大便正常，小便夜尿增多，体重未见明显变化。

③ 既往史：平素身体状况可，否认高血压、糖尿病、肾病等慢性病史，否认肝炎、结核等传染病史。否认手术、外伤史，预防接种史不详，否认食物、药物过敏史。无吸烟、饮酒、熬夜嗜好。

④ 查体：T 36.5 ℃，P 81 次/分，R 15 次/分，BP 147/72 mmHg。身高 170 cm，体重 79 kg，颈围 43 cm，腹围 106 cm，体貌呈颈短、腹圆貌。发育正常，营养中等，轻度贫血貌，全身皮肤黏膜未见明显黄染，全身淋巴结未触及肿大。双肺呼吸音稍低，未闻及明显干、湿啰音。心音正常，

未闻及明显病理性杂音，心率 81 次/分。腹部圆润膨隆，无胃肠型及蠕动波，腹壁柔软，无压痛、反跳痛，肝脾肋下未触及，移动性浊音阴性，肝浊音界存在，肠鸣音 4 次/分。双下肢无水肿，无杵状指、趾，生理反射存在，病理反射未引出。

⑤ 辅助检查：空腹血糖 11.7 mmol/L。2018 年因嗜睡就诊于我院神经内科，行脑电图检查未见异常。

4. 诊断思路

SAHS 患者常常主诉在早晨起床困难。睡眠呼吸暂停患者有白天嗜睡。轻度睡眠呼吸暂停的患者一般在白天感觉疲倦和昏昏欲睡，白天并不睡觉，但在晚上只要坐下来看报纸或看电视便很快入睡。严重睡眠呼吸暂停的患者，在很多情况下都能不合时宜地很快入睡（如面对面谈话、打电话或吃饭时）。因此，他们的睡眠是不能控制的。有 SAHS 的患者驾车风险极高，重要的是仔细询问患者是否在驾车或遇红绿灯时入睡。SAHS 患者经常在驾车时感觉昏昏欲睡并且必须靠边小睡一会儿，经常在驾车时入睡并且离开马路或出事故。一般说来，这些人的嗜睡和睡眠呼吸暂停的严重程度直接相关。一个标准的评分系统（the epworth sleepiness scale，ESS）（表 8-1）是临床评价嗜睡自我分级的有用工具。

表 8-1　ESS 嗜睡量表

请勾选出在以下不同情况您打瞌睡的频率（ESS 量表）：				
0：从未；　　1：很少；　　2：有时；　　3：经常会发生				
1. 坐着阅读时	0	1	2	3
2. 看电视时	0	1	2	3
3. 在公共场合安静坐着（如在戏院或会议中）	0	1	2	3
4. 坐车连续超过 1 个小时（不包括自己开车）	0	1	2	3
5. 在下午躺下休息时	0	1	2	3
6. 坐着与人交谈时	0	1	2	3
7. 饭后休息时（未饮酒）	0	1	2	3
8. 开车中遇到交通问题而停下数分钟时（等红灯）	0	1	2	3
评分：正常 0~9 分（　）；轻度 10~13 分（　）；中度 14~19 分（　）；重度 20~23 分（　）				

根据患者睡眠时打鼾伴呼吸暂停、白天嗜睡、肥胖、颈围粗、上气道狭窄及其他临床症状可初步考虑 SAHS 诊断，须进一步行多导睡眠监测。若多导睡眠监测显示每夜至少 7 小时的睡眠过程中呼吸暂停和（或）低通气反复发作 30 次以上，或者呼吸暂停低通气指数（AHI）≥5 次/小时，且以阻塞性为主，可以确诊 OSAHS。美国睡眠医学会界定的诊断标准是 AHI≥15 次/小时，伴或不伴临床症状；或 AHI≥5 次/小时，伴有临床症状可确诊。AHI 严重程度分级见表 8-2 所列。

表 8-2　AHI 分级标准

严重度分级	AHI/（次·小时$^{-1}$）	最低 SaO$_2$/%
轻	5~15	85~90
中	15~30	80~85
重	>30	<80

根据多导睡眠监测的胸腹运动和呼吸气流情况判定阻塞性、中枢性、混合性分型。阻塞性 SAHS，口鼻气流暂停，而胸腹式呼吸运动尚存在；中枢性 SAHS，口鼻气流和胸腹式呼吸运动均消失；介于两者之间者为混合性 SAHS（图 8-1）。

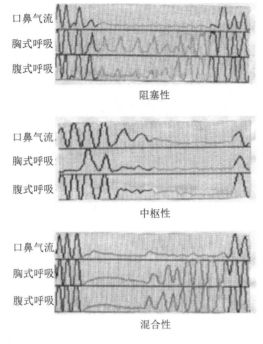

图 8-1 呼吸暂停分类

5. 危险因素

① 肥胖。

② 年龄：中枢性睡眠呼吸暂停更常发生于老年人，原因是老年人睡眠状态的不稳定性导致呼吸不稳定性，还不清楚这些影响是否为病理性的。换句话说，还不知道在老年人中，中枢性睡眠呼吸暂停是否能引起不良后果。

③ 性别：男性更多见，在充血性心力衰竭患者中，男性是发展为中枢性睡眠呼吸暂停的危险因素，女性在 NREM 睡眠期有更低的低碳酸血症和呼吸暂停阈。有研究发现，雌性激素在 SAHS 发病机制中发挥重要作用。

④ 上气道解剖异常：包括鼻腔阻塞（鼻中隔偏曲、鼻甲肥大、鼻息肉、鼻部肿瘤等）、Ⅱ度以上扁桃体肥大、软腭松弛、悬雍垂过长或过粗、咽腔狭窄、咽喉黏膜肥厚、舌体肥大、舌根后坠、下颌后缩及小颌畸形等。临床上常用扁桃体肥大评分（图 8-2）和马兰帕蒂评分（图 8-3）评估咽腔狭窄情况。

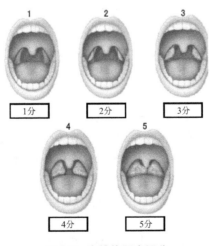

图 8-2 扁桃体肥大评分

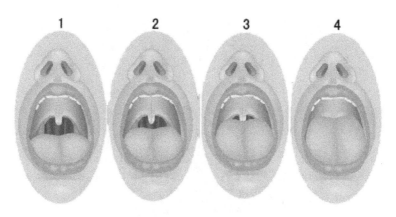

图 8-3 马兰帕蒂评分

⑤ 遗传因素：SAHS 具有家族史。

⑥ 吸烟：吸烟可加重 SAHS。

⑦ 其他：饮酒、服用肌松类药物、甲状腺功能减退、肢端肥大症、心功能不全、脑卒中、神经肌肉疾病。

6. 鉴别诊断

① 鼾症：鼾症者睡眠时有明显的鼾声，规律而均匀，可有日间嗜睡、疲劳。多导睡眠监测检查 AHI<5 次/小时，睡眠低氧血症不明显。

② 上气道阻力综合征：上气道阻力增加，多导睡眠监测检查反复出现 α 醒觉波，夜间微醒觉>10 次/小时，睡眠连续性中断，有疲倦感及白天嗜睡，可有或无明显鼾声，无呼吸暂停和低氧血症。食管压力测定可反映与胸腔内压力的变化及呼吸努力相关的觉醒。试验性无创通气治疗常可缓解症状。

③ 发作性睡病：引起白天嗜睡的第二大病因，仅次于 OSAHS。主要表现为白天过度嗜睡、发作性猝倒、睡眠瘫痪和睡眠幻觉，多发生在青少年。除典型的猝倒症状外，主要诊断依据为多次小睡睡眠潜伏时间试验时平均睡眠潜伏期<8 分钟伴 ≥2 次的异常 REM。鉴别时应注意询问家族史（少数有家族史）、发病年龄、主要症状及多导睡眠监测的结果，同时应注意该病与 OSAHS 合并发生的机会很多，临床上不可漏诊。

7. 并发症

（1）心律失常

SAHS 患者心律失常多发生在睡眠时。心动过缓和窦性心律不齐最常见。窦性心律的周期性与呼吸事件的周期性发生相伴随。迷走神经张力的增加介导了心动过缓呼吸暂停结束后出现的心率加快是交感神经张力增加和迷走神经张力降低的综合效应。室性异位搏动发生率为57%~74%，二度房室传导阻滞（AVB）发生率在 10%以上。心律失常的发生与夜间睡眠呼吸暂停及低氧呈正相关。SaO_2<60%者室性期前收缩发生率是 SaO_2>90%者的 3 倍。OSAHS 有效治疗后心律失常明显减少。

（2）高血压

OSAHS 患者睡眠时收缩压和舒张压均比清醒时明显增高，其增高幅度与呼吸暂停持续时间及 SaO_2 降低程度相关，最高血压常与最低氧饱和度相吻合。OSAHS 患者呼吸暂停开始时动脉血压暂时下降，随后逐渐上升。在呼吸恢复后，血压继续快速升高 10~15 秒，在呼吸暂停终末期，收缩压和舒张压可平均增加 25%，通常在下一个呼吸暂停开始前回到基础水平。肺动脉压力改变亦类似。虽然睡眠时血压短暂升高，但是长期反复的变化可能引起血管结构改变，导致持续性血压增高。

（3）冠状动脉粥样硬化性心脏病

中、老年 OSAHS 患者冠心病发生率增大。冠心病患者的呼吸暂停指数较非冠心病者高。夜间心肌缺血事件多发生在最长呼吸暂停和最低氧饱和度时。心肌梗死患者常有更严重的 OSAHS。

OSAHS 同高血压、吸烟、BMI 一样，也是心肌梗死的独立危险因素。其机制可能与以下因素有关：（a）反复缺氧使冠状动脉内皮受损，脂质易于沉积在内膜下，促进冠状动脉粥样硬化；（b）OSAHS 患者红细胞增多，血液黏度增加，血流缓慢，血小板易在受损内膜表面聚集产生血栓而引起冠状动脉狭窄和闭塞；（c）OSAHS 患者多有肥胖、脂质代谢紊乱、血压升高等冠心病易患因素增多。在上述病理基础上易发生夜间心绞痛、心肌梗死、各种心律失常和猝死等。

（4）夜间猝死

回顾性研究及流行病学调查表明，心血管病患者在凌晨 1—6 点死亡率较高，这段时间 REM 明显增多，往往有更长的睡眠呼吸暂停和更重的低氧血症。由于 SAHS 在睡眠时对心血管产生明显影响，SAHS 可能是引起夜间病死率增加的一个重要原因。

（5）呼吸衰竭

正常人在 REM 时肺泡通气量较清醒时下降到约 60%。没有慢性肺泡低通气的 SAHS 患者，呼吸暂停时发生短时间的氧饱和度下降、体循环血压升高和肺动脉压增加。在每次呼吸暂停结束时氧饱和度能够恢复正常。随着呼吸中枢和呼吸肌功能失调的出现和加重，肺换气不足，可出现严重的呼吸困难症状和体征，如发绀、抽搐、哮喘、肺水肿、低氧血症和高碳酸血症，若呼吸暂停时间过长，可出现急性呼吸衰竭。此外，肥胖、仰卧位睡眠使肺容量降低，加重呼吸衰竭。

（6）其他

脑血管疾病、痴呆症、精神和行为异常、认知障碍等，交通事故。

三、治疗原则

（一）内科治疗

1. 减肥治疗

肥胖是 OSAHS 最重要的危险因素之一。因此，不管是联合其他治疗方法还是单独进行减肥和（或）理想体重的维持，均是肥胖 OSAHS 患者治疗的重要策略。一些研究显示，膳食减肥可以降低肥胖 OSAHS 患者的 AHI，体重反弹后其 AHI 升高。但是，单独应用膳食减肥法并不能治愈中、重度 OSAHS 患者，须联合其他有效的方法。文献很少有关于膳食减肥法治疗轻度 OSAHS 的报道。胃内放置可调式球囊以减少进食量，对长期控制体重有一定帮助。

2. 药物治疗

① 选择性阻断 5-羟色胺再摄取的药物（SSRIs）：如氟西汀、帕罗西汀等。几个 SSRIs 治疗 OSAHS 研究结果不一致，存在争论，而且 SSRIs 并不能明显改善 OSAHS 患者的 AHI。因此，根据现有研究资料，不推荐 SSRIs 用于治疗 OSAHS。

② 普罗替林（protriptyline）：可抑制 REM，从而降低 AHI，改善低氧。也有研究表明，普罗替林并不能改善 AHI 和低氧。近年来很少有普罗替林治疗 OSAHS 的研究报道，由于其不良反应较大，不推荐普罗替林用于治疗 OSAHS 患者。

③ 甲基黄嘌呤衍生物（氨茶碱和茶碱）：所有研究均提示这类药物治疗 OSAHS 无效。因此，不建议甲基黄嘌呤衍生物用于治疗 OSAHS。

④ 雌激素治疗：由于其矛盾的研究结果和不良反应，不建议雌激素用于治疗 OSAHS。

⑤ 莫达菲尼（modafinil）：几项研究均证实莫达菲尼可改善 OSAHS 在有效治疗后仍残存的嗜睡（排除其他导致嗜睡的原因）。因此，推荐莫达菲尼用于 OSAHS 在有效气道正压通气（PAP）治疗后仍存在嗜睡的治疗。

⑥ 对于甲状腺功能减退和肢端肥大症所引起的 OSAHS，治疗这些基础疾病能显著改善 AHI。

3. 吸氧治疗

尽管吸氧治疗可以改善 OSAHS 患者（特别是合并慢阻肺者）的氧合，但氧疗对呼吸暂停、低通气和客观嗜睡方面的效应并不明确。增加肺内氧的"储备"，在呼吸暂停时可以缓解氧饱和度降低的严重程度，但是并不能从本质上中止呼吸暂停。实际上，氧疗由于肺唤醒阈提高，从而延长了呼吸暂停时间，使睡眠片断持续存在。

（二）机械通气治疗

① OSAHS：只要能耐受并能接受 PAP 治疗，无禁忌证，轻、中、重度 OSAHS 均可采用 PAP 治疗，尤其是 AHI≥20 次/小时者。

② 严重打鼾：单纯鼾症是气道部分塌陷和气流部分阻塞的结果。单纯鼾症者的气道跨壁临界压力有中度的降低，其降低程度介于正常人与阻塞性低通气和呼吸暂停患者之间。因而 PAP 也可用于单纯鼾症尤其是合并白天疲乏者的治疗，并且也能获得与 OSAHS 患者相似的效果，改善疲乏症状，减弱或消除鼾音。

③ 白天嗜睡而诊断不明者可进行试验性治疗。

④ OSAHS 合并慢阻肺者（即重叠综合征患者）：少数患者既有 OSAHS 又有慢性气流阻塞性疾病，其低氧程度明显低于单纯 OSAHS 者。

压力滴定过程：（a）应用鼻罩 PAP 治疗的第一夜，技术员或护士应向患者仔细解释 PAP 治疗的意义、操作演示及选择合适的面罩，减少患者焦虑和"面罩幽闭恐惧症"，以保证治疗的顺应性；（b）持续气道正压通气（CPAP）滴定压力从 4 cmH_2O（1 cmH_2O = 0.098 kPa）开始，双相气道正压（BiPAP）从 IP（吸气压）8 cmH_2O、EP（呼气压）4 cmH_2O 开始，每 5~10 分钟升高 CPAP 压力 1~2 cmH_2O，逐渐升高直到所有睡眠时期及各种睡眠体位时的呼吸紊乱事件（包括呼吸暂停、低通气、呼吸努力相关的唤醒及打鼾）被消除，此时的 PAP 值就是患者进行家庭 PAP 治疗的参考值；（c）一般来说，成人 CPAP≤20 cmH_2O（如为 BiPAP，IP≤30 cmH_2O），儿童≤15 cmH_2O（IP≤20 cmH_2O），IPAP-EPAP 的差值最好在 4~8 cmH_2O，如果 CPAP 滴定时患者明显不适或不能耐受较高压力，或者滴定压力已达 15 cmH_2O 仍有阻塞性呼吸事件，可试用 BiPAP 治疗；（d）最适 PAP 治疗压力应使患者 AHI<5 次/小时，且最低氧饱和度≥90%，可接受的治疗压力应使患者 AHI≤10 次/小时或者 AHI 下降幅度超过治疗前的 75%，特别是重度 OSAHS 患者；（e）如果没有达到上述滴定目标，或滴定时间不足 3 小时，应考虑重复压力滴定。图 8-4 为压力滴定示意图。

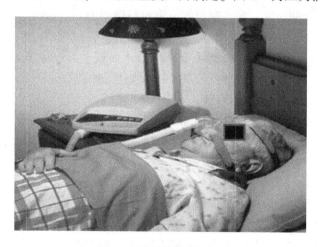

图 8-4　压力滴定示意图

（三）外科治疗

对于年龄小于 55 岁的中、重度 OSAHS 患者可考虑手术治疗，包括腭垂腭咽成形术、激光辅助腭垂腭咽成形术、颌面外科手术等。

（四）其他治疗

改善生活方式、口腔矫治器、伸舌训练等。

四、医患沟通

患者可能的疑问是什么？	我们如何应对？
室友说我晚上打鼾响，影响他人睡觉，该怎么办？	严重的鼾音可以很响亮，影响室友的休息。如果还在上学期间，无法避免和他人共有寝室，为减少尴尬，建议侧卧睡眠减轻打鼾声音，并可以减轻夜间缺氧。如有肥胖、体脂超标，应积极减重。研究表明，规律固定的运动锻炼可增加肌肉收缩性能，减轻、减少打鼾的发生。
我爸爸睡眠呼吸暂停，我也有，我的小孩也会打鼾吗？	睡眠呼吸暂停具有家族遗传性，该疾病与基因有关。睡眠呼吸暂停考虑显性基因遗传可能性大，如父母均打鼾，那么后代打鼾的概率较高。目前尚无明确的手段进行基因检测。如父母有小颌畸形、颈短、腹圆等情况，有可能遗传给孩子，而孩子并不一定就会肥胖、小颌等，故而后代并不一定就会打鼾。且睡眠呼吸暂停的发生和后天环境有关，如肥胖、吸烟、饮酒、软组织肥厚等因素。
听说呼吸暂停会让人变得越来越丑是真的吗？	儿童睡眠呼吸暂停可能会影响注意力、智力、记忆力，且因为张口呼吸、肥胖等，打鼾可影响容貌。近期有研究表明，多种因素参与儿童睡眠呼吸暂停的发生发展。儿童如存在腺样体肥大、张口呼吸、呼吸暂停表现应及早就医。
晚上打鼾还呼吸暂停，会猝死吗？	猝死发生于少数极重度睡眠呼吸暂停且多已有各类并发症，包括高血压、糖尿病、心脑血管疾病等患者，仅发生于极少数病例。对于单纯中、重度 SAHS 而无其他严重并发症的患者，发生猝死的情况罕见。因为夜间呼吸暂停可诱发微觉醒，患者有憋醒、呼吸困难、易醒等表现，这是机体自我保护机制，也是发出的异常信号。总而言之，打鼾不是睡得香，呼吸暂停不用过于恐慌，及早检测、规律监测、适当锻炼，改善生活方式可作为打鼾者应当坚持的原则。

【推荐阅读】

[1] 葛均波，徐永健，王辰. 内科学 ［M］. 9 版. 北京：人民卫生出版社，2018.

[2] 中华医学会呼吸病学分会慢性阻塞性肺疾病学组，中国医师协会呼吸医师分会慢性阻塞性肺疾病工作委员会. 慢性阻塞性肺疾病诊治指南（2021 年修订版）［J］. 中华结核和呼吸杂志，2021，44（3）：170-205.

[3] 中华医学会呼吸病学分会哮喘学组. 支气管哮喘防治指南（2020 年版）［J］. 中华结核和呼吸杂志，2020，43（12）：1023-1048.

[4] 中华医学会呼吸病学分会. 中国成人社区获得性肺炎诊断和治疗指南（2016 年版）［J］. 中华结核和呼吸杂志，2016，39（4）：253-279.

[5] 中华医学会呼吸病学分会感染学组. 中国成人医院获得性肺炎与呼吸机相关性肺炎诊断和治疗指南（2018 年版）［J］. 中华结核和呼吸杂志，2018，41（4）：255-280.

[6] 支气管扩张症专家共识撰写协作组，中华医学会呼吸病学分会感染学组. 中国成人支气管扩张症诊断与治疗专家共识 ［J］. 中华结核和呼吸杂志，2021，44（4）：311-321.

[7] 宏基因组学测序技术在中重症感染中的临床应用共识专家组，中国研究型医院学会脓毒症与休克专业委员会，中国微生物学会微生物毒素专业委员会，等. 宏基因组学测序技术在中重症感染中的临床应用专家共识（第一版）［J］. 中华危重病急救医学，2020，32（5）：531-536.

[8] 中华医学会检验医学分会临床微生物学组，中华医学会微生物学与免疫学分会临床微生物学组，中国医疗保健国际交流促进会临床微生物与感染分会，等. 宏基因组高通量测序技术应用于感染性疾病病原检测中国专家共识 ［J］. 中华检验医学杂志，2021，44（2）：107-120.

[9] 中华医学会检验医学分会. 高通量宏基因组测序技术检测病原微生物的临床应用规范化专

家共识 [J]. 中华检验医学杂志, 2020, 43 (12): 1181-1195.

[10] 国家卫生计生委合理用药专家委员会儿童用药专业组. 中国儿童肺炎支原体感染实验室诊断规范和临床实践专家共识 (2019 年) [J]. 中华儿科杂志, 2020, 58 (5): 366-373.

[11] 沈凌, 田贤江, 梁荣章, 等. 鹦鹉热衣原体肺炎 48 例临床特征分析 [J]. 中华结核和呼吸杂志, 2021, 44 (10): 886-891.

[12] 人腺病毒呼吸道感染预防控制技术指南编写审定专家组. 人腺病毒呼吸道感染预防控制技术指南 (2019 年版) [J]. 中华预防医学杂志, 2019, 53 (11): 1088-1093.

[13] 中华人民共和国国家卫生健康委员会, 国家中医药管理局. 儿童腺病毒肺炎诊疗规范 (2019 年版) [J]. 中华临床感染病杂志, 2019, 12 (3): 161-166.

[14] PATTERSON T F, THOMPSON G R 3rd, DENNING D W, et al. Executive summary: practice guidelines for the diagnosis and management of aspergillosis: 2016 update by the infectious diseases society of America [J]. Clin Infect Dis, 2016, 63 (4): 433-442.

[15] DOUGLAS A P, SMIBERT O C, BAJEL A, et al. Consensus guidelines for the diagnosis and management of invasive aspergillosis, 2021 [J]. Intern Med J, 2021, 51 (S7): 143-176.

[16] 中国医师协会血液科医师分会, 中国侵袭性真菌感染工作组. 血液病/恶性肿瘤患者侵袭性真菌病的诊断标准与治疗原则 (第六次修订版) [J]. 中华内科杂志, 2020, 59 (10): 754-763.

[17] 浙江省医学会呼吸病学分会. 肺隐球菌病诊治浙江省专家共识 [J]. 中华临床感染病杂志, 2017, 10 (5): 321-326.

[18] "十三五" 国家科技重大专项艾滋病机会性感染课题组. 艾滋病合并肺孢子菌肺炎临床诊疗的专家共识 [J]. 西南大学学报 (自然科学版), 2020, 42 (7): 49-60.

[19] 支气管扩张症专家共识撰写协作组, 中华医学会呼吸病学分会感染学组. 中国成人支气管扩张症诊断与治疗专家共识 [J]. 中华结核和呼吸杂志, 2021, 44 (4): 311-321.

[20] 中华医学会, 中华医学会杂志社, 中华医学会全科医学分会. 肺结核基层诊疗指南 (2018 年) [J]. 中华全科医师杂志, 2019, 18 (8): 709-717.

[21] 中华医学会肿瘤学分会. 中华医学会肿瘤学分会肺癌临床诊疗指南 (2021 版) [J]. 中华医学杂志, 2021, 101 (23): 1725-1757.

[22] ETTINGER D S, WOOD D E, AISNER D L, et al. Non-small cell lung cancer, version 3. 2022, NCCN clinical practice guidelines in oncology [J]. Natl Compr Canc Netw, 2022, 20 (5): 497-530.

[23] 蔡柏强, 李龙芸. 协和呼吸病学 [M]. 2 版. 北京: 中国协和医科大学出版社, 2011.

[24] KONSTANTINIDES S V, MEYER G. The 2019 ESC guidelines on the diagnosis and management of acute pulmonary embolism [J]. Eur Heart J, 2019, 40 (42): 3453-3455.

[25] 钮善福, 朱蕾. 机械通气 [M]. 4 版. 上海: 上海科学技术出版社, 2016.

[26] 高和, 王莞尔. 睡眠医学基础 [M]. 北京: 人民军医出版社, 2014.

第 2 篇

循环系统疾病

第 9 章　心力衰竭

第 1 节　慢性心力衰竭

一、概述

心力衰竭（heart failure）简称"心衰"，是多种原因导致心脏结构和（或）功能的异常，心室收缩和（或）舒张功能障碍，从而引起的一组复杂临床综合征，主要表现为呼吸困难、疲乏和液体潴留（肺淤血、体循环淤血及外周水肿）。

根据左室射血分数（left ventricular ejection fraction，LVEF）将心衰分为射血分数降低的心衰（heart failure with reduced ejection fraction，HFrEF）、射血分数保留的心衰（heart failure with preserved ejection fraction，HFpEF）和射血分数中间值的心衰（heart failure with mid-range ejection fraction，HFmrEF）（表 9-1-1）。根据心衰发生的时间、速度，分为慢性心衰（chronic heart failure）和急性心衰。多数急性心衰患者经住院治疗后症状部分缓解，而转为慢性心衰；慢性心衰患者常因各种诱因急性加重而需要住院治疗。慢性心衰是慢性心功能不全出现症状时的称谓，是各种病因所致心脏疾病的终末阶段。

表 9-1-1　心衰的分类和诊断标准

诊断标准	HFrEF	HFmrEF	HFpEF
1	症状和（或）体征	症状和（或）体征	症状和（或）体征
2	LVEF<40%	LVEF 40%~49%	LVEF≥50%
3	—	利钠肽升高，并符合以下至少 1 条：（1）左心室肥厚和（或）左心房扩大；（2）心脏舒张功能异常	利钠肽升高，并符合以下至少 1 条：（1）左心室肥厚和（或）左心房扩大；（2）心脏舒张功能异常
备注	随机临床试验主要纳入此类患者，有效的治疗已得到证实	此类患者临床特征、病理生理、治疗和预后尚不清楚，单列此组有利于对其开展相关研究	需要排除患者的症状是由非心脏疾病引起的，有效的治疗尚未明确

注：HFrEF 为射血分数降低的心衰，HFmrEF 为射血分数中间值的心衰，HFpEF 为射血分数保留的心衰，LVEF 为左室射血分数；利钠肽升高为 B 型利钠肽（BNP）>35 mg/L 和（或）N 末端 B 型利钠肽原（NT-proBNP）>125 ng/L；心脏舒张功能异常指标见心衰的诊断要点中的经胸超声心动图部分。

目前认为心衰是慢性、自发进展性疾病，神经内分泌系统激活导致心肌重构是引起心衰发生和发展的关键因素。心肌重构最初可以对心功能产生部分代偿，但随着心肌重构的加剧，心功能逐渐由代偿向失代偿转变，出现明显的症状和体征。根据发生发展过程，心衰分为 4 个阶段（表 9-1-2），强调心衰重在预防。纽约心脏协会（New York Heart Association，NYHA）心功能分级是临床常用的心功能评估方法，常用于评价患者的症状随病程或治疗而发生的变化。原发性心肌损害和异常是引起心衰最主要的病因，除心血管疾病外，非心血管疾病也可导致心衰。

表 9-1-2　心衰 4 个阶段与 NYHA 心功能分级的比较

心衰阶段	定义	患病人群	NYHA 分级
阶段 A （前心衰阶段）	心衰的高危险人群，无心脏结构或功能异常，无心衰的症状和（或）体征	高血压、冠心病、糖尿病、肥胖、代谢综合征、使用心脏毒性药物史、酗酒史、风湿热史、心肌病家族史等	无
阶段 B （前临床心衰阶段）	已发展成器质性心脏病，之前从无心衰症状和（或）体征	左心室肥厚、陈旧性心肌梗死、无症状的心脏瓣膜病等	I
阶段 C （临床心衰阶段）	器质性心脏病，既往或目前有心衰的症状和（或）体征	器质性心脏病患者伴运动耐量下降（呼吸困难、疲乏）和液体潴留	I ~ IV
阶段 D （难治性终末期心衰）	器质性心脏病不断进展，积极的内科治疗后休息时仍有症状，且需要特殊干预	因心衰反复住院，且不能安全出院者；需要长期静脉用药者；等待心脏移植者；使用心脏机械辅助装置者	IV

二、"见"患者，"习"案例

（一）我们可能遇到心衰患者的科室

心衰是各种心脏疾病的严重表现或晚期阶段，通常可以在急诊或门诊及心内科病房遇见此类患者。

（二）我们可能遇到的病例

患者，男，48 岁，主因"反复胸闷气急 1 年余，加重 1 个月"入院。

1. 问诊要点

（1）现病史

针对核心症状"胸闷气急"：胸闷气急出现的时间及诱因、持续时间、加重及缓解方式、频率；注意询问不同程度的胸闷气急，是否在活动、劳累时发作，注意严重程度是否变化。

伴随症状：有无夜间阵发性呼吸困难、端坐呼吸，有无咳嗽、咳粉红色泡沫痰，有无下肢水肿等；有无胸痛、心悸、头晕、晕厥等不适，如有晕厥，询问有无四肢抽搐、双眼震颤或偏斜等；是否有体力下降、乏力和虚弱；有无记忆力减退、焦虑、失眠等精神症状；是否夜尿增多，尿量减少。

就诊经过：既往就诊经过、住院情况、检查结果、平素用药及效果。

一般情况：精神、睡眠状况、食纳、大小便，尤其是尿量及体重变化等。

（2）既往史、个人史、婚育史、家族史

有无心肌炎、风湿性心脏病、先天性心脏病等器质性心脏疾病史；有无其他慢性疾病如肺病或肾病史。尤其注意询问家族中有无类似疾病史。

2. 查体要点

生命体征（体温 T，脉搏 P，呼吸 R，血压 BP），注意心率，有无高血压或低血压，注意是否有脉压减小。

体重（BMI）：判断有无肥胖等心血管疾病危险因素，有无低体重等恶病质表现。

一般情况：神志情况，精神情况，有无苍白、口唇发绀、黄疸、颧部潮红，四肢末梢（有无湿冷或干冷，是否水肿）。

心血管系统查体：

视诊：心尖搏动位置和范围，颈静脉搏动。

触诊：脉搏强度，交替脉（可见于高血压、主动脉瓣狭窄、冠心病等引起的心衰），心尖搏动强度，震颤，心包摩擦感；肝脏触诊，肝颈静脉回流征。

叩诊：心脏浊音界，判断心脏大小及范围；左心室增大心尖搏动向左下移位；叩诊肺下界，肺移动度。

听诊：心率，心律，心音，P2亢进，心脏杂音（发作时常见心率增快，有时出现第四或第三心音奔马律；可有暂时性心尖部收缩期杂音，是乳头肌缺血以致功能失调引起二尖瓣关闭不全所致；左心室扩大还可致相对性二尖瓣关闭不全，产生心尖区收缩期杂音）；肺部听诊两侧肺底细湿啰音；阵发性呼吸困难或急性肺水肿时可有粗大湿啰音，满布两肺，并可伴有哮鸣音。

3. 归纳病例特点

① 中年男性，慢性病程。

② 现病史：患者主因"反复胸闷气急1年余，加重1个月"入院。患者1年前出现活动后胸闷气急，平素能爬4层楼。1年前某日与人争吵后晕倒在地，呼之不应，无四肢抽搐，无口吐白沫，予以人工胸外心脏按压等心肺复苏抢救措施，先后转入我院ICU、心内科治疗，查心脏超声示静息状态下左室下壁、后壁基底段、中段活动幅度明显减弱，余室壁活动幅度亦减弱，左侧侧壁、后壁中段及整个心尖部心肌组织疏松，呈蜂窝状。二维应变分析示总体应变-5.2%；左室壁应变绝对值均明显降低，以侧壁、后壁为甚。24小时动态心电图示偶发房性早搏，偶见短阵房性心动过速，频发室性早搏，反复短阵室性心动过速。诊断为"心肌致密化不全，心衰，心功能Ⅲ级，尖端扭转型室性心动过速，多源性室性早搏"等，予利尿、控制心室率、抑制心室重构等治疗。住院期间行冠状动脉造影，各冠状动脉未见明显异常。行植入式心脏复律除颤器（implantable cardioverter defibril-lator，ICD）植入术，出院后患者规律服用"沙库巴曲缬沙坦片50 mg bid、美托洛尔缓释片47.5 mg qd、螺内酯20 mg qd"等治疗，自诉平地行走2千米后出现心慌胸闷，夜间可平卧入睡。患者近1个月平地行走500米即感胸闷气急，伴乏力、夜间咳嗽，无心悸，无头晕黑蒙。现为求进一步诊治收入心内科。病程中，患者食纳、睡眠可，二便正常，体重无明显增减。

③ 既往史：4年前因"脑梗死"行动脉取栓术，否认高血压、糖尿病、肾病等慢性病史，否认肝炎、结核等传染病史。否认药物、食物过敏史。否认吸烟、饮酒史，预防接种史不详。有猝死家族史（患者舅舅及表哥猝死，具体不详）。

④ 查体：T 36.4 ℃，P 78次/分，R 14次/分，BP 84/55 mmHg。神志清，精神可。全身皮肤黏膜无黄染及出血点，全身浅表淋巴结未触及肿大。头颅无畸形，眼鼻耳喉未见异常。颈软，无抵抗，气管居中，双侧甲状腺无肿大，颈静脉无怒张。胸廓正常无畸形，两肺呼吸音清，双肺底闻及细湿啰音。心界无明显扩大，心率78次/分，律不齐，可闻及早搏，心音可，心尖区闻及收缩期2/6级吹风样杂音。无毛细血管搏动、大动脉枪击音等。腹膨软，无压痛、反跳痛，未触及肿块，肝脾肋下未触及，移动性浊音阴性，肠鸣音正常，未闻及血管杂音。无杵状指、趾，无静脉曲张，肌力、肌张力正常，双下肢水肿阳性。

⑤ 辅助检查：心脏超声示左室壁运动异常，二尖瓣轻度反流，左室收缩功能减退，左室总体应变绝对值降低（图9-1-1）。心脏磁共振（cardiac magnetic resonance，CMR）示心肌受累疾患，左心功能不全，左室侧壁心肌致密化不良，EF 35%（图9-1-2）。24小时动态心电图示偶发房性早搏，偶见短阵房性心动过速，频发室性早搏，反复短阵室性心动过速（图9-1-3）。检验示CK-MB 5.00 ng/mL，肌红蛋白208.7 ng/mL，hs-cTnT 61.58 pg/mL，NT-proBNP 6 669 pg/mL。

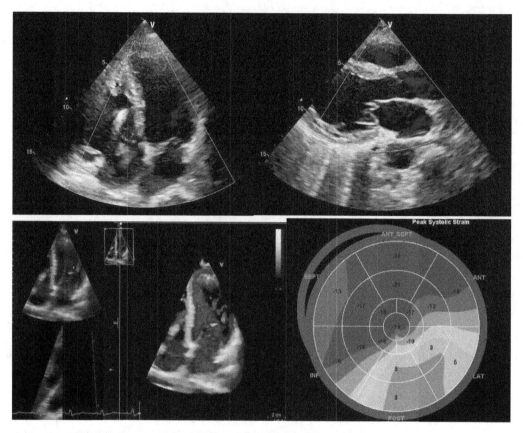

心脏超声提示左室侧壁、后壁中段及整个心尖部心肌阻滞疏松，呈蜂窝状；二维应变分析示总体应变-11.5%，左室侧壁、后壁基底段、中段及侧壁心尖段应变绝对值降低。

图 9-1-1　心脏超声

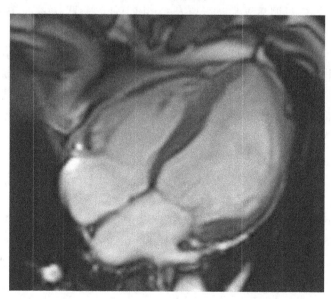

CMR 提示心肌受累，左室侧壁心肌致密化不全。

图 9-1-2　CMR

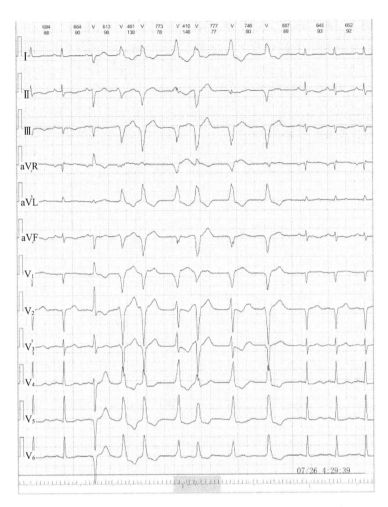

图 9-1-3　24 小时动态心电图

4. 诊断思路

患者中年男性，慢性病程，主因"反复胸闷气急 1 年余，加重 1 个月"入院。患者活动后胸闷气急，活动耐量下降，平地行走 500 米，伴乏力、夜间咳嗽，于我院急查血压 84/55 mmHg，NT-proBNP 6 669 pg/mL，心脏超声及 CMR 提示心肌受累、心肌致密化不全、EF 35%，既往心肌致密化不全病史，恶性心律失常，心肺复苏后植入 ICD。诊断考虑心肌致密化不全，慢性心衰，心功能Ⅲ级。

① 胸闷气急：由于患者主要表现为胸闷气急，考虑为左心衰的主要症状，由于肺循环淤血，肺顺应性下降，表现为不同程度的胸闷气急或呼吸困难。实验室检查 NT-proBNP 6 669 pg/mL，结合心脏超声提示心肌受累、EF 降低，诊断考虑心衰。

② 心功能评估：NYHA 心功能分级见表 9-1-3 所列。

表 9-1-3　NYHA 心功能分级

分级	症状
Ⅰ	活动不受限。日常体力活动不引起明显的气促、疲乏或心悸
Ⅱ	活动轻度受限。休息时无症状，日常活动可引起明显的气促、疲乏或心悸
Ⅲ	活动明显受限。休息时可无症状，活动强度轻于日常活动即引起显著的气促、疲乏或心悸
Ⅳ	休息时也有症状，任何体力活动均会引起不适。如无须静脉给药，可在室内或床边活动者为Ⅳa 级；不能下床并须静脉给药支持者为Ⅳb 级

③ 心衰病因诊断：引起心衰的病因（表9-1-4）包括原发性心肌损害，如冠状动脉疾病导致缺血性心肌损害（如心肌梗死、心肌缺血）、炎症和免疫性心肌损害（如心肌炎）、遗传性心肌病（如家族性扩张型心肌病、肥厚型心肌病、右室心肌病、心肌致密化不全、线粒体肌病）；继发性心肌损害，如内分泌代谢性疾病（如糖尿病、甲状腺疾病）、结缔组织病、心脏毒性药物和系统性浸润性疾病（如心肌淀粉样变性）等并发的心肌损害、酒精性心肌病等。可以通过超声心动图、CMR、冠状动脉造影等来排查明确诊断。

表 9-1-4　心衰的病因

病因分类	具体病因或疾病
心肌病变	
缺血性心脏病	心肌梗死（心肌瘢痕、心肌顿抑或冬眠），冠状动脉病变，冠状动脉微循环异常，内皮功能障碍
心脏毒性损伤	
心脏毒性药物	抗肿瘤药（如蒽环类、曲妥珠单抗），抗抑郁药，抗心律失常药，非甾体抗炎药（NSAID），麻醉药
药物滥用	酒精，可卡因，安非他命，合成代谢类固醇等
重金属中毒	铜，铁，铅，钴等
放射性心肌损伤	
免疫及炎症介导的心肌损害	
感染性疾病	细菌，病毒，真菌，寄生虫（Chagas病），螺旋体，立克次体
自身免疫性疾病	巨细胞性心肌炎，自身免疫病（如系统性红斑狼疮），嗜酸性粒细胞性心肌炎（Churg-Strauss综合征）
心肌浸润性病变	
非恶性肿瘤相关	系统性浸润疾病（心肌淀粉样变、结节病），贮积性疾病（血色病、糖原贮积病）
恶性肿瘤相关	肿瘤转移或浸润
内分泌代谢性疾病	
激素相关	糖尿病，甲状腺疾病，甲状旁腺疾病，肢端肥大症，生长激素缺乏，皮质醇增多症，醛固酮增多症，肾上腺皮质功能减退症，代谢综合征，嗜铬细胞瘤，妊娠及围产期相关疾病
营养相关	肥胖，缺乏维生素 B_1、L-肉毒碱、硒、铁、磷、钙，营养不良
遗传学异常	遗传因素相关的肥厚型心肌病、扩张型心肌病及限制型心肌病，致心律失常性右心室心肌病，左心室致密化不全，核纤层蛋白病，肌营养不良症
应激	应激性心肌病
心脏负荷异常	
高血压	原发性高血压，继发性高血压
瓣膜和心脏结构的异常	二尖瓣、三尖瓣、主动脉瓣、肺动脉瓣狭窄或关闭不全，先天性心脏病（先天性心内或心外分流）
心包及心内膜疾病	缩窄性心包炎，心包积液，嗜酸性粒细胞增多症，心内膜纤维化
高心输出量状态	动静脉瘘，慢性贫血，甲状腺功能亢进症
容量负荷过度	肾功能衰竭，输液过多过快
肺部疾病	肺源性心脏病，肺血管疾病
心律失常	
心动过速	房性心动过速，房室结折返性心动过速，房室折返性心动过速，心房颤动，室性心律失常
心动过缓	窦房结功能异常，传导系统异常

5. 鉴别诊断

① 慢阻肺：患者一般有慢支、肺气肿病史多年，每年都有咳痰喘发作，常因感冒引起，痰少，为白色黏痰，咳出后胸闷、喘息减轻，听诊双肺可闻及干、湿啰音，重者可有哮鸣音，肺部湿啰音部位固定，胸片可见肺纹理增多，肺部感染。

② 急性心肌梗死：患者胸痛较剧烈，呈心前区或胸骨后压榨样痛，持续不缓解，心电图可有 ST 段抬高及对应导联的压低，心肌损伤标志物可升高，WBC、红细胞沉降率等可有升高。

③ 气胸：疼痛大多位于胸廓下腋前线或腋中线，与呼吸相关，吸气时疼痛加重，可有刺激性干咳，有外伤病史，胸片可资鉴别。

④ 哮喘：哮喘发作时有呼吸困难、胸闷，发病年龄较轻，发作时以两肺哮鸣音为主，可有少许湿啰音，而心源性哮喘出现哮鸣音是由于严重心衰伴发支气管痉挛，患者同时合并有出汗、面色青灰、濒死等征象，检验 BNP 或 NT-proBNP 有助于鉴别诊断。

三、诊断要点

心衰的诊断和评估依赖于病史、体格检查、实验室检查、心脏影像学检查和功能检查。慢性心衰诊断流程见图 9-1-4。首先根据病史、体格检查、心电图、胸片判断有无心衰的可能性；然后通过利钠肽检测和超声心动图明确是否存在心衰，再进一步确定心衰的病因和诱因；最后还需评估病情的严重程度及预后，以及是否存在并发症和合并症。

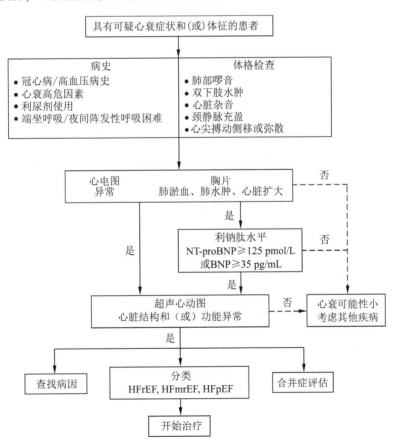

图 9-1-4 慢性心衰诊断流程

1. 心衰的症状和体征

详细的病史采集和体格检查可提供心衰的病因和诱因线索，明确患者存在的心血管疾病及非心血管疾病。由于心衰的代偿程度和受累心室不同，心衰患者的症状和体征有较大的个体差异，代偿良好的心衰患者可以无症状和体征。对特发性心肌病患者，应询问患者 3 代家族史以帮助明确家族性心肌病的诊断。体格检查应评估患者的生命体征和判断液体潴留严重程度，注意有无近期体重增加、颈静脉充盈、外周水肿、端坐呼吸等。颈静脉压升高和心尖搏动位置改变对诊断心衰更为特异。

2. 常规检查

（1）心电图

所有心衰及怀疑心衰患者均应行心电图检查，明确心率、心律、QRS 形态、QRS 宽度等；怀疑存在心律失常或无症状性心肌缺血时应行 24 小时动态心电图。

（2）X 线胸片

对疑似、急性、新发的心衰患者应行胸片检查，以识别/排除肺部疾病引起的呼吸困难，提供肺淤血/水肿和心脏增大的信息，但胸片正常不能排除心衰。

（3）生物标志物

① BNP 或 NT-proBNP 测定：利钠肽用于心衰筛查、诊断和鉴别诊断，也可用于病情严重程度及预后评估。BNP < 100 ng/L、NT-proBNP < 300 ng/L 时通常可排除急性心衰；BNP < 35 ng/L、NT-proBNP < 125 ng/L 时通常可排除慢性心衰。多种心血管疾病和非心血管疾病均会导致利钠肽水平升高，临床工作中应注意结合患者病史进行分析。

② cTn：心衰患者入院时行 cTn 检测，用于进行心衰的病因诊断（如急性心肌梗死）和预后评估。

（4）经胸超声心动图

经胸超声心动图是评估心脏结构和功能的首选方法，LVEF 可反映左心室收缩功能。心脏超声是目前临床上唯一可判断舒张不全的成像技术，建议多参数综合评估。HFpEF 主要的心脏结构异常包括左房容积指数 > 34 mL/m^2、左心室质量指数 ≥ 115 g/m^2（男性）或 95 g/m^2（女性）；主要的心脏舒张功能异常指标包括 E/e′ ≥ 13、e′平均值 < 9 cm/s；其他间接指标包括纵向应变或三尖瓣反流速度。

（5）实验室检查

血常规、血钠、血钾、血糖、尿素氮、肌酐或估算的肾小球滤过率（eGFR）、肝酶和胆红素、血清铁、铁蛋白、总铁结合力、血脂、糖化血红蛋白、促甲状腺激素、利钠肽为心衰患者的初始常规检查。

3. 特殊检查

心衰的特殊检查用于需要进一步明确病因和病情评估的患者。

① CMR：测量左右心室容量、质量和射血分数的"金标准"，当超声心动图未能做出诊断时，CMR 是最好的替代影像检查。对于扩张型心肌病，在临床和其他检查不能明确诊断的情况下，应考虑采用钆增强（late gadolinium enhancement，LGE）以鉴别缺血性或非缺血性心肌损害。LGE 和 T1 成像是评估心肌纤维化的首选影像检查。对疑似心肌淀粉样变、结节病、Fabry 病、致密化不全心肌病和血色病的患者采用 CMR 来显示心肌组织的特征。

② 冠状动脉造影：适用于经药物治疗后仍有心绞痛的患者，合并有症状的室性心律失常或有心脏停搏史患者，有冠心病危险因素、无创检查提示存在心肌缺血的心衰患者。

③ 核素心室造影及核素心肌灌注和（或）代谢显像：当超声心动图未能做出诊断时，可使用核素心室造影评估左心室容量和 LVEF，包括 SPECT 和 PET，可用于诊断心肌缺血，代谢显像可判断心肌存活情况。

④ 6 分钟步行试验：用于评估患者的运动耐力，6 分钟步行距离 < 150 m 为重度心衰，150 ~ 450 m 为中度心衰，> 450 m 为轻度心衰。

⑤ 心肌活检：仅推荐用于经规范治疗病情仍快速进展，临床怀疑心衰是由可治疗的特殊病因所致且只能通过心肌活检明确诊断的患者。不推荐用于心衰患者的常规评价。

⑥ 基因检测：对肥厚型心肌病、扩张型心肌病、致心律失常右室心肌病患者，推荐基因检测和遗传咨询。

四、治疗原则

慢性 HFrEF 治疗目标是改善临床症状和生活质量，预防或逆转心脏重构，减少再住院可能，降低死亡率。

1. 一般治疗

一般治疗包括去除心衰诱发因素，调整生活方式，限钠；宜低脂饮食，戒烟，肥胖者应减轻体重；严重心衰伴明显消瘦（心脏恶病质）应给予营养支持。失代偿期须卧床休息，多做被动运动预防深静脉血栓；临床情况改善后，在不引起症状的情况下，应鼓励患者进行运动训练或规律的体力活动。

2. HFrEF 的治疗流程

① 所有新诊断的 HFrEF 患者应尽早使用血管紧张素受体脑啡肽酶抑制剂（ARNI）/血管紧张素转化酶抑制剂（ACEI）/血管紧张素 II 受体阻滞剂（ARB）和 β 受体阻滞剂（除非有禁忌证或不能耐受），有淤血症状和（或）体征的心衰患者应先使用利尿剂以减轻液体潴留。先用 β 受体阻滞剂和先用 ACEI/ARB 并无区别。当患者处于淤血状态时，ACEI/ARB 耐受性更好；若患者无明显水肿而静息心率比较快，β 受体阻滞剂耐受性会更好。部分 HFrEF 患者可同时给予小剂量 β 受体阻滞剂和 ACEI/ARB。两药合用后可交替和逐步递加剂量，分别达到各自的目标剂量或最大耐受剂量。

② 患者接受上述治疗后应进行临床评估，根据相应的临床情况选择以下治疗：（a）若仍有症状，eGFR≥30 mL/(min·1.73 m^2)、血钾<5.0 mmol/L，推荐加用醛固酮受体拮抗剂；（b）若仍有症状，血压能耐受，建议用 ARNI 代替 ACEI/ARB；（c）若 β 受体阻滞剂已达到目标剂量或最大耐受剂量，窦性心率≥70 次/分，LVEF≤35%，可考虑加用伊伐布雷定；（d）若符合心脏再同步治疗（cardiac resynchronous therapy，CRT）/ICD 的适应证，应予推荐。以上治疗方法可联合使用，不分先后。

③ 若患者仍持续有症状，可考虑加用地高辛。

④ 经以上治疗后病情进展至终末期心衰的患者，根据病情选择心脏移植、姑息治疗或左心室辅助装置的治疗（图 9-1-5）。

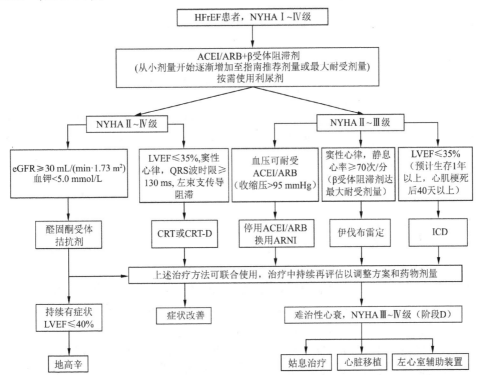

图 9-1-5　慢性 HFrEF 的治疗流程

3. 心衰的药物治疗

① 利尿剂：利尿剂消除水钠潴留，有效缓解心衰患者的呼吸困难及水肿，改善运动耐量。恰当使用利尿剂是心衰药物治疗取得成果的关键和基础，有液体潴留证据的心衰患者均应使用利尿剂。根据患者淤血症状和体征、血压及肾功能选择起始剂量，根据患者对利尿剂的反应调整剂量，以体重每天减轻 0.5~1.0 kg 为宜。一旦症状缓解并且控制，即以最小有效剂量长期维持，并根据液体潴留的情况随时调整剂量。每天体重的变化是最可靠的监测指标。利尿剂开始应用或增加剂量 1~2 周后，应复查血钾和肾功能。

② 肾素-血管紧张素系统抑制剂：推荐在 HFrEF 患者中用 ACEI 或 ARB 或 ARNI 抑制肾素-血管紧张素系统，联合应用 β 受体阻滞剂及在特定患者中应用醛固酮受体拮抗剂以降低心衰的发病率和死亡率。

③ β 受体阻滞剂：长期应用 β 受体阻滞剂能改善症状和生活质量，降低死亡、住院、猝死风险。病情相对稳定的 HFrEF 患者均应使用 β 受体阻滞剂。

④ 醛固酮受体拮抗剂：在 ACEI/ARB/ARNI、β 受体阻滞剂的基础上加用醛固酮受体拮抗剂，可使 NYHA 心功能Ⅱ~Ⅳ级的 HFrEF 患者降低全因死亡、心血管死亡、猝死和心衰住院风险。

⑤ 伊伐布雷定：伊伐布雷定通过特异性抑制心脏窦房结起搏电流，减慢心率。研究显示，伊伐布雷定降低心血管死亡和心衰恶化住院的相对风险，改善左心室功能和生活质量。对于 NYHA 心功能Ⅱ~Ⅳ级、LVEF≤35% 的窦性心律患者，合并以下情况之一可加用伊伐布雷定：（a）已使用 ACEI/ARB/ARNI、β 受体阻滞剂、醛固酮受体拮抗剂，β 受体阻滞剂已达到目标剂量或最大耐受剂量，心率仍≥70 次/分；（b）心率≥70 次/分，对 β 受体阻滞剂禁忌或不能耐受者。

⑥ 洋地黄类：洋地黄类药物通过抑制 Na^+-K^+-ATP 酶，产生正性肌力作用，增强副交感神经活性，减慢房室传导，可改善心衰患者的症状和运动耐量。心衰患者长期使用地高辛对死亡率的影响是中性的，但降低住院风险。

4. 心脏植入型电子器械治疗

心衰患者的心脏植入型电子器械治疗主要包括 2 项内容：（a）CRT，用于纠正心衰患者的心脏失同步以改善心衰；（b）ICD 治疗，用于心衰患者心脏性猝死的一级或二级预防。

（1）CRT 适应证

充分的证据表明，心衰患者在药物优化治疗至少 3 个月后仍存在以下情况应该进行 CRT 治疗，以改善症状及降低病死率：（a）窦性心律，QRS 时限≥150 ms，左束支传导阻滞（left bundle branch block，LBBB），LVEF≤35% 的症状性心衰患者；（b）窦性心律，QRS 时限≥150 ms，非 LBBB，LVEF<35% 的症状性心衰患者；（c）窦性心律，QRS 时限 130~149 ms，LBBB，LVEF≤35% 的症状性心衰患者；（d）窦性心律，QRS 时限 130~149 ms，非 LBBB，LVEF≤35% 的症状性心衰患者；（e）需要高比例（>40%）心室起搏的 HFrEF 患者；（f）对于 QRS 时限>130 ms，LVEF≤35% 的心房颤动患者，如果心室率难控制，为确保双心室起搏可行房室结消融；（g）已植入起搏器或 ICD 的 HFrEF 患者，心功能恶化伴高比例右心室起搏，可考虑升级到 CRT。

（2）心衰患者植入 ICD 适应证

① 二级预防：慢性心衰伴低 LVEF，曾有心脏停搏、心室颤动或伴血流动力学不稳定的室性心动过速。

② 一级预防：（a）缺血性心脏病患者，优化药物治疗至少 3 个月，心肌梗死后至少 40 天及血运重建至少 90 天，预期生存期>1 年，LVEF≤35%，NYHA 心功能Ⅱ或Ⅲ级，推荐 ICD 植入，减少心脏性猝死和总死亡率；LVEF≤30%，NYHA 心功能Ⅰ级，推荐植入 ICD，减少心脏性猝死和总死亡率。（b）非缺血性心衰患者，优化药物治疗至少 3 个月，预期生存期>1 年，LVEF≤35%，NYHA 心功能Ⅱ或Ⅲ级，推荐植入 ICD，减少心脏性猝死和总死亡率；LVEF≤35%，NYHA 心功能Ⅰ级，可考虑植入 ICD。

5. 慢性 HFpEF 和 HFmrEF 的治疗

HFpEF 诊断须排除症状是由非心源性疾病引起，其有效的治疗尚未明确，应针对症状、心血管疾病危险因素和合并症等采取综合性的治疗手段。HFmrEF 为心衰分类中新增的一类，目的是促进其临床特征、病理生理学特点和治疗策略的相关研究。近期研究显示，HFmrEF 占心衰患者的 10%~20%，在病因学、临床特点、影像学表现、合并症、治疗与预后等方面介于 HFrEF 与 HFpEF 之间，ACEI/ARB、β受体阻滞剂和醛固酮受体拮抗剂可能改善 HFmrEF 患者的预后。

五、医患沟通

患者可能的疑问是什么？	我们如何应对？
什么是心力衰竭？	心力衰竭就是日常所说的心衰，是心脏收缩或舒张功能出现问题而导致心脏出现的病变。患有心衰者通常会有烦躁不安、胸口发闷、胸部疼痛的表现。有的患者还会有食欲下降的现象。
为什么会发生心衰？	心衰的直接原因是心脏不能正常工作，具体病因有：（a）瓣膜性心脏病导致血流动力学异常；（b）缺血性疾病，如冠心病导致心肌慢性缺血、收缩无力；（c）暴发性心肌炎导致心脏突然不工作；（d）感染性心内膜炎突发瓣膜穿孔，心脏负荷骤增；（e）左向右分流的先天性心脏病导致肺动脉高压。还有其他较罕见的因素也可导致心衰。
我住院需要做哪些检查？	重点进行血液检查，包括血常规、D-二聚体、血气分析、BNP、心肌酶学、电解质和肾功能，同时进行胸片、心电图、心脏超声检查。必要时做冠状动脉造影、CMR 检查等。

第2节 急性心力衰竭

一、概述

急性心力衰竭（acute heart failure，AHF）是指急性发作或加重的心脏功能异常所致的心肌收缩力降低、心脏负荷加重，造成急性心输出量骤降、肺循环压力升高、周围循环阻力增加，引起肺循环充血而出现急性肺淤血、肺水肿并可伴组织、器官灌注不足和心源性休克的临床综合征。急性心衰可以在原有慢性心衰基础上急性加重或突然起病，发病前患者多数合并有器质性心血管疾病，可表现为收缩性心衰，也可表现为舒张性心衰。急性心衰常危及生命，须立即进行医疗干预，通常需要紧急入院。急性心衰分为急性左心衰竭和急性右心衰竭。

二、"见"患者，"习"案例

（一）我们可能遇到急性心衰患者的科室

急性心衰起病急、症状重，我们常在急诊见到急性心衰患者，进一步收入心内科或 ICU；也可在其他科室见到合并心血管疾病的患者在各种诱因下发生急性心衰。

（二）我们可能遇到的病例

患者，男，35岁，主因"突发呼吸困难1天"入院。

1. 问诊要点

（1）现病史

针对核心症状"呼吸困难"：呼吸困难发作的诱因、持续时间（数分钟、数小时），缓解或加重的因素。

伴随症状：有无咳嗽咳痰（尤其注意有无白色泡沫痰或粉红色泡沫痰）、胸闷胸痛（如有，应注意发作的诱因、活动耐量、缓解方式)、心悸、晕厥、出汗、面色灰白等;有无恐惧和濒死感。

就诊经过:检查结果、用药及效果等。

一般情况:精神、睡眠、饮食、尿量、大便情况、体重变化。

(2)既往史、个人史、婚育史、家族史

详细询问患者既往心脏病史;有无高血压病、糖尿病、高脂血症、高尿酸血症等。有无吸烟、饮酒史。有无食物及药物过敏史,有无手术、外伤史。家族中有无心血管疾病史等。

2. 查体要点

生命体征(体温 T,脉搏 P,呼吸 R,血压 BP),有助于判断是否有心率增快、呼吸频率增加,以及有无心源性休克。

一般情况:神志情况,精神情况,四肢末梢(有无湿冷或干冷现象等),面色灰白,口唇发绀,有无肝肿大,下肢和骶部水肿。

心血管系统查体:

视诊:心尖搏动位置和范围,颈静脉充盈。

触诊:脉搏强度,交替脉(可见于高血压、主动脉瓣狭窄、冠心病等引起的心衰),心尖搏动强度,震颤,心包摩擦感;肝脏触诊,肝颈静脉回流征。

叩诊:心脏浊音界,判断心脏大小及范围;左心室增大心尖搏动向左下移位;叩诊肺下界,肺移动度。

听诊:心率增快,心尖部第一心音减弱、舒张期奔马律(S3)、P2 亢进。发病最初肺部可无啰音,而后双肺满布湿啰音和哮鸣音。

3. 归纳病例特点

① 青年男性,急性病程。

② 现病史:患者就诊前日晚 6 点 30 分无明显诱因出现呼吸困难,伴胸闷,位于胸骨后,同时伴背部疼痛,含服"硝酸甘油 1 片"后稍有缓解,胸闷时伴大汗淋漓,活动后气短,持续约 1.5 小时,遂至我院急诊就诊。查心电图示 V_1—V_2 呈 QS 型,ST-T 段改变;床边心脏超声示全心增大(LA 52 mm,LV 77 mm),主动脉瓣关闭不全(轻度),二尖瓣关闭不全(轻度),左室收缩功能减退(EF 20%),肺动脉高压(45 mmHg),右房压增高。hs-cTnT 3 180 pg/mL,NT-proBNP 11 115 pg/mL,肌酐137.7 mmol/L。急诊予"硝酸甘油"扩冠、"低分子肝素"抗凝、"阿司匹林+氯吡格雷"双抗血小板。现患者为求进一步诊治收住心内科。病程中,患者神志清,精神可,二便可,食纳一般,体重未见明显改变。

③ 既往史:有"扩张型心肌病、心功能不全"病史 4 年,"脑梗死"病史 4 年;"急性肠系膜上动脉栓塞、脾动脉栓塞"病史。否认高血压、糖尿病、肾病等慢性病史,否认肝炎、结核等传染病史。否认手术、外伤史,饮酒史 5 年余,1 斤/天(1 斤 = 500 g),否认吸烟史,预防接种史不详,否认食物、药物过敏史。

④ 查体:T 37.0 ℃,P 104 次/分,R 18 次/分,BP 110/81 mmHg。神志清,精神可。颈静脉无怒张,肝颈静脉回流征阴性。双肺呼吸音欠清,双肺闻及湿啰音。心界向左下扩大,心音弱,心律齐,各瓣膜区未闻及病理性杂音。腹平软,无压痛、反跳痛,未触及肿块。双下肢水肿。

⑤ 辅助检查:床边心脏超声(图 9-2-1)示全心增大(LA 52 mm,LV 77 mm),主动脉瓣关闭不全(轻度),二尖瓣关闭不全(轻度),左室收缩功能减退(EF 20%),肺动脉高压(45 mmHg),右房压增高。心电图(图 9-2-2)示 V_1—V_2 呈 QS 型,ST-T 段改变。hs-cTnT 3 180 pg/mL,NT-proBNP 11 115 pg/mL。

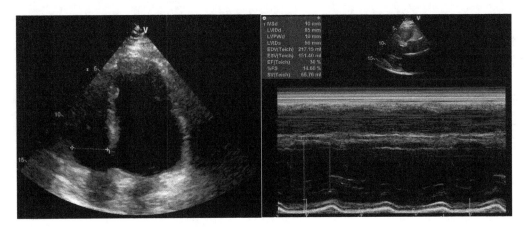

图 9-2-1　心脏超声

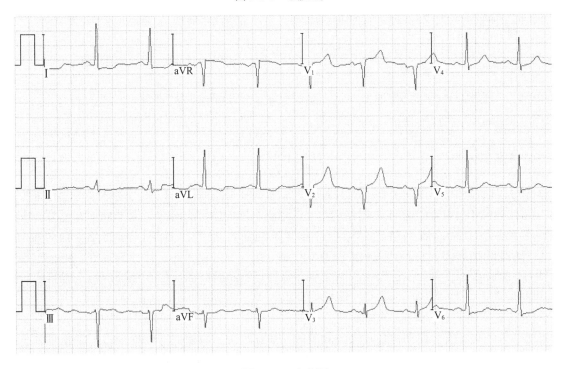

图 9-2-2　心电图

4. 诊断思路

① 呼吸困难：发病急剧，患者突然出现严重呼吸困难、端坐呼吸、烦躁不安，呼吸频率达 30~40 次/分，频繁咳嗽，可咳白色泡沫痰或粉红色泡沫痰，严重者可从口腔和鼻腔内涌出大量粉红色泡沫液。患者有恐惧和濒死感。

② 呼吸困难发作特点：发作时心率、脉搏增快，血压在起始时可升高，之后降至正常或低于正常。两肺内可闻及广泛的水泡音和（或）哮鸣音。心尖部可听到奔马律，但常被肺部水泡音掩盖。患者有扩张型心肌病史，此次呼吸困难发作，NT-proBNP 升高，考虑急性心衰。

③ 急性心衰病因诊断：可以是慢性心衰急性加重，急性弥漫性心肌损害引起心肌收缩无力，如急性心肌梗死、急性重症心肌炎、药物所致的心肌损伤与坏死；急性血流动力学障碍，急性的心脏容量负荷加重如腱索断裂、高血压危象、主动脉夹层。患者有扩张型心肌病史，此次呼吸困难发作伴有胸痛，需要考虑急性心衰发作或急性冠状动脉综合征，同时需要排除主动脉夹层、PE 等。

5. 鉴别诊断

急性左心衰竭应与可引起明显呼吸困难的疾病如哮喘和哮喘持续状态、急性大块 PE、肺炎、严重的慢阻肺尤其是伴感染者等相鉴别。急性肺水肿与急性哮喘的鉴别要点见表 9-2-1 所列。

表 9-2-1 急性肺水肿与急性哮喘的鉴别要点

	急性肺水肿（心源性哮喘）	急性哮喘
发病年龄	多在中青年后起病	多起病于幼年
病史	多无过敏史，有高血压、冠心病或风湿性心脏病病史	有家族或个人过敏史、哮喘发作史，无心脏病史
发作症状	常在夜间出现阵发性呼吸困难，可咯血性泡沫痰	间歇发作，可有季节性，发作终止前常咳出黏稠痰
肺部体征	两侧肺底部常有湿啰音，甚至满肺湿啰音	两肺满布哮鸣音，肺部过度充气体征
心脏体征	可有左心增大，心动过速，奔马律、心脏器质性杂音	正常，肺动脉瓣区第二心音增强
X 线表现	可有肺淤血或心脏增大征象	肺野清晰，肺气肿征
药物	强心苷、利尿剂、吗啡、氨茶碱有效	氨茶碱、β 受体兴奋剂有效

三、诊断要点

诊疗过程通常包括以下环节：（a）详细询问患者既往心脏病史，以及可能导致急性心衰的诱发因素；（b）询问不适症状，查体时左心室增大、舒张早期或中期奔马律、两肺底部有湿啰音或干啰音或哮鸣音；（c）对患者病情进行初步评估，识别急性肺水肿并予以抢救及生命体征监测；（d）结合病史和查体情况进行相关辅助检查，包括心电图、心脏超声、床边胸片等，结合相关发现开具针对性辅助检查，例如急诊床边心脏超声、急诊冠状动脉造影；（e）确诊后给予规范抗心衰治疗，评估预后。

1. 急性心衰的病因和诱因

对于急性心衰患者，应积极查找病因和诱因（表 9-2-2）。根据床旁体格检查，明确患者是否存在充血（湿 vs 干）和（或）外周低灌注（冷 vs 暖），急性心衰的临床分型及对应的血流动力学特点分为以下 4 型：（a）暖湿（灌注好，充血）最常见；（b）冷湿（低灌注，充血）；（c）冷干（低灌注，无充血）；（d）暖干（灌注好，无充血）代偿。这种分型方法有助于指导根据临床外周循环阻力调整血管活性药物的使用。

2. 急性心衰的诊断和评估

根据基础心血管疾病、诱因、临床表现（病史、症状和体征）及各种检查（心电图、胸片、超声心动图、脑钠肽）做出急性心衰的诊断，并评估严重程度、分型和预后。

急性心衰的临床表现是以肺淤血、体循环淤血及组织器官低灌注为主要特征的各种症状和体征。

① 症状和体征：原心功能正常患者出现原因不明的疲乏或运动耐力明显减低，心率增加 15~20 次/分。呼吸困难是最主要的表现，根据病情严重程度表现为劳力性呼吸困难、夜间阵发性呼吸困难、端坐呼吸等。查体可发现心脏增大、舒张早期或中期奔马律、P2 亢进、肺部干或湿啰音，以及体循环淤血体征如颈静脉充盈、肝颈静脉回流征阳性、下肢和骶部水肿、肝肿大、腹腔积液。

② 急性肺水肿：突发严重呼吸困难、端坐呼吸、烦躁不安，并有恐惧感，呼吸频率可达 30~50 次/分，咳嗽并咯出粉红色泡沫痰，心率快，心尖部常可闻及奔马律，两肺满布湿啰音和哮鸣音。

表 9-2-2　急性心衰的病因及诱因

新发心衰的常见病因	慢性心衰急性失代偿的常见诱因
缺血性心脏病 　　急性冠状动脉综合征 　　急性心肌梗死的机械并发症 　　右心室梗死 瓣膜病 　　瓣膜狭窄 　　瓣膜反流 　　心内膜炎 　　主动脉夹层动脉瘤 心肌病 　　围产期心肌病 　　急性心肌炎 高血压危象 急性心律失常 循环衰竭 　　败血症 　　甲状腺功能亢进 　　贫血 　　分流 　　心脏压塞 　　PE	依从性差 容量负荷过重 感染，尤其是肺炎 脑血管损伤 外科手术 肾功能恶化 哮喘，慢阻肺 吸毒 酗酒 药物（NSAID、皮质激素、负性肌力药物）

③ 心源性休克：在血容量充足的情况下存在低血压（收缩压<90 mmHg），伴有组织低灌注的表现，尿量<0.5 mL/（kg·h）、四肢湿冷、意识状态改变、血乳酸>2 mmol/L、代谢性酸中毒（pH<7.35）。

四、治疗原则

急性心衰的治疗目标：稳定血流动力学状态，纠正低氧，维护脏器灌注和功能；纠正急性心衰的病因和诱因，预防血栓栓塞；改善急性心衰症状；避免急性心衰复发；改善生活治疗，改善远期预后。治疗原则为减轻心脏前后负荷、改善心脏收缩和舒张功能、积极治疗诱因和病因。应尽量缩短确诊及开始治疗的时间：（a）在急性心衰的早期阶段，如果患者存在心源性休克或呼吸衰竭，须尽早给予循环支持和（或）通气支持；（b）应迅速识别威胁生命的心衰病因（急性冠状动脉综合征、高血压危象、心律失常、急性机械并发症、急性 PE 等）；（c）根据新的急性心衰临床分型（干暖、干冷、湿暖和湿冷）选择最优化的治疗策略，治疗流程见图 9-2-3。

1. 一般治疗

一般治疗包括镇静、吸氧、激素及利尿剂的使用。

① 调整体位：采取半卧位或端坐位，双腿下垂以减少静脉回流，降低心脏前负荷。

② 吸氧：无低氧血症的患者不应常规吸氧，当 SpO_2<90% 或 PaO_2<60 mmHg 时应给予氧疗，使患者 SpO_2≥95%。

③ 镇静：阿片类药物如吗啡可缓解焦虑和呼吸困难，急性肺水肿患者可谨慎使用。静脉通道开放，心电监护及经皮血氧饱和度监测、出入量管理等。

2. 不同分型的治疗

根据急性心衰临床分型确定治疗方案，同时治疗心衰病因。

① 干暖：最轻的状态，机体容量状态和外周组织灌注尚可，只要调整口服药物即可。

② 干冷：机体处于低容量状态、出现外周组织低灌注，首先适当扩容，如低灌注仍无法纠正，可给予正性肌力药物。

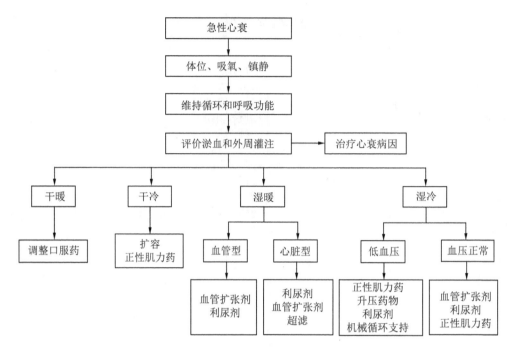

图 9-2-3　急性心衰评估和治疗流程

③ 湿暖：分为血管型和心脏型两种，前者由液体血管内再分布引起，高血压为主要表现，首选血管扩张剂，其次为利尿剂；后者由液体潴留引起，淤血为主要表现，首选利尿剂，其次为血管扩张剂，如利尿剂抵抗，可行超滤治疗。

④ 湿冷：最危重的状态，提示机体容量负荷重且外周组织灌注差，如收缩压≥90 mmHg，则给予血管扩张剂、利尿剂，如治疗效果欠佳可考虑使用正性肌力药物；如收缩压<90 mmHg，则首选正性肌力药物，若无效可考虑使用血管收缩药物，当低灌注纠正后再使用利尿剂。对药物治疗无反应的患者，可行机械循环支持治疗。

3. 容量管理

肺淤血、体循环淤血及水肿明显者应严格限制饮水量和静脉输液速度。无明显低血容量因素者，每天摄入液体量一般在 1 500 mL 以内，不要超过 2 000 mL，保持每天出入量负平衡约 500 mL，严重肺水肿者出入量负平衡为 1 000~2 000 mL/d，甚至可达 3 000~5 000 mL/d，以减少水钠潴留，缓解症状。3~5 天后如肺淤血、水肿明显消退，应减少出入量负平衡量，逐渐过渡到出入量大体平衡。在负平衡下应注意防止发生低血容量、低钾血症和低钠血症，同时限制钠摄入<2 g/d。

4. 药物治疗

① 利尿剂：有液体潴留证据的急性心衰患者均应使用利尿剂。首选袢利尿剂，如呋塞米、托拉塞米、布美他尼，应及早应用。

② 血管扩张剂：可减轻后负荷，迅速改善后负荷增高患者的症状。收缩压是评估患者是否适宜应用此类药物的重要指标。此类药物在收缩压>90 mmHg 的患者中可使用，尤其适用于伴有高血压的急性心衰患者；收缩压<90 mmHg 或症状性低血压患者禁忌使用，有明显二尖瓣或主动脉瓣狭窄的患者应慎用。应用过程中须密切监测血压，根据血压情况调整合适的维持剂量（表 9-2-3）所列。

③ 正性肌力药物：适用于低血压（收缩压<90 mmHg）和（或）组织器官低灌注的患者。短期静脉应用正性肌力药物可增加心输出量，升高血压，缓解组织低灌注，维持重要脏器的功能，常用药物种类和用法见表 9-2-4 所列。

表 9-2-3　急性心衰常用血管扩张剂及其剂量

药物	剂量	剂量调整与疗程
硝酸甘油	初始剂量 5~10 μg/min，最大剂量 200 μg/min	每 5~10 分钟增加 5~10 μg/min
硝酸异山梨酯	初始剂量 1 μg/min，最大剂量 5~10 μg/min	逐渐增加剂量
硝普钠	初始剂量 0.2~0.3 μg/(kg·min)，最大剂量 5 μg/(kg·min)	每 5~10 分钟增加 5 μg/min，疗程 ≤72 小时
重组人利钠肽	负荷量 1.5~2 μg/kg 静脉缓推或不用负荷量，继以 0.007 5~0.01 μg/(kg·min) 维持	根据血压调整剂量
乌拉地尔	100~400 μg/min，严重高血压者可缓慢静脉注射 12.5~25 mg	根据血压调整剂量

表 9-2-4　急性心衰常用正性肌力药物、血管收缩药物及其剂量

药物	剂量	剂量调整与疗程
β 肾上腺素能激动剂		
多巴胺	<3 μg/(kg·min)：激动多巴胺受体，扩张肾动脉 3~5 μg/(kg·min)：激动心脏 β₁ 受体，起正性肌力作用 >5 μg/(kg·min)：激动心脏 β₁ 受体、外周血管 α 受体	小剂量起始，根据病情逐渐调节，最大剂量为 20 μg/(kg·min)，>10 μg/(kg·min) 外周血管收缩明显，增加脏器缺血风险
多巴酚丁胺	2.5~10 μg/(kg·min) 维持	一般持续用药时间不超过 7 天
磷酸二酯酶抑制剂		
米力农	负荷量 25~75 μg/kg 静脉注射（>10 分钟），继以 0.375~0.75 μg/(kg·min) 静脉点滴维持	一般用药时间为 3~5 天
钙离子增敏剂		
左西孟旦	负荷量 6~12 μg/kg 静脉注射（>10 分钟），继以 0.05~0.2 μg/(kg·min) 静脉点滴维持 24 小时	低血压时不推荐予以负荷剂量
血管收缩药物		
去甲肾上腺素	0.2~1.0 μg/(kg·min) 静脉点滴维持	
肾上腺素	复苏时首先 1 mg 静脉注射，效果不佳时可每 3~5 分钟重复静脉注射用药，每次 1~2 mg，总剂量通常不超过 10 mg	

④ 血管收缩药物：对外周动脉有显著缩血管作用，如去甲肾上腺素、肾上腺素等，适用于应用正性肌力药物后仍出现心源性休克或合并明显低血压状态的患者，可升高血压，维持重要脏器的灌注。心源性休克时首选去甲肾上腺素维持收缩压。血管收缩药物可能导致心律失常、心肌缺血和其他器官损害，用药过程中应密切监测血压、心率、心律、血流动力学和临床状态变化，当器官灌注恢复和（或）循环淤血减轻时应尽快停用。

⑤ 洋地黄类药物：可轻度增加心输出量、降低左心室充盈压和改善症状。主要适应证是心房颤动伴快速心室率（>110 次/分）的急性心衰患者。急性心肌梗死后 24 小时内应尽量避免使用。

⑥ 抗凝治疗：抗凝治疗（如低分子肝素）建议用于深静脉血栓和 PE 发生风险较高且无抗凝治疗禁忌证的患者。

⑦ 改善预后的药物：对于新发心衰患者，在血流动力学稳定后，应参照慢性心衰的流程给予改善心衰预后的药物。慢性 HFrEF 患者出现失代偿和心衰恶化，如无血流动力学不稳定或禁忌证，可继续原有的优化药物治疗方案，可根据病情适当调整用量。β 受体阻滞剂在急性心衰患者中可继续使用，但并发心源性休克时应停用。

5. 非药物治疗

① 主动脉球囊反搏（intra-aortic ballon pump，IABP）：可有效改善心肌灌注，降低心肌耗氧量，增加心输出量。

② 机械通气：包括无创呼吸机辅助通气和气道插管人工机械通气。

③ 肾脏替代治疗：高容量负荷如肺水肿或严重外周水肿，且存在利尿剂抵抗的患者可考虑超滤治疗。

④ 机械循环辅助装置：对于药物治疗无效的急性心衰或心源性休克患者，可短期应用机械循环辅助治疗，包括经皮左心室辅助装置、体外生命支持装置（ectracorporeal life support，ECLS）和体外膜肺氧合装置（extracorporeal membrane oxygenation，ECMO）。

⑤ 心脏移植：终末期心衰的有效治疗方法，主要适用于严重心功能损害而无其他治疗方法的重度心衰患者。

6. 右心衰竭

急性右心衰竭一般以急性右心室扩张、左心室充盈障碍、右心室前向血流减少和全身静脉压升高为特征，此类患者通常有低灌注的表现如出汗、精神不振、发绀、四肢厥冷、低血压和心动过速。此外，患者还会有气促、房性或室性心律失常等。急性右心衰竭的治疗流程和策略见图 9-2-4、表 9-2-5。

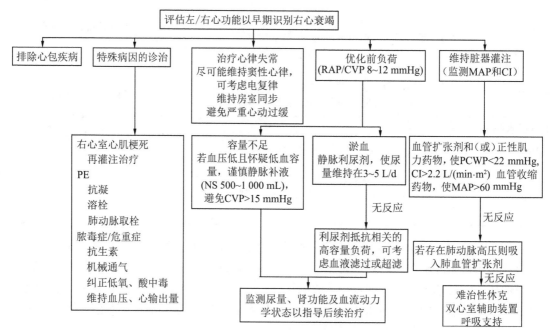

RAP：右心房压；CVP：中心静脉压；MAP：平均动脉压；CI：心指数；PE：肺栓塞；NS：生理盐水；PCWP：肺毛细血管楔压。

图 9-2-4　急性右心衰竭的治疗流程

表 9-2-5　急性右心衰竭治疗策略

治疗策略	特点	注意事项
容量优化		
扩容：应用生理盐水或乳酸林格液，每 15~30 分钟>200 mL	在中心静脉压正常、动脉血压降低的失代偿右心衰竭患者中可考虑应用	扩容可能使右心室扩张，加重左右心室功能障碍，降低心输出量
利尿：未口服利尿剂的患者初始利尿剂量应为 20~40 mg，静脉推注；对长期口服利尿剂的患者，呋塞米初始剂量至少应与口服剂量相等	建议在所有伴有容量超负荷体征/症状的患者中静脉应用袢利尿剂以缓解症状；可间断静脉推注或持续静脉滴注；顽固性水肿和症状缓解不明显的患者可考虑袢利尿剂联用噻嗪类利尿剂或螺内酯	
血管活性药物和正性肌力药物		
去甲肾上腺素 0.2~1.0 μg/(kg·min)	增强右心室收缩力，升高血压，维持冠状动脉灌注梯度	血管收缩过度加重组织低灌注
多巴酚丁胺 2~20 μg/(kg·min)	增强右心室收缩力，降低充盈压	单用可能加重低血压，尤其是伴随左心衰竭时；可能加重心律失常
左西孟旦 0.1~0.2 μg/(kg·min)（可 6~12 μg/kg 于 10 分钟内静脉推注，收缩压<90 mmHg 时不建议应用）	同时具有右心室正性肌力和肺血管扩张作用，可改善右心室-肺动脉脱耦联	可能加重低血压；可能加重心律失常
机械循环支持		
体外膜肺氧合/持续体外生命支持	短期支持，起效快	长期应用（>5 天）出现并发症
体外右心室辅助装置	适合更长时间应用（数周或数月）；必要时可连接氧合器	

五、医患沟通

患者可能的疑问是什么？	我们如何应对？
我需要做什么检查？	需要查心电图、胸片，检验方面需要查利钠肽、cTn、生化肾功能、肝功能、血糖、血常规、甲状腺功能、D-二聚体；心脏彩超，血气分析。还需要对您进行无创监测，监测血压、心率、心律、呼吸频率、脉氧；还会监测出入量及每日体重。
我为什么要透析？	难治性容量负荷过重合并以下情况时可考虑肾脏替代治疗：液体复苏后仍然少尿，血钾>6.5 mmol/L，pH<7.2，BUN>25 mmol/L，血肌酐>300 mmol/L。与患者解释，您目前使用利尿剂效果不佳，全身水肿、肺淤血严重，并且出现了肾功能不全、高钾血症等情况，建议行超滤治疗。可能存在的不良反应包括体循环相关的不良反应，如生物不相容、出血、凝血、血管通路相关并发症、感染、机械相关并发症等。
我感觉好了，还要治疗吗？	病情稳定后仍需要监测，每天评估心衰相关症状、容量负荷、治疗的不良反应。应注意避免再次诱发急性心衰，对各种可能的诱因要及早控制。出院后需终身服药，应恢复或启动慢性心衰的治疗方案，包括β受体阻滞剂、ACEI/ARB/ARNI、醛固酮受体拮抗剂，并且评估有无器械治疗的适应证。定期来院随访，调整药物剂量以达到最大耐受剂量。

第10章　心律失常

第1节　病态窦房结综合征

一、概述

病态窦房结综合征（sick sinus syndrome，SSS）是一种因窦房结冲动形成异常或传导障碍导致的综合征。其临床类型多样，主要表现为长期自发的窦性心动过缓、窦性停搏和窦房传导阻滞、慢-快综合征、双结病变、窦房结变时功能不良。

SSS 发病年龄高峰为 60~69 岁，主要由窦房结不明原因的硬化性退行性病变引起。常见病因是冠心病、心肌炎和心包炎、心肌病、炎症浸润等。根据基础病因的差异，SSS 可分为可逆性和不可逆性两种。

SSS 症状轻重不一，可呈间歇发作。早期多无明显症状，但随病情进展出现严重心动过缓所致心、脑、肾等重要器官供血不足的症状，轻者表现为头晕、黑蒙、胸闷、心悸、乏力和运动耐量减低等，严重者表现为心绞痛、晕厥、少尿、阿-斯综合征等。

SSS 主要依靠常规心电图和（或）动态心电图明确诊断。

二、"见"患者，"习"案例

（一）我们可能遇到 SSS 患者的科室

SSS 是常见的老年退行性疾病。我们可以在心血管科门诊遇见 SSS 患者，患者若出现严重症状如黑蒙、晕厥、阿-斯综合征等，也可在急诊或病房遇见。

（二）我们可能遇到的病例

患者，男，65 岁，主因"活动后胸闷伴乏力 3 个月，加重 1 个月，晕厥 1 次"入院。

1. 问诊要点

（1）现病史

针对核心症状"晕厥"：出现晕厥的时间和诱因，晕厥的持续时间、次数，是否自行转醒。

伴随症状：有无四肢抽搐、双眼震颤或偏斜，有无大小便失禁等。

就诊经过：检查结果、用药及效果等。

一般情况：精神、睡眠、饮食、小便量、体重变化。

（2）既往史、个人史、家族史

有无晕厥发作史，有无类似疾病发作史（如果有，询问当时的诊断、治疗措施等），有无早发家族猝死史（如果有，询问具体亲属及亲属当时的诊断和治疗经过），有无其他慢性病病史。有无食物及药物过敏史，有无手术、外伤史等。

2. 查体要点

大多数患者听诊基本正常，适当延长听诊时间可能发现其频率与节律的异常。

3. 心电图诊断要点

① 缓慢性心律失常：SSS 的基本特征，包括窦性心动过缓、窦房传导阻滞、窦性停搏。

② 快速性心律失常：常见的有阵发性心动过速、阵发性交界性心动过速、心房扑动、心房颤动。

③ 心动过缓-心动过速综合征：即慢-快综合征，是指阵发性心房颤动、心房扑动或房性心动过速，与缓慢性心律失常交替发作（图 10-1-1）。

上述心律失常可以单独存在、相继出现，也可合并存在。

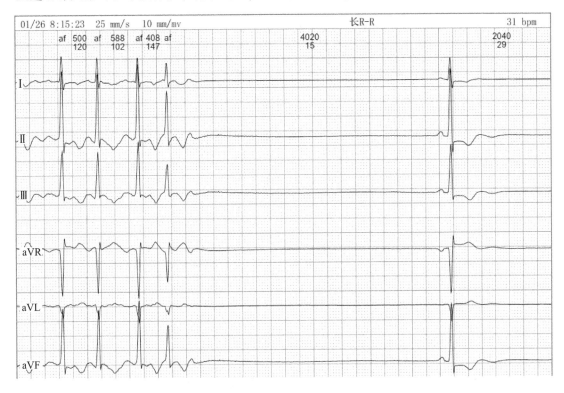

图 10-1-1　阵发性心房颤动及窦性停搏

3. 归纳病例特点

① 老年男性，慢性病程。

② 现病史：患者 3 个月来无明显诱因反复出现活动后胸闷，伴乏力，伴头晕，伴心悸，无黑蒙晕厥，无胸痛，无出汗，无恶心呕吐等不适，活动后症状明显加重，休息后可缓解，其间未治疗。1 个月前症状再次出现，程度较前明显加重，且发作频率较前增多，伴晕厥 1 次，有意识丧失，无大小便失禁，无外伤，无口吐白沫，无四肢抽搐，持续 5 秒后自行转醒，故至我院急诊，行 24 小时动态心电图示窦性心动过缓、间歇性窦性停搏（最长停搏 7.46 秒）、交界性逸搏、房性早搏、偶发室性早搏（图 10-1-2），现患者为求进一步治疗，收住入院。病程中，患者一般情况可，睡眠、饮食如常，大小便正常，近期体重无明显增减。

③ 既往史：否认高血压病、糖尿病、肾病病史，否认肝炎、结核等传染病史。否认吸烟、饮酒史，预防接种史不详，否认食物、药物过敏史。否认家族性遗传病史及类似疾病史。

④ 查体：T 36.5 ℃，P 48 次/分，R 18 次/分，BP 125/70 mmHg。发育正常，营养中等，精神可。全身皮肤黏膜未见明显黄染，全身淋巴结未触及肿大。双肺呼吸音清，未闻及明显干、湿啰音。心尖搏动位于第五肋间左锁骨中线内 0.5 cm，未见异常搏动，未触及震颤，未触及心包摩擦感，叩诊心浊音界不大，心率 48 次/分，心律齐，心音中，未闻及额外心音、病理性杂音及心包摩擦音。腹部平坦，无胃肠型及蠕动波，无压痛、反跳痛，肝脾肋下未触及，移动性浊音阴性。双下肢无水肿，生理反射存在，病理反射未引出。

⑤ 辅助检查：24 小时动态心电图示窦性心动过缓、间歇性窦性停搏（最长停搏 7.46 秒）、交界性逸搏、房性早搏、偶发室性早搏。心电图示窦性心动过缓、一度房室传导阻滞。

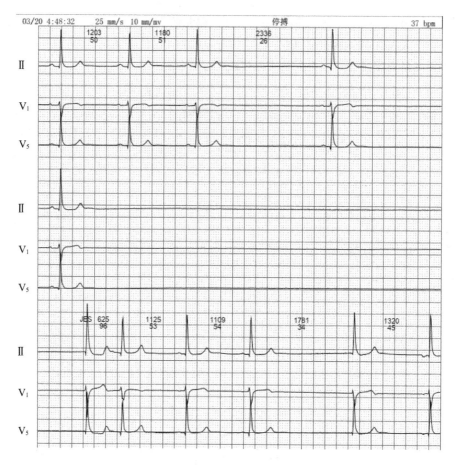

图 10-1-2　窦性停搏

4. 诊断思路

患者老年男性，3 个月来反复胸闷乏力、头晕心悸，活动后加重，休息后缓解，1 个月前症状加重伴晕厥 1 次。心电图示窦性心动过缓、一度房室传导阻滞；24 小时动态心电图示窦性心动过缓、间歇性窦性停搏（最长停搏 7.46 秒）、交界性逸搏、房性早搏、偶发室性早搏，故 SSS 诊断明确。

三、诊断要点

该病一般通过综合患者的性别、年龄、起病方式，以及典型的临床表现（胸闷、乏力、头晕、晕厥等）做出临床疑诊，最终通过心电图或动态心电图检查来明确诊断。

四、治疗原则

纠正可逆性 SSS 病因。对无症状心动过缓患者，可建议定期随访观察。对存在严重症状，病因不可逆或经治疗窦房结功能无法恢复的患者，应予起搏器治疗。其中慢-快综合征患者在接受永久起搏器植入后，仍需服用抗心律失常药物控制快速心律失常。部分快-慢综合征患者其快速心律失常得到纠正后（如用导管射频消融、冷冻消融纠正），其缓慢心律失常所致症状可减轻甚至消失，避免永久起搏器植入。

五、医患沟通

患者可能的疑问是什么？	我们如何应对？
我为什么会得这个病？	正常心脏传导有一个"司令部"和一个"中转站"，两者之间通过"电线"连接，位于右心房的"司令部"发号指令通过"电线"传导至"中转站"，"中转站"再通过"电线"传递到心室肌，引起心脏收缩，当生理性或病理性因素导致"司令部"出现问题，便会导致这个疾病的发生。
这个病怎么能"断根"？	去除引起病态窦房结的病因和诱因后，部分 SSS 会恢复；若病因是不可逆的，药物治疗没有效果、症状比较严重（如晕厥等），或伴有快速性心律失常，建议选择植入起搏器治疗。
我平时需要注意什么？	无症状患者注意定期随访心电图或动态心电图，植入起搏器的患者定期门诊行起搏器程控。

第 2 节　房室传导阻滞

一、概述

房室传导阻滞（atriovenricular block，AVB）是指冲动从心房传导至心室的过程中出现异常延迟或不能抵达心室。按照传导阻滞的严重程度不同，房室传导阻滞可分为一度、二度和三度。其中二度房室传导阻滞又可分为两型：Ⅰ型（文氏传导）和Ⅱ型（莫氏传导）两种。

一度、二度Ⅰ型房室传导阻滞可见于部分健康的成年人、儿童及运动员。引起房室传导阻滞的常见原因包括先天性房室传导阻滞、原发性房室传导阻滞、继发性房室传导阻滞，临床上以继发性房室传导阻滞多见。

房室传导阻滞临床表现差异较大：一度房室传导阻滞通常无症状；二度房室传导阻滞可有心悸症状，也可无症状；三度房室传导阻滞可出现疲倦、乏力、头晕、晕厥等症状。房室传导阻滞因过缓的心室率使心输出量在短时间内锐减，导致脑供血不足，患者出现意识丧失、抽搐和晕厥等症状，称为阿-斯综合征（Adams-Stokes 综合征）。

房室传导阻滞主要依靠常规心电图和（或）动态心电图明确诊断。

二、"见"患者，"习"案例

（一）我们可能遇到房室传导阻滞患者的科室

我们可以在心血管科门诊遇见房室传导阻滞患者，患者若出现严重症状如黑蒙、晕厥等，也可在急诊或病房遇见。

（二）我们可能遇到的病例

患者，男，75 岁，主因"反复活动后胸闷 1 个月，1 天内突发晕厥 1 次"入院。

1. 问诊要点

（1）现病史

针对核心症状"晕厥"：出现晕厥的时间和诱因，晕厥的持续时间、次数，是否自行转醒。

伴随症状：有无四肢抽搐、双眼震颤或偏斜，有无大小便失禁等。

就诊经过：检查结果、用药及效果等。

一般情况：精神、睡眠、饮食、小便量、体重变化。

（2）既往史、个人史、家族史

有无晕厥发作史，有无类似疾病发作史（如果有，询问当时的诊断、治疗措施等），有无早发家族猝死史（如果有，询问具体亲属及亲属当时的诊断和治疗经过），有无其他慢性病病史。有无食物及药物过敏史，有无手术、外伤史等。

2. 查体要点

心脏听诊时，一度房室传导阻滞因 P-R 间期延长，第一心音强度减弱；二度 I 型房室传导阻滞第一心音强度逐渐减弱并有心搏脱落；二度 II 型房室传导阻滞第一心音强度恒定，但有间歇性心搏脱漏；三度房室传导阻滞因房室分离，第一心音强度不等，偶尔可听到响亮亢进的第一心音（大炮音），第二心音正常或反常分裂。听到大炮音时可以观察到颈静脉出现巨大 a 波（大炮波）。

3. 心电图诊断要点

（1）一度房室传导阻滞

P-R 间期大于 0.20 秒（图 10-2-1），QRS 波形态和时限多正常。

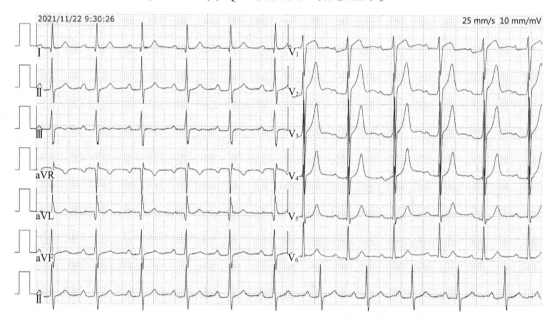

图 10-2-1　一度房室传导阻滞

（2）二度 I 型房室传导阻滞

P-R 间期逐渐延长直至 P 波受阻不能下传心室，出现 QRS 波脱漏；P-R 间期延长的增量逐渐减少，QRS 波脱漏前的 R-R 间期逐渐缩短（图 10-2-2）；包括受阻 P 波在内的 R-R 间期小于正常窦性 P-P 间期的 2 倍。常见的传导比例为 3∶2 和 5∶4，阻滞部位多在房室结水平，很少进展为三度房室传导阻滞。

（3）二度 II 型房室传导阻滞

P-R 间期恒定，QRS 波群间歇性脱漏；下传的 QRS 波形态正常或呈束支阻滞形（图 10-2-3）；传导比例多为 2∶1、3∶1 或不等比，阻滞部位多在房室结以下，即希氏束内或希氏束以下。

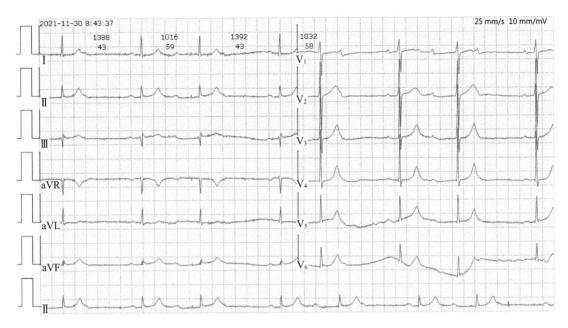

图 10-2-2 二度 I 型房室传导阻滞

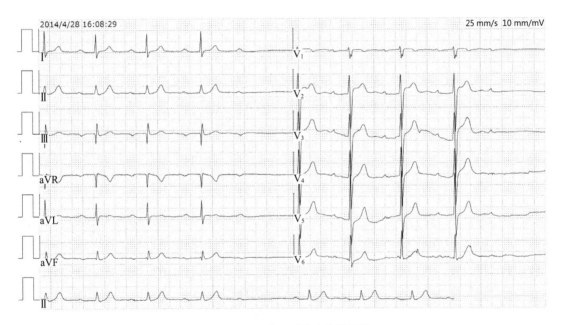

图 10-2-3 二度 II 型房室传导阻滞

（4）三度房室传导阻滞

P 波与 QRS 波各自独立，互不相关，即房室分离；心房率快于心室率；心室节律由交界处或心室异位起搏点维持。若心电图上 QRS 波形态、时相正常，频率维持在 40~60 次/分，心室起搏点位于希氏束及其近端（图 10-2-4）；若心电图 QRS 波群增宽，时相≥0.12 秒，频率维持在 20~40 次/分，心室起搏点位于室内传导系统的远端。

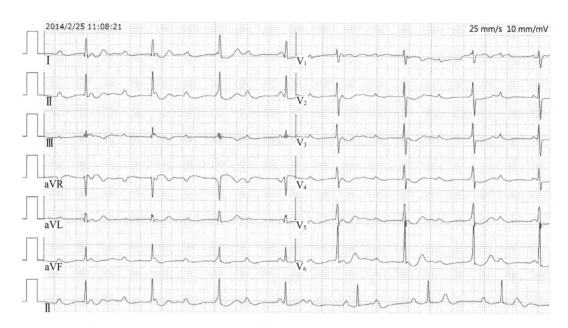

图 10-2-4　三度房室传导阻滞

3. 归纳病例特点

① 老年男性，急性病程。

② 现病史：患者1个月来反复活动后出现胸闷，位于心前区，伴气急，伴全身乏力，无黑蒙晕厥，无恶心呕吐，休息4~5分钟后症状缓解，未予以治疗。1天前患者无明显诱因出现头晕，无视物旋转，随即出现意识丧失，跌倒在地，无四肢抽搐，无大小便失禁，持续3分钟后自行转醒，至我院门诊查心电图示三度房室传导阻滞、完全性右束支传导阻滞（图 10-2-5），为求进一步治疗，收住入院。病程中，患者精神较差，睡眠、饮食欠佳，大小便正常，近期体重无明显增减。

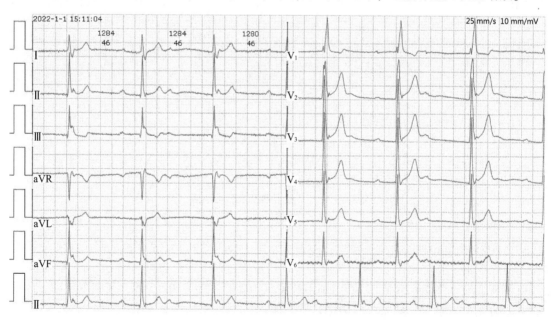

图 10-2-5　患者门诊心电图

③ 既往史：否认高血压病、糖尿病、肾病病史，否认肝炎、结核等传染病史。否认吸烟、饮酒史，预防接种史不详，否认食物、药物过敏史。否认家族性遗传病史及类似疾病史。

④ 查体：T 36.8 ℃，P 50 次/分，R 18 次/分，BP 110/70 mmHg。发育正常，营养中等，精神

可。全身皮肤黏膜未见明显黄染，全身淋巴结未触及肿大。双肺呼吸音清，未闻及明显干、湿啰音。心尖搏动位于第五肋间左锁骨中线内 0.5 cm，未见异常搏动，未触及震颤，未触及心包摩擦感，叩诊心浊音界不大，心率 50 次/分，心律齐，心音中，偶可闻及大炮音，未闻及额外心音、病理性杂音及心包摩擦音。腹部平坦，无胃肠型及蠕动波，无压痛、反跳痛，肝脾肋下未触及，移动性浊音阴性。双下肢无水肿，生理反射存在，病理反射未引出。

⑤ 辅助检查：心电图示三度房室传导阻滞、完全性右束支传导阻滞。

4. 诊断思路

患者老年男性，1 个月来反复活动后胸闷气急，伴全身乏力，且其间有晕厥，听诊心率 50 次/分，心律齐，偶可闻及大炮音，心电图示三度房室传导阻滞，故三度房室传导阻滞诊断明确。

三、诊断要点

该病一般通过综合患者的性别、年龄、起病方式，以及典型的临床表现（胸闷、乏力、头晕、晕厥等）做出临床疑诊，最终通过心电图或动态心电图检查来明确诊断。

四、治疗原则

应针对不同病因进行治疗。一度和二度 I 型房室传导阻滞通常无须特殊治疗。二度 II 型房室传导阻滞和三度房室传导阻滞如果心室率缓慢或症状明显，可予以临时起搏，对于无条件或患者及家属不配合进行临时起搏器植入者，可予以静脉注射阿托品（0.5~2.0 mg）或静脉滴注异丙肾上腺素（1~4 μg/min）以提高心室率，排除可逆病因，尽早行永久起搏器植入术。

五、医患沟通

患者可能的疑问是什么？	我们如何应对？
我为什么会得这个病？	正常心脏传导有一个"司令部"和一个"中转站"，两者之间通过"电线"连接，位于右心房的"司令部"发号指令通过"电线"传导至"中转站"，"中转站"再通过"电线"传递到心室肌，引起心脏收缩，当生理性或病理性因素导致"中转站"或"电线"损伤，心房和心室之间的传导缓慢或中断，便会导致这个疾病的发生。
这个病怎么能"断根"？	去除引起房室传导阻滞的病因和诱因后，大部分房室传导阻滞会恢复；若病因是不可逆的，一度和二度 I 型房室传导阻滞通常无须特殊治疗。二度 II 型房室传导阻滞和三度房室传导阻滞，无论是否有临床症状，均建议植入永久性起搏器。
我平时需要注意什么？	绝大多数一度和二度 I 型房室传导阻滞预后良好，注意定期随访心电图或动态心电图。植入起搏器的患者定期门诊行起搏器程控。

第 3 节　阵发性室上性心动过速

一、概述

房室交界区相关的折返性心动过速主要包括房室结折返性心动过速（atrioventricular nodal reentrant tachycardia，AVNRT）和房室折返性心动过速（atrioventricular reentrant tachycardia，AVRT），又称为阵发性室上性心动过速（paroxysmal supraventricular tachycardia，PSVT），其共同的发生机制为折返。

AVNRT 是 PSVT 最常见的类型，其折返环路位于房室结内，不同年龄和性别均可发作，但多见于女性。预激综合征（preexcitation syndrome）是指心房部分激动由正常房室传导系统以外的先天性附加通道（旁道）下传，使心室某一部分心肌预先激动（预激），导致以异常心电生理伴或不伴多种快速性心律失常为特征的一种综合征。其可发生于任何年龄和性别，但男性多发。一般而言，由最常见房室旁道 Kent 束前传引发的 AVRT，称为 Wolff-Parkinson-White 综合征（WPW 综合征）。根据胸导联 QRS 波群的形态，预激综合征可分为两型，A 型为胸导联 QRS 波群主波均向上；B 型为 QRS 波群在 V_1 导联主波向下，V_5、V_6 导联主波向上。

AVRT 是预激综合征最常见的快速性心律失常，其发生机制是房室旁路参与房室折返环的形成。AVRT 分为两型：顺向型房室折返性心动过速（orthodromic AVRT，O-AVRT）和逆向型房室折返性心动过速（antidromic AVRT，A-AVRT）。前者通过房室结前向传导，经房室旁道逆向传导；后者折返激动运行方向相反。O-AVRT 是 AVRT 最常见的类型，占 AVRT 的 90%~95%。

PSVT 发作呈"突发突止"，持续时间长短不一。症状包括心悸、焦虑、头晕、晕厥、心绞痛，病情严重甚至发生心衰和休克。预激合并频率过快的心动过速（如心房扑动、心房颤动），可导致急性充血性心衰、低血压或恶化为心室颤动和猝死。

PSVT 主要依靠电生理检查明确诊断。

二、"见"患者，"习"案例

（一）我们可能遇到 PSVT 患者的科室

我们可以在急诊遇见急性发作 PSVT 患者，在病房遇见择期手术的 PSVT 患者，在心内科门诊遇见症状缓解或轻微的 PSVT 患者。

（二）我们可能遇到的病例

患者，女，20 岁，主因"反复心悸 10 余年"入院。

1. 问诊要点

（1）现病史

针对核心症状"心悸"：心悸出现的时间及诱因、发生及终止方式、持续时间、频率。

伴随症状：有无头晕、晕厥，如有晕厥，询问晕厥时有无意识丧失、大小便失禁、四肢抽搐、双眼震颤或偏斜等。

就诊经过：检查结果、用药及效果等。

一般情况：精神、睡眠、饮食、小便量、体重变化。

（2）既往史、个人史、家族史

有无慢性腹痛发作史，有无类似疾病发作史（如果有，询问当时的诊断、治疗措施等），有无其他慢性病病史。有无食物及药物过敏史，有无手术、外伤史等。

2. 查体要点

生命体征（体温 T，脉搏 P，呼吸 R，血压 BP），有助于判断是否存在休克。

一般情况：神志情况，精神情况，四肢末梢（有无湿冷现象、水肿等）。

心脏听诊可发现规律、快速的心率（律），心尖区第一心音无变化。

3. 心电图诊断要点

（1）AVNRT

心动过速常由房性早搏触发，下传的 P-R 间期显著延长，随之引起心动过速发作；心率通常在 150~250 次/分，节律规则；QRS 波群形态和时限均正常，但原来存在束支传导阻滞或发生室内差传、功能性束支阻滞而使 QRS 波群形态异常；P 波为逆行型（Ⅱ、Ⅲ、aVF 导联倒置），常埋藏于 QRS 波内或位于其终末部分（Ⅱ、Ⅲ、aVF 导联出现假"s"波，V_1 导联出现假"r"波），常 R-P′ 间期<P′-R 间期（图 10-3-1）。

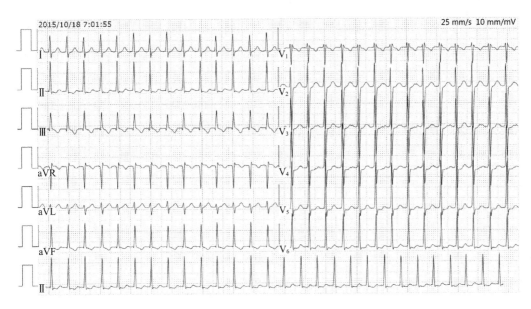

图 10-3-1 AVNRT

（2）O-AVRT

心动过速常由适时的房性早搏或室性早搏刺激诱发；心室律规则，频率通常在 150~250 次/分；QRS 波群形态和时限均正常，但原来存在束支传导阻滞或发生室内差传、功能性束支阻滞而使 QRS 波群形态异常，无 δ 波；如出现逆行 P′波，则逆行 P′波紧随 QRS 波群之后，R-P′间期<P′-R 间期（图 10-3-2）。

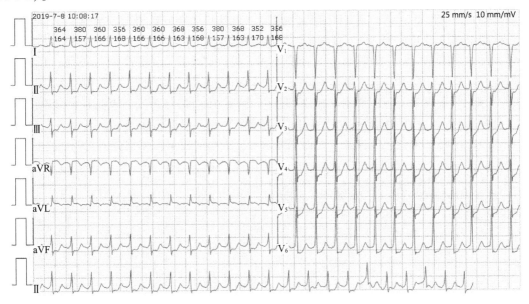

图 10-3-2 O-AVRT

（3）A-AVRT

心室律规则，频率通常在 150~250 次/分；QRS 波群形态为完全心室预激波形，QRS 波群增宽，时相延长，起始部分可见到 δ 波；如出现逆行 P′波，则逆行 P′波在下一个 QRS 波群之前，R-P′间期>P′-R 间期（图 10-3-3）。

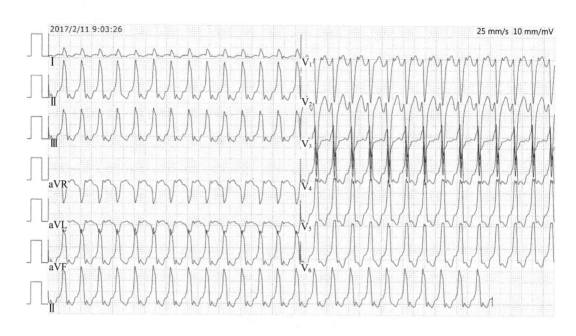

图 10-3-3　A-AVRT

3. 归纳病例特点

① 青年女性，慢性病程。

② 现病史：患者 10 余年前无明显诱因出现心悸，发作时自觉心跳快，呈突发突止，每次持续 5 秒左右，休息后可自行缓解，无头晕黑蒙，无恶心呕吐等不适，后上述症状反复发作，性质同前，发作时间逐渐延长，最长 10 分钟，未予以重视与治疗。2018 年患者症状再发，至我院门诊，行心电图示室上性心动过速（图 10-3-4），持续 1 小时后症状自行缓解。1 天前上午 10 点 12 分患者情绪激动后突发心悸，持续不缓解，至当地医院，行心电图示室上性心动过速、继发性 ST-T 改变；10 点 20 分予以"心律平 70 mg"静推未转复，心率维持在 170 次/分左右；11 点予以"维拉帕米 5 mg"静推后转为窦性心律，行心电图示 B 型预激（图 10-3-5）。23 点 40 分心悸再发，至我院急诊就诊，行心电图示室上性心动过速，次日 0 点 30 分予以"维拉帕米 5 mg"静推转为窦性。现患者为行射频消融术，收住入院。病程中，患者精神可，饮食、睡眠可，大小便正常，体重较前无明显变化。

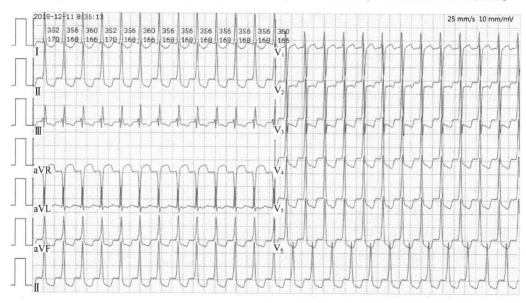

图 10-3-4　室上性心动过速

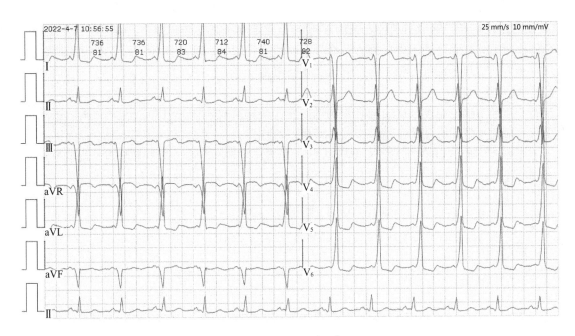

图 10-3-5　B 型预激

③ 既往史：既往体健。否认高血压病、糖尿病、肾病病史，否认肝炎、结核等传染病史。无手术、外伤史。否认吸烟、饮酒史，否认食物、药物过敏史。否认家族性遗传病史及类似疾病史。

④ 查体：T 36.4 ℃，P 99 次／分，R 16 次／分，BP 107/79 mmHg。发育正常，营养中等，精神可。全身皮肤黏膜未见明显黄染，全身淋巴结未触及肿大。双肺呼吸音清，未闻及明显干、湿啰音。心尖搏动位于第五肋间左锁骨中线内 0.5 cm，未见异常搏动，未触及震颤，未触及心包摩擦感，叩诊心浊音界不大，心率 99 次／分，心律齐，心音强，未闻及额外心音、病理性杂音及心包摩擦音。腹部平坦，无胃肠型及蠕动波，无压痛、反跳痛，肝脾肋下未触及，移动性浊音阴性。双下肢无水肿，生理反射存在，病理反射未引出。

⑤ 辅助检查：心电图（当地医院，就诊时）示室上性心动过速，继发性 ST-T 改变。心电图（当地医院，予维拉帕米后）示 B 型预激。

4. 诊断思路

患者青年女性，慢性病程，有心悸症状，发作呈"突发突止"特点，发作时行心电图示室上性心动过速，予以维拉帕米治疗有效，转窦后行心电图示 B 型预激，故预激综合征 B 型诊断明确，心脏电生理检查有助于明确旁路位置。

三、诊断要点

该病一般通过综合患者的性别、年龄、起病及终止方式、典型的临床表现（心悸、头晕等），以及正常与发作时心电图做出临床诊断，最终通过电生理检查明确诊断。

四、治疗原则

（1）AVNRT

① 急性期治疗：应根据患者原有的心脏病、既往发作情况及对心动过速的耐受程度做出适当处理。若患者心功能及血压良好，可尝试刺激迷走神经的方法，如颈动脉窦按摩、按压眼球、Valsaval 动作、咽喉刺激诱导恶心等。药物治疗是终止心动过速发作最常规及有效的方法，首选腺苷，其他可选用的药物如维拉帕米、普罗帕酮、β 受体阻滞剂等。非药物治疗包括电复律、食管调搏术、经静脉心房或心室起搏。

② 预防复发：经导管消融术可以根治 AVNRT，且成功率高达98%以上，复发率低于5%，现作为首选的治疗方式。若患者不能行导管消融手术，且发作频繁、症状显著，可考虑应用长效β受体阻滞剂、长效钙通道阻滞剂（CCB）或洋地黄预防发作。

（2）AVRT

仅有心室预激的心电图表现而未有心动过速发作及猝死家族史的患者，治疗方式的选择目前仍存在争议，应通过危险分层决定是否接受导管消融治疗。

① 药物治疗：O-AVRT 的治疗同 AVNRT。A-AVRT 可选择静脉注射普罗帕酮或胺碘酮。

② 非药物治疗：预激合并心房扑动或心房颤动时，应予以电复律，避免使用洋地黄、利多卡因和维拉帕米等药物。导管消融旁路可根治预激综合征，若患者无条件行消融，为预防心动过速复发，可选择β受体阻滞剂、维拉帕米、普罗帕酮或胺碘酮。

五、医患沟通

患者可能的疑问是什么？	我们如何应对？
我为什么会得这个病？	正常人的心脏的电传导是通过各种"电线"，在心脏发育过程中若心脏瓣环或心房与心室间多长出一条"电线"，当有早搏后，心脏的电活动就沿着原来的"电线"往前传再通过多出来的"电线"返回来，在心脏里面打转，而且速度比较快，所以就会有心慌等不适。
这个病怎么能"断根"？	通过导管消融手术可以根治，且成功率高、并发症少、复发率低。
我平时需要注意什么？	射频消融术后无须特别关注，如有心悸等不适，及时行心电图或24小时动态心电图检查。

第4节　心房扑动

一、概述

心房扑动（atrial flutter，AFL）简称"房扑"，是起源于心房的异位心律失常之一，是心房快速而规律的电活动，折返激动是主要的发生机制，因其折返环占心房大部分区域，故又称为大折返房扑。依据折返环解剖结构及心电图表现不同，房扑分为典型房扑（三尖瓣峡部依赖性房扑）和非典型房扑（非三尖瓣峡部依赖性房扑）。

阵发性房扑可见于无器质性心脏病患者，而持续性房扑常伴有器质性心脏病，如风湿性心脏病、冠心病、心肌病、心肌炎等。近年来，随着房颤射频消融术（线性和基质消融）及先天性心脏病外科手术治疗的广泛开展，远期发生大折返房扑增多。

房扑的症状与原有的基础心脏病及房扑的心室率相关，心室率不快者，患者可无症状。房扑伴有极快的心室率者，可伴有心悸、胸闷、头晕等，甚至可诱发心绞痛和充血性心衰。

房扑主要依靠常规心电图和（或）动态心电图明确诊断。

二、"见"患者，"习"案例

（一）我们可能遇到房扑患者的科室

我们常可以在心血管科门诊遇见房扑患者，如因房扑发作时频率较快，胸闷、心悸症状明显，或出现急性心衰、心绞痛等严重症状，可在急诊遇见房扑患者。

（二）我们可能遇到的病例

患者，男，60岁，主因"反复心悸伴胸闷1周"入院。

1. 问诊要点

（1）现病史

针对核心症状"心悸"：心悸出现的时间及诱因、发生及终止方式、持续时间、频率。

伴随症状：有无头晕、晕厥，如有晕厥，询问晕厥时有无意识丧失、大小便失禁、四肢抽搐、双眼震颤或偏斜等。

就诊经过：检查结果、用药及效果等。

一般情况：精神、睡眠、饮食、小便量、体重变化。

（2）既往史、个人史、家族史

有无慢性腹痛发作史，有无类似疾病发作史（如果有，询问当时的诊断、治疗措施等），有无其他慢性病病史。有无食物及药物过敏史，有无手术、外伤史等。

2. 查体要点

生命体征（体温 T，脉搏 P，呼吸 R，血压 BP），有助于判断是否存在休克。

一般情况：神志情况，精神情况，四肢末梢（有无湿冷现象、水肿等）。

心脏听诊可发现规律、快速的心率（律），心尖区第一心音无变化。但房室传导比例发生变化时，第一心音强度也随之变化。

3. 心电图诊断要点

（1）典型房扑

心房率通常在 250～350 次／分，窦性 P 波消失，心房活动呈规律的锯齿状扑动波，称为 F 波，房扑波之间等电位线消失，在 Ⅱ、Ⅲ、aVF、V_1 导联最为明显。心室律规则或不规则，取决于房室传导比例是否恒定，房扑波多以 2∶1 及 4∶1 交替下传；房扑下传的 QRS 波群多正常，当出现室内差异传导、原先有束支阻滞或经房室旁路下传时，QRS 波群可宽大畸形。根据 F 波的方向，判断右心房内折返方向。若 Ⅱ、Ⅲ、aVF 导联为负向波，V_1 导联为正向波，为逆钟向折返（图 10-4-1）；若 Ⅱ、Ⅲ、aVF 导联为正向波，V_1 导联为负向波，为顺钟向折返。典型房扑中，逆钟向折返最常见。

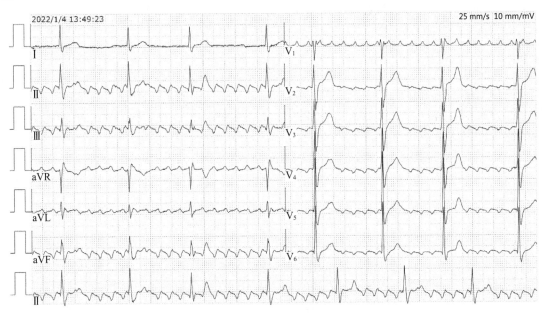

图 10-4-1　典型房扑

（2）非典型房扑

心房率通常在 250～350 次／分，形态恒定，但不同于典型房扑。不纯性房扑的房扑波频率较快，多为 350 次/分以上，房室传导比例不固定，心室律不规则，短时间内可转变为心房颤动（图 10-4-2）。

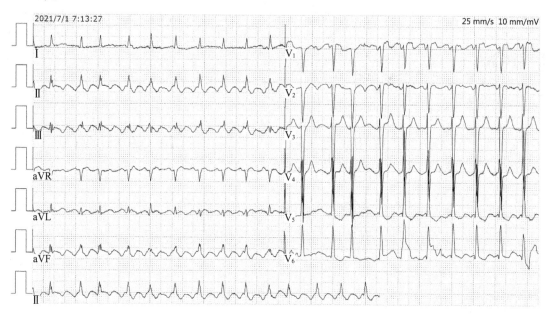

图 10-4-2　非典型房扑

3. 归纳病例特点

① 老年男性，急性病程。

② 现病史：患者 1 周前无明显诱因出现胸闷心悸，位于心前区，呈阵发性，持续数分钟至半小时后可自行缓解，与活动无明显相关，夜间感呼吸困难，不能平卧，无胸痛，无头晕黑蒙，无乏力，无出汗，在社区医院门诊行心电图示房扑，予以"倍他乐克缓释片 47.5 mg qd、心可舒胶囊 4 粒 tid"口服治疗，胸闷心悸未缓解，遂至我院门诊就诊。查心电图示房扑伴快速心室率，Ⅱ、Ⅲ、aVF、V_4—V_6 导联 T 波低平或倒置（图 10-4-3）；24 小时动态心电图示房扑伴快速心室率，偶发室性早搏，偶发短阵室性心动过速，T 波改变；心脏超声示左房增大、二尖瓣轻度反流、三尖瓣轻中度反流、左室收缩舒张功能减退，轻度肺动脉高压，极少量心包积液，EF 33%。至急诊抢救室处理，查 hs-cTnT 17.47 pg/mL，BNP 7 506 pg/mL，肌酐 58 μmol/L，查心电图示窦性心动过缓、一度房室传导阻滞、房性早搏，予以"新活素、米力农"泵入，"呋塞米"静推等治疗后胸闷心悸症状好转，现为求进一步治疗，收住入院。病程中，患者精神差，饮食、睡眠可，小便量少（400～600 mL/24 h），大便正常，体重较前无明显变化。

③ 既往史：既往体健。否认高血压病、糖尿病、肾病病史，否认肝炎、结核等传染病史。无手术、外伤史。否认吸烟、饮酒史，否认食物、药物过敏史。否认家族性遗传病史及类似疾病史。

④ 查体：T 36.4 ℃，P 54 次/分，R 16 次/分，BP 113/65 mmHg。发育正常，营养中等，精神萎。全身皮肤黏膜未见明显黄染，全身淋巴结未触及肿大。双肺呼吸音清，未闻及明显干、湿啰音。心尖搏动位于第五肋间左锁骨中线内 0.5 cm，未见异常搏动，未触及震颤，未触及心包摩擦感，叩诊心浊音界不大，心率 54 次/分，心律齐，心音强，未闻及额外心音、病理性杂音及心包摩擦音。腹部平坦，无胃肠型及蠕动波，无压痛、反跳痛，肝脾肋下未触及，移动性浊音阴性。双下肢无水肿，生理反射存在，病理反射未引出。

⑤ 辅助检查：门诊心电图示房扑伴快速心室率，Ⅱ、Ⅲ、aVF、V_4—V_6 导联 T 波低平或倒置。急诊抢救室心电图示窦性心动过缓，一度房室传导阻滞，房性早搏。

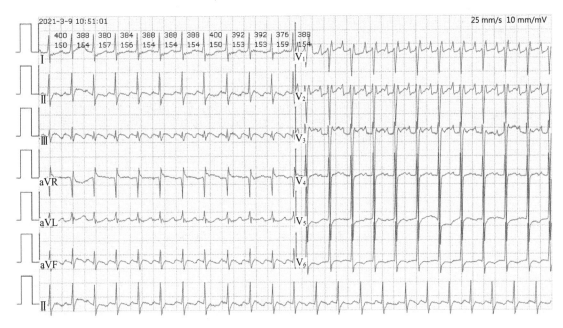

图 10-4-3　患者门诊心电图

4. 诊断思路

患者老年男性，急性病程，有胸闷心悸症状，发作时心电图及 24 小时动态心电图均提示房扑伴快速心室率，入院时为窦性心律，故阵发性房扑诊断明确。

三、诊断要点

该病一般通过综合患者的性别、年龄、起病及终止方式、典型的临床表现（心悸、胸闷等），以及正常与发作时心电图做出临床诊断。

四、治疗原则

① 药物治疗：可选用胺碘酮、洋地黄、CCB 或 β 受体阻滞剂减慢房扑时的心室率，如果房扑持续存在，可试用ⅠA、ⅠC、Ⅲ类抗心律失常药物转复房扑并预防复发。因ⅠA、ⅠC 类药物有抗胆碱作用，在应用此类药物复律前应先控制心室率，避免因房扑频率减慢后房室传导加快，引起1∶1 传导，使心室率加快。长期维持窦性心律可选用胺碘酮、多非利特或索他洛尔等药物。

② 非药物治疗：若房扑患者伴有严重血流动力学障碍或心衰，应立即予以同步直流电复律；食管调搏或右心房导管快速心房起搏可有效终止大部分房扑。经导管射频消融可根治典型房扑，消融后峡部传导双向阻滞，使房扑长期成功率达 90%~100%，可作为典型房扑的一线治疗方法。

③ 抗凝治疗：持续性房扑的患者发生血栓栓塞的风险明显增高，应予以抗凝治疗。具体抗凝策略同心房颤动。

五、医患沟通

患者可能的疑问是什么?	我们如何应对?
我为什么会得这个病?	房扑可以发生在没有心脏病的患者身上,也可以发生在风湿性心脏病、冠心病、心肌病等器质性心脏病患者身上。此外,房间隔缺损、PE、慢性心衰、二/三尖瓣狭窄与反流导致心房增大,涉及心脏的中毒性、代谢性疾病如甲状腺功能亢进、酒精中毒、心包炎等,以及胸腔手术后、胸腔外伤者也可发生房扑。
这个病怎么能"断根"?	可以通过口服药物来控制房扑及预防房扑的发作,如果无法坚持长期服药或药物控制效果不佳,可选择通过导管射频消融手术治疗。经导管射频消融可根治典型房扑。
我平时需要注意什么?	戒烟,避免摄入刺激性食物和饮料。房扑易反复发作,须定期随访。抗凝治疗患者应定期检测凝血功能和肝肾功能,按照医嘱调整药物剂量;出现牙龈出血等情况,及时就诊。平时自测脉搏,若出现脉搏增快或减慢,及时就诊。

第 5 节　心房颤动

一、概述

心房颤动(atrial fibrillation,AF)简称"房颤",是指心房无序除极、电活动丧失,代之以快速无序的房颤波,是最严重的心房电活动紊乱,也是临床上最常见的快速性心律失常。

房颤的患病率及发病率均随年龄增长逐渐增加,且各年龄段男性均高于女性。Framingham 研究显示,>40 岁人群一生中罹患房颤的风险男性为 26%,女性为 23%。不同地区的患病率及发病率不同。亚洲人群房颤患病率及发病率均较北美或欧洲地区低,相对危险为 0.78。中国房颤流行病学数据显示,总体人群患病率约为 0.77%,男性≥80 岁人群可达 7.5%。房颤导致全因死亡率男性增加 1.5 倍、女性增加 2 倍。最近一项研究表明,房颤患者最常见的死亡原因是心衰(14.5%)、恶性肿瘤(23.1%)和感染/败血症(17.3%),而脑卒中相关死亡率仅为 6.5%。

房颤的病因与房扑相似,常发生于器质性心脏病患者,如高血压心脏病、风湿性心脏病、冠心病、心肌病患者等。此外,房间隔缺损、PE、慢性心衰、二/三尖瓣狭窄与反流导致心房增大,涉及心脏的中毒性、代谢性疾病如甲状腺功能亢进、酒精中毒、心包炎等,以及胸腔手术后、胸腔外伤者等,也可发生房颤。发生在无结构性心脏病的中青年的房颤,称为孤立性房颤或特发性房颤。

房颤的发生机制仍未完全阐明。目前认为,参与房颤发生和维持的因素主要涉及两个方面,即房颤的触发因素和维持基质。触发因素中起源于肺静脉的电活动最为常见,这也正是导管消融肺静脉电隔离治愈房颤的重要理论依据。随着对局灶驱动机制、心肌袖、电重构的认识,以及非药物治疗方法研究的不断深入,目前认为房颤是折返机制、触发机制、自主神经机制共同作用的结果。

房颤一般分为阵发性房颤、持续性房颤、长程持续性房颤、永久性房颤(表 10-5-1)。

表 10-5-1　房颤的分类

分类	定义
阵发性房颤	发作后 7 天内能够自行或干预后终止的房颤,发作频率不固定
持续性房颤	持续时间超过 7 天的房颤
长程持续性房颤	持续时间超过 12 个月的房颤
永久性房颤	医生和患者共同决定放弃恢复或维持窦性心律的一种房颤类型,反映了患者和医生对于房颤的一种治疗态度,而不是房颤自身的病理生理特征

　　房颤引起的症状可由多种因素决定，包括发作时的心室率、心功能、伴随的疾病、房颤持续时间及患者感知症状的敏感度等。多数患者有心悸、乏力、胸闷、运动耐量下降、活动后气促等症状，当合并较快心室率时，可诱发心绞痛、二尖瓣狭窄者急性肺水肿、原有心功能障碍者急性心衰。房颤易形成体循环栓塞，尤其是脑栓塞，是重要的致残致死的原因，栓子来自左心房，多在左心耳部。非瓣膜性房颤患者脑梗死的危险性较无房颤者高出 5~7 倍，而瓣膜性房颤患者的栓塞率更高，为非房颤患者的 17.6 倍。

　　房颤主要依靠常规心电图和（或）动态心电图明确诊断。

二、"见"患者，"习"案例

　　（一）我们可能遇到房颤患者的科室

　　房颤是最常见的心律失常之一，我们可以在心血管科门诊遇见房颤患者，如因房颤出现急性心衰、脑梗死等症状，可在急诊或心血管科、神经内科病房遇见房颤患者。

　　（二）我们可能遇到的病例

　　患者，男，70 岁，主因"反复心悸伴胸闷 2 年，加重半年"入院。

　　1. 问诊要点

　　（1）现病史

　　针对核心症状"心悸"：心悸出现的时间及诱因、发生及终止方式、持续时间、频率。

　　伴随症状：有无头晕、晕厥，如有晕厥，询问晕厥时有无意识丧失、大小便失禁、四肢抽搐、双眼震颤或偏斜等。

　　就诊经过：检查结果、用药及效果等。

　　一般情况：精神、睡眠、饮食、小便量、体重变化。

　　（2）既往史、个人史、家族史

　　有无慢性腹痛发作史，有无类似疾病发作史（如果有，询问当时的诊断、治疗措施等），有无其他慢性病病史。有无食物及药物过敏史，有无手术、外伤史等。

　　2. 查体要点

　　生命体征（体温 T，脉搏 P，呼吸 R，血压 BP），有助于判断是否存在休克。

　　一般情况：神志情况，精神情况，四肢末梢（有无湿冷现象、水肿等）。

　　心脏听诊可发现第一心音强弱不等，心律绝对不齐，心率快于脉率（脉搏短绌），是由过早的心室收缩（心室内仅有少量的血液充盈）不能将足够的血液输送至周围血管所致。

　　3. 心电图诊断要点

　　① P 波消失，仅见心房电活动呈振幅不等、形态不一的小的不规则的基线波动，称为 f 波，频率为 350~600 次/分。

　　② 心室率极不规则。

　　③ QRS 波群一般不增宽，当心室率过快，发生室内差异性传导时，QRS 波群增宽变形。

　　④ 房颤伴有完全性房室传导阻滞时，心室率变为慢而规则，在颤动波很细的导联上可被误诊为房室交界性逸搏心律（图 10-5-1）。

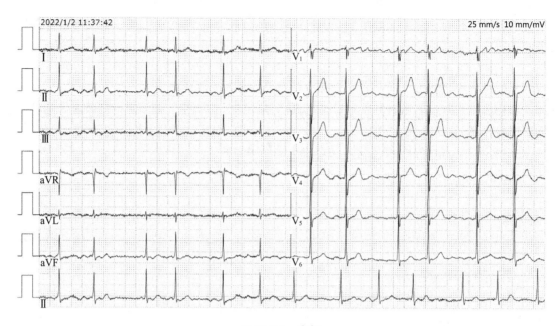

图 10-5-1　房颤

3. 归纳病例特点

① 老年男性，慢性病程。

② 现病史：患者 2 年前饮酒后出现心悸，伴胸闷、大汗，无头晕头痛，无四肢乏力，无胸痛，无黑蒙晕厥，休息 2 小时后自行缓解，后心悸症状反复发作，约 2 个月发作 1 次，每次均持续 2 小时左右，遂至我院门诊就诊，行心电图检查示房颤（图 10-5-2），予"普罗帕酮 150 mg tid、倍他乐克缓释片 23.75 mg qd、利伐沙班 15 mg qd"口服后症状稍好转。近半年来，患者自觉发作频率增加，3~5 天发作 1 次；持续时间延长，最长 12 小时，外院行 24 小时动态心电图示房性早搏，可见房性早搏伴室内差异性传导、成对房性早搏及短阵房性心动过速，阵发性房颤，现为求进一步治疗，收住入院。病程中，患者精神可，饮食、睡眠可，大小便正常，体重较前无明显变化。

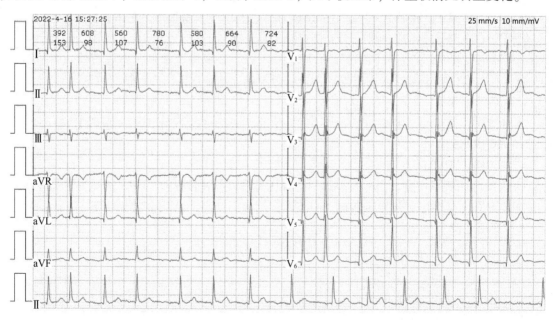

图 10-5-2　患者门诊心电图

③ 既往史：有 "高脂血症" 病史 5 年，长期 "血脂康 2 片 bid" 口服，近期复查血脂正常。否认高血压病、糖尿病、肾病病史，否认肝炎、结核等传染病史。无手术、外伤史。否认吸烟、饮酒史，否认食物、药物过敏史。否认家族性遗传病史及类似疾病史。

④ 查体：T 36.5 ℃，P 97 次/分，R 16 次/分，BP 125/77 mmHg。发育正常，营养中等，精神可。全身皮肤黏膜未见明显黄染，全身淋巴结未触及肿大。双肺呼吸音清，未闻及明显干、湿啰音。心尖搏动位于第五肋间左锁骨中线内 0.5 cm，未见异常搏动，未触及震颤，未触及心包摩擦感，叩诊心浊音界不大，心率 106 次/分，心律绝对不齐，第一心音强弱不等，未闻及额外心音、病理性杂音及心包摩擦音，桡动脉搏动节律不规整，脉率小于心率。腹部平坦，无胃肠型及蠕动波，无压痛、反跳痛，肝脾肋下未触及，移动性浊音阴性。双下肢无水肿，生理反射存在，病理反射未引出。

⑤ 辅助检查：24 小时动态心电图示房性早搏，可见房性早搏伴室内差异性传导、成对房性早搏及短阵房性心动过速，阵发性房颤。心电图示房颤。

4. 诊断思路

患者老年男性，慢性病程，有心悸症状，其间使用抗心律失常及抗凝药物，心电图及 24 小时动态心电图均提示房颤，心脏听诊第一心音强弱不等，心律绝对不齐，脉搏短绌，故房颤诊断明确。

三、诊断要点

该病一般通过综合患者的性别、年龄、起病及终止方式、典型的临床表现（心悸、胸闷等），以及正常与发作时心电图、24 小时动态心电图，做出临床诊断。

四、治疗原则

1. 控制心室率

药物维持窦性心律和控制心室率的研究显示，没有发现控制心室率在死亡率和生活质量方面逊于维持窦性心律的治疗。房颤控制的目标：对症状不严重的房颤患者采用宽松的心室率控制目标，将静息心室率控制在 <110 次/分是合理的；对在宽松的心室率控制下仍有症状或发生心动过速心肌病的患者可采用严格的心室率控制，即静息心室率 <80 次/分，中等程度的运动心室率 <110 次/分。房颤心室率控制常选用 β 受体阻滞剂、洋地黄类、CCB，其他抗心律失常药物如胺碘酮、决奈达隆、索他洛尔等，也具有一定的控制心室率的作用。对房颤伴心衰或低血压的患者，建议静脉应用洋地黄控制心室率。预激综合征合并房颤患者禁用 β 受体阻滞剂、非二氢吡啶类 CCB、洋地黄和腺苷，应静脉注射普鲁卡因胺、普罗帕酮或胺碘酮，若无效或伴血流动力学不稳定，应立即予以电复律。

对于心室率快、症状明显，且药物治疗效果不佳，同时又不适合节律控制策略的患者可行房室结消融联合永久性起搏器植入以控制心室率。对于房颤合并缓慢心室率患者，最长 R-R 间期 >5 秒或症状明显，可以考虑起搏治疗。

2. 转复并维持窦律

房颤转复为窦律的方法有药物复律、电复律及导管消融。目前用于复律的主要药物是 I C 类（普罗帕酮）和Ⅲ类抗心律失常药物（胺碘酮、伊布利特、多非利特、尼非卡兰），对于无器质性心脏病患者，可静脉应用普罗帕酮、伊布利特和尼非卡兰复律。多非利特也可用于新发房颤的复律治疗。伴有中度器质性心脏病的患者可以选择静脉伊布利特。尼非卡兰可用于轻度心衰患者（NYHA 心功能Ⅰ或Ⅱ级）；伴有严重器质性心脏病、心衰及缺血性心脏病患者应选择静脉胺碘酮。同步直流电复律是转复房颤的有效手段，伴有严重血流动力学障碍及预激综合征旁路前传伴快速心室率的房颤首选电复律。

症状性阵发性房颤患者，以肺静脉电隔离为主要策略的导管消融可作为一线治疗；症状性持续性房颤患者，无论是否合并复发的主要预测因素，经至少一种 I 类或 III 类抗心律失常药物治疗后效果不佳或不能耐受者，可行导管消融；合并 LVEF 下降的房颤患者，若高度怀疑为心律失常性心肌病，可行导管消融以改善心功能；房颤患者在接受其他心脏手术时，应同期接受房颤外科治疗。

3. 抗凝治疗

华法林是房颤抗凝治疗的有效药物之一。目前华法林用于房颤抗凝大多将凝血酶原时间 INR 控制在 2.0~3.0。房颤持续不超过 24 小时，复律前无须抗凝治疗。对房颤或房扑持续≥48 小时或时间不详的患者，建议至少在有效抗凝 3 周后或行经食管超声心动图检查排除心脏内血栓后，可进行复律，复律后坚持至少 4 周的抗凝治疗，4 周后是否长期抗凝治疗取决于血栓栓塞风险的评估结果。新型抗凝药（NAOCs）如达比加群酯、利伐沙班、阿哌沙班、艾多沙班等是目前瓣膜性房颤抗凝优先选择。对所有房颤患者应用 CHA2DS2-VASc 评分（表 10-5-2）进行血栓栓塞风险的评估，低危患者（0 分的男性或 1 分的女性）无须接受抗凝治疗，≥2 分的男性或≥3 分的女性房颤患者应接受口服抗凝治疗。对所有行抗凝治疗的房颤患者，应进行 HAS-BLED 出血危险因素评估（表 10-5-3），识别和纠正可逆的出血危险因素并对出血风险高危的患者定期随访。

表 10-5-2 CHA2DS2-VASc 评分

	危险因素	分值	说明
C	充血性心衰（congestive heart failure）临床诊断心衰或有左心室功能中度到重度下降的客观证据，或 HCM	1	近期存在失代偿性心衰，无论左室射血分数下降与否（包含 HFrEF 或 HFpEF）；或超声心动图提示中重度左心室收缩功能损害（即使无症状）；HCM 具有较高的卒中风险，OAC 有利于减少卒中
H	高血压（hypertension）和（或）接受降压治疗	1	高血压可导致易患卒中的血管变化，而目前控制良好的血压随着时间的推移可能无法得到很好的控制。能够使缺血性卒中、死亡和其他心血管病的风险降到最低的最佳血压目标是（120~129）/（<80）mmHg
A	年龄（age）≥75 岁	2	年龄是卒中风险的强大驱动因素，大多数人群队列显示，卒中风险从 65 岁开始上升。年龄相关风险是一个连续变量，但出于简单和实用的原因，65~74 岁得 1 分，75 岁以上得 2 分
D	糖尿病（diabetes mellitus）使用口服降糖药物和（或）胰岛素治疗，或空腹血糖>125 mg/dL（7 mmol/L）	1	糖尿病是公认的卒中风险因素，近期认为卒中风险与糖尿病持续时间（糖尿病持续时间越长，血栓栓塞的风险越高）和糖尿病靶器官损害的存在有关，例如视网膜病变。尽管年龄<65 岁的 2 型糖尿病患者的风险可能略高于 1 型糖尿病患者，总体上 1 型和 2 型糖尿病合并房颤患者的血栓栓塞风险大致相似
S	卒中（stroke），既往有卒中、TIA 或血栓栓塞	2	既往卒中、全身性栓塞或 TIA 导致缺血性卒中的风险特别高，因此加权 2 分。尽管被排除在随机对照试验之外，但患有脑出血（包括出血性卒中）的房颤患者发生缺血性卒中的风险也非常高，最近的观察性研究表明，此类患者使用 OAC 可获益
V	血管疾病（vascular disease），心血管造影明确的 CAD、既往心肌梗死、PAD 或主动脉斑块	1	血管疾病（PAD 或心肌梗死）可导致 17%~22% 的额外卒中风险，尤其是在亚洲患者中。心血管造影明确的 CAD 也是房颤患者缺血性卒中的独立风险因素。降主动脉上的复杂主动脉斑块，作为重要血管疾病的指标，也是缺血性卒中的有力预测因子

续表

	危险因素	分值	说明
A	年龄（age）65~74 岁	1	来自亚洲的最新数据表明，卒中风险可能从 50~55 岁开始上升，亚洲患者的年龄评分可能更低
Sc	女性［sex category（female）］	1	女性是卒中风险的矫正因素而不是危险因素

注：HCM 为肥厚型心肌病，HFrEF 为射血分数降低的心衰，HFpEF 为射血分数保留的心衰，OAC 为口服抗凝药，TIA 为短暂性脑缺血发作，PAD 为外周动脉疾病，CAD 为冠心病。

表 10-5-3　HAS-BLED 评分

	临床特点	分值
H	高血压	1
A	肝肾功能异常	各 1 分
S	脑卒中	1
B	出血	1
L	INR 易波动	1
E	老年（如年龄>65 岁）	1
D	药物或嗜酒	各 1 分
	最高值	9

注：高血压定义为收缩压>160 mmHg；肝功能异常定义为慢性肝病（如肝纤维化）或胆红素>2 倍正常值上限，丙氨酸转氨酶>3 倍正常值上限；肾功能异常定义为慢性透析或肾移植或血清肌酐≥200 μmol/L；出血指既往出血史和（或）出血倾向；INR 易波动指 INR 不稳定，在治疗窗内的时间<60%；药物指合并应用抗血小板药物或 NSAID。

对于左心耳电隔离后的房颤患者，可行经皮左心耳封堵术预防血栓栓塞事件。对于 CHA2DS2-VASc 评分≥2 分的男性或≥3 分的女性非瓣膜性房颤患者，具有下列情况之一：（a）不适合长期规范抗凝治疗；（b）长期规范抗凝治疗的基础上仍发生血栓栓塞事件；（c）HAS-BLED 评分≥3 分，可行经皮左心耳封堵术预防血栓栓塞事件。

五、医患沟通

患者可能的疑问是什么？	我们如何应对？
我为什么会得这个病？	房颤可以发生在没有心脏病的患者，也可以发生在风湿性心脏病、冠心病、心肌病等器质性心脏病患者。此外，房间隔缺损、PE、慢性心衰、二/三尖瓣狭窄与反流导致心房增大，涉及心脏的中毒性、代谢性疾病如甲状腺功能亢进、酒精中毒、心包炎等，以及胸腔手术后、胸腔外伤者，也可发生房颤。
这个病怎么能"断根"？	可以通过口服药物来控制房颤及预防房颤的复发，如果无法坚持长期服药或药物控制效果不佳，可选择通过导管射频消融手术治疗。阵发性房颤伴有症状者，建议优先选择射频消融术。如不适合长期规范抗凝治疗，在长期规范抗凝治疗的基础上仍发生血栓栓塞事件，可考虑行左心耳封堵预防脑梗死。
我平时需要注意什么？	戒烟，避免摄入刺激性食物和饮料。房颤易反复发作，须定期随诊。抗凝治疗患者应定期检测凝血功能和肝肾功能，按照医嘱调整药物剂量；出现牙龈出血等情况，及时就诊。平时自测脉搏，若出现脉搏增快或减慢，及时就诊。

第 6 节　室性心动过速和心室颤动

一、概述

室性心动过速（ventricular tachycardia，VT）简称"室速"，是指发生在希氏束分叉以下的束支、心肌传导纤维、心室肌的快速性心律失常。目前，室速的定义采用 Wellens 的命名方法，是指频率超过 100 次／分，自发、连续 3 个或 3 个以上的室性早搏或程序刺激诱发持续 6 个或 6 个以上的快速性心室搏动（频率>100 次／分）。

心室颤动（ventricular fibrillation，VF）简称"室颤"，是指心室发生快速无序的激动，致使心室规律有序的激动和舒缩功能消失，为致死性心律失常。

根据心电图表现，室速可分为单形性室速、多形性室速、双向性室速、尖端扭转型室速、紊乱型室速；根据发作时间，室速可分为持续性室速、非持续性室速；根据有无器质性心脏病，室速可分为病理性室速、特发性室速；根据起源部位，室速可分为左室室速、右室室速。

器质性心脏病是室速的主要病因，约 80% 的室速具有器质性心脏病的病理基础。最常见的情况为冠心病，特别是急性心肌梗死及陈旧性心肌梗死合并心衰或室壁瘤，其次是心肌病、心衰、急性心肌炎、二尖瓣脱垂、心瓣膜病、先天性心脏病等。抗心律失常药物、抗精神病药、电解质紊乱也会引起室速。原发性心电遗传或离子通道病，包括 Brugada 综合征、先天性长 QT 综合征、短 QT 综合征等引起的室速也不少见。部分室速可发生于无器质性心脏病患者，称为特发性室速，多起源于右室流出道（右室特发性室速）、左心室间隔部（左室特发性室速）和主动脉窦部。室颤也多见于器质性心脏病，见于许多疾病的终末期，譬如冠心病、终末期心衰、心肌缺氧及食物药物中毒等。

室速发作的临床表现取决于是否导致血流动力学障碍，与室速发生的频率、持续时间、是否存在器质性心脏病、原有的心功能状态等有关。室速发作时，患者可表现为心悸、胸闷、胸痛，严重者可有黑蒙、晕厥、休克、阿-斯综合征、心脏性猝死。也有少数患者症状并不明显。室颤的典型临床表现为意识丧失、四肢抽搐、呼吸骤停甚至死亡。

体表心电图和动态心电图是诊断室速和室颤的主要依据，室速诊断不明确时可通过电生理检查明确。

二、"见"患者，"习"案例

（一）我们可能遇到室速／室颤患者的科室

我们可以在心血管科门诊遇见血流动力学稳定的室速患者，血流动力学不稳定的室速／室颤患者多在急诊或病房见到。

（二）我们可能遇到的病例

患者，男，20 岁，主因"突发心悸 2 天"入院。

1. 问诊要点

（1）现病史

针对核心症状"心悸"：心悸出现的时间及诱因、发生及终止方式、持续时间、频率。

伴随症状：有无头晕、晕厥，如有晕厥，询问晕厥时有无意识丧失、大小便失禁、四肢抽搐、双眼震颤或偏斜等。

就诊经过：检查结果、用药及效果等。

一般情况：精神、睡眠、饮食、小便量、体重变化。

（2）既往史、个人史、家族史

有无慢性腹痛发作史，有无类似疾病发作史（如果有，询问当时的诊断、治疗措施等），有无其他慢性病病史。有无食物及药物过敏史，有无手术、外伤史等。

2. 查体要点

生命体征（体温 T，脉搏 P，呼吸 R，血压 BP），有助于判断是否存在休克。

一般情况：神志情况，精神情况，四肢末梢（有无湿冷现象、水肿等）。

室速听诊心律可较规则，有时可轻度不规则，心尖部第一心音和外周脉搏强弱不等，可有奔马律和第一、二心音分裂，有的甚至只能听到单一的心音或大炮音。

3. 心电图诊断要点

（1）室速

心室率多在 100~250 次/分；节律一般规则或相对规则；QRS 波群宽大畸形，时限超过0.12 秒，ST-T 波方向与 QRS 波主波方向相反；心房独立活动与 QRS 波无固定关系，偶见心室夺获与室性融合波（图 10-6-1）。心室夺获与室性融合波的存在可为室速的诊断提供重要依据。

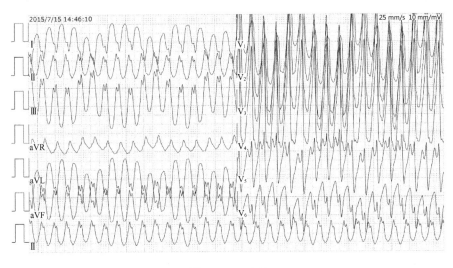

图 10-6-1　室速

（2）室颤

P 波及 QRS-T 波消失，代之以形态和振幅均不规则的颤动波，形态极不一致；颤动波之间无等电位线；颤动波的频率不等，多在 250~500 次/分（图 10-6-2）；持续时间较短，如不及时抢救，一般心电活动在数分钟内迅速消失。

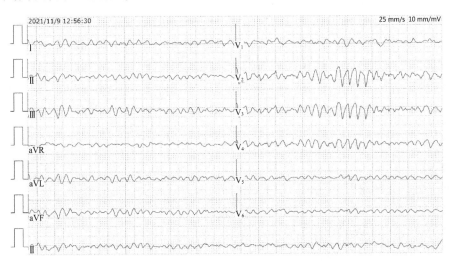

图 10-6-2　室颤

3. 归纳病例特点

① 年轻男性，急性病程。

② 现病史：患者 2 天前晚上打完乒乓球后出现头晕心悸，站立不稳，伴黑蒙，且大汗淋漓，无胸闷胸痛，无晕厥，无腹胀腹泻，之后患者出现恶心呕吐，呕吐后感头晕心悸稍好转，至我院急诊就诊，查胸痛组套示 cTnI 47.08 pg/mL、肌红蛋白 170.3 ng/mL、NT-proBNP 148.7 pg/mL，血常规示 WBC $12.04×10^9$/L、中性粒细胞 $7.19×10^9$/L，肾功能示肌酐 126 μmol/L，心电图示室速（图 10-6-3）。在转运至急诊抢救室过程中，患者突发意识丧失，无抽搐，无大小便失禁，呼之不应，心电监护示室颤，血压测不出，立即予以 200 J 双向非同步电除颤 1 次转为窦性，后意识逐渐转清，血压恢复至 120/80 mmHg。现患者无头晕心悸等不适，为求进一步治疗，收住入院。病程中，患者精神可，饮食、睡眠可，大小便正常，体重较前无明显变化。

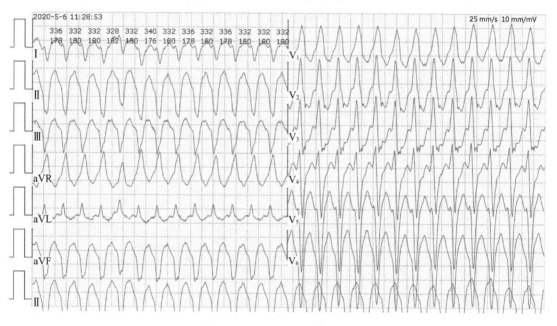

图 10-6-3　患者急诊心电图

③ 既往史：既往体健。否认高血压病、糖尿病、肾病病史，否认肝炎、结核等传染病史。无手术、外伤史。否认吸烟、饮酒史，否认食物、药物过敏史。母亲猝死，父亲有"心脏瓣膜病、二尖瓣置换"病史。否认其他家族性遗传病史及类似疾病史。

④ 查体：T 36.9 ℃，P 68 次/分，R 16 次/分，BP 130/88 mmHg。发育正常，营养中等，精神可。全身皮肤黏膜未见明显黄染，全身淋巴结未触及肿大。双肺呼吸音清，未闻及明显干、湿啰音。心尖搏动位于第五肋间左锁骨中线内 0.5 cm，未见异常搏动，未触及震颤，未触及心包摩擦感，叩诊心浊音界不大，心率 68 次/分，心律齐，心音强度正常，未闻及额外心音、病理性杂音及心包摩擦音，桡动脉搏动节律规整。腹部平坦，无胃肠型及蠕动波，无压痛、反跳痛，肝脾肋下未触及，移动性浊音阴性。双下肢无水肿，生理反射存在，病理反射未引出。

⑤ 辅助检查：心电图示室速。

4. 诊断思路

患者青年男性，急性病程，有头晕心悸症状，伴有意识丧失，行心电图及心电监护提示室速、室颤，其间出现血流动力学紊乱，予以电除颤转为窦性，其母亲猝死，父亲有心脏瓣膜病、二尖瓣置换病史，故室速、室颤诊断明确。

三、诊断要点

该病一般通过综合患者的性别、年龄、既往史、家族史、起病及终止方式、典型的临床表现（心悸、头晕、意识丧失等），以及发作时心电图、24 小时动态心电图、发作时生命体征及听诊表现，做出临床诊断。

四、治疗原则

室速治疗方案应个体化，综合考虑多种因素，包括基础病因、诱因、室速类型等，同时要根据病情考虑心律失常治疗可能带来的获益和风险。

（1）终止发作

无明显血流动力学改变者可给予药物治疗，可予以利多卡因、普罗帕酮、硫酸镁、胺碘酮、β受体阻滞剂等静脉用药治疗。若出现血流动力学改变，如低血压、神志不清、休克、心绞痛、充血性心衰等症状，应立即施行电复律。复律成功后可静脉应用胺碘酮、利多卡因等，以防止室速短期内复发。对于洋地黄类药物过量引起的室速，应立即停用洋地黄类药物，避免电复律治疗。

（2）预防复发

预防复发的措施包括基础疾病的治疗、抗心律失常药物治疗、导管消融治疗、外科手术治疗及ICD 植入治疗等。对于无器质性心脏病患者偶发的非持续性室速且无临床症状，大多数不需要治疗。症状明显的无器质性心脏病患者的口服药物多可选择 β 受体阻滞剂、普罗帕酮、美西律等。器质性心脏病伴有室速患者，建议口服 β 受体阻滞剂、胺碘酮等。目前，导管射频消融治疗已成为特发性室速的一线治疗方案，但导管射频消融术对合并器质性心脏病患者的室速治疗效果较差。对于心肌梗死后形成较大室壁瘤引起室速患者，可外科行室壁瘤切除术。有血流动力学障碍的顽固性室速患者，在有条件的情况下，宜安装 ICD。

对于室颤患者，应立即进行非同步电除颤和心肺复苏治疗；对于心肺复苏成功的患者，应积极治疗原发病和改善心功能，并考虑植入 ICD 以预防心脏性猝死的发生。

五、医患沟通

患者可能的疑问是什么?	我们如何应对?
我为什么会得这个病?	室速和室颤大多数发生在本身有心脏疾病的患者身上，譬如常见的冠心病，特别是急性心肌梗死及陈旧性心肌梗死合并心衰或室壁瘤，其次是心肌病、心衰、急性心肌炎、二尖瓣脱垂、心瓣膜病、先天性心脏病等。室速也可发生在一部分心脏功能正常的人身上，称为特发性室速。
这个病怎么能"断根"?	患者需要积极治疗自己存在的心脏疾病，去除诱发室速的原因，可以通过长期口服药物来控制室速及预防室速的复发，如室速持续发作且伴有低血压、休克、神志不清等严重症状，可立即行体外电复律治疗。特发性室速患者可选择行导管射频消融治疗，器质性心脏病合并顽固性室速者可考虑安装 ICD。
我平时需要注意什么?	出院后规律服药，定期门诊复诊。行导管消融治疗患者出院后如有症状再发，立即行心电图或 24 小时动态心电图检查。植入 ICD 的患者，定期进行起搏器门诊程控，如其间有室速再发或行体内电击治疗，立即至医院起搏器程控门诊进行程控。

第11章 高血压

第1节 原发性高血压

一、概述

高血压 (hypertension) 是一种以体循环动脉收缩期和 (或) 舒张期血压升高为主要特点的全身性疾病。高血压可分为原发性高血压 (primary hypertension) 即高血压病和继发性高血压 (secondary hypertension) 即症状性高血压两大类。高血压是以血压升高为主要临床表现、伴或不伴有心血管危险因素的综合征,是最常见和可控的心血管疾病之一。1998 年我国卫生部将 10 月 8 日定为"高血压日",以推动和强化我国高血压的防治工作。

我国人群中高血压的患病率仍呈升高趋势,从南方到北方高血压患病率递增;不同民族之间高血压患病率存在差异。2015 年调查显示,我国 18 岁以上人群高血压的知晓率为 51.6%,治疗率 45.8%,控制率 16.8%。高钠/低钾膳食、超重和肥胖、过量饮酒、长期精神紧张是重要的高血压危险因素,其他危险因素还包括年龄、高血压家族史、缺乏体力活动等。血压水平与心脑血管疾病发病和死亡风险存在密切关系。脑卒中是我国高血压人群的主要并发症,并发冠心病的人数也有明显上升,其他合并症包括心衰、左心室肥厚、房颤、终末期肾病等。

高血压定义为在未使用降压药物的情况下,诊室收缩压 (SBP) ≥140 mmHg 和 (或) 舒张压 (DBP) ≥90 mmHg。根据血压升高水平,高血压分为 1 级、2 级、3 级。根据血压水平、心血管危险因素、靶器官损害、临床并发症和糖尿病进行心血管风险分层,分为低危、中危、高危和很高危四个层次。

高血压治疗的根本目标是降低心、脑、肾及血管并发症和死亡的总风险。降压治疗的获益主要来自降压本身,在改善生活方式的基础上,应根据高血压患者的总体风险水平给予降压药物,同时干预可纠正的危险因素、靶器官损害和并存的临床疾病。在条件允许的情况下,应采取强化降压的治疗策略,以取得最大的心血管获益。一般高血压患者的血压应降至 140/90 mmHg 以下,能耐受者和部分高危及以上的患者可进一步降至 130/80 mmHg 以下。常用的五大类降压药物均可作为初始治疗用药,包括利尿剂、β 受体阻滞剂、CCB、ACEI 和 ARB。临床上根据特殊人群的类型、合并症选择针对性药物,进行个体化治疗。

二、"见"患者,"习"案例

(一) 我们可能遇到高血压患者的科室

中国高血压调查数据显示,我国 18 岁及以上居民高血压粗患病率为 27.9%,拥有庞大的高血压患病人群,因此我们几乎随处可见高血压患者,通常可以在心内科门诊和病房遇见长期随访的高血压患者,在各个科室病房会遇见合并高血压的患者,在急诊可遇见高血压急症或高血压亚急症患者。

(二) 我们可能遇到的病例

患者,女,48 岁,主因"发现血压升高 1 周"入院。

1. 问诊要点

（1）现病史

针对核心问题"血压升高"：要了解患者测量血压的方式，血压数值，双侧血压是否一致，血压升高的时间、场合，血压最高水平。

伴随症状：有无头痛、头晕、心悸、后颈部疼痛、后枕部或颞部波动感，如有症状，应进一步询问位置、性质、程度、持续时间和缓解方式；有无失眠、健忘或记忆力减退、注意力不集中、耳鸣、情绪易波动或发怒及神经质等；有无继发性高血压的临床表现，比如有无阵发性血压升高伴头痛、出汗、皮肤苍白等嗜铬细胞瘤表现，有无乏力等低钾表现，有无高代谢的表现，有无打鼾及嗜睡等，有无服用导致血压增高的药物。

就诊经过：检查结果、用药及效果等，注意患者诊治过程中出现的降压药物种类、剂量、疗效及不良反应，例如服用 ACEI 类药物引起的咳嗽，服用 CCB 导致的牙龈增生、头痛等。

一般情况：精神、睡眠、饮食、尿量、体重变化。

（2）既往史

侧重于了解有无其他导致血压增高的疾病，如既往的慢性肾脏病等；有无合并其他心血管危险因素，如高脂血症等；有无服用引起血压升高的药物，如口服避孕药、糖皮质激素等。进一步了解有无原发性高血压导致的靶器官损害的临床表现，特别是对高血压史多年伴随多种心血管疾病危险因素者，询问目前及既往有无脑卒中或一过性脑缺血、冠心病、心衰、房颤、外周血管病、糖尿病、痛风、肾脏疾病等症状及治疗情况。

（3）家族史

询问患者有无高血压、脑卒中、糖尿病、血脂异常、冠心病或肾脏病的家族史，包括一级亲属发生心脑血管病事件时的年龄。

（4）个人史

询问生活方式，盐、酒及脂肪的摄入量，吸烟状况，体力活动量；家庭情况、工作环境、文化程度及有无精神创伤史。

2. 查体要点

生命体征（体温 T，脉搏 P，呼吸 R，血压 BP），注意准确测量血压，对于初诊原发性高血压患者应该至少测量双上肢血压，对于怀疑主动脉缩窄等情况者应测量四肢血压。

一般情况：神志情况，精神情况，测量体重（BMI）、腰围及臀围。

循环系统查体：

视诊：心尖搏动点和搏动范围。

触诊：脉搏和心尖搏动，感受搏动强弱，帮助判断是否存在左心室肥厚、左心室扩大，左心室肥厚的可靠体征为抬举样心尖区搏动，搏动明显增强、搏动范围扩大及心尖搏动区向左下移位，提示左心室增大。

叩诊：心界，心脏增大后可发现心界向左、向下扩大。

听诊：心尖区和（或）主动脉瓣区可听到 Ⅱ～Ⅲ 级收缩期吹风样杂音，主动脉瓣区第二心音可增强，带有金属音调。

3. 归纳病例特点

① 中年女性，病程较短。

② 现病史：患者主因"发现血压升高 1 周"入院。患者 1 周前体检时发现血压 150/98 mmHg，之后家庭多次测量血压发现血压在（150～160）/（90～100）mmHg，伴头晕，睡眠差，后至我院门诊查 24 小时动态血压提示平均血压 146/86 mmHg，白天平均 154/90 mmHg，夜间平均 125/73 mmHg，符合高血压标准，夜间血压下降率呈杓型。予"硝苯地平片 30 mg qd"口服后血压在 140/90 mmHg 左右，头晕缓解，现为求进一步诊治收住心内科病房。自发病以来，患者食欲尚可，睡眠欠佳，大

小便正常，体重未见明显变化。

③ 既往史：患者有"妊娠晚期高血压"病史，予吸氧治疗，未服用降压药。妊娠后血压在正常范围，近 3 年未监测血压。否认糖尿病、肾病等慢性病史，否认肝炎、结核等传染病史。否认吸烟、饮酒史，预防接种史不详，否认食物、药物过敏史。家族中父亲有"高血压"病史。

④ 查体：T 36.6 ℃，P 78 次/分，R 18 次/分，BP 188/103 mmHg。发育正常，营养中等。全身皮肤黏膜未见明显黄染，全身淋巴结未触及肿大。双肺呼吸音清，未闻及明显干、湿啰音。心前区无隆起，未触及震颤，心率 78 次/分，律齐，心音可，未闻及病理性杂音，心浊音界不扩大。腹部平坦，无胃肠型及蠕动波，腹壁柔软，无压痛、反跳痛，胆囊区无压痛，肝脾肋下未触及，移动性浊音阴性，肝浊音界存在，肠鸣音 4 次/分。双下肢无水肿，生理反射存在，病理反射未引出。

⑤ 辅助检查：正常心电图。24 小时动态血压示平均血压 146/86 mmHg，白天平均 154/90 mmHg，夜间平均 125/73 mmHg。

4. 诊断思路

患者中年女性，病程较短，主因"发现血压升高 1 周"入院。患者 1 周前多次测量血压发现血压升高，伴头晕，睡眠差，至当地医院门诊测血压 190/110 mmHg，后监测血压均在 160/90 mmHg 以上。患者有妊娠晚期高血压病史，家族中父亲有高血压病史。非同日多次测量血压>140/90 mmHg，由此考虑高血压诊断成立。

① 高血压分级：患者多次测量血压>140/90 mmHg，最高血压 190/110 mmHg；24 小时动态血压监测结果显示全天测量 72 次，平均 146/86 mmHg，白天平均 154/90 mmHg，夜间平均 125/73 mmHg，符合高血压标准，夜间血压下降率呈杓型（图 11-1-1）。考虑高血压 3 级。

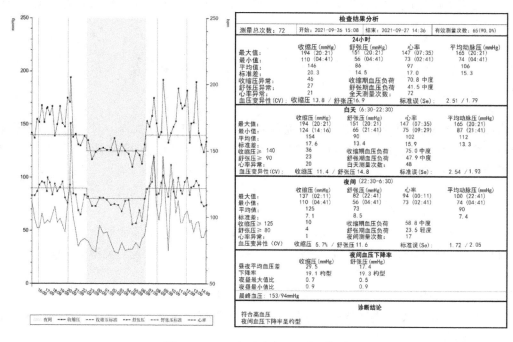

图 11-1-1　24 小时动态血压监测报告

② 危险分层：需要评估靶器官损害和相关的临床情况后评定。

③ 高血压的原因：有无引起高血压的其他疾病，完善继发性高血压筛查排除继发性高血压。

5. 鉴别诊断

对突然发生明显高血压（尤其在青年人中），高血压时伴有心悸、多汗、乏力或其他一些高血压不常见的症状，上下肢血压明显不一致，腹部、腰部有血管杂音的患者，注意鉴别继发性高血压，包括原发性醛固酮增多症、肾血管性高血压、慢性肾脏病、嗜铬细胞瘤、库欣综合征及其他疾病，例如睡眠呼吸暂停综合征、主动脉缩窄、甲状腺或甲状旁腺疾病、药物相关性（女性避孕药、长期糖皮质激素治疗）等。此外，也要注意与主动脉硬化、高动力循环状态、心输出量增高时所致的收缩期高血压相鉴别。

三、诊断要点

高血压的诊断性评估包括以下三个方面：（a）确立高血压诊断，确定水平分级；（b）判断高血压的原因，区分原发性高血压或继发性高血压；（c）寻找其他心脑血管危险因素、靶器官损害及相关临床情况，从而做出高血压病因的鉴别诊断和评估心脑血管疾病风险程度，指导诊断与治疗。

高血压诊断主要依据诊室测量的血压值，一般要求非同日测量三次血压值均满足收缩压≥140 mmHg 和（或）舒张压≥90 mmHg；患者有高血压史，正在使用降压药物，血压虽然正常，也诊断为高血压。

（1）血压测量

血压测量是评估血压水平、诊断高血压及观察降压疗效的根本手段和方法。在临床工作中，主要采用诊室血压测量和诊室外血压测量，后者包括动态血压监测（ABPM）和家庭血压监测（HBPM）。诊室血压由医护人员在标准条件下按统一规范进行测量，诊室血压测量步骤如下：

① 受试者安静休息至少 5 分钟后开始测量坐位上臂血压，上臂应置于心脏水平。

② 推荐使用经过验证的上臂式医用电子血压计，水银柱血压计将逐步被淘汰。

③ 使用标准规格的袖带（气囊长 22~26 cm、宽 12 cm），肥胖者或臂围大者（>32 cm）应使用大规格气囊袖带。

④ 首诊时应测量两上臂血压，以血压读数较高的一侧作为测量的上臂。

⑤ 测量血压时，应相隔 1~2 分钟重复测量，取 2 次读数的平均值记录；如果收缩压或舒张压的 2 次读数相差 5 mmHg 以上，应再次测量，取 3 次读数的平均值记录。

⑥ 老年人、糖尿病患者及出现体位性低血压情况者，应该加测站立位血压。站立位血压在卧位改为站立位后 1 分钟和 3 分钟测量。

⑦ 在测量血压的同时，应测定脉率。

（2）血压水平

目前我国采用正常血压（收缩压<120 mmHg 和舒张压<80 mmHg）、正常高值［收缩压 120~130 mmHg 和（或）舒张压 80~89 mmHg］和高血压［收缩压≥140 mmHg 和（或）舒张压≥90 mmHg］进行血压水平分类（表 11-1-1）。

表 11-1-1　血压水平分类

分类	收缩压/mmHg	舒张压/mmHg
正常血压	<120 和	<80
正常高值	120~139 和（或）	80~89
高血压	≥140 和（或）	≥90
1 级高血压（轻度）	140~159 和（或）	90~99
2 级高血压（中度）	160~179 和（或）	100~109
3 级高血压（重度）	≥180 和（或）	≥110
单纯收缩期高血压	≥140 和	<90

注：当收缩压和舒张压分属不同级别时，以较高的分级为准。

由于诊室血压只能评估患者就诊当时的血压，受时间、患者精神状态、服药时间等多方面因素影响，对患者的血压水平评估是不充分的，因此还需要进行动态血压监测和家庭血压监测来全面评估患者血压。动态血压监测是使用仪器自动定时测量血压，通常白天每隔 15~20 分钟测量 1 次，晚上睡眠期间每 30 分钟测量 1 次。应确保整个 24 小时期间血压有效监测，每个小时至少有 1 个血压读数。动态血压监测指标：24 小时、白天（清醒活动）、夜间（睡眠）收缩压和舒张压平均值。目前认为动态血压的正常参考范围为 24 小时平均血压<130/80 mmHg，白天均值<135/85 mmHg，夜间均值<120/70 mmHg。动态血压监测测量次数多，无测量者误差，避免白大衣效应，可以测量夜间睡眠期间血压，评估血压升高程度、短时变异和昼夜节律，鉴别白大衣高血压和监测隐蔽性高血压，诊断单纯夜间高血压（isolated nocturnal hypertension）。

（3）按心血管风险分层

高血压患者的诊断和治疗不能只根据血压水平，还要考虑到心血管危险因素、靶器官损害和相关的临床状况（表 11-1-2），对患者进行心血管综合风险评估并分层，将心血管绝对危险性分为 4 类：低危、中危、高危、很高危（表 11-1-3）。低危组、中危组、高危组、很高危组在随后的 10 年中发生一种主要心血管事件的危险性分别为<15%、15%~20%、20%~30% 和≥30%。危险分层有利于确定启动降压治疗的试剂，优化降压治疗方案，确立更合适的血压控制目标和进行患者的综合管理。

表 11-1-2　影响高血压患者心血管预后的因素

心血管危险因素	靶器官损害	合并的临床状况
1. 高血压（1~3 级）	1. 左心室肥厚（心电图、超声心动图或 X 线证实）	1. 脑血管病，如脑出血、缺血性脑卒中、短暂性脑缺血发作
2. 男性>55 岁，女性>65 岁	2. 动脉壁增厚：颈动脉超声颈动脉内中膜厚度（IMT）≥0.9 mm 或动脉粥样斑块	2. 心脏疾病，如心肌梗死史、心绞痛、冠状动脉血运重建、慢性心衰、房颤
3. 吸烟或被动吸烟	3. 颈-股动脉脉搏波速度≥12 m/s	3. 肾脏疾病，如糖尿病肾病、肾功能受损 [eGFR < 30 mL/（min·1.73 m^2），血肌酐升高男性≥133 μmol/L、女性≥124 μmol/L]、蛋白尿（≥300 mg/24 h）
4. 糖耐量受损（2 小时血糖 7.8~11.0 mmol/L）和（或）空腹血糖异常（6.1~6.9 mmol/L）	4. 踝/臂血压指数<0.9	4. 外周血管疾病
5. 血脂异常：总胆固醇（TC）≥5.2 mmol/L（200 mg/dL）或低密度脂蛋白胆固醇（LDL-C）≥3.4 mmol/L（130 mg/dL）或高密度脂蛋白胆固醇（HDL-C）<1.0 mmol/L（40 mg/dL）	5. eGFR 降低 [30~59 mL/（min·1.73 m^2）]或血清肌酐轻度升高 [男性 115~133 μmol/L（1.3~1.5 mg/dL），女性 107~124 μmol/L（1.2~1.4 mg/dL）]	5. 视网膜病变，如视网膜血管出血或渗出、视乳头水肿
6. 早发心血管病家族史（一级亲属发病年龄<50 岁）	6. 微量白蛋白尿：30~300 mg/24 h 或白蛋白/肌酐≥3.5 mg/mmol	6. 新诊断的糖尿病或已治疗但未控制糖化血红蛋白（HbA1c）≥6.5%
7. 腹型肥胖（腰围男性≥90 cm，女性≥85 cm）或肥胖（BMI≥28 kg/m^2）		
8. 高同型半胱氨酸血症（≥15 μmol/L）		

表 11-1-3　高血压患者心血管危险分层

心血管危险因素和疾病史	血压水平			
	正常高值	1 级	2 级	3 级
无	—	低危	中危	高危
1~2 个危险因素	低危	中危	中/高危	很高危
≥3 个危险因素或靶器官损害或慢性肾脏病 3 期或无并发症的糖尿病	中/高危	高危	高危	很高危
临床并发症,或慢性肾脏病≥4 期,有并发症的糖尿病	高/很高危	很高危	很高危	很高危

四、治疗原则

（一）高血压的治疗目标

高血压治疗的根本目标是降低发生心、脑、肾及血管并发症和死亡的总风险。在改善生活方式的基础上,应根据高血压患者的总体风险水平给予降压药物,同时干预可纠正的危险因素、靶器官损害和并存的临床疾病,在条件允许的情况下,应采取强化降压的治疗策略。一般患者血压目标须控制在 140/90 mmHg 以下,在可耐受和可持续的条件下,其中部分有糖尿病、蛋白尿等高危患者的血压可控制在 130/80 mmHg 以下。

（二）降压治疗策略

1. 降压达标的方式

除高血压急症和亚急症外,对大多数高血压患者而言,应根据病情,在 4 周内或 12 周内将血压逐渐降至目标水平。年轻、病程较短的高血压患者,降压速度可稍快;老年、病程较长、有合并症且耐受性差的患者,降压速度可稍慢。

2. 降压药物治疗的时机

降压药物治疗的时机取决于心血管风险评估水平,在改善生活方式的基础上,血压仍超过 140/90 mmHg 和（或）目标水平的患者应给予药物治疗。高危和很高危的患者,应及时启动降压药物治疗,并对并存的危险因素和合并的临床疾病进行综合治疗;中危的患者,可观察数周,评估靶器官损害情况,改善生活方式,如血压仍不达标,则应开始药物治疗;低危的患者,可对患者进行 1~3 个月的观察,密切随诊,尽可能进行诊室外血压监测,评估靶器官损害情况,改善生活方式,如血压仍不达标,可开始降压药物治疗。对初诊高血压患者尤其应遵循这一评估及监测程序（图 11-1-2）。

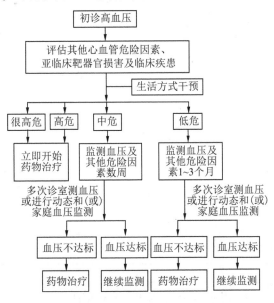

图 11-1-2　初诊高血压患者的评估及监测程序

3. 生活方式干预

生活方式干预可以降低血压、预防或延迟高血压的发生、降低心血管病风险。生活方式干预应该贯穿高血压治疗全过程，必要时联合药物治疗。主要措施包括：（a）减少钠盐摄入，每人每日食盐摄入量逐步降至<6 g，增加钾摄入；（b）合理膳食，平衡膳食；（c）控制体重，使 BMI<24 kg/m²，腰围男性<90 cm，女性<85 cm；（d）不吸烟，彻底戒烟，避免被动吸烟；（e）不饮或限制饮酒，每日酒精摄入量男性不超过25 g、女性不超过15 g，每周酒精摄入量男性不超过140 g、女性不超过80 g；（f）增加运动，以中等强度为宜，每周4~7次，每次持续30~60分钟；（g）减轻精神压力，保持心理平衡。

4. 高血压的药物治疗

（1）降压药应用基本原则

① 起始剂量：一般患者采用常规剂量，老年人及高龄老年人初始治疗时通常应采用较小的有效治疗剂量。根据需要，可考虑逐渐增加至足剂量。

② 长效降压药物：优先使用长效降压药物，以有效控制 24 小时血压，更有效预防心脑血管并发症发生；如使用中、短效制剂，则需每天2~3次给药，以达到平稳控制血压。

③ 联合治疗：对血压≥160/100 mmHg、高于目标血压 20/10 mmHg 的高危患者，或单药治疗未达标的高血压患者应进行联合降压治疗，包括自由联合或单片复方制剂；对血压≥140/90 mmHg 的患者，也可起始小剂量联合治疗。

④ 个体化治疗：根据患者合并症的不同和药物疗效及耐受性，以及患者个人意愿或长期承受能力，选择适合患者个体的降压药物。

⑤ 药物经济学：高血压是终身治疗，需要考虑成本/效益。

（2）常用降压药物的种类和作用特点

目前常用降压药物有五大类，即利尿剂、β 受体阻滞剂、CCB、ACEI 和 ARB，以及由上述药物组成的固定配比复方制剂。建议五大类降压药物均可作为初始和维持用药的选择，应根据患者的危险因素、亚临床靶器官损害及合并临床疾病情况，合理使用药物，优先选择某类降压药物，这些临床情况可称为强适应证（表11-1-4）。此外，α 受体阻滞剂或其他种类降压药物亦可应用于某些高血压人群。

表 11-1-4　常用降压药的强适应证

强适应证	CCB	ACEI	ARB	利尿剂	β 受体阻滞剂
左心室肥厚	+	+	+	±	±
稳定型冠心病	+	+[a]	+[a]	−	+
心肌梗死后	−[b]	+	+	+[c]	+
心衰	−[e]	+	+	+	+
房颤预防	−	+	+	−	−
脑血管病	+	+	+	+	±
颈动脉内中膜增厚	+	±	±	−	−
蛋白尿/微量白蛋白尿	−	+	+	−	−
肾功能不全	±	+	+	+[d]	−
老年	+	+	+	+	±
糖尿病	±	+	+	±	−
血脂异常	±	+	+	−	−

注：+代表适用；−代表证据不足或不适用；±代表可能适用；a 代表冠心病二级预防；b 代表对伴心肌梗死病史者可用长效 CCB 控制高血压；c 代表螺内酯；d 代表 eGFR<30 mL/（min·1.73 m²）时应选用袢利尿剂；e 代表氨氯地平和非洛地平可用。

① CCB：主要通过阻断血管平滑肌细胞上的钙离子通道发挥扩张血管降低血压的作用，包括二氢吡啶类 CCB 和非二氢吡啶类 CCB。二氢吡啶类 CCB 可与其他四类药联合应用，尤其适用于老年高血压、单纯收缩期高血压，以及伴稳定型心绞痛、冠状动脉或颈动脉粥样硬化、周围血管病患者。常见不良反应包括反射性交感神经激活导致心跳加快、面部潮红、脚踝部水肿、牙龈增生等。二氢吡啶类 CCB 没有绝对禁忌证，但心动过速与心衰患者应慎用。急性冠状动脉综合征患者一般不推荐使用短效硝苯地平。临床上常用的非二氢吡啶类 CCB 也可用于降压治疗，常见不良反应包括抑制心脏收缩功能和传导功能、二度至三度房室传导阻滞，心衰患者禁忌使用，有时也会出现牙龈增生的不良反应。因此，在使用非二氢吡啶类 CCB 前应详细询问病史，进行心电图检查，并在用药 2~6 周内复查。

② ACEI：作用机制是通过抑制血管紧张素转化酶，阻断肾素、血管紧张素 Ⅱ 的生成，抑制激肽酶的降解而发挥降压作用。ACEI 降压作用明确，对糖脂代谢无不良影响。限盐或加用利尿剂可增加 ACEI 的降压效应。ACEI 尤其适用于伴慢性心衰、心肌梗死后心功能不全、房颤预防、糖尿病肾病、非糖尿病肾病、代谢综合征、蛋白尿或微量白蛋白尿患者。最常见不良反应为干咳，多见于用药初期，症状较轻者可坚持服药，不能耐受者可改用 ARB。其他不良反应有低血压、皮疹，偶见血管神经性水肿及味觉障碍。长期应用有可能导致血钾升高，应定期监测血钾和血肌酐水平。禁忌证为双侧肾动脉狭窄、高钾血症及妊娠。

③ ARB：作用机制是通过阻断血管紧张素 Ⅱ 1 型受体而发挥降压作用。ARB 尤其适用于伴左心室肥厚、心衰、糖尿病肾病、冠心病、代谢综合征、微量白蛋白尿或蛋白尿患者及不能耐受 ACEI 的患者，并可预防房颤。不良反应少见，偶有腹泻，长期应用可升高血钾，应注意监测血钾及肌酐水平变化。双侧肾动脉狭窄者、妊娠妇女、高钾血症者禁用。

④ 利尿剂：主要通过利钠排尿、降低容量负荷而发挥降压作用。用于控制血压的利尿剂主要是噻嗪类利尿剂，分为噻嗪型利尿剂和噻嗪样利尿剂两种。利尿剂尤其适用于老年高血压、单纯收缩期高血压或伴心衰患者，也是难治性高血压的基础药物之一。其不良反应与剂量密切相关，故通常应采用小剂量。噻嗪类利尿剂可引起低血钾，长期应用者应定期监测血钾，并适量补钾，痛风者禁用。高尿酸血症及明显肾功能不全者慎用，后者如需使用利尿剂，应使用袢利尿剂，如呋塞米等。

保钾利尿剂如阿米洛利、醛固酮受体拮抗剂如螺内酯等也可用于控制难治性高血压，在利钠排尿的同时不增加钾的排出，与其他具有保钾作用的降压药如 ACEI 或 ARB 合用时须注意发生高钾血症的危险。螺内酯长期应用有可能导致男性乳房发育等不良反应。

⑤ β 受体阻滞剂：主要通过抑制过度激活的交感神经活性、抑制心肌收缩力、减慢心率发挥降压作用。β 受体阻滞剂尤其适用于伴快速性心律失常、冠心病、慢性心衰、交感神经活性增高及高动力状态的高血压患者。常见的不良反应有疲乏、肢体冷感、激动不安、胃肠不适等，还可能影响糖脂代谢。二/三度房室传导阻滞、哮喘患者禁用。慢性阻塞型肺病、运动员、周围血管病或糖耐量异常者慎用。糖脂代谢异常时一般不首选 β 受体阻滞剂，必要时可慎重选用高选择性 β 受体阻滞剂。长期应用者突然停药可发生反跳现象，即原有的症状加重或出现新的表现，较常见有血压反跳性升高，伴头痛、焦虑等，称之为撤药综合征。

⑥ α 受体阻滞剂：不作为高血压治疗的首选药，适用于高血压伴前列腺增生患者，也用于难治性高血压患者的治疗。开始给药应在入睡前，以预防直立性低血压发生，使用中注意测量坐、立位血压，最好使用控释制剂。直立性低血压者禁用。心衰者慎用。

（3）联合用药方案

临床主要推荐应用的优化联合治疗方案（图 11-1-3）：二氢吡啶类 CCB+ARB，二氢吡啶类 CCB+ACEI，ARB+噻嗪类利尿剂，ACEI+噻嗪类利尿剂，二氢吡啶类 CCB+噻嗪类利尿剂，二氢吡啶类 CCB+β 受体阻滞剂。可以考虑使用的联合治疗方案：利尿剂+β 受体阻滞剂，α 受体阻滞剂+β 受体阻滞剂，二氢吡啶类 CCB+保钾利尿剂，噻嗪类利尿剂+保钾利尿剂。不常规推荐但必要时可慎用的联合治疗方案：ACEI+β 受体阻滞剂，ARB+β 受体阻滞剂，ACEI+ARB，中枢作用药+β 受体阻滞剂。

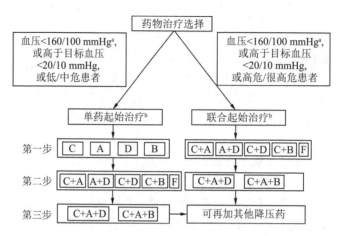

A：ACEI 或 ARB；B：β 受体阻滞剂；C：二氢吡啶类 CCB；D：噻嗪类利尿剂；F：固定复方制剂。
a：对血压≥140/90 mmHg 的高血压患者，也可起始小剂量联合治疗；b：包括剂量递增到足剂量。

图 11-1-3 选择单药或联合降压治疗流程

多种药物的合用：（a）三药联合方案。在上述各种两药联合方式中加上另一种降压药物便构成三药联合方案，其中二氢吡啶类 CCB+ACEI（或 ARB）+噻嗪类利尿剂组成的联合方案最为常用。（b）四药联合方案：主要适用于难治性高血压患者，可以在上述三药联合方案基础上加用第四种药物如 β 受体阻滞剂、醛固酮受体拮抗剂、氨苯蝶啶、可乐定或 α 受体阻滞剂等。

单片复方制剂（SPC）：常用的一组高血压联合治疗药物，通常由不同作用机制的两种或两种以上的降压药组成。与随机组方的降压联合治疗相比，其优点是使用方便，可改善治疗的依从性及疗效，是联合治疗的新趋势。

（4）器械干预进展

目前有关去肾神经术治疗难治性高血压的疗效和安全性方面的证据仍不充足，因此该方法仍处于临床研究阶段，不适合临床推广。其他器械降压治疗方法，如压力感受性反射激活疗法、髂动静脉吻合术、颈动脉体化学感受器消融、深部脑刺激术（deep brain stimulation，DBS）和减慢呼吸治疗等也在研究中，安全性和有效性仍不明确，是否有临床应用前景尚不清楚。

5. 相关危险因素的处理

① 调脂治疗：高血压伴血脂异常的患者，应在生活方式改变的基础上，进行积极降压治疗及适度降脂治疗。对动脉粥样硬化性心血管疾病（ASCVD）风险低中危患者，当严格实施生活方式干预 6 个月后，血脂水平不能达标者考虑药物降脂治疗；对 ASCVD 风险中危以上的高血压患者，立即启动他汀治疗，采用中等强度他汀治疗，必要时采用联合降胆固醇药物治疗。

② 抗血小板治疗：高血压伴有缺血性心脑血管病的患者，推荐进行抗血小板治疗，应用小剂量阿司匹林（100 mg/d）进行长期二级预防；对高危人群，可使用小剂量阿司匹林进行一级预防。阿司匹林不耐受者可应用氯吡格雷（75 mg/d）代替。

③ 血糖控制：血糖控制目标为 HbA1c<7%，空腹血糖 4.4~7.0 mmol/L，餐后 2 小时血糖或高峰值血糖<10.0 mmol/L。容易发生低血糖、病程长、老年人、合并症或并发症多的患者，血糖控制目标可以适当放宽。

五、医患沟通

患者可能的疑问是什么？	我们如何应对？
我没有感觉，怎么会血压高呢？	高血压不一定能感觉到，大多数患者无症状或者仅仅有头晕、头痛、眼花、耳鸣、失眠等不太典型的症状而忽视高血压，只是在体检或偶尔测血压的时候发现，所以建议成年人每年都需要测 1 次血压。有高血压家族史的患者尤其要注意检测自己的血压。成年人收缩压理想值低于 120 mmHg，舒张压理想值低于 80 mmHg，如果非同日 3 次血压收缩压均≥140 mmHg 和（或）舒张压均≥90 mmHg，就属于高血压。
生活中有什么需要注意的？	首先，我们要保持标准的体重，BMI 控制在 18.5~23.5 kg/m²，BMI 即体重（kg）除以身高的平方（m²）。其次，饮食方面要食用富含维生素 C 和钾的新鲜水果（如香蕉、橘子）和蔬菜（如油菜、苋菜、香菇等），采取低脂、低盐（摄盐量≤6 g/d）、低糖饮食，戒烟限酒，增加体力活动，中老年高血压患者可选择步行、慢跑、爬楼梯、骑车等，运动强度宜因人而异，可采用心率监测法，运动时心率不应超过最大心率的 60%~85%，每天适度运动、每次持续 30~60 分钟。减轻精神压力，保持乐观心态。
在家怎么监测血压？	使用经过国际标准方案认证的上臂式家用自动电子血压计，对初诊高血压患者或血压不稳定高血压患者，建议每天早晨和晚上测量血压 1 次，每次测 2~3 遍，取平均值；建议连续测量家庭血压 7 天，取后 6 天血压平均值。血压控制平稳且达标者，可每周自测 1~2 天血压，早晚各 1 次；最好在早上起床后服降压药，早餐前、排尿后，在固定时间自测坐位血压。详细记录每次测量血压的日期、时间及所有血压读数。

第 2 节　继发性高血压

一、概述

继发性高血压（secondary hypertension）也称为症状性高血压，是由某些确定的疾病或病因在发生发展过程中产生的症状之一，当原发病治愈后血压也会随之下降或恢复正常。继发性高血压占所有高血压的 5%~10%，常见病因包括原发性醛固酮增多症、肾实质性高血压、肾血管性高血压、嗜铬细胞瘤、皮质醇增多症、主动脉缩窄、妊娠高血压和颅内高血压等。继发性高血压的患病率随年龄的变化而变化，并且在年轻人中更为普遍，在 18~40 岁的人群中患病率接近 30%。继发性高血压的潜在病因也因年龄而异。儿童最常见的原因是肾实质疾病和主动脉缩窄，65 岁以上患者常见的原因包括动脉粥样硬化性肾动脉狭窄、肾衰竭和甲状腺功能减退。

继发性高血压本身的临床表现与高血压病相似，因此当原发病的其他症状不多或不太明显时，容易被误认为高血压病。除了高血压本身造成的危害以外，与之伴随的电解质紊乱、内分泌失衡、低氧血症等还可导致独立于血压之外的心血管损害，其危害程度较原发性高血压更大，并且有些继发性高血压的病因是可以根除的，因此在临床工作中，两者的早期识别尤为重要，关系到是否能及时正确地进行治疗。

二、"见"患者，"习"案例

（一）我们可能遇到继发性高血压患者的科室

继发性高血压有确定疾病，我们常在心内科遇到继发性高血压患者，或在原发病相关科室，如肾内科、泌尿外科、内分泌科、妇产科等见到继发性高血压患者；也可能在急诊遇到高血压急症的患者。

（二）我们可能遇到的病例

患者，男，36岁，主因"发现血压升高、双上肢血压不等1周"入院。

1. 问诊要点

（1）现病史

针对核心症状"血压升高、双上肢血压不等"：要了解血压数值，血压升高的时间、场合，血压最高水平。需要寻找原因，排除继发性因素导致血压增高及左右上肢血压不等。

伴随症状：有无胸闷、胸痛，对合并胸痛等紧急就诊患者应注意识别主动脉夹层。有无头痛、头晕、心悸、后颈部疼痛、后枕部或颞部波动感，是否伴有面色苍白或潮红、出汗，如有症状，应进一步询问位置、性质、程度、持续时间和缓解方式。

就诊经过：检查结果、用药及效果等。

一般情况：精神、睡眠、饮食、小便量、体重变化。

（2）既往史、个人史、家族史

注意询问有无锁骨下动脉发育异常、主动脉缩窄、多发性大动脉炎等心血管疾病，有无其他慢性病病史如各种肾脏病、泌尿道感染和血尿史、肾脏病家族史。有无食物及药物过敏史，有无手术、外伤史等。

2. 查体要点

生命体征（体温T，脉搏P，呼吸R，血压BP），准确测量双上肢血压，必要时测量四肢血压。体重（BMI）、腰围及臀围：判断有无肥胖等高血压的危险因素。

循环系统查体：

视诊：心尖搏动点和搏动范围。有无水牛背、锁骨上脂肪垫，有无满月脸、多血质，有无皮肤菲薄、瘀斑、宽大紫纹、肌肉萎缩（皮质醇增多症），有无肥胖、脖子短粗（睡眠呼吸暂停综合征）。

触诊：脉搏和心尖搏动，感受搏动强弱，帮助判断是否存在左心室肥厚、左心室扩大，左心室肥厚的可靠体征为抬举样心尖区搏动，搏动明显增强、搏动范围扩大及心尖搏动区向左下移位，提示左心室增大；有无扪及增大的肾脏；有无股动脉搏动减弱、延迟（主动脉缩窄或主动脉病）。

叩诊：心界，心脏增大后可发现心界向左、向下扩大。

听诊：心尖区和（或）主动脉瓣区可听到Ⅱ～Ⅲ级收缩期吹风样杂音，主动脉瓣区第二心音可增强，带有金属音调。心前区或胸部杂音的听诊（主动脉缩窄或主动脉病），腹部杂音听诊（肾血管性高血压）。

3. 归纳病例特点

① 患者青年男性，急性病程。

② 现病史：患者因咯血于我院急诊就诊过程中发现血压升高，且双上肢血压差异大，右上肢血压190/100 mmHg，左上肢血压120/85 mmHg。无头昏、头痛，无胸闷、心悸、胸痛，无乏力，完善大血管CTA，提示头臂干、升主动脉、主动脉弓、降主动脉及胸主动脉软硬斑块形成，胸腹主动脉粗细不均，左锁骨下动脉起始段软斑块，管腔重度狭窄。现患者为求进一步诊治收入心内科。

③ 既往史：10年前患者因"背痛"、咳嗽、盗汗于某医院就诊诊断"肺结核"，治疗好转后出院，出院后规律口服药物治疗。有"乙肝"病史，未规律诊治。否认糖尿病、肾病病史。无手术、外伤史，无输血史。否认药物、食物过敏史。无烟酒嗜好。

④ 查体：T 36.4 ℃，P 80 次/分，R 16 次/分，BP 185/82 mmHg（右上肢）、122/79 mmHg（左上肢）。神志清，精神软。颈静脉无充盈怒张，肝颈静脉回流征阴性。双肺呼吸音粗，未闻及干、湿啰音。心音中，心率80 次/分，心律齐，各瓣膜区未闻及病理性杂音。腹平软，无压痛、反跳痛，未触及肿块。双下肢无水肿。

⑤ 辅助检查：大血管CTA示头臂干、升主动脉、主动脉弓、降主动脉及胸主动脉软硬斑块形

成，胸腹主动脉粗细不均，左锁骨下动脉起始段软斑块，管腔重度狭窄；肝脏多发小囊肿；左肺上叶后段渗出，两肺少量纤维灶，左上肺陈旧性病灶。心电图正常。抗核抗体测定（ANA）阴性，抗U1-snRNP 阴性，抗 SSB 阴性，抗 SSA 阴性，抗 Sm 阴性，抗 Scl-70 阴性，抗 P0 阴性，抗 Nucleo-Somes 阴性，抗 JO-1 阴性，抗 Histones 阴性，抗 ds-DNA 阴性，抗 CENP-B 阴性。儿茶酚胺组套（2021-08-17）示肾上腺素 0.15 nmol/L，去甲肾上腺素 1.82 nmol/L，多巴胺 0.06 nmol/L，变肾上腺素 0.18 nmol/L，去甲变肾上腺素 0.62 nmol/L，高香草酸 86.45 nmol/L，香草扁桃酸 40.79 nmol/L。高血压五项组套（卧位）示醛固酮 221.3 pg/mL，血管紧张素 II 107.1 pg/mL，皮质醇 13.46 μg/dL，促肾上腺皮质激素 46.20 pg/mL，肾素 78.4 pg/mL。抗中性粒细胞蛋白酶 3 抗体（PR3-ANCA）检测示 MPO 0.399 U/mL，PR 30.115 U/mL。

4. 诊断思路

患者青年男性，病程短，主因"发现血压升高、双上肢血压不等 1 周"入院。患者因咯血住院期间发现双上肢血压差异大，右上肢血压 190/100 mmHg，符合高血压标准，左上肢血压 120/85 mmHg。双上肢血压不等，由此考虑继发性高血压。

① 血压水平：右上肢血压 190/100 mmHg，入院查体血压 185/82 mmHg（右上肢）、122/79 mmHg（左上肢），须加测双下肢血压。

② 继发性高血压筛查：双上肢血压不等，完善大血管 CTA 示头臂干、升主动脉、主动脉弓、降主动脉及胸主动脉软硬斑块形成，胸腹主动脉粗细不均，左锁骨下动脉起始段软斑块，管腔重度狭窄（图 11-2-1）。因此，该患者考虑高血压，须考虑继发性高血压。入院完善继发性高血压筛查，提示大动脉炎、左锁骨下动脉缩窄。

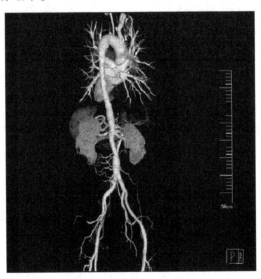

图 11-2-1　大血管 CTA

5. 鉴别诊断

① 肾实质性高血压：常见导致肾脏实质性高血压的疾病包括各种原发性肾小球肾炎、多囊肾性疾病、肾小管间质疾病。肾实质性高血压的诊断依赖于肾脏病史，蛋白尿、血尿，肾功能异常，eGFR 降低，肾脏大小、形态异常，必要时行肾脏病理活检。

② 肾动脉狭窄：单侧或双侧肾动脉主干或分支狭窄，老年人肾动脉狭窄多为动脉粥样硬化所致；年轻人中多见大动脉炎。突然发生或加重、难治性高血压提示肾动脉狭窄的存在。肾动脉狭窄表现包括腹部血管杂音、自发性低血钾、肾功能进行性减退。彩色多普勒超声能够发现肾动脉尤其是接近血管开口处的病变，肾动脉血管造影是确诊肾动脉狭窄的"金标准"，肾动脉 MRA 或 CTA 是无创的筛查手段。

③ 主动脉狭窄：主动脉狭窄包括先天性及获得性主动脉狭窄。主动脉狭窄主要表现为上肢高血压，而下肢脉弱或无脉，双下肢血压明显低于上肢（踝肱指数<0.9），听诊狭窄血管周围有明显血管杂音。

④ 原发性醛固酮增多症：高血压、低钾血症、肾素活性受抑为主要表现的临床综合征。常见类型有醛固酮瘤、特发性醛固酮增多症，主要采用血醛固酮/肾素比值（ARR）筛查。确诊试验主要有高钠饮食试验、静脉生理盐水试验、氟氢可的松抑制试验及卡托普利试验。分型诊断方法包括肾上腺影像学检查和分侧肾上腺静脉取血（AVS）。

三、诊断要点

新诊断高血压患者应该进行常见的继发性高血压筛查。下列情况临床上需要怀疑有无继发性高血压：（a）中、重度血压升高的年轻患者；（b）症状、体征或实验室检查有怀疑线索，如肢体脉搏搏动不对称性减弱或缺失、腹部听到粗糙的血管杂音、低血钾等；（c）药物联合治疗效果差，或者治疗过程中血压曾经控制良好但近期又明显升高；（d）恶性高血压患者。

① 肾实质性高血压：常见导致肾脏实质性高血压的疾病包括各种原发性肾小球肾炎（IgA 肾病、局灶节段肾小球硬化、膜增生性肾小球肾炎等），多囊肾性疾病，肾小管间质疾病（慢性肾盂肾炎、梗阻性肾病、反流性肾病等），代谢性疾病肾损害（糖尿病肾病等），系统性或结缔组织疾病肾损害（狼疮性肾炎、硬皮病等），单克隆免疫球蛋白相关肾脏疾病（轻链沉积病），遗传性肾脏疾病（Liddle 综合征等）。肾实质性高血压的诊断依赖于肾脏病史，蛋白尿、血尿，肾功能异常，eGFR 降低，肾脏大小、形态异常，必要时行肾脏病理活检。同时须与高血压引起的肾脏损害相鉴别，前者肾脏病变的发生常先于高血压或与其同时出现，血压较高且难以控制，蛋白尿/血尿发生早、程度重，肾脏功能受损明显。

② 肾动脉狭窄：肾动脉狭窄的主要特征是肾动脉主干或分支狭窄，导致患肾缺血，肾素-血管紧张素系统活性明显增高，引起高血压及患肾功能减退。动脉粥样硬化是引起我国肾动脉狭窄的最常见病因，约占82%；其次为大动脉炎（约12%）、纤维肌性发育不良（约5%）及其他病因（占1%）。经动脉血管造影仍是目前诊断肾动脉狭窄的"金标准"。

③ 主动脉狭窄：主动脉狭窄包括先天性及获得性主动脉狭窄。先天性主动脉狭窄表现为主动脉的局限性狭窄或闭锁，发病部位常在主动脉峡部原动脉导管开口处附近，个别可发生于主动脉的其他位置。获得性主动脉狭窄主要包括大动脉炎、动脉粥样硬化及主动脉夹层剥离等所致的主动脉狭窄。

④ 阻塞性睡眠呼吸暂停综合征（OSAS）：包括睡眠期间上呼吸道肌肉塌陷，呼吸暂停或口鼻气流量大幅度减低，导致间歇性低氧、睡眠片段化、交感神经过度兴奋、神经体液调节障碍等。该类患者中高血压的发病率为35%~80%，多导睡眠呼吸监测仪（PSG）是诊断 OSAS 的"金标准"。

⑤ 原发性醛固酮增多症：原发性醛固酮增多症是肾上腺皮质球状带自主分泌过多醛固酮，导致高血压、低钾血症、肾素活性受抑为主要表现的临床综合征。常见类型有醛固酮瘤（35%）、特发性醛固酮增多症（60%），其他少见类型有肾上腺皮质癌、家族性醛固酮增多症，如糖皮质激素可抑制性醛固酮增多症（GRA）。原发性醛固酮增多症在高血压人群中占 5%~10%，仅有部分患者存在低血钾，在难治性高血压中约占20%。临床诊断流程包括筛查、确诊、分型三个步骤。

⑥ 嗜铬细胞瘤/副神经节瘤：嗜铬细胞瘤是来源于肾上腺髓质或肾上腺外神经链嗜铬细胞的肿瘤，瘤体可分泌过多儿茶酚胺（CA），引起持续性或阵发性高血压和多个器官功能及代谢紊乱，是临床可治愈的一种继发性高血压。临床表现可为阵发性、持续性或阵发性加重的高血压，高血压发作时常伴头痛、心悸、多汗三联征，可伴有糖脂代谢异常。儿茶酚胺及其代谢产物的测定是本病定性诊断的主要方法。建议将增强 CT 作为胸、腹、盆腔病灶，MRI 作为颅底和颈部病灶首选定位方法。手术切除肿瘤是重要的治疗方法。

⑦ 库欣综合征 (CS)：即皮质醇增多症，过高的皮质醇血症可伴发多种合并症，引起以向心性肥胖、高血压、糖代谢异常、低钾血症和骨质疏松为典型表现的综合征。典型的临床表现为向心性肥胖、满月脸、多血质、皮肤紫纹等。CS 的定性、定位诊断及治疗比较复杂，建议积极与高血压专科或内分泌科的医生沟通和协作。CS 相关高血压起始治疗首选 ACEI 或 ARB 类降压药物，如果血压仍高于 130/80 mmHg，则根据疾病的严重程度和是否合并低钾血症，选择与盐皮质激素受体拮抗剂或 CCB 联合。

⑧ 其他少见的继发性高血压：主要包括甲状腺功能异常、甲状旁腺功能亢进症、肾素瘤等，在高血压病因构成中所占比例均小于 1%。

⑨ 药物性高血压：常规剂量的药物本身或该药物与其他药物之间发生相互作用而引起血压升高，当药物引起血压>140/90 mmHg 时即考虑药物性高血压。涉及的药物主要包括激素类药物、中枢神经类药物、非类固醇类抗炎药物、中草药类等。原则上，一旦确诊高血压与用药有关，应该尽量停用这类药物，换用其他药物或者采取降压药物治疗。

⑩ 单基因遗传性高血压：单基因遗传性高血压的突变大部分与肾脏肾单位离子转运蛋白或 RAS 组分发生基因突变所致功能异常相关，主要分为三类。(a) 基因突变直接影响肾小管离子通道转运系统相关蛋白功能，包括 Liddle 综合征、Gordon 综合征、拟盐皮质激素增多症、盐皮质类固醇受体突变导致妊娠加重的高血压等；(b) 基因突变导致肾上腺类固醇合成异常，包括家族性醛固酮增多症Ⅰ、Ⅱ、Ⅲ型，先天性肾上腺皮质增生症（11-β 羟化酶缺乏症、17α-羟化酶/17,20-裂解酶缺乏症），家族性糖皮质激素抵抗；(c) 以嗜铬细胞瘤等为代表的各种神经内分泌肿瘤、高血压伴短指畸形、多发性内分泌肿瘤 (multiple endocrine neoplasm，MEN) 和 VHL (Von Hippel-Lindau) 综合征等。

四、治疗原则

继发性高血压的治疗原则为病因治疗，针对不同的继发性高血压病因采取药物或手术治疗，如嗜铬细胞瘤引起的高血压，肿瘤切除后血压可降至正常；肾血管性高血压可通过介入治疗扩张肾动脉。对原发病不能手术根治或术后血压仍高者，除采用其他针对病因的治疗外，还应选用适当的降压药物进行降压治疗。

五、医患沟通

患者可能的疑问是什么？	我们如何应对？
我为什么要做那么多检查？	成人新出现或未控制的高血压，如果出现以下情况，应进行继发性高血压的筛查：(a) 药物难治性高血压/药源性高血压；(b) 突然发作的高血压；(c) 年龄<30 岁者发生高血压；(d) 既往控制良好的高血压加重；(e) 与高血压程度不成比例的靶器官损害；(f) 急进型/恶性高血压；(g) 老年人 (≥65 岁) 出现舒张期高血压；(h) 无明显诱因或过度的低钾血症。
什么是继发性高血压？	继发性高血压是指由某些确定的疾病或病因引起的血压升高。常见的病因有肾脏疾病、内分泌疾病、心血管病变、颅脑病变，以及其他如妊娠期高血压综合征、红细胞增多症及药物。
原发病治好以后，我还要吃降压药吗？	继发性高血压患者的高血压是由其他疾病引起的，原发病治好以后，血压如果下降到正常，可以不吃药；但是如果血压还没恢复正常、符合高血压标准，还是需要服药控制血压。

第 12 章　冠状动脉粥样硬化性心脏病

冠状动脉粥样硬化性心脏病（coronary atherosclerotic heart disease）指冠状动脉发生粥样硬化引起管腔狭窄或闭塞，导致心肌缺血缺氧或坏死而引起的心脏病，简称"冠心病"（coronary heart disease，CHD），也称缺血性心脏病（ischemic heart disease）。冠心病是动脉粥样硬化导致器官病变的最常见类型，严重危害人类健康。本病多发于 40 岁以上成人，男性发病早于女性，经济发达国家发病率较高；近年来发病呈年轻化趋势，已成为威胁人类健康的主要疾病之一。

第 1 节　稳定型心绞痛

一、概述

稳定型心绞痛（stable angina pectoris）也称劳力性心绞痛，是在冠状动脉固定性严重狭窄基础上，由于心肌负荷的增加引起心肌急剧的、暂时的缺血/缺氧的临床综合征。稳定型心绞痛通常为一过性的胸部不适，可由运动、情绪波动、劳力负荷增加等诱因或其他应激因素诱发。其特点为阵发性的胸骨后压榨性疼痛或憋闷感觉（心绞痛），可放射至心前区和左上肢尺侧，休息或用硝酸酯制剂后疼痛消失。疼痛发作的程度、频度、持续时间、性质及诱发因素等在 1 个月内无明显变化。

稳定型心绞痛患者多存在冠状动脉狭窄或部分闭塞。其血流量较正常减少，但对心肌的供血量相对比较固定，在休息时尚能维持供需平衡，可无胸痛、胸闷等症状。当存在前述诱因时，心脏负荷突然增加，使心率增快、心肌张力和心肌收缩力增加等而致心肌氧耗量增加，而存在狭窄的冠状动脉的供血不能相应地增加以满足心肌对血液的需求时，即可引起心绞痛。待诱因消失，心肌氧耗量和狭窄血管的供血量再次恢复平衡后，症状可以消失。

稳定型心绞痛的治疗原则是改善冠状动脉血供和降低心肌耗氧，以改善患者症状，提高生活质量，同时治疗冠状动脉粥样硬化，预防心肌梗死和死亡，以延长生存期。治疗的方法包括药物治疗和血运重建治疗。

二、"见"患者，"习"案例

（一）我们可能遇到稳定型心绞痛患者的科室

稳定型心绞痛为常见慢性疾病之一，需要定期复诊，通常可以在心内科门诊遇见此类患者。如果患者的心绞痛进展为急性冠状动脉综合征，那么我们很可能会在急诊或者病房遇见他们。

（二）我们可能遇到的病例

患者，男，73 岁，主因"反复活动后胸痛 2 个月"入院。

1. 问诊要点

（1）现病史

针对核心症状"胸痛"：部位，范围，性质（刀割样、烧灼样、刺痛、绞窄样），疼痛放射部位，持续时间（数分钟、数小时），发作的诱因，缓解或加重的因素。

伴随症状：有无咳嗽、呼吸困难、出汗、休克等。

就诊经过：检查结果、用药及效果等。

一般情况：精神、睡眠、饮食、二便、体重变化。

（2）既往史、个人史、家族史

有无高血压病、糖尿病、高脂血症、高尿酸血症等。有无吸烟、嗜酒史。有无食物及药物过敏史，有无手术、外伤史。家族中有无其他人有冠心病病史。

2. 查体要点

生命体征（体温 T，脉搏 P，呼吸 R，血压 BP）。

体重（BMI）：判断有无肥胖等动脉粥样硬化的危险因素。

一般情况：神志情况，精神情况，四肢末梢（有无湿冷现象）。

心血管系统查体：稳定型心绞痛患者一般无异常体征。

视诊：心尖搏动（通常正常）。

触诊：心尖搏动，震颤，心包摩擦感（通常正常）。

叩诊：心脏浊音界。

听诊：心率，心律，心音，心脏杂音（发作时常见心率增快，有时出现第四或第三心音奔马律。可有暂时性心尖部收缩期杂音，是乳头肌缺血以致功能失调引起二尖瓣关闭不全所致）。

血管检查：心绞痛发作时血压可升高。有时听诊发现颈动脉杂音，触诊发现双侧足背动脉搏动不对称，是外周动脉粥样硬化性血管狭窄的体现。

3. 归纳病例特点

① 老年男性，病程短。

② 现病史：患者主因"反复活动后胸痛 2 个月"门诊入院。患者近 2 个月快步走 500 米时出现胸痛，呈闷痛，伴有左上肢放射痛，无出汗，休息 3~5 分钟症状可缓解。发作时无背部疼痛、无出汗、无恶心呕吐、无黑蒙晕厥等不适。昨日至我院门诊查血压 153/94 mmHg，心率 78 次/分，心电图提示正常心电图，急诊化验 cTnI 阴性。现为求进一步诊治收住心内科病房。自发病以来，患者食欲佳，睡眠尚可，二便正常，体重未见明显变化。

③ 既往史：有"高血压"病史 23 年，平素服用"氨氯地平 5 mg qd"，血压多维持在 156/107 mmHg；有"糖尿病"病史 7 年，服用"二甲双胍 0.5 g bid"，空腹血糖 6.2 mmol/L；有"高脂血症"病史 1 年，未服药控制，低密度胆固醇 4.3 mmol/L。否认肾病等慢性病史，否认肝炎、结核等传染病史。无手术、外伤史。有吸烟史 26 年，每天半包，否认饮酒史，预防接种史不详，否认食物、药物过敏史。

④ 查体：T 36.4 ℃，P 78 次/分，R 16 次/分，BP 162/98 mmHg。发育正常，营养中等。全身皮肤黏膜未见明显黄染，全身淋巴结未触及肿大。双肺呼吸音清，未闻及明显干、湿啰音。心率 78 次/分，心音正常，心律齐，各瓣膜区未闻及明显病理性杂音。腹部平坦，肝脾肋下未触及，移动性浊音阴性，肝浊音界存在，肠鸣音 4 次/分。双下肢无水肿，生理反射存在，病理反射未引出。

⑤ 辅助检查：心电图提示正常心电图（图 12-1-1）。急诊化验 cTnI、CK-MB 和肌红蛋白阴性。

4. 诊断思路

患者为老年男性，病程较短，主因"反复活动后胸痛 2 个月"入院。患者近 2 个月快步走 500 米时出现胸痛，伴有左上肢放射痛，无出汗，休息 3~5 分钟症状可缓解。既往有高血压、糖尿病、高脂血症病史，平素血压控制不佳，血压多维持在 156/107 mmHg，空腹血糖 8.2 mmol/L。有吸烟史 26 年，每天半包。我院门诊查血压 153/94 mmHg，心率 78 次/分，心电图提示正常心电图，急诊化验 cTnI 阴性。

① 胸痛特点判断：患者主要症状为胸痛，性质为闷痛，每次发作诱因均为活动。近 2 个月以来，胸痛发作和活动量有一定的相关性（快步走 500 米时出现），安静状态和慢走时没有发作，发作后休息 3~5 分钟即可缓解。胸痛部位位于左侧胸骨旁，伴有左上肢放射痛。故稳定型心绞痛诊断成立。

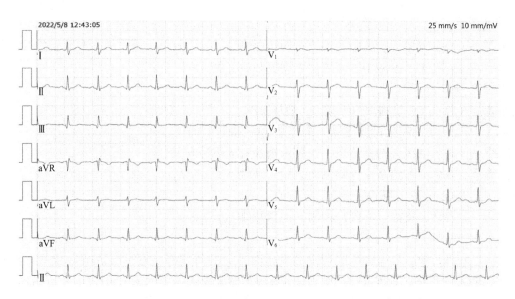

图 12-1-1　心电图

② 危险因素的识别：冠心病的主要危险因素包括年龄、性别、高血压病、血脂异常、糖尿病、吸烟、肥胖、家族史等。其中，糖尿病被认为是冠心病的"等危症"。糖尿病患者的冠心病发病率较非糖尿病者高出数倍，并且病变进展迅速。此外，与不吸烟者比较，吸烟者本病的发病率和病死率增高 2~6 倍，且与每天吸烟的支数成正比。本例患者为老年男性，有高血压病、糖尿病和高脂血症病史，并且吸烟长达 26 年。因此，该患者是冠心病的高危人群。

③ 心电图检查要点：本例患者行心电图检查未发现 ST-T 改变，不存在心肌缺血的证据。但临床上约半数稳定型心绞痛患者静息状态下心电图可以是正常的，因此并不能仅依靠静息心电图诊断是否存在心绞痛。心绞痛发作当时的心电图更具有临床价值。绝大多数患者可出现暂时性心肌缺血引起的多导联 ST 段压低，症状缓解后心电图可恢复正常。部分患者在静息状态下心电图即可出现 T 波持续倒置，但胸痛发作时 T 波可变为直立，称之为假性正常化。对于部分很难于发作时行心电图检查的患者，可进行运动试验和 24 小时动态心电图监测等检查。如果其间心电图出现动态改变，也有助于诊断。运动试验应以达到最大心率或者亚极量心率（最大心率的 85%~90%）为负荷目标，在此过程中出现典型心绞痛，心电图改变主要以 ST 段水平型或下斜型压低≥0.1 mV（J 点后 60~80 ms）持续 2 分钟为运动试验阳性标准。24 小时动态心电图检查在持续记录的过程中可发现心电图 ST 段、T 波改变（ST-T）和各种心律失常。患者胸痛发作时相应时间点与出现缺血性 ST-T 改变相匹配，有助于确定心绞痛的诊断。同时，24 小时动态心电图也可检出无痛性心肌缺血。

5. 鉴别诊断

① 急性冠状动脉综合征：不稳定型心绞痛的疼痛部位、性质、发作时心电图改变等与稳定型心绞痛相似，但发作的劳力性诱因不同，常在休息或较轻微活动下即可诱发。1 个月内新发的或明显恶化的稳定型心绞痛也属于不稳定型心绞痛；心肌梗死的疼痛程度通常更剧烈，持续时间多超过 30 分钟，有时可长达数小时，同时可伴有心律失常、心衰和（或）休克，含用硝酸甘油多不能缓解，心电图常有典型的动态演变过程。实验室检查示心肌坏死标志物（肌红蛋白、cTnI 或 cTnT、CK-MB等）可明显增高；可有白细胞计数增高和红细胞沉降率增快。

② 其他疾病引起的心绞痛：包括严重的主动脉瓣狭窄或关闭不全、风湿性冠状动脉炎、梅毒性主动脉炎引起冠状动脉口狭窄或闭塞、冠状动脉异位起源、肥厚型心肌病、特纳综合征（X 综合征）等。通常要根据其他临床表现和影像学检查，如心脏超声、冠状动脉 CTA 来进行鉴别。其中 X 综合征多见于女性，心电图负荷试验常呈阳性，但冠状动脉造影无狭窄病变且无冠状动脉痉挛证据，预后良好，被认为是冠状动脉系统微循环功能不良所致。

③肋间神经痛和肋软骨炎疼痛发作时无心电图动态改变：前者疼痛常累及 1~2 个肋间，但并不一定局限在胸前，为刺痛或灼痛，多为持续性而非发作性，咳嗽、用力呼吸和身体转动可使疼痛加剧，沿神经行径处有压痛，手臂上举活动时局部有牵拉疼痛；后者则在肋软骨处有压痛。

④心脏神经症：患者常诉胸痛，但为短暂（几秒钟）的刺痛或持久（几小时）的隐痛。患者常喜欢不时地吸一大口气或做叹息性呼吸，可明显缓解疼痛。胸痛部位多在左胸乳房下心尖部附近或经常变动。症状多于疲劳之后出现，而非疲劳当时。患者在轻度体力活动后反觉舒适，有时可耐受较重的体力活动而不发生胸痛或胸闷，含用硝酸甘油无效或在 10 多分钟后才"见效"，常伴有心悸、疲乏、头晕、失眠及其他神经症的症状。天气变化、情绪波动或环境密闭时症状易发作。此类患者实验室和影像学检查通常均正常。

⑤其他：不典型疼痛还须与反流性食管炎等食管疾病、膈疝、消化性溃疡、肠道疾病、颈椎病等相鉴别。

三、诊断要点

该病一般通过综合患者的性别、年龄、危险因素及典型的胸痛特点（诱因、性质、缓解方式），做出临床疑诊，最终通过冠状动脉 CTA 或者经皮冠状动脉造影来明确诊断。

目前临床上应用最广泛的无创检查是冠状动脉 CTA，可以对冠状动脉进行二维或三维重建，用于判断冠状动脉管腔狭窄程度和管壁钙化情况，对判断管壁内斑块分布范围和性质也有一定意义。冠状动脉 CTA 有较高阴性预测价值，敏感度为 95%~99%，若未见狭窄病变，一般可不进行有创检查；但冠状动脉 CTA 的特异度较低，为 64%~83%。其对狭窄程度的判断仍有一定限度，冠状动脉钙化或既往有支架植入会显著影响判断，可能高估狭窄程度（图 12-1-2）。

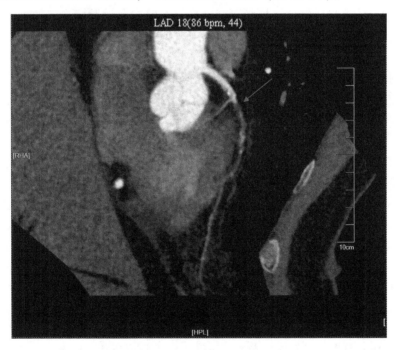

箭头所示为左前降支近中段的病变部位。

图 12-1-2　冠状动脉 CTA

四、治疗原则

治疗主要在于预防新的动脉粥样硬化的发生、发展和治疗已存在的动脉粥样硬化病变。稳定型心绞痛的治疗原则是改善冠状动脉血供和降低心肌耗氧以改善患者症状，提高生活质量，同时治疗冠状动脉粥样硬化，预防心肌梗死和死亡，延长生存期。

（一）发作时的治疗

1. 休息

胸痛发作时立刻休息，停止体力活动或者保持情绪稳定后，患者症状一般逐渐消失。

2. 药物治疗

发作程度较重、休息不能缓解时可使用起效较快的硝酸酯类药物。舌下含服起效最快，反复发作时也可静脉使用。硝酸酯类药物除扩张冠状动脉、降低阻力、增加冠状动脉循环的血流量外，还通过对周围血管的扩张作用，减少静脉回流心脏的血量，降低心室容量、心腔内压、心输出量和血压，减低心脏前后负荷和心肌的需氧量，从而缓解心绞痛。

（二）缓解期的治疗

1. 生活方式的调整

日常生活中宜尽量避免各种诱发因素。清淡饮食，一次进食不应过饱；戒烟限酒；调整日常生活与工作的平衡；减轻精神负担；保持适当的体力活动，但以不致发生疼痛症状为度。

2. 药物治疗

（1）改善缺血、减轻症状的药物

① β 受体阻滞剂：能抑制心脏 β 肾上腺素受体，减慢心率、减弱心肌收缩力、降低血压，从而降低心肌耗氧量以减少心绞痛发作和增加运动耐量。

② 硝酸酯类药物：非内皮依赖性血管扩张剂，能减少心肌需氧量和改善心肌灌注，从而减低心绞痛发作的频率和程度。

③ CCB：本类药物抑制钙离子进入细胞内，也抑制心肌细胞兴奋、收缩耦联中钙离子的作用，从而抑制心肌收缩，减少心肌氧耗；扩张冠状动脉，解除冠状动脉痉挛，改善心内膜下心肌的供血；扩张周围血管，降低动脉压，减轻心脏负荷；改善心肌的微循环。

④ 其他药物：主要用于 β 受体阻滞剂或者 CCB 有禁忌或不耐受，或者不能控制症状的情况。曲美他嗪通过抑制脂肪酸氧化和增加葡萄糖代谢，提高氧利用率而治疗心肌缺血；尼可地尔是一种钾通道开放剂，与硝酸酯类药物具有相似药理特性，对稳定型心绞痛治疗有效；盐酸伊伐布雷定是第一个窦房结 I_f 电流选择特异性抑制药物，其单纯减慢心率的作用可用于治疗稳定型心绞痛；雷诺嗪抑制心肌细胞晚钠电流，从而防止钙超载和改善心肌代谢活性，也可用于改善心绞痛症状。

（2）预防心肌梗死、改善预后的药物

① 抗血小板药物：（a）环氧合酶（cyclooxygenase，COX）抑制剂通过抑制 COX 活性而阻断血栓素 A_2（thromboxane A_2，TXA_2）的合成，达到抗血小板聚集的作用。阿司匹林是抗血小板治疗的基石，所有患者只要无禁忌都应该使用。（b）P2Y12 受体拮抗剂通过阻断血小板的 P2Y12 受体抑制腺苷二磷酸（ADP）诱导的血小板活化。常用的 P2Y12 受体拮抗剂有氯吡格雷和替格瑞洛。

② 降低 LDL-C 的药物：（a）他汀类药物为首选降脂药物。他汀类药物能有效降低 TC 和 LDL-C，延缓斑块进展和稳定斑块。所有明确诊断冠心病的患者，无论其血脂水平如何，均应给予他汀类药物，并将 LDL-C 降至 1.8 mmol/L 以下水平。（b）其他降低 LDL-C 的药物包括胆固醇吸收抑制剂依折麦布和前蛋白转化酶枯草溶菌素/Kexin9 型（PCSK9）抑制剂。

③ ACEI 或 ARB：可以使冠心病患者的心血管死亡、非致死性心肌梗死等主要终点事件的相对危险性显著降低。稳定型心绞痛合并高血压、糖尿病、心衰或左心室收缩功能不全的高危患者建议使用 ACEI。不能耐受 ACEI 类药物者可使用 ARB 类药物。

④ β 受体阻滞剂：对于心肌梗死后的稳定型心绞痛患者，β 受体阻滞剂可能可以减少心血管事件的发生。

3. 血运重建治疗

稳定型心绞痛是采用药物保守治疗还是血运重建治疗（包括经皮介入治疗或者旁路移植术），须根据冠状动脉的病变解剖特征、患者临床特征及当地医疗中心手术经验等综合判断决定。

五、医患沟通

患者可能的疑问是什么？	我们如何应对？
我的血脂水平正常，仍然需要使用他汀类药物吗？	他汀类药物能有效降低 TC 和 LDL-C，还有延缓斑块进展、稳定斑块和抗感染等调脂以外的作用。所有冠心病患者，无论其血脂水平如何，均应给予他汀类药物，同时定期复查血脂，并根据目标 LDL-C 水平调整剂量。
他汀类药物有副作用吗？	他汀类药物的总体安全性很高，但在应用时仍应注意监测转氨酶及肌酸激酶等生化指标，及时发现药物可能引起的肝脏损害和肌病。不良反应通常容易发生在采用大剂量他汀类药物进行强化调脂治疗时。正常剂量他汀类药物引起肌病的概率和安慰剂接近。定期监测转氨酶及肌酸激酶等生化指标即可。
我平时需要注意什么？	要戒烟戒酒，饮食和工作都要规律，保持好心情，规律服药，控制血压、血糖、血脂，适当运动。

第 2 节　非 ST 段抬高型急性冠状动脉综合征

一、概述

急性冠状动脉综合征（acute coronary syndrome，ACS）是一组由急性心肌缺血引起的临床综合征，主要包括不稳定型心绞痛（unstable angina pectoris，UAP）、非 ST 段抬高型心肌梗死（non-ST-segment elevation myocardial infarction，NSTEMI）及 ST 段抬高型心肌梗死（ST-segment elevation myocardial infarction，STEMI）。

非 ST 段抬高型急性冠状动脉综合征（non-ST-segment elevation acute coronary syndrome，NSTE-ACS）根据心肌损伤生物标志物 cTn 测定结果分为 NSTEMI 和 UAP。后者可以分为 5 个临床类型：静息型心绞痛、初发型心绞痛、恶化型心绞痛、变异型心绞痛和梗死后心绞痛。

NSTE-ACS 发病的病理生理基础主要为冠状动脉严重狭窄和（或）易损斑块破裂或糜烂导致冠状动脉内不同程度的急性血栓形成，伴或不伴有血管收缩、微血管栓塞，引起冠状动脉血流减少和心肌缺血。少数 NSTE-ACS 由非动脉粥样硬化性疾病所致，如血管痉挛性心绞痛、冠状动脉栓塞和动脉炎。非冠状动脉原因导致的心肌供氧-需氧不平衡包括低血压、严重贫血、高血压、心动过速、严重主动脉瓣狭窄和肥厚型梗阻性心肌病等。上述改变导致急性或亚急性心肌供氧的减少和缺血加重。血小板激活在整个发病过程中起着非常重要的作用。

从心肌层面来看，NSTE-ACS 的病理机制为 NSTEMI 存在心肌细胞坏死，UAP 存在心肌缺血但没有心肌细胞损伤。UAP 和 NSTEMI 的病因和临床表现相似，但严重程度和死亡风险不同。其区别主要是缺血的严重程度，是否导致心肌损伤，是否可定量检测到心肌损伤的生物标志物。小部分患者可能出现持续进展的心肌缺血，出现以下一项或多项临床特征：反复发生或持续性胸痛，12 导联心电图中出现显著的 ST 段压低，心衰，血流动力学或心电活动不稳定。由于此时处于缺血状态的心肌范围较大，发生心源性休克和（或）恶性室性心律失常的风险较高，因此需要即刻进行冠状动脉造影，必要时进行血运重建。

二、"见"患者，"习"案例

（一）我们可能遇到 NSTE-ACS 患者的科室

NSTE-ACS 是严重、具有潜在危险的疾病，需要早期识别，进行危险分层，即刻缓解缺血和预防严重不良事件（即死亡或心肌梗死或再梗死）。因此，通常可以在急诊和心内科病房遇见此类患者。

（二）我们可能遇到的病例

患者，男，59 岁，因"反复胸痛 1 年，加重 2 周"收住入院。

1. 问诊要点

（1）现病史

针对核心症状"胸痛"：部位，范围，性质（刀割样、烧灼样、刺痛、绞窄样），疼痛放射部位，持续时间（数分钟、数小时），发作的诱因，缓解或加重的因素。与稳定型心绞痛相比，NSTE-ACS 发作时疼痛性质相似，但程度更重，持续时间更长，可达数十分钟。诱发心绞痛的体力活动阈值突然或持久降低，胸痛在休息时/夜间也可发生，或者可因劳力负荷诱发，但劳力负荷中止后胸痛并不能缓解，舌下含服硝酸甘油只能暂时甚至不能完全缓解症状。

伴随症状：有无咳嗽、呼吸困难、出汗、休克等，或者是否出现新的相关症状。

就诊经过：检查结果、用药及效果等。

一般情况：精神、睡眠、饮食、二便、体重变化。

（2）既往史、个人史、家族史

有无高血压病、糖尿病、高脂血症、高尿酸血症等。有无吸烟、嗜酒史。有无食物及药物过敏史，有无手术、外伤史。家族中有无其他人有冠心病病史。

2. 查体要点

生命体征（体温 T，脉搏 P，呼吸 R，血压 BP）。

体重（BMI）：判断有无肥胖等动脉粥样硬化的危险因素。

一般情况：神志情况，精神情况，四肢末梢（有无湿冷现象）。

心血管系统查体：稳定期一般无异常体征。

视诊：心尖搏动（通常正常）。

触诊：心尖搏动，震颤，心包摩擦感（通常正常）。

叩诊：心脏浊音界。

听诊：心率，心律，心音，心脏杂音（发作时常见心率增快，有时出现第四或第三心音奔马律。可有暂时性心尖部收缩期杂音，是乳头肌缺血以致功能失调引起二尖瓣关闭不全所致）。

血管检查：心绞痛发作时血压可升高。有时听诊发现颈动脉杂音，触诊发现双侧足背动脉搏动不对称，这是外周动脉粥样硬化性血管狭窄的体现。

3. 归纳病例特点

① 中年男性，病程长，急性加重。

② 现病史：患者主因"反复胸痛 1 年，加重 2 周"急诊入院。患者近 1 年以来，重度体力劳动后出现胸骨中段隐痛，持续 5~6 分钟，休息 3 分钟以内可缓解，无肩背放射痛。2021 年 6 月后患者爬楼梯至 3 楼时出现胸痛，位置、程度、性质同前，休息 5 分钟后缓解，无汗，无肩背放射痛，无恶心呕吐。近 2 周患者走路 320 米后即可出现胸痛，性质同前，程度较前加重，伴左肩放射痛，持续 10 分钟，端坐休息 10~15 分钟可缓解，发作时伴出汗，量不多。遂至我院急诊科就诊，查心电图提示 ST-T 改变，血清 cTnI 79.25 pg/mL。现为进一步诊治而收入心内科。病程中，患者神志清，精神可，二便正常，近期无明显体重下降。

③ 既往史：有"糖尿病"病史 3 年，未服药控制，未监测血糖。否认高血压、高脂血症、肾

病等慢性病史，否认肝炎、结核等传染病史。有吸烟史 18 年，每天 10~15 支；有饮酒史，每天高度数白酒 4 两（200 g）。无手术、外伤史。预防接种史不详，否认食物、药物过敏史。

④ 查体：T 36.8 ℃，P 72 次/分，R 16 次/分，BP 132/92 mmHg。神志清，精神可。颈静脉无怒张，肝颈静脉回流征阴性。双肺呼吸音清，未闻及明显干、湿啰音。心率 72 次/分，心音中，心律齐，各瓣膜区未闻及病理性杂音。腹平软，无压痛、反跳痛，未触及肿块。双下肢无水肿，生理反射存在，病理反射未引出。

⑤ 辅助检查：胸部 CT 示右肺下叶支气管扩张伴感染，两肺少许纤维灶，前纵隔软组织影，冠状动脉及主动脉壁钙化灶。血清 cTnI 79.25 pg/mL，CK-MB 7.87 ng/mL，肌红蛋白 109.65 ng/mL。心电图示心率 82 次/分，V_2—V_5 导联 T 波正负双向或倒置（图 12-2-1）。

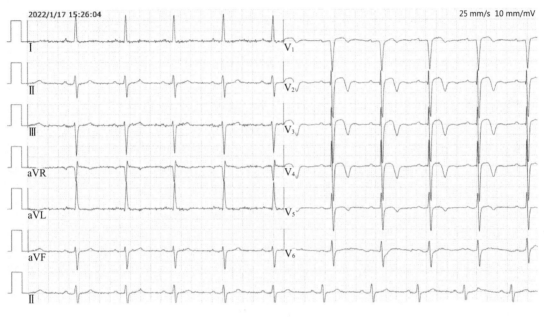

图 12-2-1　心电图

4. 诊断思路

本例患者为中年男性，病程较长，主因"反复胸痛 1 年，加重 2 周"入院。患者 1 年来反复体力劳动后出现胸痛不适，近 2 周快步走 320 米即可出现胸痛，有左肩放射痛，伴出汗，休息 10~15 分钟症状可缓解。既往有糖尿病病史。有吸烟史 18 年，每天 10~15 支；有饮酒史，每天高度数白酒 4 两。我院急诊查心电图提示 ST-T 改变，急诊化验 cTnI 阳性。

① 胸痛特点判断：患者主要症状为胸痛，性质为隐痛。1 年以来每次发作诱因均为重度体力活动，近 2 周快步走 320 米即可诱发胸痛。休息缓解的时间由原先的 3 分钟延长到现在的 10~15 分钟。起初胸痛无放射痛和伴随症状，现在出现左肩部放射痛及出汗。患者胸痛症状的诱发阈值下降，症状逐渐加重，同时发作和缓解时间也明显延长，表明患者的心绞痛已由稳定型向不稳定型发展，因此 NSTE-ACS 诊断成立。

② 危险因素的识别：类似于稳定型心绞痛，冠心病的主要危险因素包括年龄、性别、高血压病、血脂异常、糖尿病、吸烟、肥胖、家族史等。其中糖尿病被认为是冠心病的"等危症"。变异型心绞痛的发病机制为冠状动脉痉挛，而吸烟、酒精和毒品是冠状动脉痉挛的重要诱发因素。该患者存在未治疗的糖尿病、吸烟及饮酒等危险因素。

③ 心电图检查要点：心电图不仅可帮助诊断，而且根据其异常的范围和严重程度可提供预后信息，是评估疑似 NSTE-ACS 患者的一线诊断工具。ST 段下移的导联数和幅度与心肌缺血的范围相关，缺血范围越大，风险越高。症状发作时的心电图尤其有意义，与发作前心电图对比，可提高诊

断价值。特征性心电图异常包括心绞痛症状出现时的 ST 段下移、一过性 ST 段抬高和 T 波改变，但 30%以上的 NSTE-ACS 患者心电图可能正常。典型患者心电图的 ST 段压低可随着心绞痛的缓解而完全或部分消失，这种一过性 ST-T 改变，尤其是 ST 段的动态改变（≥0.1 mV 的抬高或压低）是严重冠状动脉疾病的表现，非常具有诊断价值。因此，对于疑似 NSTE-ACS 患者应注意连续观察，到达急诊室后 10 分钟内检测 12 导联心电图，评价是否存在缺血以及缺血程度，或最好在院前首次紧急医疗服务（first medical contact，FMC）时进行，并立即由合格的医生进行解读。如果心电图正常而患者胸痛持续，应在 15~30 分钟内复查，尤其注意及时记录胸痛发作时的心电图变化。如果怀疑患者有进行性缺血，而常规 12 导联心电图无法明确诊断时，建议加做右胸及后壁导联心电图（V_{3R}—V_{5R}/V_7—V_9）。若患者具有稳定型心绞痛的典型病史或冠心病诊断明确（既往有心肌梗死，冠状动脉造影提示狭窄或非侵入性试验阳性），即使没有心电图改变，也可以根据临床表现做出 NSTE-ACS 的诊断。本例患者心电图检查提示 V_2—V_5 导联 T 波正负双向或倒置，须考虑存在心肌缺血的可能。

④ 心肌损伤生物标志物检查要点：在对疑似 NSTE-ACS 患者进行诊断、危险分层和治疗时，生物标志物是对临床评估和 12 导联心电图的有效补充。所有疑似 NSTE-ACS 患者，必须测量心肌细胞损伤的生物标志物，最好是 hs-cTn。较传统的 CK 和 CK-MB、cTn（包括 cTnI 和 cTnT）是 NSTE-ACS 最敏感和最特异的心肌损伤生物标志物，也是诊断和进行危险分层的重要依据之一。与普通心肌肌钙蛋白（con-cTn）相比，hs-cTn 可显著提高早期胸痛患者诊断精确性。hs-cTn 替代 con-cTn 用于急诊 NSTE-ACS 患者诊断时，可提高 NSTEMI 诊断率（1 型心肌梗死相对增加约 20%，2 型心肌梗死相对增加约 200%），UAP 诊断的比例减少，同时伴随更低的死亡风险。

cTn 值升高及升高幅度有助于评估短期和长期预后。所有疑似 NSTE-ACS 患者均应在症状发作后 3~6 小时内检测 cTnI 和 cTnT。cTn 至少有一次超过第 99 百分位正常参考值上限，被认为是 cTn 升高。临床上 UAP 的诊断主要依靠临床表现及发作时心电图 ST-T 的动态改变，cTn 阳性意味着该患者已发生少量心肌损伤，相比 cTn 阴性的患者预后较差。根据最新的 2018 年第四版心肌梗死全球统一定义，在症状发生后 24 小时内，cTn 的峰值超过正常对照值的 99 个百分位须考虑 NSTEMI 的诊断。症状出现后，cTn 可快速升高并持续数天，尤其是 hs-cTn 水平，通常在症状出现后 1 小时内即可升高。连续采血动态监测 cTn 浓度变化是诊断 NSTEMI 的重要手段。本患者 cTn 阳性，危险分层属于高危，应采取早期侵入治疗，接受冠状动脉造影检查和介入治疗。

⑤ 影像学检查：NSTE-ACS 患者胸部 X 线、心脏超声和放射性核素检查的结果与稳定型心绞痛患者的结果相似，但阳性发现率会更高。超声心动图检查可评价左心室功能，同时明确有无节段性室壁活动异常，有助于对急性胸痛患者进行鉴别诊断和危险分层。心绞痛患者在心绞痛发作、局部心肌缺血时可能出现一过性可恢复的节段性室壁运动异常。对无反复胸痛、心电图正常、hs-cTn 水平正常但疑似 NSTE-ACS 的患者，可进行无创伤的药物或运动负荷检查以诱发缺血发作。当冠心病可能为低危或中危，且 cTn 和（或）心电图不能确定诊断时，可考虑行冠状动脉 CTA 检查，排除 NSTE-ACS。CMR 可以同时评估心肌灌注和室壁运动异常，负荷 CMR 正常的急性胸痛患者，其短期和中期预后良好。CMR 也可以检测瘢痕组织（使用晚期钆增强剂），并且可以与新发的梗死区分开（使用 T2 加权成像来描绘心肌水肿）。此外，CMR 可以帮助鉴别心肌梗死、心肌炎或 Takotsubo 综合征及其他心脏疾病。

5. 鉴别诊断

鉴别诊断类似于稳定型心绞痛，应与主动脉夹层、急性心包炎、急性 PE、气胸、消化道疾病（如反流性食管炎）和精神心理疾病等引起的胸痛相鉴别。

① 主动脉夹层：发作时有向背部放射的严重撕裂样疼痛，伴有呼吸困难或晕厥，但无典型的 STEMI 心电图变化。可伴有高血压，查体双上肢血压不等，差距大于 20 mmHg。实验室检查可见 D-二聚体明显升高，通常高于急性冠状动脉综合征时升高水平。

② PE：常表现为呼吸困难、血压降低、低氧血症。心电图有右心室负荷加重的表现。实验室检查可见 D-二聚体明显升高。

③ 急性心包炎：表现为发热、胸痛，疼痛向肩部放射，前倾坐位时减轻，部分患者可闻及心包摩擦音。心电图表现为 PR 段压低，除 aVR 外其余导联均有 ST 段呈弓背向下型抬高，T 波倒置，无异常 Q 波出现，无镜像 ST-T 改变。

④ 气胸：可以表现为急性呼吸困难、胸痛和患侧呼吸音减弱。胸部 X 线/CT 可明确诊断。

⑤ 消化性溃疡：可有胸部或上腹部疼痛，呈周期性、节律性，有时向后背放射，可伴黑便、呕血或晕厥。

⑥ 焦虑和（或）抑郁：亦可有胸痛表现，焦虑的急性发作可伴濒死感，但症状不同于心绞痛，心电图、超声心动图、心肌损伤生物标志物等检查均无冠心病的证据，常伴有睡眠障碍和情绪改变。

三、诊断要点

基于典型的心绞痛症状、典型的缺血性心电图改变和心肌损伤生物标志物结果，可以做出 UAP/NSTEMI 诊断。诊断未明确的不典型患者而病情稳定者，可以在出院前做负荷心电图或负荷超声心动图、核素心肌灌注显像、冠状动脉造影等检查。冠状动脉造影是诊断冠心病的重要方法，可以直接显示冠状动脉狭窄程度，对决定治疗策略有重要意义（图 12-2-2）。

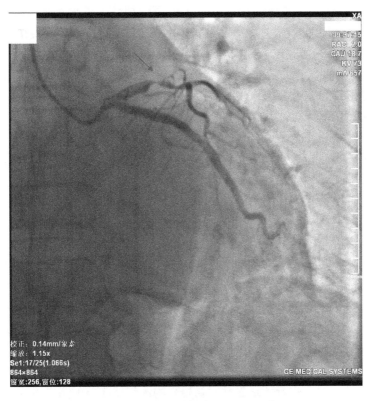

箭头所示为左前降支近段的严重狭窄。

图 12-2-2　冠状动脉造影

NSTE-ACS 患者临床表现严重程度不一，主要是由于基础的冠状动脉粥样病变的严重程度和病变累及范围不同，同时形成急性血栓（进展至 STEMI）的危险性不同。为选择个体化的治疗方案，必须尽早进行危险分层。Braunwald 根据心绞痛的特点和基础病因，对 UAP 提出 Braunwald 分级（表 12-2-1）。还可以根据患者的年龄、心血管危险因素、心绞痛严重程度和发作时间、心电图、心肌损伤生物标志物和有无心功能改变等因素做出更进一步的详细危险分层。

表 12-2-1　UAP 严重程度分级（Braunwald 分级）

	定义	1 年内死亡或心肌梗死发生率/%
严重程度		
Ⅰ级	严重的初发型心绞痛或恶化型心绞痛，无静息疼痛	7.3
Ⅱ级	亚急性静息型心绞痛（1 个月内发生过但 48 小时内无发作）	10.3
Ⅲ级	急性静息型心绞痛（在 48 小时内有发作）	10.8
临床环境		
A	继发性心绞痛，在冠状动脉狭窄基础上，存在加剧心肌缺血的冠状动脉以外的疾病	14.1
B	原发性心绞痛，无加剧心肌缺血的冠状动脉以外的疾病	8.5
C	心肌梗死后心绞痛，心肌梗死后 2 周内发生的 UAP	18.5

对于 NSTE-ACS 患者，利用各种评分系统进行缺血/出血风险评估，是决定下一步治疗策略的必要环节。

1. 缺血风险评估

GRACE 风险评分：对入院和出院提供了准确的风险评估。模型纳入了年龄、充血性心衰史、心肌梗死史、静息时心率、收缩压、血清肌酐、心电图 ST 段偏离、心肌损伤生物标志物升高及是否行血运重建等参数，将 NSTE-ACS 根据危险分层分为极高危、高危（>140 分）、中危（109~140分）和低危（<109 分）四级，并依此选择相应治疗策略。低危、中危和高危对应的院内死亡风险分别为<1%、1%~3%和>3%。在 GRACE 评分基础上，GRACE 2.0 风险计算器可直接评估住院、6 个月、1 年和 3 年的病死率，同时还能提供 1 年死亡或心肌梗死联合风险。

2. 出血风险评估

CRUSADE 评分：纳入患者基线特征（即女性、糖尿病史、周围血管疾病史或卒中）、入院时的临床参数（即心率、收缩压和心衰体征）和入院时实验室检查（即血细胞比容、校正后的肌酐清除率），评估患者住院期间发生严重出血事件的可能性。

四、治疗原则

NSTE-ACS 是具有潜在危险的严重疾病，其治疗主要有两个目的：即刻缓解缺血和预防严重不良后果（死亡或心肌梗死或再梗死）。其治疗包括抗缺血治疗、抗血栓治疗（抗血小板和抗凝治疗）和根据危险分层进行有创治疗。

对可疑 UAP 者的第一步关键性治疗就是在急诊室做出恰当的检查评估，按轻重缓急送至适当的部门治疗，并立即开始抗血栓和抗心肌缺血治疗。心电图和心肌损伤生物标志物正常的低危患者在急诊经过一段时间治疗观察后可进行运动试验，若运动试验结果阴性，可以考虑出院继续药物治疗；反之，则入院治疗。对于进行性缺血且对初始药物治疗反应差的患者及血流动力学不稳定的患者，均应转入心脏监护室（CCU）加强监测和治疗。

（一）一般治疗

患者应卧床休息，消除紧张情绪和顾虑，建立静脉通道，保持给药途径通畅，可以应用小剂量的镇静剂和抗焦虑药物。约半数患者通过上述处理可减轻或缓解心绞痛。密切观察心律、心率、血压和心功能变化。对于有发绀、呼吸困难或其他低氧血症的高危 NSTE-ACS 患者，给予辅助氧疗，维持 SaO_2 >90%。同时积极处理可能引起心肌耗氧量增加的疾病，如感染、发热、甲状腺功能亢进、贫血、低血压、心衰、低氧血症、肺部感染、快速性心律失常（增加心肌耗氧量）和严重的缓慢性心律失常（减少心肌灌注）。

（二）药物治疗

1. 抗心肌缺血药物治疗

主要目的是减少心肌耗氧量（减慢心率或减弱左心室收缩力）或扩张冠状动脉，缓解心绞痛发作。

① 硝酸酯类药物：硝酸酯类药物扩张静脉，降低心脏前负荷，并降低左心室舒张末压、降低心肌耗氧量，改善左心室局部和整体功能。此外，该类药物可通过扩张冠状动脉及其侧支循环，增加冠状动脉血流量。心绞痛发作时，可舌下含服硝酸甘油，若仍无效，可静脉应用硝酸甘油或硝酸异山梨酯。可以舌下含服硝酸甘油或静脉使用硝酸酯类药物直至症状缓解。在持续静脉应用硝酸甘油 24~48 小时内可出现药物耐受，为保持药物敏感性，需要每日留出空白期。

② β 受体阻滞剂：主要作用于心肌的 β 受体而降低心肌耗氧量，减少心肌缺血反复发作，减少心肌梗死的发生，对改善近、远期预后均有重要作用。应尽早用于所有无禁忌证的 UAP/NSTEMI 患者，使静息目标心率控制在 50~60 次/分，并长期维持。怀疑冠状动脉痉挛或可卡因诱发的胸痛患者应避免使用。

③ CCB：CCB 具有扩张冠状动脉、增加冠状动脉血流量的作用，可有效减轻心绞痛症状，可作为治疗持续性心肌缺血的次选药物。对于应用 β 受体阻滞剂和硝酸酯类药物后仍存在心绞痛症状或难以控制的高血压患者，可加用长效二氢吡啶类 CCB。对于冠状动脉痉挛造成的 NSTE-ACS 患者，CCB 可作为首选药物。

④ 尼可地尔：兼有腺苷三磷酸（ATP）依赖的钾通道开放作用及硝酸酯样作用，可用于对硝酸酯类药物不能耐受的 NSTE-ACS 患者。

2. 抗栓治疗

血小板激活和凝血瀑布在 NSTE-ACS 早期和进展阶段发挥重要作用。因此，充分抑制血小板和抗凝治疗是必须的，尤其是对那些行 PCI 进行心肌血运重建的患者。同时需要强调的是，无论是否行侵入性治疗，抗栓治疗对 NSTE-ACS 患者来说都是必需的。缺血和出血并发症决定了 NSTE-ACS 患者的结局和总体死亡风险。因此，应该在平衡缺血风险和出血风险的基础上选择抗栓方案。可根据缺血或出血风险的不同，选择缩短或延长双联抗血小板药物治疗时间。如果患者能耐受双联抗血小板药物、未发生出血并发症且无出血高风险，双联抗血小板药物治疗可维持 12 个月以上。对于伴有出血高风险（如需要口服抗凝治疗）、严重出血并发症高风险（如重大颅内手术）或伴有明显出血的患者，可以考虑双联抗血小板药物治疗时间缩短至 6 个月。

（1）抗血小板治疗

① COX 抑制剂：阿司匹林是抗血小板治疗的基石，如无禁忌证，所有患者均应长期口服阿司匹林。

② P2Y12 受体拮抗剂：一旦诊断 NSTE-ACS，均应尽快给予 P2Y12 受体拮抗剂。氯吡格雷副作用小，作用快，可用于不能耐受阿司匹林的患者长期使用，也可在植入支架后和阿司匹林联用。替格瑞洛能可逆性抑制 P2Y12 受体，起效更快，作用更强，可用于所有 UAP/NSTEMI 的治疗。指南推荐无论植入支架类型如何，PCI 术后的双联抗血小板治疗方案应为在阿司匹林基础上联合应用 1 种 P2Y12 受体拮抗剂，并维持至少 12 个月，除非患者存在禁忌证。对冠状动脉解剖未知且计划早期进行侵入性治疗的 NSTE-ACS 患者常规使用 P2Y12 受体拮抗剂进行预处理。对于计划延迟侵入性治疗的患者而言，根据出血风险可以考虑进行 P2Y12 受体拮抗剂预处理。

③ 血小板糖蛋白 Ⅱb/Ⅲa（GP Ⅱb/Ⅲa）受体拮抗剂（GPI）：激活的血小板通过 GP Ⅱb/Ⅲa 受体与纤维蛋白原结合，导致血小板血栓的形成，这是血小板聚集的最后、唯一途径。目前各指南均推荐 GPI 可应用于接受 PCI 的 UAP/NSTEMI 患者和选用保守治疗策略的中高危 UAP/NSTEMI 患

者，目前不建议常规使用 GPI。

④ 环核苷酸磷酸二酯酶抑制剂：西洛他唑除有抗血小板聚集和舒张外周血管作用外，还具有抗平滑肌细胞增生、改善内皮细胞功能等作用，但在预防 PCI 术后急性并发症方面的研究证据不充分，所以仅作为阿司匹林不耐受患者的替代药物。

（2）抗凝治疗

NSTE-ACS 患者围手术期治疗包括抑制血栓形成和降低凝血酶活性的抗凝治疗。抗凝治疗是为了抑制凝血酶的生成和（或）活化，减少血栓相关的事件发生，抗凝联合抗血小板治疗比任何单一治疗更有效。除非有禁忌证，推荐所有 NSTE-ACS 患者在侵入性治疗期间在抗血小板治疗的基础上加用抗凝治疗。

① 普通肝素：NSTE-ACS 患者的标准选择。尽管普通肝素与其他抗凝方案相比出血发生率会增加，但仍被广泛应用于 NSTE-ACS 患者的短期抗凝。应根据活化凝血时间调整 PCI 术中静脉推注普通肝素的剂量，或根据体重调整剂量。由于存在发生肝素诱导的血小板减少症的可能，在肝素使用过程中须监测血小板。

② 低分子肝素：与普通肝素相比，低分子肝素在降低心脏事件发生方面有更优或相等的疗效。低分子肝素具有强烈的抗 Xa 因子及 IIa 因子活性的作用，且肝素诱导血小板减少症的发生率更低，皮下应用不需要实验室监测。

③ 磺达肝癸钠：选择性 Xa 因子间接抑制剂。其用于 UAP/NSTEMI 的抗凝治疗不仅能有效减少心血管事件，而且大大降低出血风险，尤其可作为采用保守策略的患者在出血风险增加时的首选抗凝药物。

④ 比伐卢定：直接抗凝血酶制剂，其有效成分为水蛭素衍生物片段，通过直接并特异性抑制 IIa 因子活性发挥抗凝作用。对于肝素诱导的血小板减少症患者，可使用比伐卢定。

3. 调脂治疗

目前临床常用调脂药物有他汀类药物、依折麦布、PCSK9 抑制剂等。他汀类药物能有效降低 TC 和 LDL-C，延缓斑块进展，使斑块稳定，降低心血管事件发生率和病死率。对于 NSTE-ACS 患者，只要无禁忌证，无论血脂水平如何，均应尽早启动他汀治疗，并长期维持。

依折麦布抑制肠道内胆固醇的吸收，在他汀治疗基础上加用依折麦布能够进一步降低 LDL-C，减少心血管事件发生。对于已接受中等剂量他汀治疗，但 LDL-C≥1.4 mmol/L 的患者，可联用依折麦布。

PCSK9 抑制剂可明显降低 LDL-C 的水平，减小斑块体积，改善动脉粥样硬化，并且减少动脉粥样硬化性心血管疾病事件的发生。对于 NSTE-ACS 患者，不建议短期内突击使用高强度大剂量他汀治疗或一次性 PCSK9 抑制剂注射。对于接受中等强度剂量他汀（加或不加依折麦布），两药联合治疗后 LDL-C≥1.4 mmol/L 的患者，以及不能耐受他汀的患者，应考虑 PCSK9 抑制剂治疗。

4. ACEI 或 ARB

对于所有 LVEF<40%，以及有高血压、糖尿病或稳定的慢性肾脏病的患者，如无禁忌证，应长期使用 ACEI。对 ACEI 不耐受的患者，可用 ARB 替代。不推荐联合使用 ACEI 和 ARB。

（三）治疗策略的选择

NSTE-ACS 患者治疗策略包括药物保守治疗和血运重建治疗，血运重建治疗包括 PCI 和冠状动脉旁路移植术（CABG）。如何选择具体治疗策略，应根据患者风险分层并与心内外科有经验的临床医师共同决策选择最适合患者的优化方案。与 STEMI 患者须尽早进行再灌注治疗所不同的是，NSTE-ACS 患者应根据危险分层采用保守或血运重建治疗（图 12-2-3）。绝大多数基层医疗机构不具备开展血运重建治疗条件，一般建议患者转诊至有 PCI 或 CABG 能力的医院。冠状动脉造影有助于明确心绞痛是否由心肌缺血引起及是否存在罪犯病变。若是，根据病变的特征和患者的风险，选择同期进行 PCI 或择期行 CABG 治疗罪犯病变。

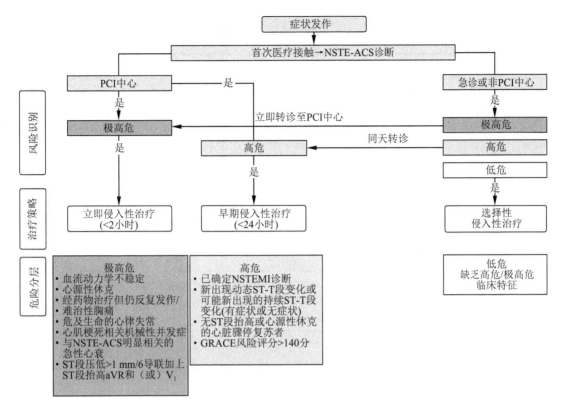

图 12-2-3　NSTE-ACS 治疗流程

① PCI：随着 PCI 技术的迅速发展，PCI 成为 NSTE-ACS 患者血运重建的主要方式。对于出现以下任意一条极高危标准的患者推荐紧急侵入性治疗策略（<2 小时），包括血流动力学不稳定或心源性休克、药物治疗无效的反复发作或持续性胸痛、致命性心律失常或心脏骤停、心肌梗死合并机械并发症、急性心衰及反复的 ST-T 动态改变尤其是伴随间歇性 ST 段抬高等。对于出现以下任意一条高危标准的患者推荐早期侵入性治疗策略（<24 小时），包括心肌梗死相关的 cTn 上升或下降、ST 段或 T 波的动态改变（有或无症状）及 GRACE 评分>140 分；对于出现以下任意一条中危标准的患者推荐侵入性治疗策略（<72 小时），包括糖尿病、肾功能不全 [eGFR<60 mL/（min·1.73 m²）]、LVEF<40% 或充血性心衰、早期心肌梗死后心绞痛、PCI 史、CABG 史、GRACE 评分>109 分但<140 分等。

② CABG：5%～10% 的 NSTE-ACS 患者需要 CABG。最大的受益者是病变严重、有多支血管病变的症状严重和左心室功能不全的患者。

（四）预后和二级预防

UAP/NSTEMI 的急性期一般在 2 个月左右，此期间发生心肌梗死或死亡的风险最高。应根据住院期间的各种事件、治疗效果和耐受性，予以个体化治疗。所谓 ABCDE 方案：A（antiplatelet and ACEI）指抗血小板、抗心绞痛治疗和 ACEI；B（β-blocker and blood pressure）指使用 β 受体阻滞剂和控制血压；C（cholesterol and cigarette）指控制血脂和戒烟；D（diet and diabetes）指控制饮食和糖尿病治疗；E（education and excise）指健康教育和运动。该方案对于指导二级预防有帮助。

五、医患沟通

患者可能的疑问是什么？	我们如何应对？
我需要进行冠状动脉造影吗？	针对 NSTE-ACS 患者，有"早期保守治疗"和"早期侵入性治疗"两种治疗策略。首先应依据危险分层决定是否行早期侵入性治疗。根据早期保守治疗策略，冠状动脉造影适用于强化药物治疗后仍然有心绞痛复发或负荷试验阳性的患者。如果决定采取早期侵入性治疗策略，临床上只要没有血运重建的禁忌证，可常规做冠状动脉造影，根据病变情况选择行 PCI 或 CABG。
我不是急性心肌梗死，为什么要长期吃那么多药？	尽管 NSTE-ACS 患者住院期间的死亡率低于 STEMI，但其长期的心血管事件发生率与 STEMI 接近，因此出院后要坚持长期药物治疗，控制缺血症状、降低心肌梗死和死亡的发生可能，包括服用双联抗血小板药物至少 12 个月，其他药物包括他汀类药物、β 受体阻滞剂和 ACEI/ARB，严格控制危险因素，进行有计划且适当的运动锻炼。
调脂治疗的目标是什么？	已确诊的冠心病患者被视为心血管事件的高危人群。无论基线血脂水平如何，NSTE-ACS 患者均应尽早（24 小时内）开始使用他汀类药物。LDL-C 的目标值为 < 1.4 mmol/L，如果基线 LDL-C 水平为 1.8~3.5 mmol/L，则至少应降低 50%。

第 3 节　急性 ST 段抬高型心肌梗死

一、概述

急性 ST 段抬高型心肌梗死（ST-segment elevation myocardial infarction，STEMI）是临床常见的一种危及生命的疾病，是指在冠状动脉粥样硬化的基础上，出现不稳定斑块破裂、血栓形成，或冠状动脉痉挛等情况，引起冠状动脉血供急剧减少或中断，使相应的心肌发生持续而严重的急性缺血，最终导致心肌急性坏死。临床表现通常为持续剧烈的胸痛，伴心电图动态演变和心肌酶的升高。早期诊断、治疗对于疾病的转归有着至关重要的作用。

STEMI 的基本病因是冠状动脉粥样硬化基础上一支或多支血管管腔急性闭塞，若持续时间达到 20~30 分钟或更长，即可发生急性心肌梗死（AMI）。大量的研究已证明，绝大多数 STEMI 是由于不稳定的粥样斑块溃破，继而发生出血和管腔内血栓形成，而使管腔闭塞。STEMI 可发生在频发心绞痛的患者，也可发生在原来从无症状者中。STEMI 后发生的严重心律失常、休克或心衰，均可使冠状动脉灌流量进一步降低，心肌坏死范围扩大。绝大多数 STEMI 患者冠状动脉内可见在粥样斑块的基础上有血栓形成，使管腔闭塞。但是在由冠状动脉痉挛引起管腔闭塞者中，个别可无严重粥样硬化病变。此外，梗死的发生与原来冠状动脉受粥样硬化病变累及的血管数及其所造成管腔狭窄程度之间未必呈平行关系。

近年来研究显示，14% 的 STEMI 患者行冠状动脉造影未见明显阻塞，被称为冠状动脉非阻塞性心肌梗死（myocardial infarction with non-obstructive coronary arteries，MINOCA），其原因包括斑块破裂或斑块侵蚀、冠状动脉痉挛、冠状动脉血栓栓塞、自发性冠状动脉夹层、Takotsubo 心肌病（应激性心肌病）及其他类型的 2 型急性心肌梗死（包括贫血、心动过速、呼吸衰竭、低血压、休克、伴或不伴左心室肥厚的重度高血压、严重主动脉瓣疾病、心衰、心肌病及药物毒素损伤等），这部分患者治疗策略与阻塞性冠状动脉疾病不同，应早期发现并根据不同病因给予个体化治疗。

二、"见"患者，"习"案例

（一）我们可能遇到 STEMI 患者的科室

STEMI 是冠心病的严重类型，为致死致残的主要原因。我们通常可以在急诊室遇见此类患者。如果 STEMI 出现了血流动力学不稳定或为高危患者，我们通常可以在 CCU 遇见此类患者。如果 STEMI 合并机械并发症，我们通常可以在心外科遇见此类患者。

（二）我们可能遇到的病例

患者，男，75 岁，因"持续性胸痛 30 分钟"收住入院。

1. 问诊要点

（1）现病史

针对核心症状"胸痛"：部位，范围，性质（刀割样、烧灼样、刺痛、绞窄样），疼痛放射部位，持续时间（数分钟、数小时），发作的诱因，缓解或加重的因素。STEMI 的典型症状是急性缺血性胸痛，表现为胸骨后或心前区剧烈的压榨性疼痛（持续时间通常超过 10 分钟），可向左上臂、下颌、颈部、背部或肩部放射，含服硝酸甘油后症状不能完全缓解。

伴随症状：常伴有恶心、呕吐、大汗和呼吸困难等，部分患者可发生晕厥，或者出现平时发作不伴有的新的相关症状。

就诊经过：检查结果、用药及效果等。

一般情况：精神、睡眠、饮食、二便、体重变化。

（2）既往史、个人史、家族史

既往史有助于明确诊断、评估风险和确定治疗策略。采集内容包括有无高血压病、糖尿病、高脂血症、高尿酸血症、冠心病危险因素、冠心病（心绞痛、心肌梗死、CABG 或 PCI 治疗史）、外周动脉疾病、脑血管疾病（缺血性卒中、颅内出血或蛛网膜下腔出血）、消化系统疾病（包括消化性溃疡、大出血、不明原因贫血或黑便）、出血性疾病及药物治疗史（他汀类药物及降压药物、抗血小板药物、抗凝和溶栓药物应用史等）。有无吸烟、嗜酒史。有无食物及药物过敏史，有无手术、外伤史或拔牙史。家族中有无其他人有早发冠心病病史。

2. 查体要点

生命体征（体温 T，脉搏 P，呼吸 R，血压 BP），应密切注意患者生命体征。

体重（BMI）：判断有无肥胖等动脉粥样硬化的危险因素。

一般情况：神志情况，精神情况，四肢末梢（有无皮肤湿冷、面色苍白、烦躁不安现象）。

头颈部查体：颈静脉（有无颈静脉怒张）。

肺部查体：听诊呼吸音和附加音（有无肺部啰音及啰音范围）。

心血管系统查体：

视诊：心尖搏动（可以减弱）。

触诊：心尖搏动，震颤（合并严重机械并发症时可有震颤），心包摩擦感。

叩诊：心脏浊音界（部分人可见扩大）。

听诊：心率，心律，心音，心脏杂音（发作时常见心率增快、心尖区第一心音减弱，心衰时可出现第四或第三心音奔马律。可有心律不齐，合并并发症时可存在心脏杂音，如心尖区出现粗糙的全收缩期杂音，提示有乳头肌功能失调或断裂引起二尖瓣关闭不全。发生室间隔穿孔者，胸骨左缘可出现响亮的收缩期杂音）。

血管检查：心绞痛发作时血压可升高。有时听诊发现颈动脉杂音，触诊发现双侧足背动脉搏动不对称，是外周动脉粥样硬化性血管狭窄的体现。

3. 归纳病例特点

① 老年男性，病程短，急性加重。

② 现病史：患者主因"持续性胸痛30分钟"急诊入院。患者于入院当日上午7点30分左右搬动花盆时出现胸痛，位于胸骨中段及两侧，范围为6 cm×5 cm，呈压榨性，难以忍受，伴左上肢和颌面部放射痛。发作时大汗淋漓、心悸，感恶心，无呕吐，无头晕头痛，无咳嗽咳痰，症状持续约30分钟，自行服用"麝香保心丸5粒"仍不能缓解，家属遂送入我院急诊，急查心电图提示急性心肌梗死。急诊给予扩张冠状动脉、抗血小板等治疗，现为进一步诊治收住院。病程中，患者精神稍萎，食纳、睡眠不佳，未解大便，小便尚可。

③ 既往史：有"高血压"病史10年，血压最高180/130 mmHg，既往服用"厄贝沙坦150 mg qd"，血压控制不佳，平时150/90 mmHg；"2型糖尿病"病史10年，平素予"二甲双胍0.5 g bid、格列齐特缓释片30 mg qd"口服，未规律监测血糖。否认其他慢性疾病病史，无重大手术、外伤史，无输血史，无食物、药物过敏史。否认吸烟史，有饮酒史30余年，每日量不定。

④ 查体：T 36.7 ℃，P 92 次/分，R 19 次/分，BP 165/79 mmHg。急性面容，神志清，精神稍萎。全身皮肤黏膜无黄染及出血点，全身浅表淋巴结未触及肿大。头颅无畸形，眼鼻耳喉无异常。颈软，无抵抗，气管居中，双侧甲状腺无肿大，颈静脉怒张。胸廓正常无畸形，两肺呼吸音清，双下肺少许湿啰音。心界无扩大，心率92 次/分，律齐，心音可，各瓣膜区未闻及病理性杂音，无震颤，无毛细血管搏动、大动脉枪击音等。腹膨软，无压痛、反跳痛，未触及肿块，肝脾肋下未触及，移动性浊音阴性，肠鸣音正常，未闻及血管杂音。无杵状指、趾，无静脉曲张，肌力、肌张力正常，双下肢轻度水肿。

⑤ 辅助检查：胸痛组套示hs-cTnI 126.88 pg/mL，肌红蛋白277.64 ng/mL。血常规示WBC 12.66×10⁹/L，中性粒细胞计数7.51×10⁹/L，CRP 17.69 mg/L。心电图示Ⅱ、Ⅲ、aVF导联QRS波呈qr或者Qr型，q波振幅大于R波的1/4，ST段弓背型抬高0.2~0.4 mV；Ⅰ、aVL、V_2—V_6 导联ST段水平型压低0.1~0.2 mV；Ⅱ、Ⅲ、aVF、V_4—V_6 导联T波低平或双向（图12-3-1）。

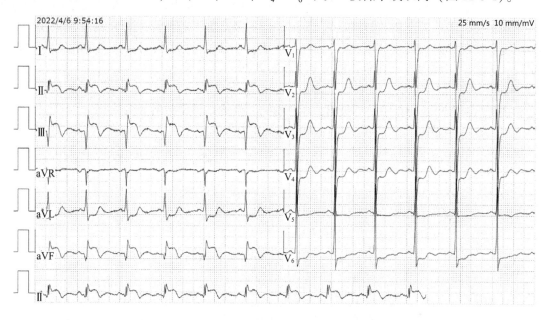

图 12-3-1　心电图

4. 诊断思路

本例患者为老年男性，病程较长，主因"持续性胸痛30分钟"入院。患者劳动时突发胸痛不适，有放射痛，伴出汗，持续30分钟不能缓解。患者有高血压、糖尿病病史，血压控制不佳。有饮酒史。我院急诊查心电图提示ST-T改变，急诊化验cTnI阳性。

① 胸痛特点判断：患者主要症状为胸痛，位于胸前区，呈压榨性疼痛，伴上肢和颌面部放射

痛。疼痛发作诱因是搬花盆的中重体力劳动，发作持续超过 30 分钟，服用中成药不能缓解。发作时伴有出汗、恶心等不适。因此，STEMI 诊断成立。

② 危险因素的识别：类似于 NSTE-ACS，冠心病的主要危险因素包括年龄、性别、高血压病、血脂异常、糖尿病、吸烟、肥胖、家族史等。该患者存在未控制的高血压和未规律监测血糖的糖尿病、高龄及饮酒等危险因素。

③ 心电图检查要点：STEMI 的特征性心电图表现为 ST 段弓背向上型抬高（呈单相曲线）伴或不伴病理性 Q 波、R 波减低（正后壁心肌梗死时 ST 段变化可以不明显），常伴对应导联镜像性 ST 段压低。但 STEMI 早期多不出现这种特征性改变，而表现为超急性 T 波（异常高大且两支不对称）改变和（或）ST 段斜直型升高，并发展为 ST-T 融合，伴对应导联的镜像性 ST 段压低。一些急性冠状动脉闭塞的患者无 ST 段抬高的初始心电图表现，这可能与出现症状后心电图检查时间有关，应注意发现心电图超急性期 T 波改变。有典型缺血性胸痛或等同症状患者，心电图出现以上表现应高度疑诊 STEMI。当出现 6 个或以上导联 ST 段压低≥1 mm（下侧壁导联 ST 段压低）伴 aVR/V_1 导联 ST 段抬高时，提示存在多支血管病变或冠状动脉左主干阻塞。对疑似 STEMI 的胸痛患者，如果存在左主干病变的心电图改变、Wellens 综合征和 de Winter 综合征，应视为 STEMI 的等同心电图改变。

应在所有患者首次医疗接触后 10 分钟内记录 12 导联心电图，推荐记录 18 导联心电图，尤其是下壁心肌梗死，须加做 V_{3R}—V_{5R} 和 V_7—V_9 导联。对有持续性胸痛症状但首份心电图不能明确诊断的患者，须在 15~30 分钟内复查心电图；对症状发生变化的患者随时复查心电图；与既往心电图进行比较有助于诊断。建议尽早开始心电监护，以发现恶性心律失常。心电图 ST 段抬高的诊断标准：相邻 2 个导联 J 点新出现 ST 段抬高，其中 V_2—V_3 导联≥2.5 mm（男性，<40 岁），≥2 mm（男性，≥40 岁），≥1.5 mm（女性，无论年龄）；其他导联≥1.0 mm。本例患者心电图可见 Ⅱ、Ⅲ、aVF 导联 QRS 波呈 qr 或者 Qr 型，q 波振幅大于 R 波的 1/4，ST 段弓背型抬高 0.2~0.4 mV；Ⅰ、aVL、V_2—V_6 导联 ST 段水平型压低 0.1~0.2 mV；Ⅱ、Ⅲ、aVF、V_4—V_6 导联 T 波低平或双向。

④ 心肌损伤生物标志物检查要点：血清心肌损伤生物标志物检查是临床诊断急性心肌梗死的重要指标，主要包括 cTn（cTnI 或 cTnT）、CK 及 CK-MB、肌红蛋白、天门冬氨酸氨基转移酶（AST）、LDH。急性期应该常规检测心肌损伤生物标志物水平。一般 cTn 在急性心肌梗死后 2~4 小时即可升高，10~24 小时达到峰值，约 1 周时间恢复正常。CK、CK-MB 在急性心肌梗死起病后 4~6 小时内增高，16~24 小时达高峰，3~4 天恢复正常。与 cTn 相比，心肌梗死后 CK-MB 下降更快，可以为心肌损伤的时间判定和检出早期再梗死提供附加价值。肌红蛋白出现最早，恢复也最快，但特异性不高。AST、LDH 对诊断急性心肌梗死特异性差，目前已不推荐用于急性心肌梗死诊断。由于 cTnI 和 cTnT 特异地表达于心肌细胞中，心肌损伤或坏死时以单体和复合物等多种形式释放到外周血，是诊断心肌坏死最特异和敏感的心肌损伤生物标志物，其升高和（或）回落支持急性心肌梗死的诊断。因此，推荐 cTn 为诊断心肌梗死的首选生物标志物。心肌梗死发生后，外周循环中 cTn 最主要的形式是游离 cTnI、cTnT、cTnI-cTnC 复合物，以及全分子量和低分子量 cTnT-cTnI-cTnC 三聚体。释放后，循环中的 cTn 被降解、片段化并经肾脏清除。肾功能损伤会影响其血中清除速度，特别是分子量略大的 cTnT。cTnT 会在心肌梗死后快速达峰，随后缓慢降低。下降过程中（第 4 或 5 天），含 cTnT 的相关片段的进一步酶解出现轻度二次升高，称为"双峰现象"。与标准 cTn 检测相比，hs-cTn 检测可更早发现心肌梗死，减少"肌钙蛋白盲区"。连续监测时，hs-cTn 表现为升高还是下降取决于采血时机和病程。通常急性心肌梗死发生时，hs-cTn 快速升高，然后缓慢下降，其幅度部分取决于血管闭塞情况和梗死面积。hs-cTn 可作为心肌细胞损伤的量化指标，即 hs-cTn 水平越高，心肌梗死的可能性越大，死亡风险越大。但需要注意的是，对于根据典型症状和心电图即可明确诊断为 STEMI 的患者，应尽早给予再灌注及其他相关治疗，无须等待心肌损伤生物标志物的检查结果。

⑤ 影像学检查：PET 可观察心肌的代谢变化，是目前唯一能直接评价心肌存活性的影像技术。SPECT 进行心电图门控的心血池显像，可用于评估室壁运动、室壁厚度和整体功能。二维和 M 型超声心动图也有助于了解心室壁的运动和左心室功能，诊断室壁瘤和乳头肌功能失调，检测心包积液及室间隔穿孔等并发症。

5. 鉴别诊断

STEMI 应与主动脉夹层、急性心包炎、急性 PE、气胸和消化道疾病（如反流性食管炎）等引起的胸痛相鉴别。这些疾病均不出现 STEMI 的心电图特征和演变规律。

① 主动脉夹层：胸痛一开始即达高峰，常放射到背、肋、腹、腰和下肢，双上肢的血压和脉搏可有明显差别，可有主动脉瓣关闭不全的表现，偶有意识模糊和偏瘫等神经系统受损症状，但无血清心肌损伤生物标志物升高。实验室检查可见 D-二聚体明显升高，通常高于 ACS 时升高水平。二维超声心动图检查、X 线、胸主动脉 CTA 或 MRA 有助于诊断。向背部放射的严重撕裂样疼痛伴有呼吸困难或晕厥的患者，无论心电图是否为典型的 STEMI 表现，均应警惕主动脉夹层，必须在排除主动脉夹层尤其是 A 型夹层后方可启动抗栓治疗。

② 急性 PE：常表现为胸痛、咯血、呼吸困难、血压降低、低氧血症。有右心负荷急剧增加的表现，如发绀、肺动脉瓣区第二心音亢进、颈静脉充盈、肝大、下肢水肿等。心电图示 I 导联 S 波加深，III 导联 Q 波显著，T 波倒置，胸导联过渡区左移，右胸导联 T 波倒置等右心负荷加重的改变，可资鉴别。常有低氧血症，核素肺通气-灌注扫描异常，肺动脉 CTA 可检出肺动脉大分支血管的栓塞。实验室检查可见 D-二聚体明显升高。

③ 急性心包炎：尤其是急性非特异性心包炎有较剧烈而持久的心前区疼痛，向肩部放射。但心包炎的疼痛与发热同时出现，呼吸和咳嗽时加重，前倾坐位时减轻，早期即有心包摩擦音，心包摩擦音和疼痛在心包腔出现渗液时均消失；全身症状一般不如心肌梗死严重；心电图表现为 PR 段压低，除 aVR 外其余导联均有 ST 段呈弓背向下型抬高，T 波倒置，无异常 Q 波出现，无镜像 ST-T 改变。

④ 张力性气胸：可以表现为急性呼吸困难、胸痛和低氧血症，查体可发现一侧呼吸音减低甚至消失，胸部 X 线/CT 可明确诊断。

⑤ 消化性溃疡：可有胸部或上腹部疼痛，呈周期性、节律性，有时向后背放射，可伴黑便、呕血或晕厥。仔细询问病史、体格检查、心电图检查、血清心肌酶和 cTn 测定可协助鉴别。

⑥ 急性胆囊炎：可有类似 STEMI 症状，但有右上腹触痛。仔细询问病史、体格检查、心电图检查、血清心肌酶和 cTn 测定可协助鉴别。

⑦ 焦虑和（或）抑郁：亦可有胸痛表现，焦虑的急性发作可伴濒死感，但症状不同于心绞痛，心电图、超声心动图、心肌损伤生物标志物等检查均无冠心病的证据，常伴有睡眠障碍和情绪改变。

三、诊断要点

根据 2018 年第四版全球心肌梗死定义标准，心肌梗死是指急性心肌损伤［血清 cTn 增高和（或）回落，且至少 1 次高于正常值上限（参考值上限的 99 百分位值）］，同时有急性心肌缺血的临床证据，包括：（a）急性心肌缺血症状；（b）新的缺血性心电图改变；（c）新发病理性 Q 波；（d）新的存活心肌丢失或室壁节段运动异常的影像学证据；（e）冠状动脉造影或腔内影像学检查或尸检证实冠状动脉血栓。

cTn 高于正常上限是诊断急性心肌梗死的必要条件，但不是唯一条件。临床诊断急性心肌梗死必须有支持心肌缺血的临床表现和证据。无临床缺血证据的 cTn 急性升高或降低，不能诊断为急性心肌梗死，而应诊断为心肌损伤。在数小时或数天内动态监测 cTn 变化在诊断急性心肌梗死中也非常重要，升高或降低的变化在诊断急性心肌梗死中的临床意义是一致的，具体变化取决于采血的时机。应用 hs-cTn 变化值诊断急性心肌梗死时，绝对变化优于相对变化。

由于血清心肌损伤生物标志物升高时间过程的特点，STEMI 发病 2 小时内心肌损伤生物标志物水平可不升高，故早期 STEMI 诊断和治疗不必等心肌损伤生物标志物水平升高、不必等心电图呈典型 ST 段单相墓碑样抬高、不必等坏死性 Q 波形成（即"三不等"），主要依据梗死性心绞痛特点及心电图 T 波增宽增高变化（超急性损伤期改变）、ST-T 融合抬高等动态演变考虑做出 STEMI 的早期诊断。需要特别指出的是，在诊断 STEMI 时，尤其要排除主动脉夹层。若高度怀疑主动脉夹层，在明确诊断之前，禁用溶栓、抗凝抗栓药物。

心肌梗死通常分为 5 型。1 型：冠状动脉粥样硬化斑块急性破裂或侵蚀，血小板激活，继发冠状动脉血栓性阻塞，引起心肌缺血、损伤或坏死。须具备心肌损伤和至少一项心肌缺血的临床证据。2 型：与冠状动脉粥样斑块急性破裂或侵蚀、血栓形成无关，为心肌供氧和需氧之间失平衡所致。3 型：心脏性死亡伴心肌缺血症状和新发生的缺血性心电图改变或心室颤动，但死亡发生于获得生物标志物的血样本或在明确心脏生物标志物增高之前，尸检证实为心肌梗死。4 型：包括 PCI 相关心肌梗死（4a 型）、冠状动脉内支架或支撑物血栓形成相关心肌梗死（4b 型）及再狭窄相关心肌梗死（4c 型）。5 型：为 CABG 相关的心肌梗死。首次心肌梗死 28 天内再次发生的心肌梗死称为再梗死，28 天后则称为复发性心肌梗死。我们通常阐述的是 1 型心肌梗死的诊断和治疗。

对急性心肌梗死进行危险评估是相当重要的，根据有无心衰表现及其相应的血流动力学改变严重程度，急性心肌梗死引起的心衰按 Killip 分级法可分为：

Ⅰ级：尚无明显心衰。

Ⅱ级：有左心衰竭，肺部啰音<50%肺野，奔马律，窦性心动过速或其他心律失常，静脉压升高，X 线胸片有肺淤血的表现。

Ⅲ级：肺部啰音>50%肺野，可出现急性肺水肿。

Ⅳ级：心源性休克，有不同阶段和程度的血流动力学障碍。

STEMI 危险分层是一个连续的过程。有以下临床情况应判断为高危 STEMI：（a）高龄，尤其是老年女性；（b）有严重的基础疾病，如糖尿病、心功能不全、肾功能不全、脑血管病、既往心肌梗死或房颤等；（c）重要脏器出血病史，如脑出血或消化道出血等；（d）大面积心肌梗死，如广泛前壁心肌梗死、下壁合并右心室和（或）正后壁心肌梗死、反复再发心肌梗死；（e）合并严重并发症，如恶性心律失常（室速或室颤）、急性心衰、心源性休克和机械并发症等；（f）院外心脏骤停行心肺复苏患者。

四、治疗原则

随着光学相干断层成像（optical coherence tomography，OCT）等腔内影像的广泛应用，现证实有 25%~30% 的 STEMI 患者并无严重的斑块固定狭窄，仅在血管内膜糜烂、侵蚀基础上继发血栓形成。因此，STEMI 本质上是梗死相关血管内红色血栓的形成。

由于 STEMI 患者心肌梗死面积与心肌总缺血时间密切相关。因此，早期、快速并完全地开通梗死相关动脉（infarct related artery，IRA）是改善 STEMI 患者预后的关键。强调及早发现，及早住院，并加强住院前的就地处理。治疗原则和救治的核心理念是尽可能缩短心肌总缺血时间，尽快恢复心肌的血液灌注（到达医院后 30 分钟内开始溶栓或 90 分钟内开始介入治疗），挽救濒死的心肌、防止梗死面积扩大或缩小心肌缺血范围，保护和维持心脏功能，及时处理严重心律失常、泵衰竭和各种并发症，防止猝死，使患者不但能度过急性期，且康复后还能保持尽可能多的有功能的心肌。

（一）监护和一般治疗

① 休息：急性期卧床休息，保持环境安静，防止不良刺激。缓解焦虑，严重焦虑者可考虑给予中效镇静剂（如苯二氮类）。

② 监测：所有 STEMI 患者应立即监测心电、血压和血氧饱和度，观察生命体征，及时发现恶

性心律失常。除颤仪应随时处于备用状态。所有医疗和辅助医疗人员都应该进行除颤仪等设备的使用培训。对于严重泵衰竭者还需监测肺毛细血管压和静脉压。密切观察心律、心率、血压和心功能的变化，为适时采取治疗措施、避免猝死提供客观资料。

③ 吸氧：由于高氧状态会导致或加重未合并低氧血症的 STEMI 患者的心肌损伤，对于动脉血氧饱和度>90%的患者不推荐常规吸氧。对于有呼吸困难和血氧饱和度降低者，最初几日间断或持续通过鼻导管面罩吸氧。

④ 护理：急性期 12 小时卧床休息，若无并发症，24 小时内应鼓励患者在床上行肢体活动。

⑤ 其他：建立静脉通道保持给药途径畅通。

（二）缓解疼痛

疼痛会引起交感神经系统激活，并会导致血管收缩和心脏负荷增加。心肌再灌注治疗开通梗死相关血管、恢复缺血心肌的供血是解除疼痛最有效的方法。在再灌注治疗前可选用下列药物尽快解除疼痛。

① 吗啡：2~4 mg 静脉注射，必要时 5~10 分钟后重复，总量不宜超过 15 mg。可减轻患者交感神经过度兴奋和濒死感。注意低血压和呼吸功能抑制的副作用。但吗啡起效慢，可引起低血压和呼吸抑制，并降低 P2Y12 受体拮抗剂的抗血小板作用。

② 硝酸酯类药物：通过扩张冠状动脉，增加冠状动脉血流量及静脉容量而降低心室前负荷。大多数急性心肌梗死患者有应用硝酸酯类药物指征，而下壁心肌梗死、可疑右室心肌梗死或收缩压低于 90 mmHg 的患者，不适合使用。

③ β 受体阻滞剂：能减少心肌耗氧量和改善缺血区的氧供需失衡，缩小心肌梗死面积，减少复发性心肌缺血、再梗死、室颤及其他恶性心律失常，对降低急性期病死率有肯定的疗效。β 受体阻滞剂用于心肌梗死二级预防，也能降低发病率和病死率。若无禁忌证，应在发病 24 小时内尽早常规口服应用。从低剂量开始，逐渐加量。若患者耐受良好，2~3 天后换用相应剂量的长效缓释制剂。

（三）抗血小板治疗

各种类型的 ACS 均需要联合应用包括阿司匹林和 P2Y12 受体拮抗剂在内的口服抗血小板药物，负荷剂量后给予维持剂量。静脉应用 GP Ⅱb/Ⅲa 受体拮抗剂主要用于接受直接 PCI 的患者，术中或术后使用。STEMI 患者抗血小板药物选择和用法与 NSTE-ACS 相同，可见上一节内容。

（四）抗凝治疗

STEMI 病理生理的关键环节是冠状动脉腔内急性红色血栓发生发展的速度及血管阻塞的程度，上述因素与心肌微循环障碍和梗死面积直接相关，而有效的心肌微循环再灌注时间和水平决定病情的转归和预后。因此，除非有禁忌证，所有 STEMI 患者无论是否采用溶栓治疗，均应在抗血小板治疗基础上常规联合抗凝治疗。

早期的静脉肝素化可迅速阻抑冠状动脉内红色血栓的发生发展，溶解早期形成的疏松血栓，甚至开通梗死相关血管，减轻梗死相关血管血栓负荷，疏浚下游各级血管血流，恢复心肌前向微循环灌注，挽救濒死心肌及改善心肌微灌注水平，缩小缺血梗死面积，亦为后续的介入治疗创造良好条件，减少无复流的发生，同时使介入治疗窗口延长至心肌梗死后 24 小时。

STEMI 直接 PCI 时，须联合普通肝素治疗，以减少导管内血栓形成。高出血风险的患者行直接 PCI 时推荐应用比伐卢定。对于 STEMI 合并心室内血栓或合并房颤时，须在抗血小板治疗基础上联合华法林或新型口服抗凝药治疗，同时注意出血风险，严密监测 INR，缩短监测间隔。

（五）心肌再灌注治疗

2002—2016 年我国急性心肌梗死的病死率总体呈现上升态势，提高我国 STEMI 患者的再灌注治疗率，以及缩短就诊至再灌注治疗的时间是亟待解决的重要问题。及时有效的救治不仅能挽救患者的生命，而且能维持患者较高的生活和工作质量。因此，早期正确的诊治策略与方法决定 STEMI

的治疗效果与转归。

起病 3~6 小时，最多在 24 小时内，给予心肌再灌注治疗，及早开通闭塞的冠状动脉血管，可挽救濒死心肌，缩小心肌梗死范围，减轻梗死后心肌重塑，从而有效解除疼痛，显著改善预后。因此，心肌再灌注治疗是急性心肌梗死治疗的核心，主要包括溶栓治疗及介入治疗。

再灌注治疗时间窗内，发病<3 小时的 STEMI，直接 PCI 与溶栓同效；发病 3~12 小时，直接 PCI 优于溶栓治疗，优选直接 PCI。经救护车收治且入院前已确诊为 STEMI 的患者，若 120 分钟内能转运至 PCI 中心并完成直接 PCI 治疗，则应首选直接 PCI 治疗，并尽可能绕过急诊室直接将患者送入心导管室行直接 PCI；若 120 分钟内不能转运至 PCI 中心完成再灌注治疗，最好于入院前在救护车上开始溶栓治疗，院前溶栓后具备条件时应直接转运至具有直接 PCI 能力的医院，根据溶栓结果进行后续处理。接受溶栓治疗的患者应在溶栓后 60~90 分钟内评估溶栓有效性，溶栓失败的患者应立即行紧急补救 PCI；溶栓成功的患者应在溶栓后 2~24 小时内常规行直接 PCI。

1. 溶栓治疗

溶栓治疗快速、简便，在不具备 PCI 条件的医院或因各种原因使首次医疗接触（FMC）至 PCI 时间明显延迟时，对有适应证的 STEMI 患者，静脉内溶栓仍是较好的选择。决定是否溶栓治疗时应综合分析预期风险/效益比、发病至就诊时间、就诊时临床及血流动力学特征、合并症、出血风险、禁忌证和预期 PCI 延误时间。随着 STEMI 发病时间的延长，溶栓治疗的临床获益会降低。患者就诊越晚（尤其是发病 3 小时后），越应考虑转运行直接 PCI，而不是溶栓治疗。

（1）适应证

① 发病≤12 小时，预期不能在就诊后 120 分钟内转运至可行 PCI 的医院并开通梗死相关血管，无溶栓禁忌证，应力争在 10 分钟内进行溶栓治疗。

② 发病 12~24 小时，仍有进行性缺血性胸痛和心电图相邻 2 个或 2 个以上导联 ST 段抬高≥0.1 mV，或血流动力学不稳定，但无直接 PCI 条件，无溶栓禁忌证，可考虑溶栓治疗。如果预计直接 PCI 时间>120 分钟，则首选溶栓策略，力争在 10 分钟内给予患者溶栓药物。

（2）禁忌证

① 绝对禁忌证：既往任何时间发生过颅内出血或未知原因卒中；近 6 个月发生过缺血性卒中；中枢神经系统损伤、肿瘤或动静脉畸形；近 1 个月内有严重创伤/手术/头部损伤、胃肠道出血；已知原因的出血性疾病（不包括月经来潮）；明确、高度怀疑或不能排除主动脉夹层；24 小时内接受非可压迫性穿刺术（如肝脏活检、腰椎穿刺）。

② 相对禁忌证：6 个月内有短暂性脑缺血发作；口服抗凝药治疗中；妊娠或产后 1 周；未控制的严重高血压［收缩压>180 mmHg 和（或）舒张压>110 mmHg］；晚期肝脏疾病；感染性心内膜炎；活动性消化性溃疡；长时间或有创性复苏。

（3）溶栓药物的应用

纤溶酶原激活剂激活血栓中纤溶酶原，使其转变为纤溶酶而溶解冠状动脉内的血栓。目前临床应用的主要溶栓药物包括非特异性纤溶酶原激活剂和特异性纤溶酶原激活剂两大类。建议优先采用特异性纤溶酶原激活剂。重组组织型纤溶酶原激活剂阿替普酶是目前常用的溶栓剂，可选择性激活纤溶酶原，对全身纤溶活性影响较小，无抗原性。但其半衰期短，为防止 IRA 再阻塞，须联合应用肝素（24~48 小时）。其他特异性纤溶酶原激活剂有尿激酶原、瑞替普酶和重组人 TNK 组织型纤溶酶原激活剂（TNK-tPA）等。非特异性纤溶酶原激活剂，如尿激酶，可直接将循环血液中的纤溶酶原转变为有活性的纤溶酶，无抗原性和过敏反应。由于非特异性纤溶酶原激活剂溶栓再通率低、使用不方便，不推荐院前溶栓使用。

（4）疗效评估

溶栓开始后 60~90 分钟内应密切监测临床症状、心电图 ST 段变化及心律失常。临床评估溶栓成功的指标：（a）抬高的 ST 段回落≥50%；（b）胸痛症状 2 小时内缓解或消失；（c）2 小时内出现再灌注性心律失常，如加速性室性自主心律、室速甚至室颤、房室传导阻滞、束支阻滞突然改善或消失，或下壁心肌梗死患者出现一过性窦性心动过缓、窦房传导阻滞，伴或不伴低血压；（d）心肌损伤生物标志物峰值提前，如 cTn 峰值提前至发病后 12 小时内，CK-MB 峰值提前至 14 小时内。

典型的溶栓治疗成功标准是抬高的 ST 段回落≥50%，伴有胸痛症状明显缓解和（或）出现再灌注性心律失常。根据冠状动脉造影观察血管再通情况：IRA 心肌梗死溶栓（thrombolysis in myocardial infarction，TIMI）2 或 3 级血流表示血管再通，TIMI 3 级为完全性再通，溶栓失败则梗死相关血管持续闭塞（TIMI 0~1 级）。

（5）出血并发症及其处理

溶栓治疗的主要风险是出血，尤其是颅内出血（发生率 0.9%~1.0%）。高龄、低体重、女性、脑血管疾病史、入院时血压高是颅内出血的主要危险因素。怀疑颅内出血时应立即停止溶栓和抗栓治疗，进行急诊 CT 或 MRI 检查，测定出凝血相关指标并检测血型及交叉配血，维持生命体征，启动降低颅内压等急救措施。4 小时内使用过普通肝素的患者，推荐用鱼精蛋白中和；出血时间异常可酌情输注血小板。

2. PCI

急诊 PCI 目前已被公认为首选的最安全有效的恢复心肌再灌注的治疗手段，梗死相关血管的开通率高于药物溶栓治疗，因此是目前急性心肌梗死治疗的"金标准"。

（1）直接 PCI

适应证：（a）症状发作 12 小时以内并且有持续新发的 ST 段抬高或新发左束支传导阻滞的患者；（b）12~48 小时内若患者仍有心肌缺血证据（仍然有胸痛和心电图变化），亦可尽早接受介入治疗；（c）院外心脏骤停复苏成功的 STEMI 患者；（d）存在提示心肌梗死的进行性心肌缺血症状，但无 ST 段抬高，出现血流动力学不稳定或心源性休克、反复或进行性胸痛保守治疗无效、致命性心律失常或心脏骤停、机械并发症、急性心衰、ST 段或 T 波反复动态改变尤其是间断性 ST 段抬高中任一种情况的患者（图 12-3-2）。

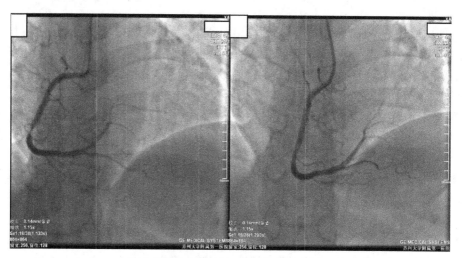

箭头所示为右冠状动脉中段的病变部位。

图 12-3-2　PCI 术前（左）和术后（右）

（2）补救性 PCI

溶栓治疗后仍有明显胸痛、抬高的 ST 段无明显降低者，应尽快进行冠状动脉造影，如显示 TIMI 0~2 级血流，说明相关动脉未再通，宜立即施行补救性 PCI。

（3）溶栓治疗再通者的 PCI

溶栓成功后有指征实施急诊血管造影，必要时进行 IRA 血运重建治疗，可缓解重度残余狭窄导致的心肌缺血，降低再梗死的发生；溶栓成功后稳定的患者，实施血管造影的最佳时机是 2~24 小时。

3. 紧急 CABG

介入治疗失败或溶栓治疗无效且有手术指征者，宜争取 6~8 小时内施行紧急 CABG 术，但死亡率明显高于择期 CABG 术。对于 IRA 明确但解剖结构不适合行 PCI 且存在大面积受损心肌、严重心衰或心源性休克风险的 STEMI 患者，应考虑急诊 CABG。存在心肌梗死相关机械并发症的患者需要进行血运重建时，建议行外科修补术的同时行 CABG。

STEMI 后病情稳定的患者行非急诊 CABG 的最佳手术时机要依据患者个体情况而定。出现血流动力学恶化，或再发缺血事件高危的患者（如有冠状动脉严重狭窄或者再发缺血可导致大面积心肌损伤）应尽快手术，无须等待双联抗血小板治疗停用后血小板功能完全恢复。

再灌注损伤：急性缺血心肌再灌注时，可出现再灌注损伤，常表现为再灌注性心律失常。各种快速、缓慢性心律失常均可出现，应做好相应的抢救准备。但出现严重心律失常的情况少见，最常见的为一过性非阵发性室速，对此不必行特殊处理。

STEMI 的诊疗流程见图 12-3-3。

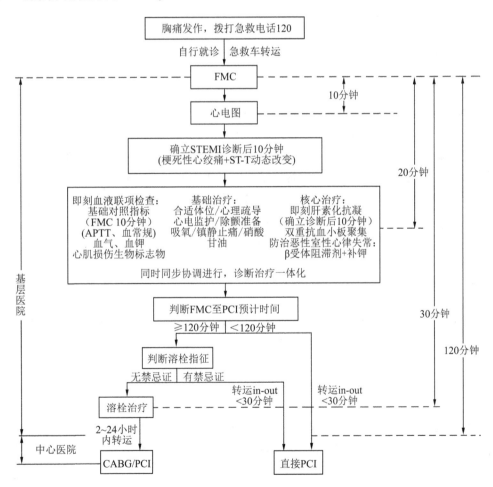

图 12-3-3　STEMI 诊疗流程

（六）其他药物治疗

① ACEI 或 ARB：ACEI/ARB 通过影响心肌重塑、减轻心室过度扩张而减少心衰的发生，降低

死亡率。在 STEMI 最初 24 小时内，对有心衰证据、左心室收缩功能不全、糖尿病、前壁心肌梗死，但无低血压（收缩压<90 mmHg）或明确禁忌证者，应尽早口服 ACEI。对非前壁心肌梗死、低危（LVEF 正常、心血管危险因素控制良好、已接受血运重建治疗）、无低血压的患者应用 ACEI 也可能获益。发病 24 小时后，如无禁忌证，所有 STEMI 患者均应给予 ACEI 长期治疗。如患者不能耐受 ACEI，可考虑给予 ARB。应从低剂量开始，逐渐加量。亦可使用 ARNI 类药物。具体使用方案类似 NSTE-ACS，可见上一节内容。

② 醛固酮受体拮抗剂：STEMI 后已接受 ACEI 和（或）β 受体阻滞剂治疗，但仍存在左心室收缩功能不全（LVEF≤40%）、心衰或糖尿病，且无明显肾功能不全的患者，应给予醛固酮受体拮抗剂治疗。

③ CCB：目前尚无证据提示在 STEMI 急性期使用二氢吡啶类 CCB 能改善预后。对无左心室收缩功能不全或房室传导阻滞的患者，为缓解心肌缺血、控制房颤或房扑的快速心室率，如果 β 受体阻滞剂无效或禁忌使用，则可应用非二氢吡啶类 CCB。STEMI 后合并难以控制的心绞痛时，在使用 β 受体阻滞剂的基础上可应用地尔硫䓬。

④ 他汀类药物：所有无禁忌证的 STEMI 患者入院后均应尽早开始高强度他汀类药物治疗，且无须考虑胆固醇水平。

（八）并发症及处理

① 乳头肌功能失调或断裂：可出现在 STEMI 发病后的 2~7 天，总发生率可高达 50%。二尖瓣乳头肌因缺血、坏死等，收缩功能发生障碍，造成不同程度的二尖瓣脱垂并关闭不全，心尖区出现收缩中晚期喀喇音和吹风样收缩期杂音。乳头肌整体断裂极少见，多发生在二尖瓣后乳头肌，见于下壁心肌梗死，心衰明显，药物治疗难以纠正。需要及时行超声心动图检查以寻找原因并确诊。紧急处理以降低左心室后负荷为主，包括利尿剂、血管扩张剂及主动脉内球囊反搏（IABP），必要时可使用正性肌力药物。宜尽早行外科手术治疗，根据断裂程度决定手术方式。

② 心脏破裂：游离壁破裂多见于起病后 24 小时内及 1 周左右，发生率在 1% 以下，老年、未及时有效地行再灌注治疗及延迟溶栓治疗是 STEMI 患者游离壁破裂最主要的危险因素。患者多表现为突发的意识丧失、休克，电机械分离和急性心脏压塞。游离壁破裂内科治疗的目标是稳定患者的血流动力学状况，为尽快手术做准备。必要时可行机械循环支持；室间隔穿孔最早可以在 STEMI 发病后 24 小时内出现，前壁与后外侧壁的心肌梗死均可能发生。表现为临床情况突然恶化，出现心衰或心源性休克，胸骨左缘第 3~4 肋间新发粗糙的收缩期杂音。血流动力学不稳定者宜及早（1 周内）手术，在行室间隔修补术的同时行 CABG。

③ 栓塞：发生率 1%~6%，见于起病后 1~2 周，可为左心室附壁血栓脱落所致，引起脑、肾、脾或四肢等动脉栓塞。

④ 心室壁瘤：主要见于左心室，发生率 5%~20%。心电图 ST 段持续抬高。超声心动图、放射性核素心血池显像及左心室造影可见局部心缘突出，搏动减弱或有反常搏动。室壁瘤可导致心功能不全、栓塞和室性心律失常。

⑤ 心肌梗死后综合征：STEMI 后的心包并发症多与心肌梗死面积大、血运重建失败或延迟相关，发生率 1%~5%，于心肌梗死后数周至数个月内出现，可反复发生。表现为心包炎、胸膜炎或肺炎，有发热、胸痛等症状，发病机制可能为自身免疫反应。为减少心包炎复发及缓解症状，对心肌梗死后心包炎的患者可给予抗炎治疗。优先选用大剂量的阿司匹林，且可考虑合用秋水仙碱。不推荐使用糖皮质激素。

五、医患沟通

患者可能的疑问是什么？	我们如何应对？
我得了急性心肌梗死，出院以后生活上需要注意哪些事项？	出院后应积极控制心血管危险因素，进行科学合理的二级预防和以运动为主的心脏康复治疗，以改善生活质量和远期预后。应终身戒烟。合理膳食，控制总热量和减少饱和脂肪酸、反式脂肪酸及胆固醇摄入（<200 mg/d）。对超重和肥胖的患者，建议通过控制饮食与增加运动降低体重，在 6~12 个月内使 BMI 降低 5%~10%，并逐渐控制于 25 kg/m² 以下。建议病情稳定的患者出院后每日进行 30~60 分钟中等强度有氧运动（如快步行走等），每周至少 5 天，并逐渐增加抗阻训练。运动锻炼应循序渐进，避免诱发心绞痛和心衰。
我得了急性心肌梗死，如何调整药物治疗方案？	若无禁忌证，所有 STEMI 患者出院后均应长期服用阿司匹林。P2Y12 受体拮抗剂使用至少 1 年。β 受体阻滞剂和 ACEI 可改善心肌梗死患者生存率，建议给予最大耐受剂量长期治疗。STEMI 患者出院后应进行有效的血压管理，目标血压为<130/80 mmHg（收缩压不低于 110 mmHg），年龄>80 岁的患者目标血压为<150/90 mmHg。出院后应持续服用他汀类药物强化调脂治疗，使 LDL-C<1.8 mmol/L。对有心肌梗死史、缺血性卒中史、合并症状性外周动脉疾病的 STEMI 患者，或 STEMI 合并多个危险因素（如年龄≥65 岁、杂合子家族性高胆固醇血症、CABG 或 PCI 手术史、糖尿病、高血压、吸烟及慢性肾脏病 3~4 期等）的患者，可考虑控制 LDL-C<1.4 mmol/L。

第 13 章　先天性心血管病

先天性心脏病（congenital heart disease，CHD）是指心脏及大血管在胎儿期发育异常引起的、在出生时病变即已存在的疾病，简称"先心病"。先心病在我国的发病率为 0.7% ~ 0.8%，是出生缺陷的首位畸形。心血管结构畸形通常是因正常结构在胚胎发育时期发生改变，或胚胎发育早期正常结构不能孕育生长。解剖结构改变导致的明显血流异常，又将对循环系统其他结构和功能产生影响。大多数常见先心病可通过经皮介入治疗取得良好效果。

第 1 节　房间隔缺损

一、概述

房间隔缺损（atrial septal defect，ASD）是指在胚胎发育过程中，房间隔的发生、吸收和融合出现异常，导致左、右心房之间存在血流交通的一种心脏畸形。ASD 是最常见的成人先心病，占所有先心病的 6% ~ 10%，多见于女性。ASD 通常分为继发孔型 ASD（约 80%）、原发孔型 ASD（约15%）、静脉窦型 ASD（约 5%）和冠状静脉窦型 ASD（<1%）4 种类型。ASD 可在 1 岁左右自发闭合，不需要干预治疗。对于不能自发闭合的 ASD，均可以通过外科手术闭合，其中约 80% 继发孔型 ASD 可以通过经皮介入封堵治疗。

二、"见"患者，"习"案例

（一）我们可能遇到 ASD 患者的科室

大多数 ASD 患者儿童期一般无症状，多数患者到了青春期后因心脏杂音或心电图等表现异常而通过超声心动图确诊。通常可以在体检中心和心超室遇见此类患者。如果患者需要行介入治疗，可以在心内科门诊和病房遇见。

（二）我们可能遇到的病例

患者，女，66 岁，因"反复呼吸困难 3 个月"入院。

1. 问诊要点

（1）现病史

ASD 患者一般多无症状。随着病情发展，显著的左向右分流导致右心室容量负荷过重和肺血流量增加，最终导致肺动脉高压、右心衰竭并出现呼吸困难、疲劳和运动不耐受等临床表现。晚期约有 15% 患者因重度肺动脉高压出现右向左分流而有口唇及手足青紫，形成艾森门格综合征。

针对核心症状"呼吸困难"：诱因（静息状态下或运动劳累等），症状加重或缓解的方式（休息或吸氧等），持续时间（数分钟、数小时），与呼吸运动、体位改变有无关系，有无特殊药物或化学毒物的接触史。

伴随症状：有无心悸、疲劳、发热、胸痛、咳嗽咳痰等。

就诊经过：检查结果、用药及效果等。

一般情况：精神、睡眠、饮食、二便、体重变化。

（2）既往史、个人史、家族史

有无高血压病、糖尿病、高脂血症、高尿酸血症等。有无吸烟、嗜酒史。有无食物及药物过敏史，有无手术、外伤史。家族中有无其他人有先心病病史。

2. 查体要点

生命体征（体温 T，脉搏 P，呼吸 R，血压 BP）。

体重（BMI）：判断有无肥胖。

一般情况：神志情况，精神情况。

颜面部：口唇颜色（有无发绀）。

四肢：四肢末梢颜色（有无发绀、杵状指），下肢水肿。

心血管系统查体：

视诊：心尖搏动。

触诊：心尖搏动，震颤，心包摩擦感。

叩诊：心脏浊音界（可有右侧心界扩大）。

听诊：心率，心律，心音，心脏杂音（最典型的体征为肺动脉瓣区第二心音亢进呈固定性分裂，并可闻及Ⅱ～Ⅲ级收缩期喷射性杂音，P2>A2）。

3. 归纳病例特点

① 中老年女性，病程长。

② 现病史：患者自诉于 3 个月前爬 3 楼或快走 200 米时出现呼吸困难，位于心前区，伴有胸闷，程度不剧烈，休息 10 分钟后可缓解，发作时感心悸、疲劳，无发热、胸痛等不适，遂至我院心内科门诊就诊，行心脏超声示先心病 ASD（继发孔型），左右心房及右室增大，三尖瓣中重度反流，肺动脉高压，少量心包积液。彩色多普勒测收缩期缺损处左向右穿隔血流，流柱宽约2.2 cm。经食管超声示先心病 ASD（继发孔型）。为进一步诊治，门诊拟"ASD"收住入院治疗。患者患病以来，夜眠可，胃纳可，大小便正常，体重无明显下降。

③ 既往史：否认高血压、糖尿病、肾病病史，否认肝炎、结核等传染病史。无手术、外伤史，无输血史。否认药物、食物过敏史，无吸烟、饮酒不良嗜好。预防接种史不详。

④ 查体：T 37.3 ℃，P 67 次/分，R 16 次/分，BP 120/80 mmHg。神志清，精神可。颈静脉无怒张，肝颈静脉回流征阴性。双肺呼吸音清，未闻及明显干、湿啰音。心率 67 次/分，心音中，心律齐，肺动脉瓣听诊区可闻及第二心音固定分裂，各瓣膜区未闻及病理性杂音。腹平软，无压痛、反跳痛，未触及肿块。双下肢无水肿，四肢无发绀，生理反射存在，病理反射未引出。

⑤ 辅助检查：心脏超声示先心病 ASD（继发孔型），左右心房及右室增大，三尖瓣中重度反流，肺动脉高压，少量心包积液。彩色多普勒测收缩期缺损处左向右穿隔血流，流柱宽约2.2 cm。经食管超声示先心病 ASD（继发孔型）（图 13-1-1）。心电图提示右束支传导阻滞。

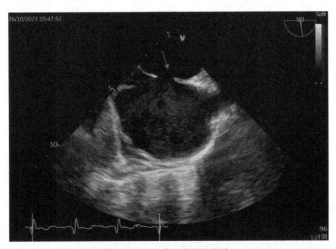

箭头所示为房间隔不连续。

图 13-1-1 经食道心脏超声

4. 诊断思路

本例患者为中老年女性，病程为 3 个月，主因"反复呼吸困难 3 个月"入院。患者近 3 个月以来活动后感呼吸困难，休息即可缓解。查体心律齐，肺动脉瓣听诊区可闻及第二心音固定分裂。我院门诊行心脏超声和经食管超声检查提示 ASD。

① 呼吸困难特点判断：ASD 伴显著分流可在青少年或成人阶段出现症状，且随着年龄增长，症状进展更迅速。30%患者在 30 多岁，超过 75%患者在 50 多岁时出现劳累性呼吸困难。成人 ASD 患者最常见的症状是运动耐量下降（劳累型呼吸困难和疲劳）和心悸（典型表现为房扑、房颤和病态窦房结综合征）。该患者休息时无不适，活动后出现呼吸困难，伴有心悸、疲劳等不适，休息后症状缓解。

② 查体：ASD 患者颈静脉压力波呈"左房化"改变（A 波＝V 波），胸骨左缘呼气末或剑突下深吸气末可扪及较强右室搏动。肺动脉干扩张，可在胸骨左缘第二肋间扪及搏动。另一特征是听诊有第二心音固定分裂，但是并非一定出现。胸骨左缘第二肋间可闻及 II 级刮擦样收缩期射血杂音，以及舒张中期隆隆样杂音，这是由流经三尖瓣的血流增加所致，也可在左胸骨下端闻及。当存在右心衰时，通常可闻及三尖瓣反流的全收缩期杂音。

③ 心电图：继发孔型 ASD 患者有典型的 QRS 电轴右偏。心电图可出现完全性右束支传导阻滞，部分可有右室肥大的表现。

④ 胸片：典型的胸片特征是心影增大（右房、右室扩大），肺动脉段突出及肺血管影增加。

⑤ 心脏超声：具有确诊价值。经胸心脏超声可明确 ASD 的类型和缺损直径大小、分流方向，还可分辨有无肺静脉连接异常。可根据三尖瓣分流的多普勒血流速度，间接测量肺动脉压力。经食管超声能更清晰地观察房间隔情况，了解肺静脉引流是否正常。如果考虑行 ASD 封堵术，术前均须行经食管超声检查。

5. 鉴别诊断

① 肺静脉畸形引流：肺静脉血不进入左房而引流入体循环的静脉系统，包括部分性肺静脉畸形引流和完全性肺静脉畸形引流。由于本病患者的右心房同时接受肺静脉和腔静脉的血液，而左心房无肺循环回流血液，故理论上患者将无法生存，因此此类患者均合并存在 ASD 或卵圆孔未闭，使右心房内的混合血进入左心房和左心室（右向左分流），从而进入体循环。心脏超声、经食管超声或者肺静脉造影可以确认肺静脉血流频谱，用以鉴别。

② 肺动脉瓣狭窄：可导致收缩期从右心室流到肺动脉的血流阻塞。大多数为先天性，很多患者直到成年后才出现症状。体征包括渐增-渐减型喷射性杂音。根据超声心动图可明确诊断。

③ 小型室间隔缺损：室间隔上的缺损，产生心室水平的分流。小型室间隔缺损患儿通常无症状，生长发育正常，可于胸骨左缘下方闻及响亮粗糙杂音，短收缩期杂音到（3~4）/6 级全收缩期（伴/不伴有震颤），有时可见心前区搏动，但第二心音强度正常，无分裂。根据超声心动图可明确诊断。

三、诊断要点

典型的心脏听诊、心电图、X 线表现可提示 ASD 存在，经胸超声心动图和经食管超声心动图可以明确诊断。

四、治疗原则

低龄患者的小型继发孔型 ASD 常发生自然闭合，3 月龄以内患儿的总体自然闭合率可达 87%。其中，年龄 3 个月以内，缺损直径<3 mm 的继发孔型 ASD 在 1 岁半内可全部自然闭合，缺损直径 3~8 mm 的患儿在 1 岁半内有 80%以上的自然闭合率，但缺损直径在 8 mm 以上者几乎不能自然闭合。未自然闭合的继发孔型 ASD，其缺损大小可随年龄增长而变大或变小。

近 25%未治疗的 ASD 患者在 27 岁之前死亡，90%在 60 岁之前死亡。即使是手术修复的 ASD 患者，在 25 岁之后进行手术，与年龄和性别匹配的对照人群相比，其存活率也可能降低；而 40 岁之后手术者，虽然手术可减少心衰发作、延长寿命，但不能降低房颤的发生率及由此带来的血栓栓塞风险。因此，对于成人 ASD 患者，只要超声心动图检查有右心室容量负荷升高的证据，不管有无症状，均应尽早关闭 ASD。

ASD 的治疗方法包括介入治疗和外科开胸手术。两种方法治疗继发孔型 ASD 均有优良的远期效果，但经皮封堵术对左、右心室功能的负面影响较小，住院时间短，感染率低，并发症少，总费用低。随着介入器材和导管技术的进步，经皮 ASD 封堵术死亡发生率接近零，严重并发症发生率<1%，目前已成为解剖条件合适的继发孔型 ASD 的首选治疗方式。

1. 经皮 ASD 封堵术

① 适应证：（a）继发孔型 ASD 直径≥5 mm，伴右心容量负荷增加，≤36 mm 的左向右分流 ASD；（b）缺损边缘至冠状静脉窦，上、下腔静脉及肺静脉的距离≥5 mm，至房室瓣≥7 mm；（c）房间隔的直径大于所选用封堵伞左房侧的直径；（d）不合并必须外科手术的其他心脏畸形。

② 禁忌证：（a）原发孔型 ASD 及静脉窦型 ASD；（b）已有右向左分流者；（c）近期有感染性疾病、出血性疾病及左心房和左心耳有血栓。

2. 手术治疗

① 在未开展介入治疗以前，对所有单纯 ASD 已引起血流动力学改变者均应手术治疗。

② 器械封堵不适合有静脉窦缺损、原发孔缺损及继发孔缺损但无适合封堵的解剖结构者。

五、医患沟通

患者可能的疑问是什么？	我们如何应对？
房间隔封堵术后需要用药吗？	术后口服阿司匹林 3~5 mg/(kg·d)，共 6 个月。术后反复头痛患者推荐在口服阿司匹林的基础上，加用氯吡格雷 75 mg/d 抗血小板治疗 3 个月。
手术后，日常活动的时候房间隔封堵伞会掉下来吗？	房间隔封堵伞夹在房间隔残余的软边上，通常术前会常规使用经食管超声评估软边大小，只有存在合适的软边，才会进行封堵术。并且术中会在 X 线和经胸心脏超声的监测下特意去牵拉封堵伞，确定封堵牢靠不会脱落后才会释放房间隔封堵伞。所以，成功封堵后封堵伞移位和脱落的发生率仅有 0.20%~0.62%。

第 2 节　室间隔缺损

一、概述

室间隔缺损（ventricular septal defect，VSD）是指心脏室间隔的先天性或获得性缺损造成左右心室间的异常交通。先天性 VSD 是由胚胎发育期室间隔发育不全造成的，是最常见的先心病，占活产婴儿的 0.3%~0.35%，占全部先心病的 20%~30%。VSD 可单独存在，也可以是复杂心内畸形的组成部分之一。由于左室内压力高于右室，室间隔缺损必然导致心室水平的左向右分流，其血流动力学效应为：（a）肺循环血量增多；（b）左室容量负荷增大；（c）体循环血量下降；（d）晚期可形成艾森门格综合征。

正常室间隔由三部分组成：流入道、小梁部和流出道。根据 VSD 所处位置和边界，一般将其分为膜周部（约 80%）、肌部（5%~20%）、双动脉瓣下（约 5%）和流入道（约 5%）缺损，其中膜周部和肌部 VSD 可通过介入方法治疗。

二、"见"患者,"习"案例

（一）我们可能遇到 VSD 患者的科室

VSD 临床症状轻重取决于血流动力学受影响的程度。多数患者因体检发现心脏杂音或心电图等表现异常而通过超声心动图确诊。通常可以在体检中心和心超室遇见此类患者。如果患者需要行介入治疗,可以在心内科门诊和病房遇见。

（二）我们可能遇到的病例

患者,女,27 岁,因"反复胸闷心悸 20 年"入院。

1. 问诊要点

（1）现病史

针对核心症状"胸闷":诱因（静息状态下或运动劳累等）,部位,持续时间,症状加重或缓解的方式（休息或吸氧等）,与呼吸运动、体位改变有无关系,夜间有无加重,有无特殊药物或化学毒物的接触史。

伴随症状:有无心悸、疲劳、发热、胸痛、咳嗽咳痰等。

就诊经过:检查结果、用药及效果等。

一般情况:精神、睡眠、饮食、二便、体重变化。

（2）既往史、个人史、家族史

有无高血压病、糖尿病、高脂血症、高尿酸血症等。有无吸烟、嗜酒史。有无食物及药物过敏史,有无手术、外伤史。家族中有无其他人有先心病病史。

2. 查体要点

生命体征（体温 T,脉搏 P,呼吸 R,血压 BP）。

体重（BMI）:判断有无肥胖。

一般情况:神志情况,精神情况。

颜面部:口唇颜色（有无发绀）。

四肢:四肢末梢颜色（有无发绀、杵状指）,下肢水肿。

心血管系统查体:

视诊:心尖搏动。

触诊:心尖搏动,震颤,心包摩擦感。

叩诊:心脏浊音界（可有右侧心界扩大）。

听诊:心率,心律,心音,心脏杂音（左缘第 3~4 肋间可闻及Ⅲ~Ⅳ级全收缩期杂音伴震颤,P2 心音可有轻度分裂,无明显亢进）。

3. 归纳病例特点

① 青年女性,慢性病程。

② 现病史:患者主因"反复胸闷心悸 20 年"门诊入院。患者 20 年来反复出现胸闷,伴有针刺样胸痛,无恶心呕吐,无黑蒙晕厥,无腹胀腹泻,无劳累性呼吸困难等不适,症状多于长时间活动后出现,因未影响日常生活,未重视。近期上述症状反复发作,频率增高,较前加重。3 天前至我院门诊,行心脏超声检查示先心病室间隔膜部瘤伴缺损,现患者为行 VSD 封堵术而入院。

③ 既往史:否认高血压、糖尿病、肾病病史,有"先心病"病史（具体不详）。否认肝炎、结核等传染病史。2017 年"剖宫产手术"史,2020 年"异位妊娠手术"史,无重大外伤史,无输血史。预防接种史不详,否认食物、药物过敏史。

④ 查体:T 36.5 ℃,P 71 次/分,R 16 次/分,BP 113/74 mmHg。神志清,巩膜无黄染,口唇无发绀。颈静脉不充盈,甲状腺未触及肿大。两肺呼吸音清,未闻及干、湿啰音。心率 71 次/分,心律齐,胸骨左缘第 3~4 肋间隙可闻及 4/6 级粗糙响亮的全收缩期杂音,心前区可触及震颤。腹

软，肝脾未触及，全腹无压痛。双下肢无水肿，四肢无发绀，生理反射存在，病理反射未引出。

⑤ 辅助检查：心脏超声（我院）示 VSD，其顶部可见回声中断（图 13-2-1）。彩色多普勒示收缩期缺损处左向右穿隔血流，流柱宽约 4 mm，连续多普勒测收缩期通过该处最大血流速度约 5.4 m/s，最大压差 116 mmHg。

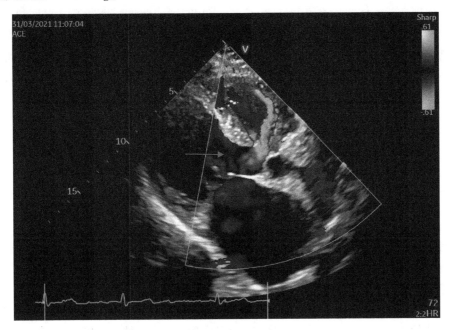

箭头所示为室间隔不连续，可见穿隔血流。

图 13-2-1　患者心脏超声

4. 诊断思路

本例患者为年轻女性，病程长达 20 年，主因"反复胸闷心悸 20 年"入院。有先心病病史。患者反复感胸闷，一直未予重视。近期症状反复发作，频率增高。查体心律齐，胸骨左缘第 3~4 肋间隙可闻及 4/6 级粗糙响亮的全收缩期杂音，心前区可触及震颤。我院门诊心脏超声检查提示 ASD。

① 胸闷特点判断：一般根据血流动力学受影响的程度不同，症状轻重不同。大部分成人小型 VSD 患者无明显症状。部分中型 VSD 患者有胸闷、劳力性呼吸困难。大型 VSD 可使肺血流量逐步增加，患者表现为呼吸困难及负荷能力下降，甚至充血性心衰。该患者长时间活动后感胸闷不适，须考虑为心源性疾病导致。

② 查体：新生儿大多可有杂音。成人典型表现为心尖位置变化，并可以闻及一种粗糙的或高频的全收缩期杂音，通常为（3~4）/6 级，于左侧胸骨旁第 3~4 肋间最明显。部分人可以闻及心尖部隆隆样杂音和因二尖瓣血流增加所导致的心尖部第三心音。如果是大型 VSD 伴有艾森门格综合征的患者，可出现中心性发绀和杵状指，典型的肺动脉高压体征，即右室心尖抬举样搏动、P2 亢进、明显的右侧心腔 S4，还有可能闻及肺血管收缩喀喇音、肺动脉瓣反流导致的高调递减舒张期杂音（Graham-Steell 杂音）。合并右心衰者可扪及外周水肿。该患者心前区杂音为 VSD 典型杂音表现。

③ 心电图：心电图能镜像反映分流大小和肺动脉高压程度。VSD 较小时心电图可正常或电轴左偏；较大时可有左室或双室肥大，P 波宽大有切迹，是左房容量负荷增大的证据。

④ 胸片：可以反映分流大小和肺动脉高压程度。小型 VSD 可无异常征象；中型 VSD 可见肺血增加，心影略向左增大；大型 VSD 主要表现为肺动脉及其主要分支明显扩张，但在肺野外 1/3 血管影突然减少，心影大小不一。

⑤ 心脏超声：确诊本病的主要无创方法，可以明确 VSD 的位置、大小、血流动力学变化和其

他病变（主动脉瓣反流、右室流出道梗阻或左室流出道梗阻）。本例患者即通过心脏超声明确 VSD 类型和大小。

5. 鉴别诊断

① 肺动脉瓣狭窄：可导致收缩期从右心室流到肺动脉的血流阻塞。大多数为先天性，很多患者直到成年后才出现症状。体格检查可闻及 P2 亢进，渐增-渐减型喷射性杂音。根据超声心动图可明确诊断。

② 肥厚型心肌病：一种遗传性心肌病，以心室非对称性肥厚为解剖特点，是青少年运动猝死的主要原因之一。存在流出道梗阻的患者可于胸骨左缘第 3~4 肋间闻及较粗糙的喷射性收缩期杂音。心脏超声的特征为心室不对称肥厚而无心室腔增大。

三、诊断要点

典型 VSD 根据临床表现、体格检查杂音特点及超声心动图即可明确诊断。

四、治疗原则

小型限制性 VSD 不会导致显著的血流动力学紊乱，在儿童阶段可能会自行闭合，有些在成人阶段也能自行闭合。中型限制性 VSD 会加重左室血流动力学负荷，导致左房、左室扩大，功能下降，肺血管阻力增加。大型或非限制性 VSD 的特征是年幼时即出现左室容量负荷加重，肺动脉压进行性升高，左向右分流逐步下降，因此会导致肺血管阻力升高，最终出现艾森门格综合征。

目前，治疗方法主要分为介入治疗和外科手术治疗。外科手术是 VSD 治疗的"金标准"，但外科手术存在创伤大、围手术期并发症发生率高、住院时间长、瘢痕残留等缺点，而经皮 VSD 介入封堵术因其创伤小、恢复快、住院时间短和费用低等优势，已逐渐成为解剖条件合适的 VSD 的重要治疗方法。

1. 经皮 VSD 封堵术

2020 年欧洲心脏病协会发布的指南强调，经皮介入封堵 VSD 是外科手术有效的替代治疗方法，尤其对于解剖条件合适的膜周部和肌部 VSD、外科术后残余 VSD 和无法耐受二次手术的 VSD 患者。

① 适应证：（a）有血流动力学异常的单纯性 VSD，直径>3 mm 且<14 mm；（b）VSD 上缘距主动脉右冠瓣≥2 mm，无主动脉右冠瓣脱入 VSD 及主动脉瓣反流；（c）超声显示病变在大血管短轴五腔心切面 9~12 点位置；（d）肌部 VSD>3 mm；（e）外科手术后残余分流。

② 禁忌证：（a）巨大 VSD、缺损解剖位置不良，封堵器放置后可能影响主动脉瓣或房室瓣功能；（b）重度肺动脉高压伴双向分流；（c）合并出血性疾病、感染性疾病或存在心、肝、肾功能异常及栓塞风险等。

2. 手术治疗

① 适应证：（a）显著的 VSD 患者（有症状，肺动脉收缩压>50 mmHg，左房左室变大或左室收缩功能下降）；（b）膜周部 VSD 或流出道 VSD，合并轻度以上主动脉瓣反流；（c）有反复发作心内膜炎病史的 VSD。

② 禁忌证：伴明显肺动脉压增高，肺血管阻力>7 wood 单位者不宜手术。

五、医患沟通

患者可能的疑问是什么？	我们如何应对？
室间隔封堵术后有残余分流怎么办？	残余分流是 VSD 封堵术后最常见的并发症，术后微量残余分流有可能自行愈合。一般>2 mm 且分流速度>3 m/s 的残余分流推荐外科取出封堵器并修补 VSD。
室间隔封堵术后需要定期复查吗？	术后 24 小时，1、3、6、12 个月复查超声心动图和心电图，之后每年复查 1 次。术后 48 小时和第 5 天加做心电图复查，必要时复查胸部 X 线平片。

第 3 节　动脉导管未闭

一、概述

动脉导管是胎儿时期肺动脉总干与主动脉间的正常血流通道，是胎儿期血液循环的主要渠道。出生后动脉导管可在数月内因废用而闭合。若动脉导管在出生 3 个月甚至 1 岁后仍持续不闭合，即为动脉导管未闭（patent ductus arteriosus，PDA）。PDA 是常见的先心病之一，发病率为 0.5‰，占先心病总数的 5%~10%，女性约为男性的两倍。约 10% 的 PDA 病例并存其他心血管畸形。

由于存在左向右分流，肺循环血流量增多，致使左心负荷加重，左心随之增大。成年 PDA 患者的临床表现和自然史包括：（a）小型 PDA 无左心室容量超负荷（正常左心室）和正常肺动脉压力（通常无症状）；（b）中型 PDA 主要表现为左心室容量超负荷（左心室增大，功能正常或降低）和（或）肺动脉高压（可能出现右心衰竭）；（c）大型 PDA 一般发展为艾森门格综合征，伴有不同程度的低氧血症和不同程度的发绀，而导管动脉瘤形成是一种罕见的并发症。

二、"见"患者，"习"案例

（一）我们可能遇到 PDA 患者的科室

PDA 的临床表现取决于 PDA 的大小及肺血管阻力。无症状的儿童和成人小型 PDA 患者通常是发现心脏杂音而通过超声心动图等非临床方法确诊，部分患者甚至可能因为肥胖或其他胸壁躯体原因造成杂音不能闻及，只能通过体检心脏超声检查而确诊。通常可以在体检中心和心超室遇见此类患者。如果患者需要行介入治疗，可以在心内科门诊和病房遇见。

（二）我们可能遇到的病例

患者，女，50 岁，因"体检发现心超异常 40 余年"入院。

1. 问诊要点

（1）现病史

针对核心问题"心超异常"：发现问题的时间、地点，发现方式，相关检查结果，处理方法，是否给予相应的药物，有无相关症状。

伴随症状：有无心悸、疲劳、发热、呼吸困难、咳嗽咳痰等。

就诊经过：检查结果、用药及效果等。

一般情况：精神、睡眠、饮食、二便、体重变化。

（2）既往史、个人史、家族史

有无高血压病、糖尿病、高脂血症、高尿酸血症等。有无吸烟、嗜酒史。有无食物及药物过敏史，有无手术、外伤史。家族中有无其他人有先心病病史。

2. 查体要点

生命体征（体温 T，脉搏 P，呼吸 R，血压 BP）。

体重（BMI）：判断有无肥胖。

一般情况：神志情况，精神情况。

颜面部：口唇颜色（有无发绀）。

四肢：四肢末梢颜色（有无发绀、杵状指），下肢水肿。

心血管系统查体：

视诊：心尖搏动。

触诊：心尖搏动，震颤，心包摩擦感。

叩诊：心脏浊音界（可有右侧心界扩大）。

听诊：心率，心律，心音，心脏杂音（左缘第2肋间可闻及双期机械样杂音）。

3. 归纳病例特点

① 中年女性，慢性病程。

② 现病史：患者因"体检发现心超异常40余年"入院。患者40多年前儿童体检时查心脏超声发现PDA，无胸痛胸闷，无心悸气促，无呼吸困难，无头晕黑蒙等，未予特殊处理，定期复查心电图、心脏超声等相关检查。1天前复查心脏超声示先心病PDA，左房、左室增大。现患者为行PDA封堵术而入住心内科。病程中，患者饮食、睡眠可，二便正常，体重无明显变化。

③ 既往史：否认高血压、糖尿病、肾病病史，否认肝炎、结核等传染病史。患者30年前行"阑尾切除术"，26年前行"剖宫产术"，8年前行"疝气修补术"，无外伤史。无输血史。预防接种史不详，否认药物、食物过敏史。

④ 查体：T 36.5 ℃，P 70次/分，R 16次/分，BP 122/68 mmHg。神志清，精神可。全身皮肤黏膜无黄染及出血点，全身浅表淋巴结未触及肿大。头颅无畸形，眼鼻耳喉无异常。颈软，无抵抗，气管居中，双侧甲状腺无肿大，颈静脉无怒张。胸廓正常无畸形，右肺闻及啰音。心律齐，肺动脉听诊区可闻及4/6级双期机器样连续性杂音，可扪及震颤，其他各瓣膜听诊区未闻及病理性杂音。腹膨软，无压痛、反跳痛，未触及肿块，肝脾肋下未触及，移动性浊音阴性，肠鸣音正常，未闻及血管杂音。双下肢凹陷性水肿。

⑤ 辅助检查：胸部CT示双肺多发实性小结节，部分钙化，建议随访复查；右肺中叶纤维灶。心脏超声示先心病PDA，左房、左室增大，主动脉瓣轻度反流（图13-3-1）。

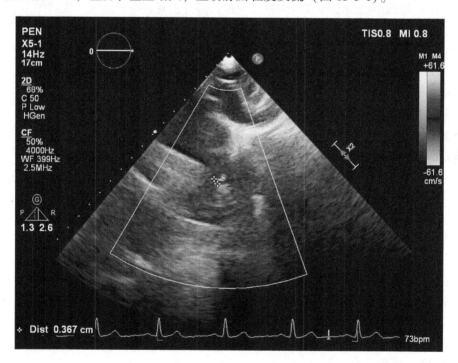

图13-3-1　患者心脏超声

4. 诊断思路

本例患者为中轻女性，病程长达40余年，主因"体检发现心超异常40余年"入院。患者幼儿时体检发现PDA，因无不适症状，未予治疗。40多年间定期复查心电图和心脏超声，今年复查心脏超声提示PDA，左房、左室增大。查体发现肺动脉瓣听诊区杂音，双下肢轻度水肿。此次为行进一步治疗而入院。

① 临床特点判断：小型PDA伴少量分流不导致显著血流动力学紊乱，患者一般无明显症状。

中型 PDA 分流量会加重左房和左室负荷，最终导致左室扩张和功能不全，有时可出现房颤。常有乏力、劳累后心悸、气喘胸闷等症状。大型 PDA 在早期就会加重左室负荷，导致进展性的肺动脉压力增高，最终在 2 岁左右出现不可逆的肺血管改变，且临床症状严重。

② 查体：突出的体征为胸骨左缘第 2 肋间及左锁骨下方可闻及连续性机械样杂音，常伴有震颤，传导范围广泛。也可以有左室容量负荷过重的体征如左室心尖移位，有时可闻及左侧 S3。当肺动脉高压达到中等程度时，杂音的舒张期成分可以消失，表现为一种收缩期杂音。大型未纠正 PDA 成人患者最终表现为有一短促的收缩期射血杂音，下肢比上肢更明显的低氧血症和艾森门格综合征。该患者心前区杂音为 PDA 典型杂音表现。

③ 心电图：可反映通过导管分流的大小和程度。常见的有左室大、左房大的改变，肺动脉高压时可出现右房大，右室肥大。小型 PDA 心电图可以正常。中型 PDA 可显示左室容量负荷过重，P 波宽大有切迹，深 Q 波，高 R 波和 V_5、V_6 T 波高尖。大型 PDA 合并艾森门格综合征可出现右室肥厚的心电图。

④ 胸片：透视下所见肺门舞蹈症是本病的特征性变化。小型 PDA 胸片可正常。中型 PDA 可导致心影中等程度增大，以左侧明显，主动脉结突出，肺灌注增加。大型 PDA 可表现为艾森门格综合征的特点且主动脉结突出。

⑤ 心脏超声：确诊本病的主要无创方法，可以明确 PDA 的存在、大小和分流程度，以及其导致的病理生理结果。

5. 鉴别诊断

① 主动脉瓣关闭不全合并 VSD：有典型主动脉瓣关闭不全的舒张期杂音伴周围血管征，同时合并胸骨左缘第 3~4 肋间收缩性杂音，伴震颤。心脏超声心动图可明确诊断。

② 主动脉窦瘤破裂：一种少见的先天性心脏病变。随着年龄增长，瘤体常逐渐增大并突入心腔中，当瘤体增大至一定程度，瘤壁变薄而导致破裂。窦瘤可破入右心房、右心室、肺动脉、左心室或心包腔。临床上以右冠状动脉窦瘤破入右心室更为常见，并具有典型的类似心室水平急性左向右分流的病理生理特征。未破裂前一般无临床症状或体征。窦瘤破裂后，患者会出现心悸、胸痛、呼吸困难、咳嗽等急性心功能不全症状，随后逐渐出现右心衰竭的表现。体征以胸骨左缘第 3、4 肋间闻及连续性响亮的机器样杂音伴有震颤为特征。心脏超声在窦瘤未破裂前即可见到相应的窦体增大且有囊状物膨出。瘤体破裂后可见裂口，超声多普勒可显示经裂口的血液分流。

三、诊断要点

根据典型杂音、X 线及超声心动图表现，大部分可以做出正确诊断。

四、治疗原则

对导致血流动力学改变的 PDA，一经诊断都必须进行治疗，而且大多数能够治愈。当严重肺动脉高压存在时，不能闭合 PDA。动脉导管闭合的禁忌证是不可逆转的肺动脉高压和活动期感染性心内膜炎。

目前治疗方法主要分为介入治疗和外科手术治疗。经皮 PDA 封堵术在世界范围内得到广泛应用并逐渐成为 PDA 的首选治疗方法。外科手术只适用于 PDA 太大无法封堵或解剖结构不合适（如动脉瘤形成）的罕见患者。

1. 经皮 PDA 封堵术

过去 20 多年，经皮导管封堵直径 8 mm 以下的 PDA 的疗效和安全性已经得到验证。因此，在有经验的医疗中心，可以选择经导管器械封堵作为治疗 PDA 的主要方法。

① 适应证：绝大多数的 PDA 均可经介入封堵，可根据不同年龄、不同未闭导管的类型选择不同的封堵器械。

②禁忌证：（a）感染性心内膜炎、心脏瓣膜或导管内有赘生物；（b）严重肺动脉高压出现右向左分流、肺总阻力>14 wood 单位；（c）合并需要外科手术矫治的心内畸形；（d）依赖 PDA 存活的患者；（e）合并其他不宜手术和介入治疗疾病的患者。

2. 手术治疗

适用于大型的无法用器械封堵的 PDA 患者或无法行器械封堵的医疗中心。

五、医患沟通

患者可能的疑问是什么？	我们如何应对？
心脏超声报告有小型 PDA，可以不用封堵吗？	小型 PDA 伴少量分流不导致显著血流动力学紊乱，患者一般无明显症状，但易导致心内膜炎，尤其是存在杂音的患者。所以，大多数专家认为 PDA 一经诊断就必须进行治疗。
怀孕期间发现有 PDA，可不可以继续妊娠？	小型无杂音且孕前无症状的 PDA 女性能很好耐受妊娠。对有血流动力学改变的 PDA 女性，妊娠可能触发或加重心衰。伴有艾森门格综合征者禁止妊娠。

第 14 章　心脏瓣膜病

心脏瓣膜病（valvular heart disease）是由炎症、黏液样变性、退行性改变、先天性畸形、缺血性坏死、创伤等多种原因引起的单个或多个瓣膜结构（包括瓣叶、瓣环、腱索或乳头肌）的功能或结构异常，导致心脏瓣膜狭窄和（或）关闭不全所致的心脏疾病。

正常情况下，心脏瓣膜开放使血液向前流动，心脏瓣膜关闭则可防止血液反流，从而保证心脏内血液的单向流动。当瓣膜狭窄时，心腔压力负荷增加；瓣膜关闭不全时，心腔容量负荷增加。这些血流动力学改变可导致心房或心室结构改变及功能失常，最终出现心衰、心律失常等临床表现。

风湿性炎症过程所致的瓣膜损害称为风湿性心脏病（rheumatic heart disease，RHD），简称"风心病"，主要累及 40 岁以下人群。近年来，随着生活及医疗条件的改善，我国心脏瓣膜疾病中风湿性心脏病所占的比例正在降低。尽管黏液样变性及老年瓣膜钙化退行性改变所致的心脏瓣膜病日益增多，但风湿性心瓣膜病仍是主要的心脏瓣膜病。临床上二尖瓣最常受累，其次为主动脉瓣。

第 1 节　二尖瓣狭窄

一、概述

二尖瓣狭窄（mitral stenosis，MS）是指心脏的二尖瓣瓣叶因为增厚、粘连等改变导致瓣膜在舒张期的开放受限，从而造成机械性的梗阻，左房压力升高，继发肺循环和右心压力的升高，进而出现一系列的临床症状。导致 MS 最常见的病因是风湿热，多见于急性风湿热后产生的风湿性心脏病。少见的病因包括先天性二尖瓣狭窄及老年性二尖瓣瓣环或瓣环下钙化。

MS 约占所有风湿性心脏病的 25%，而风湿性 MS 患者中女性占 2/3，最常见于 40~50 岁的女性患者。风湿热导致二尖瓣出现特征性病变：瓣叶边缘增厚，瓣叶交界处相互粘连，腱索纤维化和粘连挛缩。这些病变使瓣膜位置下移，严重者如漏斗状，漏斗底部朝向左心房，尖部朝向左心室。二尖瓣开放受限，瓣口面积缩小，血流受阻，从而引起一系列病理生理变化。疾病早期，因瓣尖粘连，瓣叶弹性尚存，舒张期瓣叶快速开放呈圆顶状；瓣叶交界处对称的粘连使前叶瓣膜不能开放至生理位置，导致舒张期瓣口开放呈椭圆形或鱼嘴状。疾病终末期，瓣叶增厚、粘连、僵硬，无法开放和关闭，使 S1 减弱，少数甚至消失，并且同时出现狭窄和关闭不全。

判断 MS 严重程度的最有用的指标是舒张期瓣膜开放程度或瓣口面积。正常二尖瓣瓣口面积为 4~6 cm^2，瓣口面积减小至 1.5~2.0 cm^2 属轻度狭窄，1.0~1.5 cm^2 属中度狭窄，<1.0 cm^2 属重度狭窄。正常在心室舒张期，左心房、左心室之间出现压力阶差，即跨瓣压差。早期充盈后，左心房、左心室内压力趋于相等。MS 时，左心室充盈受阻，压差持续整个心室舒张期，因而通过测量跨瓣压差可判断 MS 程度。

二、"见"患者，"习"案例

（一）我们可能遇到 MS 患者的科室

MS 早期可无症状，通常可以在心内科门诊和心超室遇见此类患者。中晚期出现心功能不全等症状的时候，通常可以在急诊和心内科病房遇见此类患者。

（二）我们可能遇到的病例

患者，女，59岁，因"活动后胸闷、呼吸困难2年，加重伴心悸、下肢水肿3周"收住入院。

1. 问诊要点

（1）现病史

针对核心症状"胸闷、呼吸困难"：诱因，时相，部位，范围，持续时间（数分钟、数小时），缓解或加重的方式，与活动、休息、体位、进食等因素的关系。

伴随症状：有无咳嗽、咳痰、胸痛、放射痛、出汗、休克等，或者出现新的相关症状。

就诊经过：检查结果、用药及效果等。

一般情况：精神、睡眠、饮食、二便、体重变化。

（2）既往史、个人史、家族史

有无高血压病、糖尿病、高脂血症、高尿酸血症等。有无吸烟、嗜酒史。有无食物及药物过敏史，有无手术、外伤史。家族中有无其他人有心功能不全病史。

2. 查体要点

生命体征（体温T，脉搏P，呼吸R，血压BP）。

体重（BMI）：判断有无肥胖等动脉粥样硬化的危险因素。

一般情况：神志情况，精神情况，颈静脉是否怒张，四肢末梢（有无水肿现象）。

颜面部：睑结膜及皮肤色泽、口唇颜色，颈部血管（静脉是否充盈或怒张，有无肝颈静脉回流）。

四肢：四肢末梢颜色，下肢水肿。

呼吸系统查体：

视诊：呼吸运动方式，呼吸节律。

触诊：语音震颤。

叩诊：肺下界的移动度，胸部异常叩诊音。

听诊：呼吸音（有无胸腔积液），干、湿啰音。

心血管系统查体：

视诊：心尖搏动。

触诊：心尖搏动（范围），震颤，心包摩擦感。

叩诊：心脏浊音界（是否扩大）。

听诊：心率，心律，心音，心脏杂音（是否存在心律失常和杂音）。

3. 归纳病例特点

① 中年女性，病程长，慢性病程急性加重。

② 现病史：患者主因"活动后胸闷、呼吸困难2年，加重伴心悸、下肢水肿3周"急诊入院。患者2年前出现爬5楼或快步走600米后感胸闷，伴呼吸困难，位于左胸前区，休息3~10分钟可缓解，但日常活动基本不受限制，无夜间阵发性呼吸困难，无双下肢水肿，无咳嗽咳痰，无胸痛咯血等症状。当时患者未予重视，一直未进行诊治。3周前患者受凉后上述症状明显加重，日常活动后即可感觉明显的呼吸困难伴心悸，伴咳嗽咳痰，为淡黄色痰液，无咯血；夜间平卧位时有胸闷，改端坐位后缓解；同时出现双下肢水肿，晨轻暮重。遂至我院门诊就诊，查心电图提示房颤，血清 cTnT 49.06 pg/mL，NT-proBNP 5 196 pg/mL。现为进一步诊治而收住心内科。病程中，患者神志清，精神稍萎，纳差，小便量少，大便正常，近期体重增加4 kg。

③ 既往史：有"高血压病"病史4年，规律服用"氨氯地平5 mg qd"，血压控制在124/72 mmHg。否认糖尿病、高脂血症、肾病等慢性病史，否认肝炎、结核等传染病史。无手术、外伤史。无输血史。预防接种史不详，否认药物、食物过敏史。

④ 查体：T 37.1 ℃，P 95次/分，R 23次/分，BP 102/62 mmHg。神志清，精神萎。平卧位颈

静脉怒张。双肺呼吸音粗，左下肺呼吸音稍低，右下肺可闻及细湿啰音，双肺未闻及干啰音。心尖搏动点位于第五肋间隙左锁骨中线外 0.5 cm，剑突下可扪及心脏搏动，心界向左侧扩大，右心缘与胸骨边缘重叠，心率 116 次/分，心律绝对不齐，心尖部第一心音强弱不等，肺动脉瓣区 P2 增强，心尖部可闻及舒张期隆隆样杂音，未闻及开瓣音，三尖瓣区及其余瓣膜听诊区未闻及杂音。腹平软，无压痛、反跳痛，肝颈静脉回流征阳性，未触及肿块。双下肢中度水肿，生理反射存在，病理反射未引出。

⑤ 辅助检查：胸部 CT 示左肺小结节，考虑为增殖灶可能，右中肺少许纤维灶；心脏增大，建议超声检查；肝脏钙化灶，轻度脂肪肝。心电图示心率 116 次/分，房颤伴快心室率，Ⅱ、Ⅲ、aVF 导联 T 波低平、倒置。心脏超声示 MS，左房增大，左室收缩功能正常低值，肺动脉轻度高压（图 14-1-1）。血清 cTnT 49.06 pg/mL，NT-proBNP 5 196 pg/mL。

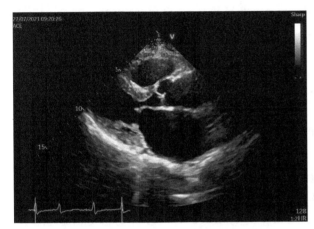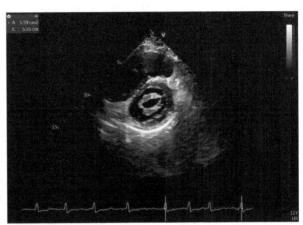

左：MS；右：瓣口面积 1.59 cm²。

图 14-1-1　患者心脏超声

4. 诊断思路

本例患者为中年女性，慢性病程，主因"活动后胸闷、呼吸困难 2 年，加重伴心悸、下肢水肿 3 周"入院。患者 2 年来反复劳累后出现胸闷、呼吸困难等不适。近 3 周"受凉"后上述症状加重，同时出现夜间端坐呼吸等新症状。查体发现肺部呼吸音低、湿啰音，心律不齐和心脏舒张期杂音，下肢水肿等症状。至我院查心电图提示心律失常，血清 cTn 和 NT-proBNP 均升高。

① 临床特点判断：MS 进展缓慢，许多患者通过调整生活方式可长期维持无症状。一般二尖瓣中度狭窄（瓣口面积 <1.5 cm²）才开始有临床症状。呼吸困难、乏力和运动耐量下降是 MS 最常见，也是最早期的症状。这些症状与心输出量储备减少、肺静脉压升高和肺动脉顺应性减退有关。劳累、运动、情绪激动、妊娠、感染或快速性房颤可以诱发呼吸困难。呼吸困难可伴有咳嗽和气促、喘息，多于夜间睡眠或劳动后出现，为干咳无痰或泡沫痰，并发感染时咳黏液样痰或脓痰。咳嗽可能与患者因支气管黏膜淤血水肿易患支气管炎或扩大的左心房压迫左主支气管有关。随病程进展，可出现静息时呼吸困难、夜间阵发性呼吸困难甚至端坐呼吸。

经过治疗的 MS 患者很少出现咯血。咯血可以表现为突发的支气管静脉破裂所致的大出血，也可仅有痰中带血与夜间阵发性呼吸困难。急性肺水肿时可见粉红色泡沫样痰，源于肺泡毛细血管破裂。MS 晚期并发 PE 时也可出现咯血。

该患者主要表现为进展性呼吸困难，运动耐量逐渐下降（从不影响日常活动到夜间休息时发作），故诊断为充血性心衰急性加重。

② 查体：MS 最常见的体检发现是房颤所致的心律不齐及左心或右心心衰的体征。严重的 MS 时，因心输出量减少，外周血管收缩，可出现双颧绀红的"二尖瓣面容"。MS 和肺高压患者于左侧

第 2 肋间可触及 P2 亢进。MS 听诊特点 S1 增强提示二尖瓣仍较柔软。当瓣叶明显增厚钙化时，S1 减弱甚至消失。随着肺动脉压升高，肺血管床顺应性下降，肺动脉瓣提前关闭，S2 最终成为单一响亮的 S2。MS 特征性的杂音为心尖区舒张中晚期低调的隆隆样杂音，呈递增型，仅限于心尖，左侧卧位明显，运动或用力呼气可使其增强，常伴舒张期震颤，房颤时杂音可不典型。尽管舒张期杂音的程度与狭窄程度无关，但其持续时间提示 MS 的程度。合并严重肺动脉高压可导致相对性肺动脉瓣关闭不全，因而在胸骨左缘第 2 肋间可闻及肺动脉瓣反流所致的递减型高调叹气样舒张早期杂音（Graham-Steell 杂音）。

③ 心电图：对于轻度 MS 并不敏感，但中重度狭窄的患者有特征性改变。窦性心律者可见二尖瓣型 P 波（P 波宽度>0.12 秒，伴切迹），提示左心房扩大，是 MS 典型的心电图特征。QRS 波群示电轴右偏和右心室肥厚表现。病程晚期常合并房颤。

④ 胸片：肺静脉压增高导致肺淤血的迹象，肺门增大，边缘模糊，上肺纹理增多。肺静脉压的增高导致间质组织的液体渗漏，小叶间的液体聚集，位于双侧肋膈角区，延伸至胸膜，即小叶间隔线，称为 Kerley B 线。肺静脉压进一步增高，间质液进入肺泡腔，可出现肺泡水肿，中下肺野内带有片状模糊影，典型表现为蝶翼状。心影呈梨形，可见左心房增大，后前位胸片上呈双心房影。吞钡后右前斜位可见增大的左心房压迫食管下段。

⑤ 心脏超声：确诊该病最敏感、可靠的方法，因此推荐所有的 MS 在初诊时和定期随访时均进行心脏超声检查。通过二维超声可以观察瓣叶的活动度、瓣叶的厚度、瓣叶是否有钙化及是否合并其他瓣膜的病变等，从而有利于确定干预方式的选择。典型超声心动图图像为瓣叶增厚，开放受限，交界处粘连，瓣叶舒张期穹隆样突起。随着疾病的进展，瓣叶的增厚由瓣尖向瓣叶基底部扩展，瓣叶活动进一步受限，瓣口面积缩小。M 型超声心动图示二尖瓣前叶呈"城墙样"改变（EF 斜率降低，A 峰消失），后叶与前叶同向运动（图 14-1-2）。连续波或脉冲波多普勒能较准确地测定舒张期跨二尖瓣的压差和二尖瓣口面积。超声心动图还可在房室大小、室壁厚度和运动、心室功能、肺动脉压、其他瓣膜异常和先天性畸形等方面提供信息。

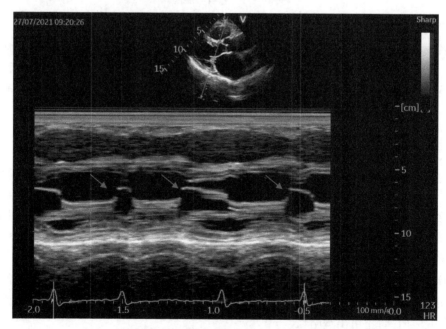

箭头所示为二尖瓣前叶"城墙样"改变。

图 14-1-2　M 型超声心动图

5. 鉴别诊断

心尖部舒张期隆隆样杂音尚见于如下情况，应注意鉴别。

① 主动脉瓣关闭不全：严重的主动脉瓣关闭不全常于心尖部闻及舒张中晚期柔和、低调隆隆样杂音（Austin-Flint 杂音），系相对性 MS 所致。

② 左心房黏液瘤：瘤体阻塞二尖瓣口，产生随体位改变的舒张期杂音，其前可闻及肿瘤扑落音，超声心动图下可见左心房团块状回声反射。

③ 经二尖瓣口血流增加：严重二尖瓣反流、大量左向右分流的先心病（如 VSD、PDA）和高动力循环（如甲状腺功能亢进症、贫血）时，心尖区可有舒张中期短促的隆隆样杂音及 S3。

④ 肥厚型心肌病：部分肥厚型心肌病也可闻及舒张期隆隆样杂音，多由舒张期血流进入肥厚的尚未扩展的左心室所致。心脏超声可见不对称肥厚心肌即可鉴别。

三、诊断要点

心尖区隆隆样舒张期杂音伴 X 线或心电图示左心房增大，提示 MS，超声心动图检查可明确诊断。

四、治疗原则

对于风湿性心脏病患者，MS 是常见的心脏瓣膜病。轻度和中度的 MS 患者常常可以保持无症状存活 10 年以上，其日常表现与不患病的正常年龄成人相同。但一旦出现心衰等临床表现，均需要积极地治疗。MS 的治疗主要针对狭窄的二尖瓣进行干预，包括药物治疗控制心衰症状及外科瓣膜置换治疗。出现临床症状的中重度二尖瓣狭窄可能会发生多种并发症，包括房颤、急性肺水肿、血栓栓塞、反复的肺部感染等，比较少见的是感染性心内膜炎。

1. 内科治疗

① 防止风湿热再发：依据指南，风湿性心脏病所致的 MS 患者都应接受青霉素治疗以预防 β 溶血性链球菌感染导致的风湿热再发，长期甚至终身使用苄星青霉素 120 万单位，每月肌注一次。轻度 MS 无症状者，无须特殊治疗，但应避免剧烈的体力活动。

② 预防和治疗 MS 的并发症：瓣膜性心脏病的贫血和感染应及时积极予以处理；MS 合并房颤患者须接受抗凝治疗，建议使用华法林而不是新型口服抗凝药，维持 INR 在 2~3 之间；重度 MS 患者可口服利尿剂，限制钠盐以缓解症状；洋地黄类药物不改善血流动力学，对于窦性心律的 MS 患者无益，但是对于合并房颤的 MS 心衰患者控制心室率是有益的；当房颤导致血流动力学不稳定时，如出现肺水肿、休克、心绞痛或晕厥，应立即电复律；咯血可用降低肺静脉压力的方法来处理，包括镇静、立位、强化利尿等；β 受体阻滞剂可以通过降低心率来提高运动耐量，对窦性心律和房颤患者均有效。

③ 监测疾病进程，选择介入手术干预的最佳时机：无症状的轻度和中度风湿性 MS 患者应每年随访病史及体检。轻度 MS 患者每 3~5 年随访一次心脏超声，中度 MS 患者每 1~2 年随访一次心脏超声。当症状、体征明显变化时，应增加随访频率。

2. 手术治疗

对于中重度 MS、呼吸困难进行性加重或有肺动脉高压发生者，须通过机械性干预解除 MS，降低跨瓣压力阶差，缓解症状。

在未开展手术治疗的年代，被确诊而无症状的 MS 患者 10 年存活率为 84%，有症状的 MS 患者 5 年存活率与心功能有关，NYHA Ⅲ级者约为 62%，Ⅳ级者仅 15%。如今，有症状却拒绝手术的 MS 患者，长期转归不佳，5 年存活率为 44%。

（1）经皮球囊二尖瓣成形术

经皮球囊二尖瓣成形术为缓解单纯 MS 的首选方法，长期疗效确切、费用低，可以有效地避免开胸手术的创伤。由于介入治疗不仅可以缓解症状，改善长期转归，而且手术风险也相对较小，因此即使是轻度症状，例如运动耐量轻微下降，亦为介入治疗的适应证。

①适应证：（a）单纯的中重度的 MS 患者；（b）二尖瓣瓣叶无钙化、弹性可；（c）无临床症状但存在肺动脉高压（静息时>50 mmHg，运动时>60 mmHg）的中重度 MS。

②禁忌证：近期（3 个月内）有血栓栓塞史，伴中重度二尖瓣关闭不全、右心房明显扩大及脊柱畸形等。

2. 二尖瓣置换术

适应证：（a）严重瓣叶和瓣下结构钙化、畸形，不宜做经皮球囊二尖瓣成形术或分离术者；（b）MS 合并中重度二尖瓣关闭不全的患者；（c）二尖瓣瓣叶严重钙化或弹性减退的患者；（d）有效的口服抗凝治疗后仍然存在左房血栓的患者。

五、医患沟通

患者可能的疑问是什么？	我们如何应对？
中度 MS 患者合并长程持续性房颤时选择哪种手术治疗方式更合适？	合并慢性房颤的 MS 患者欲行手术治疗，可选择二尖瓣置换术。术中可同时进行房颤迷宫手术（MAZE）。约 80% 的患者接受 MAZE 手术后可以维持窦性心律，并可恢复正常的心房功能。左房明显增大的患者也可获得较高的成功率。
行二尖瓣置换术时选择什么样的瓣膜更合适？	因为房颤需要长期抗凝，合并房颤的 MS 患者行二尖瓣置换术倾向于选择人工机械瓣膜。为避免因生物瓣膜老化而再次手术，年龄<65 岁的窦性心律患者也可选用人工机械瓣膜。人工生物瓣膜适用于不能接受华法林治疗和年龄>65 岁的患者。

第2节　二尖瓣关闭不全

一、概述

二尖瓣结构包括瓣叶、瓣环、腱索、乳头肌四部分。正常的二尖瓣功能有赖于此四部分及左心室的结构和功能完整性，其中任何一个或多个部分发生结构异常或功能失调均可导致二尖瓣关闭不全（mitral regurgitation，MR）。

根据起病缓急、病因等，MR 可以分为两类：一类是因为腱索断裂、乳头肌功能不全或断裂，或感染性心内膜炎导致的急性 MR，往往伴随急性血流动力学障碍、心衰，需要紧急医疗干预。另一类是由于瓣膜黏液样变性、风湿性心脏损害或瓣环钙化等造成的慢性 MR，通常患者出现症状的时间较晚。以前认为 MR 的原因主要为风湿热，随着心脏瓣膜病手术治疗的开展及尸检资料的累积，研究者发现风湿性单纯性 MR 占全部 MR 的百分数在逐渐减少。非风湿性单纯性 MR 的病因以腱索断裂最常见，其次是感染性心内膜炎、二尖瓣黏液样变性、缺血性心脏病等。

当出现 MR 时，左心室每搏喷出的血流一部分反流入左心房，使前向血流减少，同时使左心房负荷和左心室舒张期负荷增加，从而引起一系列血流动力学变化。MR 的反流量同时取决于反流口大小和左室与左房之间的逆向压力差。左室收缩压及左室-左房压力差取决于循环血管阻力。因此，增加前负荷和后负荷，抑制左室收缩都会扩大左室，扩大二尖瓣环，增加 MR；而缩小左室的治疗，如正性肌力药、利尿剂、扩血管药物，都会减小反流量，减弱收缩期杂音。

二、"见"患者，"习"案例

（一）我们可能遇到 MR 患者的科室

急性 MR 患者因左心室来不及代偿，早期就会出现严重症状，通常可以在急诊和心内科病房遇见此类患者。慢性 MR 患者无症状期持续时间较长，临床症状发生较晚，通常可以在心内科门诊和心超室遇见此类患者。

（二）我们可能遇到的病例

患者，女，62 岁，因"发现心脏杂音 20 余年，活动后胸闷气促伴心悸 8 个月"收住入院。

1. 问诊要点

（1）现病史

针对核心症状"胸闷气促"：诱因，时相，部位，范围，持续时间（数分钟、数小时），缓解或加重的方式，与活动、休息、体位、进食等因素的关系。

伴随症状：有无咳嗽、咳痰、胸痛、放射痛、出汗、休克等，或者出现新的相关症状。

就诊经过：检查结果、用药及效果等。

一般情况：精神、睡眠、饮食、二便、体重变化。

（2）既往史、个人史、家族史

有无高血压病、糖尿病、高脂血症、高尿酸血症等。有无吸烟、嗜酒史。有无食物及药物过敏史，有无手术、外伤史。家族中有无其他人有心功能不全病史。

2. 查体要点

生命体征（体温 T，脉搏 P，呼吸 R，血压 BP）。

体重（BMI）：判断有无肥胖。

一般情况：神志情况，精神情况，颈静脉是否怒张，四肢末梢（有无水肿现象）。

颜面部：睑结膜及皮肤色泽、口唇颜色，颈部血管（静脉是否充盈或怒张，有无肝颈静脉回流）。

四肢：四肢末梢颜色，下肢水肿。

呼吸系统查体：

视诊：呼吸运动方式，呼吸节律。

触诊：语音震颤。

叩诊：肺下界的移动度，胸部异常叩诊音。

听诊：呼吸音（有无胸腔积液），干、湿啰音。

心血管系统查体：

视诊：心尖搏动。

触诊：心尖搏动（范围），震颤，心包摩擦感。

叩诊：心脏浊音界（是否扩大）。

听诊：心率，心律，心音，心脏杂音（是否存在心律失常和杂音）。

3. 归纳病例特点

① 老年女性，病程长，慢性病程急性加重。

② 现病史：患者主因"发现心脏杂音 20 余年，活动后胸闷气促伴心悸 8 个月"入院。患者 20 余年前体检时发现心脏杂音（具体描述不详），当时无不适症状，未予进一步诊治。8 个月前患者爬 4 楼时感到胸闷气促，位于胸前区，范围为 12 cm×18 cm，伴有心悸，当时自测脉率 112 次/分，休息半小时后缓解。日常活动症状不明显，无口唇发绀，无夜间阵发性呼吸困难，无胸痛、放射痛，无发热盗汗等。现为进一步诊治而收治心内科。病程中，患者神志清，精神可，食纳稍差，二便正常，近期体重增加 0.7 kg。

③ 既往史：有"高血压病"病史 1 年，规律服用"福辛普利 5 mg qd"，家庭自测血压（122~135）/（68~72）mmHg。否认糖尿病、高脂血症、肾病等慢性病史，否认肝炎、结核等传染病史。无手术、外伤史。无输血史。预防接种史不详，否认药物、食物过敏史。

④ 查体：T 36.6 ℃，P 92 次/分，R 20 次/分，BP 126/78 mmHg。神志清，精神可。颈静脉未

见充盈怒张。双肺呼吸音粗，未闻及干、湿啰音。心尖搏动点位于第 5 肋间隙左锁骨中线外0.7 cm，心界向左下侧扩大，右心缘与胸骨边缘重叠，心率 92 次/分，心律齐，心音可，心尖区闻及 3/6 级收缩期吹风样杂音，向左腋下传导。腹平软，无压痛、反跳痛，肝颈静脉回流征阴性，未触及肿块。双下肢无水肿，生理反射存在，病理反射未引出。

⑤ 辅助检查：胸部 CT 示右肺下叶支气管扩张伴感染，两肺少许纤维灶，前纵隔软组织影，冠状动脉及主动脉壁钙化灶。心电图示心率 92 次/分，V_1—V_3 导联 ST 段压低 0.05~0.1 mV，T 波低平、双向。急诊化验 cTnI、CK-MB 和肌红蛋白正常。BNP 1 436 pg/mL。心脏超声示二尖瓣中度关闭不全，左右心房增大（图 14-2-1）。

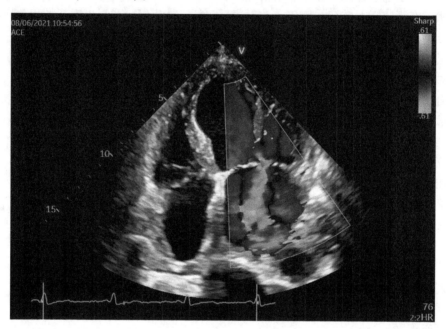

图 14-2-1　患者心脏超声

4. 诊断思路

本例患者为老年女性，慢性病程，主因"发现心脏杂音 20 余年，活动后胸闷气促伴心悸 8 个月"入院。患者近 8 个月活动后感胸闷气促，休息半小时后缓解。20 余年前发现心脏杂音。查体可见心界向左下扩大，可于心尖区闻及收缩期吹风样杂音。

① 临床特点判断：急性轻微 MR 患者可仅有轻微劳力性呼吸困难，重度 MR 患者可很快发生急性左心衰竭，甚至急性肺水肿、心源性休克。慢性 MR 患者的临床症状轻重取决于二尖瓣反流的严重程度及关闭不全的进展速度、左心房和肺静脉压的高低、肺动脉压力水平及是否合并有其他瓣膜损害和冠状动脉疾病。轻度 MR 患者可以终身没有症状；对于较重的 MR 患者，通常情况下，从罹患风湿热至出现 MR 的症状一般超过 20 年，但当心输出量显著减低和（或）肺淤血导致明显症状，发生心衰时，则进展常较迅速，左室的功能异常可能已非常严重甚至不可逆。因此，慢性重度的MR 患者通常具有一个显著扩张的左房和相对轻度的左房压升高（左房顺应性升高），而肺血管阻力通常无明显升高。由于心输出量减少，慢性 MR 患者可表现为疲乏无力的主诉，同时伴有活动耐力下降；肺静脉淤血导致程度不等的呼吸困难，包括劳力性呼吸困难、静息性呼吸困难、夜间阵发性呼吸困难及端坐呼吸等。发展至晚期则出现右心衰竭的表现，包括腹胀、食欲缺乏、肝脏淤血肿大、水肿及胸腹腔积液等。该患者主要表现为运动耐量下降、活动后胸闷等心功能不全的症状。

② 查体：急性 MR 心尖搏动呈高动力型，为抬举样搏动。肺动脉瓣区第二心音分裂。心尖区收缩期杂音是 MR 的主要体征，可在心尖区闻及>3/6 级的收缩期粗糙的吹风样杂音，累及腱索、乳头肌时可出现乐音性杂音。由于左心房与左心室之间压力差减小，心尖区反流性杂音持续时间变短，

于第二心音前终止。慢性 MR 心界向左下扩大，心尖搏动向下向左移位，收缩期可触及高动力性心尖搏动；右心衰竭时可见颈静脉怒张、肝颈静脉回流征阳性、肝大及双下肢水肿等。因心室舒张期过度充盈，使二尖瓣漂浮，第一心音减弱；由于左心室射血期缩短，主动脉瓣关闭提前，导致第二心音分裂；严重反流可出现低调第三心音，常伴短促的舒张期隆隆样杂音，这种 S3 不再被视为心衰的特征，可能是收缩期左心房存留的大量血液迅速充盈左心室所致。同时，可在心尖区闻及 >3/6 级的收缩期粗糙的吹风样杂音，可伴有收缩期震颤。以前叶损害为主者杂音向左腋下或左肩胛下传导，以后叶损害为主者杂音向心底部传导。

③ 心电图：主要发现是左房扩大和房颤。房颤是慢性 MR 患者中常见的心律失常，与年龄和左房扩张有关，发生房颤是病情进展的标志。急性 MR 患者心电图常正常，有时可见窦性心动过速。慢性 MR 患者伴左心房增大者多伴房颤，如为窦性心律则可见 P 波增宽且呈双峰状（二尖瓣 P 波），提示左心房增大。轻度 MR 患者心电图可正常。约三分之一的重度 MR 患者有左室扩大的心电图表现，可有左心室肥厚和劳损。

④ 胸片：轻度 MR 患者，可无明显异常发现。慢性重度 MR 最主要的表现是左室扩大，特别是左房扩大导致的心影增大。晚期可见右心室增大。左心衰竭者可见肺淤血及肺间质水肿。急性者心影正常或左心房轻度增大，伴肺淤血甚至肺水肿征。

⑤ 心脏超声：在诊断 MR、判断病因及修复的可能性和定量严重程度等方面占据中心地位。重度 MR 的超声心动图表现为左房和左室扩大及收缩活动增强。二维超声心动图可显示二尖瓣的形态特征，如瓣叶或瓣叶下结构的增厚、缩短、钙化，瓣叶冗长脱垂、连枷样瓣叶，瓣环扩大或钙化，赘生物、左心室扩大和室壁矛盾运动等，有助于明确病因。MR 在多普勒超声上特征性地表现为收缩期将高速的射流进入左房。跨瓣反流束的宽度及左房的大小反映了反流的严重程度。

5. 鉴别诊断

① 三尖瓣关闭不全：杂音在胸骨左缘第 4、5 肋间隙最清楚，几乎不传导，少有震颤，在吸气时增强，伴颈静脉收缩期搏动和肝脏收缩期搏动。

② VSD：在胸骨左缘第 4 肋间隙最响，粗糙而响亮，不向腋下传导，常伴胸骨旁的震颤。

③ 胸骨左缘收缩期喷射性杂音：多见于左右心室流出道梗阻。主动脉瓣狭窄的杂音位于胸骨右缘第 2 肋间隙，呈递增递减型，杂音向颈部传导。肺动脉瓣狭窄的杂音位于胸骨左缘第 2 肋间隙，肥厚型梗阻性心肌病的杂音位于胸骨左缘第 3、4 肋间隙。超声心动图有助于鉴别。

三、诊断要点

若患者突然发生呼吸困难，心尖区出现典型收缩期杂音，X 线提示心影不大而肺淤血明显，同时具有明确病因（如二尖瓣脱垂、感染性心内膜炎、急性心肌梗死、创伤和人工瓣膜置换术后），要考虑急性 MS。慢性 MS 主要诊断线索为心尖区典型的收缩期吹风样杂音伴左心房和左心室扩大。超声心动图可明确诊断急性及慢性 MS。

四、治疗原则

MR 的自然病程存在高度变异，取决于反流量、心肌状态及导致 MR 的基础疾病的共同作用。无症状的原发性轻度 MR 患者病情可以稳定多年，仅有一小部分发展为重度 MR，通常与感染性心内膜炎及腱索断裂有关。二尖瓣脱垂导致的轻度 MR，反流程度的进展速度高度变异，大多数呈渐进性，除非发生腱索断裂和瓣叶连枷。

1. 内科治疗

急性重度 MR 时，患者常有心衰症状，甚至发生休克。内科治疗的目的是减少反流量，降低肺静脉压，增加心输出量。动脉扩张剂可降低后负荷，减低体循环血流阻力，故能提高主动脉输出流量，同时减少二尖瓣反流量和左心房压力。若已发生低血压则不宜使用，可行主动脉内球囊反搏。

慢性 MR 在相当长的时期内可无症状，此时无须治疗，但应定期随访。大多数慢性 MR 患者的后负荷并无升高，收缩期室壁张力的降低促进了心肌收缩，运用扩血管药物降低后负荷并不能提供额外的收益。尚无可靠证据显示在不伴有高血压的无症状 MR 患者中使用扩血管药物能改善左室容积或收缩功能。因此，目前的指南不推荐药物用于原发性退行性 MR 的长期治疗。但对于慢性重度 MR 患者出现症状或者左室功能不全，除了因年龄和并发症无法手术的患者外，须积极地使用 ACEI 和 β 受体阻滞剂抗心衰治疗。若合并房颤，亦应长期抗凝治疗，INR 目标值同 MS。

2. 手术治疗

手术是治疗 MR 的根本性措施，应在左心室功能发生不可逆损害之前进行。MR 导致功能致残和（或）无症状，或症状轻微但无创性检查提示左室功能进行性恶化或左室进行性扩张的患者应考虑手术。常用的手术方法有二尖瓣修补术和二尖瓣置换术。前者适用于瓣膜损坏较轻，瓣叶无钙化，瓣环有扩大，但瓣下腱索无严重增厚者，手术死亡率低，术后射血分数的改善较好，不需要终身抗凝治疗，这类患者占所有适合手术患者的 70%。后者适用于瓣膜损坏严重者，其手术死亡率约为 5%。

① 急性 MR 应在药物控制症状的基础上，采取紧急或择期手术治疗。

② 慢性 MR 的手术适应证：（a）重度 MR 伴 NYHA Ⅲ 或 Ⅳ 级；（b）NYHA Ⅱ 级伴心脏扩大，左心室收缩末期容量指数 >30 mL/m²；（c）重度 MR，LVEF 减低，左心室收缩及舒张末期内径增大，左心室收缩末期容量指数高达 60 mL/m²，即使无症状也应考虑手术治疗。

五、医患沟通

患者可能的疑问是什么？	我们如何应对？
二尖瓣脱垂伴有重度反流预后如何？	二尖瓣脱垂患者的猝死风险是正常人的两倍，可能是室性心律失常风险增加导致，尤其是合并重度 MR、严重瓣膜变性、复杂室性心律失常、QT 间期延长、房颤、有晕厥病史者。
重度 MR 患者如果不愿意接受或者不能耐受开胸手术，还有没有其他办法治疗？	对于有症状的重度 MS 患者，如果符合超声心动图的标准，不愿意接受外科手术，可以接受经皮二尖瓣钳夹的微创手术。微创手术只需要穿刺右侧股静脉 1 次，创伤小，恢复快。

第3节　主动脉瓣狭窄

一、概述

主动脉瓣狭窄（aortic stenosis，AS）的病因有三种，即先天性病变、退行性变和炎症性病变。单纯性 AS 多为先天性或退行性变，极少数为炎症性，且男性多见。在欧洲、北美，AS 已成为最常见的心脏瓣膜病。与年龄相关的退行性变已成为成人最常见的 AS 的原因。65 岁以上人群中 AS 的发生率为 2%~7%。年轻人群中 AS 的病因主要是先天性的瓣膜二叶式畸形等基础上继发的瓣膜的退化、损害。

成年人正常的主动脉瓣瓣口面积为 3~4 cm²，与左室流出道的面积相当。当发生 AS 后，在主动脉瓣瓣口面积减小至正常 1/3 前，血流动力学改变不明显。瓣口面积减小到正常的 1/2 时，才出现轻度的跨主动脉瓣的压差。当主动脉瓣瓣口面积 ≤1.0 cm² 时，左心室和主动脉之间收缩期的压力阶差明显。因此，AS 的患者有较长的无症状期。但一旦出现临床症状，预期寿命将明显缩短并伴有高猝死风险。

AS 使左心室壁向心性肥厚，表现为室壁厚度增加而腔室大小正常。左室顺应性下降使心室舒张末压进行性升高，进而使左心房后负荷增加。长期左心房负荷增加，将导致肺静脉压、肺毛细血管楔压和肺动脉压等相继增加，临床上出现左心衰竭的症状。另外，主动脉瓣口狭窄引起左心室肥厚、左心室射血时间延长，使心肌耗氧量增加；AS 时常因主动脉根部舒张压降低、左心室舒张末压增高压迫心内膜下血管，使冠状动脉灌注减少及脑供血不足。上述机制导致心肌缺血缺氧和心绞痛发作，进一步损害左心功能，并可导致头晕、黑蒙及晕厥等脑缺血症状。

二、"见"患者，"习"案例

（一）我们可能遇到 AS 患者的科室

AS 早期可无症状，通常可以在心内科门诊和心超室遇见此类患者。当主动脉瓣瓣口面积≤1.0 cm²、开始出现临床症状的时候，可以在急诊和心内科病房遇见此类患者。

（二）我们可能遇到的病例

患者，男，49 岁，因"劳力性呼吸困难 7 年，加重伴胸痛 1 年"收住入院。

1. 问诊要点

（1）现病史

针对核心症状"呼吸困难、胸痛"：诱因，时相，部位，范围，性质（刀割样、烧灼样、刺痛、绞窄样），疼痛放射部位，持续时间（数分钟、数小时），缓解或加重的方式，与活动、休息、体位、进食等因素的关系。

伴随症状：有无咳嗽、咳痰、胸闷、出汗、休克等，或者出现新的相关症状。

就诊经过：检查结果、用药及效果等。

一般情况：精神、睡眠、饮食、二便、体重变化。

（2）既往史、个人史、家族史

有无高血压病、糖尿病、高脂血症、高尿酸血症等。有无吸烟、嗜酒史。有无食物及药物过敏史，有无手术、外伤史。家族中有无其他人有心脏病病史。

2. 查体要点

生命体征（体温 T，脉搏 P，呼吸 R，血压 BP）。

体重（BMI）：判断有无肥胖等动脉粥样硬化的危险因素。

一般情况：神志情况，精神情况，颈静脉是否怒张，四肢末梢（有无水肿现象）。

颜面部：睑结膜及皮肤色泽、口唇颜色、颈部血管（静脉是否充盈或怒张，有无肝颈静脉回流）。

四肢：四肢末梢颜色，下肢水肿。

呼吸系统查体：

视诊：呼吸运动方式，呼吸节律。

触诊：语音震颤。

叩诊：肺下界的移动度，胸部异常叩诊音。

听诊：呼吸音（有无胸腔积液），干、湿啰音。

心血管系统查体：

视诊：心尖搏动。

触诊：心尖搏动（范围），震颤，心包摩擦感。

叩诊：心脏浊音界（是否扩大）。

听诊：心率，心律，心音，心脏杂音（是否存在心律失常和杂音）。

3. 归纳病例特点

① 中年男性，病程长，慢性病程近期加重。

② 现病史：患者主因"劳力性呼吸困难 7 年，加重伴胸痛 1 年"入院。患者 7 年前开始出现日常活动后的呼吸困难症状，无心悸、胸痛及咳嗽、咳痰，活动耐量逐渐下降，曾被当地医院诊断为"冠心病"，经抗血小板、调脂、扩张冠状动脉等治疗后病情无明显好转，症状逐渐加重。近 1 年走路 350 米或爬 3 楼时反复出现劳力性胸痛，位于心前区，呈牵拉痛，每次持续约 10 分钟，发作时伴随明显的呼吸困难，无放射痛，无黑蒙、晕厥，服用"速效救心丸"或休息 5 分钟后可缓解。3~5 天发作 1 次或 1 天发作 3~8 次不等。患者自诉症状进行性加重，近 2 天发作时伴出汗，遂至我院门诊就诊，查心电图提示窦性心律，ST-T 改变。现为进一步诊治而收治心内科。病程中，患者神志清，精神可，食纳正常，二便正常，近期体重无增减。

③ 既往史：有"高血脂"病史 9 年，未规律服药。否认高血压病、糖尿病、肾病等慢性病史，否认肝炎、结核等传染病史。无手术、外伤史。无输血史。既往长期吸烟，每天半包，戒烟 5 年。无饮酒嗜好。预防接种史不详，否认药物、食物过敏史。

④ 查体：T 36.3 ℃，P 99 次/分，R 21 次/分，BP 97/65 mmHg。神志清，精神可。睑结膜红润。平卧位颈静脉怒张。双肺呼吸音粗，双下肺可闻及细湿啰音，右肺明显，未闻及干啰音。心尖搏动弥散，位于第 5 肋间隙左锁骨中线上，心界向左下扩大，右心缘与胸骨边缘重叠，心率 99 次/分，心律齐，主动脉瓣区第二心音减弱，可闻及 3/6 级收缩期喷射样杂音，无震颤，向颈部传导，其余瓣膜听诊区未闻及杂音。腹平软，无压痛、反跳痛，肝颈静脉回流征阳性，未触及肿块。双下肢轻度水肿，生理反射存在，病理反射未引出。

⑤ 辅助检查：心电图示心率 99 次/分，Ⅰ、aVL、Ⅱ、aVF、V_3—V_6 导联 ST 段水平型或者下斜型压低 0.05~0.1 mV，T 波双向或倒置。心脏超声示 AS（重度），左房增大，左室壁增厚，左室舒张功能减退Ⅱ级（图 14-3-1）。

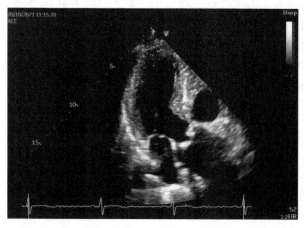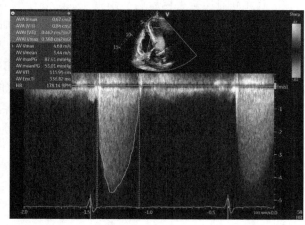

左：AS；右：主动脉瓣血流速度 4.68 m/s。

图 14-3-1　患者心脏超声

4. 诊断思路

本例患者为中年男性，慢性病程，主因"劳力性呼吸困难 7 年，加重伴胸痛 1 年"入院。患者 7 年来日常活动后出现呼吸困难不适，其间按冠心病治疗无效。近 1 年患者轻度活动后感胸痛，持续时间短，休息可缓解。查体可闻及主动脉瓣区收缩期杂音，向颈部传导。心电图检查提示 ST-T 改变。

① 临床特点判断：很多 AS 患者因体检发现收缩期杂音，通过超声心动图确诊，从而在症状出现前就得到诊断。获得性 AS 的典型心脏症状包括劳力性呼吸困难、心绞痛和晕厥（三联征），最

后导致心衰。其中最常见的临床表现为运动耐量的逐渐降低、疲乏或活动后气急、呼吸困难。劳力性呼吸困难的机制可能是左室舒张功能不全，舒张末期压力过度增加导致肺淤血。此外，劳力性症状可能是由运动后增加心输出量的能力受限而导致的。随病情发展，患者可出现阵发性夜间呼吸困难、端坐呼吸乃至急性肺水肿，反映了不同程度的肺静脉高压。

重度 AS 患者中约有三分之二会出现心绞痛，其中 50% 的患者同时存在明显的冠状动脉狭窄。心绞痛是由肥厚心肌需氧量增加及冠状动脉过度受压而导致供氧量不足所导致的，亦可由心外膜冠状动脉狭窄及 AS 特有的氧气供需不平衡所致。

晕厥可见于 15%~30% 有症状的患者，部分仅表现为黑蒙，可为首发症状。晕厥通常见于劳力后，由于心输出量不增加而体循环血管扩张，动脉血压减低，从而导致脑灌注减低。另一个原因是重度 AS 患者压力感受器的功能受损，以及运动时由于左室收缩期压力的增加而导致的血管抑制性反应。休息时晕厥多是心律失常（如房颤、房室传导阻滞或室颤等）导致心输出量骤减所致。

该患者主要表现为进展性呼吸困难，运动耐量逐渐下降，并且近 1 年开始出现胸痛不适，发作时无放射痛，无黑蒙晕厥，故需要考虑心脏瓣膜病或冠心病，并进一步鉴别。

② 查体：AS 患者查体的要点包括颈动脉搏动的触诊，收缩期杂音、S2 分裂及心衰的体征。AS 患者的心界正常或轻度向左扩大，出现心衰后，心脏搏动明显，并向下方及侧方移动。AS 典型的杂音为粗糙而响亮的喷射性收缩期杂音，3/6 级以上，呈递增-递减型，在心底部最易听到，并向颈部传导。一般来说，杂音越响，持续时间越长，达峰时间越晚，狭窄越严重。该患者查体杂音典型，并向颈部放射，需要考虑存在 AS。

③ 心电图：首要发现是左室肥厚，可见于约 85% 的重度 AS。没有左室肥厚并不能排除重度 AS。轻度 AS 者心电图正常，中度狭窄者可出现 QRS 波群电压增高伴 T 波倒置和 ST 段压低。重度孤立性 AS 患者中 80% 可有左房增大的表现。

④ 胸片：除非合并反流或左心衰竭导致明显的心脏扩大，胸片上心脏大小通常正常或轻微扩大，左室边界圆钝。在侧位透视下有时可见主动脉瓣膜钙化。

⑤ 心脏超声：评估及随访 AS 并选择手术对象的标准方法。二维超声心动图可以明确瓣膜的解剖，包括 AS 的病因、瓣膜钙化的严重程度及左室功能和室壁厚度，还可以直接观测瓣口面积。主动脉瓣瓣叶增厚、回声增强提示瓣膜钙化，可发现二叶、三叶主动脉瓣畸形。彩色多普勒超声心动图上能测量跨主动脉瓣射流速度，是随访疾病狭窄严重程度和评估转归的最有用的方法。

5. 鉴别诊断

① 肥厚型梗阻性心肌病：收缩期二尖瓣前叶前移，致左心室流出道梗阻，可在胸骨左缘第 4 肋间闻及中或晚期射流性收缩期杂音，不向颈部和锁骨下区传导。超声心动图显示左心室壁不对称肥厚，室间隔明显增厚，与左室后壁之比 ≥1.3。

② 其他：先天性主动脉瓣上狭窄、先天性主动脉瓣下狭窄等均可闻及收缩期杂音，确诊有赖于超声心动图。

三、诊断要点

典型主动脉瓣区喷射样收缩期杂音较易诊断 AS，确诊有赖于超声心动图。

四、治疗原则

1. 内科治疗

成人 AS 患者首要的干预就是患者教育，内容包括疾病进程和典型症状。成人 AS 患者通常会出现流出道梗阻并逐渐随时间的延长而加重。轻度狭窄者每 2 年复查 1 次，中度狭窄者每 1~2 年复查 1 次，重度狭窄者每 6~12 个月复查 1 次。一旦出现症状，即须手术治疗。重症 AS 患者避免剧烈体育运动和体力活动，轻度梗阻的患者没有这种限制。ACEI 须谨慎使用，但对于有症状又不适合手术且存在左室收缩功能不全的患者是有益的，应该从低剂量开始应用，并缓慢增加至目标剂量，防止出现低血压。

2. 手术治疗

凡出现临床症状的重度 AS 者均应考虑手术治疗，术前均应行冠状动脉造影。若不做主动脉瓣置换，3 年死亡率可达 75%。主动脉瓣置换后，存活率接近正常。几乎所有患者劳力性呼吸困难和心绞痛症状都会减轻，大多数患者运动耐力都得到改善，即使术前仅有轻度降低。

① 人工瓣膜置换术：治疗成人 AS 的主要方法，是缓解瓣膜性 AS 流出道梗阻的首选治疗。手术主要指征为重度狭窄伴心绞痛、晕厥或心衰症状。无症状患者，若伴有进行性心脏增大和（或）左心室功能进行性减退，活动时血压下降，也应考虑手术。

② 直视下主动脉瓣分离术：适用于儿童和青少年的非钙化性先天性主动脉瓣严重狭窄者，甚至包括无症状者。

③ 经皮主动脉瓣球囊成形术：其优点是无须开胸，创伤小、耗资低，近期疗效与直视下主动脉瓣分离术相仿，但不能降低远期死亡率。主要的治疗对象为有高龄、心衰等手术高危风险因素的患者，用于改善左心室功能和症状。其适应证包括由于严重 AS 而心源性休克者；严重 AS 需急诊非心脏手术治疗，因有心衰而具极高手术危险者，作为以后人工瓣膜置换的过渡；严重 AS 的妊娠妇女；严重 AS，拒绝手术治疗的患者。

④ 经皮主动脉瓣置换术：近年来逐渐兴起，现在已经成为外科高、中危的主动脉瓣病变患者的主要治疗方法。与传统手术相比，经皮主动脉瓣置换术具有疗效高、创伤小、恢复快等优势。适应证包括老年重度主动脉瓣钙化性狭窄（无论是否合并关闭不全），或者关闭不全；因合并多种疾病不适合开胸手术，或者开胸手术风险太大的患者；三叶式或二叶式主动脉瓣；纠正狭窄后预期寿命超过 1 年；外科手术后人工生物瓣膜衰败。

五、医患沟通

患者可能的疑问是什么？	我们如何应对？
AS 的患者预后如何？	AS 是慢性进展性疾病，可保持多年无症状。年龄越大，动脉粥样硬化的危险因素越多，进展越快。一旦出现相关的临床症状，5 年存活率为 15%~50%。出现晕厥症状者平均寿命 3 年，出现心绞痛症状者平均寿命 5 年，出现左心衰竭者平均寿命小于 2 年。死亡主要原因是左心衰竭、猝死和感染性心内膜炎。
重度 AS 患者可不可以继续妊娠？	无症状的重度 AS 患者可在密切监测血流动力学和优化负荷状态的情况下妊娠。当狭窄非常严重时，计划性妊娠前应首先考虑择期行主动脉瓣置换术。

第 4 节 主动脉瓣关闭不全

一、概述

主动脉瓣关闭不全（aortic regurgitation，AR）主要由原发于主动脉瓣叶的疾病和（或）主动脉根部的疾病引起。在西方国家中，由主动脉根部疾病造成的主动脉瓣反流的比例逐年增加，这也成为 AR 最常见的病因。导致 AR 的原发性瓣膜病变常见为老年患者钙化性 AS 合并 AR、感染性心内膜炎、风湿性心脏病、二叶式主动脉瓣等；马方综合征、梅毒性主动脉炎等疾病导致主动脉根部扩张也可以导致 AR。

急性主动脉瓣反流发生时，舒张期主动脉血流反流入左心室，使左心室舒张末压迅速升高，这也使得左心房压力增高，引起肺淤血、肺水肿，造成严重的血流动力学损害，故预后差。慢性 AR

时，舒张期主动脉内血流大量反流入左心室，使左心室舒张末容量增加。左心室对慢性容量负荷增加的代偿反应为左心室扩张，舒张末压可维持正常，可多年不发生肺循环障碍。随病情进展，反流量增多，左心室进一步扩张，最终导致心肌收缩力减弱，心搏出量减少，发展至左心功能不全。一旦出现症状，如果不考虑外科手术治疗，每年死亡率可高达 10%～20%。

二、"见"患者，"习"案例

（一）我们可能遇到 AR 患者的科室

慢性 AR 早期可无症状，通常可以在心内科门诊和心超室遇见此类患者。急性 AR 和慢性中晚期 AR 患者出现急性肺水肿和心功能不全等症状的时候，通常可以在急诊和心内科病房遇见此类患者。

（二）我们可能遇到的病例

患者，女，48 岁，因"活动后气促 5 个月，加重伴下肢水肿 3 个月"收住入院。

1. 问诊要点

（1）现病史

针对核心症状"气促、呼吸困难"：诱因，持续时间（数分钟、数小时），缓解或加重的方式，与活动、休息、体位、进食等因素的关系，昼夜变化。

伴随症状：有无咳嗽、咳痰、胸闷、胸痛、放射痛、出汗、休克等，或者出现新的相关症状。

就诊经过：检查结果、用药及效果等。

一般情况：精神、睡眠、饮食、二便、体重变化。

（2）既往史、个人史、家族史

有无高血压病、糖尿病、高脂血症、高尿酸血症等。有无吸烟、嗜酒史。有无食物及药物过敏史，有无手术、外伤史。家族中有无其他人有心脏病病史。

2. 查体要点

生命体征（体温 T，脉搏 P，呼吸 R，血压 BP）。

体重（BMI）：判断有无肥胖等动脉粥样硬化的危险因素。

一般情况：神志情况，精神情况，颈静脉是否怒张，四肢末梢（有无水肿现象）。

颜面部：睑结膜及皮肤色泽、口唇颜色，颈部血管（静脉是否充盈或怒张，有无肝颈静脉回流）。

四肢：四肢末梢颜色，外周动脉搏动、周围血管征、下肢水肿。

呼吸系统查体：

视诊：呼吸运动方式，呼吸节律。

触诊：语音震颤。

叩诊：肺下界的移动度，胸部异常叩诊音。

听诊：呼吸音（有无胸腔积液），干、湿啰音。

心血管系统查体：

视诊：心尖搏动。

触诊：心尖搏动（范围），震颤，心包摩擦感。

叩诊：心脏浊音界（是否扩大）。

听诊：心率，心律，心音，心脏杂音（是否存在心律失常和杂音）。

3. 归纳病例特点

① 中年女性，病程较短，近期急性加重。

② 现病史：患者主因"活动后气促 5 个月，加重伴下肢水肿 3 个月"门诊入院。患者 5 个月前开始出现快走 800 米或爬 4 楼后，或在重体力活动（如搬重物上楼）后感觉气促、心悸不适，无胸

痛及放射痛，休息 4 分钟后症状缓解，未重视。后活动耐量逐渐降低，快走 430 米或爬 2 楼后上述症状再发，休息 15 分钟后症状缓解不明显。3 个月前开始出现下肢水肿，晨轻暮重，伴有夜间阵发性呼吸困难，端坐位可缓解。无咳嗽咳痰，无胸痛咯血，遂至我院门诊就诊，查心电图提示房颤，血清 cTnT 32.3 pg/mL，NT-proBNP 1 257.9 pg/mL。现为进一步诊治而收治心内科。病程中，患者神志清，精神稍萎，食纳差，小便量少，大便正常，近期体重增加 2.4 kg。

③ 既往史：有"高血压病"病史 3 年，规律服用"厄贝沙坦 150 mg qd"，血压控制可，家庭血压 131/67 mmHg。否认糖尿病、高脂血症、肾病等慢性病史，否认肝炎、结核等传染病史。无手术、外伤史。无输血史。预防接种史不详，否认药物、食物过敏史。

④ 查体：T 37.1 ℃，P 97 次/分，R 23 次/分，BP 138/56 mmHg。神志清，精神可。皮肤巩膜无黄染。坐位时颈静脉充盈。双肺呼吸音粗，未闻及干啰音。心尖搏动点位，于第 5 肋间隙左锁骨中线外 1.4 cm，心尖抬举样搏动，心界向左下扩大，右心缘与胸骨边缘重叠，心率 121 次/分，心律齐，心尖区第一心音减弱，主动脉瓣区第二心音减弱，主动脉瓣第二听诊区可闻及舒张早期叹气样杂音，其余瓣膜听诊区未闻及杂音。腹平软，无压痛、反跳痛，肝颈静脉回流征阳性，未触及肿块。双下肢中度水肿，水冲脉阳性，毛细血管搏动征阳性，生理反射存在，病理反射未引出。

⑤ 辅助检查：心电图示房颤，Ⅱ、Ⅲ、aVF、V$_3$—V$_5$ 导联 T 波低平或双向。血清 cTnT 32.3 pg/mL，NT-proBNP 1 257.9 pg/mL。心脏超声（我院）示左右房扩大，左室扩大，主动脉瓣中重度反流，二尖瓣中度反流，三尖瓣轻中度反流，左室收缩、舒张功能减退（图 14-4-1）。

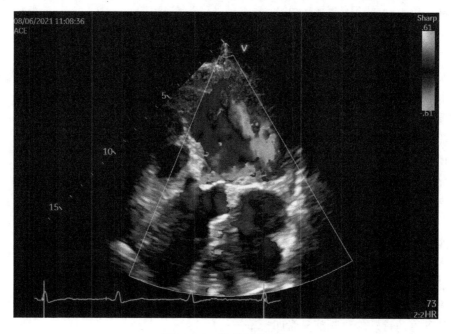

图 14-4-1　患者心脏超声

4. 诊断思路

本例患者为中年女性，病程较短，主因"活动后气促 5 个月，加重伴下肢水肿 3 个月"入院。患者近 5 个月来活动后感气促不适，休息可缓解。近 3 个月活动耐量逐渐下降，轻度活动即可发作，缓解时间较前延长。夜间静息状态下亦可发作，端坐位可缓解。查体提示主动脉瓣第二听诊区可闻及舒张期杂音，有周围血管征，双下肢水肿。辅助检查提示 cTn 和 NT-proBNP 升高，心电图提示房颤，心脏超声提示主动脉瓣中重度反流，EF 降低。

① 临床特点判断：慢性重度 AR 的患者左室逐渐扩大，较长时间无症状，轻症者一般可维持 20 年以上。随反流量增大，患者可出现与心搏量增大有关的症状。最常见的主诉是劳力性呼吸困难，以后逐渐表现为端坐呼吸和阵发性夜间呼吸困难。病程晚期会出现严重的心绞痛，可能是由左心室

射血时引起升主动脉过分牵张或心脏明显增大所致。急性 AR 轻者可无任何症状，重者可出现突发呼吸困难、不能平卧、全身大汗、咳白色或粉红色泡沫痰，更重者由于心输出量的降低可出现严重低血压和心源性休克，表现为烦躁不安，神志模糊，甚至昏迷。

该患者主要表现为进展性呼吸困难，运动耐量逐渐下降（从日常活动到夜间休息时发作），故诊断为充血性心衰失代偿。

②查体：慢性重度 AR 的患者会表现为头部随着心跳而摆动（de Musset 征）。由于 AR 的动脉收缩压通常升高，而舒张压异常降低，加之心衰的出现，往往周围血管征如水冲脉、毛细血管搏动可以很典型。听诊杂音是 AR 最重要的体征，通常为高频的 A2 后立即出现的杂音，相对于肺动脉瓣反流杂音出现更早，而且伴有脉压增宽。让患者坐起且上身前倾，深呼气后屏气时杂音的听诊效果最佳。重度 AR 的杂音响亮且提早达到峰值，然后出现明显舒张期递减。AR 严重程度与杂音持续时间相关，而非杂音的强度。轻度 AR 的杂音局限于舒张早期，为高调吹风样；重度 AR 为全舒张期性质粗糙的杂音。在反流明显者的心尖区常常可闻及柔和低调的隆隆样舒张中晚期杂音（Austin-Flint 杂音），可发生于二尖瓣正常的患者，是严重的主动脉瓣反流束冲击二尖瓣前叶或左室游离壁所致。急性重症 AR 的患者伴有心动过速、严重的外周血管收缩、发绀，周围血管征通常不明显，脉压正常或仅轻度增大。由于左室舒张压升高，主动脉和左室之间的压差迅速减低，因此急性 AR 的杂音多在舒张早期。

③心电图：不能精确预测 AR 的严重程度或心脏重量。慢性重度 AR 者常见电轴左偏及左室舒张容积负荷增加的特征性表现。病程早期常有 T 波高大，左胸导联 T 波常见负向，伴有 ST 段压低。晚期若有心肌损害，可出现心室内传导阻滞、房性和室性心律失常的表现。

④胸片：心脏大小反映反流的严重程度和持续时间，以及左室的功能状态。急性者心脏大小多正常或左心房稍增大，常有肺淤血和肺水肿表现。慢性者常常伴有左心室明显增大，通常向左下增大，心腰加深，升主动脉结扩张，呈"主动脉型"心脏，即靴形心。

⑤心脏超声：多普勒超声和彩色血流多普勒成像是诊断和评价 AR 最敏感、最精确的无创性技术，通过显示主动脉瓣下方（左心室流出道）探及全舒张期反流，可检测出体检无明显杂音的轻度 AR，同时可定量判断其反流严重程度。除此之外，心脏超声还可测量左室舒张末和收缩末的腔径和容量、EF 值和质量。急、慢性 AR 时，由于主动脉瓣反流的血流束冲击二尖瓣前叶，M 型超声显示舒张期二尖瓣前叶快速高频的振动，但风湿性病变导致二尖瓣僵硬时，超声无此改变。

5. 鉴别诊断

AR 杂音于胸骨左缘明显时，应与 Graham-Steell 杂音鉴别。Austin-Flint 杂音应与 MS 的心尖区舒张中晚期杂音鉴别。前者常紧随第三心音后，第一心音减弱；后者紧随开瓣音后，第一心音常亢进。

三、诊断要点

有典型 AR 的舒张期杂音伴周围血管征，可诊断为 AR，超声心动图可明确诊断。

四、治疗原则

定量测量 AR 严重程度可预测临床结局，左室大小和收缩功能也同样可预测结局。中度或重度的慢性 AR 患者通常多年转归良好。但是，如同 AS 一样，AR 患者一旦出现症状，病情则急转直下迅速恶化。充血性心衰、急性肺水肿发作和猝死均有可能发生，通常见于有症状且左室明显扩大的患者。NYHA Ⅲ级或Ⅳ级的有症状患者，不接受手术的 4 年生存率为 30%。

1. 内科治疗

无症状且左室功能正常的轻度或中度 AR 患者不需要内科治疗，但需要每 12~24 个月定期进行临床和超声心动图随访；无症状且左室功能正常的慢性重度 AR 患者每 6 个月定期随访一次，随访内容包括临床症状、超声检查左室大小和 LVEF。轻到中度 AR 患者、重度 AR 而 EF 正常的患者鼓励进行体育锻炼。但有左室功能减退的 AR 患者不应从事剧烈的体育活动或重体力劳动。

舒张压升高的高血压会增加反流量，应进行治疗，优选血管扩张剂，如 CCB 和 ACEI，慎用 β 受体阻滞剂。有症状的患者首选主动脉瓣置换术治疗。对于拒绝手术或者无法手术的患者，必须进行长期药物治疗，积极接受抗心衰治疗，采用 ACEI 或其他扩血管药物、利尿剂并限盐。

2. 手术治疗

慢性 AR 患者若无症状，且左室功能正常，可不手术，但要定期随访。中度以上的主动脉瓣反流易导致左室扩大、心律失常，即使心功能正常，也应该尽早手术，并且手术应在不可逆的左室功能不全发生之前进行。有症状的重度 AR 患者，或者无症状但 EF≤50%，或严重左室扩张（左室舒张内径>70 mm），或者心脏超声随访有进行性左室扩大者须考虑手术治疗。

急性 AR 的危险性比慢性 AR 高得多，即使经过积极的内科治疗，因左室功能衰竭导致的早期死亡仍很常见，因此必须尽早考虑外科治疗。内科治疗一般为术前准备过渡措施，主要目的是降低肺静脉压、增加心输出量、稳定血流动力学。术前常需要静脉使用正性肌力药（多巴胺或多巴酚丁胺）和扩血管药物（硝普钠）等。

五、医患沟通

患者可能的疑问是什么？	我们如何应对？
心脏超声提示二叶式瓣膜畸形是怎么一回事？有什么样的预后？	正常主动脉瓣有三个瓣膜：右冠瓣、左冠瓣和无冠瓣。最常见的二叶式主动脉瓣解剖异常是右冠瓣和左冠瓣先天性融合导致右-左向开口的双瓣。瓣膜功能异常可能导致 AS 或 AR。此外，二叶式瓣膜畸形往往同时存在主动脉病变，这是由于主动脉中层加速退化而导致升主动脉扩张。需手术治疗瓣膜病变的时候需要同期处理扩张的主动脉。
重度 AR 患者可不可以常规使用 β 受体阻滞剂？	由于 β 受体阻滞剂可以减慢心率，延长心脏舒张期，而舒张期的延长有可能造成反流加重，因此除非合并快速性心律失常，如快速的房颤时，一般不建议使用 β 受体阻滞剂。

第 15 章　心肌疾病

第 1 节　扩张型心肌病

一、概述

扩张型心肌病（dilated cardiomyopathy，DCM）是一类以左心室、右心室或双心室扩张伴收缩功能障碍等为特征的心肌病，是一类既有遗传因素又有非遗传因素参与的复合性病变。

DCM 病因迄今未明，部分患者有家族遗传性。目前认为 DCM 与感染、炎症、免疫功能异常、遗传基因、交感神经系统异常、中毒、内分泌和代谢异常等相关。

DCM 主要的病理表现为心脏普遍性增大，尤以左心室为甚，可伴有钙化、心内膜增厚及纤维化，且常伴有心尖部附壁血栓。左心室扩大伴射血分数下降是 DCM 的特征。

本病起病缓慢，各年龄段均可发病，但以中年多见。部分患者可无临床症状，大部分患者表现为活动后呼吸困难和活动耐量下降，病情严重者可出现肝脏肿大、水肿、腹水、夜间阵发性呼吸困难、端坐呼吸等充血性心衰的表现。多数患者合并有各种心律失常，部分患者发生血栓栓塞或猝死。

DCM 主要体征为心脏扩大，常可闻及舒张期奔马律，肺部啰音、颈静脉怒张、肝脏增大、外周水肿等肺循环和体循环淤血征也较为常见。

若患者存在慢性心衰临床表现，超声心动图有心脏扩大伴射血分数下降，排除其他特异性（继发性）心肌病和地方性心肌病（克山病）等，可考虑 DCM。心肌核素显像、CMR、CTA、冠状动脉造影、心内膜心肌活检等检查有助于进一步明确诊断。

二、"见"患者，"习"案例

（一）我们可能遇到 DCM 患者的科室

我们可以在心血管科门诊遇见病情稳定的 DCM 患者，在急诊或病房遇见慢性心衰急性发作的 DCM 患者。

（二）我们可能遇到的病例

患者，女，70 岁，主因"反复胸闷 1 年"入院。

1. 问诊要点

（1）现病史

针对核心症状"胸闷"：胸闷出现的时间及诱因，加重及缓解方式，持续时间，频率。

伴随症状：有无端坐呼吸，有无咳嗽咳痰，有无水肿，有无乏力等。

就诊经过：检查结果、用药及效果等。

一般情况：精神、睡眠、饮食、小便量、体重变化。

（2）既往史、个人史、月经婚育史、家族史

既往有无类似疾病发作（如果有，询问当时的诊断、治疗措施等），有无其他慢性病病史，有无食物及药物过敏史，有无手术、外伤史等。

2. 查体要点

生命体征（体温 T，脉搏 P，呼吸 R，血压 BP），有助于判断是否存在休克。

一般情况：神志情况，精神情况，四肢末梢（有无湿冷现象、水肿等）。

心脏扩大，常可闻及舒张期奔马律，肺部啰音、颈静脉怒张、肝脏增大、外周水肿等肺循环和体循环淤血征也较为常见。

3. 归纳病例特点

① 老年女性，慢性病程。

② 现病史：患者 1 年前情绪激动后出现胸闷，位于心前区，伴有活动后气急，活动耐量差，伴有双下肢水肿，轻微活动后即有明显气喘，夜间胸闷症状加重，平卧后出现呼吸困难，须反复坐起，伴有干咳，无粉红色泡沫样痰。无头晕，无心悸，无心前区疼痛，无晨起眼睑水肿，无腹胀。遂入住外科，查心电图示房颤伴快速心室率，Ⅱ、Ⅲ、aVF 导联 T 波低平。NT-proBNP 4 447 pg/mL。心脏超声心动图示左房内径 51 mm，左室舒张末期内径 82 mm，左室收缩末期内径 74 mm，肺动脉收缩压 18 mmHg，EF 21%；左房、左室增大，升主动脉增宽，主动脉瓣轻度反流，左室收缩功能减退，左室舒张功能减退（Ⅰ级），右心功能不全，左室总体应变绝对值降低（图 15-1-1）。胸部 CT 示左上肺及双下肺渗出伴双侧胸腔积液，双肺多发结节，左下肺肺大疱，心脏增大，纵隔肿大淋巴结，肝脏多发囊肿，甲状腺右叶低密度影。冠状动脉造影示各冠状动脉血管未见明显狭窄。住院期间予以"多巴胺+多巴酚丁胺、地高辛片"增加心肌收缩力，"新活素"改善心功能，"诺欣妥+螺内酯+倍他乐克"优化心衰治疗，间断"呋塞米"静推减轻心脏前负荷，"克赛"抗凝等治疗后好转出院，出院后长期规律口服"呋塞米片 20 mg qod、美托洛尔缓释片 47.5 mg qd、沙库巴曲缬沙坦钠片 25 mg bid、螺内酯片 20 mg qd、达比加群 110 mg bid、雷贝拉唑 10 mg qd"。1 周前患者"感冒"后出现咳嗽咳痰，为黄色黏痰，伴胸闷气急，端坐呼吸，不能平卧，故至我院急诊，查胸痛组套示 NT-proBNP 9 486 pg/mL，拟"慢性心衰急性发作"收住心内科。病程中，患者精神尚可，食纳睡眠差，大便如常，小便量少（400~500 mL/d），近期体重增加 3 kg。

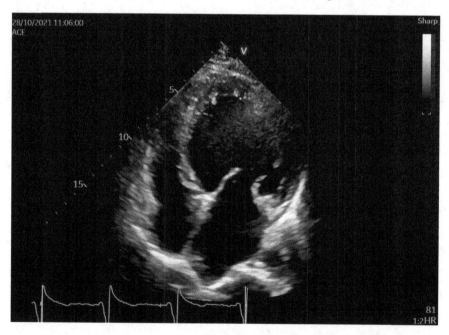

图 15-1-1　DCM 超声心动图表现

③ 既往史：有"房颤"病史 1 年，规律服用"达比加群 110 mg bid"抗凝治疗。有"高血压"病史 5 年余，现口服"美托洛尔缓释片 47.5 mg qd、沙库巴曲缬沙坦钠片 25 mg bid"治疗，未规律监测血压。否认糖尿病、肾病病史，否认肝炎、结核等传染病史。无手术、外伤史，无输血史。否认药物、食物过敏史。否认吸烟、饮酒史。否认家族性遗传病史及类似疾病史。

④ 查体：T 36.8 ℃，P 104 次/分，R 20 次/分，BP 112/65 mmHg。神志清，精神萎。全身皮肤黏膜无黄染及出血点，全身浅表淋巴结未触及肿大。头颅无畸形，眼鼻耳喉无异常。颈软，无抵抗，气管居中，双侧甲状腺无肿大，颈静脉怒张，肝颈静脉回流征阳性。胸廓无畸形，两肺呼吸音粗，两肺布满湿啰音。心前区无隆起，心尖搏动减弱，未见异常搏动，未触及震颤，未触及心包摩擦感，叩诊心浊音界不大，心率 115 次/分，律不齐，第一心音强弱不等，未闻及杂音及额外心音。无毛细血管搏动、大动脉枪击音等。腹平软，无压痛、反跳痛，未触及肿块，肝脾肋下未触及，移动性浊音阴性，肠鸣音正常，未闻及血管杂音。无杵状指、趾，无静脉曲张，肌力、肌张力正常，双下肢中度水肿。

⑤ 辅助检查：心电图示房颤伴快速心室率，Ⅱ、Ⅲ、aVF 导联 T 波低平，室性早搏。心脏超声心动图示左房内径 51 mm，左室舒张末期内径 82 mm，左室收缩末期内径 74 mm，肺动脉收缩压 18 mmHg，EF 21%；左房、左室增大，升主动脉增宽，主动脉瓣轻度反流，左室收缩功能减退，左室舒张功能减退（Ⅰ级），右心功能不全，左室总体应变绝对值降低。胸部 CT 示左上肺及双下肺渗出伴双侧胸腔积液，双肺多发结节，左下肺肺大疱，心脏增大，纵隔肿大淋巴结，肝脏多发囊肿，甲状腺右叶低密度影。NT-proBNP 9 486 pg/mL。

4. 诊断思路

老年女性，慢性病程，急性发作，有胸闷气急、夜间呼吸困难、端坐呼吸等慢性心衰临床表现。查体见颈静脉怒张，肝颈静脉回流征阳性，满肺啰音，双下肢水肿。NT-proBNP 明显升高。心脏超声提示左右心房及左室增大伴射血分数明显下降；胸部 CT 提示左上肺及双下肺渗出伴双侧胸腔积液，心脏增大；冠状动脉造影排除冠心病。无继发性心肌病及地方性心肌病病史。故诊断为 DCM。

5. 鉴别诊断

① 冠心病：本病多存在冠心病易患因素，发作时可有心电图 ST-T 和心肌损伤生物标志物的动态演变，心脏超声常提示室壁活动节段性运动异常，而 DCM 则大多表现为心肌活动普遍减弱。冠状动脉造影有助于本病的鉴别。

② 高血压性心脏病：本病后期可出现心脏扩大，射血分数下降，有时难以与 DCM 相鉴别。但本病患者存在长期高血压病史，年龄偏大，早期可先出现心肌肥厚且无射血分数下降，晚期才表现出心肌扩张、变薄，这些均有助于两者相鉴别。

③ 风湿性心脏病：本病可闻及二尖瓣或三尖瓣收缩期杂音，与 DCM 相似。但 DCM 一般不伴有舒张期杂音，且 DCM 的杂音在心衰时较响，心衰控制后减轻或消失；风湿性心脏病的杂音反而在心衰控制后更加明显。DCM 常有多心腔同时扩大，而风湿性心脏病以左心房、左心室或右心室为主。心脏超声心动图有助于鉴别诊断。

三、诊断要点

慢性心衰临床表现，超声心动图提示心脏扩大伴射血分数下降，排除其他特异性（继发性）心肌病和地方性心肌病（克山病）等，可考虑 DCM。心肌核素显像、CMR、CTA、冠状动脉造影、心内膜心肌活检等检查有助于进一步明确诊断。

四、治疗原则

治疗旨在阻止病因介导的心肌损害，阻断造成心衰加重的神经体液机制，去除心衰加重的诱因，控制心律失常，预防猝死和血栓栓塞，提高生活质量和生存率。

1. 病因治疗

应积极寻找病因，并予以相应的治疗，如控制感染、严格限酒或戒酒、改变不良的生活方式，治疗高血压、高脂血症、内分泌疾病和自身免疫病，纠正电解质酸碱紊乱，改善营养失衡等。

2. 针对心衰的药物治疗

应用 β 受体阻滞剂、ACEI、醛固酮拮抗剂治疗心衰，可减缓心室重构及心肌进一步损害，明显改善患者的生存质量和预后。对于 HFrEF 患者，若不能够耐受 ACEI/ARB，推荐以 ARNI 替代 ACEI/ARB，以进一步减少心衰的发病率及病死率。利尿剂可消除水钠潴留，有效缓解心衰患者的呼吸困难及水肿，改善运动耐量。恰当使用利尿剂是心衰药物治疗取得成功的关键和基础。对于已使用 ACEI/ARB/ARNI、β 受体阻滞剂、醛固酮受体拮抗剂，β 受体阻滞剂已达到目标剂量或最大耐受剂量，心率仍≥70 次/分或对 β 受体阻滞剂禁忌或不能耐受者，可使用伊伐布雷定控制心室率。近年来研究显示，钠-葡萄糖协同转运蛋白-2 抑制剂（SGLT-2i）治疗症状性 HFrEF 患者，可降低心衰患者住院率和心血管患者病死率。

3. 心衰 CRT

在充分药物优化治疗至少 3 个月后症状未缓解，且存在窦性心律，QRS 时限≥130 ms，LBBB，LVEF≤35%或需要高比例（>40%）心室起搏的 HFrEF 患者，可考虑行 CRT 治疗，以改善症状及降低病死率。

4. 心衰的其他治疗

严重心功能损害而无其他治疗方法的重度心衰患者，心脏移植是有效治疗方法。左心室辅助装置（LAVD）可用于心脏移植前的过渡治疗和部分严重心衰患者的替代治疗。

5. 抗凝治疗

血栓栓塞是本病的常见并发症，对于有房颤或附壁血栓形成或有血栓栓塞病史的患者，需长期口服华法林或新型口服抗凝药物等进行抗凝治疗。

6. 心律失常和心脏性猝死的防治

对于房颤的治疗可参考心律失常相关章节。慢性心衰伴低 LVEF，曾有心脏停搏、室颤或伴血流动力学不稳定的室速患者，建议植入 ICD，以减少心脏性猝死和总病死率。

五、医患沟通

患者可能的疑问是什么？	我们如何应对？
我为什么会得这个病？	该疾病病因迄今未明。目前认为感染、炎症、免疫功能异常、遗传基因、交感神经系统异常、中毒、内分泌和代谢异常等可能与 DCM 发生有关。
这个病怎么治疗？	寻找病因，并予以相应的治疗；去除加重该病发生的诱因；针对发生的心衰，予以药物和非药物治疗。终末期心衰患者，心脏移植是有效治疗方法。左心室辅助装置可用于心脏移植前的过渡治疗和部分严重心衰患者的替代治疗。
我平时需要注意什么？	饮食宜清淡、易消化、富有营养，控制水分摄入，限制钠盐摄入（每天少于 5 g）；注意保暖，预防上呼吸道感染；每日监测体重，记尿量；合理活动与休息，避免重体力活动，避免劳累，保证充足睡眠；遵医嘱服药，不可擅自停药，定期复查。

第 2 节　肥厚型心肌病

一、概述

肥厚型心肌病（hypertrophic cardiomyopathy，HCM）是一种以心肌肥厚为特征的心肌疾病，主要表现为心室非对称性肥厚，且无其他导致心室肥厚的心脏疾病或系统性疾病证据，通常不伴有左心室腔的扩大。

HCM 是青少年和运动员猝死的主要原因之一，少数进展为终末期心衰，另外一小部分出现心衰、房颤和栓塞。

目前认为遗传因素是 HCM 最主要病因，具有明显的家族性发病倾向。绝大部分 HCM 呈常染色体显性遗传，约 60% 的成人 HCM 患者可检测到明确的致病基因突变，其中最常见的基因突变为 β-肌球蛋白重链及肌球蛋白结合蛋白 C 的编码基因。临床诊断的 HCM，5%~10% 是由其他遗传性或非遗传性疾病引起的，譬如先天性代谢性疾病、神经肌肉疾病、线粒体疾病等。

HCM 主要的病理变化是心室心肌肥厚，室腔变窄，心肌肥厚可见室间隔和游离壁，以前者为甚，90% 为非对称性肥厚，部位以左心室常见，右心室少见。部分患者肥厚不典型，可以是左心室靠近心尖部位肥厚。

根据超声心动图检查时测定的左心室流出道与主动脉峰值压力阶差（left ventricular outflow tract gradient，LVOTG），HCM 患者可分为梗阻性、非梗阻性及隐匿梗阻性三种类型。安静时 LVOTG ≥ 30 mmHg 为梗阻性；安静时 LVOTG 正常，负荷运动时 LVOTG ≥ 30 mmHg 为隐匿梗阻性；安静或负荷时 LVOTG 均 < 30 mmHg 为非梗阻性。梗阻性、隐匿梗阻性和非梗阻性 HCM 患者比例约各占 1/3。

部分 HCM 患者可无症状，而有些患者首发症状就是猝死。症状与左心室流出道梗阻、心功能受损、快速或缓慢性心律失常等有关。劳力性呼吸困难和乏力是 HCM 最常见症状，部分患者出现胸痛、心悸、头晕等症状，严重者可出现晕厥、猝死。约 10% 的患者发生左心室扩张，称之为 HCM 扩心样改变，为 HCM 终末阶段表现之一，其临床症状类似于 DCM。

根据病史及体格检查，心电图改变包括明显的下壁或侧壁导联病理性 Q 波，V_2—V_4 导联 T 波深倒置，超声心动图左心室心肌任何节段或多个节段室壁厚度 ≥ 15 mm，可初步诊断 HCM。心脏 CT、CMR、心脏核素、心导管检查和冠状动脉造影等检查有助于进一步明确诊断。心内膜心肌活检一般不用于 HCM 诊断。基因诊断是 HCM 确诊和鉴别诊断的主要手段之一。

二、"见" 患者，"习" 案例

（一）我们可能遇到 HCM 患者的科室

我们可以在心血管科门诊遇见稳定期 HCM 患者，在急诊或病房遇见急性发作期症状严重的 HCM 患者。

（二）我们可能遇到的病例

患者，男，50 岁，主因 "劳力性呼吸困难 5 年" 入院。

1. 问诊要点

（1）现病史

针对核心症状 "呼吸困难"：呼吸困难出现的时间及诱因，加重及缓解方式，持续时间，频率。

伴随症状：有无端坐呼吸，有无咳嗽咳痰，有无水肿，有无乏力等。

就诊经过：检查结果、用药及效果等。

一般情况：精神、睡眠、饮食、小便量、体重变化。

（2）既往史、个人史、婚育史、家族史

既往有无类似疾病发作（如果有，询问当时的诊断、治疗措施等），有无其他慢性病病史，有无食物及药物过敏史，有无手术、外伤史等。

2. 查体要点

生命体征（体温 T，脉搏 P，呼吸 R，血压 BP），有助于判断是否存在休克。

一般情况：神志情况，精神情况，四肢末梢（有无湿冷现象、水肿等）。

查体可见心脏轻度增大，可闻及第四心音。对于梗阻性 HCM 患者，可在胸骨 3~4 肋间听到粗糙的喷射性收缩期杂音，心尖部也常可闻及收缩期杂音。增加心肌收缩力或减轻心脏后负荷因素，如运动、Valsalva 动作、应用强心药、含服硝酸甘油或取站立位等均可使杂音增强；减弱心肌收缩力或增加心脏后负荷因素，如使用 β 受体阻滞剂、取蹲位等均可使杂音减弱。

3. 归纳病例特点

① 中老年男性，慢性病程。

② 现病史：患者 5 年来反复活动后呼吸困难，伴心悸，每次持续数分钟，休息后自行好转，无胸痛，无黑蒙晕厥，无腹胀腹泻，未予以重视。近 1 年来患者症状较前明显加重，伴胸闷气急，轻微活动即感胸闷气喘，夜间不能平卧，坐位休息后好转，后入住心内科，NT-proBNP 测定结果为 7 018 pg/mL，血清 cTnT 测定（化学发光法）示 hs-cTnT 34.42 pg/mL。心电图示房颤伴长 RR 间期，室性早搏（多源性）偶发短阵室速，ST-T 改变。心脏超声心动图示左室壁非均匀性增厚（左室前壁、室间隔增厚，室间隔最厚处约 19 mm，左室心尖部厚 8~11 mm，左室后壁厚度正常，提示 HCM 改变），左房增大，二尖瓣轻度反流，左室收缩功能正常低值，左室舒张功能减退（Ⅲ级），左室总体应变值降低，EF 51%（图 15-2-1）。经食管超声心动图未见明显血栓，左房左心耳内血流自显影（泥沙样），左心耳排空速度减慢。心脏 MRI 示非梗阻性 HCM，累及室间隔；左房增大；左室舒张功能减低（图 15-2-2）。行冠状动脉造影，报告示右冠、左主干、回旋支未见狭窄，前降支中段斑块轻度狭窄，诊断为 HCM、心功能Ⅳ级（NYHA 分级）、房颤、左房血栓、冠状动脉粥样硬化。住院期间予以利尿、扩血管、抑制心室重构、调脂稳定斑块、控制心室率、降压降糖、护胃等治疗好转后出院。1 日前晨服过期"头孢"，晚餐食油腻食物，晚上 8 点 10 分休息状态下突感心悸、胸闷，有大汗淋漓，无胸痛，无恶心呕吐，感四肢无力。晚上 10 点起身上卫生间时出现一过性晕厥伴意识丧失，跌倒至床下，立刻恢复意识，持续 5 秒，无大小便失禁，无外伤。遂至苏州市某医院急诊就诊，心电图示室速（当时血钾为 4.4 mmol/L），心率 231 次/分，再次出现晕厥伴意识丧失，立即予以电除颤治疗。除颤 2 次后恢复窦性心律，伴频发室性早搏，复查心电图心率 87 次/分、窦性心律，一度房室传导阻滞，频发室性早搏，ST-T 改变。予以"多巴胺"升压、"地西泮"镇静、"硫酸镁"解痉、"可达龙"维持窦性心律等治疗，患者感症状明显好转，无胸闷大汗等症状。现患者为求进一步治疗，收入心内科。病程中，患者食纳、睡眠可，大小便正常，体重未见明显变化。

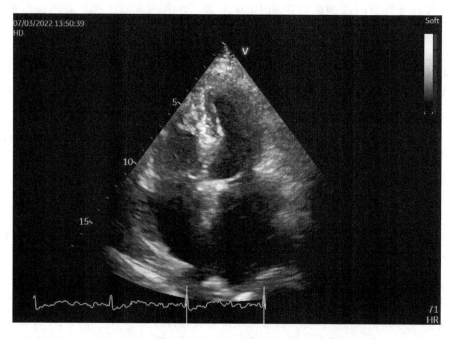

图 15-2-1　HCM 心脏超声表现

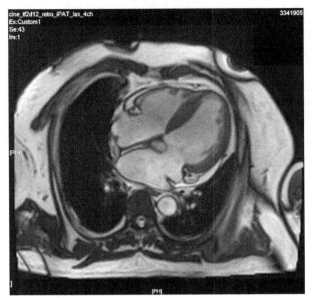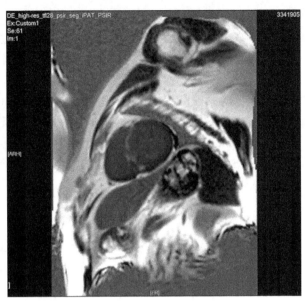

图 15-2-2　HCM 心脏 MRI 表现

③ 既往史：有"高血压"史 2 年余，既往口服"倍他乐克 47.5 mg qd"，后血压控制在 130/90 mmHg 左右，"倍他乐克"已停用。诊断"左肾梗死"2 月余，未服药。有"2 型糖尿病"病史 1 年，口服"安达唐 10 mg qd"，空腹血糖控制在 7.0 mmol/L。否认肝炎、结核等传染病史。否认食物、药物过敏史。否认手术、外伤、输血史。有吸烟史 30 余年，每日 1 包；饮酒史 30 余年，每日 0.5~1 斤（250~500 g）白酒，近 2 个月戒酒。父亲及哥哥有心肌肥厚。

④ 查体：T 36.0 ℃，P 74 次/分，R 16 次/分，BP 132/80 mmHg。神志清，精神可。全身皮肤黏膜无黄染及出血点，全身浅表淋巴结未触及肿大。头颅无畸形，眼鼻耳喉无异常。颈软，无抵抗，气管居中，双侧甲状腺无肿大，颈静脉无怒张。胸廓无畸形，两肺呼吸音粗，未闻及明显干、湿啰音。心前区无隆起，未见异常搏动，未触及震颤，未触及心包摩擦感，叩诊心浊音界不大，心率 74 次/分，律齐，心音可，未闻及杂音及额外心音。无毛细血管搏动、大动脉枪击音等。腹平软，无压痛、反跳痛，未触及肿块，肝脾肋下未触及，移动性浊音阴性，肠鸣音正常，未闻及血管杂音。无杵状指、趾，无静脉曲张，肌力、肌张力正常，双下肢无水肿。

⑤ 辅助检查：胸痛组套示 NT-proBNP 测定 7 018 pg/mL，血清 cTnT 测定（化学发光法）示 hs-cTnT 34.42 pg/mL。心电图示心率 87 次/分、窦性心律，一度房室传导阻滞，频发室性早搏，ST-T 改变。动态心电图（Holter 心电图）示房颤伴长 RR 间期，室性早搏（多源性）偶发短阵室速，ST-T 改变。心脏超声心动图示左室壁非均匀性增厚（左室前壁、室间隔增厚，室间隔最厚处约 19 mm，左室心尖部厚 8~11 mm，左室后壁厚度正常，提示 HCM 改变），左房增大，二尖瓣轻度反流，左室收缩功能正常低值，左室舒张功能减退（Ⅲ级），左室总体应变值降低，EF 51%。经食管超声心动图未见明显血栓，左房左心耳内血流自显影（泥沙样），左心耳排空速度减慢。心脏 MRI 示非梗阻性 HCM，累及室间隔；左房增大；左室舒张功能减低。

4. 诊断思路

中老年男性，慢性病程，急性发作，有活动后呼吸困难、心悸、端坐呼吸、晕厥等临床症状，有心肌肥厚家族史，24 小时动态心电图及心电图提示频发室性早搏、短阵室速、ST-T 改变，心脏超声心动图及 MRI 均提示左室壁非均匀性增厚，最厚达 19 mm，冠状动脉造影排除冠心病，故诊断为非梗阻性 HCM。

5. 鉴别诊断

① 高血压性心脏病：本病心脏超声或 CMR 也可以出现左心室非对称性肥厚表现，但一般不出现左心室流出道梗阻，且没有 HCM 家族史，患者均有高血压病史，发病年龄一般较晚，易与 HCM 鉴别。

② 主动脉狭窄：本病症状及体征与梗阻性 HCM 相似，但听诊杂音位置较高，并伴有主动脉瓣听诊区收缩期杂音，第二心音减弱，少数可闻及舒张早期杂音。生理动作和药物对杂音无影响，X 线及胸部 CT 可见升主动脉影增宽，心脏超声心动图可明确诊断。

③ VSD：本病收缩期杂音与梗阻性 HCM 听诊特点相似，但杂音为全收缩期，心尖区多无杂音，超声心动图可明确诊断。

三、诊断要点

根据病史及体格检查，明显的下壁或侧壁导联病理性 Q 波、V_2—V_4 导联 T 波深倒置的心电图改变，超声心动图左心室心肌任何节段或多个节段室壁厚度≥15 mm，可初步诊断 HCM。心脏 CT、CMR、心脏核素、心导管检查和冠状动脉造影等检查有助于进一步明确诊断。心内膜心肌活检一般不用于 HCM 诊断。基因诊断是 HCM 确诊和鉴别诊断的主要手段之一。

四、治疗原则

1. 药物治疗

β 受体阻滞剂是梗阻性 HCM 的一线治疗药物，对于不能耐受 β 受体阻滞剂或有禁忌证的患者，可选择非二氢吡啶类 CCB 以改善症状。但对 LVOTG 严重升高（≥100 mmHg）、严重心衰或窦性心动过缓的患者，非二氢吡啶类 CCB 应慎用。丙吡胺可作为候选药物，改善静息或刺激后出现左心室流出道梗阻患者的症状。通常不推荐 ACEI 或 ARB 用于梗阻性 HCM 患者，但出现心脏扩大或收缩性心衰时可适当应用。对于有症状的梗阻性 HCM 患者，禁止使用正性肌力药物，避免使用动静脉扩张剂，谨慎采用低剂量袢利尿剂或噻嗪类利尿剂。

2. 非药物治疗

对于药物治疗效果不佳，经最大耐受剂量药物治疗仍存在呼吸困难或胸痛（NYHA 心功能Ⅲ或Ⅳ级）的患者，若存在严重流出道梗阻（静息或运动时 LVOTG≥50 mmHg），可考虑行室间隔心肌切除术。

经皮室间隔心肌酒精消融术是通过导管将酒精注入前降支的一或多支间隔支中，造成相应肥厚部分的心肌梗死，使室间隔基底部变薄，以减轻 LVOTG 和梗阻的方法。其适应证大致同室间隔心肌切除术。

对于部分静息或刺激时 LVOTG≥50 mmHg、窦性心律且药物治疗无效的患者，若合并经皮室间隔心肌酒精消融术或外科室间隔心肌切除术禁忌证，或术后发生心脏传导阻滞风险较高，应考虑植入双腔起搏器（DDD 起搏器）。选择最佳的房室起搏间期并放置右室心尖部起搏，有助于降低 LVOTG，减轻流出道梗阻。

3. 心脏性猝死的预防

目前认为安装 ICD 是预防 HCM 患者心脏性猝死的唯一可靠的方法。预测高危风险的因素包括：早发猝死家族史、非持续性室速、左心室重度肥厚（≥30 mm）、不明原因的晕厥、运动血压下降、发病年龄轻、左室流出道梗阻严重、左心房内径增大、同时携带多个基因突变等。

五、医患沟通

患者可能的疑问是什么?	我们如何应对?
我为什么会得这个病?	遗传因素是 HCM 最主要病因, 5%~10% 是由其他遗传性或非遗传性疾病引起的, 譬如先天性代谢性疾病、神经肌肉疾病、线粒体疾病等。
这个病怎么治疗?	对于梗阻性 HCM, β 受体阻滞剂是最有效的治疗药物, 对不能使用 β 受体阻滞剂者, 可选择非二氢吡啶类 CCB。对药物治疗无效且梗阻严重的患者, 可考虑室间隔心肌切除术、经皮室间隔心肌酒精消融术、植入 DDD 起搏器。目前认为安装 ICD 是预防 HCM 患者心脏性猝死的唯一可靠的方法。
我平时需要注意什么?	注意休息, 避免劳累, 遵医嘱服药, 不可擅自停药。每 12~24 个月行 1 次心电图和经胸超声心动图检查, 病情进展时及时行心电图和心脏超声检查; 植入起搏器的患者, 定期门诊行起搏器程控。

第 3 节　心肌炎

一、概述

心肌炎 (myocarditis) 是心肌发生的炎症性疾病。

病毒感染是心肌炎最常见病因。病毒包括柯萨奇 B 组病毒、腺病毒、流感病毒、人类疱疹病毒-6、爱泼斯坦-巴尔病毒、巨细胞病毒、丙型肝炎病毒、细小病毒 B19 等。细菌、真菌、寄生虫等感染, 以及系统性疾病、药物或毒物等也均可引起心肌炎。

心肌炎起病急缓不定, 少数患者可呈暴发性导致急性泵衰竭或猝死。病程多呈自限性, 但也可进展为 DCM。本节主要叙述病毒性心肌炎 (viral myocarditis, VMC)。

VMC 的临床表现取决于病变的广泛程度和严重性, 轻者可无临床症状或症状轻微, 重者可并发严重心律失常、心衰、心源性休克, 甚至猝死。多数患者在发病前 1~3 周有发热、头痛、咳嗽、咽痛、乏力、恶心等病毒感染前驱症状, 随后可以出现心悸、胸闷、胸痛、呼吸困难、水肿, 甚至晕厥、猝死。临床上诊断的 VMC, 90% 左右以心律失常为主诉或首发症状, 其中少数患者可由此而发生晕厥或阿-斯综合征。

根据典型的前驱感染史, 相应的临床表现和体征, 心电图有新发房室传导阻滞、早搏、房性心律失常或 ST-T 改变, 心肌损伤生物标志物明显升高, 超声心动图示心腔扩大或室壁活动异常和 (或) 心脏 MRI 检查左室收缩或舒张功能减退, 应考虑 VMC。心内膜活检可明确诊断。

二、"见" 患者, "习" 案例

(一) 我们可能遇到 VMC 患者的科室

我们可以在呼吸科或心血管科门诊遇见因感冒、发热、腹泻导致胸闷、心悸等轻微症状的 VMC 患者, 可在急诊遇见病情较重, 或合并心律失常、休克、猝死等重症 VMC 患者。

(二) 我们可能遇到的病例

患者, 男, 30 岁, 主因 "胸闷 1 周" 入院。

1. 问诊要点

(1) 现病史

针对核心症状 "胸闷": 胸闷出现的时间及诱因, 部位, 加重及缓解方式, 持续时间, 频率, 胸闷发病前 1~3 周有无发热、头痛、咳嗽、咽痛、乏力、恶心等病毒感染前驱症状。

伴随症状：有无发热（热峰多少），有无咳嗽咳痰，有无腹痛腹泻，有无胸痛，有无水肿，有无黑蒙晕厥，有无乏力等。

就诊经过：检查结果、用药及效果等。

一般情况：精神、睡眠、饮食、小便量、体重变化。

（2）既往史、个人史、婚育史、家族史

既往有无类似疾病发作（如果有，询问当时的诊断、治疗措施等），有无其他慢性病病史，有无食物及药物过敏史，有无手术、外伤史等。

2. 查体要点

生命体征（体温 T，脉搏 P，呼吸 R，血压 BP），有助于判断是否存在休克。

一般情况：神志情况，精神情况，四肢末梢（有无湿冷现象、水肿等）。

心界可正常或增大，心尖区第一心音可减低或分裂；听诊可闻及第三、第四心音或奔马律；部分患者心尖区可闻及收缩期吹风样杂音；偶可闻及心包摩擦音；心率增快与体温不相称。可出现颈静脉怒张、肺部啰音、肝脏肿大、水肿等左心衰竭与右心衰竭的体征，易合并血压下降、四肢湿冷等心源性休克体征。

3. 归纳病例特点

① 青年男性，急性病程。

② 现病史：患者于 1 周前"感冒"后出现咳嗽，无咳痰，伴胸闷不适，伴胃胀腹泻，为黄色水样便，量多，咽部有牵拉感，无胸痛，无发热，无黑蒙晕厥等不适，当时未予以重视。3 天前患者出现夜间平躺后呼吸困难，不能平卧，先后至我院消化内科、呼吸内科门诊就诊，消化内科诊断为"慢性胃炎"，予"兰索拉唑、安达"后胃胀缓解。呼吸内科查胸痛组套示 hs-cTnT 450.4 pg/L，BNP 7 915 pg/mL，胸部 CT 提示双侧胸腔积液，肺部炎症改变。患者转至急诊，心电图提示窦性心动过速，D-二聚体 1.19 μg/mL。2 小时后复查胸痛组套，cTn 和 BNP 指标较前相仿；心脏超声示左室内径/收缩末期内径（LVD/LVS）66/59 mm，左房内径（LAD）48 mm，EF 22%，左房、左室增大，左右室收缩功能减退，左室舒张功能减退（Ⅱ级），左室总体应变绝对值降低（图 15-3-1、图 15-3-2）；心脏 MRI 示左房、左室增大伴左心功能不全，考虑心肌炎可能（图 15-3-3）。现患者为求进一步诊治收住入院。此次病程中，患者睡眠差，饮食可，二便如常，体重较 1 个月前增加 2 kg。

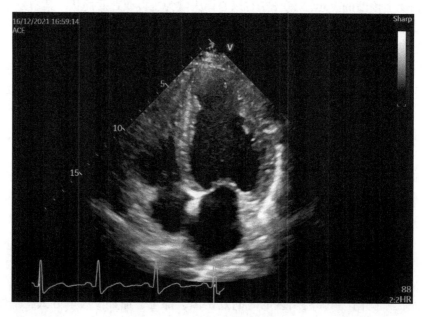

图 15-3-1 心肌炎心脏超声表现

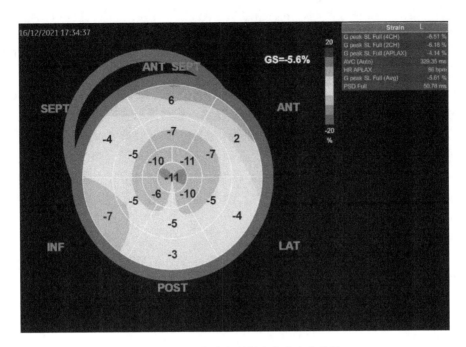

图 15-3-2　心肌炎心脏超声左室应变分析

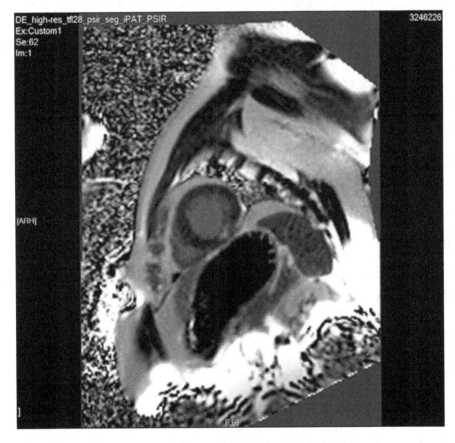

图 15-3-3　心肌炎心脏 MRI 表现

③ 既往史：有"高血压"病史 3 年，未服药，血压未监测。否认糖尿病、肾病病史，否认肝炎、结核等传染病病史。否认手术、外伤。否认食物、药物过敏史。吸烟、饮酒 10 余年，加班时会吸烟 2~3 支，间断饮酒，每次白酒 7~8 两（350~400 g）。

④ 查体：T 37.0 ℃，P 104 次/分，R 15 次/分，BP 144/93 mmHg。神志清，精神可。全身皮

肤黏膜无黄染及出血点，全身浅表淋巴结未触及肿大。头颅无畸形，眼鼻耳喉无异常。颈软，无抵抗，气管居中，双侧甲状腺无肿大，颈静脉无怒张。胸廓无畸形，两肺呼吸音粗，双下肺可闻及少许湿啰音。心前区无隆起，未见异常搏动，未触及震颤，未触及心包摩擦感，叩诊心浊音界不大，心率 104 次/分，律齐，心音可，未闻及杂音及额外心音。无毛细血管搏动、大动脉枪击音等。腹平软，无压痛、反跳痛，未触及肿块，肝脾肋下未触及，移动性浊音阴性，肠鸣音正常，未闻及血管杂音。无杵状指、趾，无静脉曲张，肌力、肌张力正常，双下肢重度水肿。

⑤ 辅助检查：心电图示窦性心律，窦性心动过速，终末向量（PtfV$_1$）增大。胸痛组套示 hs-cTnT 450.4 pg/L，BNP 7 915 pg/mL。超声心动图示左房、左室增大，左右室收缩功能减退，左室舒张功能减退（Ⅱ级），左室总体应变绝对值降低。心脏 MRI 示左房、左室增大伴左心功能不全，考虑心肌炎可能。

4. 诊断思路

患者青年男性，急性病程，1 周前有"感冒"前驱症状，有胸闷、胃胀腹泻、咽部紧缩感、夜间呼吸困难等症状，查体见双下肢重度水肿，心电图示窦性心动过速，心肌损伤生物标志物明显增高，心脏超声示左房及左室增大、左右室收缩功能减退、左室舒张功能减退，心脏 MRI 示左房、左室增大伴左心功能不全，故诊断为 VMC。

5. 鉴别诊断

① 冠心病：患者多存在冠心病易患因素，发作时可有心电图 ST-T 改变，心肌损伤生物标志物动态演变，无典型前驱感染史，冠状动脉造影可资鉴别。

② 二尖瓣脱垂：多见于年轻女性，多数患者在心前区有收缩中晚期喀喇音或全收缩期杂音。两者在心电图上都可出现 ST-T 改变和各种心律失常。超声心动图可予以鉴别。

③ 甲状腺功能亢进：本病可有窦性心动过速、房扑及房颤等心律失常，且在休息或睡眠时心率均增快，患者多有怕热、多汗、食欲亢进、消瘦等高代谢表现，甲状腺相关激素、甲状腺超声及功能试验等有助于诊断。

三、诊断要点

根据前驱感染史、相应临床表现和体征、实验室检查，筛选出可疑或可能性较大的心肌炎患者，可再行心内膜活检明确诊断。

四、治疗原则

VMC 尚无特效治疗方法，一般均采用对症支持治疗。患者应注意休息，进食易消化且富含维生素和蛋白质的食物。对于心衰但血流动力学稳定的患者可按照常规采取纠正心衰的治疗措施，如 ACEI/ARB、扩血管药、利尿剂，必要时加用醛固酮拮抗剂。早搏频繁或有快速心律失常者，宜根据心律失常类型选择药物治疗。高度房室传导阻滞、三度房室传导阻滞或窦房结损害引起晕厥或低血压者，可考虑植入临时起搏器，大多数患者借助临时起搏器度过急性期后得以恢复。

血流动力学不稳定的患者应该入住冠心病监护治疗病房（CCU）或 ICU，给予呼吸和必要的机械循环支持。

抗病毒治疗仅用于暴发性心肌炎，静脉滴注丙种球蛋白的疗效尚不确定。

早期轻症 VMC 不建议常规使用激素，但对于有严重心律失常、心源性休克、重度心衰等严重并发症者可以短期应用激素治疗。

促心肌代谢药物，如辅酶 Q$_{10}$、维生素 C、牛磺酸、曲美他嗪等在 VMC 治疗中有辅助作用。

五、医患沟通

患者可能的疑问是什么?	我们如何应对?
我为什么会得这个病?	该病多与病毒感染有关，尤其是肠道病毒感染，细菌、真菌、寄生虫等感染，以及系统性疾病、药物或毒物等也均可引起心肌炎。
这个病怎么治疗?	VMC 尚无特效治疗方法，一般均采用对症支持治疗。患者应注意休息，进食易消化且富含维生素和蛋白质的食物。病情严重者须入住 ICU。
我出院后需要注意什么?	注意休息，避免劳累，注意保暖，预防感染；遵医嘱服药，不可擅自停药。定期门诊复查心肌损伤生物标志物、心电图和心脏超声。

第 16 章　感染性心内膜炎

一、概述

感染性心内膜炎（infective endocarditis，IE）是指因细菌、真菌和其他病原微生物（如病毒、立克次体、衣原体、支原体、螺旋体等）直接感染而产生心脏瓣膜或心室壁内膜的炎症，有别于风湿热、类风湿、系统性红斑狼疮等所致的非感染性心内膜炎。IE 的发生是一个复杂的过程，包括受损的心脏瓣膜内膜上可形成非细菌性血栓性心内膜炎，瓣膜内皮损伤处聚集的血小板形成赘生物，菌血症时血液中的细菌黏附于赘生物并在其中繁殖，病原菌与瓣膜基质分子蛋白及血小板相互作用等。

近年来，随着抗生素广泛应用和病原微生物的变化，本病临床表现复杂多样、差异大。随着我国人口老龄化，老年退行性心脏瓣膜病患者增加，人工心脏瓣膜置换术、植入器械及各种血管内检查操作的增加，IE 呈显著增长趋势。二尖瓣脱垂是成人 IE 的主要危险因素，先心病 IE 在年轻患者中占 10%～20%，常见的先心病为 PDA、VSD 及主动脉瓣二叶瓣。医源性 IE 包括院内发生的 IE 及近期住院后回社区获得的 IE，或长期体内装置，如中心静脉置管、血液透析导管直接导致的 IE。

葡萄球菌感染在我国位居首位，甲型（α）溶血性链球菌感染已经退至第二位，再次为肠球菌。由于对本病的警惕性提高和积极防治，本病的发生率有所降低。随着内外科治疗水平的提高，初发 IE 患者的存活率有了明显的提高。风湿性心脏瓣膜病所占比例降低，退行性瓣膜病变及静脉药物滥用已成为 IE 最常见的致病因素。心血管疾病介入性检查和治疗的日益增多、心脏瓣膜置换术和各种呼吸道、胃肠道、泌尿生殖道内镜检查等诊断技术的应用，使医源性获得性 IE 越发常见。本病病死率高、预后差。

二、"见" 患者，"习" 案例

（一）我们可能遇到 IE 患者的科室

临床上 IE 误诊率很高，因为多数患者发病初期无心衰表现，部分患者因其并发症初诊，多数患者以间断发热为主诉就诊，首诊科室常为呼吸内科及风湿免疫科。确诊或疑诊 IE 患者入院治疗，根据病情轻重收入心内科病房或者 ICU。

（二）我们可能遇到的病例

患者，男，60 岁，因 "发热畏寒 2 周" 入院。

1. 问诊要点

详细询问患者的症状及相关病史，如有无基础心脏病病史、近期内是否接受过有创性操作。

（1）现病史

针对核心症状 "发热"：发热的诱因，持续时间，热峰。对引起发热的疾病进行鉴别诊断，根据致病原因不同可分为两大类，即感染性疾病和非感染性疾病。IE 的症状中发热最常见，热型以不规则者为最多，也可为间歇型或弛张型。

伴随症状：常伴有畏寒和出汗。

（2）既往史、个人史、婚育史、家族史

有无心脏病史，有无类似疾病发作史（如果有，询问当时的诊断、治疗措施等），有无其他慢性病病史，近期有无有创操作（例如拔牙），有无食物及药物过敏史，有无手术、外伤史等。

2. 查体要点

生命体征（体温 T，脉搏 P，呼吸 R，血压 BP）。

一般情况：神志情况，精神情况，四肢末梢（有无湿冷现象、水肿等），贫血貌，淋巴结。

循环系统查体：

视诊：皮肤黏膜损害（皮肤和黏膜瘀点、甲床下出血、Osler 结节、Janeway 损害及杵状指等）。

触诊：脾脏是否肿大，心尖搏动，震颤，心包摩擦感。

叩诊：心脏浊音界。

听诊：心率，心律，心音，心脏杂音。除了原有基础心脏病的各种杂音外，新出现的病理性杂音或原有杂音明显改变（如变得粗糙、响亮或呈音乐样）。

3. 归纳病例特点

① 中年男性，急性病程。

② 现病史：患者 2 周前出现畏寒发热，热峰 38.3 ℃，活动后出现胸闷气急，遂至某医院治疗，急诊查 CRP 70.18 mg/L，降钙素原 0.43 ng/mL，红细胞沉降率 20 mm/h，血培养提示头葡萄球菌（多重耐药），药敏提示万古霉素敏感，当地予"莫西沙星"联合"万古霉素"抗感染治疗，患者体温降至正常。现患者为进一步治疗入住心内科。

③ 既往史：2019 年 5 月于我院行"不完全心内膜垫缺损矫治术+二尖瓣成形术+三尖瓣成形术"，否认静脉吸毒史、侵入性心血管检查或治疗史。否认高血压病、糖尿病、肾病病史，否认肝炎、结核等传染病史。否认吸烟、饮酒史，预防接种史不详，否认食物、药物过敏史。否认家族性遗传病史及类似疾病史。

④ 查体：T 37.5 ℃，P 99 次/分，R 15 次/分，BP 120/85 mmHg。神志清，精神可。颈软，无抵抗，颈静脉无怒张，肝颈静脉回流征阴性。两肺呼吸音粗，可闻及少量干、湿啰音。心率 99 次/分，律齐，心尖部可闻及 2/6 收缩期杂音。腹膨软，无压痛、反跳痛，未触及肿块，肝脾肋下未触及，移动性浊音阴性，肠鸣音正常，未闻及血管杂音。双下肢未见明显水肿。

⑤ 辅助检查：血常规示 WBC 14.39×10^9/L，中性粒细胞百分比 79.5%，淋巴细胞百分比 14.0%，红细胞 4.15×10^{12}/L，Hb 107 g/L。CRP 182.00 mg/L。红细胞沉降率 49 mm/h。降钙素原 1.38 ng/mL。凝血功能示凝血酶原时间 16.5 s，活化部分凝血活酶时间 45.1 s，D-二聚体 2.20 μg/mL。血培养提示头葡萄球菌（多重耐药）。心脏超声示不完全型心内膜垫缺损矫治术后，提示主动脉窦-右房瘘，左右心房及右室增大，二尖瓣前叶脱垂伴重度反流，二尖瓣异常回声（赘生物可能），二尖瓣前叶穿孔，主动脉增宽，肺动脉增宽，主动脉瓣轻度反流，三尖瓣中度反流，肺动脉高压，右房压增高，少量心包积液（图 16-1）。

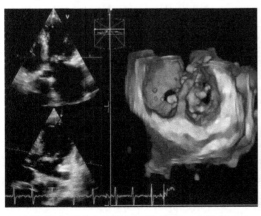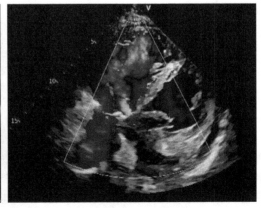

二尖瓣前叶可见中等回声团块附着，大小约 10.0 mm×5.3 mm；二尖瓣前叶中部回声终端，彩色多普勒示收缩期二尖瓣重度反流。

图 16-1　心脏超声

4. 诊断思路

IE 的诊疗经过通常包括以下环节。

① 发热伴以下表现应考虑 IE：（a）心脏内人工材料（如人工瓣膜、起搏器、置入式除颤器、外科修补片或导管等）；（b）IE 病史；（c）瓣膜性或先心病史；（d）其他 IE 易感因素（如免疫抑制状态或静脉药瘾者等）；（e）高危患者近期曾接受导致菌血症的操作；（f）慢性心衰证据；（g）新出现的传导障碍；（h）典型 IE 病原体血培养阳性或慢性 Q 热血清学检验阳性（微生物学表现可早于心脏表现）；（i）血管或免疫学表现，如栓塞、Roth 斑、线状出血、Janeway 损害或 Osler 结节；（j）局部或非特异性神经学症状和体征。患者既往有先心病行手术治疗，目前发热，心脏超声提示赘生物可能，考虑 IE。

② 既往是否存在心脏病、瓣膜置换术后、心腔内存在置入性装置、近期内是否接受过有创性操作。有无糖尿病、肾脏病和肺部疾病，是否有自身免疫性疾患（系统性红斑狼疮等）、肿瘤（结肠癌等）。患者无咳嗽、咳痰，无腹痛、腹泻，无尿频、尿急、尿痛。临床常见感染部位，即呼吸道、消化道和泌尿系统感染可能性较小。患者有先心病史，不完全型心内膜垫缺损矫治术后，近期出现发热合并心衰症状，心脏超声提示二尖瓣赘生物可能，二尖瓣前叶穿孔，考虑 IE 可能性大。

③ 查体要全面，不仅要重视心脏的体征，还要注意检查有无 IE 的周围体征。针对疑诊的患者尽早完善辅助检查，重点包括超声心动图检查和规范的血培养等，部分患者需要多次检查超声心动图和血培养。

5. 鉴别诊断

本病涉及全身多脏器，临床表现既多样化，又缺乏特异性，须与之鉴别的疾病较多。急性者应与金黄色葡萄球菌、淋球菌、肺炎球菌和革兰阴性杆菌败血症鉴别；亚急性者应与急性风湿热、系统性红斑狼疮、心房黏液瘤、淋巴瘤、腹腔内感染、结核病等鉴别。

以发热为主要表现而心脏体征轻微者须与伤寒、结核、上呼吸道感染、肿瘤等鉴别；以神经或精神症状为主要表现者，在老年人中应注意与脑卒中、脑出血相鉴别；在风湿性心脏病基础上发生IE，经足量抗生素治疗而热不退，心衰不见好转者，应怀疑合并风湿活动的可能。

三、诊断要点

1. 临床表现

临床表现复杂多样、差异很大。从 IE 的发病机制说起，主要分成四大部分：（a）细菌入血，形成菌血症；（b）细菌在心内膜表面，尤其是瓣膜处定植、扩增，形成赘生物；（c）赘生物脱落，形成细菌性栓塞；（d）"异物"引起免疫反应。每一个步骤引起的症状和体征，总和起来描绘的就是 IE 的全貌。

（1）细菌入血

细菌入血形成菌血症，可导致寒战、发热、食欲减退和消瘦等，这也是临床上我们发掘 IE "病因"的常见线索。感染形成后，根据细菌毒力的不同，其增殖和破坏力不同，对于毒力强者，细菌快速增殖，破坏力强，为急性 IE；细菌毒力弱者，增殖和破坏能力弱，更多表现为慢性中毒和消耗症状，为亚急性 IE。

（2）形成赘生物

细菌入血后，在内膜损伤处找到了定植的场所，而后繁殖形成赘生物，定植部位更多见的是心脏瓣膜，如二尖瓣、三尖瓣和主动脉瓣等。赘生物形成于细菌的繁殖和生长，而这种生长，很可能会破坏心脏原有的结构，比如瓣膜和传导系统，破坏了瓣膜可引起瓣膜的反流，破坏了传导系统可造成传导阻滞，更有"狡猾者"，可在瓣膜的周围形成瓣膜脓肿。感染、瓣膜反流和传导阻滞的综合作用，常造成心衰，患者可出现明显的喘憋、呼吸困难和水肿等症状。

（3）赘生物脱落

赘生物生长得足够大之后，随着心脏的跳动，可能会发生脱落。如果是二尖瓣或者主动脉瓣的赘生物，那主动脉的各个分支都可能成为它的目的地，如冠状动脉、肾动脉、脾动脉、眼动脉、四肢的小动脉等。赘生物脱落到这些地方，即会造成相应部位的栓塞和梗死，如心肌梗死、肾梗死、脾梗死等，出现 Roth 斑、Janeway 损害。IE 的并发症所致的症状和体征较原发于心内的感染对诊断更有价值，因此为避免漏诊 IE，警觉而细致的体检非常重要。

（4）免疫反应

无论是细菌还是其增殖形成的异物，对于机体来说，都是外来的入侵者，这样势必会调动机体的免疫系统，产生免疫反应。IE 相关的肾小球肾炎即来源于此。在手指的末端，免疫反应可累及皮肤，形成痛性的小凸起，叫作 Osler 结节。

2. 实验室诊断方法

（1）血培养

血培养是诊断 IE 的重要方法，也是药敏试验的基础。血样本应在抗生素治疗开始前在严格无菌操作下采集，检测流程见图 16-2。血培养阴性最常见的原因是血培养前应用抗生素，建议停用抗生素并复查血培养；另一类常见原因是病原体为非典型病原体，易见于有人工瓣膜、留置静脉导管、植入起搏器、肾功能衰竭或免疫抑制状态的患者，血培养阴性时应调整检测方法。

（2）超声心动图

经胸超声心动图（transthoracic echocardiography，TTE）及经食管超声心动图（transesophageal echocardiography，TEE）对 IE 诊断的敏感度分别为 40%～63% 和 90%～100%，主要诊断依据为赘生物、脓肿及新出现的人工瓣瓣周瘘，检查流程参见图 16-3。

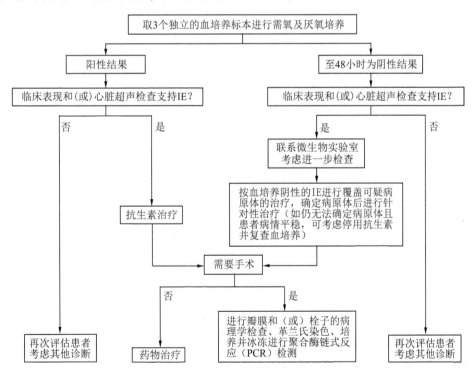

图 16-2　IE 血培养微生物学诊断流程

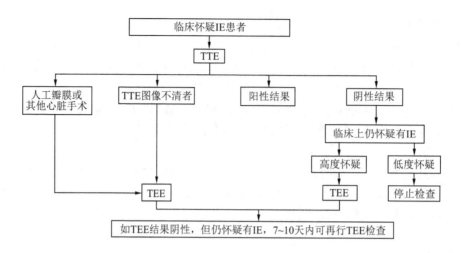

图 16-3　超声心动图诊断 IE 的检查流程

3. IE 诊断标准

推荐使用改良的 Duke 诊断标准（2015 修订版）。

（1）主要标准

① 血培养阳性：（a）2 次独立血培养检测出 IE 典型致病微生物，如草绿色链球菌、牛链球菌、HACEK 族、金黄色葡萄球菌、无原发灶的社区获得性肠球菌；（b）持续血培养阳性时检测出 IE 致病微生物，间隔 12 小时以上取样时，至少 2 次血培养阳性；首末次取样时间间隔至少 1 小时，至少 4 次独立培养中大多数为阳性或全部 3 次培养均为阳性；（c）单次血培养伯纳特立克次体阳性或逆相 IgG 抗体滴度>1：800。

② 心内膜感染证据：（a）心脏超声表现，如赘生物、脓肿或新出现的人工瓣膜开裂；（b）新出现的瓣膜反流。

（2）次要标准

① 易发因素：易于患病的心脏状况、静脉药瘾者。

② 发热：体温>38 ℃。

③ 血管表现：重要动脉栓塞、脓毒性肺梗死、霉菌性动脉瘤、颅内出血、结膜出血或 Janeway 损害。

④ 免疫学表现：肾小球肾炎、Osler 结节、Roth 斑或类风湿因子阳性。

⑤ 微生物学证据：血培养阳性，但不符合主要标准或缺乏 IE 病原体感染的血清学证据。

明确诊断须满足下列 3 条之一：（a）符合 2 条主要标准；（b）符合 1 条主要标准和 3 条次要标准；（c）符合 5 条次要标准。疑似诊断须有下列 2 条之一：（a）符合 1 条主要标准和 1 条次要标准；（b）符合 3 条次要标准。

四、治疗原则

① 抗感染药物应用要尽早、足量。根据患者病史，选择初始的抗感染治疗方案，得到血培养结果后选择针对性的敏感药物治疗。

② 判断抗感染治疗的疗程。

③ 治疗过程中，随时评估患者心功能及感染控制情况和相关并发症。

④ 必要时请心外科会诊，确定最佳外科手术时机。

⑤ 确定抗感染治疗结束的时间、出院随访日期及出院后的注意事项。

（一）抗生素治疗

IE 治疗的关键在于清除赘生物中的病原微生物。抗感染治疗基本要求是：（a）应用杀菌剂；

（b）联合应用 2 种具有协同作用的抗菌药物；（c）大剂量，须高于一般常用量，使感染部位达到有效浓度；（d）静脉给药；（e）长疗程，一般为 4~6 周，人工瓣膜心内膜炎（prosthetic valve endocarditis，PVE）需 6~8 周或更长，以降低复发率。

1. 经验治疗方案

在血培养获得阳性结果之前采用，适用于疑似 IE、病情较重且不稳定的患者。经验治疗方案应根据感染严重程度、受累心脏瓣膜的类型、有无少见或耐药菌感染危险因素等制定，分为自体瓣膜心内膜炎（native valve endocarditis，NVE）及 PVE。治疗应覆盖 IE 最常见的病原体。经验治疗方案见表 16-1 所列。

表 16-1　IE 的经验治疗（等待血培养结果）

病种及抗生素	剂量及给药途径	备注
NVE，轻症患者		
阿莫西林[a]	2 g、每 4 小时 1 次，静滴	如患者病情稳定，等待血培养结果
或氨苄西林	3 g、每 6 小时 1 次，静滴	对肠球菌属和许多 HACEK 微生物的抗菌活性优于青霉素
或青霉素	1 200 万 ~ 1 800 万 U/d、分 4 ~ 6 次静滴	如青霉素过敏，可选用头孢曲松 2.0 g/d 静滴
联合庆大霉素[a]	1 mg/kg 实际体重静滴	在获知培养结果前，庆大霉素的作用存在争论
NVE，严重脓毒症（无肠杆菌科细菌、铜绿假单胞菌属感染危险因素）		
万古霉素[a]	15 ~ 20 mg/kg、每 8 ~ 12 小时 1 次，静滴	须覆盖葡萄球菌属（包括甲氧西林耐药菌株）。若万古霉素过敏，改用达托霉素 6 mg/kg、每 12 小时 1 次，静滴
联合庆大霉素[a]	1 mg/kg 理想体重、每 12 小时 1 次，静滴	若担心肾毒性或急性肾损伤，改为环丙沙星
NVE，严重脓毒症，并有多重耐药肠杆菌科细菌、铜绿假单胞菌感染危险因素		
万古霉素[a]	15 ~ 20 mg/kg、每 8 ~ 12 小时 1 次，静滴	须覆盖葡萄球菌属（包括甲氧西林耐药菌株）、链球菌属、肠球菌属、HACEK 族、肠杆菌科细菌和铜绿假单胞菌
联合美罗培南[a]	1 g、每 8 小时 1 次，静滴	
PVE，等待血培养结果或血培养阴性		
万古霉素[a]	1 g、每 12 小时 1 次，静滴	在严重肾损伤患者中使用小剂量利福平
联合庆大霉素[a] 和利福平[a]	庆大霉素 1 mg/kg、每 12 小时 1 次，静滴；利福平 300 ~ 600 mg、每 12 小时 1 次，口服或静滴	

注：[a] 根据肾功能调整剂量。

2. 葡萄球菌心内膜炎

推荐治疗方案见表 16-2。治疗方案宜根据病原菌是否属甲氧西林耐药菌株而定。由于青霉素耐药葡萄球菌已达 90% 以上，故在获知细菌药敏前经验治疗宜首选耐酶青霉素类，如苯唑西林或氯唑西林等联合氨基糖苷类。

表 16-2　葡萄球菌心内膜炎的治疗

病种及抗生素	剂量及给药途径	疗程/周	备注
NVE, 甲氧西林敏感			
氟氯西林	2 g、每 4~6 小时 1 次, 静滴	4	若体重>85 kg, 采用每 4 小时 1 次的方案
NVE, 甲氧西林耐药, 万古霉素敏感（MIC≤2 mg/L）, 利福平敏感或青霉素过敏			
万古霉素	1 g、每 12 小时 1 次, 静滴	4	根据肾功能调整剂量, 并且维持谷浓度 15~20 mg/L
联合利福平	300~600 mg、每 12 小时 1 次, 口服	4	若肌酐清除率<30 mL/min, 采用小剂量利福平
NVE, 甲氧西林、万古霉素耐药（MIC>2 mg/L）、达托霉素敏感（MIC≤1 mg/L）或不能耐受万古霉素者			
达托霉素	6 mg/kg、每 24 小时 1 次, 静滴	4	每周监测磷酸肌酸激酶。根据肾功能调整剂量
联合利福平或庆大霉素	利福平 300~600 mg、每 12 小时 1 次, 口服；庆大霉素 1 mg/kg、每 12 小时 1 次, 静滴	4	若肌酐清除率<30 mL/min, 采用小剂量利福平
PVE, 甲氧西林、利福平敏感			
氟氯西林联合利福平和庆大霉素	氟氯西林 2 g、每 4~6 小时 1 次, 静滴；利福平 300~600 mg、每 12 小时 1 次, 口服；庆大霉素 1 mg/kg、每 12 小时 1 次, 静滴	6	若体重>85 kg, 氟氯西林采用每 4 小时 1 次的方案；若肌酐清除率<30 mL/min, 采用小剂量利福平
PVE, 甲氧西林、万古霉素耐药（MIC≤2 mg/L）或青霉素过敏			
万古霉素	1 g、每 12 小时 1 次, 静滴	6	根据肾功能调整剂量并且维持谷浓度 15~20 mg/L
联合利福平	300~600 mg、每 12 小时 1 次, 口服	6	若肌酐清除率<30 mL/min, 采用小剂量利福平
联合庆大霉素	1 mg/kg、每 12 小时 1 次, 静滴	≥2	若无毒性症状或体征, 继续完整疗程
PVE, 甲氧西林耐药、万古霉素耐药（MIC>2 mg/L）、达托霉素敏感（MIC≤1 mg/L）葡萄球菌或不能耐受万古霉素者			
达托霉素	6 mg/kg、每 24 小时 1 次, 静滴	6	若肌酐清除率<30 mL/min, 延长达托霉素给药间隔至 48 小时
联合利福平	300~600 mg、每 12 小时 1 次, 口服	6	若肌酐清除率<30 mL/min, 采用小剂量利福平
联合庆大霉素	1 mg/kg、每 12 小时 1 次, 静滴	≥2	若无毒性症状或体征, 继续完整疗程

注：MIC 为最低抑菌浓度。

3. 链球菌心内膜炎

推荐治疗方案见表 16-3 所列。按照草绿色链球菌对青霉素的敏感程度, 治疗方案略有差异。青霉素对草绿色链球菌最低抑菌浓度（MIC）≤0.125 mg/L 者为敏感株, MIC>0.125 mg/L 而≤0.5 mg/L 者系相对耐药株, MIC>0.5 mg/L 为耐药株。耐药株所致 IE, 无论 NVE 或 PVE, 均按肠球菌心内膜炎治疗方案, 予以万古霉素或替考拉宁联合庆大霉素。

表 16-3　链球菌心内膜炎的治疗

方案	抗生素	剂量及给药途径	疗程/周	备注
敏感菌株				
1	青霉素	1.2 g、每 4 小时 1 次，静滴	4~6	首选窄谱治疗方案，尤其是有艰难梭菌感染风险或肾毒性高风险患者
2	头孢曲松	2 g、每日 1 次，静滴或肌内注射	4~6	有艰难梭菌感染风险的患者，不建议使用；适用于门诊治疗
3	青霉素[a]	1.2 g、每 4 小时 1 次，静滴	2	有心外感染病灶、有手术指征、肾毒性高风险，或有艰难梭菌感染风险的患者，不建议使用
	联合庆大霉素	1 mg/kg、每 12 小时 1 次，静滴	2	
4	头孢曲松	2 g、每日 1 次，静滴或肌内注射	2	有心外感染病灶、有手术指征、肾毒性高风险，或有艰难梭菌感染风险的患者，不建议使用
	联合庆大霉素	1 mg/kg、每 12 小时 1 次，静滴	2	
相对敏感菌株				
5	青霉素[a]	2.4 g、每 4 小时 1 次，静滴	4~6	首选治疗方案，尤其是有艰难梭菌感染风险的患者
	联合庆大霉素	1 mg/kg、每 12 小时 1 次，静滴	2	
营养不足和苛养颗粒链球菌的治疗（营养变异链球菌）				
6	青霉素[a]	2.4 g、每 4 小时 1 次，静滴	4~6	首选治疗方案，尤其是有艰难梭菌感染风险的患者
	联合庆大霉素	1 mg/kg、每 12 小时 1 次，静滴	4~6	
耐药菌株，青霉素过敏患者				
7	万古霉素	1 g、每 12 小时 1 次，静滴	4~6	根据当地建议给药
	联合庆大霉素	1 mg/kg、每 12 小时 1 次，静滴	≥2	
8	替考拉宁	10 mg/kg、每 12 小时 1 次×3 剂，继以 10 mg/kg、每日 1 次，静滴	4~6	肾毒性高危患者首选
	联合庆大霉素	1 mg/kg、每 12 小时 1 次，静滴	≥2	

注：所有药物剂量根据肾损伤调整；应监测庆大霉素、万古霉素和替考拉宁血药浓度；[a] 表示阿莫西林 2 g、每 4~6 小时 1 次给药可用于替代青霉素 1.2~2.4 g、每 4 小时 1 次给药。

4. 肠球菌心内膜炎

推荐治疗方案见表 16-4 所列。肠球菌属细菌对多种抗菌药物呈现固有耐药，一些有效药物单用仅具抑菌作用，须联合用药，达到杀菌作用并减少复发机会。粪肠球菌可对氨苄西林和青霉素呈现敏感反应，但其敏感性较草绿色链球菌差，尿肠球菌敏感性更低。

表 16-4 肠球菌心内膜炎的治疗

方案	抗生素	剂量及给药途径	疗程/周	备注
1	阿莫西林	2 g、每 4 小时 1 次，静滴	4~6	用于阿莫西林敏感（MIC≤4 mg/L），青霉素 MIC≤4 mg/L 和庆大霉素敏感（MIC≤128 mg/L）菌株
	或青霉素	2.4 g、每 4 小时 1 次，静滴	4~6	PVE 疗程 6 周
	联合庆大霉素[a]	1 mg/kg、每 12 小时 1 次，静滴	4~6	
2	万古霉素[a]	1 g、每 12 小时 1 次，静滴	4~6	用于青霉素过敏的患者或阿莫西林或青霉素耐药菌株，保证万古霉素 MIC≤4 mg/L
	庆大霉素[a]	1 mg/kg 理想体重、每 12 小时 1 次，静滴	4~6	PVE 疗程 6 周
3	替考拉宁[a]	10 mg/kg、每 24 小时 1 次，静滴	4~6	方案 2 的替换方案，参见方案 2 的评价
	庆大霉素[a]	1 mg/kg、每 12 小时 1 次，静滴	4~6	保证替考拉宁 MIC≤2 mg/L
4	阿莫西林[ab]	2 g、每 4 小时 1 次，静滴	≥6	用于阿莫西林敏感（MIC≤4 mg/L）和高水平庆大霉素耐药（MIC≤128 mg/L）菌株

注：[a] 根据肾功能调整剂量；[b] 若菌株敏感，可增加链霉素 7.5 mg/kg、每 12 小时 1 次肌内注射。

5. 需氧革兰阴性杆菌心内膜炎

需氧革兰阴性杆菌心内膜炎应选用具抗假单胞菌活性的青霉素类或头孢菌素类联合抗假单胞菌氨基糖苷类，如拉西林联合庆大霉素或妥布霉素，或头孢他啶联合氨基糖苷类。革兰阴性杆菌对抗菌药的敏感性在菌株间差异甚大，宜根据细菌药敏结果选择用药。疗程至少 6 周，常需 6~8 周或更长。

（二）外科手术

外科手术主要适用于左心瓣膜 IE。手术的两个主要目的是完全切除感染组织和心脏形态学重建，包括受累瓣膜的修复和置换。

1. 适应证与手术时机

左心瓣膜 IE 累及二尖瓣占 50%~56%，累及主动脉瓣占 35%~49%，同时累及以上 2 个瓣膜的约占 15%。大约一半的 IE 患者由于存在严重并发症需手术治疗。活跃期（即患者仍在接受抗生素治疗期间）早期手术指征是心衰、感染无法控制及预防栓塞事件（表 16-5）。活跃期接受手术治疗存在显著的风险。年龄本身不是禁忌证。

表 16-5 左心瓣膜 IE 的手术适应证与时机

外科推荐适应证	手术时机	推荐级别	证据水平
心衰			
瓣膜急性反流或梗阻导致顽固性肺水肿或心源性休克	急诊	I	B
瘘入心腔或心包导致顽固性肺水肿或休克	急诊	I	B
瓣膜急性重度反流或梗阻，持续心衰或心脏超声血流动力学变化	急诊	I	B
瓣膜重度反流，无心衰	择期	IIa	B
不易控制的感染			
局灶性不易控制的感染（脓肿、假性动脉瘤、瘘管、赘生物增大）	亚急诊	I	B
持续发热或血培养阳性>7 天	亚急诊	I	B
真菌或多重耐药菌感染	亚急诊/择期	I	B

续表

外科推荐适应证	手术时机	推荐级别	证据水平
预防栓塞			
抗感染治疗后赘生物仍增大，1 次或以上栓塞事件	亚急诊	I	B
赘生物直径>10 mm 伴其他高危因素	亚急诊	I	C
孤立性赘生物直径>15 mm	亚急诊	Ⅱb	C

注：急诊手术指 24 小时内的外科手术；亚急诊手术指数天之内的外科手术；择期手术指至少 1 周抗生素治疗后的外科手术。

① 心衰：心衰是多数 IE 患者的手术适应证，并且是亚急诊手术的首要适应证。严重的主动脉瓣或二尖瓣关闭不全、心内瘘管或赘生物造成瓣膜梗阻，严重急性主动脉瓣或二尖瓣关闭不全而无临床心衰表现，但超声心动图提示左心室舒张末期压力升高、左心房压力升高或中到重度肺动脉高压，均为手术适应证。

② 感染无法控制：包括持续性感染（>7 天）、耐药菌株所致感染及局部感染失控，是第二类常见的手术原因。

③ 体循环栓塞的预防：大部分栓塞发生在入院前，很难避免。抗生素治疗的第 1 周是栓塞发生风险的最高时期，行外科手术治疗来预防栓塞的发生获益最大。虽然证据表明赘生物体积与栓塞的风险直接相关，但在决定是否尽早手术时须全面考虑的因素包括是否存在陈旧栓塞、IE 的其他并发症、赘生物大小及活动度、保守外科治疗的可能性、抗生素治疗的持续时间。权衡外科手术治疗的获益与风险，并个体化评价患者的一般状况及合并症。

2. 术后并发症

术后急性并发症常见有需应用补充凝血因子治疗的凝血障碍、因出血或心脏压塞导致的二次开胸、需要血液透析的急性肾衰竭、卒中、低心排综合征、肺炎，以及因切除主动脉根部脓肿导致房室传导阻滞须行起搏器植入。术前心电图显示左束支传导阻滞的患者，术后常需要植入起搏器。

（三）IE 的并发症

1. 神经系统并发症

IE 患者 20%~40%可发生神经系统并发症，大部分由赘生物脱落所致。临床表现包括缺血性或出血性卒中，短暂性脑供血不足，无症状性脑栓塞，感染性动脉瘤，脑脓肿，脑膜炎，中毒性脑病及癫痫。

金黄色葡萄球菌性 IE 易出现神经系统并发症。对于无症状性脑栓塞或短暂性脑缺血发作术后病情恶化者少见，存在手术指征时应及时手术治疗。缺血性卒中并非手术禁忌证，但最佳手术时机存在争议。未昏迷患者排除脑出血后，心衰、脓肿、不能控制的感染以及持续高栓塞风险均是手术指征。发生脑出血者，预后极差，1 个月后方可考虑心脏手术。颅内动脉瘤若有增大或破裂迹象，应考虑外科手术或血管内介入治疗。

2. 其他并发症

① 急性肾衰竭：发生率约30%。常见原因包括免疫复合物及血管炎性肾小球肾炎；肾动脉梗死；心脏术后、心衰或严重败血症所致的血流动力学障碍；抗生素毒性，常见有氨基糖苷类、万古霉素类（尤其二者联用时毒性增强）及高剂量青霉素类抗生素；影像学检查时所用对比剂的肾毒性等。

② 风湿性并发症：有肌肉骨骼症状如关节痛、肌痛及后背痛，可为 IE 的首发症状。外周性关节炎发生率约14%，脊柱炎发生率3%~15%。研究证实，化脓性脊柱炎患者约30.8%有 IE。因此，IE 患者出现后背疼痛时应及时行脊柱 CT 或 MRI 检查。

③ 脾脓肿：左心 IE 脾梗死发生率约40%，仅5%脾梗死患者会进展为脾脓肿。血培养最常见

为草绿色链球菌或金黄色葡萄球菌（各约40%），亦可见肠球菌（15%），革兰阴性需氧菌及真菌少见（<5%）。约30% IE 患者有脾肿大，但不是诊断脾梗死或脾脓肿的可靠依据。长期持续或反复高热，菌血症提示脾脓肿，应尽早行腹部CT、MRI或超声检查。腹部 CT 及 MRI 诊断脾脓肿的敏感度及特异度可达90%~95%。抗生素治疗效果不佳的巨大脾脓肿或脓肿破裂，可考虑脾切除。外科手术风险较高者，可考虑行经皮脓肿引流术替代治疗。

④ 心肌心包炎：心肌炎可导致心衰。IE 并发室性心律失常提示心肌受累，且预后较差。进行TEE 可评价心肌是否受累。心包炎常与金黄色葡萄球菌感染所致的脓肿、心肌炎或菌血症相关。感染累及二尖瓣及三尖瓣环并继续扩大时，可累及心包。化脓性心包炎亦可继发于主动脉近端假性动脉瘤、心肌脓肿、心肌炎或冠状动脉菌栓栓塞。化脓性心包炎少见，通常需外科手术引流。假性动脉瘤破裂或瘘管形成后可与心包相通，常导致严重并发症，死亡率高。

（四）IE 的预防

预防措施主要针对菌血症和基础心脏病两个环节。菌血症是 IE 发生的必要条件，器质性心脏病患者为 IE 高危易感人群。

① 预防和减少菌血症发生：一般措施是强调口腔、牙齿和皮肤的卫生，防止皮肤黏膜损伤后的继发性感染。尽可能避免有创医疗检查和操作，若必须进行，要严格遵循无菌操作规范。

② 预防性应用抗生素：对高危人群如各种因心脏瓣膜病、先心病、梗阻性 HCM、风湿免疫性疾病而长期服用糖皮质激素治疗者，以及注射毒品的吸毒者，在做有创医疗检查和操作时须预防性应用抗生素。

③ 适用的人群和手术：（a）有人工瓣膜或人工材料进行瓣膜修复的患者；（b）曾患过 IE 的患者；（c）发绀型先心病未经手术修补者或虽经手术修补但仍有残余缺损、分流或瘘管，先心病经人工修补或人工材料修补6个月以内者，以及经外科手术和介入方法植入材料或器械后仍有残余缺损者。

④ 适用的检查和操作：口腔科操作菌血症的发生率为10%~100%，故操作前30分钟须预防性应用抗生素（表16-6）。其他操作时的抗生素应用参考国家卫生健康委员会相关规定。呼吸道的气管镜、喉镜、经鼻内窥镜，消化系统的胃镜、经食管心脏超声检查、结肠镜，泌尿生殖系统的膀胱镜、阴道镜等检查，目前没有相关证据表明这些可引起 IE，不推荐预防性使用抗生素。

表 16-6　口腔科风险性操作前抗生素预防应用的推荐

项目	抗生素	用法	
		成人	儿童
青霉素不过敏	阿莫西林或氨苄西林	2 g 口服或静脉注射	50 mg/kg 口服或静脉注射
青霉素过敏	克林霉素	600 mg 口服或静脉注射	20 mg/kg 口服或静脉注射

（五）特殊类型 IE

1. PVE

这是发生在部分人工心脏瓣膜或再造成形的自体瓣膜上的一种心内膜微生物感染性疾病，发生率为每年0.3%~1.2%，机械瓣和生物瓣的 IE 发生率相似。我国临床资料显示，PVE 在确诊的 IE 患者中的占比近年达13.9%。与 NVE 相比，PVE 在致病微生物、病理改变、诊断和临床转归等方面有所不同。

① 致病微生物：国内主要为凝固酶阴性葡萄球菌、革兰阴性杆菌和真菌。

② 病理表现：早期 PVE 若在围手术期中，感染常累及缝线环和瓣环的连接处，形成瓣周脓肿，导致缝合处开裂、假性动脉瘤和瘘管等；晚期生物瓣 PVE 中，感染经常位于人工瓣的瓣叶，形成赘生物，导致瓣尖破裂和穿孔。

③ 诊断：临床表现多不典型，赘生物检出率较低。感染的基本表现和超声心动图所见机械瓣结构和功能异常是确诊 PVE 的重要依据，TEE 对 PVE 更有诊断价值。

2. 心脏置入电子装置 IE

心脏置入电子装置 IE 主要是由装置置入过程中致病菌直接污染引起，其次是致病菌沿电极导管逆行感染，也可能是其他感染病灶的血行传播累及心内膜和电极头端所致。

① 致病微生物：金黄色葡萄球菌和凝固酶阴性葡萄球菌多见，但随着广谱抗生素的广泛应用，静脉药瘾、高龄及免疫力低下人群增加，革兰阴性菌、多重耐药菌、真菌感染亦有报道。感染病灶可位于皮下、囊袋、血管内、右心房、右心室、三尖瓣、电极导管尖端或腔静脉系统。

② 诊断：TTE，尤其是 TEE 和血培养检查，是明确诊断的基石。肺 CT 和肺核素扫描有助于发现脓毒性肺栓塞灶。

③ 抗生素治疗：见抗生素部分的描述。

④ 心脏置入电子装置系统的移除：应尽可能移除整个心脏置入电子装置系统（脉冲发射器和电极导管）。推荐采用经静脉拔除电极导管的方法。如难以完成、三尖瓣存在严重破坏或赘生物直径>25 mm，可考虑外科手术。

⑤ 囊袋局部处理：（a）尽可能彻底清除坏死组织及局部新生的肉芽组织，必要时可在全麻下进行；（b）彻底止血，最好使用电刀，对于局部渗血多者可以在伤口内涂抹凝血酶；（c）囊袋冲洗，在彻底清创及止血后进行。

3. 右心 IE

右心 IE 占 IE 总数的 5%~10%，主要见于静脉药物滥用者。

① 致病微生物：金黄色葡萄球菌占 60%~90%，其他包括铜绿假单胞菌、革兰阴性杆菌、真菌及肠球菌等。病变主要侵及三尖瓣，也可见于肺动脉瓣，较少累及左心瓣膜。

② 诊断：临床表现为持续发热、菌血症及多发性肺菌栓。右心 IE 多继发于肺动脉高压、严重瓣膜反流或狭窄。TTE 较易发现三尖瓣病变，TEE 则对肺动脉瓣病变敏感。预后不佳的因素为赘生物直径>20 mm、真菌感染，以及 HIV 者伴严重免疫抑制（CD_4<200/mL）。

③ 经验性选择抗生素取决于拟诊的微生物种类、成瘾者使用的药物和容积，以及心脏受累部位。右心 IE 一般避免手术，手术适应证为：（a）严重三尖瓣反流致右心衰竭，利尿剂效果不佳；（b）病原菌难以根除（如真菌）或足够抗生素治疗 7 天仍存在菌血症；（c）三尖瓣赘生物直径>20 mm 致反复 PE，无论是否合并右心衰竭。

4. 先心病 IE

我国资料显示，IE 病因中先心病占 8%~15%，是青壮年 IE 的主要病因。危险性较高的类型有 PDA、主动脉瓣畸形、MR、VSD、主动脉缩窄、马方综合征并 AR 和法洛四联症。其次为二尖瓣脱垂、单纯 MS、梗阻性 HCM、原发孔型 ASD、人工心内植入物和有 IE 史。单纯肺动脉瓣疾病、继发孔型 ASD 及手术纠正的心脏疾病（无人工植入物，术后 6 个月以上）危险性较小。

① 致病微生物：病原微生物与后天性疾病相同。葡萄球菌及链球菌感染最常见，多见于右心 IE。

② 诊断和处理：诊断、治疗及手术指征等均与其他原因相同。

③ 预防：提高对高危先心病的筛查意识。保持良好的口腔卫生习惯，保持皮肤清洁。在任何静脉导管插入或其他有创性操作过程中严格无菌操作。预防性使用抗生素仅限于高危患者及高危操作。先心病完全的外科修补术可以降低 IE 的风险。

五、医患沟通

患者可能的疑问是什么？	我们如何应对？
我为什么会得这个病？	本病多见于器质性心脏病患者。大量研究证实，血流动力学因素、机械因素造成心内膜的原始损伤，导致非细菌性血栓性心内膜炎是 IE 发病的初始因素。各种先心病中，PDA、VSD、法洛四联症最常发生。在单个瓣膜病变中，二叶式 AS 最易发生，瓣膜脱垂（主动脉瓣和二尖瓣）者也易患本病。
本病该怎么治疗？	第一，控制感染，抗生素的应用是治疗的主要手段，初始治疗多是经验用药，待血培养和药敏试验结果回报后进行调整。第二，改善心功能。第三，必要时行外科手术。
我需要做外科手术吗？	手术目的是去除感染组织，恢复瓣膜功能或置换瓣膜。要结合患者心功能、感染控制情况和并发症等综合考虑，选择最佳手术时机。早期手术的适应证包括心衰、感染不能控制（真菌性和抗生素耐药的革兰阴性杆菌心内膜炎）、预防栓塞。

第 17 章　心包疾病

第 1 节　急性心包炎

一、概述

急性心包炎（acute pericarditis）是心包膜脏层和壁层的急性炎症引起的以胸痛、心包摩擦音、心电图改变及心包渗出后心包积液为特征的综合征。

急性心包炎目前最常见病因为非特异性炎症、细菌病毒感染、结核感染、自身免疫性疾病、肿瘤及创伤累及、急性心肌梗死后心包炎、主动脉夹层及心脏手术后等。近年来随着心血管介入诊疗，如房颤导管消融术、左心耳封堵术及主动脉瓣置换术等的广泛开展，心脏/血管穿孔或破裂所导致的急性心包炎及心脏压塞也并不少见。

急性心包炎炎症反应的范围和特征随病因而异，可为局限性或弥漫性。其病理改变有干性（纤维蛋白性）和湿性（渗出性）两种，且前者可向后者转变。急性渗出性心包炎的渗出物可完全溶解吸收，也可长期存在，亦可机化为结缔组织瘢痕，甚至引起心包钙化，最终发展为缩窄性心包炎。

胸痛是急性心包炎最主要的症状。伴有心包渗出时可出现呼吸困难，部分患者可因中、大量心包积液出现面色苍白、烦躁不安、胸闷、大汗淋漓等心脏压塞症状。此外，急性心包炎还可见全身症状如发热、咳嗽、乏力及消瘦等。

二、"见"患者，"习"案例

（一）我们可能遇到急性心包炎患者的科室

我们常可以在心血管科或呼吸科门诊遇见症状轻微的急性心包炎患者，在急诊遇见出现心脏压塞症状的急性心包炎患者。

（二）我们可能遇到的病例

患者，男，60 岁，主因"胸痛 1 周"入院。

1. 问诊要点

（1）现病史

针对核心症状"胸痛"：胸痛出现的时间及诱因，发生部位，疼痛性质，加重及缓解方式，持续时间，频率。

伴随症状：有无放射痛，有无呼吸困难，有无发热（热峰多少），有无乏力等。

就诊经过：检查结果、用药及效果等。

一般情况：精神、睡眠、饮食、小便量、体重变化。

（2）既往史、个人史、婚育史、家族史

既往有无类似疾病发作（如果有，询问当时的诊断、治疗措施等），有无其他慢性病病史，有无食物及药物过敏史，有无手术、外伤史等。

2. 查体要点

生命体征（体温 T，脉搏 P，呼吸 R，血压 BP），有助于判断是否存在休克。

一般情况：神志情况，精神情况，四肢末梢（有无湿冷现象、水肿等）。

心脏听诊多可闻及心包摩擦音，常位于心前区，以胸骨左缘第 3~4 肋间、胸骨下段、剑突区较为明显。身体前倾坐位、深吸气或将听诊器胸件加压后可能听见摩擦音增强。心脏压塞时出现典型的三联征（Beck's 三联征），即心音低弱、低血压、颈静脉怒张。

3. 归纳病例特点

① 中年男性，急性病程。

② 现病史：患者 1 周前大量饮酒后出现胸痛，位于左侧胸前区，为闷痛，与活动无明显相关，休息 10 余分钟后可缓解，伴出汗，未予重视。2 天前夜间患者再次出现左侧胸前区疼痛，程度较前剧烈，伴胸闷、出汗，伴呼吸困难，深呼吸时、平卧时症状加重，无恶心呕吐，持续不缓解，后至我院急诊就诊（2021-08-26）。至急诊时，患者仍胸痛，伴左肩部疼痛，查 CRP 4.43 mg/L，WBC 11.71×10⁹/L，钾离子测定干片测钾离子 4.99 mmol/L，胸痛组套未见明显异常。心电图示 II、aVF、V_5、V_6 导联 ST 段背向上抬高，PR 波稍压低（图 17-1-1）。胸部 CT 示两下肺炎症，左下肺为著，建议治疗后复查；两肺小结节，建议随访复查；两肺少许纤维灶。心脏超声示左房增大，少量心包积液（图 17-1-2）。急诊予"曲马多"止痛，"法克、左氧氟沙星"抗感染对症治疗。病程中，患者无咳嗽咳痰，现症状稍稳定，为进一步诊治收住院。住院病程中，患者神志清，精神可，食纳、睡眠可，二便正常，体重未见明显减轻。

③ 既往史：既往体健。否认高血压病、糖尿病、肾病病史，否认肝炎、结核等传染病史。无手术、外伤史。否认吸烟史，偶尔饮酒，否认食物、药物过敏史。否认家族性遗传病史及类似疾病史。

④ 查体：T 36.5 ℃，P 101 次/分，R 14 次/分，BP 121/87 mmHg。神志清，精神可。全身皮肤黏膜无黄染及出血点，全身浅表淋巴结未触及肿大。头颅无畸形，眼鼻耳喉无异常。颈软，无抵抗，气管居中，双侧甲状腺无肿大，颈静脉无怒张。胸廓无畸形，两肺呼吸音粗，未闻及明显干、湿啰音。心率 101 次/分，律齐，心音中等，胸骨左缘第 3~4 肋间可闻及心包摩擦音，深吸气后杂音增强。无毛细血管搏动、大动脉枪击音等。腹平软，无压痛、反跳痛，未触及肿块，肝脾肋下未触及，移动性浊音阴性，肠鸣音正常，未闻及血管杂音。无杵状指、趾，无静脉曲张，肌力、肌张力正常，双下肢无水肿。

⑤ 辅助检查：血常规示 WBC 11.71×10⁹/L。胸痛组套未见明显异常。心脏超声示左房增大，少量心包积液。胸部 CT 示两下肺炎症，左下肺为著，建议治疗后复查；两肺小结节，建议随访复查；两肺少许纤维灶。心电图示 II、aVF、V_5、V_6 导联 ST 段弓背向上抬高，PR 波稍压低。

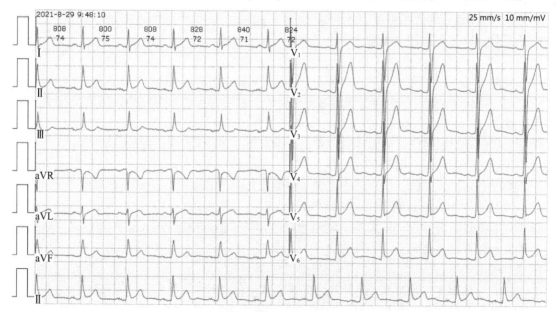

图 17-1-1 心包炎心电图表现

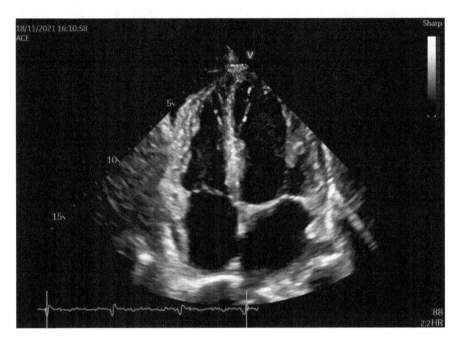

图 17-1-2　少量心包积液

4. 诊断思路

患者中年男性，急性病程，反复心前区疼痛，深呼吸时、平卧时症状加重，伴呼吸困难、胸闷、出汗，查体可闻及心包摩擦音，深吸气后杂音增强，心电图提示 Ⅱ、aVF、V₅、V₆ 导联 ST 段弓背向上抬高，PR 波稍压低，血象增高，胸部 CT 提示两下肺炎症，心脏超声示左房增大，少量心包积液，予以抗炎、止痛等治疗好转，故诊断为急性心包炎。

5. 鉴别诊断

① 急性心肌梗死：本病发病年龄常较大，心电图有异常 Q 波，ST-T 有动态演变，心肌损伤生物标志物如 cTn 增高且有动态演变，可伴随各种严重心律失常。而急性心包炎无心电图及心肌损伤生物标志物的动态演变过程，且疼痛因呼吸、咳嗽或体位改变而明显加剧。

② 主动脉夹层：本病常有高血压病史，疼痛呈撕裂样，且剧烈，多位于胸骨后或背部，可向下肢放射，破口入心包腔可出现急性心包炎的心电图改变，超声心动图有助于诊断，增强 CT 有助于揭示破口所在。

③ PE：本病常出现在长期行动不便或卧床的患者，胸痛发作时常伴有呼吸困难、咯血、发绀甚至晕厥等表现，可出现严重低氧血症，心电图典型表现为 Ⅰ 导联 S 波加深，Ⅲ 导联出现 Q/q 波，T 波倒置，也可见 ST-T 改变，血浆 D-二聚体通常升高，增强肺动脉 CTA 可确诊。

三、诊断要点

根据急性起病、典型胸痛病史、心电图的特征性改变和心包摩擦音即可做出诊断。超声心动图、放射性核素检查、胸部 CT 和（或）MRI 可进一步明确。心包穿刺检查、纤维心包镜检查对病因诊断有帮助。

四、治疗原则

急性心包炎的治疗包括对原发疾病的病因治疗、解除心脏压塞和对症治疗。

患者应住院观察、卧床休息。胸痛时可给予 NSAID，如阿司匹林、吲哚美辛、布洛芬等，疼痛严重时可使用吗啡类药物或左侧星状神经节封闭。

急性心包炎应根据不同病因选择药物治疗，如风湿性心脏病抗风湿治疗、结核性心包炎抗结核治疗、细菌性心包炎抗感染治疗等。如出现急性心脏压塞，心包穿刺抽液是解除压迫症状最有效措施。顽固性复发性心包炎病程超过 2 年、激素无法控制或伴严重胸痛时可考虑外科心包切除术治疗。

五、医患沟通

患者可能的疑问是什么？	我们如何应对？
我为什么会得这个病？	非特异性炎症、细菌病毒感染、结核感染、自身免疫性疾病、肿瘤及创伤累及、急性心肌梗死后心包炎、主动脉夹层及心脏手术后等原因均可能导致急性心包炎的发生。
这个病怎么治疗？	患者需要住院观察，卧床休息；胸痛时可口服止痛药物，并根据引起心包炎的病因进行药物治疗；出现急性心脏压塞时，需要心包穿刺抽液；顽固性复发性心包炎或药物治疗无效时，也可考虑外科心包切除术治疗。
我平时需要注意什么？	注意休息，避免劳累，注意保暖，预防上呼吸道感染；遵医嘱服药，不可擅自停药，定期复查。

第 2 节　缩窄性心包炎

一、概述

缩窄性心包炎（constrictive pericarditis）是指心脏被致密厚实的纤维化心包所包围，使心脏舒张期不能充分扩张，充盈受限而产生一系列循环障碍的临床征象。缩窄性心包炎临床多为慢性。

缩窄性心包炎的病因以结核性占首位，其次为非特异性、化脓性、创伤性。如今，放射治疗及心脏直视手术引起者在逐年增多。自身免疫性疾病、恶性肿瘤、尿毒症、接受美西麦角治疗和植入式除颤电极片等是缩窄性心包炎少见病因。

多数缩窄性心包炎起病隐匿，常出现于急性心包炎后数月至数十年，一般为 2~4 年，故早期可无明显临床症状。部分患者早期可出现劳力性呼吸困难，后期可因大量胸腹水使膈肌上抬，以致休息时也发生呼吸困难伴有咳嗽、咳痰，甚至出现端坐呼吸。患者也可因体循环淤血和心排量减低，表现为水肿、食欲不振、腹胀、疲乏、衰弱、消瘦等。

颈静脉怒张是缩窄性心包炎最重要体征之一。其次是 Kussmaul 征，即吸气时体循环静脉压升高，颈静脉怒张更明显，在心脏舒张时突然塌陷。可有肝脏肿大、腹水、下肢水肿、奇脉等。

若患者有颈静脉怒张、肝脏肿大、腹水、Kussmaul 征、静脉压显著增高等体循环淤血体征，而无心脏显著增大或心脏瓣膜杂音时，应考虑缩窄性心包炎。既往心包炎发作史，胸部 X 线、CT、MRI 及心脏超声等检查提示有心包钙化或增厚，心电图提示 QRS 波低电压及 ST-T 改变等，有助于明确诊断。当非侵入性检查不能明确诊断时或拟行心包切除术前，可行右心导管检查。

二、"见"患者，"习"案例

（一）我们可能遇到缩窄性心包炎患者的科室

我们可以在心血管科门诊遇见病情轻微的缩窄性心包炎患者，可在急诊遇见症状严重的缩窄性心包炎患者。

（二）我们可能遇到的病例

患者，男，17 岁，主因"呼吸困难 1 年"入院。

1. 问诊要点

（1）现病史

针对核心症状"呼吸困难"：呼吸困难出现的时间及诱因，加重及缓解方式，持续时间，频率。

伴随症状：有无端坐呼吸，有无咳嗽咳痰，有无水肿，有无乏力等。

就诊经过：检查结果、用药及效果等。

一般情况：精神、睡眠、饮食、小便量、体重变化。

（2）既往史、个人史、婚育史、家族史

既往有无类似疾病发作（如果有，询问当时的诊断、治疗措施等），有无其他慢性病病史，有无食物及药物过敏史，有无手术、外伤史等。

2. 查体要点

生命体征（体温 T，脉搏 P，呼吸 R，血压 BP），有助于判断是否存在休克。

一般情况：神志情况，精神情况，四肢末梢（有无湿冷现象、水肿等）。

心浊音界正常或稍增大；心尖搏动减弱或消失，多数患者收缩期心尖呈负性搏动，心音轻而远，部分患者在胸骨左缘第 3~4 肋间可闻及心包叩击音。颈静脉怒张、肝脏肿大、腹水、Kussmaul 征是常见体征。

3. 归纳病例特点

① 青年男性，慢性病程。

② 现病史：患者 1 年前体育课跑步后出现呼吸困难，伴胸闷，为心前区闷，伴头晕，不伴背痛，不伴手臂麻木，无黑蒙晕厥，无心悸，休息约 45 分钟后缓解，患者未予重视，未经治疗。其后患者在上楼梯等较低强度活动后即可出现呼吸困难，症状及性质与前相仿，伴乏力，无夜间阵发性呼吸困难，无端坐呼吸。曾到某医院查腹部彩超示肝静脉及下腔静脉内径增宽。后至我院查心电图示 QRS 时限 119 ms，Ⅱ、Ⅲ、aVF、V_2—V_6 T 波低平或倒置。血细胞分析+CRP 组套（急）示 WBC $6.81×10^9$/L，Hb 97 g/L，PLT $307×10^9$/L。胸部 CT 示双侧胸膜局部增厚，右上肺磨玻璃结节（GGN），双肺微小结节、考虑增殖灶，心包增厚，符合缩窄性心包炎改变（图 17-2-1）；肝周积液。心脏超声提示缩窄性心包炎，右房稍增大，提示右房压增高（图 17-2-2）。为求进一步治疗，拟"缩窄性心包炎"收住心内科。病程中，患者神志清，精神可，食纳、睡眠可，二便无特殊，体重未见明显改变。

③ 既往史：3 年前因"急性心肌心包炎"入住心内科治疗，好转后出院。否认高血压病、糖尿病、肾病病史，否认肝炎、结核等传染病史。无手术、外伤史。否认吸烟史，偶尔饮酒，否认食物、药物过敏史。否认家族性遗传病史及类似疾病史。

④ 查体：T 36.5 ℃，P 75 次/分，R 16 次/分，BP 124/76 mmHg。神志清，精神可。全身皮肤黏膜无黄染及出血点，全身浅表淋巴结未触及肿大。头颅无畸形，眼鼻耳喉无异常。颈软，无抵抗，气管居中，双侧甲状腺无肿大，颈静脉无怒张。胸廓无畸形，两肺呼吸音粗，未闻及明显干、湿啰音。心前区无隆起，心尖搏动减弱，未见异常搏动，未触及震颤，未触及心包摩擦感，叩诊心浊音界不大，心率 75 次/分，律齐，心音低钝，未闻及杂音及额外心音。无毛细血管搏动、大动脉枪击音等。腹平软，无压痛、反跳痛，未触及肿块，肝脾肋下未触及，移动性浊音阴性，肠鸣音正常，未闻及血管杂音。无杵状指、趾，无静脉曲张，肌力、肌张力正常，双下肢中度水肿。

⑤ 辅助检查：心电图示 QRS 时限 119 ms，Ⅱ、Ⅲ、aVF、V_2—V_6 T 波低平或倒置。胸部 CT 示双侧胸膜局部增厚，右上肺 GGN，双肺微小结节、考虑增殖灶，心包增厚，符合缩窄性心包炎改变；肝周积液。心脏超声提示缩窄性心包炎，右房稍增大，提示右房压增高。

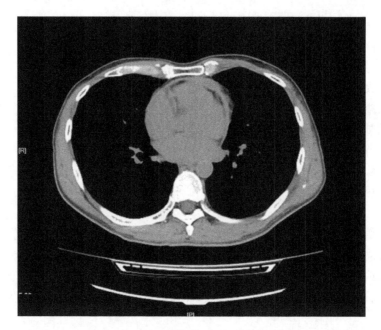

图 17-2-1　缩窄性心包炎 CT 下心包增厚

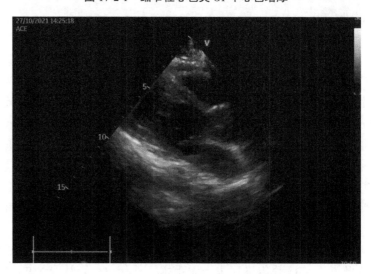

图 17-2-2　缩窄性心包炎心脏超声下心包增厚

4. 诊断思路

患者青年男性，慢性病程，有呼吸困难、胸闷、乏力等症状，活动耐量下降，有心肌心包炎病史，查体心尖搏动减弱，心音低钝，双下肢水肿，心电图示 T 波改变，胸部 CT 及心脏超声均提示缩窄性心包炎可能，故诊断为缩窄性心包炎。

5. 鉴别诊断

① 慢性肺源性心脏病：本病患者大多有慢支、慢阻肺病史，Kussmaul 征阴性。缩窄性心包炎常无慢支病史，X 线提示心腰变直，心搏减弱或消失，可见心包钙化，而无肺气肿及肺动脉高压，心脏超声和心脏 MRI 有助于鉴别。

② 肝硬化：本病患者常有慢性肝病病史，如病毒性肝炎、酒精性肝病、脂肪肝等。患者会出现明显门静脉高压和肝功能减退的表现，查体无颈静脉怒张和周围静脉压升高现象，可出现肝掌、蜘蛛痣、腹壁静脉曲张等体征，血清学检测可发现肝功能及凝血异常、低蛋白血症，腹部超声可明确肝脏病变。故两者易区分。

③ 限制型心肌病：本病血流动力学和临床表现、体征与缩窄性心包炎相似，鉴别诊断困难。两者鉴别要点见表 17-2-1 所列。

表 17-2-1 缩窄性心包炎与限制型心肌病超声和血流动力学比较

	缩窄性心包炎	限制型心肌病
静脉压明显的 y 波下降	有	无
奇脉	1/3 的患者有	无
心包叩击音	有	无
左右心充盈压均等	是	左侧高于右侧
充盈压>25 mmHg	罕见	常见
肺动脉收缩压>60 mmHg	无	常见
平方根样改变	有	不一定
呼吸对左或右侧心腔压力、血流的影响	非常明显	正常
心室壁厚度	正常	通常增厚
心房大小	可能有左房增大	双房增大
室间隔抖动	有	无
组织多普勒 E′波速度	增加	减慢
心包厚度	增厚	正常

三、诊断要点

结合典型症状、体征，既往心包炎发作史，胸部 X 线、CT、MRI 及心脏超声等检查提示有心包钙化或增厚，心电图提示 QRS 波低电压及 ST-T 改变等，有助于明确诊断。当非侵入性检查不能明确诊断时或拟行心包切除术前可行右心导管检查。

四、治疗原则

缩窄性心包炎的治疗主要是外科手术治疗，即心包剥离术或心包切除术。少部分患者心包缩窄是可逆的，故对于新诊断患者，排除恶病质、心源性肝硬化、心肌萎缩等并发症，可考虑给予 2~3 个月抗炎治疗。对于感染性或结核性患者，须在感染或结核控制后考虑手术治疗。对于结核患者应在术后继续抗结核治疗 1 年。

五、医患沟通

患者可能的疑问是什么？	我们如何应对？
我为什么会得这个病？	结核病、感染、外伤等是引起缩窄性心包炎的常见原因。自身免疫性疾病、恶性肿瘤、尿毒症、接受美西麦角治疗和植入式除颤电极片等是引起缩窄性心包炎的少见原因。
这个病怎么治疗？	缩窄性心包炎的治疗主要是外科手术治疗，即心包剥离术或心包切除术。对于新发的缩窄性心包炎，在没有严重并发症的情况下，可以短期内抗炎治疗。
我平时需要注意什么？	如能及时行心包彻底的剥离手术，大部分患者可获得满意的效果，平时注意休息，避免劳累，注意保暖，预防上呼吸道感染。少数患者预后较差，需长期规律服药，定期门诊随诊。

第 18 章 心脏骤停和心脏性猝死

一、概述

心脏骤停（cardiac arrest，CA）是指心脏射血功能突然终止，造成全身血液中断、呼吸停止和意识丧失。导致 CA 的最常见的病理生理机制为快速性室性心律失常（室颤和室速），其次为缓慢性心律失常或心脏停搏，较少见的为无脉性电活动。CA 是心脏性猝死的直接原因。心脏性猝死（sudden cardiac death，SCD）是指急性症状发作后 1 小时内发生的、以意识突然丧失为特征的、由心脏原因引起的自然死亡。发生死亡的时间和形式通常不能预知。

器质性心脏病是 SCD 最常见的病因，常见心脏病如冠心病、心肌病、心脏瓣膜病、心肌炎、离子通道病等，另外某些因素如自主神经系统不稳定、电解质紊乱、过度劳累、药物中毒和过敏、情绪压抑及手术和麻醉意外等，都可触发 SCD。CA 或 SCD 的临床过程可分为四期。

① 前驱期：许多患者在发生 CA 前有数天或数周，甚至数月的前驱症状，诸如心绞痛、气急或心悸的加重等非特异性症状；亦可无前驱表现，瞬间发生 CA。

② 终末事件期：导致 CA 前的急性心血管改变时期，通常不超过 1 小时。典型的表现包括严重胸痛、急性呼吸困难、突发心悸或眩晕等。SCD 者猝死前大多可见心电活动的改变，其中以心率增快和室性早搏的恶化升级最为常见。

③ 心脏骤停期：发生 CA 的显著的临床表现为由急性脑灌注不足引起的突然意识丧失，如果没有积极地干预，往往导致死亡，罕有自发逆转者。其临床表现为心音及大动脉搏动消失，血压测不出；意识突然丧失，四肢抽搐；叹息样呼吸或呼吸停止；瞳孔散大、固定、对光反射消失；皮肤发绀或苍白，伤口不出血。

④ 生物学死亡期：从 CA 向生物学死亡的进展，主要取决于 CA 的发生机制、原发病的性质和心脏复苏的及时性。不可逆脑损伤的发生在 CA 后 4~6 分钟内，随后经数分钟过渡到生物学死亡。CA 发生后立即实施心肺复苏术和尽早除颤是避免生物学死亡的关键。心肺复苏后住院期间死亡最常见的原因是中枢神经系统的损伤。

二、"见"患者，"习"案例

（一）我们可能遇到 CA 和 SCD 患者的科室

CA 和 SCD 常见于器质性心脏病患者，发病时存在生命危险，我们可以在急诊或重症患者住院期间遇见 CA 和 SCD 患者。

（二）我们可能遇到的病例

患者，男，70 岁，主因"突发意识丧失 1 天"入院。

1. 问诊要点

（1）现病史

针对核心症状"意识丧失"：意识丧失出现的时间及诱因，持续时间，次数。

伴随症状：有无大小便失禁、四肢抽搐、双眼震颤或偏斜等。

就诊经过：检查结果、用药及效果等。

一般情况：精神、睡眠、饮食、小便量、体重变化。

（2）既往史、个人史、婚育史、家族史

既往有无类似疾病发作（如果有，询问当时的诊断、治疗措施等），有无家族成员早发猝死史，有无其他慢性病病史，有无食物及药物过敏史，有无手术、外伤史等。

2. 查体要点

生命体征（体温 T，脉搏 P，呼吸 R，血压 BP），有助于判断是否存在休克。

一般情况：神志情况，精神情况，四肢末梢（有无湿冷现象、水肿等）。

查体可发现皮肤发绀或苍白，瞳孔散大、固定、对光反射消失，叹息样呼吸或呼吸停止，心音及大动脉搏动消失，血压测不出。

3. 归纳病例特点

① 老年男性，急性病程。

② 现病史：患者 6 小时（中午 12 时 30 分）前无明显诱因突发胸闷胸痛，部位在左心前区，呈压榨样疼痛，巴掌大小，伴肩背部放射痛，持续时间约 1 分钟，舌下含服"硝酸甘油"后 20 秒缓解，伴大汗、头晕、恶心、呕吐，呕吐物为棕色，患者自诉中午 12 时 30 分低血糖时食用过巧克力，既往也出现过胸痛，性质同前，活动后加重，白天多发，无腹痛腹泻，无胸闷心悸，无头痛晕厥，无恶心呕吐，无视物模糊。下午 4 时 10 分再发胸闷胸痛时伴有意识丧失，伴抽搐，无大小便失禁，家属立即予以心脏按压，患者 2 分钟后意识转清。下午 7 时 15 分 120 送至我院急诊就诊，心电图示 II、III、aVF 导联 ST 段抬高 0.1~0.3 mV，V_2—V_6 导联 ST 段压低 0.3~0.5 mV；血常规示 WBC 21.10×10^9/L，淋巴细胞 1.01×10^9/L，中性粒细胞 19.58×10^9/L；胸痛组套示肌红蛋白 900 ng/mL，CK-MB 49 ng/mL；电解质未见明显异常。拟诊"急性心肌梗死"收住入院，入院后暂予心电监护、抗凝、降脂、降压、扩冠、镇痛等治疗，拒绝急诊行冠状动脉造影。第二日下午 5 时 20 分患者突发意识不清，监护示室速，立即予胸外心脏按压，150 J 非同步电除颤 2 次，并予阿托品 0.5 mg、肾上腺素 1 mg 静推。监护仍示室速，后予 200 J 非同步电除颤 1 次。下午 5 时 30 分患者双侧瞳孔固定，对光反射消失，心跳、呼吸骤停，予胸外按压，行气管插管，并请床边心脏超声评估。床边心脏超声示左室壁活动减弱，下后壁尤甚。予去甲肾上腺素 8 mg 加入生理盐水 40 mL，20 mL/h 泵入升压。患者心跳、血压仍未恢复，继续予去甲肾上腺素推注、心肺复苏抢救并向家属告知病情。下午 7 时患者心电图呈一条直线（图 18-1），瞳孔对光反射消失，听诊心音消失，大动脉搏动消失，确认死亡。

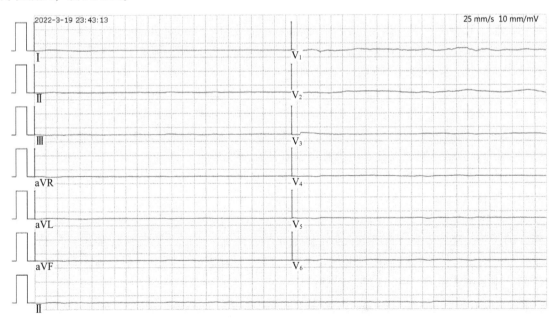

图 18-1　CA 心电图

③ 既往史：患者 2008 年在我院就诊，诊断为"冠心病"，行冠状动脉造影示左回旋支 30% 狭

窄，右冠状动脉中远段重度狭窄，于右冠状动脉中、远段各植入支架 1 枚；2013 年再发心绞痛，复查冠状动脉造影，于右冠状动脉中远段再次植入支架 1 枚，术后未规律服用抗血小板药物。有"高血压"病史 30 年，口服"倍他乐克平片 25 mg bid"，血压控制可，约 122/70 mmHg；有"高脂血症"病史 15 余年，服"立普妥 20 mg qn"，血脂控制可；有"2 型糖尿病"病史 10 年，服"二甲双胍 0.5 g bid、拜糖平 30 mg tid"，血糖控制情况不详；有"脑梗死"病史 10 余年，遗留左侧肢体偏瘫；"痛风"病史 8 年，痛时服用止痛药。"胃大部切除手术"史 20 余年。有吸烟史 40 年，每天 2 包；饮酒史 20 年，每天饮白酒 1 斤（500 g）。

④ 查体：T 36.7 ℃，P 76 次/分，R 18 次/分，BP 112/75 mmHg。双肺呼吸音清，可闻及少许湿啰音。心前区无隆起，无心包摩擦感，心界不大，心率 76 次/分，律齐，各瓣膜听诊区未闻及杂音及心包摩擦音。腹部平坦，未见胃肠型及蠕动波，未见腹壁静脉曲张，腹软，可见手术瘢痕，未触及包块，肝脾肋下未触及，腹部叩诊呈鼓音，移动性浊音阴性，肠鸣音 3 次/分。双下肢无水肿。

⑤ 辅助检查：心电图示 Ⅱ、Ⅲ、aVF 导联 ST 段抬高 $0.1 \sim 0.3$ mV，$V_2—V_6$ 导联 ST 段压低 $0.3 \sim 0.5$ mV。血常规示 WBC 21.10×10^9/L，淋巴细胞 1.01×10^9/L，中性粒细胞 19.58×10^9/L。胸痛组套示肌红蛋白 900 ng/mL，CK-MB 49 ng/mL。电解质未见明显异常。

4. 诊断思路

老年男性，急性病程，突发胸痛，呈压榨样，位于心前区，伴放射痛，其间出现意识丧失，心肺复苏后转清，急诊心电图提示下壁心肌梗死表现，胸痛组套指标增高，有冠心病、高血压、2 型糖尿病、高脂血症、脑梗死、痛风、吸烟、饮酒等高危因素，住院期间出现室速、心跳及呼吸骤停，予以心肺复苏及抢救药物后心跳、呼吸未恢复，心电图呈一条直线，故 CA、SCD 诊断明确。

三、诊断要点

该病一般通过综合患者的性别、年龄、起病及终止方式、典型的临床表现、原发病性质，以及发作时生命体征、心电图表现做出临床诊断。

四、治疗原则

1. CA 的处理

针对心脏、呼吸骤停所采取的抢救措施称为心肺复苏（cardiopulmonary resuscitation，CPR）。CPR 包括通过胸部按压建立暂时的人工循环，通过电除颤转复室颤，促进心脏恢复自主搏动；采用人工呼吸纠正缺氧，并恢复自主呼吸。

CPR 可分为基础生命支持（basic life support，BLS）和高级生命支持（advanced cardiac life support，ACLS）。BLS 主要是指徒手实施 CPR，包括 ABC 3 个步骤，即开放气道（A，airway）、呼吸（B，breathing）、胸部按压（C，compression）。其中，人工胸外按压最为重要，CPR 的程序为 CAB。ACLS 是指由专业急救、医护人员应用急救器材和药品所实施的一系列复苏措施，主要包括人工气道的建立，机械通气，循环辅助设备、药物和液体的应用，电除颤，病情和疗效评估，复苏后脏器功能的维持等（图 18-2、图 18-3）。

2. CA 与 SCD 的预防

SCD 的预防关键一步是筛查高危人群。除了年龄、性别、心率、原发性高血压、糖尿病等一般危险因素外，病史、体格检查、信号平均心电图、24 小时动态心电图、心率变异性等方法可提供一定的信息，用于评估患者发生 CA 的危险性。

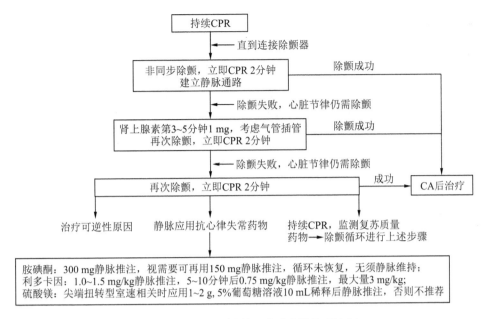

图 18-2　室颤和无脉性心动过速的处理流程

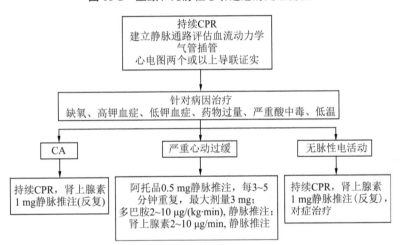

图 18-3　心动过缓/心室停搏/无脉性电活动处理流程

β 受体阻滞剂是目前预防 SCD 的一线药物，能明显减少急性心肌梗死、心肌梗死后及充血性心衰患者 SCD 的发生。ACEI 能减少充血性心衰猝死的发生率。胺碘酮没有明显的负性肌力作用，对心肌梗死后合并左心室功能不全或心律失常的患者能显著减少心律失常导致的死亡，但对总死亡率无明显影响。胺碘酮在 SCD 的二级预防中优于传统的 I 类抗心律失常药物。

外科手术治疗方面的预防通常包括电生理标测下的室壁瘤切除术、心室心内膜切除术及冷冻消融技术，但上述外科治疗方案在预防 SCD 方面作用有限。

ICD 能在十几秒内自动识别室颤、室速并进行电除颤，成功率几乎 100%，是目前防治 SCD 的最有效方法。

对于心肌梗死后无休止室速或电风暴或植入 ICD 后因室速、室颤反复电击者，可考虑行射频消融术，但导管射频消融预防 SCD 的作用有待进一步研究。

五、医患沟通

患者可能的疑问是什么？	我们如何应对？
我为什么会得这个病？	CA 和 SCD 大多数发生在心脏本身有疾病的人，譬如冠心病、心肌病、心脏瓣膜病、心肌炎、离子通道病等。但是健康人在某些因素如自主神经系统不稳定、电解质紊乱、过度劳累、药物中毒和过敏、情绪压抑及手术和麻醉意外等作用下，也可以发生 SCD。
这个病怎么治疗？	这个疾病发生时，患者基本都处于濒危状态，需要予以心脏按压、气管插管、电除颤等抢救措施挽救生命。需长期通过口服药物来预防 CA 和 SCD；ICD 是预防 SCD 的最重要措施，能在十几秒内自动识别室颤、室速并进行电除颤，成功率极高，是目前防治 SCD 的最有效方法。
我平时需要注意什么？	出院后规律服药，定期门诊复诊。植入 ICD 的患者，定期到起搏器程控门诊程控，若其间有室速再发或行体内电击治疗，立即至医院起搏器程控门诊程控。

【推荐阅读】

［1］葛均波，徐永健，王辰. 内科学［M］. 9 版. 北京：人民卫生出版社，2018.

［2］中华医学会心血管病学分会心力衰竭学组，中国医师协会心力衰竭专业委员会，中华心血管病杂志编辑委员会. 中国心力衰竭诊断和治疗指南 2018［J］. 中华心血管病杂志，2018，46（10）：760-789.

［3］Writing Committee Members, ACC/AHA Joint Committee Members. 2022 AHA/ACC/HFSA Guideline for the management of heart failure［J］. J Card Fail, 2022, 28（5）：e1-e167.

［4］中国老年医学学会心电及心功能分会，中国医师协会心血管内科分会，中国心衰中心联盟专家委员会. 慢性心力衰竭加重患者的综合管理中国专家共识 2022［J］. 中国循环杂志，2022，37（3）：215-225.

［5］中华医学会心血管病学分会，中华心血管病杂志编辑委员会. 右心衰竭诊断和治疗中国专家共识［J］. 中华心血管病杂志，2012，40（6）：449-461.

［6］KONSTAM M A, KIERNAN M S, BERNSTEIN D, et al. Evaluation and management of right-sided heart failure：a scientific statement from the American Heart Association［J］. Circulation, 2018, 137（20）：e578-e622.

［7］张澍，霍勇. 内科学. 心血管内科分册［M］. 北京：人民卫生出版社，2016.

［8］陈新. 黄宛临床心电图学［M］. 6 版. 北京：人民卫生出版社，2018.

［9］BRUGADA J, KATRITSIS D G, ARBELO E, et al. 2019 ESC Guidelines for the management of patients with supraventricular tachycardia. The Task Force for the management of patients with supraventricular tachycardia of the European Society of Cardiology（ESC）［J］. Eur Heart J, 2020, 41（5）：655-720.

［10］中华医学会心电生理和起搏分会，中国医师协会心律学专业委员会，中国房颤中心联盟心房颤动防治专家工作委员会. 心房颤动：目前的认识和治疗建议（2021）［J］. 中华心律失常学杂志，2022，26（1）：15-88.

［11］AL-KHATIB S M, STEVENSON W G, ACKERMAN M J, et al. 2017 AHA/ACC/HRS Guideline for management of patients with ventricular arrhythmias and the prevention of sudden cardiac death：a report of the American College of Cardiology/American Heart Association Task Force on Clinical Practice Guidelines and the Heart Rhythm Society［J］. J Am Coll Cardiol, 2018, 72 (14)：e91-e220.

［12］孙宁玲，霍勇，王继光，等. 难治性高血压诊断治疗中国专家共识［J］. 中国介入心脏病学杂志, 2013, 21 (2)：69-74.

［13］中国高血压防治指南修订委员会，高血压联盟（中国，中华医学会心血管病学分会中国医师协会高血压专业委员会，等. 中国高血压防治指南（2018 年修订版）［J］. 中国心血管杂志, 2019, 24 (1)：24-56.

［14］ROSSI G P, BISOGNI V, ROSSITTO G, et al. Practice recommendations for diagnosis and treatment of the most common forms of secondary hypertension［J］. High Blood Press Cardiovasc Prev, 2020, 27 (6)：547-560.

［15］中华医学会心血管病学分会中华心血管病杂志编辑委员会. 急性 ST 段抬高型心肌梗死诊断和治疗指南（2019）［J］. 中华心血管病杂, 2019, 47 (10)：766-783.

［16］THYGESEN K, ALPERT J S, JAFFE A S, et al. Fourth universal definition of myocardial infarction (2018)［J］. Eur Heart J, 2019, 40 (3)：237-269.

［17］国家卫生健康委员会国家结构性心脏病介入质量控制中心，国家心血管病中心结构性心脏病介入质量控制中心，中华医学会心血管病学分会先心病经皮介入治疗指南工作组，等. 常见先天性心脏病经皮介入治疗指南（2021 版）［J］. 中华医学杂志, 2021, 101 (38)：3054-3076.

［18］VAHANIAN A, BEYERSDORF F, PRAZ F, et al. 2021 ESC/EACTS Guidelines for the management of valvular heart disease［J］. Eur Heart J, 2022, 43 (7)：561-632.

［19］OTTO C M, NISHIMURA R A, BONOW R O, et al. 2020 ACC/AHA Guideline for the management of patients with valvular heart disease：a report of the American College of Cardiology/American Heart Association Joint Committee on Clinical Practice Guidelines［J］. Circulation, 2021, 143 (5)：e35-e71.

［20］中华医学会心血管病学分会，中国心肌炎心肌病协作组. 中国扩张型心肌病诊断和治疗指南［J］. 临床心血管病杂志, 2018, 34 (5)：421-434.

［21］OMMEN S R, MITAL S, BURKE M A, et al. 2020 AHA/ACC Guideline for thediagnosis and treatment of patients with hypertrophic cardiomyopathy：executive summary：a report of the American College of Cardiology/American Heart Association Joint Committee on Clinical Practice Guidelines［J］. Circulation, 2020, 142 (25)：e533-e557.

［22］AMMIRATI E, FRIGERIO M, ADLER E D, et al. Management of acute myocarditis and chronic inflammatory cardiomyopathy：an expert consensus document［J］. Circ Heart Fail, 2020, 13 (11)：e007405.

［23］中华医学会心血管病学分会，中华心血管病杂志编辑委员会. 成人感染性心内膜炎预防、诊断和治疗专家共识［J］. 中华心血管病杂志, 2014, 42 (10)：806-816.

［24］HABIB G, LANCELLOTTI P, ANTUNES M J, et al. 2015 ESC Guidelines for the management of infective endocarditis：The Task Force for the Management of Infective Endocarditis of the European Society of Cardiology (ESC) Endorsed by：European Association for Cardio-Thoracic Surgery (EACTS), the European Association of Nuclear Medicine (EANM)［J］. Eur Heart J, 2015, 36 (44)：3075-3128.

［25］ADLER Y, CHARRON P, IMAZIO M, et al. 2015 ESC Guidelines for the diagnosis and management of pericardial diseases：The Task Force for the Diagnosis and Management of Pericardial

Diseases of the European Society of Cardiology（ESC）Endorsed by：The European Association for Cardio-Thoracic Surgery（EACTS）［J］. Eur Heart J, 2015, 36（42）：2921-2964.

［26］AL-KHATIB S M, STEVENSON W G, ACKERMAN M J, et al. 2017 AHA/ACC/HRS Guideline for management of patients with ventricular arrhythmias and the prevention of sudden cardiac death：a report of the American College of Cardiology/American Heart Association Task Force on Clinical Practice Guidelines and the Heart Rhythm Society［J］. J Am Coll Cardiol, 2018, 72（14）：e91-e220.

［27］王立祥，刘中民，刘亮. 中国心肺复苏培训教程［M］. 北京：科学出版社，2019.

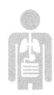

第3篇

消化系统疾病

第19章 胃食管反流病

一、概述

胃食管反流病（gastroesophageal reflux disease，GERD）是指胃、十二指肠内容物反流入食管引起烧心等症状和（或）并发症的疾病，根据是否导致食管糜烂、溃疡分为反流性食管炎（reflux esophagitis，RE）及非糜烂性反流病（non-erosive reflux disease，NERD）。该病也可引起咽喉、气道等食管邻近组织的损害，出现食管外症状。

GERD 的发病机制可能包括以下方面：抗反流屏障结构与功能异常，食管清除作用降低，食管黏膜屏障功能降低。

二、"见"患者，"习"案例

（一）我们可能遇到 GERD 患者的科室

GERD 是临床常见病，患病率在不同国家或地区差异较大。全球基于人群的研究结果显示，每周至少发作 1 次 GERD 症状的患病率为 13%，西方国家发病率较高，亚太地区有上升趋势。我国基于人群的流行病学调查显示，每周至少发作 1 次烧心症状的患病率为 1.9%～7%。我们可以在消化科门诊遇见 GERD 患者，也可以在消化内镜中心见到 RE 的胃镜下表现，也可于五官科或呼吸科见到一些病因不明，久治不愈的咽喉炎、慢性咳嗽和哮喘的患者。

（二）我们可能遇到的病例

患者，女，30 岁，主因"间断反酸、烧心 1 年，加重 1 个月"于门诊就诊。

1. 问诊要点

（1）现病史

主要症状的特点：烧心和反流是 GERD 最常见的典型症状。烧心是指胸骨后灼烧感，反流是指胃内容物在无恶心和不用力的情况下向咽部或口腔方向流动的感觉，含酸味或仅为酸水时称为反酸。

起病情况与患病的时间：烧心和反流常在餐后 1 小时出现，卧位、弯腰或腹压增高时可加重，部分患者烧心和反流症状可在夜间入睡时发生。

病因与诱因：GERD 的危险因素包括吸烟、肥胖、年龄、饮酒、NSAID、社会因素、心身疾病和遗传因素等。

病情的发展与演变：部分患者可能存在 GERD 的并发症，包括上消化道出血［可导致呕血和（或）黑便，伴有不同程度的缺铁性贫血］、食管狭窄（表现为吞咽困难，呈持续或进行性加重）、Barrett 食管。

伴随症状：胸痛、上腹烧灼感、上腹痛、上腹胀、嗳气等为 GERD 的不典型症状。胸痛有时酷似心绞痛，可伴有或不伴有烧心和反流。胸痛患者须先排除心脏因素后才能进行 GERD 评估。吞咽困难或胸骨后异物感见于部分患者，可能是由食管痉挛或功能紊乱所致，症状呈间歇性，进食固体或液体食物均可发生，少部分患者吞咽困难是由食管狭窄引起，呈持续或进行性加重。食管外症状包括咽喉炎、慢性咳嗽和哮喘，是由反流物刺激或损伤食管以外的组织或器官引起。癔球症是一些患者诉咽部不适，有异物感或堵塞感，但无吞咽困难，目前也认为与 GERD 相关。

诊治经过：本次就诊前已经接受过的检查及其结果，治疗所用药物的名称、剂量、给药途径、疗程及疗效，应记述清楚，以备制订诊断治疗方案时参考。本病经质子泵抑制剂（proton pump inhibitor, PPI）治疗后可能有明显效果，但有些患者停药后会复发。

一般情况：睡眠、饮食、大小便、体重变化。

（2）既往史、个人史、月经史、婚育史、家族史

有无高血压、糖尿病，是否口服某些药物等。

2. 查体要点

生命体征（体温 T，脉搏 P，呼吸 R，血压 BP）。

一般情况：BMI，神志情况，精神情况。

消化系统查体：浅触诊，深触诊，压痛，反跳痛，肌紧张。肝脏、胆囊、脾脏等触诊。

3. 归纳病例特点

① 青年女性，慢性病程，症状反复发作。

② 现病史：患者主因"间断反酸、烧心 1 年，加重 1 个月"至门诊就诊。患者 1 年前无明显诱因出现反酸、烧心，症状间断发作，多于进食咖啡后加重，弯腰时可有食物反流，间断服用"奥美拉唑"，服药期间症状可缓解，停药后症状易复发。1 个月前患者再次出现反酸、烧心症状，症状发作次数频繁，有上腹部烧灼感，有咽喉异物感，有嗳气，无吞咽困难，无胸痛，无胸闷，无心悸。现为求进一步诊治收住消化科病房。自发病以来，患者饮食、睡眠好，大便、小便正常，体重未见明显变化。

③ 既往史：无特殊。

④ 查体：BMI 25 kg/m²。消化系统查体示腹软，剑突下压痛，无反跳痛。

⑤ 辅助检查：胃镜示食管炎（B 级）。

4. 诊断思路

青年女性，慢性病程。患者 1 年内间断反复发作反酸、烧心症状，近 1 个月症状频发，合并有咽喉异物感、嗳气及上腹部烧灼感症状。胃镜提示食管炎（B 级）。综合以上考虑 GERD 诊断成立。

5. 鉴别诊断

① 以胸痛为主要表现：须与心源性胸痛及其他非食管源性胸痛（如胸膜炎、纵隔肿瘤等）相鉴别。首先做心电图、心肌酶谱、胸片等排除非食管源性胸痛，再做食管 pH 检测、测压检查等进行确诊。

② 以吞咽困难为主要表现：应与食管癌和其他食管动力性疾病（如贲门失弛缓症、食管弥漫性痉挛等）相鉴别，可通过内镜检查、钡餐及食管动力学检查进行鉴别。

③ 以吞咽疼痛为主要表现：应与感染性食管炎和药物性食管炎相鉴别，可结合病史、内镜活组织、细胞刷片等进行鉴别。

④ 以消化不良为主要表现：应与消化性溃疡、胆道疾病和其他食管动力性疾病相鉴别，可通过内镜、胆道超声、食管动力学检查进行鉴别。

三、诊断要点

GERD 的诊断基于：（a）有反流症状；（b）胃镜下发现 RE；（c）食管过度酸反流的客观证

据。如患者有典型的烧心和反酸症状，可做出 GERD 的初步临床诊断。胃镜检查如发现有 RE（图 19-1）并能排除其他原因引起的食管病变，本病诊断可成立。对有典型症状而内镜检查阴性者，监测 24 小时食管 pH，如证实有食管过度酸反流，诊断成立。

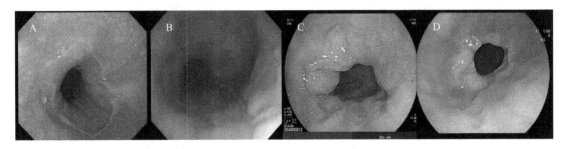

A：A 级，一个或一个以上食管黏膜破损，长径小于 5 mm；B：B 级，一个或一个以上黏膜破损，长径大于 5 mm，但没有融合性病变；C：C 级，黏膜破损有融合，但小于 75% 的食管周径；D：D 级，黏膜破损融合，至少达到 75% 的食管周径。

图 19-1　RE 的洛杉矶分级

由于 24 小时 pH 监测需要一定的仪器设备且为侵入性检查，常难以在临床常规应用，因此临床上对疑诊本病而内镜检查阴性患者常用 PPI 做试验性治疗，如有明显效果，本病诊断一般可成立。对症状不典型患者，常须结合胃镜检查、24 小时 pH 监测和试验性治疗进行综合分析来做出诊断。

临床上需要与其他病因的食管病变（如真菌性食管炎、药物性食管炎、食管癌、贲门失弛缓症等）、消化性溃疡、胆道疾病等相鉴别。以胸痛为主要表现者，应与心源性胸痛及其他原因引起的非心源性胸痛进行鉴别。还应注意与功能性疾病（如功能性烧心、功能性胸痛、功能性消化不良）相鉴别。

四、治疗原则

1. 一般治疗

饮食等生活习惯的调整，BMI 超重或肥胖的患者应进行减重。

2. 药物治疗

① 抑酸药：使用 PPI 时，一般按照治疗消化性溃疡的常规用量，疗程为 4~8 周。对个别疗效不佳者，可加倍剂量或与促胃肠动力药物联合使用，并适当延长疗程。

② 促胃肠动力药：如多潘立酮、莫沙必利、伊托必利等。

③ 抗酸药：仅用于症状轻、间歇发作的患者，作为临时缓解症状用。

3. 维持治疗

对于具有慢性复发倾向者，为减少症状复发，防止食管炎复发引起的并发症，可予以维持治疗。

4. 抗反流手术治疗

抗反流手术是不同术式的胃底折叠术，目的是阻止胃内容物反流入食管。

5. 治疗并发症

① 食管狭窄：胃镜下食管扩张术或外科手术。

② Barrett 食管：定期随访是目前预防食管 Barrett 癌变的唯一方法。

五、医患沟通

患者可能的疑问是什么?	我们如何应对?
我为什么会得这个病?	我们吃进去的东西从食管上段到胃内的过程是通过食管蠕动实现的。食管蠕动时,食团前面有舒张波,食团后面跟随有收缩波,从而挤压食团,使食团向食管下端移动。食管与胃的连接处有一长 3~5 cm 的高压区,医学上称之为食管下括约肌,它可以防止胃内容物反流入食管。当各种原因引起的食管蠕动功能障碍或食管下括约肌功能障碍的时候,可以引起反流。此外,吸烟、饮酒、刺激性食物或药物可以使食管黏膜损伤,从而导致食管黏膜不能抵御反流物的损害,进而引起 GERD。
这个病为什么一吃药就好?一停药就复发呢?	GERD 具有慢性复发倾向。为了减少症状的复发,可以考虑给予维持治疗。维持治疗的剂量因人而异。可以控制无症状的最低剂量是适宜剂量;或是按需维持治疗,即有症状时服药,症状消失时停药。同时,还要注意控制体重、调整自己的饮食生活习惯以减少复发。
我平时需要注意什么?	主要为生活方式的改变:床头抬高 15~20 cm,可减少卧位、夜间反流。白天进餐后不宜立即卧床,晚上睡觉前 2 小时不宜进食。穿宽松衣物,不宜紧束腰带,保持大便通畅。肥胖患者控制体重。避免进食高脂食物、巧克力、咖啡、浓茶并戒烟酒。避免使用某些影响食管压力的药物,保持心情舒畅,减少精神压力。

第 20 章　胃炎

第 1 节　急性胃炎

一、概述

胃炎是指胃黏膜对胃内各种刺激因素的炎症反应，在显微镜下表现为组织学炎症。胃炎大致包括常见的急性胃炎、慢性胃炎和少见的特殊类型胃炎。

急性胃炎一般指各种病因引起的胃黏膜急性炎症，组织学上通常可见中性粒细胞浸润，包括急性糜烂出血性胃炎、急性幽门螺杆菌感染胃炎和其他。人民卫生出版社第 9 版《内科学》教材中着重介绍了急性糜烂出血性胃炎，其常见的病因包括应激、药物、酒精，还有一些创伤和物理因素，经常会伴有上腹痛、恶心、呕吐和食欲不振，重症可有呕血、黑便、脱水、酸中毒或休克。

二、"见"患者，"习"案例

（一）我们可能遇到急性胃炎患者的科室

急性糜烂出血性胃炎可以继发于应激状态下，所以在外科病房会遇到重大手术以后出现急性胃炎的患者；也可以见于 NSAID 使用后，所以我们也可能在心血管内科、骨科、风湿科等见到此类患者；当然，急诊、消化内科门诊和消化内镜中心也可以见到此类患者。由于急性胃炎治疗后好转比较快，很少在消化内科病房遇到单纯因急性胃炎住院的患者。

（二）我们可能遇到的病例

患者，女，50 岁，主因"上腹痛 2 天"门诊就诊。

1. 问诊要点

（1）现病史

针对核心症状"腹痛"：腹痛的诱因、位置、性质、程度，有无放射痛，有无缓解的方式。

伴随症状：有无恶心呕吐，如有呕吐，询问呕吐物的性质、量、有无鲜血或咖啡色物质；有无黑便，有无头晕乏力，有无发热等。

就诊经过：检查结果、用药及效果等。

一般情况：精神、睡眠、饮食、小便量、体重变化。

（2）既往史、个人史、月经婚育史、家族史

有无慢性腹痛发作史，有无类似疾病发作史（如果有，询问当时的诊断、治疗措施等），有无其他慢性病病史，有无食物及药物过敏史，有无手术、外伤史等。末次月经情况或是否绝经等。

2. 查体要点

生命体征（体温 T，脉搏 P，呼吸 R，血压 BP）。

一般情况：神志情况，精神情况等。

消化系统查体：

视诊：皮肤情况（有无皮疹）。

听诊：肠鸣音（有助于判断是否存在肠梗阻）。

叩诊：腹部叩诊，移动性浊音（门诊根据情况酌情检查）。

触诊：浅触诊，深触诊，压痛，反跳痛，肌紧张。胆囊压痛点，阑尾压痛点。

3. 归纳病例特点

① 中年女性，急性病程。

② 现病史：患者主因"上腹痛 2 天"于消化科门诊就诊。患者 2 天前因腰痛服用"布洛芬"后出现上腹痛，为持续性胀痛，阵发性加重，无放射痛，伴恶心，无呕吐，无胸闷及呼吸困难，无发热，嚼服"铝碳酸镁"以后稍缓解。今日晨起后仍有腹痛，就诊于消化内科门诊，行胃镜检查提示胃窦多发糜烂水肿，诊断为"急性糜烂性胃炎"。自发病以来，患者食欲欠佳，进食以半流质为主，睡眠尚可，大小便正常，体重未见明显变化。

③ 既往史：患者既往体健，否认冠心病、高血压、糖尿病等病史，否认肝炎、结核等传染病史。否认吸烟、饮酒史，预防接种史不详，否认食物、药物过敏史。

④ 查体：T 36.8 ℃，P 78 次/分，R 18 次/分，BP 110/70 mmHg。发育正常，营养中等。双肺呼吸音清，未闻及明显干、湿啰音。心率 78 次/分，心律齐。腹部平坦，未见皮疹，腹壁柔软，上腹部轻压痛，无反跳痛，胆囊区无压痛，Murphy 征阴性，肝脾肋下未触及，肠鸣音 4 次/分。双下肢无水肿。

⑤ 辅助检查：血常规示 WBC $5.64×10^9$/L，Hb 135 g/L，PLT $352×10^9$/L，血淀粉酶52 U/L。胃镜示急性糜烂性胃炎。腹部 B 超示肝、胆囊、胰腺、脾脏未见明显异常。

4. 诊断思路

患者中年女性，急性病程，主因"上腹痛 2 天"入院。患者 2 天前因腰痛服用"布洛芬"后出现上腹痛，为持续性胀痛，阵发性加重，伴恶心，无呕吐，无发热，"铝碳酸镁"治疗有效。既往体健，查体上腹部有轻压痛，胃镜检查发现胃窦部多发糜烂、水肿。结合其诱因（口服 NSAID）、主要症状（上腹痛）、治疗反馈（抗酸药物铝碳酸镁治疗有效）和胃镜下表现（胃黏膜水肿、糜烂），诊断为急性糜烂性胃炎。

5. 鉴别诊断

① 胃溃疡：胃溃疡好发于中年人，患者可以表现为上腹痛，常为进餐后加重，服用抗酸药物有效，上述特点与该患者吻合，应该注意鉴别。但胃溃疡常有慢性节律性腹痛，可以有阵发性加重，该患者主要表现为急性病程，胃镜检查提示胃黏膜水肿、糜烂，未发现溃疡，故不考虑该诊断。

② 急性胆囊炎：我国是胆囊结石高发国家。急性胆囊炎好发于中年女性，突发上腹痛是其最重要的临床表现，故该患者腹痛须考虑胆囊炎的可能。但患者无胆囊结石病史，查体右上腹无压痛，胆囊区无压痛，腹部 B 超肝胆未见异常，故不支持。

③ 急性胰腺炎：该病以急性上腹痛为首要表现，通常为胀痛，持续不能缓解，血淀粉酶可升高至正常上限（通常为 110 U/L 左右）3 倍以上，腹部 B 超或 CT 提示胰腺渗出。该患者淀粉酶及腹部 B 超正常，不考虑该病。

④ 急性冠状动脉综合征：部分不稳定型心绞痛，甚至心肌梗死患者可以有上腹痛表现，该患者为中年女性，无吸烟史，无高血压、糖尿病、高脂血症等危险因素，既往未发现心前区疼痛等表现，急性冠状动脉综合征的可能性较小，必要时可行心电图、心肌酶谱等进一步排除。

三、诊断要点

该病一般通过综合患者的起病诱因（应激或服用相关药物，如 NSAID 等）、临床表现（通常为上腹痛）、抑酸或抗酸药物治疗有效，做出临床疑诊，最终可以通过胃镜检查来明确诊断。

胃镜（图 20-1-1）是诊断胃炎最常用和最准确的检查方法，它不仅能直接观察胃黏膜，还能取活检。胃镜检查可以帮助我们发现胃黏膜的水肿、糜烂或者出血点（图 20-1-2），在内镜下取病理，经过病理 HE 染色，可以见到中性粒细胞浸润于胃黏膜（图 20-1-3）。

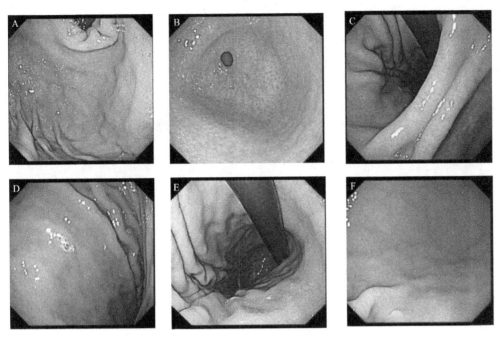

A：胃底（倒镜观察）；B：胃窦；C：胃角；D：胃体上段；E：胃体（倒镜观察）；F：胃体下段。基本正常胃镜：全胃黏膜光滑，皱襞平整，无明显充血。

图 20-1-1 基本正常胃镜图

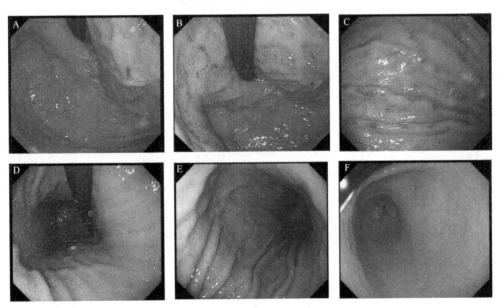

A、B：胃底；C：胃体上段；D、E：胃体（倒镜观察）；F：胃窦。急性糜烂性胃炎胃镜：胃体、胃底黏膜广泛充血糜烂水肿。

图 20-1-2 急性糜烂性胃炎胃镜图

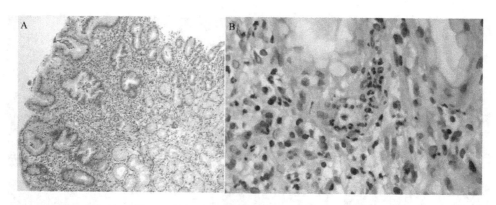

A：HE×200；B：HE×400。胃黏膜固有层可见中性粒细胞浸润。

图 20-1-3　急性活动期胃炎病理

四、治疗原则

急性糜烂性胃炎需要去除病因，积极治疗原发疾病和创伤，纠正其引起的病理生理紊乱。常用抑制胃酸分泌的药物和胃黏膜保护剂。

1. 抑酸药

① H_2 受体拮抗剂（H_2RA）：通过拮抗组胺受体（H_2 受体）作用于壁细胞，减少胃酸的分泌，如法莫替丁、雷尼替丁等。

② PPI：通过抑制壁细胞的 H^+-K^+-ATP 泵来抑制壁细胞将 H^+ 泵入胃腔，来减少胃酸分泌，如奥美拉唑、雷贝拉唑等。

2. 胃黏膜保护剂

胃黏膜保护剂用于促进胃黏膜修复，包括铝镁合剂（如铝碳酸镁、硫糖铝、铝镁混悬液等）、吉法酯、替普瑞酮、瑞巴派特等。

五、医患沟通

患者可能的疑问是什么？	我们如何应对？
我看到我的胃"糜烂"了，那是不是说要烂掉了？是不是很严重？	您先别担心，我给您解释一下：糜烂是指一种黏膜缺损，这种缺损是非常表浅的，就像一片草坪，只有一处草的叶尖断掉了，并没有影响到整个土壤，所以是非常轻微的。不用介意这个"糜烂"中的"烂"字，它其实比我们通常所说的胃溃疡、十二指肠溃疡中的"溃疡"病变，要浅很多。 胃黏膜的糜烂修复起来也很快。当我们去除掉导致胃炎的因素，并且应用一部分药物以后，糜烂的黏膜可以在几天内修复到正常。
医生开的奥美拉唑和铝碳酸镁都有什么作用？	医生开的奥美拉唑是一种减少胃酸的药物。因为我们胃里面会分泌很多胃酸来帮助食物杀菌和消化，但是在正常情况下胃黏膜有自我保护的功能，保证在正常分泌胃酸的情况下让自己的黏膜不被酸腐蚀。但是在糜烂出现以后，部分黏膜缺损，这部分黏膜就不能保护自己了。这个时候我们需要用药物减少胃酸，也就是减少对黏膜的刺激，同时还可以加用一些黏膜保护剂，比如说您吃过的铝碳酸镁，它可以覆盖在糜烂伤口的表面，发挥抗酸和保护黏膜的作用。就像屋子漏了，如果还下雨，就没时间修复屋顶了，这时候奥美拉唑可以让"雨"量减少，铝碳酸镁可以在屋顶撑一把伞，都是为了帮助"屋顶重建"的。
我在饮食上要注意什么？	由于您此次诊断为急性胃炎，这个时候我们建议吃一些容易消化的食物。例如，主食可以是白粥、白米饭、面条这些；蛋白质摄入方面，可以吃蛋白、清蒸鱼肉、鸭肉、鸡肉这些也都是可以的；少吃油腻的食物，不吃粗粮和粗纤维的蔬菜。

第 2 节　慢性胃炎

一、概述

慢性胃炎是指由多种病因引起的慢性胃黏膜炎症改变，临床常见。其患病率一般随年龄增长而增加，特别是中年以上人群更为常见。

慢性胃炎最常见的病因是幽门螺杆菌感染，另外还包括十二指肠胃反流（胆汁反流）、药物和毒物（NSAID、酒精等）及自身免疫等因素。

大多数慢性胃炎患者无明显症状，即便有症状也多为非特异性。目前，胃镜及活检组织病理学检查是诊断和鉴别诊断慢性胃炎的主要手段。根据胃镜和胃黏膜病理，我们将慢性胃炎分为慢性非萎缩性胃炎和慢性萎缩性胃炎。在胃镜下，慢性非萎缩性胃炎的黏膜可充血水肿或黏膜皱襞肿胀增粗；萎缩性胃炎的黏膜色泽变淡，皱襞变细而平坦，黏液减少，黏膜菲薄有时可透见黏膜血管纹。胃黏膜损伤和修复过程中产生的慢性胃炎组织学变化主要有炎症、萎缩、化生和异型增生。

慢性胃炎的治疗包括对因治疗和对症治疗，另外需要对萎缩、肠上皮化生和异型增生这些癌前状态进行处理和规范的随访。

二、"见"患者，"习"案例

（一）我们可能遇到慢性胃炎患者的科室

慢性胃炎是消化科门诊和消化内镜中心最常见的疾病之一。由于大部分患者只需要接受口服药物治疗，很少在消化内科病房遇到单纯因慢性胃炎住院的患者。

（二）我们可能遇到的病例

患者，男，38 岁，主因"间断上腹部不适 2 年"就诊于消化内科门诊。

1. 问诊要点

（1）现病史

针对核心症状"上腹部不适"：出现腹部不适的时间和诱因，位置，性质（胀/痛），发作频率，严重程度，是否有放射痛，与进餐的关系，有无缓解的方式。

伴随症状：有无恶心呕吐，如有呕吐，询问呕吐物的性质和量；有无反酸、烧心；有无腹泻或便秘，有无发热。

就诊经过：检查结果（胃镜、幽门螺杆菌、腹部超声）、用药及效果等。

一般情况：精神、睡眠、饮食有无改变，大小便情况，体重变化情况。

（2）既往史、个人史、婚育史、家族史

有无胆囊结石病史，有无其他慢性病病史，有无食物及药物过敏史，有无手术、外伤史等。是否有胃癌家族史。

2. 查体要点

生命体征（体温 T，脉搏 P，呼吸 R，血压 BP）。

一般情况：神志情况，精神状态，营养状态。

消化系统查体：浅触诊，深触诊，压痛，反跳痛，肌紧张等。胆囊压痛点，阑尾压痛点。

3. 归纳病例特点

① 中年男性，慢性病程。

② 现病史：患者 2 年前间断出现上腹部不适，多为腹胀、嗳气，无明显恶心呕吐，偶有反酸，无发热，间断口服"奥美拉唑""吗丁啉"等药物后缓解。今年健康体检检查幽门螺杆菌呼气试验阳性，于我院消化内科门诊就诊，胃镜检查发现胃体小弯侧及胃窦部黏膜发白，血管纹理透见，胃

体黏膜水肿发红，诊断为"慢性萎缩性胃炎 C-2"，胃窦活检病理提示中度慢性活动性炎症，伴固有腺体萎缩。现患者为进一步治疗就诊。患者自起病以来，精神好，食欲一般，睡眠正常，大小便正常，体重无明显变化。

③ 既往史：既往体健，否认胃癌家族史，否认冠心病、高血压、糖尿病等病史，否认肝炎、结核等传染病史。否认吸烟史，偶有饮酒，否认食物、药物过敏史。

④ 查体：T 36.5 ℃，P 70 次/分，R 18 次/分，BP 120/80 mmHg。发育正常，营养中等。双肺呼吸音清，未闻及明显干、湿啰音。心音正常，心律齐，心率 70 次/分。腹部平坦，腹壁柔软，无压痛、反跳痛，肝脾肋下未触及，肝浊音界存在，肠鸣音 4 次/分。双下肢无水肿。

⑤ 辅助检查：胃镜示慢性萎缩性胃炎 C-2。胃窦黏膜活检病理提示中度慢性活动性炎症，伴固有腺体萎缩。

4. 诊断思路

患者中年男性，因"上腹部不适 2 年"于门诊就诊，主要表现有上腹饱胀、嗳气，症状间断出现，服用"奥美拉唑""吗丁啉"等药物可缓解，胃镜发现胃体小弯侧及胃窦部黏膜发白，血管纹理透见，胃体黏膜水肿发红，内镜下考虑为慢性萎缩性胃炎 C-2，胃窦活检病理提示中度慢性活动性炎症，伴固有腺体萎缩。综合以上症状、内镜下表现及病理报告，该患者诊断为萎缩性胃炎。

病因诊断：慢性萎缩性胃炎的病因包括幽门螺杆菌感染、自身免疫和老年人胃黏膜的退行性变，其中幽门螺杆菌感染是最常见的病因。该患者体检发现呼气试验阳性，故考虑为幽门螺杆菌感染引起的萎缩性胃炎。

幽门螺杆菌感染后的萎缩性胃炎通常表现为从胃的远端（即胃窦部）开始出现萎缩，然后沿着胃角、胃体小弯侧向贲门，随后向胃体前后壁，最后发展到大弯侧进展为全胃萎缩（图 20-2-1）。

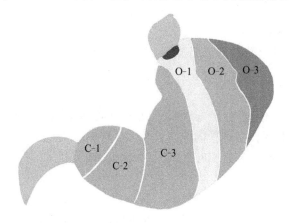

图 20-2-1 萎缩性胃炎的木村-竹本分类

5. 鉴别诊断

自身免疫性胃炎：属于一种相对少见的萎缩性胃炎，表现为以胃体为主的萎缩，活检病理见胃体腺减少，而胃窦黏膜正常。该病与体内出现壁细胞抗体或内因子抗体有关，起病隐匿。由于内因子抗体的出现，影响了机体对维生素 B_{12} 的吸收，可能出现巨幼细胞贫血和脊髓亚急性联合变性。该患者的胃镜表现以胃窦萎缩为主，胃体黏膜水肿、发红，内镜下没有血管纹理透见等萎缩表现，故不符合该病表现。

三、诊断要点

慢性胃炎是临床中非常常见的疾病，当就诊者有反复出现的上腹部不适，或伴有嗳气、反酸、烧心等情况时，医生做出临床疑诊，通过胃镜检查可以明确诊断，而幽门螺杆菌检测可以帮助我们明确胃炎的病因。

胃镜（图 20-2-2）下可以根据胃黏膜是否有血管纹理透见等判断是慢性萎缩性胃炎还是慢性非萎缩性胃炎。通常来说，从胃窦开始萎缩的胃炎，我们按照木村－竹本分型，从轻到重分为闭合型（close 型）C-1、C-2、C-3 和开放型（open 型）O-1、O-2、O-3，其中，C-1 和 C-2 归类为轻度萎缩，C-3 和 O-1 归类为中度萎缩，而 O-2 和 O-3 归类为重度萎缩。自身免疫因素引起的萎缩性胃炎，表现为以胃体、胃底为主的萎缩，也可在内镜下做出诊断，如合并血清维生素 B$_{12}$ 水平下降，内因子抗体、壁细胞抗体阳性可以进一步明确。内镜下病理活检（图 20-2-3）是诊断不同类型萎缩性胃炎的"金标准"。

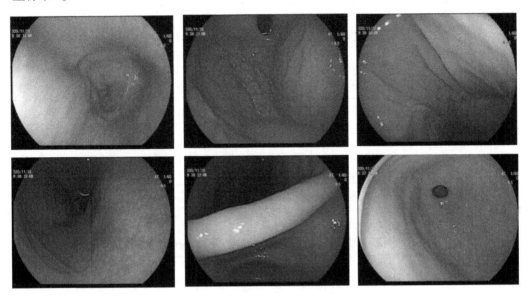

萎缩分界线位于胃体下段小弯侧。

图 20-2-2　萎缩性胃炎 C-2 胃镜图

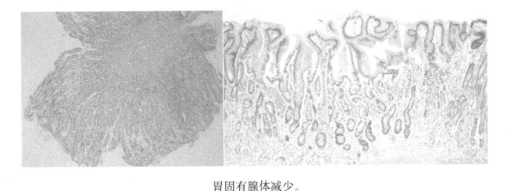

胃固有腺体减少。

图 20-2-3　萎缩性胃炎患者活检病理

四、治疗原则

大多数成人胃黏膜均有轻度非萎缩性胃炎及浅表性胃炎，如幽门螺杆菌阴性而无糜烂及症状，可不予药物治疗。除此之外，胃炎的治疗分为对因治疗、对症治疗、癌前情况的处理、患者教育四个部分。

① 对因治疗：包括幽门螺杆菌相关胃炎，应给予根除幽门螺杆菌治疗。

② 对症治疗：可用药物适度抑制或中和胃酸、促胃动力剂或消化酶制剂，缓解动力不足或消化酶不足引起的腹胀等症状。黏膜保护剂有助于缓解腹痛与反酸等症状。

③ 癌前情况的处理：如肠上皮化生、假幽门腺化生、萎缩性胃炎及异型增生，可予短期或长期

间歇治疗。有中重度萎缩并伴有肠化生的慢性萎缩性胃炎患者，需每年复查一次胃镜。

④ 患者教育：幽门螺杆菌主要在家庭内传播，应提倡分餐制，减少幽门螺杆菌感染的机会。同时，食物应多样化，避免偏食，多吃新鲜食品，不吃霉变食物，少吃熏制、腌制等富含硝酸盐和亚硝酸盐的食物，避免食用过于粗糙、浓烈、辛辣食物和长期大量饮酒吸烟，保持良好心理状态及充足的睡眠。

五、医患沟通

患者可能的疑问是什么？	我们如何应对？
胃镜报告写着"胃炎"，为何不用消炎药？	大家通常说的"消炎药"是抗生素，如阿莫西林、阿奇霉素等。而"胃炎"的"炎"字，是一种炎症反应，它不一定是细菌感染引起的，也可以是药物或者酒精等的刺激引起的。如果您同时有幽门螺杆菌感染，那医生会在处方上开抗生素来杀菌；如果没有，那医生对于胃炎的用药是不需要抗生素的。
萎缩性胃炎是胃萎缩了吗？	萎缩性胃炎是指胃黏膜的萎缩，而不是胃的体积或者胃内空间的萎缩。内镜医生通过观察胃黏膜下血管纹理更清晰显露而判断胃黏膜出现了萎缩，就好比一个大草坪，草变少、变矮了，泥土的纹路就能看得清楚了。而其实，草地的面积并没有减少。所以有的患者担心胃萎缩加重是不是胃越来越小，最后就不能吃东西了，这种担心是不必要的呢！
得了萎缩性胃炎是不是会得胃癌？	您不要担心，萎缩性胃炎患者患有胃癌的概率的确比正常人群要高一些，但是，患胃癌的人群依然是非常低的比例，胃癌还和遗传、环境等很多因素有关系。所以得了萎缩性胃炎并不等同于会在多少年内患上胃癌。咱们要做的事情就是和医生共同确定定期检查的方案，用良好的生活方式好好管理我们的胃，放松心情。

第 21 章　消化性溃疡

一、概述

消化性溃疡（peptic ulcer，PU）主要是指胃肠黏膜发生的炎性缺损，通常与胃液的胃酸和消化作用有关，病变穿透黏膜肌层或达更深层次。PU 通常发生于胃、十二指肠，可发生于食管-胃吻合口、胃-空肠吻合口或附近、含有胃黏膜的 Meckel 憩室等。

PU 可以发生于各个年龄段，男性多于女性，十二指肠溃疡（duodenal ulcer，DU）多于胃溃疡（gastric ulcer，GU），DU 多见于青壮年，GU 多见于中老年人。很多 PU 的发病和幽门螺杆菌感染相关，还有一部分和服用 NSAID（如阿司匹林、布洛芬等）有关。

PU 典型症状为上腹痛，表现为慢性、反复发作或周期性腹痛，具有与进餐相关的节律性（餐后痛见于 GU，饥饿痛、夜间痛见于 DU），该腹痛可以被抑酸药物或抗酸药物缓解。其发作时可以有上腹部局限性压痛，缓解后无明显体征。胃镜检查对 PU 的诊断有重要意义。

二、"见"患者，"习"案例

（一）我们可能遇到 PU 患者的科室

PU 为全球性多见病。我们可以在消化科门诊遇见 PU 患者，也可以在消化内镜中心见到溃疡的胃镜下表现。如果 PU 患者出现了并发症，如出血、穿孔、幽门梗阻或者癌变，那么我们很可能会在病房遇见他们。

（二）我们可能遇到的病例

患者，男，25 岁，主因"2 天内黑便 2 次，总量约 600 g"入院。

1. 问诊要点

（1）现病史

针对核心症状"黑便"：出现黑便的时间和诱因，黑便的次数，每次的量（正常人大便在 200~300 g/d），性质（成形/不成形/水样便）。

伴随症状：有无腹痛，如有腹痛，询问位置、性质、程度、与进餐的关系、出现的时间或者季节等；有无恶心呕吐，如有呕吐，询问呕吐物的性质、量、有无鲜血或咖啡色物质；有无头晕乏力、晕厥（意识丧失），如有晕厥，询问有无四肢抽搐、双眼震颤或偏斜等。

就诊经过：检查结果、用药及效果等。

一般情况：精神、睡眠、饮食、小便量、体重变化。

（2）既往史、个人史、婚育史、家族史

有无慢性腹痛发作史，有无类似疾病发作史（如果有，询问当时的诊断、治疗措施等），有无其他慢性病病史，有无特殊药物（如止痛片）服用史，有无食物及药物过敏史，有无手术、外伤史等。

2. 查体要点

生命体征（体温 T，脉搏 P，呼吸 R，血压 BP），有助于判断失血量。

一般情况：神志情况，精神情况，四肢末梢（有无湿冷现象、水肿等），贫血貌。

消化系统查体：

视诊：皮肤情况（帮助判断有无贫血）。

听诊：肠鸣音（有助于判断是否存在活动性出血）。

叩诊：腹部叩诊，移动性浊音。

触诊：浅触诊，深触诊，压痛，反跳痛，肌紧张。肝脏、胆囊、脾脏等触诊。

3. 归纳病例特点

① 青年男性，急性病程。

② 现病史：患者主因"2 天内黑便 2 次，总量约 600 g"急诊入院。患者 2 天前晨起后出现黑便 2 次，每次大便量约 300 g，为柏油样便，伴恶心，未呕吐，伴反酸、上腹部不适，伴心慌、乏力，无头晕及晕厥，昨日于我院急诊就诊，入院查血压 110/80 mmHg，心率 98 次/分，肠鸣音 6 次/分，急诊化验大便隐血阳性，查血常规提示 Hb 108 g/L，接诊医生考虑诊断为"上消化道出血"，予"奥美拉唑"抑酸、补液扩容等治疗后患者未再解大便，现为求进一步诊治收住消化科病房。自发病以来，患者食欲欠佳，未进食动物血制品，未服用中药、铋剂等，睡眠尚可，大便如前所述，小便正常，体重未见明显变化。

③ 既往史：患者 7 年前曾经因夜间上腹痛于医院查胃镜提示 DU，口服"奥美拉唑"后好转，后自行停药，未曾检查幽门螺杆菌。平素健康状况好，近 2 年公司体检血常规未见异常。否认高血压、糖尿病、肾病等慢性病史，否认肝炎、结核等传染病史。否认吸烟、饮酒史，预防接种史不详，否认食物、药物过敏史。

④ 查体：T 36.5 ℃，P 70 次/分，R 16 次/分，BP 120/80 mmHg。发育正常，营养中等，轻度贫血貌。全身皮肤黏膜未见明显黄染，全身淋巴结未触及肿大。双肺呼吸音清，未闻及明显干、湿啰音。心音正常，未闻及明显病理性杂音，心率 70 次/分。腹部平坦，无胃肠型及蠕动波，腹壁柔软，脐上偏右侧轻压痛，无反跳痛，胆囊区无压痛，肝脾肋下未触及，移动性浊音阴性，肝浊音界存在，肠鸣音 4 次/分。双下肢无水肿，生理反射存在，病理反射未引出。

⑤ 辅助检查：血常规示 WBC 8.54×10^9/L，Hb 108 g/L，PLT 125×10^9/L，红细胞比容为 0.35。

4. 诊断思路

患者青年男性，急性病程，主因"2 天内黑便 2 次，总量约 600 g"入院。患者解黑便，伴心悸、乏力，之前未进食动物血制品，未服用中药、铋剂等，我院急诊查血压 110/80 mmHg，心率 98 次/分，肠鸣音 6 次/分，急诊化验大便隐血阳性，查血常规提示 Hb 为 108 g/L，因此考虑消化道出血诊断成立。

① 出血位置判断：由于患者主要表现为黑便，考虑出血来源于上消化道（即十二指肠悬韧带以上）的可能性大。

② 出血量的判断：患者青年男性，平时健康状况好，健康体检时 Hb 水平正常，此次发病有乏力、心悸的全身表现，但无晕厥，入院后血压在正常范围，无全身湿冷等周围循环衰竭表现，Hb 108 g/L，为轻度贫血，考虑为中等量的消化道出血。

③ 出血病因诊断：引起上消化道出血的最常见病因为 PU、肝硬化食管胃底静脉曲张破裂出血、糜烂出血性胃炎、胃癌、食管贲门黏膜撕裂等。结合患者 7 年前因夜间上腹痛于医院查胃镜提示 DU，口服"奥美拉唑"后好转，后自行停药，提示该患者为 DU 伴出血的可能性最大，可以通过胃镜检查来明确。

5. 鉴别诊断

① GU：该病更多见于中老年人，患者常有剑突下疼痛，常为进餐后疼痛，可经抑酸药物治疗后好转，体检可完全正常或仅有上腹部轻度压痛，胃镜检查可以鉴别。

② 急性胃炎：病因通常为应激、口服 NSAID、饮酒或放射性损伤等，常有上腹痛、胀满、恶心呕吐和食欲不振，严重者可有呕血或黑便，胃镜检查有助于鉴别。

③ 胃癌：胃癌的高发年龄为 55~70 岁，青年人患胃癌的可能性相对较小，同样可以通过胃镜检查排除该疾病。

④ 肝硬化食管胃底静脉曲张破裂出血：食管胃底静脉曲张为肝硬化失代偿期门脉高压表现之

一，而该患者为青年男性，无肝炎、肝硬化病史，该病引起的消化道出血可能性极小。

三、诊断要点

该病一般通过综合患者的性别、年龄、起病方式，以及典型的临床表现（周期性、节律性上腹痛），做出临床疑诊，最终通过胃镜检查（图 21-1）来明确诊断，而幽门螺杆菌检查可以帮助我们判断患者是否为幽门螺杆菌感染相关的消化性溃疡。

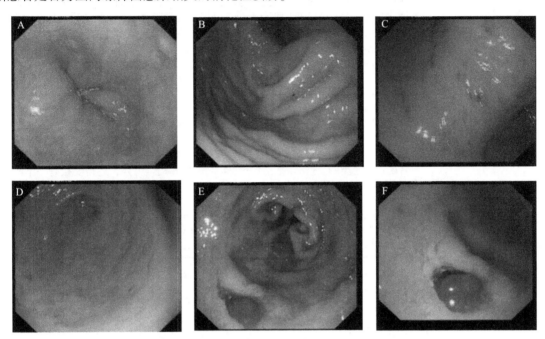

A：贲门；B：胃底；C、D：胃角；E：十二指肠球部；F：十二指肠球部（近景）。

图 21-1　胃镜所见糜烂性胃炎、十二指肠球部溃疡伴渗血

幽门螺杆菌检查分为非侵入性检查和侵入性检查。非侵入性检查包括：（a）免疫学方法，检测血清中的幽门螺杆菌抗体，但这种方法不能鉴别是既往感染还是目前感染；（b）尿素呼气试验，此方法简单快速，但抗溃疡药物及抗生素对检查结果有影响，检查前应要求被检查者停用抗生素和铋剂 4 周，停用抑酸药物 2 周。侵入性检查，即通过内镜采取胃黏膜组织来检测幽门螺杆菌，包括快速尿素酶试验、细菌培养和病理学检查。快速尿素酶试验有一定假阳性可能，细菌培养比较费时，病理学检查一般是胃黏膜组织切片染色检查，以银染色法最佳，检测率高，结果可靠。综合上述检查，幽门螺杆菌的检查在临床中以 ^{13}C 或 ^{14}C 呼气试验应用最为普遍。

四、治疗原则

1. PU 的治疗目标

去除病因，控制症状，促进溃疡愈合，预防复发和避免并发症。

2. 药物治疗

① 抑制胃酸分泌：包括 H_2 受体拮抗剂（法莫替丁、雷尼替丁等）和 PPI（奥美拉唑、兰索拉唑、泮托拉唑、雷贝拉唑、埃索美拉唑、艾普拉唑等）。

② 根除幽门螺杆菌：目前我国推荐四联疗法，即 PPI+铋剂+两种抗生素，治疗 10 天或 14 天。

③ 保护胃黏膜：铋剂，弱碱性抗酸剂（常用铝碳酸镁、硫糖铝、氢氧化铝等）。

3. 治疗方案及疗程

为了达到溃疡愈合，抑酸药物的疗程通常为 4~6 周，一般推荐 DU 的 PPI 治疗疗程为 4~6 周，

GU 疗程为 6~8 周。根除幽门螺杆菌所需的 2 周疗程可以重叠在 4~8 周的抑酸药物治疗疗程内，也可以在抑酸疗程结束后进行。

五、医患沟通

患者可能的疑问是什么?	我们如何应对?
我为什么会得这个病?	我们的胃里是有胃酸的，这个胃酸几乎就是"盐酸"那种强酸，它可以帮助我们消化食物，杀灭食物里的大部分细菌。但是胃黏膜本身不会被消化，是因为它本身是有防御机制的，这个防御机制中最核心的是我们的胃黏膜，它就像城墙一样，保护了胃本身不受伤害，又能派精兵强将（胃酸）出去打仗。如果因为某些原因，导致胃的防御能力下降了，或者外面的兵力太强，那么城墙就垮了，胃黏膜就有一个破口，胃酸就会进一步侵蚀胃黏膜，变成我们看见的溃疡。
这个病怎么吃药能治好呢?	怎么吃药的问题与这个疾病的起因有关。PU 的发生是因为胃酸过多，或者胃黏膜保护能力变弱了，所以需要服用一些减少胃酸的药，它可能叫作某某"拉唑"，或者某某"替丁"。还可以服用一些保护胃黏膜的药，这类药可以覆盖在胃黏膜的表面，防止我们的胃黏膜受伤，它主要是一些铝镁制剂，名字可能是铝碳酸镁，或者硫糖铝之类的。这样的药物一般得服用 4~6 周。另外，还需要检查一下幽门螺杆菌，这个细菌是大部分 PU 的病因，所以如果发现有这个细菌感染，还需要增加杀菌的方案，来促进溃疡的愈合，减少复发，这样就可以治好了。
我平时需要注意什么?	平时要戒烟戒酒，饮食和工作都要规律，不要吃过多刺激性的食物，如特别辛辣的食品、浓茶和浓咖啡等。当然还要注意休息，保持好心情。

第 22 章　胃癌

一、概述

胃癌（gastric cancer）是指源于胃黏膜上皮细胞的恶性肿瘤，绝大多数是腺癌。胃癌占胃部恶性肿瘤的 95% 以上。2014 年 WHO 癌症报告显示，60% 的胃癌病例分布在发展中国家，就地理位置而言，日本、中国等东亚国家为高发区。胃癌的高风险因素包括幽门螺杆菌感染、慢性萎缩性胃炎、肠上皮化生、异型增生、腺瘤、残胃、吸烟和遗传因素。胃癌的癌前病变或者称胃癌前情况分为癌前疾病和癌前病变。癌前疾病是指胃癌相关的胃良性疾病，有发生胃癌的危险性，而癌前病变是指较容易转变为癌的病理学变化，主要是指异型增生。

胃癌的症状没有特异性，80% 的早期胃癌没有症状，部分患者可有消化不良的症状。进展期胃癌最常见的症状是体重减轻和上腹痛，另外可以有贫血、食欲减退、厌食和乏力。胃癌如果发生并发症或转移时，可以出现一些特殊症状，如贲门癌累及食管下段时可出现吞咽困难，并发幽门梗阻时可有恶心呕吐，溃疡型胃癌可有呕血或黑便，胃癌转移至肝脏可以有上腹痛、黄疸或者发热。腹膜播散者可以有腹腔积液，极少数转移至肺者可以引起咳嗽或者咯血。

胃镜检查结合黏膜活检是目前最可靠的胃癌诊断手段。早期胃癌是指病灶局限，且深度不超过黏膜下层的胃癌，不论有无局部淋巴结转移，病理呈高级别上皮内瘤变或腺癌；进展期胃癌深度超过黏膜下层，侵入基层者称中期胃癌，侵袭浆膜或浆膜外者称晚期胃癌。胃癌的转移方式可以有直接蔓延、淋巴结转移、血型播散和种植转移。

胃癌的治疗包括内镜治疗、手术治疗、化学治疗。早期胃癌无淋巴结转移时，可以采取内镜治疗；进展期胃癌在无全身转移时可行手术治疗，肿瘤切除后应尽可能排除残胃的幽门螺杆菌感染。

胃癌的预后直接与诊断时的分期有关，早期胃癌的 5 年生存率可以在 90% 以上，而进展期胃癌仅为 7%~34%。

二、"见"患者，"习"案例

（一）我们可能遇到胃癌患者的科室

我国是胃癌高发地区，我们可能会在消化科门诊遇到胃癌患者，如果胃癌患者出现了并发症，如出血、穿孔、梗阻，我们可能会在急诊遇见他们。普外科病房内可以看到准备接受手术的胃癌患者，肿瘤科、放疗科也可以见到他们，而在消化科病房，我们会遇见早期（黏膜内）胃癌准备接受内镜下治疗的患者。

（二）我们可能遇到的病例

患者，女，49 岁，主因"上腹部不适 4 个月"入院。

1. 问诊要点

（1）现病史

针对核心症状"上腹部不适"：出现腹部不适的时间和诱因，位置，性质（胀／痛），发作频率，严重程度，是否有放射痛，与进餐的关系，有无缓解的方式。

伴随症状：有无恶心呕吐，如有呕吐，询问呕吐物的性质、量、有无鲜血或咖啡色物质；有无反酸、烧心；有无腹泻或便秘，有无发热、心慌、胸闷等。

就诊经过：检查结果（胃镜、腹部超声、幽门螺杆菌）、用药及效果等。

一般情况：精神、睡眠、饮食有无改变，大小便、体重变化情况。

（2）既往史、个人史、月经婚育史、家族史

有无慢性腹痛发作史，有无其他慢性病病史，有无食物及药物过敏史，有无手术、外伤史等。是否有胃癌家族史。

2. 查体要点

生命体征（体温 T，脉搏 P，呼吸 R，血压 BP）。

一般情况：神志情况，精神状态，营养状态，皮肤有无苍白或黄染。

消化系统查体：

视诊：皮肤情况（带状疱疹也可能出现上腹痛）。

听诊：肠鸣音。

叩诊：腹部叩诊，移动性浊音。

触诊：浅触诊，深触诊，压痛，反跳痛，肌紧张。肝脏、胆囊、脾脏等触诊。

3. 归纳病例特点

① 中年女性，慢性病程。

② 现病史：患者 4 个月来反复出现进食后上腹部不适，主要为饱胀感，偶有呕吐，呕吐物为胃内容物，无血液或咖啡色物质，偶有腹泻，每天 3~5 次，不成形，无便血或黏液便。2020 年 7 月 27 日，患者于我院行胃镜发现胃窦病变（黏膜内早癌可能），慢性浅表性胃炎（活动期）。于胃窦病变处活检 3 块，病理示中度慢性浅表性炎伴局部腺体高级别上皮内瘤变。现患者为求进一步治疗入住消化科。病程中，患者精神可，食纳可，睡眠一般，小便正常，大便如上述，近期体重减轻约 8.5 kg。

③ 既往史：否认高血压、冠心病、糖尿病等慢性病史，否认肝炎、结核等传染病病史。3 年前有子宫切除术史，否认其他手术、外伤史及输血史。否认吸烟、饮酒史，否认食物、药物过敏史。

④ 查体：T 36.8 ℃，P 76 次/分，R 18 次/分，BP 130/70 mmHg。发育正常，营养中等。全身皮肤黏膜未见明显黄染，全身淋巴结未触及肿大。双肺呼吸音清，未闻及明显干、湿啰音。心音正常，未闻及明显病理性杂音，心率 76 次/分。下腹部可见手术瘢痕，未见皮疹，无胃肠型及蠕动波，腹壁柔软，全腹无压痛、反跳痛，胆囊区无压痛，肝脾肋下未触及，移动性浊音阴性，肝浊音界存在，肠鸣音 4 次/分。双下肢无水肿，生理反射存在，病理反射未引出。

⑤ 辅助检查：胃镜（2020-07-27）示胃窦病变（黏膜内早癌可能），慢性浅表性胃炎（活动期）。于胃窦活检 3 块，病理示（胃窦前壁黏膜）中度慢性浅表性炎伴局部腺体高级别上皮内瘤变。超声内镜示胃窦大弯侧病灶，大小约 2.5 cm×2.0 cm，局限于黏膜内。腹部 CT 未见明显异常。

4. 诊断思路

患者中年女性，慢性病程，主因"上腹部不适 4 个月"入院。门诊胃镜检查提示有胃窦浅表隆起病灶，诊断为胃窦病变。结合患者有胃癌家族史，4 个月来出现进食后上腹部不适，伴有体重减轻，胃镜下取活检病理提示局部腺体高级别上皮内瘤变，考虑诊断为胃癌。结合胃镜下表现及腹部 CT 结果，考虑早期胃癌（黏膜内癌）可能性大。

5. 鉴别诊断

① 进展期胃癌：早期胃癌患者通常无特异性临床表现，而进展期胃癌可以有明显的早饱、体重减轻等表现。该患者起病后症状较明显，体重明显减轻，需要考虑进展期胃癌的可能。在胃镜下，我们可以通过观察病灶在充气和吸气状态下的延展性，以及病灶表面有没有结节状隆起或溃疡来辅助判断病变的深度。超声内镜也可以帮助判断病变浸润深度。该患者胃镜和超声内镜下表现倾向于黏膜内病变，腹部 CT 没有发现明显的胃周或腹腔淋巴结肿大，因此考虑进展期胃癌的可能性比较小，我们可以通过行内镜下黏膜剥离术（endoscopic submucosal dissection，ESD）切除病灶，来最终明确病理和病灶浸润的深浅。

② GU：患者为中年女性，出现进食后上腹部不适感，须考虑 GU 的可能，患者胃镜下发现胃

窦大弯侧浅表凹陷病灶，但病理发现有高级别上皮内瘤变，故考虑为肿瘤性病灶，而不考虑 GU。

③ 急性胆囊炎：急性胆囊炎的患者也可以有上腹部疼痛、进食后加重的症状，但该患者既往无胆囊结石病史，查体未发现右上腹压痛或 Murphy 征阳性，腹部 CT 上也没有见到胆囊壁增厚或水肿，未发现胆囊结石，因此目前不考虑该病。

三、诊断要点

胃癌临床表现不特异。医生通过综合患者年龄、家族史、幽门螺杆菌感染情况，部分临床表现，如上腹部不适、进食后饱胀、消瘦等，评估胃癌的可能性，最终通过胃镜检查和病理来明确诊断。

胃镜下胃癌的分型为Ⅰ型（隆起型）、Ⅱ型（平坦型）和Ⅲ型（凹陷型），而Ⅱ型又分成Ⅱa（浅表隆起）型、Ⅱb（浅表平坦）型和Ⅱc（浅表凹陷）型这三个类型（图 22-1）。

超声内镜是将微型高频超声探头安置在内镜顶端或通过内镜孔道插入微型探头，在内镜下直接观察腔内病变并同时进行实时超声扫描，可以了解病变来自管道壁的某个层次的情况。胃癌病灶处的超声内镜可以帮助判断肿瘤浸润的深度，有助于区分早期或进展期胃癌，可以作为 CT 的重要补充。

早期胃癌在胃镜下缺乏特征性（图 22-2），病灶小，容易被忽略，需要内镜医生细致地观察，对可疑病变进行靶向活检，如活检发现高级别上皮内瘤变或腺癌则可确诊。

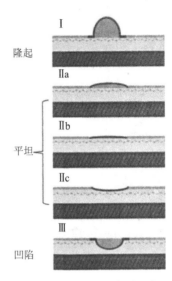

图 22-1　胃癌内镜下分型示意图

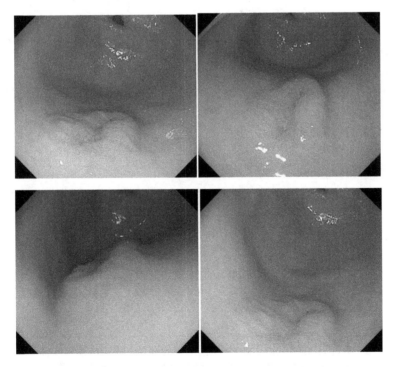

图 22-2　早期胃癌内镜下表现（不同角度及气体充盈状态下的表现）

四、治疗原则

早期胃癌无淋巴结转移时可采取内镜治疗，进展期胃癌在无全身转移时可行手术治疗，肿瘤切除后应尽可能清除残胃的幽门螺杆菌感染。

① 内镜治疗：早期胃癌可行内镜下黏膜切除术（EMR）（图 22-3）或 ESD（图 22-4）。一般认为 EMR 的适应证为经超声内镜证实的无淋巴结转移的黏膜内胃癌；不伴有溃疡，且直径小于 2 cm 的 Ⅱa 病灶；直径小于 1 cm 的 Ⅱb 或 Ⅱc 病灶等。而 ESD 适应证则包括无溃疡的任何大小的黏膜内肠型胃癌，直径小于 3 cm 的伴有溃疡的黏膜内肠型胃癌，直径小于 3 cm 的黏膜下层肠型胃癌且浸润深度小于 500 μm。切除的病变组织应进行病理检查，如切缘发现癌变或表浅，癌肿浸润到黏膜下层区追加手术治疗。

② 手术治疗：早期胃癌可行胃部分切除术。进展期胃癌如无远处转移，尽可能根治性切除；伴有远处转移者或伴有梗阻者可行姑息性切除，保持消化道通畅。外科手术切除加区域淋巴结清扫，是目前治疗进展期胃癌的主要手段。胃切除范围可分为近端胃切除、远端胃切除及全胃切除。

③ 化学治疗：早期胃癌且不伴有任何转移灶者，术后一般不需要化疗，术前化疗及新辅助化疗可以使肿瘤缩小，增加手术根治及治愈机会。术后辅助化疗方式主要包括静脉化疗、腹腔内化疗、持续性腹腔温热灌注和淋巴靶向化疗等。化疗失败与癌细胞对化疗药物产生耐药性或多药耐药性相关。

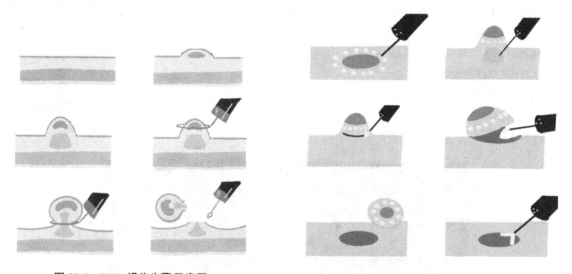

图 22-3　EMR 操作步骤示意图　　　　　　　　　图 22-4　ESD 操作步骤示意图

五、医患沟通

患者可能的疑问是什么？	我们如何应对？
我得的是胃癌吗？是不是很严重？	您的胃内发现了一个病灶，根据胃镜表现和病理切片的结果，目前考虑是早期胃癌。您千万不要太担心。所谓早期胃癌，就是肿瘤细胞只侵犯了胃最里面的一层叫作黏膜的结构。目前，我们没有发现它向深部和远处生长，这个时期的病变是我们可以在内镜下完整切除的，切除之后我们会再通过病理显微镜确定一下它的性质、深度和有没有切除干净。早期胃癌内镜下完整切除以后，5 年生存率可以达到 99% 以上，也就是说基本上可以达到临床治愈。所以，它虽然是癌，但是并没有那么可怕。
医生，您说的内镜手术是怎么来做的呢？	我们的胃从内到外分为四层，接触食物的那一层在最里面，叫作黏膜层。我们现在判断病灶就在这一层。内镜下治疗就好比是我们看到苹果皮上有一块黑了，我们只用水果刀挖掉了这一块皮，切完以后苹果本身还很完整。这个内镜手术实质上就是我们用很小的刀通过胃镜伸进胃里面，把这一块病灶挖掉。此后胃上出现了黏膜缺损，类似于长了一个溃疡，手术以后，通过服用药物，黏膜会重新愈合，就又是一个完整的胃了。这是一种非常微创的手术。

续表

患者可能的疑问是什么?	我们如何应对?
治疗结束以后我还需要做什么吗?	首先,内镜治疗结束还会有一个完整的病理切片。病理医生会告诉我们这个肿瘤的病理类型、浸润深度,以及病变组织有没有被完整地切除干净。确认病灶确实很浅并且都完整切除的话,我们就只需要定期复查胃镜就好了。 其次,您胃镜检查诊断为活动性胃炎,这种情况有可能存在幽门螺杆菌感染。幽门螺杆菌感染目前被认为是胃癌的重要病因。早期胃癌也是根除幽门螺杆菌的绝对适应证,所以在经过这次治疗以后,我们可以再检查一下呼气试验,看看有没有幽门螺杆菌感染的可能,如果有的话,我们需要口服四联的根除幽门螺杆菌药物。

第 23 章　肠结核和结核性腹膜炎

第 1 节　肠结核

一、概述

肠结核是结核分枝杆菌引起的肠道慢性特异性感染。结核分枝杆菌侵犯肠道主要是经口感染。患者多有开放性肺结核或喉结核，因经常吞下含结核分枝杆菌的痰液而引起本病。肺结核目前在我国仍然常见，故在临床上须对本病继续提高警惕。肠结核也可由血行播散引起，见于粟粒性结核；或由腹腔内结核病灶，如女性生殖器结核直接蔓延引起。

结核分枝杆菌进入肠道后，多在回盲部引起结核病变，可能和下列因素有关：（a）含结核分枝杆菌的肠内容物在回盲部停留较久，增加了局部肠黏膜的感染机会；（b）结核分枝杆菌易侵犯淋巴组织，而回盲部有丰富的淋巴组织，因此成为肠结核的好发部位。胃肠道其他部位有时亦可受累。

二、"见"患者，"习"案例

（一）我们可能遇到肠结核患者的科室

我们可以在消化科门诊遇见因腹痛、腹泻而就诊的肠结核患者，也可以在消化内镜中心见到肠结核的肠镜下表现。

（二）我们可能遇到的病例

患者，男，65 岁，主因"反复腹痛半年"入院。

1. 问诊要点

（1）现病史

针对核心症状"腹痛"：多位于右下腹或脐周，间歇性发作，常为痉挛性阵痛伴腹鸣，于进餐后加重，排便或肛门排气后缓解。腹痛的发生可能与进餐引起胃肠反射或肠内容物通过有炎症、狭窄肠段，引起局部肠痉挛有关。查体常有腹部压痛，部位多在右下腹。腹痛亦可由部分或完全性肠梗阻引起，此时伴有其他肠梗阻症状。

伴随症状：（a）腹泻是溃疡型肠结核的主要临床表现之一。排便次数因病变严重程度和范围不同而异，一般每日 2~4 次，重者每日达 10 余次。粪便呈糊样，一般不含脓血，不伴有里急后重。（b）便秘。有时患者会出现腹泻与便秘交替，这与病变引起的胃肠功能紊乱有关。增生型肠结核可以便秘为主要表现。（c）腹部肿块常位于右下腹，一般比较固定，中等质地，伴有轻度或中度压痛。腹部肿块主要见于增生型肠结核，也可见于溃疡型肠结核，病变肠段和周围组织粘连，或同时有肠系膜淋巴结结核。（d）全身症状和肠外结核表现，如结核毒血症状（长期发热，伴有盗汗、倦怠、消瘦、贫血）。

并发症：见于晚期患者，以肠梗阻多见，瘘管和腹腔脓肿远较克罗恩病少见，肠出血较少见，少有急性肠穿孔。

就诊经过：检查结果、用药及效果等。

一般情况：精神、睡眠、饮食、小便量、体重变化。

（2）既往史、个人史、婚育史、家族史

有无肺结核病史，有无结核患者接触史，有无类似疾病发作史（如果有，询问当时的诊断、治疗措施等），有无其他慢性病病史，有无食物及药物过敏史，有无手术、外伤史等。

2. 查体要点

生命体征（体温 T，脉搏 P，呼吸 R，血压 BP）。

一般情况：神志情况，精神情况，四肢末梢，营养状况。

消化系统查体：

视诊：皮肤情况。

听诊：肠鸣音。

叩诊：腹部叩诊，移动性浊音。

触诊：浅触诊，深触诊，压痛，反跳痛，肌紧张。肝脏、胆囊、脾脏等触诊。关注有无腹部包块。

3. 归纳病例特点

① 老年男性，慢性病程。

② 现病史：患者主因"反复腹痛半年"入院。患者半年前无明显诱因出现腹痛，呈阵发性绞痛，疼痛主要位于脐周及上腹部，查胃镜示"浅表性胃炎"。肠镜示"回盲部及升结肠见多发环周黏膜充血、水肿、糜烂，表面呈颗粒状及浅表溃疡形成，覆白苔，组织质地较硬"。肠镜活检病理示"升结肠黏膜慢性炎，伴淋巴细胞、嗜酸性粒细胞增生，小灶肉芽肿形成"。予口服"美沙拉秦"治疗 3 个月，后自觉症状缓解而停药至今。2 个月前患者再次出现腹痛，性质同前，再次就诊于消化科门诊，予以"奥美拉唑"抑制胃酸、"谷氨酰胺肠溶胶囊"修复肠黏膜、"匹维溴铵"解痉等治疗，患者自觉症状好转不明显。2 周前再次出现腹痛，呈阵发性绞痛，疼痛位于脐周，进食后腹痛加重，排便后腹痛可缓解，伴大便不成形，每日大便 1~2 次，为糊状便，无黏液脓血便，无腹胀，无恶心呕吐，无腹部包块，无肛瘘及肛周脓肿，无反复口腔及外阴溃疡，无皮疹及肌肉关节痛，无结膜充血，无发热，无咳嗽咳痰，无盗汗，无畏寒寒战，否认不洁饮食史，否认特殊服药史，至我院查腹部 CT 示"升结肠管壁增厚伴周围少许渗出及多发小淋巴结"。现患者为求进一步诊治收住消化科。自发病以来，患者食欲可，睡眠可，大便如前所述，小便正常，体重半年内下降 2 kg。

③ 既往史：有高血压病史 10 余年，平时口服"代文（缬沙坦胶囊）"80 mg qd，血压控制可，平时血压维持在（110~120）／（70~80）mmHg。有"结核性胸膜炎"病史 40 年，自述已治愈。否认糖尿病、肾病等慢性病史，否认肝炎等传染病史。否认吸烟、饮酒史，预防接种史不详，否认食物、药物过敏史。

④ 查体：T 36.2 ℃，P 66 次/分，R 17 次/分，BP 116/72 mmHg。发育正常，营养中等，无贫血貌。全身未见明显黄染，全身淋巴结未触及肿大。双肺呼吸音清，未闻及明显干、湿啰音。心音正常，未闻及明显病理性杂音，心率 66 次/分。腹部平坦，无胃肠型及蠕动波，腹壁柔软，脐周压痛，无反跳痛，胆囊区无压痛，肝脾肋下未触及，移动性浊音阴性，肝浊音界存在，肠鸣音 4 次/分。双下肢无水肿，生理反射存在，病理反射未引出。

⑤ 辅助检查：肠镜（图 23-1-1）示回盲部及升结肠见环周黏膜充血、水肿、糜烂，表面呈颗粒状及浅表溃疡形成，覆黏液白苔，组织质地较硬。肠镜活检病理示升结肠黏膜慢性炎，伴淋巴细胞、嗜酸性粒细胞增生，小灶肉芽肿形成。腹部 CT（图 23-1-2）示回盲部肠壁增粗伴渗出。结核菌素试验及 T-spot 呈强阳性。

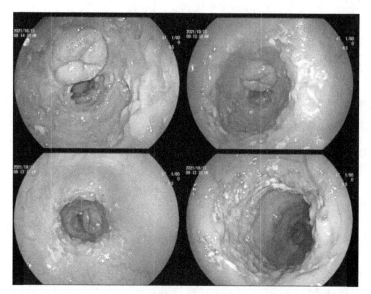

图 23-1-1　肠镜

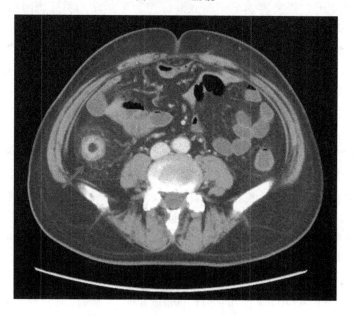

图 23-1-2　腹部 CT（平扫+增强）

4. 诊断思路

患者老年男性，慢性病程，主因"反复腹痛半年"入院。患者有结核性胸膜炎病史。半年内腹痛反复发作，呈阵发性绞痛，疼痛主要位于脐周及上腹部，进食后腹痛加重，排便后腹痛可缓解，近 2 周伴大便不成形，为糊状便，每日大便 1～2 次，查体提示脐周压痛，肠镜提示溃疡性病变，病变主要位于回盲部、升结肠，溃疡呈环形/横行，边缘呈鼠咬状，病理见小灶肉芽肿形成，结核菌素试验及 T-spot 呈强阳性，因此考虑肠结核诊断成立。经随访，本例患者经抗结核治疗 1 个月后症状明显改善，1 年后复查肠镜检查正常，因此可做出肠结核的临床诊断。

5. 鉴别诊断

① 克罗恩病：鉴别见表 23-1-1 所列。

表 23-1-1　肠结核与克罗恩病的鉴别

	肠结核	克罗恩病
肠外结核	多见	一般无
病程	复发不多	病程长，缓解与复发交替
瘘管、腹腔脓肿、肛周病变	少见	可见
病变节段性分布	常无	有
溃疡形状	常呈横行、浅表而不规则	多呈纵行、裂隙状
结核菌素试验	强阳性	弱阳性
抗结核治疗	症状改善，肠道病变好转	无明显改善，肠道病变无好转
组织病理抗酸杆菌	可有	无
干酪性肉芽肿	有	无

② 右侧结肠癌：本病也可表现为腹痛、排便习惯改变、体重下降，但此病比肠结核发病年龄大，常在 40 岁以上。一般无发热、盗汗等结核毒血症表现。结肠镜检查及活检可确定结肠癌诊断。

③ 阿米巴病或血吸虫病性肉芽肿：有相应感染史。脓血便常见。粪便常规或孵化检查可发现有关病原体。结肠镜检查多有助于鉴别诊断。

④ 其他：肠结核有时还应与肠恶性淋巴瘤等鉴别。

三、诊断要点

有以下情况应考虑本病：（a）中青年患者有肠外结核，主要是肺结核；（b）临床表现有腹泻、腹痛、右下腹压痛，也可有腹部肿块、原因不明的肠梗阻，伴有发热、盗汗等结核毒血症状；（c）X 线小肠钡剂检查发现跳跃征、溃疡、肠管变形和肠腔狭窄等征象；（d）结肠镜检查发现主要位于回盲部的肠黏膜炎症、溃疡、炎症息肉或肠腔狭窄；（e）结核菌素试验强阳性。活体组织病理检查找到干酪性肉芽肿具有确诊意义，活检组织中找到抗酸染色阳性杆菌有助于诊断。对高度怀疑肠结核的病例，如抗结核治疗数周（2~6 周）内症状明显改善，2~3 个月后肠镜检查病变明显改善或好转，可做出肠结核的临床诊断。对诊断有困难而又有手术指征的病例行手术剖腹探查，病变肠段和（或）肠系膜淋巴结病理组织学检查发现干酪性肉芽肿可获确诊。

四、治疗原则

1. 休息与营养

休息与营养可加强患者的抵抗力，是治疗的基础。

2. 抗结核化学药物治疗

抗结核化学药物治疗是本病治疗的关键。

3. 对症治疗

针对腹痛可用抗胆碱能药物。摄入不足或腹泻严重者应注意纠正水、电解质与酸碱平衡紊乱。对不完全性肠梗阻患者，须进行胃肠减压。

4. 手术治疗

适应证：完全性肠梗阻；急性肠穿孔，或慢性肠穿孔瘘管形成经内科治疗而未能闭合者；肠道大量出血经积极抢救不能有效止血者；诊断困难须剖腹探查者。

五、医患沟通

患者可能的疑问是什么?	我们如何应对?
如何预防肠结核?	本病的预防应着重肠外结核,特别是肺结核的早期诊断与积极治疗,使痰菌尽快转阴。肺结核患者不可吞咽痰液,应保持排便通畅,并提倡用公筷进餐,牛奶应经过灭菌后饮用。
我平时需要注意什么?	(a) 应注意休息和营养,这样能增强抵抗力,是治疗的基础;(b) 坚持用药,避免擅自停药、减少药物用量,规律的服药可以防止耐药性的发生,以免药物失去作用,阻碍您早日康复;(c) 抗结核药物的主要副作用是对肝肾功能的损害,所以一定要定期监测肝肾功能。

第2节　结核性腹膜炎

一、概述

结核性腹膜炎是由结核分枝杆菌引起的慢性弥漫性腹膜感染。在我国,本病患病率虽比解放初期有明显减少,但仍不少见。本病可见于任何年龄,以中青年多见,女性较多见,男女之比约为1:2。

结核性腹膜炎的临床表现因病理类型及机体反应性的不同而异。一般起病缓慢,早期症状较轻;少数起病急骤,以急性腹痛或骤起高热为主要表现;有时起病隐袭,无明显症状,仅因和本病无关的腹部疾病在手术进入腹腔时,才被意外发现。

二、"见"患者,"习"案例

(一) 我们可能遇到结核性腹膜炎患者的科室

我们可以在消化科门诊遇见因腹胀而就诊的结核性腹膜炎患者,如果结核性腹膜炎患者出现了大量腹水或出现了肠梗阻并发症,那么我们很可能会在病房遇见他们。

(二) 我们可能遇到的病例

患者,女,25岁,主因"进行性腹胀伴纳差乏力1个月"入院。

1. 问诊要点

(1) 现病史

针对核心症状"腹胀":出现腹胀的时间和诱因、部位。患者常有腹胀感,可由结核毒血症或腹膜炎伴有肠功能紊乱引起,不一定有腹水。

针对核心症状"纳差乏力":可询问有无进食量的减少及程度,体能下降的程度;有无营养不良,表现为消瘦、水肿、贫血、舌炎、口角炎等。

伴随症状:(a) 腹痛。询问位置、性质、程度、与进餐的关系、出现的时间或者季节等。早期腹痛不明显,以后可出现持续性隐痛或钝痛,也可始终没有腹痛。疼痛多位于脐周、下腹,有时在全腹。当并发不完全性肠梗阻时,有阵发性绞痛。偶可表现为急腹症,系因肠系膜淋巴结结核或腹腔内其他结核的干酪样坏死病灶溃破引起,也可由肠结核急性穿孔所致。(b) 恶心呕吐。如有呕吐,询问呕吐物的性质、量等。(c) 腹泻常见,一般每日不超过4次,粪便多呈糊状。腹泻主要由腹膜炎所致的肠功能紊乱引起,偶可由伴有的溃疡型肠结核或干酪样坏死病变引起的肠管内瘘等引起。有时腹泻与便秘交替出现。同时存在结核原发病灶者,有结核原发病灶相应症状、体征及相关检查表现。(d) 发热与盗汗。热型以低热与中等热为最多,约1/3患者有弛张热,少数可呈稽留热。高热伴有明显毒血症者,主要见于渗出型、干酪型,或见于伴有粟粒型肺结核、干酪样肺炎等严重结核病的患者。

并发症：肠梗阻为常见并发症，多发生在粘连型。肠瘘一般多见于干酪型，往往同时有腹腔脓肿形成。

就诊经过：检查结果、用药及效果等。

一般情况：精神、睡眠、饮食、小便量、体重变化。

（2）既往史、个人史、月经史、婚育史、家族史

有无结核病史，有无类似疾病发作史（如果有，询问当时的诊断、治疗措施等），有无其他慢性病病史，有无食物及药物过敏史，有无手术、外伤史等。

2. 查体要点

生命体征（体温 T，脉搏 P，呼吸 R，血压 BP）。

一般情况：神志情况，精神情况，四肢末梢。

消化系统查体：

视诊：皮肤情况。

听诊：肠鸣音。

叩诊：腹部叩诊，移动性浊音（结核性腹膜炎的腹水以少量至中量多见）。

触诊：浅触诊，深触诊，压痛，反跳痛，肌紧张。肝脏、胆囊、脾脏等触诊。腹壁柔韧感系腹膜遭受轻度刺激或有慢性炎症的一种表现，是结核性腹膜炎的常见体征。腹部压痛一般轻微；少数压痛严重，且有反跳痛，常见于干酪型结核性腹膜炎。注意有无腹部肿块。腹部肿块多见于粘连型或干酪型，常位于脐周，也可见于其他部位。肿块多由增厚的大网膜、肿大的肠系膜淋巴结、粘连成团的肠曲或干酪样坏死脓性物积聚而成，其大小不一，边缘不整，表面不平，有时呈结节感，活动度小。

3. 归纳病例特点

① 青年女性，慢性病程。

② 现病史：患者主因"进行性腹胀伴纳差乏力 1 个月"入院。患者 1 个月前无明显诱因出现腹胀，纳差乏力，伴腹部隐痛，伴低热，体温波动在 38 ℃ 左右，以下午发热为主，无寒战，伴小便量少，自觉腹围逐渐增大，无盗汗，无恶心呕吐，无腹泻，无咳嗽咳痰，无胸闷气急。至当地医院就诊，腹部 B 超提示腹腔积液；妇科 B 超未见明显异常；胸腹部 CT 提示右肺上叶斑片状、条索样高密度影，左肺上叶及舌叶感染可能，纵隔内及右侧肺门淋巴结钙化考虑，左侧胸腔积液，两侧胸膜增厚粘连，腹盆腔内大量积液，腹腔内多发淋巴结影及多发点状钙化影。红细胞沉降率 45 mm/h，CRP 6.3 mg/L，血 CA125 为 583 IU/mL。腹水常规示李凡他试验阳性，有核细胞计数 1 950×10^6/L，中性粒细胞 30%，淋巴细胞 60%，间皮细胞 10%，结核分枝杆菌抗体（TB-Ab）阴性，脱落细胞阴性，抗酸杆菌阴性。予抗感染、利尿处理，并予利福平 0.45 qd、异烟肼 0.3 qd 诊断性抗结核治疗，但患者症状无明显缓解，仍感腹胀明显，伴有发热。遂转至我院进一步治疗。病程中，患者饮食、睡眠差，大小便正常，近期体重无明显减轻。

③ 既往史：既往体健，否认高血压病、糖尿病等慢性病史，否认肝炎、结核、伤寒等传染病病史。否认食物、药物过敏史，否认手术、外伤史，否认血制品使用史。月经周期规律，但近期月经量少。

④ 查体：T 36.7 ℃，P 85 次/分，R 17 次/分，BP 110/85 mmHg。神志清，精神可。全身皮肤无黄染，全身浅表淋巴结未触及肿大，巩膜无黄染。两肺呼吸运动正常，无胸膜摩擦感，左下肺呼吸音低，未闻及明显干、湿啰音。心率 85 次/分，心律齐，各瓣膜听诊区未闻及明显病理性杂音。腹部膨隆，未见胃肠型及蠕动波，未见腹壁静脉曲张，腹部无压痛，未触及包块，Murphy 征阴性，肝脾肋下未触及，肝区、肾区无叩痛，移动性浊音阳性，肠鸣音 4 次/分。脊柱呈生理性弯曲，四肢肌力正常，双下肢无凹陷性水肿，生理反射存在，病理反射未引出。

⑤ 辅助检查：胸腹部 CT 示右肺上叶斑片状、条索样高密度影，左肺上叶及舌叶感染可能，纵隔内及右侧肺门淋巴结钙化可能，左侧胸腔积液，两侧胸膜增厚粘连，腹盆腔内大量积液，腹腔内多发淋巴结影及多发点状钙化影。腹水检查示李凡他试验阳性，有核细胞计数 1 932×10^6/L，单核细胞计数 1 733×10^6/L，腹水 CA125 为 866 mIU/mL，总蛋白 57.2 g/L，ADA 67 U/L，TB-Ab 阴性，脱落细胞阴性，抗酸杆菌阴性。

4. 诊断思路

患者年轻女性，腹胀 1 个月，外院 CT 提示肺部感染可能，纵隔内及右侧肺门淋巴结钙化，两侧胸膜增厚粘连，腹盆腔内大量积液，腹腔内多发淋巴结影及多发点状钙化影，故腹水诊断明确，结合患者年龄及腹水检查提示渗出性，首先考虑结核性腹膜炎可能。同时患者血 CA125 显著升高，目前不能排除恶性肿瘤。

5. 鉴别诊断

① 恶性腹水：患者腹水诊断明确，根据腹水常规检查提示腹水为渗出性，同时患者血 CA125 显著升高，故不能排除恶性腹水，其中可包括腹膜转移癌、卵巢癌、恶性淋巴瘤、腹膜间皮瘤等，如肿瘤原发灶隐蔽而已有腹膜转移的病例。但患者为年轻女性，不是恶性肿瘤发病的高危年纪，同时腹水未找到癌细胞，故诊断依据不足，可行进一步检查排除。

② 肝硬化腹水：患者无肝炎、血吸虫病史，腹水性质为渗出性，不支持肝硬化失代偿期腹水的性质，同时腹部 CT 未见肝硬化，故暂不予考虑。

③ 其他疾病引起的腹水：结缔组织病、Budd-Chiari 综合征等，可行抗核抗体、体液免疫等相关指标检查予以明确。

三、诊断要点

有以下情况应考虑本病：（a）中青年患者，有结核病史，伴有其他器官结核病证据；（b）长期发热且原因不明，伴有腹痛、腹胀、腹水、腹壁柔韧感或腹部包块；（c）腹水为渗出液性质，以淋巴细胞为主，普通细菌培养阴性；（d）X 线胃肠钡餐检查发现肠粘连等征象；（e）结核菌素试验呈强阳性。

典型病例可做出临床诊断，抗结核治疗（2 周以上）有效可确诊。不典型病例，主要是有游离腹水的病例，行腹腔镜检查并做活检，符合结核改变可确诊。有广泛腹膜粘连者禁忌行腹腔镜检查，须结合 B 超、CT 等检查排除腹腔肿瘤，有手术指征者行剖腹探查。

四、治疗原则

本病治疗的关键是及早给予合理、足够疗程的抗结核化学药物治疗，以达到早日康复、避免复发和防止并发症的目的。注意休息和营养，以调整全身情况和增强抗病能力，是重要的辅助治疗措施。

1. 抗结核化学药物治疗

对诊断明确的结核性腹膜炎患者，根据 WHO 制定的第四版《结核病治疗指南》，建议对肺外结核和肺结核采取同样的治疗方案，推荐疗程为 9~12 个月。

对于结核性腹膜炎，目前治疗原则仍以早期、联合、规律、适量、全程的四联抗结核药物（异烟肼、利福平、乙胺丁醇、吡嗪酰胺）为主，该患者接受 HRZE 联合治疗 2 周后临床症状缓解，遂出院，继续口服药物治疗至足疗程。

2. 对症治疗

如有大量腹水，可适当放腹水以减轻症状。

3. 手术治疗

手术适应证包括：（a）并发完全性肠梗阻或有不全性肠梗阻经内科治疗而未见好转者；

（b）急性肠穿孔，或腹腔脓肿经抗生素治疗未见好转者；（c）肠瘘经抗结核化疗与加强营养而未能闭合者；（d）本病诊断有困难，与急腹症不能鉴别时，可考虑剖腹探查。

五、医患沟通

患者可能的疑问是什么？	我们如何应对？
一般怎么会得结核性腹膜炎？	本病由结核分枝杆菌感染腹膜引起，往往继发于肺结核或体内其他部位结核病。结核分枝杆菌感染腹膜的途径以腹腔内的结核病灶直接蔓延为主，肠系膜淋巴结结核、输卵管结核、肠结核等为常见的原发病灶。少数病例由血行播散引起，常可发现活动性肺结核（原发感染或粟粒性肺结核）或关节、骨、睾丸结核，并可伴结核性多浆膜炎、结核性脑膜炎等。
这个病会影响以后怀孕吗？	结核性腹膜炎是结核分枝杆菌感染引起的腹膜炎症性疾病，是腹腔结核中比较常见的一种，一般单纯的结核性腹膜炎是不会影响正常的生育功能的。但是，若结核性腹膜炎没有得到及时治疗，导致结核分枝杆菌进一步蔓延，引起盆腔部位的感染，则可能导致输卵管结核、子宫内膜结核等生殖器结核，这时生育功能会受到影响。

第 24 章　炎症性肠病

炎症性肠病（inflammatory bowel disease, IBD）是一种由多种病因引起的、异常免疫介导的肠道慢性及复发性炎症，有终身复发倾向，溃疡性结肠炎（ulcerative colitis, UC）和克罗恩病（Crohn's disease, CD）是其主要疾病类型。UC 和 CD 是同一种疾病的不同亚类，损伤的基本过程相似，但可能由致病因素及机制上的差异导致病理表现不同，对于病理学不能确定为 UC 或 CD 的结肠炎称为未定型结肠炎。

第 1 节　溃疡性结肠炎

一、概述

UC 是一种病因尚不十分清楚的直肠和结肠慢性非特异性炎症性疾病，病变主要限于大肠黏膜与黏膜下层，临床表现为腹泻、黏液脓血便、腹痛，病情轻重不等，多呈反复发作的慢性病程。

本病可发生在任何年龄，多见于 20~40 岁，亦可见于儿童或老年。男女发病率无明显差别。本病在我国较欧美少见，且病情一般较轻，但近年患病率有明显增加，重症也常有报道。

二、"见"患者，"习"案例

（一）我们可能遇到 UC 患者的科室

我们可以在消化科门诊遇见因解黏液脓血便而就诊的 UC 患者，也可以在消化内镜中心见到 UC 的肠镜下表现，如果 UC 患者出现了中重症活动，那么我们很可能会在病房遇见他们。

（二）我们可能遇到的病例

患者，女，35 岁，主因"腹泻、黏液脓血便半年，加重 2 周"入院。

1. 问诊要点

（1）现病史

针对核心症状"腹泻"：腹泻指排便次数增多，粪质稀薄，或带有黏液、脓血或未消化的食物。如解液状便，每日 3 次以上，或每天粪便总量大于 200 g，其中粪便含水量大于 80%，则可认为是腹泻。腹泻可分为急性与慢性两种，超过 2 个月者属慢性腹泻。

询问病史时注意以下几点：（a）起病及病程。急性腹泻起病急骤，病程较短，多为感染或食物中毒所致，常有不洁饮食史，于进食后 24 小时内发病。慢性腹泻起病缓慢，病程较长，多见于慢性感染、非特异性炎症、吸收不良、消化功能障碍、肠道肿瘤或神经功能紊乱等。（b）腹泻次数及粪便性状。急性感染性腹泻每天排便数次至数十次，多呈糊状或水样便，少数为脓血便。慢性腹泻表现为每天排便次数增多，可为稀便，亦可带黏液、脓血，见于慢性细菌性痢疾、IBD 及结肠、直肠癌等。阿米巴痢疾的粪便呈暗红色或果酱样。粪便中带黏液而无异常发现常见于肠易激综合征。（c）腹泻与腹痛的关系。急性腹泻常有腹痛，尤以感染性腹泻较为明显。小肠疾病的腹泻，疼痛常在脐周，便后腹痛缓解不明显。结肠病变疼痛多在下腹，便后疼痛常可缓解。分泌性腹泻往往无明显腹痛。

伴随症状：（a）伴发热，可见于急性细菌性痢疾、伤寒或副伤寒、肠结核、肠道恶性淋巴瘤、CD、UC 急性发作期、败血症等。（b）伴里急后重，提示病变以直肠乙状结肠为主，如细菌性痢疾、直肠炎、直肠肿瘤等。（c）伴明显消瘦，提示病变位于小肠，如胃肠道恶性肿瘤、肠结核及吸收不良综合征。(d) 伴皮疹或皮下出血，见于败血症、伤寒或副伤寒、麻疹、过敏性紫癜、糙皮病等。(e) 伴腹部包块，见于胃肠道恶性肿瘤、肠结核、CD 及血吸虫病性肉芽肿。(f) 伴重度失水，常见于分泌性腹泻，如霍乱、细菌性食物中毒或尿毒症。(g) 伴关节痛或关节肿胀，见于 CD、UC、系统性红斑狼疮、肠结核、Whipple 病等。

就诊经过：检查结果、用药及效果、病情转归等。

一般情况：精神、睡眠、饮食、小便量、体重变化。

(2) 既往史、个人史、月经史、婚育史、家族史

有无慢性腹痛、腹泻发作史，有无类似疾病发作史（如果有，询问当时的诊断、治疗措施等），有无其他慢性病病史，有无食物及药物过敏史，有无手术、外伤史等。

2. 查体要点

生命体征（体温 T，脉搏 P，呼吸 R，血压 BP），有助于判断失血量及疾病活动度。

一般情况：神志情况，精神情况，四肢末梢（有无湿冷现象、水肿等），贫血貌。

消化系统查体：

视诊：皮肤情况（帮助判断有无贫血）。

听诊：肠鸣音。

叩诊：腹部叩诊，移动性浊音。

触诊：浅触诊，深触诊，压痛，反跳痛，肌紧张。肝脏、胆囊、脾脏等触诊。

3. 归纳病例特点

① 青年女性，慢性病程。

② 现病史：患者主因"腹泻、黏液脓血便半年，加重 2 周"入院。患者半年前无明显诱因开始出现大便不成形及黏液脓血便，大便每日 1~2 次，至我院门诊查肠镜（图 24-1-1）示距肛门 6 cm 以下直肠见多发糜烂，局部充血血肿，血管纹理不清，表面有脓性分泌物附着，病理示（直肠）亚急性炎伴局灶糜烂及淋巴组织增生，门诊给予"益生菌""复方谷氨酰胺肠溶胶囊"治疗，患者症状无明显好转。2 周前无明显诱因出现症状加重，每日排便 4~5 次，大便不成形，呈糊状或稀水样，有黏液及脓血，黏液及脓血与粪便相混合，至我院门诊复查肠镜示阑尾口、距肛门 30 cm 至肛缘血管纹理不清、黏膜呈颗粒样外观、充血发红糜烂、表面有脓性分泌物附着（图 24-1-2），病理示黏膜慢性炎。考虑为"UC（慢性复发型、阑尾口+左半结肠、活动期、中度）"，给予"美沙拉秦"1 g qid 口服，"美沙拉秦+布地奈德+锡类散"灌肠治疗。但治疗效果差，患者自觉症状加重，每日排便 9~13 次，大便不成形，有黏液及脓血，黏液及脓血与粪便相混合，有里急后重感，有腹痛，疼痛呈阵发性隐痛，以下腹部为著，进食后腹痛加重，排便后腹痛可缓解，有发热，最高体温38.3 ℃，体温以傍晚时升高为主，经"对乙酰氨基酚"治疗后体温可恢复至正常，发热前无畏寒寒战，无腹胀，无恶心呕吐，无皮疹及肌肉关节痛，无腹部包块，无反复口腔及外阴溃疡，无肛瘘及肛周脓肿，无结膜充血，无夜间盗汗，无咳嗽咳痰，否认不洁饮食史，否认特殊服药史。现为求进一步诊治收住消化科病房。自发病以来，患者食欲差，睡眠尚可，大便如前所述，小便正常，体重 2 周内下降 3 kg。

③ 既往史：既往体健，否认高血压、糖尿病、肾病等慢性病史，否认肝炎、结核等传染病史。否认吸烟、饮酒史，预防接种史不详，否认食物、药物过敏史。

④ 查体：T 38.1 ℃，P 98 次/分，R 16 次/分，BP 120/80 mmHg。发育正常，营养中等，中度贫血貌。全身皮肤黏膜苍白，全身淋巴结未触及肿大。双肺呼吸音清，未闻及明显干、湿啰音。心音正常，未闻及明显病理性杂音，心率98 次/分。腹部平坦，无胃肠型及蠕动波，腹壁柔软，左下腹压痛，无反跳痛，胆囊区无压痛，肝脾肋下未触及，移动性浊音阴性，肝浊音界存在，肠鸣音 6 次/分。双下肢无水肿，生理反射存在，病理反射未引出。

⑤ 辅助检查：血常规示 WBC $7.79×10^9$/L，中性粒细胞百分比 61.7%，红细胞 $2.58×10^{12}$/L，

Hb 64 g/L，PLT 369×10^9/L。CRP 34 mg/L。红细胞沉降率 62 mm/h。生化全套示白蛋白 28.6 g/L，前白蛋白 109.2 mg/L，余未见明显异常。肿瘤全套、粪便培养、血培养、EBV-DNA、CMV-DNA、难辨艰难梭菌、T-spot、抗核抗体、ANCA 均阴性。全腹部 CT（平扫+增强）（图 24-1-3）示阑尾口、左半结肠黏膜强化、增厚。清洁灌肠后行局部结肠镜检查（图 24-1-4），进镜距肛门约 70 cm 脾曲近横结肠处，所见肠腔黏膜充血水肿糜烂，炎性增生，小溃疡，有局限自发性出血，乙状结肠、直肠黏膜颗粒状，充血水肿，血管纹理不清，见多发浅溃疡，表面有脓性分泌物附着。

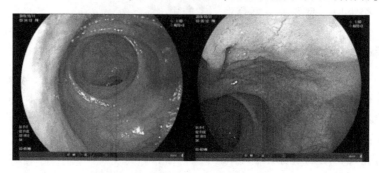

图 24-1-1　结肠镜

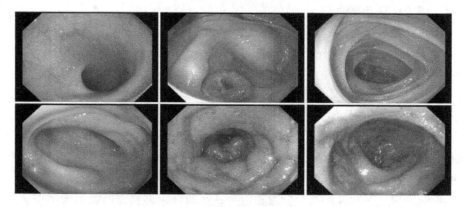

图 24-1-2　复查结肠镜

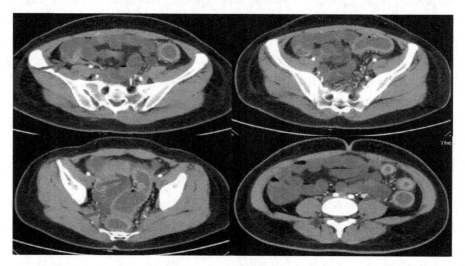

图 24-1-3　全腹部增强 CT

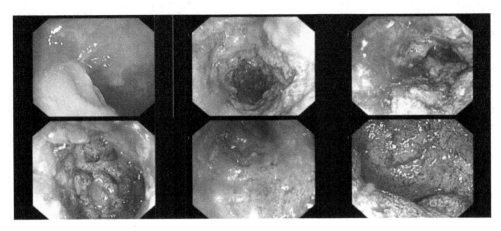

图 24-1-4 局部结肠镜检查

4. 诊断思路

患者青年女性，慢性病程，主因"腹泻、黏液脓血便半年，加重 2 周"入院。患者半年前无明显诱因开始出现大便不成形及黏液脓血便，给予"益生菌""复方谷氨酰胺肠溶胶囊"治疗无明显好转。2 周前开始出现症状加重，复查肠镜提示病变范围较前增大及炎症程度较前加重，考虑为"UC（慢性复发型、阑尾口+左半结肠、活动期、中度）"，给予"美沙拉秦"1 g qid 口服，"美沙拉秦+布地奈德+锡类散"灌肠治疗，但效果差。此次入院前黏液脓血便次数高达 1 日 13 次，同时有腹痛、发热、贫血表现，入院查炎症指标明显升高，同时合并贫血、低白蛋白血症，腹部 CT 提示病变主要累及阑尾口及左半结肠，末次肠镜提示左半结肠重度活动性炎症，筛查肠道感染性疾病、肠道肿瘤、自身免疫性疾病累及肠道等相关指标均阴性，由此考虑 UC（慢性复发型、阑尾口+左半结肠、活动期、重度）诊断成立。

5. 鉴别诊断

① 急性自限性结肠炎：各种细菌感染，如痢疾杆菌、沙门菌、耶尔森菌、空肠弯曲菌等。急性发作时发热、腹痛较明显，粪便检查可分离出致病菌，抗生素治疗有良好效果，通常在 4 周内痊愈。

② 阿米巴肠炎：病变主要侵犯右侧结肠，也可累及左侧结肠，结肠溃疡较深，边缘潜行，溃疡间的黏膜多属正常。粪便或结肠镜取溃疡渗出物检查可找到溶组织阿米巴滋养体或包囊。血清抗阿米巴抗体阳性。抗阿米巴治疗有效。

③ 血吸虫病：有疫水接触史，常有肝脾大，粪便检查可发现血吸虫卵，孵化毛蚴阳性。直肠镜检查在急性期可见黏膜黄褐色颗粒，活检黏膜压片或组织病理检查发现血吸虫卵。免疫学检查亦有助于鉴别。

④ CD：CD 可表现为病变单纯累及结肠，此时与 UC 的鉴别诊断十分重要，鉴别要点见表 24-1-1 所列。少数情况下，临床上会遇到两病一时难以鉴别者，此时可诊断为未定型结肠炎，观察病情变化。

⑤ 大肠癌：多见于中年以后，经直肠指检常可触到肿块，结肠镜或 X 线钡剂灌肠检查对鉴别诊断有价值，活检可确诊。须注意 UC 也可发生结肠癌变。

⑥ 肠易激综合征：粪便可有黏液但无脓血，显微镜检查正常，隐血试验阴性。结肠镜检查无器质性病变证据。

⑦ 其他：其他感染性肠炎（如抗生素相关性肠炎、肠结核、真菌性肠炎等）、缺血性结肠炎、放射性肠炎、过敏性紫癜、胶原性结肠炎、贝赫切特综合征、药物性肠病（如 NSAID 引起的肠病）、嗜酸性粒细胞性肠炎、结肠息肉病、结肠憩室炎及 HIV 感染合并的结肠炎等应和本病鉴别。

表 24-1-1　UC 和 CD 的鉴别

	UC	CD
症状	脓血便多见	脓血便少见
病变分布	连续性	节段性
直肠受累	绝大多数	少数或少见
肠腔狭窄	少见，中心性	多见，偏心性
溃疡及黏膜	溃疡浅，黏膜弥漫性充血水肿、颗粒状、脆性增加	纵行溃疡，黏膜呈卵石样，病变间的黏膜正常
组织病理	固有膜全层弥漫性炎症、隐窝脓肿、隐窝结构明显异常、杯状细胞减少	裂隙状溃疡、非干酪性肉芽肿、黏膜下层淋巴细胞聚集

三、诊断要点

具有持续或反复发作腹泻和黏液脓血便、腹痛、里急后重，伴（或不伴）不同程度全身症状者，在排除急性自限性结肠炎、阿米巴痢疾、慢性血吸虫病、肠结核等感染性结肠炎及结肠 CD、缺血性肠炎、放射性肠炎等基础上，具有上述结肠镜检查重要改变中至少 1 项及黏膜活检组织学所见，可以诊断本病。初发病例、临床表现及结肠镜改变不典型者，暂不做出诊断，须随访 3～6 个月，观察发作情况。应强调，本病并无特异性改变，各种病因均可引起类似的肠道炎症改变，故只有在认真排除各种可能有关的病因后才能做出本病诊断。一个完整的诊断应包括其临床类型、临床严重程度、病变范围、病情分期及并发症。

1. 按本病的病程、程度、范围及病期进行综合分型

① 临床类型：（a）初发型，指无既往史的首次发作；（b）慢性复发型，临床上最多见，发作期与缓解期交替；（c）慢性持续型，症状持续，间以症状加重的急性发作；（d）急性暴发型，少见，急性起病，病情严重，全身毒血症状明显，可伴中毒性巨结肠、肠穿孔、败血症等并发症。上述各型可相互转化。

② 临床严重程度：（a）轻度，腹泻每日 4 次以下，便血轻或无，无发热、脉速，贫血无或轻，红细胞沉降率正常；（b）重度，腹泻每日 6 次以上，并有明显黏液脓血便，体温>37.5 ℃、脉搏>90 次/分，Hb<100 g/L，红细胞沉降率>30 mm/h；（c）中度，介于轻度与重度之间。

③ 病变范围：可分为直肠炎、直肠乙状结肠炎、左半结肠炎（结肠脾曲以远）、广泛性或全结肠炎（病变扩展至结肠脾曲以近或全结肠）。

④ 病情分期：分为活动期和缓解期。

2. 并发症

① 中毒性巨结肠：多发生在暴发型或重症 UC 患者。国外报道发生率在重症患者中约有 5%。此时结肠病变广泛而严重，累及肌层与肠肌神经丛，肠壁张力减退，结肠蠕动消失，肠内容物与气体大量积聚，引起急性结肠扩张，一般横结肠最严重。该并发症常因低钾、钡剂灌肠、使用抗胆碱能药物或阿片类制剂而诱发。临床表现为病情急剧恶化，毒血症明显，有脱水与电解质平衡紊乱，出现鼓肠、腹部压痛，肠鸣音消失。血常规白细胞计数显著升高。X 线腹部平片可见结肠扩大，结肠袋形消失。本并发症预后差，易引起急性肠穿孔。

② 直肠结肠癌变：多见于广泛性结肠炎、幼年起病而病程漫长者。

③ 其他并发症：肠大出血在本病发生率约 3%。肠穿孔多与中毒性巨结肠有关。肠梗阻少见，发生率远低于 CD。

四、治疗原则

（一）活动期的治疗

治疗方案的选择建立在对病情进行全面评估的基础上。主要根据病情活动性的严重程度、病变累及的范围和疾病类型（复发频率、既往对治疗药物的反应、肠外表现等）制订治疗方案。

1. 轻度 UC

氨基水杨酸制剂是治疗轻度 UC 的主要药物。对氨基水杨酸制剂治疗无效者，特别是病变较广泛者，可改用口服全身作用激素。

2. 中度 UC

氨基水杨酸制剂仍是主要药物。足量氨基水杨酸制剂治疗后（一般 2~4 周）症状控制不佳者，尤其是病变较广泛者，应及时改用激素。达到症状缓解后开始缓慢减量至停药，注意快速减量会导致早期复发。硫嘌呤类药物适用于激素无效或依赖者。沙利度胺适用于难治性 UC 的治疗。当激素和上述免疫抑制剂治疗无效，或激素依赖，或不能耐受上述药物治疗时，可考虑英夫利西单克隆抗体（infliximab，IFX）治疗。

3. 远段结肠炎的治疗

对病变局限在直肠或直肠乙状结肠者，强调局部用药（病变局限在直肠者用栓剂，局限在直肠乙状结肠者用灌肠剂），口服与局部用药联合应用疗效更佳。

4. 重度 UC

病情重、发展快，处理不当会危及生命。应收治入院，予积极治疗。

（1）一般治疗

① 补液、补充电解质，防治水、电解质、酸碱平衡紊乱，特别应注意补钾。便血多、Hb 过低者适当输红细胞。病情严重者暂禁食，予胃肠外营养。

② 粪便和外周血检查是否合并艰难梭菌或巨细胞病毒感染，粪便培养排除肠道细菌感染，有则进行相应处理。

③ 注意忌用止泻剂、抗胆碱能药物、阿片类制剂、NSAID 等，以避免诱发结肠扩张。

④ 对中毒症状明显者可考虑静脉使用广谱抗菌药物。

（2）静脉用糖皮质激素

静脉用糖皮质激素为首选治疗。

（3）需要转换治疗的判断与转换治疗方案的选择

在静脉使用足量激素治疗 3 天仍然无效时，应转换治疗方案。转换治疗方案有两大选择。一是转换治疗的药物，可选择药物有：（a）环孢素；（b）他克莫司；（c）IFX，是重度 UC 患者较为有效的挽救治疗措施。如转换药物治疗 4~7 天无效，应及时转手术治疗。二是立即手术治疗。

（4）血栓预防和治疗

重度 UC 患者活动期时血栓形成风险增加，故建议可考虑预防性应用低分子肝素降低血栓形成风险。

（5）合并机会性感染的治疗

重度 UC 患者，特别是激素无效时要警惕机会性感染，一旦合并艰难梭菌感染和巨细胞病毒结肠炎，应给予积极的药物治疗，治疗艰难梭菌感染的药物有甲硝唑和万古霉素等，治疗巨细胞病毒结肠炎的药物有更昔洛韦和膦甲酸钠等。

（二）缓解期的维持治疗

UC 维持治疗的目标是维持临床和内镜的无激素缓解。

（三）外科手术治疗

外科手术的绝对指征包括大出血、穿孔、癌变及高度疑似癌变。相对指征为积极内科治疗无效的重度 UC，合并中毒性巨结肠内科治疗无效者宜更早行外科干预。内科治疗疗效不佳，和（或）药物不良反应已严重影响生命质量者，可考虑外科手术。

五、医患沟通

患者可能的疑问是什么？	我们如何应对？
我需要一直使用美沙拉秦吗？	① 维持治疗药物的选择视诱导缓解时用药情况而定。由氨基水杨酸制剂或激素诱导缓解后以氨基水杨酸制剂维持，用原诱导缓解剂量的全量或半量，如用柳氮磺吡啶维持，剂量一般为 2~3 g/d，并应补充叶酸。远段结肠炎以美沙拉秦局部用药为主（直肠炎用栓剂，每晚 1 次；直肠乙状结肠炎用灌肠剂，隔天至数天 1 次），联合口服氨基水杨酸制剂效果更好。氨基水杨酸制剂维持治疗的疗程为 3~5 年或长期维持。 ② 考虑药物减量的时候，并不是只凭借大便正常来减量，我们还要根据炎症指标、粪便钙卫蛋白、肠镜的情况来判断。如果炎症完全缓解了，我们才可以考虑减量。
我需要多久复查 1 次肠镜？	从监测癌变风险的角度来说： ① 起病 8~10 年的所有 UC 患者均应行 1 次结肠镜检查，以确定当前病变的范围。 ② 如为蒙特利尔分型 E3 型，则此后隔年行结肠镜复查，20 年后每年行结肠镜复查；如为 E2 型，则从起病 15 年开始隔年行结肠镜复查；如为 E1 型，无须行结肠镜监测。 ③ 合并原发性硬化性胆管炎者，从该诊断确立开始每年行结肠镜复查。
作为 IBD 的患者，我们应该避免食用哪些食物？	没有一个饮食原则或建议可以适合所有的 IBD 患者。如果食用某种食物（即使改变烹调方式）总是（连续几周）引起消化道问题，可以尝试避免它（暂时）。通过排除饮食实验（包括连续几周记录饮食日记和症状日记）能较好地反映哪些食物应该避免或调整，这比常规的皮肤过敏测试或验血可能更加有用。

第 2 节　克罗恩病

一、概述

克罗恩病（Crohn's disease，CD）是一种病因尚不十分清楚的胃肠道慢性炎性肉芽肿性疾病。病变多见于末段回肠和邻近结肠，但从口腔至肛门各段消化道均可受累，呈节段性或跳跃式分布。

临床上以腹痛、腹泻、体重下降、腹部肿块、瘘管形成和肠梗阻为特点，可伴有发热等全身表现及关节、皮肤、眼、口腔黏膜等肠外损害。本病有终身复发倾向，重症患者迁延不愈，预后不良。

发病年龄多在 15~30 岁，但首次发作可出现在任何年龄组，男女患病率近似。本病在欧美多见，且有增多趋势。我国本病发病率不高，但并非罕见。

二、"见"患者，"习"案例

（一）我们可能遇到 CD 患者的科室

我们可以在消化科门诊遇见因反复腹痛、腹泻而就诊的 CD 患者，可以在消化内镜中心见到 CD 的肠镜下表现；也可以在肛直肠门诊遇到因肛瘘、肛周脓肿就诊的 CD 患者；有些患者因出现了并发症（如急性肠梗阻、穿孔）而就诊，那么我们很可能会在急诊外科或手术室遇见他们。

（二）我们可能遇到的病例

患者，男，36 岁，主因"肛周肿物术后 6 年，腹泻 4 年，加重半年"入院。

1. 问诊要点

（1）现病史

针对核心症状"腹泻"：见本章第 1 节 UC 部分内容。

伴随症状：有无腹痛，如有腹痛，则须注意询问疼痛部位（一般腹痛部位多为病变所在部位，小肠疾病疼痛多在脐部或脐周，结肠疾病疼痛多在下腹或左下腹部）、起病情况、诱发因素、病程、腹痛性质和程度（其中隐痛或钝痛多为内脏性疼痛，多由胃肠张力变化或轻度炎症引起，胀痛可能为实质脏器包膜牵张所致）、发作时间、与体位的关系（某些体位可使腹痛加剧或减轻）。有无腹部包块、瘘管、肛门周围病变（包括肛门周围瘘管、脓肿形成及肛裂等）、发热、体重下降、生长发育迟滞、口腔黏膜溃疡、皮肤关节病变、眼病。

就诊经过：检查结果、用药及效果等。

一般情况：精神、睡眠、饮食、小便量、体重变化（关注有无体重下降，体重下降也是 CD 的主要临床表现）。

（2）既往史、个人史、婚育史、家族史

有无慢性腹痛发作史，有无肛瘘及肛周脓肿等肛周病变，有无类似疾病发作史（如果有，询问当时的诊断、治疗措施等），有无其他慢性病病史，有无食物及药物过敏史，有无手术、外伤史等。

2. 查体要点

生命体征（体温 T，脉搏 P，呼吸 R，血压 BP）。

一般情况：神志情况，精神情况，有助于判断营养状态。

消化系统查体：

视诊：皮肤情况（帮助判断有无贫血）。

听诊：肠鸣音（有助于判断是否存在肠梗阻）。

叩诊：腹部叩诊，移动性浊音。

触诊：浅触诊，深触诊，压痛，反跳痛，肌紧张。肝脏、胆囊、脾脏等触诊（注意压痛部位、有无腹部包块）。

3. 归纳病例特点

① 青年男性，慢性病程。

② 现病史：患者主因"肛周肿物术后 6 年，腹泻 4 年，加重半年"入院。6 年前患者无明显诱因出现肛周肿痛，自觉有皮下肿物，肛门周围皮肤有流脓、流液，至我院痔瘘门诊就诊，发现肛缘可见瘘口（图 24-2-1），肛周 MRI（图 24-2-2）示左侧肛周脓肿伴两侧肛瘘形成。当时考虑"肛周脓肿伴肛瘘"，给予"切开引流"治疗后治愈。4 年前患者无明显诱因出现腹泻，每日 2~3 次，多于受凉或服用刺激性食物后加重，肠镜（图 24-2-3）示回肠末端及回盲瓣多发溃疡。病理示（回肠末端黏膜）慢性炎伴溃疡形成及淋巴组织增生。当时考虑"CD"可能，给予"柳氮磺胺吡啶"，效果可，半年后自行停药，停药后患者间断有大便不成形，但程度不重、未在意。半年前无明显诱因患者自觉腹泻症状加重，大便不成形，为糊状

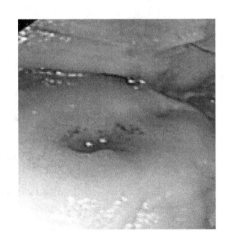

图 24-2-1　肛缘可见瘘口

或水样便，每日 3~4 次，有腹鸣，有腹痛，疼痛部位位于脐周，呈阵发性隐痛，腹痛程度可耐受、不影响睡眠，进食后加重，排便后腹痛可缓解，腹痛与体位无关，大便有黏液，无明显脓血，近 4 年无肛周疼痛及流脓、流液，无发热，无明显腹部包块，无反复口腔及外阴溃疡，无夜间盗汗，无咳嗽咳痰，无皮疹，无脊柱及四肢关节疼痛，食欲差，睡眠可，大便如前所述，小便正常，近半年体重下降 7 kg。

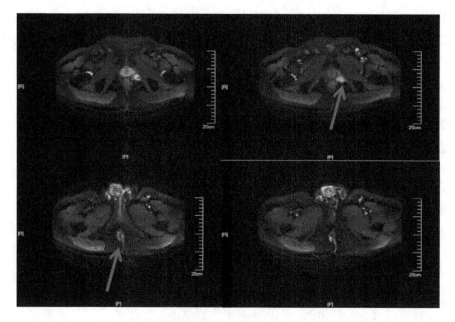

图 24-2-2 肛周 MRI

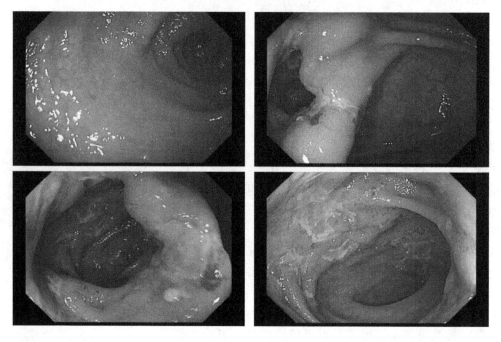

图 24-2-3 肠镜

③ 既往史：患者 6 年前因"肛周脓肿、肛瘘"行"切开引流术"。否认高血压、糖尿病、肾病等慢性病史，否认肝炎、结核等传染病史。否认吸烟、饮酒史，预防接种史不详，否认食物、药物过敏史。

④ 查体：T 36.3 ℃，P 72 次/分，R 17 次/分，BP 118/78 mmHg。发育正常，营养差，无贫血貌。全身皮肤黏膜未见明显黄染，全身淋巴结未触及肿大。双肺呼吸音清，未闻及明显干、湿啰音。心音正常，未闻及明显病理性杂音，心率 72 次/分。腹部平坦，无胃肠型及蠕动波，腹壁柔软，脐周压痛，无反跳痛，胆囊区无压痛，肝脾肋下未触及，移动性浊音阴性，肝浊音界存在，肠鸣音 4 次/分，双下肢无水肿，生理反射存在，病理反射未引出。肛缘皮肤见术后瘢痕。

⑤ 辅助检查：血常规示 WBC 11.19×10⁹/L，中性粒细胞百分比 84.9%，Hb 131 g/L，PLT 412×10⁹/L。CRP 15.6 mg/L。红细胞沉降率 28 mm/h 。生化全套示白蛋白 29.9 g/L，前白蛋白

136.3 mg/L，余未见明显异常。小肠 CT（图 24-2-4）示回盲部、回肠末端、腹腔内局部小肠管壁增厚伴强化，肠系膜血管呈梳齿征样改变。小肠镜（图 24-2-5）示回盲瓣、回肠末端见多发纵行溃疡，病变呈节段性、非对称性分布，鹅卵石样改变，病变之间黏膜外观正常。小肠镜病理（图 24-2-6）示（末端回肠）非干酪样肉芽肿。胸部 CT 正常。肿瘤全套、粪便培养、血培养、EBV-DNA、CMV-DNA、难辨艰难梭菌、T-spot、抗核抗体、ANCA 均阴性。

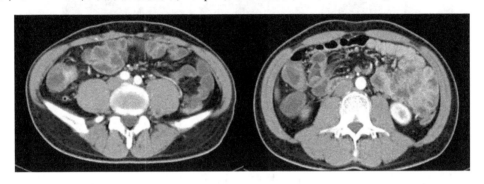

图 24-2-4　小肠 CT

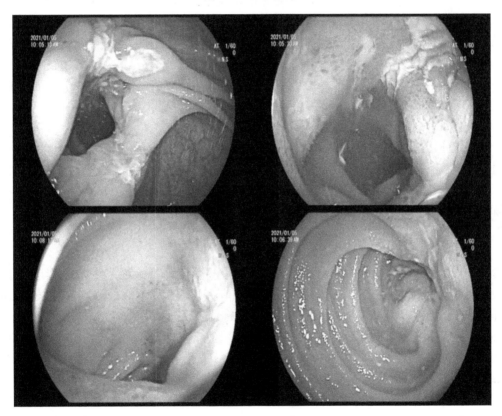

图 24-2-5　小肠镜

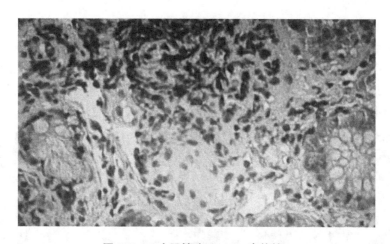

图 24-2-6 小肠镜病理（HE 高倍镜）

4. 诊断思路

患者青年男性，慢性病程，主因"肛周肿物术后 6 年，腹泻 4 年，加重半年"入院。患者以肛门周围瘘管、脓肿形成为首发表现，随后出现反复腹泻及腹痛症状，同时有体重下降，肠镜及小肠镜均提示回盲瓣及末端回肠见多发纵行溃疡，呈节段性、非对称性分布，小肠镜活检病理见到 CD 特征性的非干酪样肉芽肿，且既往无结核病，此次入院结核相关检查阴性。由此考虑 CD 诊断成立。

5. 鉴别诊断

须与各种肠道感染性或非感染性炎症疾病及肠道肿瘤鉴别。应特别注意，CD 急性发作时须与阑尾炎鉴别；慢性发作时注意与以下疾病相鉴别。

① 肠结核：具体鉴别见表 23-1-1 所列。

② 肠道淋巴瘤：原发性小肠恶性淋巴瘤可较长时间内局限在小肠，部分患者肿瘤可呈多灶性分布，此时与 CD 鉴别有一定困难。CT 检查肠壁明显增厚、腹腔淋巴结肿大，有利于小肠恶性淋巴瘤诊断。双气囊小肠镜下活检或必要时手术探查可获病理确诊。

③ 病变单纯累及结肠：与 UC 进行鉴别（见本章第 1 节）。

三、诊断要点

对慢性起病，反复发作性右下腹或脐周痛、腹泻、体重下降，特别是伴有肠梗阻、腹部压痛、腹部肿块、肠瘘、肛周病变、发热等表现者，临床上应考虑本病。本病的诊断主要根据临床表现、X 线检查、结肠镜检查和活组织检查所见进行综合分析，表现典型者，在充分排除各种肠道感染性或非感染性炎症疾病及肠道肿瘤后，可做出临床诊断。对初诊的不典型病例，应通过随访观察，以求明确诊断。鉴别有困难而又有手术指征者可行手术探查获得病理诊断。CD 缺乏诊断的"金标准"，须综合分析并密切随访。临床类型推荐按蒙特利尔 CD 表型分类法进行分型（表 24-2-1）。临床上用 CD 活动指数（Crohn's disease activity index，CDAI）评估疾病活动性的严重程度并进行疗效评价。本病肠外表现与 UC 的肠外表现相似，但发生率较高，以口腔黏膜溃疡、皮肤结节性红斑、关节炎及眼病为常见。并发症以肠梗阻最常见，其次是腹腔内脓肿，偶可并发急性穿孔或大量便血。直肠或结肠黏膜受累者可发生癌变。

表 24-2-1　CD 的蒙特利尔分型

项目	标准	备注
确诊年龄（A）		
A1	≤16 岁	—
A2	17~40 岁	—
A3	>40 岁	—
病变部位（L）		
L1	回肠末端	L1+L4[b]
L2	结肠	L2+L4[b]
L3	回结肠	L3+L4[b]
L4	上消化道	—
疾病行为（B）		
B1[a]	非狭窄、非穿透	B1p[c]
B2	狭窄	B2p[c]
B3	穿透	B3p[c]

注：[a] 随着时间推移，B1 可发展为 B2 或 B3；[b] L4 可与 L1、L2、L3 同时存在；[c] p 为肛周病变，可与 B1、B2、B3 同时存在；"—"为无此项。

四、治疗原则

（一）活动期的治疗

1. 一般治疗

① 戒烟。

② 营养支持：首选肠内营养，不足时辅以肠外营养。

2. 药物治疗方案的选择

（1）根据疾病活动严重程度及对治疗的反应选择治疗方案

① 轻度活动期 CD 的治疗：氨基水杨酸制剂适用于结肠型、回肠型和回结肠型，应用美沙拉秦时需及时评估疗效。

② 中度活动期 CD 的治疗：激素是最常用的治疗药物。激素无效或激素依赖时加用硫嘌呤类药物或甲氨蝶呤。生物制剂抗 TNF-α 单克隆抗体用于激素和上述免疫抑制剂治疗无效或激素依赖者或不能耐受上述药物治疗者。沙利度胺可用于无条件使用抗 TNF-α 单克隆抗体者。

③ 重度活动期 CD 的治疗：重度患者病情严重，并发症多，手术率和病死率高，应及早采取积极有效的措施处理。确定是否存在并发症，包括局部并发症如脓肿或肠梗阻，或全身并发症如机会性感染。强调通过细致检查尽早发现并做相应处理。

（2）根据对病情预后的估计制订治疗方案

早期积极治疗有可能提高缓解率及减少缓解期复发。高危因素包括合并肛周病变、广泛性病变（病变累及肠段累计>100 cm）、食管胃十二指肠病变、发病年龄小、首次发病即需要激素治疗等。对于有 2 个或以上高危因素的患者宜在开始治疗时就考虑给予早期积极治疗。所谓早期积极治疗系指不必经过"升阶治疗"阶段，活动期诱导缓解治疗初始就给予更强的药物。主要包括两种选择：激素联合免疫抑制剂（硫嘌呤类药物或甲氨蝶呤），或直接给予抗 TNF-α 单克隆抗体（单独应用或与硫唑嘌呤联用）。

（二）药物诱导缓解后的维持治疗

激素不应用于维持缓解。用于维持缓解的主要药物如下：氨基水杨酸制剂、硫嘌呤类药物或甲氨蝶呤、抗 TNF-α 单克隆抗体。

（三）肛瘘的处理

如有脓肿形成必须先行外科充分引流，并予抗菌药物治疗。无症状的单纯性肛瘘无须处理。有症状的单纯性肛瘘及复杂性肛瘘首选抗菌药物如环丙沙星和（或）甲硝唑治疗，并以硫唑嘌呤或 6-巯基嘌呤维持治疗。对于复杂性肛瘘，IFX 与外科及抗感染药物联合治疗的疗效较好。

（四）外科手术治疗

尽管相当部分 CD 患者最终难以避免手术治疗，但因术后复发率高，CD 的治疗仍以内科治疗为主。外科手术指征如下：

① CD 并发症：肠梗阻、腹腔脓肿、瘘管形成、急性穿孔、大出血、癌变。

② 内科治疗无效、疗效不佳和（或）药物不良反应已严重影响生命质量者，可考虑外科手术。外科手术时机：须接受手术的 CD 患者往往存在营养不良、合并感染，部分患者长期使用激素，因而存在巨大手术风险。内科医生对此应有足够认识，避免因盲目的无效治疗而贻误手术时机、增加手术风险。围手术期的处理十分重要。

（五）癌变监测

小肠 CD 炎症部位可能并发癌肿，应重点监测小肠；结肠 CD 癌变危险性与 UC 相近，监测方法相同。

五、医患沟通

患者可能的疑问是什么？	我们如何应对？
我为什么会得 CD？是不是我哪里做得不好，吃了什么不适合的东西，或者是太劳累了或压力大了才得了这个病？	CD 病因尚不明确，大部分专家认为这个疾病很可能是由多种因素导致的，主要有以下三个方面：(a) 遗传因素。国外研究显示，约 20% 的 IBD 患者的一级亲属也患有 CD 或者 UC。(b) 机体不适当的免疫反应。某些体质的患者接触某些触发因素，肠道内就可能会出现过度的免疫反应，这种过度的免疫反应导致肠腔内出现不同程度的炎症。(c) 某种触发因素。目前还不清楚到底是什么环境、病原体或物质触发肠道过度的免疫反应，最后导致肠道出现炎症，而且这个炎症会持续存在。 概括来讲，IBD 是一种基因相关的疾病，环境中的某些触发因素可能引起一系列的反应，最后导致该病的发生。它会激活人体的免疫系统，免疫系统对外界侵入的物质进行打击，打击行为表现出来就是发生炎症反应。炎症继续下去，继而破坏肠黏膜并引起 IBD 的相关症状。也就是说，不是您哪里做得不好才导致了这个疾病的产生，您无须自责。压力或者饮食可能会诱发疾病（疾病已经存在了，只不过是使疾病的症状一下子加重了），但不一定是疾病的病因。
IBD 遗传给子女的概率有多大？	严格意义上来讲，IBD 并不是一种遗传性疾病，因为基因因素不过是 IBD 诸多发病原因中的一个方面而已，该疾病是多种因素共同作用的结果。这里有一些遗传与 IBD 的相关数据（国外数据）：(a) 将 IBD 遗传给子女的概率为 3%～7%（父母单方患病）；(b) 如果父母双方均患有 IBD，则子女患 IBD 的概率会上升至 45%。
疾病发作时我该怎样做？	尽可能多地休息，并且增加睡眠的时间。尽快就医。在饮食上减少或禁食可能会给胃肠道带来刺激或引起炎症的食物；避免进食难以消化的食物，如牛肉、生的蔬菜、油炸食品等。最好用流质饮食代替固体食物。不要饮用加工的粉包汤料、可以直接用水冲调而成的汤，或者是加入了许多调味料的汤。注意多饮水，但是不要饮用纤维素含量高的果汁。当疾病发作时，您很容易对恢复健康丧失信心，但是记住，即便是在最糟的时候，在正确方向上的每一小步都会使您离最终的健康目标更进一步。
CD 患者可以吃水果吗？	如果 CD 合并肠道狭窄，不建议食用含纤维素过多的水果。在非狭窄、非穿透的 CD 患者中，水果本身不会引起 CD 的炎症活动，最令人担心的是感染。因为水果大部分都是生吃的，洗一洗，削了皮就吃，我们最怕的是这些水果本身带有一些细菌，这些细菌在肠黏膜完整的情况下不会引起任何问题，但是对于 CD 患者，这些细菌可能会在肠道"兴风作浪"。所以我们要注意，要吃新鲜的水果，同时也要避免吃一些会导致腹泻的水果（如火龙果）。

第 25 章 缺血性结肠炎

一、概述

缺血性结肠炎是指由某些原因引起的结肠缺血继发的肠道炎性损伤。肠缺血的原因是血流减少至不能充分递送细胞代谢所需氧气和营养物质的水平。肠缺血可能与急性动脉闭塞（栓塞性或血栓形成性）、静脉血栓形成或引起非闭塞性缺血的肠系膜血管血流灌注不足相关。结肠缺血是肠缺血中最常见的类型，最常见于老年患者，可能更多见于女性。腹痛、腹泻、便血被称为缺血性肠病三联征，但这些症状不具有特异性。

结肠缺血通常由突然而一过性的血流减少引起，侧支循环有限的"分水岭"区域尤其易受到影响，如结肠脾曲部和直肠乙状结肠交界处。另外，与胃肠道其余部分相比，结肠血流量更小，因此相对较容易发生灌注不足。

缺血事件后的结肠损伤是由缺氧和再灌注引发的。缺氧可在 1 小时内引起可检测到的肠黏膜浅层损伤。长时间缺血时，不可逆损伤伴全层缺血可导致透壁性坏死。肠道再灌注损伤主要见于部分缺血后再灌注时，由氧自由基释放增加、缺血损伤的其他毒性副产物及中性粒细胞激活引发。再灌注损伤可导致多系统器官衰竭。

二、"见"患者，"习"案例

（一）我们可能遇到缺血性肠病患者的科室

随着动脉粥样硬化的发病率增加，我们遇到缺血性肠病的机会也增多了。我们可以在急诊、消化科门诊和病房遇见缺血性肠病的患者，也可以在消化内镜中心见到缺血性肠病典型的肠镜下表现。

（二）我们可能遇到的病例

患者，男，75 岁，主因"下腹部绞痛伴血便 2 天"入院。

1. 问诊要点

（1）现病史

针对核心症状"腹痛"和"便血"：腹痛的起病情况（突然出现还是逐渐发生）、位置、性质、程度、诱发及缓解因素（与进食或排便的关系）、持续性还是发作性。便血和腹痛的先后关系，排便的次数，粪便性质（成形/不成形/水样便），每次的量，粪便颜色（暗红、鲜红、有血凝块等），有没有黏液等。

伴随症状：有无恶心呕吐，如有呕吐，询问呕吐物的性质、量，有无鲜血或咖啡色物质；有无头晕乏力、晕厥（意识丧失）。

就诊经过：检查结果、用药及效果等。

一般情况：精神、睡眠、饮食、小便量、体重变化。

（2）既往史、个人史、婚育史、家族史

有无慢性病史，有无类似疾病发作史（如果有，询问当时的诊断、治疗措施等），有无其他慢性病病史，有无食物及药物过敏史，有无手术、外伤史等。

2. 查体要点

生命体征（体温 T，脉搏 P，呼吸 R，血压 BP），有助于判断失血量。

一般情况：神志情况，精神情况，四肢末梢（有无湿冷现象、水肿等），贫血貌。

消化系统查体：

视诊：皮肤情况（帮助判断有无贫血）。

听诊：肠鸣音（有助于判断是否存在活动性出血）。

叩诊：腹部叩诊，移动性浊音。

触诊：浅触诊，深触诊，压痛，反跳痛，肌紧张。肝脏、胆囊、脾脏等触诊。

3. 归纳病例特点

① 老年男性，急性病程。

② 现病史：患者主因"下腹部绞痛伴血便2天"急诊入院。患者12月29日夜间7点无明显诱因出现下腹部绞痛，阵发性加重，程度剧烈，腹痛持续2小时后解水样大便，未见血凝块及鲜血，未见黏液，排便后腹痛较前稍缓解后入睡。12月30日晨起早7点至10点间，患者解3次血便，为暗红色，量少，不成形，无恶心呕吐，无呕血，无头晕、心悸、乏力等，无四肢湿冷、晕厥，无发热，遂至我院急诊就诊，给予抗感染、补液等治疗，患者腹痛好转，未再解血便，现为求进一步诊治收住消化科病房。自发病以来，患者未进食动物血制品，未服用中药、铋剂等，现禁食中，睡眠欠佳，大便如前所述，小便正常，体重未见明显变化。

③ 既往史：有"高血压"病史20余年，口服"缬沙坦、左旋氨氯地平"等控制血压，未规律测血压；有"劳力性呼吸困难"10余年，间断口服"麝香保心丸"，效果不佳；有"前列腺增生"病史10年，口服"保列治"治疗；发现"肝囊肿"20年，发现"结肠息肉"5年，曾予内镜下治疗2次。否认糖尿病、肾病等慢性病史，否认肝炎、结核等传染病史。吸烟史30年，每天30支，饮酒史30年，每天白酒3两（150 g），否认食物、药物过敏史。

④ 查体：T 37.3 ℃，P 69次/分，R 16次/分，BP 102/67 mmHg。神志清楚，精神尚可，营养良好，言语流利。全身皮肤黏膜未见明显苍白及黄染，全身淋巴结未触及肿大。双肺呼吸音清，未闻及明显干、湿啰音。心音正常，未闻及明显病理性杂音，心率69次/分。腹部平坦，无胃肠型及蠕动波，腹壁柔软，下腹部轻压痛，无反跳痛，胆囊区无压痛，肝脾肋下未触及，肠鸣音4次/分。双下肢无水肿。

⑤ 辅助检查：血常规示 WBC $7.02×10^9$/L，Hb 135 g/L，PLT $121×10^9$/L。

4. 诊断思路

患者老年男性，急性病程，以突发下腹部绞痛起病，阵发性加重，程度剧烈，后解水样大便，次日解3次血便，为暗红色，量少，不成形，经抗感染、补液等治疗后腹痛好转。初步诊断为腹痛待查。

① 腹痛定位判断：患者男性，腹痛位置为下腹部，为绞痛，考虑为空腔脏器痉挛性疼痛可能性大。患者腹痛伴有腹泻、便血，无排尿异常，疼痛无会阴部放射，无血尿等，考虑为肠道相关性腹痛可能性较大，泌尿系统相关性腹痛如输尿管结石等可能性较小。

② 腹痛定性诊断：患者老年男性，以腹痛、腹泻、便血为表现，有高血压病史，未规律监测血压，有劳力性呼吸困难病史，故考虑缺血性结肠炎可能性较大，可行肠镜检查、肠系膜血管CTA等帮助诊断。

5. 鉴别诊断

① 细菌感染性肠炎：该病患者常有不洁饮食史，以急性腹痛、腹泻、黏液血便为主要表现，可伴有发热，可通过询问病史（可以有群体表现）、检查粪便常规（粪便常规白细胞明显增多）、粪便培养等帮助诊断，治疗上主要是抗感染治疗。

② UC：UC属于IBD，通常好发于青年至中年人群，以反复慢性发作的黏液脓血便为主要特征，结肠镜下可以有黏膜弥漫性水肿，通常以直肠受累最为常见，自肛侧到回盲部可见直肠乙状结肠炎、左半结肠炎或全结肠炎等。该患者系老年男性，腹痛、便血等为急性表现，故患UC的可能性较小。

③结肠癌：患者老年男性，出现腹痛伴便血需要考虑结肠肿瘤的可能，肿瘤继发不完全肠梗阻诱发肠痉挛也可以表现为痉挛性腹痛，但该患者既往肠镜提示肠息肉已治疗，近期无慢性消瘦、排便困难等表现，结肠癌可能性不大，可以通过结肠镜检查以进一步排除。

三、诊断要点

该病一般通过综合患者年龄（通常为老年），患病危险因素（吸烟、糖尿病、高脂血症、冠心病、动脉粥样硬化等），典型的临床表现（腹痛、腹泻、便血），做出临床疑诊，结肠镜检查可以进一步明确诊断，腹部血管 CTA 可以帮助我们评估患者肠道血管的情况。

结肠镜检查是将电子内镜从肛门插入患者体内，对其直肠、结肠及末端回肠进行检查和处理。结肠镜检查可以敏感地检测肠黏膜病变，可对可疑区域进行活检，可以诊断缺血性结肠炎。急性情况下，结肠镜表现通常包括黏膜水肿、质脆、红斑，可以散布有苍白区域，也可以看到淡蓝色出血结节，代表有黏膜下出血。受累区域的活检可能显示非特异性改变，如出血、隐窝破坏、毛细血管血栓形成、肉芽组织伴隐窝脓肿等（图 25-1）。

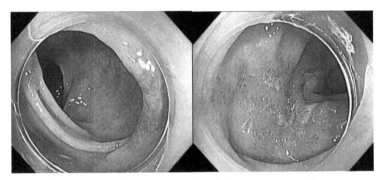

图 25-1　距肛门 20~30 cm 处乙状结肠黏膜充血水肿糜烂

腹部增强 CT 及 CTA 的典型表现为肠壁节段性水肿及增厚（拇纹征），或因黏膜和肌层呈高密度而形成靶状或双晕状外观，这些改变通常反映了短暂缺血发作和后续的再灌注损伤，但这些表现不具备特异性。腹部血管 CTA 有助于诊断腹腔动脉粥样硬化、血管狭窄或血栓形成等（图 25-2）。

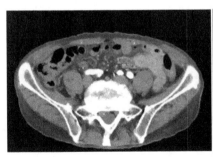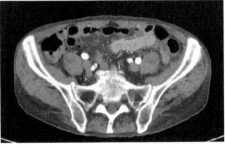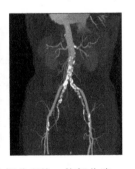

腹主动脉及肠系膜上动脉起始部、右侧肾动脉、双侧髂动脉及其分支血管钙化及非钙化斑块，伴部分溃疡形成，管腔轻度狭窄，腹腔干起始部中度狭窄。

图 25-2　腹部增强 CT 及 CTA

四、治疗原则

缺血性结肠炎的治疗取决于其病因、严重程度和临床情况。大多数结肠缺血患者接受支持治疗即可缓解，不需要特异性治疗。对于进展为不可逆性缺血的患者，及时诊断和治疗可显著降低术后临床病程的并发症发病率和死亡率。手术干预最好在发生血流动力学不稳定、结肠穿孔或明确结肠坏死前进行。

1. 支持治疗

只要没有结肠穿孔、坏死的表现，大部分患者通过肠道休息（禁食或流质饮食）并给予静脉补液以确保充分的结肠灌注就可以好转。

2. 手术治疗

经非手术治疗效果不佳（患者持续严重腹痛，有腹膜炎体征持续不缓解）或者影像学提示有肠坏死，是该病的手术指征。

3. 基础疾病治疗和危险因素干预

对其动脉粥样硬化或者静脉血栓形成相关的疾病或危险因素进行干预，比如高血压、高脂血症、糖尿病、房颤等。

五、医患沟通

患者可能的疑问是什么？	我们如何应对？
缺血性结肠炎是什么意思？	咱们身体里的器官都是依靠血管供血来获得氧气和营养的。大家都知道冠心病，冠心病的发生是供应心脏的血管变窄了，导致心脏血供有问题，就会有所谓心绞痛的表现，就像电视里演的那样，心脏病发作时因疼痛而捂着胸口。而缺血性肠病是因为供应大肠的血管出了问题，导致血流减少了，这个会刺激肠道黏膜损伤，导致痉挛疼痛，所以您感受到的腹痛是肠道缺血的信号。
我需要用抗生素吗？	缺血性结肠炎本身不是一个细菌感染导致的疾病，目前没有指南推荐对所有结肠缺血患者常规使用抗生素。但是有一些研究提示，清除肠道细菌后肠道炎症和损伤可以减少，另外抗生素可以减少肠道黏膜损伤以后本来在肠道里的细菌透过肠壁跑到腹腔里面去，所以我们在临床中还是经常会经验性地使用广谱抗生素。
为什么不让我正常吃东西？	缺血性结肠炎发生以后，您的部分肠道黏膜受到损伤，表面比较红肿，比较脆弱，所以我们希望通过禁食或者尽量减少饮食，来减少食物残渣对肠道黏膜的刺激，让肠道休息一会儿，给它一点恢复正常功能的时间，等您痊愈以后，就可以逐步恢复正常饮食了。

第 26 章 结直肠癌

一、概述

结直肠癌（colorectal cancer，CRC）即大肠癌，包括结肠癌和直肠癌，是全球最常见的恶性肿瘤之一。从遗传学观点，CRC 可分为遗传性（家族性）和非遗传性（散发性）。前者包括家族性腺瘤性息肉病（familial adenomatous polyposis，FAP）和遗传性非息肉病性结直肠癌（hereditary non-polyposis colorectal cancer，HNPCC），HNPCC 现国际上称为林奇综合征（Lynch syndrome）。CRC 的发生途径有 3 条：腺瘤-腺癌途径（含锯齿状途径）、从无到有（De novo）途径和炎性-癌症途径，其中最主要的是腺瘤-腺癌途径。

2021 年美国胃肠病学会（ACG）在 American Journal of Gastroenterology（AJG）发表了 2021 CRC 筛查指南，推荐对 50~75 岁平均风险个体进行 CRC 筛查，以降低晚期腺瘤、CRC 的发生率和 CRC 的死亡率（强烈推荐，中等质量证据）。结肠镜检查是主要筛查方式（强烈推荐，低质量证据）。

二、"见"患者，"习"案例

（一）我们可能遇到 CRC 患者的科室

CRC 为全球最常见的恶性肿瘤之一。结肠癌患者可能会在消化科门诊、病房被诊断，或者接受复查和随访，还有可能会在普外科接受手术，在放疗科接受放疗，在肿瘤科接受化疗。

（二）我们可能遇到的病例

患者，男，64 岁，主因"体检发现大便隐血阳性 2 个月"入院。

1. 问诊要点

（1）现病史

针对"大便隐血阳性"：有无腹痛腹胀、反酸烧心、大便性状改变（腹泻/便秘）、排便困难、肛门区域疼痛不适等，有无头痛、头晕、乏力等贫血表现。

就诊经过：既往胃肠镜检查结果。

一般情况：精神、睡眠、饮食、小便量、体重变化。

（2）既往史、个人史、婚育史、家族史

消化道肿瘤或者肠息肉家族史等。

2. 查体要点

生命体征（体温 T，脉搏 P，呼吸 R，血压 BP）。

一般情况：神志情况，精神情况，贫血貌。

消化系统查体：

视诊：皮肤情况（帮助判断有无贫血）。

听诊：肠鸣音（有助于判断是否存在活动性出血）。

叩诊：腹部叩诊，移动性浊音。

触诊：浅触诊，深触诊，有无包块，有无压痛、反跳痛、肌紧张等。肝脏、胆囊、脾脏等触诊。

3. 归纳病例特点

① 老年男性，因体检结果异常就诊。

② 现病史：患者主因"体检发现大便隐血阳性 2 个月"入院。患者 2 个月前于我院健康管理

中心行常规体检，发现大便隐血阳性，无腹痛腹胀，无头痛、头晕、乏力等，大便每日1次，成形，无肉眼血便，现为求进一步诊治收住消化科病房。自发病以来，患者食欲正常，睡眠尚可，大便如前所述，小便正常，体重未见明显变化。

③ 既往史：患者平素健康状况好，否认高血压、糖尿病、肾病等慢性病史；1年前查胃镜提示"浅表性胃炎"；否认肝炎、结核等传染病史。否认吸烟、饮酒史，否认食物、药物过敏史。患者姐姐有"结肠息肉"病史，母亲因"结肠癌"去世。

④ 查体：T 36.7 ℃，P 73 次/分，R 17 次/分，BP 120/75 mmHg。发育正常，营养良好。全身淋巴结未触及肿大。双肺呼吸音清，未闻及明显干、湿啰音。心音正常，未闻及明显病理性杂音，心率73 次/分。腹部平坦，无胃肠型及蠕动波，腹壁柔软，无压痛、反跳痛，胆囊区无压痛，肝脾肋下未触及，移动性浊音阴性，肝浊音界存在，肠鸣音 4 次/分。双下肢无水肿，生理反射存在，病理反射未引出。肛门指检未见异常。

⑤ 辅助检查：血常规示 WBC $8.4×10^9$/L，Hb 132 g/L，PLT $125×10^9$/L。大便隐血阳性。^{13}C 呼气试验阴性。CEA 1.2 mmol/L。入院后结肠镜示乙状结肠可见一枚山田 Ⅱ 型息肉，约2.0 cm 大小，表面糜烂，稍凹陷，予 ESD 术完整切除，病理示绒毛管状腺瘤，伴局灶高级别上皮内瘤变，切缘基底净（图26-1）。腹部增强 CT 未见明显异常。

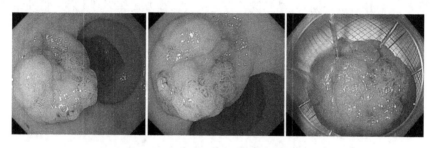

图 26-1　结肠镜下发现的结肠息肉

4. 诊断思路

消化道隐性出血：每日消化道出血大于5 mL，即可出现粪便隐血阳性，为肉眼不可见的消化道出血，故而称为消化道隐性出血，通常为常规体检发现。

① 出血位置判断：患者平素无反酸烧心等不适，1 年前胃镜检查提示为浅表性胃炎，故上消化道来源的出血可能性较小；中消化道主要指小肠，小肠病变如小肠间质瘤、小肠毛细血管扩张等也可以引起消化道出血；下消化道出血是指结直肠出血，患者有结肠癌、结肠息肉的家族史，从发病概率上看，首先考虑下消化道来源的出血。

② 出血病因诊断：回盲部以远的结直肠出血，约占消化道出血的 20%，痔和肛裂是最常见原因，其他病因包括肠息肉、结肠癌、静脉曲张、神经内分泌肿瘤、IBD 等。结合患者年龄、家族史，考虑结肠息肉或肿瘤的可能性最大，通过入院后的结肠镜检查证实为结肠息肉伴癌变。

三、诊断要点

该病诊断通常通过结合患者的年龄、发病情况、高危因素（家族史、贫血、消瘦、大便习惯及性状改变等），以及大便隐血、血 CEA 水平等信息综合判断，通过结肠镜检查和活检来明确。

肠镜是将检查仪器从肛门插入后观察从直肠开始到全结肠直至回盲部、末段回肠的内镜检查，是结直肠疾病最常用和最准确的检查方法，它不仅能直接观察黏膜，还能取活检。随着内镜设备的不断改进，对病变的观察逐步增加了色素对照、放大观察、窄带光成像及共聚焦等技术，有效提高了早期肿瘤的检出率。

影像学检查 CT 或者 MRI 可以用于了解 CRC 肠壁和肠外浸润及转移情况，有助于进行临床分期，以制订治疗方案，对术后随访也有价值，但对早期诊断价值有限。

四、治疗原则

本病治疗关键在于早期发现，早期诊断，早期治疗。

1. 内镜治疗

结直肠腺瘤癌变和黏膜内癌可以通过 EMR 或者 ESD 完整切除。切除后病变须送检病理，如癌未累及切缘及基底部则可认为治疗完成，如累及基底部，则需要追加手术。

2. 手术治疗

根治性手术是进展期结肠癌治疗的首选。有全身广泛转移，无法行肿瘤完整切除，但伴有肠道梗阻的患者，可以行姑息性手术治疗。对于原发性肿瘤已经根治性切除，无肝外病变依据的肝转移患者，也可以行部分肝切除术。

3. 化疗

早期癌根治后不需要化疗，中晚期癌患者根治术后需要行辅助化疗。新辅助化疗可以降低肿瘤临床分期，有助于手术切除肿瘤。

4. 放射治疗

放射治疗主要用于直肠癌。

5. 免疫靶向治疗

免疫靶向治疗用于晚期 CRC 治疗。

五、医患沟通

患者可能的疑问是什么？	我们如何应对？
肠镜检查是怎么做的？	肠镜是一根软的管子，它的头端有光源和摄像头。医生检查的时候把这根管子从您的肛门插入到您的大肠里，通过和肠镜另一端相接的显示器观察您的大肠黏膜。这个检查可以帮助我们直接看到您的大肠黏膜，不管是炎症、息肉或者肿瘤，都能看得到。而且我们还可以通过肠镜去做活检，或者对息肉甚至早期结肠癌进行治疗，是消化科最常用的技术手段之一。
做肠镜的过程中会很痛苦吗？	由于检查的医生需要把肠镜从肛门插入到您的大肠内，所以会有一些不舒服。由于肠子是有弯曲度的，而且这个弯曲的形态每个人都不一样，肠镜要通过肠道，可能会对肠子造成牵拉，会引起腹痛。另外，我们需要在做肠镜的时候注入一部分气体，帮助我们更好地观察肠道黏膜，所以您可能还会有腹胀出现。但是不用特别担心，这些症状一般都不会很严重，必要时医生和护士会通过改变您的体位和医生的检查手法帮助您完成这个操作。
我怎么知道癌变的息肉已经完整切除了呢？	您的肠息肉在内镜下切除以后，我们会将它送到病理科，病理科医生会对每一例送检的息肉进行切片分析，他们出具的报告会显示您的息肉是哪一种类型的，而且病理科医生可以观察到切除的边缘是不是正常的组织，如果是正常的，说明息肉已经完整切除了。如果切除的边缘仍然是异常的组织，那么提示可能病变有残留，我们需要追加治疗。
我需要定期检查肠镜吗？	是的，我们需要根据您肠息肉的具体分型告知您下一次肠镜检查的时间。

第 27 章　功能性胃肠病

第 1 节　肠易激综合征

一、概述

肠易激综合征（irritable bowel syndrome，IBS）是一种功能性肠病，表现为反复发作的腹痛，与排便相关或伴随排便习惯改变。典型的排便习惯异常可表现为便秘、腹泻或便秘与腹泻交替，同时可有腹胀或腹部膨隆的症状，诊断前症状出现至少 6 个月，且最近 3 个月内有症状。

在欧美国家，成人患病率为 10%~20%，我国为 10% 左右。女性患病率高于男性，年轻人群比 50 岁以上人群更易受疾病影响。

二、"见"患者，"习"案例

（一）我们可能遇到 IBS 患者的科室

IBS 是世界范围内的常见病、多发病。我们常常可以在消化科门诊遇见因反复腹痛伴腹泻或便秘而就诊的 IBS 患者。

（二）我们可能遇到的病例

患者，女，32 岁，主因"反复腹痛、腹泻 10 年，加重 3 个月"入院。

1. 问诊要点

（1）现病史

针对核心症状"腹痛"：出现腹痛的部位（疼痛部位不固定，以下腹和左下腹多见）、腹痛性质和程度（极少有睡眠中痛醒者）、诱发因素（精神、饮食等因素常诱使症状复发或加重）、起病时间、发作时间（疾病隐匿，症状反复发作或慢性迁延，病程可长达数年或数十年）、与体位的关系（无关）、缓解因素（患者的腹痛通常与排便相关，表现为排便或排气后缓解）。

伴随症状：伴有排便频率的改变（每周自发排便次数少于 3 次或每日排便 3 次以上）、伴有粪便性状（外观）的改变。此外，IBS 患者也常出现其他胃肠道症状和非胃肠道症状，而这些伴随症状的出现也有助于进一步诊断。与 IBS 相关的肠道症状包括粪便带黏液、排便急迫感、排便不尽感、排便费力。与 IBS 相关的消化道其他症状包括烧心、早饱、恶心、上腹痛、餐后饱胀。与 IBS 关联的肠道外症状包括口臭/口腔异味、焦虑抑郁等。

就诊经过：检查结果（实验室检查、肠镜、影像学检查未见明确器质性病变）、用药及效果等。

一般情况：精神、睡眠、饮食、小便量、体重变化（全身健康状况不受影响）。

（2）既往史、个人史、月经史、婚育史、家族史

有无慢性腹痛发作史，有无类似疾病发作史（如果有，询问当时的诊断、治疗措施等），有无其他慢性病病史，有无食物及药物过敏史，有无手术、外伤史等。

2. 查体要点

生命体征平稳，一般情况良好。

消化系统查体：一般无明显体征，可在相应部位有轻压痛，部分患者可触及腊肠样肠管，直肠指检可感到肛门痉挛、张力较高，可有触痛。

3. 归纳病例特点

① 青年女性，慢性病程。

② 现病史：患者主因"反复腹痛、腹泻 10 年，加重 3 个月"入院。患者 10 年间反复出现腹痛及腹泻症状，多于精神紧张时出现。3 个月前患者因工作压力增大后再次出现腹痛，最近 3 个月腹痛平均发作至少每周 1 日，有腹胀，腹痛腹胀多于进食后出现，腹痛腹胀时有便意，排便后腹痛腹胀可缓解，有大便不成形，表现为水样或糊状大便，大便带黏液，表面未见明显脓血，每日大便次数 3~4 次，无排便费力，无排便急迫感，无排便不尽感，无呕血、黑便，无恶心呕吐，无发热，无吞咽困难，反复就诊于我院消化内科门诊，查粪便钙卫蛋白、全腹部 CT（平扫+增强）、胃肠镜、胶囊内镜均未见明显异常，给予"益生菌"和"匹维溴铵"治疗后症状可缓解，但精神紧张时或进食咖啡、牛奶、水果后症状可加重。病程中，患者饮食可，睡眠差，易失眠或早醒，大便如前所述，小便正常，体重未见明显变化。

③ 既往史：既往体健，否认高血压、糖尿病、肾病等慢性病史，否认肝炎、结核等传染病史。否认吸烟、饮酒史，预防接种史不详，否认食物、药物过敏史。

④ 查体：一般情况良好，生命体征平稳。心、肺、腹查体阴性。

⑤ 辅助检查：血常规、生化全套、CRP、红细胞沉降率、粪便钙卫蛋白、肿瘤全套、全腹部 CT（平扫+增强）、胃肠镜、胶囊内镜均未见明显异常。

4. 诊断思路

患者青年女性，慢性病程，主因"反复腹痛、腹泻 10 年，加重 3 个月"入院。患者 10 年间反复出现腹痛及腹泻症状，多于精神紧张时出现。近 3 个月由于工作压力增大后再次出现腹痛及大便不成形，最近 3 个月腹痛平均发作至少每周 1 日，排便后腹痛可缓解。入院后查体未见明显阳性体征。患者多次就诊，完善相关实验室、影像学、胃肠镜及胶囊内镜检查未见明确器质性病变。由此考虑 IBS 腹泻型诊断成立。

5. 鉴别诊断

① CD：多为青年起病，常有右下腹痛、腹部肿块、发热、肛门周围病变等，病变位于回肠末端及邻近结肠，病变呈节段性分布，病理上以非干酪样肉芽肿为特征。影像学、肠镜、小肠镜可以帮助诊断。

② UC：表现为黏液脓血便，可以有里急后重感。95% 的病例累及直肠，病变呈连续性分布，以对称、环周及连续性方式向近端延伸，累及部分或全结肠病变。病变主要局限于黏膜及黏膜下层。通过结肠镜检查可以帮助诊断。

③ 结直肠肿瘤：患者早期往往无明显的临床症状，随着肿瘤的生长与转移，可以出现排便习惯和粪便性状的改变、腹部肿块或腹痛等不适，可以通过肠镜检查及病理明确诊断。

④ 细菌性痢疾：常有下腹痛、腹泻、里急后重感、水样便，粪便中含黏膜碎片、红细胞、多形核粒细胞等，粪便细菌培养阳性。

三、诊断要点

目前，IBS 参照 2016 年发布的罗马Ⅳ的 IBS 诊断标准，即反复发作的腹痛，近 3 个月内平均发作至少每周 1 日，伴有以下 2 项或 2 项以上：（a）与排便相关；（b）伴有排便频率的改变；（c）伴有粪便性状（外观）改变。诊断前症状出现至少 6 个月，近 3 个月符合以上诊断标准。

与 2006 年罗马Ⅲ相比，罗马Ⅳ定义中删去了"腹部不适"一词，因为罗马Ⅳ委员会认为，"不适"的词义不精确，加之并不是所有语言中都存在"不适"一词，因此删去该词。罗马Ⅳ认为存在腹痛症状是诊断 IBS 的必要条件，若没有腹痛，则不能诊断为 IBS。根据排便习惯改变的主要表现，IBS 分为 3 个主要亚型：IBS 便秘型（irritable bowel syndrome with predominant constipation，IBS-C）、IBS 腹泻型（irritable bowel syndrome with predominant diarrhea，IBS-D）和 IBS 混合型（irritable bowel syndrome with mixed habits，IBS-M）。粪便异常是指粪便符合 Bristol 粪便性状量表的 1 型、2 型或 6 型、7 型（图 27-1-1）。IBS-C：>25% 的排便为 Bristol 粪便 1 型或 2 型，且<25% 的排便为 Bristol 粪便 6 型或 7 型。IBS-D：>25% 的排便为 Bristol 粪便 6 型或 7 型，且<25% 的排便为 Bristol 粪便 1 型或 2 型。IBS-M：>25% 的排便为 Bristol 粪便 1 型或 2 型，且>25% 的排便为 Bristol 粪便 6 型或 7 型。IBS 不定型（IBS unclassified，IBS-U）：患者符合 IBS 的诊断标准，但排便习惯无法准确归入以上三型中的任何一型，故称之为不定型。拟诊 IBS 后，必须考虑排除其他器质性疾病。

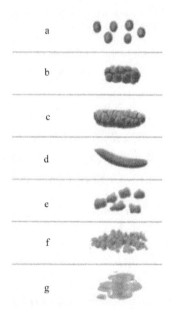

a：1 型（羊粪球状），一颗颗硬球（很难通过）；b：2 型（麻花状），麻花状，但表面凹凸；c：3 型（香肠状），香肠状，但表面有裂痕；d：4 型（香蕉状），像香肠或蛇一样，且表面很光滑；e：5 型（棉花糖状），断边光滑的柔软块状（容易通过）；f：6 型（软稠状），粗边蓬松块，糊状大便；g：7 型（液态状），水状，无固体块（完全液体）。

图 27-1-1　Bristol 粪便性状量表

四、治疗原则

IBS 的治疗强调个体化的综合治疗，即应包括精神心理行为干预治疗、饮食调整和药物治疗，患者的治疗方法和对药物的选择应因人而异、对症处理。

① 饮食和生活方式调整：近期去麦胶和低 FODMAP（可发酵寡糖、二糖、单糖和多元醇）饮食，可以显著改善一部分 IBS 患者的症状。

② 药物治疗：目前可供选择的药物主要针对患者主要症状或综合征，如膳食纤维剂、乳果糖、聚乙二醇、匹维溴铵、洛哌丁胺等。

③ 微生态和免疫调节剂。

④ 行为治疗等。

五、医患沟通

患者可能的疑问是什么？	我们如何应对？
我为什么会得这个病？	目前，IBS 的病因和发病机制并不完全清楚，通常认为是多种因素和多种发病机制共同作用的结果，比如和遗传有关系，IBS 更容易在家族中聚集出现，比如有些人存在胃肠动力学异常，有些人发生在胃肠道感染治愈之后。患者的精神心理因素对疾病也会有影响。有些患者食用特定的食物（如洋葱、牛奶）会出现症状等。
为什么各种检查都做了，结果也显示没问题，可是我就是不舒服呢？	这个就是功能性胃肠病的特点。疾病主要分为两大类：一类是现有检查能发现的毛病，称为器质性疾病；另一类就是查来查去没毛病，称为功能性疾病。功能性疾病虽然会有身体不舒服，但是它并不会影响我们的寿命，并不会影响到我们的整体健康状况，它只会带给我们不舒适的体验、影响我们的生活质量。我们应该放松心态，不要过度在意和焦虑，学会与它共存。有时"忽略"这个"不舒适"，也可以达到"根治"的效果。
我平时需要注意什么？	调整生活方式，比如通过运动、改善睡眠、减轻压力等方式就可以达到治疗目的；做个生活的有心人，关注自己哪些饮食习惯更容易诱发症状（比如食用高脂/油腻食物、含乳糖食物或食用冷饮或腹部遇冷），如果有这样的饮食习惯，尽量避免。有些患者通过去麦胶和低 FODMAP 饮食，也可以显著改善症状。

第 2 节 便秘

一、概述

便秘（constipation）是一种（组）症状，表现为排便困难和（或）排便次数减少、粪便干硬。排便困难包括排便费力、排出困难、排便不尽感、肛门直肠堵塞感、排便费时和须辅助排便。排便次数减少指每周排便少于 3 次。慢性便秘（chronic constipation，CC）的病程至少为 6 个月。

我国成人 CC 的患病率为 4.0%~10.0%。CC 患病率随年龄增长而升高，女性患病率高于男性。CC 的病因包括功能性、器质性和药物性。根据病理生理改变，功能性疾病所致的便秘可分为正常传输型便秘（normal transit constipation，NTC）、慢传输型便秘（slow transit constipation，STC）、排便障碍型便秘和混合型便秘。NTC 多为直肠顺应性和直肠敏感性异常所致。STC 的原因多为结肠推进力不足，与肠神经损伤、Cajal 细胞减少等有关。排便障碍型便秘多为盆底肌协调障碍、排便推进力不足所致。

二、"见"患者，"习"案例

（一）我们可能遇到 CC 患者的科室

便秘是非常常见的临床症状，而且便秘的患病率随着年龄的增长而升高，70 岁以上人群 CC 的患病率达 23.0%，80 岁以上可达 38.0%，在接受长期照护的老年人中甚至高达 80.0%。我们常常可以在消化科门诊遇到因缺乏便意或因排便费力就诊的便秘患者，也可以在各个科室的病房里遇见合并有便秘症状的患者，比如因糖尿病住在内分泌科的患者，因帕金森病住在神经内科的患者，因心脑血管疾病住在老年科的高龄患者。

（二）我们可能遇到的病例

患者，女，72 岁，主因"间断便秘 30 年，加重 4 个月"于门诊就诊。

1. 问诊要点

（1）现病史

针对核心症状"便秘"：CC 的主要症状包括排便次数减少 [排便次数采用自发排便次数进行计

数，即在不服用补救性泻剂或不使用手法辅助情况下的自主排便。功能性便秘（functional constipation，FC）罗马Ⅳ标准以自发排便频率<3 次/周作为诊断指标]、粪便干硬（Bristol 粪便性状量表中 1 型和 2 型粪便，且发生在 25%以上的排便中）、排便费力、排便时肛门直肠梗阻或堵塞感、需要手法辅助排便、排便不尽感，部分患者缺乏便意、想排便但排不出（空排）、排便量少、排便费时等。空排和缺乏便意是我国最常见的困扰 FC 患者的症状，亚洲的多中心调查显示 FC 患者最烦恼的症状是排便费力。

伴随症状：急性便秘多有腹痛、腹胀，甚至恶心呕吐，多见于各种原因的肠梗阻；CC 多无特殊表现，部分患者诉腹胀、下腹部不适，但一般不重。严重者排出粪便坚硬如羊粪，排便时可有左腹部或下腹部痉挛性疼痛及下坠感，可在左下腹触及痉挛的乙状结肠。长期便秘者可因痔加重及肛裂而有大便带血或便血，患者可因此而焦虑、紧张。

注意有无呕吐、腹胀、肠绞痛，当合并此类症状时，患者可能有各种原因引起的肠梗阻。伴有腹部包块时，应注意与结肠肿瘤、肠结核和 CD 相鉴别。当腹泻和便秘交替时，应注意与肠结核、UC、肠易激综合征等鉴别。症状随饮食及生活环境改变、精神紧张时出现者，多为 FC。

就诊经过：检查结果（患者实验室检查、肠镜、影像学检查）、用药及效果等。

一般情况：精神、睡眠、饮食、小便量、体重变化。

（2）既往史、个人史、月经史、婚育史、家族史

有无其他慢性病病史，有无食物及药物过敏史，有无手术、外伤史等。

2. 查体要点

生命体征、一般情况。

消化系统查体：

视诊：皮肤情况。

听诊：肠鸣音（有助于判断是否存在肠梗阻）。

叩诊：腹部叩诊，移动性浊音。

触诊：浅触诊，深触诊，压痛，反跳痛，肌紧张。肝脏、胆囊、脾脏等触诊。注意是否可触及腹部包块及肠型。

通过肛门直肠指诊可了解有无肛门直肠肿物等器质性疾病，对评估肛门括约肌和耻骨直肠肌功能也非常重要。肛门直肠指诊时嘱患者做用力排便的动作，正常情况下肛门口松弛，如手指被夹紧，提示可能存在肛门括约肌不协调收缩；对合并肛门直肠疼痛的患者，通过检查耻骨直肠肌触痛可以鉴别是肛提肌综合征还是非特异性功能性肛门直肠疼痛。

3. 归纳病例特点

① 老年女性，慢性病程。

② 现病史：患者主因"间断便秘 30 年，加重 4 个月"至门诊就诊。患者 30 年内间断出现便秘症状，多数时间通过食用火龙果症状可好转，症状严重时须通过使用"开塞露、芦荟胶囊、便通胶囊、便塞停"等辅助通便，多次肠镜检查未见明显异常。近 4 个月患者因"腓骨骨折"术后活动量减少再次出现便意缺乏，每周自发排便次数减少，大便 7~8 日 1 次，每次排便量少，大便呈羊屎球样，有排便费力、排便费时，有肛门堵塞感，有排便不尽感，排便时需要用手法辅助排便。无明显腹胀、腹痛，无恶心呕吐，无大便带血或便血，无腹泻或大便不成形。近期查腹部 CT 未见明显异常。自行使用"开塞露"后自觉效果差，使用"便通胶囊"后可排便，但停药后症状反复，遂来我院就诊。病程中，患者饮食可，睡眠差，易失眠或早醒，大便如前所述，小便正常，体重未见明显变化。

③ 既往史：既往体健，否认高血压、糖尿病、肾病等慢性病史，否认肝炎、结核等传染病史。否认吸烟、饮酒史，预防接种史不详，否认食物、药物过敏史。

④ 查体：一般情况良好，生命体征平稳。心、肺、腹查体阴性。

⑤ 辅助检查：全腹部 CT（平扫+增强）、肠镜未见明显异常。

4. 诊断思路

患者老年女性，慢性病程，主因"间断便秘 30 年，加重 4 个月"入院。患者 30 年间反复出现便秘症状，症状轻时可通过饮食控制，严重时须使用药物辅助通便。4 个月前因外伤致活动受限后再次出现便意缺乏，排便次数减少，多次就诊查肠镜未见明显异常，近期腹部 CT 亦未见明确器质性病变。由此考虑 FC 诊断成立。

5. 鉴别诊断

（1）FC 的常见原因

① 进食量少，食物缺乏纤维素或水分不足，对结肠运动的刺激减少。

② 因工作紧张、生活节奏快、工作性质和时间变化、精神因素等干扰了正常的排便习惯。

③ 结肠运动功能紊乱，常见于肠易激综合征。

④ 腹肌和盆腔肌张力差，排便推动力不足，难以将粪便排出体外。

⑤ 滥用泻药，形成药物依赖，造成便秘；年老体弱，活动量少，肠痉挛引起排便困难；结肠冗长。

（2）器质性便秘的常见原因

① 直肠与肛门病变引起的肛门括约肌痉挛、排便疼痛，造成恐惧排便，如痔疮、肛裂、肛周脓肿和溃疡、直肠炎等。

② 局部病变导致排便无力，如大量腹水、膈肌麻痹、系统性硬化症、肌营养不良等。

③ 结肠完全或不完全梗阻，结肠良、恶性肿瘤，CD，先天性巨结肠，各种原因引起的肠粘连、肠扭转、肠套叠等。

④ 腹腔与盆腔内肿瘤压迫，如子宫肌瘤。

⑤ 全身性疾病使肠肌松弛，排便无力；尿毒症、糖尿病、甲状腺功能减退症、脑血管意外、截瘫、多发性硬化、皮肌炎等。

⑥ 药物副作用，如应用吗啡类药物、抗胆碱能药、CCB、神经阻滞剂、镇静剂、抗抑郁药及含钙、铝的制酸剂等使肠肌松弛引起便秘。

三、诊断要点

FC 的诊断目前参考 2016 年罗马Ⅳ标准，即近 3 个月必须符合以下所有 4 条：

① 必须包括以下 2 项或 2 项以上：（a）排便感到费力；（b）干球粪或硬粪（Bristol 粪便性状量表 1 型或 2 型）；（c）排便不尽感；（d）肛门直肠梗阻/阻塞感；（e）需要手法辅助排便；（f）每周自发排便少于 3 次。

② 不用泻剂时很少出现稀粪。

③ 不符合肠易激综合征和阿片类药物引起的便秘的诊断标准。

④ 诊断前症状出现至少 6 个月。

对有警报征象（便血、粪便隐血阳性、发热、贫血和乏力、消瘦、明显腹痛、腹部包块、血癌胚抗原升高、有结直肠腺瘤史和结直肠肿瘤家族史等）的 CC 患者，要有针对性地选择辅助检查以排除器质性疾病。对年龄≥40 岁的初诊患者，建议行结肠镜检查。

结肠传输时间测定有助于 STC 的诊断。检测胃肠传输时间以检测结肠传输时间为主，方法包括不透 X 线标志物法、核素法、氢呼气法、胶囊内镜等，其中以不透 X 线标志物法在临床应用最为广泛。球囊逼出试验可作为排便障碍型便秘的初筛检查。但球囊逼出试验结果正常并不能完全排除盆底肌不协调收缩的可能。肛门直肠压力测定能评估肛门直肠的动力和感觉功能，适用于以排便障碍为主要表现的患者。功能性排便障碍（functional defecation disorder，FDD）患者的高分辨率肛门直肠测压图形见图 27-2-1。排粪造影能检出 CC 患者存在的形态学异常和排出功能异常。

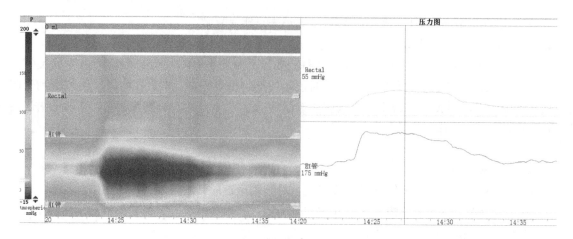

（a）Ⅰ型：直肠内压力上升，肛管矛盾运动

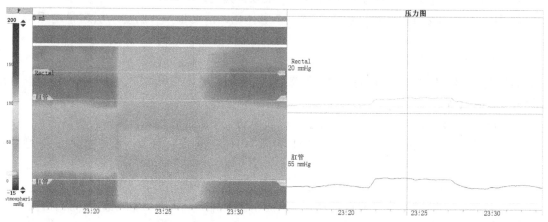

（b）Ⅱ型：直肠推进力不足，肛管矛盾运动

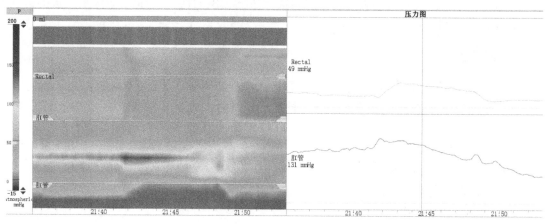

（c）Ⅲ型：直肠内压力上升，肛管松弛不完全

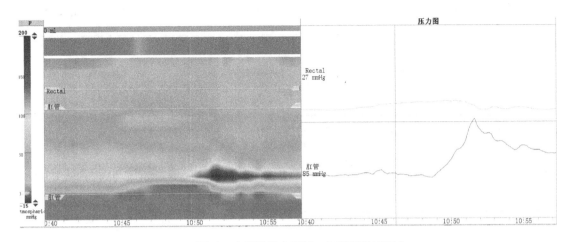

(d) Ⅳ型：直肠推进力不足，肛管松弛不完全

图 27-2-1 FDD 患者的高分辨率肛门直肠测压图形

四、功能性 CC 的治疗原则

1. 非药物治疗

① 饮食生活方式的调整：增加膳食纤维和水的摄入、增加运动是 CC 的基础治疗措施；须建立良好的排便习惯。

② 其他非药物治疗：生物反馈治疗是 FDD 患者的首选治疗方法；骶神经刺激可用于常规内科治疗无效的难治性便秘；对合并精神心理症状的便秘患者建议先进行相应社会心理评估，再给予相应的治疗。

2. 药物治疗

① 容积性泻剂和渗透性泻剂主要用于轻、中度便秘患者。

② 刺激性泻剂可作为补救措施短期、间断使用。

③ 新型药物：(a) 鸟苷酸环化酶-C 激动剂可以改善 CC 患者的腹痛、便秘等症状；(b) 高选择性 5-羟色胺 4 受体激动剂可缩短结肠传输时间，增加患者排便次数；(c) 氯离子通道活化剂可以促进肠上皮分泌，增加患者自发排便次数。

④ 微生态制剂可作为 CC 患者的治疗选择之一。

⑤ 中医中药对改善 CC 症状有一定效果。

3. 手术治疗

非手术治疗疗效差和经便秘特殊检查显示有明显异常的 STC 患者，可考虑手术治疗。应慎重掌握手术指征，针对病变选择相应的手术。排便功能障碍型便秘常有多种解剖异常，其手术指征复杂，术式多样，且手术疗效也不尽相同，尚无统一标准。

五、医患沟通

患者可能的疑问是什么？	我们如何应对？
为什么老年人更容易便秘？	摄入膳食纤维减少、缺乏运动、合并多种疾病和多重用药是老年人发生便秘的重要原因。老年人牙齿松动、脱落、缺损，咀嚼功能减退，往往造成膳食纤维摄入不足，躯体活动不便或卧病在床使老年患者活动量明显减少。另外，老年患者常合并多种慢性疾病。比如糖尿病，便秘是糖尿病患者最常见的消化道症状，糖尿病患者的 CC 患病率为 10%~28%。合并慢性疾病也需要长期服用多种药物，包括抗胆碱能药物、阿片类药物、钙剂、CCB 和 NSAID 等，这些都是老年人发生便秘的重要原因。

续表

患者可能的疑问是什么?	我们如何应对?
儿童的便秘如何治疗?	儿童便秘多数为 FC。由于疼痛或社会因素（如上学）而反复主动地克制排便是引起儿童便秘的最常见原因。儿童 FC 的治疗包括非药物治疗和药物治疗，非药物治疗包括家庭教育、合理饮食和排便习惯训练。家庭教育与药物治疗同等重要，前者包括告知患儿家庭辨识克制排便行为和采取干预措施，如规律如厕、记录排便日记，以及建立成功排便的奖励制度。合理饮食包括足量饮水，均衡膳食，鼓励母乳喂养，增加膳食纤维的摄入。存在粪便嵌塞的儿童应采用口服（容积性或渗透性泻剂）或经直肠用药（开塞露或 0.9% 的氯化钠溶液）解除嵌塞粪块。解除嵌塞后，应启动维持治疗。聚乙二醇是便秘患儿的一线治疗药物，容积性泻药和乳果糖也被证实有效，且耐受性良好。
我平时需要注意什么?	① 养成良好的排便习惯，每天定时排便（无论有无便意）。可以从以下时间点里选择一个较为空闲的时间作为固定的排便时间：晨起后或三餐后半小时至 1 小时之间。 ② 多吃蔬菜（每顿至少 250 g 蔬菜）、水果（每天 1~2 个水果）、喝水（除了喝汤，需额外饮用 1.5~2 L 水），可适当饮用酸奶。 ③ 蹲位排便，每次时间不要超过 5 分钟，不要带着手机排便。如果是马桶的话，脚底下放个小凳子，脚抬高，相当于蹲坑的感觉。

第 3 节　慢性腹泻

一、概述

腹泻指大便次数增多，粪质稀薄，或带有黏液、脓血、未消化的食物。腹泻可分为急性和慢性腹泻两种。前者病程 ≤14 天，后者病程 ≥4 周。

慢性腹泻最常见的病因包括肠易激综合征、IBD、吸收不良综合征和慢性感染。另外某些药物、胆囊切除术后等导致的慢性腹泻在临床中也不少见。针对 50 岁以上伴有出血、夜间腹痛、无法解释的体重减轻、发热等全身症状，或者实验室检查结果异常，以及有 IBD 或有肠癌家族史的患者应警惕。同时，在诊断时也要考虑是否存在其他系统疾病引起腹泻的可能，如甲状腺功能亢进、糖尿病等。

二、"见"患者,"习"案例

（一）我们可能遇到腹泻患者的科室

慢性腹泻是消化科常见疾病，每天的门诊都会有慢性腹泻的患者。如果患者经过门诊检查及口服药物治疗后不见好转，为了进一步明确病因，有可能收入病房。或者当腹泻合并低血容量表现、便血、反复发热等情况，患者将被收入病房进行进一步的诊治。

部分住院患者由于长期抗生素的使用及其他药物使用等，也有可能出现腹泻，需要医生及时寻找病因并处理。

（二）我们可能遇到的病例

患者，男，20 岁，因"间断腹泻 2 年"于门诊就诊。

1. 问诊要点

（1）现病史

针对核心症状"腹泻"：之前是否有不洁饮食、旅行、聚餐，或者同食者群体发病。有无紧张焦虑情绪。大便的特征，如次数、性状、便量，大便有无脂肪泻和脓血便（大便的特征可以帮助确定腹泻类型），加重和缓解的因素，症状持续时间及起病特点，空腹还是夜间出现，有无特殊的食物因素，如乳糖和果糖不耐受，过多地摄入纤维素、肠道难吸收的碳水化合物等情况。

伴随症状：有无腹痛、体重减轻、发热。

就诊经过：检查结果、用药及效果等。

一般情况：精神、睡眠、饮食、小便量、体重变化。

（2）既往史、个人史、婚育史、家族史

有无其他慢性病和用药史，有无过敏史等。是否曾去过易感染某种寄生虫的特殊地区。有无胃肠道或者胆囊手术史。有无糖尿病、IBD、乳糜泻和肿瘤家族史。

2. 查体要点

生命体征（体温 T，脉搏 P，呼吸 R，血压 BP）。

一般情况：精神状态，营养状态，有无消瘦、贫血、杵状指。

消化系统查体：

视诊：有无腹部包块，有无皮疹。

听诊：肠鸣音。

叩诊：腹部叩诊。

触诊：有无压痛、反跳痛、包块、肌紧张。肝脏、胆囊、脾脏等触诊。

3. 归纳病例特点

① 青年男性，慢性病程。

② 现病史：患者主因"间断腹泻 2 年"入院。患者 2 年前曾于不洁饮食后出现腹泻，自服"氟哌酸"后好转，但 2 年来仍反复腹泻伴明显腹部不适感，自觉受凉后及三餐后明显，在压力较大时也会出现情况加重，一般一天排便 3~4 次，为黄色稀便，无腹痛。偶尔口服"黄连素、培菲康"等药物，自觉效果一般，为求进一步诊治来我院门诊。病程中，患者食欲尚可，睡眠正常，小便正常。

③ 既往史：无特殊，否认其他慢性病史及传染病史。否认吸烟史及长期饮酒史，预防接种史不详，否认药物、食物过敏史。

④ 查体：T 36.6 ℃，P 80 次／分，R 18 次／分，BP 110/70 mmHg。发育正常，营养中等。全身皮肤黏膜未见明显黄染，全身淋巴结未触及肿大。腹部平坦，无胃肠型及蠕动波，腹壁柔软，腹部无明显压痛及反跳痛。

⑤ 辅助检查：粪便常规+隐血正常。粪钙卫蛋白阴性。肠镜正常。血常规、CRP、空腹血糖、甲状腺功能组套均正常。

4. 诊断思路

患者青年男性，慢性病程，以解黄色稀便为主要表现，无腹痛。辅助检查粪便常规+隐血正常，粪钙卫蛋白阴性，肠镜正常，血常规、CRP、血糖、甲状腺功能组套均正常。症状无食物相关因素，与情绪相关，因此初步考虑为功能性肠病中的功能性腹泻。如治疗或者随访发现情况无好转或者加重，则可能需要重新评估。

功能性腹泻是功能性肠病中的一种，以反复糊状粪或者水样粪为表现。罗马 Ⅳ 功能性腹泻的诊断标准为 25% 以上排便为松散粪或水样粪，且不伴有明显的腹痛或腹胀不适。诊断前症状出现至少 6 个月，近 3 个月符合以上诊断标准；应排除符合腹泻型肠易激综合征诊断标准的患者。

5. 鉴别诊断

① 肠易激综合征：同属功能性肠病，罗马 Ⅳ 标准为反复发作的腹痛，近 3 个月内平均发作至少每周 1 日；伴有以下 2 项或 2 项以上，包括与排便相关、伴有排便频率的改变、伴有粪便性状（外观）的改变。诊断前症状出现至少 6 个月，近 3 个月符合以上诊断标准。

② 器质性疾病：患者是否存在报警征象。如有报警征象，则应该完善粪便、血液及肠镜检查以排除器质性疾病。主要包括 IBD（CD、UC）、显微镜结肠炎、吸收不良综合征（如乳糖不耐受、慢

性胰腺炎、乳糜泻、小肠细菌生长过度等）、胆囊切除术后腹泻及慢性感染。

三、诊断要点

慢性腹泻只是症状，并非最终诊断，需要寻找引起慢性腹泻的原因。初步评估内容包括病史、体格检查和实验室检查，以明确患者是否有可帮助区分器质性腹泻与功能性腹泻的表现。如怀疑器质性腹泻，则应安排内镜及腹部影像学检查。同时，可以通过明确腹泻的类型（感染性、炎症性、渗透性或分泌性）来帮助评估，并安排针对性的检查。而腹泻的类型一般通过仔细询问病史即可获得，有时也需要一些实验室检查来支持评估。

① 水样泻：可能为分泌性和（或）渗透性机制。有些腹泻这两种机制都涉及。分泌性腹泻禁食不会改善，可见于某些肠道感染和类癌综合征。渗透性腹泻排便量通常较少，且在禁食后可改善或消退，为饮食相关性。

② 脂肪泻：排大量苍白恶臭的粪便，与吸收不良相关。

③ 炎症性腹泻：通常为带血的液状稀便。粪钙卫蛋白（一种见于中性粒细胞的蛋白）可提示炎症性腹泻。

常见的实验室检查包括粪便常规+隐血，粪便涂片查脂肪、寄生虫及虫卵，大便培养；血常规（测血红蛋白、白细胞及其分类如嗜酸性粒细胞）、血浆蛋白、电解质、血浆叶酸和维生素 B_{12} 浓度、肾功能及血气分析等。

需要在某些特殊实验室才可完成的检查包括小肠吸收功能试验（粪脂测定、糖类吸收试验、蛋白质吸收试验、维生素 B_{12} 吸收试验、胆盐吸收试验）及血浆胃肠多肽和介质测定等。

器械检查包括腹部平片、钡餐、钡灌肠、CT 及选择性血管造影（观察胃肠道黏膜的形态、胃肠道肿瘤、胃肠动力）、B 超（了解有无肝、胆、胰疾病）、结肠镜（发现肿瘤、炎症等病变）、小肠镜（发现十二指肠和空肠近端病变，并可取活检及吸取空肠液做培养）、胶囊内镜（提高了小肠病变的检出率）。

四、治疗原则

腹泻是症状，治疗应针对病因。但相当部分的腹泻须根据其病理生理特点给予对症和支持治疗。

1. 病因治疗

感染性腹泻须根据病原体进行治疗。乳糖不耐受症和麦胶性乳糜泻须分别剔除食物中的乳糖或麦胶类成分。高渗性腹泻应停食高渗的食物或药物。胆盐重吸收障碍引起的结肠腹泻可用考来烯胺吸附胆汁酸而止泻。治疗胆汁酸缺乏所致的脂肪泻，可用中链脂肪代替日常食用的长链脂肪，前者不需要经结合胆盐水解和微胶粒形成等过程而直接经门静脉系统吸收。

2. 对症治疗

① 纠正腹泻所引起的失水、电解质紊乱和酸碱平衡失调。

② 对严重营养不良者，应给予营养支持。谷氨酰胺是体内氨基酸池中含量最多的氨基酸，它虽为非必需氨基酸，但它是生长迅速的肠黏膜细胞所特需的氨基酸，与肠黏膜免疫功能、蛋白质合成有关。因此，对弥漫性肠黏膜受损者，谷氨酰胺是黏膜修复的重要营养物质，在补充氨基酸时应注意补充谷氨酰胺。

③ 严重的非感染性腹泻可用止泻药。

五、医患沟通

患者可能的疑问是什么？	我们如何应对？
我为什么会一直"拉肚子"？	各种各样的原因可能导致慢性腹泻，最常见的原因包括功能性肠病、IBD（CD 和 UC）、无法消化和吸收食物的吸收不良综合征及慢性感染。慢性腹泻还有许多其他不太常见的原因。
我是不是需要吃抗生素？	大部分"拉肚子"并不需要抗生素治疗，您目前的情况没有细菌感染的依据，不需要立刻应用抗生素，我们可以先吃点治疗"拉肚子"的药看看效果。

第 28 章　脂肪性肝病

一、概述

脂肪性肝病是指甘油三酯在肝脏过度沉积的临床病理综合征。临床上以非酒精性脂肪性肝病和酒精性脂肪性肝病最常见。脂肪性肝病可能进展为肝硬化并且可能是隐源性肝硬化的一个重要原因。

脂肪性肝病根据组织学特征的不同可分为脂肪肝和脂肪性肝炎。脂肪肝是指无明显炎症证据的肝脂肪变，而脂肪性肝炎是肝脂肪变伴有肝脏炎症。酒精性脂肪性肝炎和非酒精性脂肪性肝炎在组织学上难以区分。

脂肪性肝病在全球均有发病，在我国的发病率也逐渐上升。酒精性脂肪性肝病的病因是长期大量饮酒。非酒精性脂肪性肝病的危险因素则包括向心性肥胖、2 型糖尿病、血脂异常和代谢综合征。目前，最被认可的关于发病机制的理论是胰岛素抵抗导致肝脂肪变。也有一些人提出患者须经历二次打击或额外的氧化损伤才会出现脂肪性肝炎的坏死性炎症。

二、"见"患者，"习"案例

（一）我们可能遇到脂肪肝患者的科室

大部分脂肪肝的患者没有任何症状，某些患者可能会有乏力不适或者有上腹部隐约不适感。也有部分患者因体检时发现转氨酶升高或者影像学发现脂肪肝的表现而就诊。所以我们基本上会在门诊看到这样的患者。

（二）我们可能遇到的病例

患者，男，30 岁，主因"体检发现谷丙转氨酶升高 1 个月"于门诊就诊。

1. 问诊要点

（1）现病史

针对患者目前发现的主要问题"谷丙转氨酶升高"：询问有无乏力、右上腹痛、腹部不适、厌油腻等症状（询问时考虑患者是否可能患有引起肝功能异常的相关疾病如胆囊炎、肝炎、肝脓肿、肝脏肿瘤等）。

伴随症状：有无尿少、双下肢水肿、腹胀、皮肤巩膜黄染、瘙痒、尿色加深。

就诊经过：除了肝功能检查，是否做过相关的影像学检查；有无用药史。

（2）既往史、个人史、婚育史、家族史

有无慢性肝病史，有无长期大量饮酒史，有无特殊用药史，有无输血史，有无其他慢性病如糖尿病、血脂异常等病史。有无食物及药物过敏史，有无手术、外伤史等。

2. 查体要点

一般情况（体温 T，脉搏 P，呼吸 R，血压 BP）。

消化系统查体：

视诊：皮肤情况（有无皮肤巩膜黄染、肝掌、蜘蛛痣等）。

听诊：肠鸣音。

叩诊：腹部叩诊，移动性浊音。

触诊：浅触诊，深触诊，压痛，反跳痛，肌紧张。肝脏（部分患者可有肝大）、胆囊、脾脏等触诊，是否可以触及肿大的胆囊，Murphy 征。

3. 归纳病例特点

① 青年男性，慢性病程。

② 现病史：患者 1 个月前因体检发现谷丙转氨酶升高于我院门诊就诊，无明显腹痛、乏力，无厌油腻，无尿色加深，无其他明显不适感。

③ 既往史：去年公司体检发现谷丙转氨酶升高。CT 提示脂肪肝（图 28-1）。否认高血压、糖尿病、肾病等慢性病史，否认肝炎、结核等传染病史。否认吸烟、饮酒史，预防接种史不详，否认食物、药物过敏史。

④ 查体：T 36.5 ℃，P 70 次/分，R 16 次/分，BP 125/80 mmHg。身高 170 cm，体重 90 kg。皮肤黏膜未见明显黄染，全身淋巴结未触及肿大。双肺呼吸音清，未闻及明显干、湿啰音。心音正常，未闻及明显病理性杂音，心率 70 次/分。腹饱满，无胃肠型及蠕动波，腹壁柔软，全腹部无压痛、反跳痛，胆囊区无压痛，肝脾肋下未触及，移动性浊音阴性，肝浊音界存在，肠鸣音 4 次/分。双下肢无水肿，生理反射存在，病理反射未引出。

⑤ 辅助检查：肝功能示 γ-谷氨酰转肽酶（GGT）450 U/L。

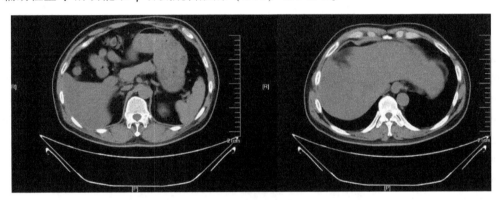

肝实质密度弥漫性减低（与脾对比），考虑为脂肪肝。

图 28-1　CT 表现

4. 诊断思路

患者为青年男性，体形肥胖（BMI 31.1 kg/m²，属于肥胖），体检时发现谷氨酰转肽酶升高，影像学提示脂肪肝，无明显腹痛不适感。既往无慢性肝病，无病毒性肝炎、自身免疫性肝病病史，无饮酒史。因此考虑为非酒精性脂肪肝。

5. 鉴别诊断

应排除其他可能表现为肝脏脂肪变的疾病，如大量饮酒、饥饿、药物、妊娠相关脂肪变等。因此，需要对肝脂肪变的患者查找其他肝病，如丙型肝炎、自身免疫性肝病、血色病、病毒性肝炎等存在的可能。

① 丙型肝炎：影像学也可表现为脂肪肝，可行丙型肝炎抗体检测。

② 自身免疫性肝炎：可行丙种球蛋白、抗核抗体、抗平滑肌抗体及抗肝/肾微粒体抗体-1 检测。

三、诊断要点

1. 非酒精性脂肪性肝病诊断标准

凡具备下列第①—⑤项和第⑥或第⑦项中任何一项者即可诊断为非酒精性脂肪性肝病。

① 有易患因素：肥胖、2 型糖尿病、高脂血症等。

② 无饮酒史或饮酒折合乙醇量男性每周<140 g，女性每周<70 g。

③ 排除病毒性肝炎、药物性肝损伤、全胃肠外营养、肝豆状核变性和自身免疫性肝病等可导致

脂肪肝的特定疾病。

④ 除原发疾病的临床表现外，可有乏力、肝区隐痛、肝脾大等症状及体征。

⑤ 血清转氨酶或谷氨酰转肽酶、转铁蛋白升高。

⑥ 符合脂肪性肝病的影像学表现。

⑦ 肝组织学符合脂肪性肝病的病理学诊断标准。

2. 实验室检查结果特点

非酒精性脂肪性肝病的 AST 和 ALT 可能轻度或中度升高，通常为正常上限的 2 ~ 5 倍，AST/ALT 比值小于 1；而酒精性脂肪性肝病的 AST/ALT 比值通常大于 2。碱性磷酸酶（ALP）可能升高到正常上限值的 2~3 倍。血清白蛋白和胆红素水平通常在正常范围内，如果患者出现了肝硬化，则可能出现这两项指标的异常，并且可能伴随凝血酶原时间延长、血小板减少和中性粒细胞减少。非酒精性脂肪性肝病可能出现血清铁蛋白浓度或转铁蛋白饱和度提高。

3. 影像学表现特点

超声显示回声增强，CT 提示肝脏密度降低，MRI 显示脂肪信号增强。

四、治疗原则

1. 脂肪肝的治疗目标

去除病因，改变生活方式，定期复查，避免脂肪肝进一步发展为肝纤维化及肝硬化。

2. 针对病因

治疗糖尿病、高脂血症；减轻体重（健康饮食、体育运动），建议减去 5% ~ 7% 的体重，减重速度为每周 0.5 ~ 1.0 kg。

3. 药物治疗

① 单纯性脂肪性肝病一般无须药物治疗。

② 合并脂肪性肝炎，特别是合并肝纤维化的患者，可考虑应用维生素 E、甘草酸制剂、多烯磷脂酰胆碱等用于减轻脂质过氧化。

③ 有糖尿病的患者可应用胰岛素增敏剂，如二甲双胍、吡格列酮。

④ 血脂升高的患者可应用降血脂药物（有可能造成肝损伤，须监测肝功能）。

4. 其他方式

对于改变生活方式和药物治疗无效的患者可考虑减重手术。

5. 定期监测

在患者采取生活方式改变后，3~6 个月复查一次肝功能，如果转氨酶没有恢复或者升高，应重新评估是否可能为其他原因的肝功能异常，并定期监测是否进展为肝纤维化（监测方法有瞬时弹性成像、血清纤维化标志物等）及肝硬化（超声、CT 等影像学检查）。

五、医患沟通

患者可能的疑问是什么？	我们如何应对？
什么是脂肪肝？	脂肪肝就是肝脏上的脂肪蓄积，这种情况大部分与饮酒、肥胖等因素相关，但也有一些其他原因会造成脂肪肝。脂肪肝可能造成肝功能的异常，如果不重视，也有发展成为肝硬化的可能，因此不能轻视，要积极地处理。
治疗脂肪肝是不是吃药就行了？	如果是长期过量饮酒引起的脂肪肝，最根本的治疗原则是先戒酒。如果是因为体重超标，或者并发糖尿病、高血脂，首先要控制这些因素，并不是一开始就先吃药。如果已经控制了上述因素，仍然效果差，才会考虑结合药物，并且需要考虑行减重手术。现在很多医院有营养科，也会做一些饮食减重方面的指导。

第 29 章　自身免疫性肝病

一、概述

自身免疫性肝病主要包括自身免疫性肝炎（autoimmune hepatitis，AIH）、原发性胆汁性胆管炎（primary biliary cholangitis，PBC）、原发性硬化性胆管炎（primary sclerosing cholangitis，PSC）及这三种疾病任何两者兼有的重叠综合征；IgG4 相关性肝胆疾病也归为此类。其共同特点是在肝脏出现病理性炎症损伤的同时，血清中可发现与肝脏相关的自身抗体。

AIH、PBC 和 PSC 受累的靶器官都是肝脏，但是又各有不同：AIH 主要影响肝细胞，因此以 ALT 和 AST 升高为主要表现；PBC 是肝内小胆管非化脓性炎症导致的慢性胆汁淤积性肝病，通常以 ALP 及 GGT 升高为首发表现；而 PSC 以特发性肝内外胆管炎症和纤维化为特征，因此磁共振胆胰管成像（magnetic resonance cholangiopancreatography，MRCP）、经内镜逆行胆胰管成像（endoscopic retrograde cholangiopancreatography，ERCP）可以辅助诊断。AIH 和 PBC 均以女性多见，PSC 以男性多见。

二、"见"患者，"习"案例

（一）我们可能遇到自身免疫性肝病患者的科室

在消化科门诊可以经常遇到肝功能异常的患者，他们可以表现为转氨酶升高，即 ALT 或 AST 升高，也可以表现为 ALP 和 GGT 升高，或者胆红素升高等，其中有一部分患者通过各项检查，可能会被诊断为自身免疫性肝病。而在消化科病房，我们可能会遇到临床表现更为典型的自身免疫性肝病患者。在普外科，可能会遇到一部分药物治疗效果不佳的自身免疫性肝病患者接受肝移植。

（二）我们可能遇到的病例

患者，女，56 岁，主因"乏力纳差 1 年"入院。

1. 问诊要点

（1）现病史

针对核心症状"乏力纳差"：询问发病的诱因，随后分别询问乏力的程度，是活动后觉得乏力还是休息状态就感到乏力，两侧肢体乏力程度是否一致；纳差，是指食量减少，询问是食欲变差还是进食后觉得不舒服。

伴随症状：有没有发热、胸闷、呼吸困难等，精神状态，大小便情况，体重变化。

就诊经过：检查经过、用药经历及用药的效果。

（2）既往史、个人史、月经婚育史、家族史

有无甲状腺疾病、风湿免疫疾病等。

2. 查体要点

生命体征（体温 T，脉搏 P，呼吸 R，血压 BP）。

一般情况：神志情况，精神情况，营养状况。

消化系统查体：

视诊：皮肤情况（苍白/黄染）。

听诊：肠鸣音。

叩诊：腹部叩诊，移动性浊音。

触诊：浅触诊，深触诊，压痛，反跳痛，肌紧张。肝脏、胆囊、脾脏等触诊。

3. 归纳病例特点

① 中年女性，慢性病程。

② 现病史：患者 1 年前无明显诱因出现乏力纳差，晨起和休息时均可出现乏力，两侧肢体乏力程度一致，活动减少，无胸闷及呼吸困难。食欲减退，进食量减少，无腹痛腹胀，无黑便、便血等，有皮肤瘙痒，于我院门诊查肝功能示 ALT 98.3 U/L、AST 100.6 U/L、ALP 511.2 U/L、GGT 391.6 U/L，胆红素水平正常，白蛋白 36 g/L。ANA 弱阳性，抗线粒体 M2 型抗体（AMA-M2）阳性，抗核膜糖蛋白（Gp210）抗体阳性，予"熊脱氧胆酸（优思弗）"治疗 3 个月后转氨酶下降至 ALT 48 U/L、AST 36 U/L、ALP 256 U/L、GGT 106 U/L。自发病以来，患者精神欠佳，睡眠欠佳，大小便正常，起病初期患者体重下降 5 kg，近 3 个月体重无明显变化。

③ 既往史：10 年前曾诊断有"甲状腺功能亢进"，具体不详，经治疗后好转，近期未复查甲状腺功能；有"高血压"病史 3 年，血压最高达到 180/90 mmHg，现予"压氏达"降压治疗，血压控制在 130/80 mmHg 左右。否认肝炎、结核等传染病病史，否认手术、外伤史，否认药物、食物过敏史。无烟酒嗜好。

④ 查体：T 36.6 ℃，P 72 次/分，R 18 次/分，BP 130/78 mmHg，BMI 18 kg/m²。发育正常，全身皮肤黏膜未见黄染，全身淋巴结未触及肿大。双肺呼吸音清，未闻及明显干、湿啰音。心音正常，未闻及明显病理性杂音，心率 72 次/分。腹部平坦，无腹壁静脉曲张，腹壁柔软，无压痛、反跳痛，胆囊区无压痛，肝脾肋下未触及，移动性浊音阴性，肝浊音界存在，肠鸣音 4 次/分。双下肢无水肿，生理反射存在，病理反射未引出。

⑤ 辅助检查：腹部 B 超示胆囊壁毛糙，肝脏、胆总管、脾脏及胰腺未见异常。乙肝二对半示乙肝表面抗体阳性，甲型肝炎、丙型肝炎、戊型肝炎抗体均阴性。凝血常规正常。

4. 诊断思路

患者因乏力纳差就诊，检查发现转氨酶及 ALP、GGT 异常，胆红素水平正常。ALT 及 AST 升高提示肝细胞损伤，ALP 及 GGT 升高通常提示胆道梗阻，总胆红素水平正常，考虑胆道梗阻局限在小胆管的可能性较大。患者白蛋白水平和凝血酶原时间（PT）正常，考虑肝脏合成功能正常。根据上述肝功能分析，患者存在胆汁淤积，而 AMA-M2 和 Gp210 是 PBC 的特异性抗体，具有诊断意义。

5. 鉴别诊断

① AIH：该病同样好发于中年女性，以 ALT 及 AST 升高（超过正常上限 3 倍）为主要表现，免疫学检查可以出现 ANA 和抗线粒体抗体（AMA）阳性，抗肝肾微粒体抗体（抗-LKM）、抗肝细胞溶质抗原 1 型抗体（LC-1）阳性等，但这些抗体缺乏特异性，确诊需要依靠肝穿刺后的肝组织病理。AIH 典型的组织学改变为界面性肝炎、汇管区和小叶淋巴浆细胞浸润、肝细胞玫瑰花环等。该患者起病时有 ALT 及 AST 升高，ANA 阳性，需要注意与 AIH 鉴别，但 ALT 及 AST 升高程度在正常上限 2 倍左右，且 ANA 弱阳性缺乏特异性，目前诊断 AIH 依据不充分，必要时可以行肝穿刺活检明确诊断。

② 病毒性肝炎：病毒性肝炎目前仍为我国最常见的引起肝功能异常的原因之一，造成慢性肝损伤的主要是乙型肝炎病毒和丙型肝炎病毒，多以肝细胞破坏致转氨酶升高为表现。该患者肝炎病毒标志物均正常，诊断上可以排除病毒性肝炎。

③ 药物性肝损伤：该病也可以有转氨酶升高和胆汁淤积的表现，问诊上需要关注患者出现症状前的用药史。患者因高血压服用压氏达，为苯磺酸氨氯地平片，已服用 5 年，和本次发病相关的可能性较小。

④ 脂肪性肝炎：脂肪性肝炎患者可有转氨酶及 GGT 升高，患者通常有肥胖、糖尿病、高脂血症等危险因素，腹部 B 超和 CT 都有助于诊断。该患者 BMI 在正常低限，腹部 B 超提示肝脏回声正常，故该病可以排除。

⑤ 肝外胆汁淤积：肝外胆管梗阻，如胆总管结石、壶腹部肿瘤等肝外胆汁淤积可以引起继发的胆汁性肝硬化，需要注意鉴别。但此时患者通常有明显的皮肤巩膜黄染，血清总胆红素水平升高，

并且以直接胆红素升高为主，影像学（腹部 B 超、CT、MRI 等）可以发现肝内外胆管扩张。该患者血清胆红素正常，腹部 B 超胆管直径正常，目前可以排除肝外胆汁淤积引起的肝功能异常。

三、诊断要点

对于 ALP 升高且没有肝外胆道梗阻的患者，以及对于出现不明原因的瘙痒、乏力、黄疸或不明原因体重减轻伴右上腹不适的女性，应考虑 PBC。如果患者有提示相关疾病的体征和症状，则更可能存在 PBC。

2021 年最新的 PBC 诊断标准为须依据生物化学、免疫学、影像学及组织学检查进行综合评估，满足以下 3 条标准中的 2 条即可诊断：（a）存在胆汁淤积的生物化学证据（主要是 ALP 和 GGT 升高），且影像学检查排除了肝外或肝内大胆管梗阻；（b）AMAs/AMA-M2 阳性，或其他 PBC 特异性自身抗体（抗 Gp210 抗体、抗 Sp100 抗体）阳性；（c）组织学上有非化脓性破坏性胆管炎和小胆管破坏的证据。

尽管通常不需要肝活检即可做出诊断，但活检能提供关于疾病分期及预后的有用信息。MRI 有助于判断是否存在肝外梗阻，评估有无肝硬化表现（图 29-1）。

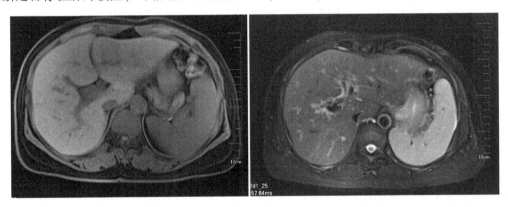

图 29-1 PBC 患者的 MRI 表现

四、治疗原则

① 熊脱氧胆酸（UDCA）治疗：目前治疗 PBC 的首选药物，总日剂量为 13~15 mg/kg，口服，通常分 2 次给药。由于 PBC 是一种慢性疾病，UDCA 应长期使用。开始 UDCA 治疗后 3 个月内通常可观察到肝生化（ALP）检查结果改善。

② 其他治疗：UDCA 治疗后 1 年应评估治疗效果，无效病例可以酌情试用布地奈德、非诺贝特、奥贝胆酸等。

五、医患沟通

患者可能的疑问是什么？	我们如何应对？
PBC 是什么？	肝脏是一个位于右上腹的大器官。PBC 发生于身体的免疫系统攻击肝脏时，大多数 PBC 患者为女性，但男性有时也可患此病。PBC 过去称为"原发性胆汁性肝硬化"，那是因为以前发现这个疾病的时候比较晚，患者通常已经进展到了肝硬化的程度，而经过医学的发展，现在很多患者在出现临床症状之前就发现了这个疾病，再加上 UDCA 的使用，如果应答很好的话，很多患者可以得到很好的治疗。
我需要定期复查吗？	我们建议您每隔 3~6 个月进行一次肝功能检查（ALT、AST、ALP、GGT 及总胆红素等），每年检查 PT、甲状腺素水平，有肝硬化的患者应每 6 个月检查一次腹部 B 超，每 2~3 年检查一次胃镜。

第 30 章　药物性肝损伤

一、概述

药物性肝损伤（drug-induced liver injury，DILI）是指各类处方或非处方的化学药物、生物制剂、传统中药、天然药、保健品、膳食补充剂及其代谢产物乃至辅料等所诱发的肝损伤。

药物性肝损伤的发生率逐年增多，目前有 1 000 余种药物和草药制品可能引起药物性肝损伤。最常涉及急性药物性肝损伤的药物是对乙酰氨基酚，其次是抗生素（阿莫西林–克拉维酸是全球范围内最常报告的病因之一）。

药物性肝损伤根据临床表现可分为肝细胞（细胞毒性）损伤、胆汁淤积性损伤、混合型损伤。肝功能的检查结果可以反应肝损伤的类型。药物性肝损伤的患者在用药之后可出现一些非特异性症状，如不适、低热、厌食、恶心、呕吐、右上腹疼痛、黄疸、瘙痒、无胆色粪或深色尿。也有许多患者并无症状，只在体检时发现。严重的患者可能出现肝衰竭和肝性脑病。慢性的药物性肝损伤也可能继续发展为肝纤维化和肝硬化，并出现相应的症状。

二、"见"患者，"习"案例

（一）我们可能遇到药物性肝损伤患者的科室

我们可以在消化科门诊遇见不明原因肝功能异常的患者，追问病史后发现有特殊用药史。如果患者肝功能出现明显损伤，甚至有出现肝衰竭的风险，这样的患者会收入病房。还有些慢性药物性肝损伤的患者已经发展为肝硬化，可能因为腹水、消化道出血等肝硬化并发症就诊入院。

（二）我们可能遇到的病例

患者，女，25 岁，主因"乏力、皮肤黄染伴肝功异常 1 周"入院。

1. 问诊要点

（1）现病史

针对核心症状"乏力、皮肤黄染"：出现症状的时间及诱因，有无特殊用药史（如中草药、对乙酰氨基酚等）。

伴随症状：有无低热、不适、厌食、恶心、呕吐、右上腹疼痛、瘙痒、无胆色粪或深色尿。

就诊经过：检查结果、用药及效果等。

一般情况：精神、睡眠、饮食、小便量、体重变化。

（2）既往史、个人史、婚育史、家族史

有无慢性肝病史，有无类似疾病发作史（如果有，询问当时的诊断、治疗措施等），有无饮酒史，有无其他慢性病病史，有无食物及药物过敏史，有无手术、外伤史等。

2. 查体要点

生命体征（体温 T，脉搏 P，呼吸 R，血压 BP）。

一般情况：神志情况，精神情况。

消化系统查体：

视诊：皮肤情况（帮助判断有无黄染、瘀点瘀斑）。

听诊：肠鸣音。

叩诊：腹部叩诊，移动性浊音。

触诊：浅触诊，深触诊，压痛，反跳痛，肌紧张。肝脏、胆囊、脾脏等触诊。

3. 归纳病例特点

① 青年女性，急性病程。

② 现病史：患者主因"乏力、皮肤黄染伴肝功异常 1 周"急诊入院。患者 1 周前因"感冒"口服"对乙酰氨基酚" 2 天，一天最多口服 3 粒，后逐渐出现明显乏力，皮肤巩膜黄染，于我院门诊行肝功能检查发现肝功能异常，门诊行肝胆胰脾超声未见明显异常。现为求进一步诊治收住消化科病房。自发病以来，患者食欲欠佳，睡眠尚可，大便如前所述，小便颜色加深，尿量正常。体重未见明显变化。

③ 既往史：否认高血压、糖尿病、肾病等慢性病史，否认肝炎、结核等传染病史。否认吸烟、饮酒史，预防接种史不详，否认食物、药物过敏史。

④ 查体：T 36.5 ℃，P 70 次/分，R 16 次/分，BP 120/80 mmHg。发育正常，营养中等。全身皮肤黏膜明显黄染，全身淋巴结未触及肿大。双肺呼吸音清，未闻及明显干、湿啰音。心音正常，未闻及明显病理性杂音，心率 70 次/分。腹部平坦，无胃肠型及蠕动波，腹壁柔软，全腹无明显压痛、反跳痛，胆囊区无压痛，肝脾肋下未触及，移动性浊音阴性，肝浊音界存在，肠鸣音 4 次/分。双下肢无水肿，生理反射存在，病理反射未引出。

⑤ 辅助检查：肝功能示 ALT 865 U/L，AST 680 U/L，间接胆红素 33.30 μmol/L，直接胆红素 32.90 μmol/L，总胆红素 66.20 μmol/L。

4. 诊断思路

青年女性，急性病程，有"对乙酰氨基酚"用药史，以肝功能异常伴乏力、皮肤巩膜黄染为主要表现，无其他慢性肝病病史，超声未见明显胆囊及胆管病变（排除胆道梗阻）。

5. 鉴别诊断

① 病毒性肝炎：患者可有肝功能异常伴乏力、恶心等，病毒性肝炎的相关抗原抗体检测可以帮助诊断。

② 胆汁淤积性肝病：比如胆道梗阻、PBC、PSC 及妊娠期肝内胆汁淤积等，通过影像学和相关免疫指标检查可以协助诊断。

③ 脂肪肝：患者可能有饮酒史或体重超重，并伴有糖尿病等，影像学提示脂肪肝。无特殊用药史。

三、诊断要点

该病一般有用药后出现恶心、乏力、不适、右上腹痛或瘙痒等非特异性症状，可能提示药物中毒，应评估是否存在药物性肝损伤。

诊断条件需满足：药物暴露在肝损伤发生之前（潜伏期差异较大）；排除基础性肝病；停用药物可使肝损伤有所好转；若再次用药（不建议进行药物再激发试验），可能发生迅速而严重的损伤复发。支持诊断的因素还包括患者使用的是导致其他患者出现药物性肝损伤的药物。

1. 根据疾病特点分类

药物性肝损伤根据临床表现分为肝细胞损伤型、胆汁淤积型、混合型、肝血管损伤型。肝功能检查的异常结果可以反映肝损伤的类型。

① 肝细胞损伤型：ALT 升高超过正常范围上限的 3 倍，或 ALT/ALP 升高倍数比值≥5。

② 胆汁淤积型：ALP 超出正常上限值 2 倍或 ALT/ALP 升高倍数比值≤2。

③ 混合型：ALT 和 ALP 活性同时升高，其中 ALT 升高水平超过正常范围上限的 3 倍，ALT/ALP 升高倍数比值在 2~5 之间。

④ 肝血管损伤型：相对少见，临床类型包括肝窦阻塞综合征/肝小静脉闭塞病、紫癜性肝病、巴德-基亚里综合征，可引起特发性门静脉高压症的肝汇管区硬化和门静脉栓塞、肝脏结节性再生性增生等。

2. 根据病程分类

药物性肝损伤根据病程急缓可分为急性和慢性药物性肝损伤。慢性定义为药物性肝损伤发生 6 个月后，血清 ALT、AST、ALP 及总胆红素仍持续异常，或存在门静脉高压或慢性肝损伤的影像学和组织学证据。临床上急性药物性肝损伤占大多数，6%～20%可发展成为慢性。

四、治疗原则

药物性肝损伤的治疗原则为停用致病药物，根据临床类型选择适当的药物，评估严重程度并监测急性肝衰竭，重症患者必要时可考虑紧急肝移植。

1. 药物治疗

① 糖皮质激素：对于停药后仍有胆汁淤积或存在超敏反应的患者给予糖皮质激素治疗。

② N-乙酰半胱氨酸（NAC）：重症患者可选用，可清除多种自由基，越早应用越好。

③ 对症：轻至中度干细胞损伤型和混合型者可试用双环醇和甘草酸制剂。炎症较轻者可试用水飞蓟素。胆汁淤积者可选用 UDCA，皮肤瘙痒的胆汁淤积患者给予胆汁酸螯合剂。

2. 监测

进行连续的生化检查，直至肝功能恢复正常。如患者向急性肝衰竭进展，或者初步评估后仍不能明确诊断，应转至专门的肝病中心。

五、医患沟通

患者可能的疑问是什么？	我们如何应对？
我为什么会得这个病？别人吃这个药怎么没事？	俗话说："是药三分毒。"别人用这个药没问题，您也可能会出现肝损伤。这有点类似于过敏反应，别人可能对这个不过敏，但是您的身体就会过敏。
我这个病严重吗，能治好吗？	大部分药物性肝损伤在停药后，肝功能会逐渐恢复正常。只有少部分患者可能会变得严重，因此医生会连续监测您的肝功能和其他相关指标。
以后我怎么预防这个情况呢？	首先，使用处方药时要遵从医生的指示，非处方药在用药前应该仔细阅读说明书和推荐剂量，不要过量服药。其次，还应阅读药品信息标签以弄清药物的有效成分是什么，治疗不同疾病的药物可能含有相同的有效成分，不要使用 2 种含相同有效成分的药物。比如，您在吃对乙酰氨基酚治疗发热或疼痛时，那就不要同时使用含对乙酰氨基酚的感冒药。最后，还应该避免过量饮酒。

第 31 章　肝硬化

一、概述

肝硬化是指各种慢性肝病进展至肝脏慢性炎症、弥漫性纤维化、假小叶、再生结节和肝内外血管增殖为特征的病理阶段。目前普遍认为晚期肝硬化不可逆。也有文献认为,对肝病形成的基础病因进行治疗后,早期肝硬化可以得到逆转。

引起肝硬化的病因很多,我国目前以乙型肝炎病毒为主,欧美以酒精及丙型肝炎病毒为主。

肝硬化的临床表现分为非特异性的症状如厌食、体重减轻、乏力和疲劳;肝功能失代偿的症状和体征,如黄疸、瘙痒、上消化道出血、水肿、腹水引起的腹部膨隆及肝性脑病的意识状态的变化。

二、"见"患者,"习"案例

(一) 我们可能遇到肝硬化患者的科室

如果没有体检习惯,肝硬化患者往往因为出现了并发症(水肿、腹胀、消化道出血)才到医院就诊,我们可以在消化科门诊遇见肝硬化的患者(因为双下肢水肿或腹胀来查找病因),也可以在病房看到这样的患者(腹水待查、消化道出血或者因为肝性脑病入院治疗)。

(二) 我们可能遇到的病例

患者,女,76 岁,因"反复腹胀、乏力 6 年余,加重 1 个月"入院。

1. 问诊要点

(1) 现病史

针对核心症状"腹胀、乏力":腹胀是突然还是逐渐出现,是否与饮食相关,排便排气后是否可缓解,是否同时发现腹围增大。有无应用利尿剂,利尿后腹胀是否可缓解。乏力是否与体力活动有关。

伴随症状:有无尿少,有无食欲减退、腹泻;有无牙龈、鼻腔出血,女性月经过多(出血倾向);有无男性性功能减退、乳房发育、女性不孕及闭经(内分泌失调表现);有无皮肤巩膜黄染;有无发热(伴感染);有无意识状态变化(肝性脑病);有无呕血及便血(食管胃底静脉曲张出血及痔出血);有无胸闷及呼吸困难(胸腔积液,肝肺综合征)。

就诊经过:检查结果、用药及效果等。

一般情况:精神、睡眠、饮食、小便量、体重变化。

(2) 既往史、个人史、婚育史、家族史

有无慢性肝病病史,有无血吸虫病病史,有无长期饮酒、用药史,有无类似疾病发作史(如果有,询问当时的诊断、治疗措施等),有无其他慢性病病史,有无食物及药物过敏史,有无手术、外伤史等。

2. 查体要点

生命体征(体温 T,脉搏 P,呼吸 R,血压 BP)。

一般情况:神志情况,精神情况,四肢末梢(有无湿冷现象、水肿)。

消化系统查体:

视诊:皮肤巩膜黄染、肝病面容,有无贫血外观,有无腹壁静脉曲张、蜘蛛痣。

听诊:肠鸣音。

叩诊：腹部叩诊，移动性浊音。

触诊：浅触诊，深触诊，压痛，反跳痛，肌紧张。肝脏、胆囊、脾脏等触诊。

3. 归纳病例特点

① 老年女性，慢性病程。

② 现病史：患者6年前无明显诱因出现轻度腹胀，不伴恶心呕吐，无乏力纳差，无呕血黑便，无黄疸。多次于当地医院住院就诊，诊断为"乙型肝炎后肝硬化"，行"利尿"及"放腹水"治疗后好转。1个月前患者感腹胀较前加重，至某医院就诊，查B超提示肝回声不均，门静脉内弱中回声区，脾稍大，腹水，予利尿、保肝、维持电解质平衡等治疗后，患者自觉效果差，为进一步诊治至我院就诊，门诊以"乙型肝炎后肝硬化，失代偿期"收住入院。病程中，患者无恶心呕吐，无畏寒发热，无呕血黑便，食纳、睡眠一般，尿色黄，大便可，体重无明显增减。

③ 既往史：有"高血压"病史，平时口服"苯磺酸氨氯地平"控制血压，血压控制情况尚可；否认糖尿病、冠心病等慢性病史；发现乙肝"大三阳"30年，未行抗病毒治疗；否认血吸虫等传染病病史。否认食物、药物过敏史，否认输血史。

④ 查体：T 36.5 ℃，P 78次/分，R 16次/分，BP 99/59 mmHg。神志清，精神可，肝病面容。全身皮肤无明显黄染，全身浅表淋巴结未触及肿大。巩膜无明显黄染。两肺呼吸音粗，未闻及明显干、湿啰音。心率78次/分，心律齐，各瓣膜听诊区未闻及明显病理性杂音。腹膨隆，未见胃肠型及蠕动波，无腹壁静脉曲张，腹软，全腹无压痛、反跳痛，无肌卫，Murphy征阴性，麦氏点无压痛，肝脾触诊不满意，肝区无叩击痛，移动性浊音阳性，肠鸣音4次/分。双下肢轻度凹陷性水肿。

⑤ 辅助检查：血常规示 WBC 5.30×10^9/L，Hb 79 g/L，PLT 161×10^9/L。生化全套示 ALP 146.0 U/L，AST 37.5 U/L，白蛋白/球蛋白 1.1，CRP 3.27 mg/L，LDH 271.6 U/L，GGT 100.5 U/L，白蛋白24.4 g/L，尿素18.3 mmol/L，直接胆红素12.30 μmol/L，肌酐123.0 μmol/L，总胆红素26.90 μmol/L。腹部CT示大量腹水，门静脉血栓形成；门静脉增宽，胃底静脉曲张（图31-1）。

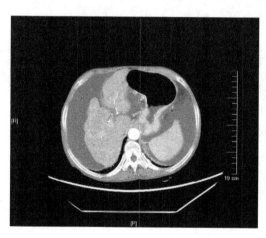
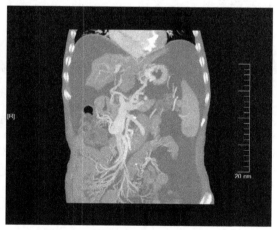

图31-1 腹部CT

4. 诊断思路

患者老年女性，因"反复腹胀、乏力6年余，加重1个月"入院。患者既往乙肝"大三阳"，6年前当地医院已经诊断"乙型肝炎后肝硬化"。1个月前患者感腹胀较前加重，影像学提示肝硬化，胃底静脉及脾静脉增粗迂曲，脾大，有腹水，门静脉增粗。故可初步诊断患者为乙型肝炎后肝硬化，肝功能失代偿期。针对诊断为肝硬化的患者，还需要考虑以下问题。

① 肝硬化病因判断：诊断肝硬化的病因非常重要，针对不同病因的处理，可有助于延缓肝硬化的进展。应完善病毒性肝炎、自身免疫性肝病、Wilson病等相关检查。

② 肝硬化代偿期和失代偿期的判断：患者反复腹胀乏力，已经存在胃底静脉及脾静脉增粗迂

曲，脾大，有腹水，门静脉增粗。应判断已经处于肝硬化的失代偿期。

③ 肝功能分级：根据 Child-Pugh 评分进行分级。

④ 并发症的判断：是否伴随消化道出血、胆石症、感染、肝性脑病、门静脉血栓或海绵样变、电解质和酸碱平衡紊乱、肝肾综合征、肝肺综合征、原发性肝癌。

5. 鉴别诊断

① 引起腹水和腹部膨隆的疾病：如结核性腹膜炎、腹腔内肿瘤、肾病综合征、缩窄性心包炎和巨大卵巢囊肿。如患者初次出现腹水或者腹水快速增长，或者腹水同时伴有腹痛，应及时行腹水穿刺检验。

② 肝大及肝脏结节性病变：应排除慢性肝炎、血液病、原发性肝癌和血吸虫病等。

③ 肝硬化的并发症：并发症应与其他可能引起类似症状的疾病相鉴别。

三、诊断要点

肝硬化的诊断须综合考虑病因、病史、临床表现、并发症、治疗过程、检验、影像学及组织学等检查。其中，影像学检查是诊断的重点。超声检查是目前诊断肝硬化最简便的方法，同时可以发现门脉高压的其他表现：脾肿大、门静脉扩张和门腔侧支开放及腹水等。

目前还有肝脏硬度测定或瞬时弹性成像，可以用于无创诊断肝纤维化和早期肝硬化。

CT 和 MRI 也可用于肝纤维化和肝硬化的评估，同时可以观察到胃底和食管的静脉曲张。

胃镜可用于评估是否存在食管胃底静脉曲张及程度。

四、治疗原则

1. 肝硬化的治疗目标

代偿期患者的治疗目标是延缓肝功能失代偿、预防肝细胞癌，争取逆转病变；对失代偿期患者，以改善肝功能、治疗并发症、延缓或减少对肝移植的需求作为目标。

2. 肝硬化的一般治疗

① 保护或改善肝功能，针对病因进行治疗。

② 慎用损伤肝脏的药物。

③ 维护肠内营养。

3. 常见并发症的治疗

① 腹水：限制钠、水摄入，利尿，补充白蛋白。

② 自发性腹膜炎：推荐使用头孢哌酮或喹诺酮类，疗效不满意时可根据治疗反应和药敏结果进行用药调整，时间不得少于 2 周。同时应注意保持大便通畅，维护肠道菌群。

③ 肝性脑病：去除肝性脑病发作的诱因，减少肠内氮源性毒性物质的生成和吸收，促进体内氨代谢，降低血氨；营养支持；人工肝。

④ 消化道出血：监测生命体征，积极补充有效血容量，药物（抑酸剂、生长抑素、奥曲肽、特利加压素及垂体加压素）或内镜下止血，气囊压迫止血，经颈静脉肝内门体分流术。

五、医患沟通

患者可能的疑问是什么？	我们如何应对？
什么是肝硬化？	肝脏因各种原因损伤以后，会形成瘢痕，这种瘢痕会使肝脏看起来像由一个个结节组成，比正常肝脏硬，所以称为肝硬化。
我为什么会得肝硬化？	肝脏发生硬化的原因在于肝脏一直受到损伤，这个损伤的发生可能是因为病毒性肝炎如乙肝、丙肝，也有可能是因为长期饮酒，或者自身免疫性肝病等，我们会去积极寻找病因，这对您的后续治疗也非常有帮助。

续表

患者可能的疑问是什么？	我们如何应对？
我会有什么症状？	您可能出现腹胀、下肢水肿、呕血、便血、皮肤易发生瘀斑或出血、胸闷、呼吸困难、疲劳、皮肤或巩膜黄染，在病情严重的时候还可能出现意识模糊及昏迷。
我应该怎么治疗肝硬化？	首先我们要针对病因进行治疗。戒酒，避免使用可能损伤肝脏的药物，如果没有接种过肝炎疫苗应及时接种。注意休息，平时吃低盐低脂的饮食，适量摄入蛋白质，摄入易消化的食物，避免进食较粗糙的食物。保持大便通畅。遵医嘱服药，并且定期门诊随访。如果出现明显的并发症要及时就诊。
我会得肝癌吗？	肝硬化的患者得肝癌的概率会高一些，所以需要定期门诊检查，特别是监测甲胎蛋白和影像学，可以及早发现肝癌的发生。

第 32 章　原发性肝癌

一、概述

原发性肝癌是指发生于肝细胞或肝内胆管细胞的肿瘤，其中肝细胞癌占原发性肝癌中绝大多数，胆管细胞癌不足 5%（下文中肝癌主要指肝细胞癌）。本病恶性程度高，浸润和转移性强。远期疗效取决于是否早期诊断及早期治疗。影像学、血清生化标志物和病理检查相结合是早期诊断的主要手段。

肝癌起病隐匿，早期症状常不明显，出现典型临床症状和体征时一般已属中晚期。由于肝癌多发生于慢性肝病和肝硬化的基础上，所以在肝癌患者中我们可以看到慢性肝病患者及肝硬化的部分临床表现和体征，如面色晦暗、黄疸、蜘蛛痣、腹水、脾大、食管静脉曲张等。另外我们还可以看到肝癌本身造成的特殊的临床表现和体征，如肝区疼痛、消化道症状、恶性肿瘤的全身表现，以及一些伴癌综合征如自发性低血糖红细胞增多症等。

由于肝癌多发生于慢性肝病或者肝硬化的基础上，具有高度恶性和复杂难治的特点，提倡针对不同患者或者同一患者不同阶段实施个体化治疗。

二、"见"患者，"习"案例

（一）我们可能遇到肝癌患者的科室

肝癌患者往往因为出现了肝区疼痛、腹水进行性加重或者食管静脉曲张破裂出血等严重并发症而就诊于门诊或急诊，为了进一步明确诊断和治疗，会收入病房。所以，我们往往在病房可以看到这样的患者。

（二）我们可能遇到的病例

患者，男，69 岁，因"右上腹隐痛不适 1 个月，加重 2 天"入院。

1. 问诊要点

（1）现病史

针对核心症状：腹痛的特点如位置、性质、节律，如何能够缓解。

伴随症状：是否有消化道的表现，如食欲差、恶心、呕吐、腹泻等；是否有恶性肿瘤的全身表现，如进行性乏力、消瘦、发热、营养不良和恶病质等；是否存在伴癌综合征，如自发性低血糖等。

就诊经过：检查结果、用药及效果等。

一般情况：精神、睡眠、饮食、小便量、体重变化。

（2）既往史、个人史、婚育史、家族史

有无慢性肝病病史，如有乙肝，是否有长期的抗病毒治疗；有无肝硬化；有无类似症状史（如果有，询问当时的诊断、治疗措施等）。有无其他慢性病病史，有无食物及药物过敏史，有无手术、外伤史等。

2. 查体要点

生命体征（体温 T，脉搏 P，呼吸 R，血压 BP）。

一般情况：神志情况，精神情况（是否可能存在肝性脑病），有无慢性肝病表现如肝病面容、黄疸、肝掌、蜘蛛痣。

消化系统查体：

视诊：腹部是否膨隆，腹壁静脉曲张（判断血流方向）。

听诊：肠鸣音。

叩诊：腹部叩诊，移动性浊音。

触诊：浅触诊，深触诊，压痛，反跳痛，肌紧张。肝脏、胆囊、脾脏等触诊。肝脏触诊时关注肝脏大小，是否可触及结节。

3. 归纳病例特点

① 老年男性，慢性病程。

② 现病史：患者 1 个月前无明显诱因出现右上腹痛，自觉为隐痛感，呈持续性疼痛，于近 2 日加重，无腰背部放射痛，无恶心呕吐。自觉食欲较前变差，近 1 个月体重下降 5 kg，于我院门诊行腹部 B 超示肝内异常回声，占位待排。肝功能示总胆红素 41.60 μmol/L，直接胆红素 22.10 μmol/L，间接胆红素 19.50 μmol/L，ALT 99.6 U/L，AST 288.1 U/L，GGT 127.0 U/L，ALP 155.9 U/L；甲胎蛋白 865.06 μg/L。现为进一步诊治，拟"肝占位"收住消化科。病程中，患者睡眠好，二便正常。

③ 既往史：否认高血压、糖尿病、肾病等慢性病史；发现乙肝"大三阳"40 年，未行治疗及随访；否认结核等其他传染病史。否认吸烟、饮酒史，预防接种史不详，否认食物、药物过敏史。

④ 查体：T 37.1 ℃，P 96 次/分，R 18 次/分，BP 151/80 mmHg。神志清，精神可。全身皮肤无黄染，慢性肝病面容，全身浅表淋巴结未触及肿大。双肺叩诊清音，心率 96 次/分，心律齐，各瓣膜听诊区未闻及明显病理性杂音。腹饱满，未见胃肠型及蠕动波，右上腹压痛，无反跳痛，无肌卫，Murphy 征阴性，麦氏点无压痛，肝肋下可触及，约肋下 4 cm，质硬，脾肋下未触及，肝区无叩击痛，移动性浊音阴性，肠鸣音正常。脊柱呈生理性弯曲，四肢肌力正常，双下肢凹陷性水肿，生理反射存在，病理反射未引出。

⑤ 辅助检查：肝功能示总胆红素 41.60 μmol/L，直接胆红素 22.10 μmol/L，间接胆红素 19.50 μmol/L，ALT 99.6 U/L，AST 288.1 U/L，GGT 127.0 U/L，ALP 155.9 U/L。甲胎蛋白 865.06 μg/L。CT 示肝右叶可见巨大不规则占位，增强后强化不均，动脉期强化较肝脏密度高，门脉期密度降低。CT 诊断为肝右叶巨大占位，恶性肿瘤可能性大（图 32-1）。

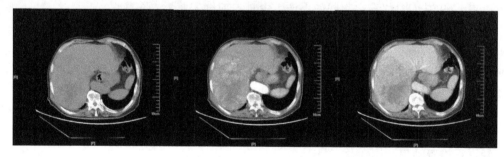

图 32-1　CT 表现

4. 诊断思路

患者老年男性，以"右上腹隐痛不适 1 个月，加重 2 天"入院，腹部增强 CT 提示肝脏右叶巨大占位，增强呈典型的"快进快出"表现。既往乙肝"大三阳"40 年，甲胎蛋白 865.06 μg/L，因此诊断为原发性肝癌。

5. 鉴别诊断

① 肝硬化和活动性肝炎：肝癌患者往往伴随肝炎和肝硬化，当甲胎蛋白升高时，需要鉴别肝炎是否处于活动期（伴随转氨酶升高）。肝硬化结节有可能需要通过影像学与肝癌进一步鉴别。

② 继发性肝癌：需要寻找原发性肿瘤的依据。

③ 肝脏良性肿瘤：主要靠影像学鉴别。

④ 肝脓肿：急性肝脓肿的影像学表现比较容易鉴别，慢性肝脓肿吸收机化后有时不易鉴别，可考虑超声穿刺活检。

三、诊断要点

原发性肝癌的诊断需要依据患者是否存在原发性肝癌高危因素，并要结合影像学和血清生化标志物特征。

同时满足以下条件中的①+②a 两项或者①+②b+③三项时，可以确立诊断。

① 具有肝硬化及乙型肝炎病毒和（或）丙型肝炎病毒感染的证据。

② 典型的影像学特征：CT 或增强 MRI 显示肝脏占位在动脉期快速不均质血管强化，而静脉期或延迟期快速洗脱。

a. 如果肝脏占位直径≥2 cm，CT 和 MRI 两项检查中有一项提示肝脏占位有上述特征，即可诊断。

b. 如果肝脏占位直径为 1~2 cm，则需要 CT 和 MRI 两项检查中都显示上述特征，以加强诊断的特异性。

③ 甲胎蛋白≥400 μg/L 持续 1 个月或≥200 μg/L 持续 2 个月，并排除其他引起甲胎蛋白升高的原因，包括妊娠、生殖系胚胎源性肿瘤、活动性肝病及继发性肝癌等。

如可符合诊断标准则无须行肝活检；如诊断困难，仍然需要行肝活检以明确诊断。

四、治疗原则

由于肝癌多发生于有基础性肝病的患者，因此治疗应考虑肿瘤、肝功能和全身情况。目前，巴塞罗那临床肝癌分级较全面地考虑了这方面的情况并获得循证医学高级别证据的支持。但是也有人认为，该分期可能对手术指征控制过严，因此仅将其作为重要参考。

原发性肝癌的治疗包括：

① 外科治疗：手术切除、肝移植术。

② 局部治疗：局部消融治疗、肝动脉介入治疗。

③ 放射治疗。

④ 系统治疗（主要是针对晚期肝癌患者的治疗）：分子靶向治疗、全身化疗、免疫治疗、中药治疗。

⑤ 肝癌多学科综合治疗模式。

五、医患沟通

患者可能的疑问是什么？	我们如何应对？
什么是肝癌？	肝脏是右上腹的一个重要器官，正常的细胞转变为生长失控的异常细胞即发生了肝癌。一般来说，慢性肝病患者得肝癌的风险会比较高，因此大部分肝癌患者都有慢性的肝病病史，最常见的就是肝硬化患者。
肝癌如何确诊呢？	肝癌可以通过抽血检查及 MRI、CT、超声等影像学检查来确定诊断。如果仍然不能够确诊，则需要进行穿刺活检，也就是取少量的肝脏组织标本在显微镜下观察有没有癌变。
如何治疗肝癌？	肝癌的治疗方法很多，比如手术、肝移植、消融治疗、栓塞术、免疫治疗、化疗等。采取什么样的治疗方式取决于肝癌的分期和患癌前的肝病严重程度。我们会根据这些情况来推荐最适合的治疗方案。

第 33 章　肝外胆管结石及胆管炎

一、概述

胆管结石按照部位可分为肝内胆管结石和肝外胆管结石，按来源又可分为原发性胆管结石（发生于肝内外胆管而非来自胆囊的结石）和继发性胆管结石（胆囊结石排到胆管内）。近年来继发性胆管结石在胆管结石中占比逐渐升高。

胆管结石可能会造成胆道梗阻，胆管内常有胆汁淤积，易继发革兰阴性杆菌感染。特别是壶腹部结石易导致胆道完全梗阻，从而引起胆道感染，会产生胆道高压。胆管内的脓性胆汁和细菌毒素沿胆道逆行，突破血胆屏障进入血流，引起胆源性败血症、休克（急性化脓性胆管炎）。

二、"见"患者，"习"案例

（一）我们可能遇到肝外胆管结石及胆管炎患者的科室

胆管结石患者往往因结石形成的梗阻（发现皮肤、巩膜黄染）及可能继发的胆道感染（发热、腹痛）而就诊，我们会在病房看到这样的患者。

（二）我们可能遇到的病例

患者，男，58 岁，因"间断腹痛 20 年，加重 2 天"入院。

1. 问诊要点

（1）现病史

针对核心症状"腹痛"：腹痛的诱因，位置，性质，程度，与进餐的关系，出现的时间或者季节等。

伴随症状：是否发现皮肤巩膜黄染、尿色加深，有无陶土样大便，有无寒战、发热，有无恶心呕吐（如有呕吐，询问呕吐物的性质、量，有无鲜血或咖啡色物质），有无消瘦。

就诊经过：检查结果、用药及效果等。

一般情况：精神、睡眠、饮食、小便量、体重变化。

（2）既往史、个人史、婚育史、家族史

有无慢性腹痛发作史，有无类似疾病发作史（如果有，询问当时的诊断、治疗措施等），有无其他慢性病病史，有无食物及药物过敏史，有无手术、外伤史等。

2. 查体要点

生命体征（体温 T，脉搏 P，呼吸 R，血压 BP），判断有无休克。

一般情况：神志情况，精神情况，四肢末梢（有无湿冷现象、水肿等）。

消化系统查体：

视诊：皮肤、巩膜（有无黄疸，有无基础性肝病的表现如蜘蛛痣、肝病面容）。

听诊：肠鸣音，腹部血管杂音（腹痛的鉴别诊断应排除血管性疾病）。

叩诊：腹部叩诊，肝浊音界、移动性浊音。

触诊：浅触诊，深触诊，压痛，反跳痛，肌紧张。肝脏、脾脏等触诊，有无胆囊肿大，Murphy 征。

3. 归纳病例特点

① 中年男性，慢性病程急性加重。

② 现病史：患者主因"间断腹痛 20 年，加重 2 天"入院。患者 20 年来反复间断出现腹部疼

痛，以上腹为著，未重视。曾于体检时发现"胆囊结石"，未行任何治疗。2 天前，油腻饮食后再次出现上腹痛明显，较前加重，伴恶心呕吐，呕吐物为胃内容物，遂至外院检查。超声提示胆总管结石、胆囊息肉，予解痉止痛及保肝等对症治疗，自觉好转不明显，现患者为求进一步治疗收住入院。病程中，患者一般情况可，饮食、睡眠可，大小便正常，近期体重无明显减轻。

③ 既往史：否认高血压、糖尿病、肾病等慢性病史，否认肝炎、结核等传染病史。否认吸烟、饮酒史，预防接种史不详，否认食物、药物过敏史。

④ 查体：T 36.5 ℃，P 80 次/分，R 16 次/分，BP 110/70 mmHg。发育正常，营养中等。全身皮肤黏膜未见明显黄染，全身淋巴结未触及肿大。双肺呼吸音清，未闻及明显干、湿啰音。心音正常，未闻及明显病理性杂音，心率 80 次/分。腹部平坦，无胃肠型及蠕动波，腹壁柔软，剑突下轻压痛，无反跳痛，胆囊区无压痛，肝脾肋下未触及，移动性浊音阴性，肝浊音界存在，肠鸣音 4 次/分。双下肢无水肿，生理反射存在，病理反射未引出。

⑤ 辅助检查：外院超声示胆总管结石，胆囊息肉。血常规示 WBC 11.86×10^9/L，中性粒细胞百分比 77.7%，Hb 149 g/L，PLT 139×10^9/L。肝功能示 ALP 393.6 U/L，GGT 588.0 U/L，AST 86.2 U/L，ALT 170.6 U/L，间接胆红素 18.30 μmol/L，直接胆红素 33.90 μmol/L，总胆红素 52.20 μmol/L。入院后 MRI 胰胆管水成像与超声内镜示胆总管下段结石（图 33-1）。

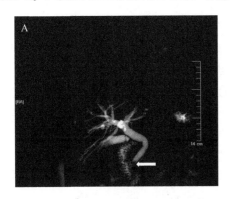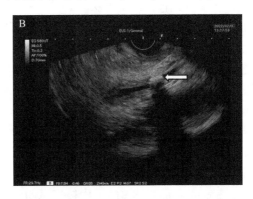

A：MRI 胰胆管水成像；B：超声内镜。箭头所指处为结石。

图 33-1　入院后影像学检查

4. 诊断思路

患者中年男性，慢性病程急性加重，20 年来反复间断出现腹部疼痛。曾于体检时发现"胆囊结石"，油腻饮食后再次出现腹痛。影像学见胆总管结石。肝酶升高。总胆红素升高，以直接胆红素升高为主，提示梗阻性黄疸。同时白细胞升高，患者有腹痛，考虑存在胆管炎。因此考虑为胆总管结石梗阻引起的梗阻性黄疸及胆管炎。

5. 鉴别诊断

本病需要和其他引起急性腹痛伴肝功能异常、黄疸的疾病相鉴别。

① 急性胆囊炎：患者也可出现突然长时间的腹痛。一般不出现胆红素或 ALP 水平显著升高，除非有继发性问题导致胆汁淤积。腹部影像学检查通常可帮助诊断。

② Oddi 括约肌功能障碍：患者也会出现胆绞痛伴黄疸，可能需要超声内镜或 MRCP 来鉴别 Oddi 括约肌功能障碍和胆总管结石。

三、诊断要点

该病一般通过综合患者的性别、年龄、起病方式、典型的临床表现，做出临床疑诊，最终通过影像学检查（超声、超声内镜、MRCP 等）、肝功能、血常规变化来明确诊断。

四、治疗原则

1. 胆总管结石的治疗目标

去除病因，控制症状。

2. 治疗方式

对于急性胆管炎的患者，应采取控制感染、抗休克、解除胆道梗阻治疗。

（1）抗休克治疗

① 补液：休克患者应积极进行液体复苏，恢复有效循环血容量。纠正水、电解质紊乱和酸碱失衡。

② 抗感染：立即经验性使用抗菌药物。首选第三代头孢菌素加甲硝唑，或者选用喹诺酮类抗生素加甲硝唑，或者单用碳青霉烯类抗生素。根据症状体征改善及白细胞计数等指标确定停药时间，感染得到控制后抗菌药物疗程一般不超过 7 天。尽可能地进行胆汁和血液培养，根据药敏结果选择合适的抗菌药物

（2）内镜及手术治疗

内镜及手术治疗的目的是解除胆道梗阻。轻症患者可以经药物保守治疗后，择期选择针对病因的治疗方式。治疗方式包括以下方法。

① 开腹手术：胆囊切除+胆总管切开探查取石+T 管引流术。该术式是胆总管结石治疗的规范化术式，但因创伤大、恢复时间长、术后并发症高，随着腹腔镜和内镜技术的发展，其所占比例逐渐缩小。对于不适合微创手术或者内镜治疗的重症胆管炎患者，此手术是唯一有效的选择。

② 腹腔镜手术：腹腔镜胆囊切除加胆管探查术的优点是胆囊结石和胆囊管结石可以一次性取出，恢复比开腹手术快；缺点是操作者需要熟练掌握相关技术，术后拔管时间须适当延长。

③ 内镜治疗：内镜下操作由于痛苦小、恢复快等优点，是目前治疗胆总管结石的主要方式，术后的并发症包括出血、穿孔、术后胰腺炎等。

对于重症患者，需要立刻行胆道引流，可行 ERCP，并行内镜下十二指肠乳头括约肌切开术（endoscopic sphincterectomy，EST）、内镜下鼻胆管引流术（endoscopic nasobiliary drainage，ENBD）、内镜下支架置入术（endoscopic retrograde biliary drainage，ERBD）。如患者为胆总管结石引起的胆管炎，条件许可的情况下，可同时行内镜下取石。对于肝门或肝门以上部位的梗阻，可选择经皮肝穿刺胆道引流术（percutaneous transhepatic cholangial drainage，PTCD）。ERCP 下取石示意如图 33-2 所示。

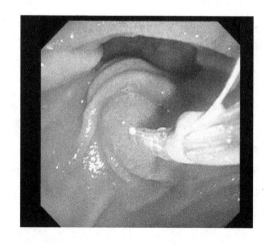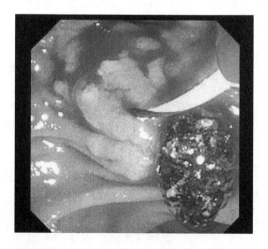

图 33-2　ERCP 下取石

五、医患沟通

患者可能的疑问是什么?	我们如何应对?
我为什么会有胆总管结石?	胆总管内的结石有的是胆囊中的石头掉入胆总管中的，有的是胆管内原发的结石。胆结石的形成主要和胆汁的成分有关。形成胆总管结石的其他危险因素还包括女性、肥胖、糖尿病、胆囊动力下降等。
有了胆总管结石会怎么样?	胆总管结石引起胆总管的阻塞，会造成胆汁无法排泄入肠道，皮肤巩膜变黄，并且容易产生胆管炎，出现腹痛甚至休克，应及时治疗。
胆总管结石并发了胆管炎该怎么治疗?	应给予禁食、抗感染、补液、营养等治疗，并选择适合患者的胆道引流方式如ERCP、手术治疗等。

第 34 章　急性胰腺炎

一、概述

急性胰腺炎是多种病因引起胰腺组织自身消化所致的胰腺水肿、出血及坏死等炎性损伤。

急性胰腺炎男女差别不大。酒精引起的胰腺炎多见于男性，胆源性胰腺炎更多见于女性。胆结石和饮酒也是最常见的两个病因，另外高甘油三酯血症、胰管堵塞、食物过量、特殊感染、外伤及手术也是引起急性胰腺炎的原因。

急性胰腺炎最主要的临床症状是急性上腹痛，伴血淀粉酶或脂肪酶升高，根据疾病的发病程度可分为轻型、中度、重度、危重急性胰腺炎。大部分患者是轻型，预后较好，少数患者炎症放大，出现持续器官功能障碍及胰腺坏死感染，病死率高。

二、"见"患者，"习"案例

（一）我们可能遇到急性胰腺炎患者的科室

由于急性胰腺炎引起的疼痛往往较剧烈，患者多会于急诊就诊，为进一步治疗而收入病房。

（二）我们可能遇到的病例

患者，男，61 岁，主因"上腹痛 4 天"入院。

1. 问诊要点

（1）现病史

针对核心症状"腹痛"：腹痛的诱因、部位、疼痛性质、时间、什么情况下可缓解。

伴随症状：有无恶心呕吐，如有呕吐，询问呕吐物的性质、量、有无鲜血或咖啡色物质；有无寒战发热。

就诊经过：检查结果、用药及效果等。

一般情况：精神、睡眠、饮食、小便量、体重变化。

（2）既往史、个人史、婚育史、家族史

有无慢性腹痛发作史，有无类似疾病发作史（如果有，询问当时的诊断、治疗措施等），有无其他慢性病病史，有无食物及药物过敏史，有无手术、外伤史等。

2. 查体要点

生命体征（体温 T，脉搏 P，呼吸 R，血压 BP）。

一般情况：神志情况，精神情况，四肢末梢（有无湿冷现象、水肿等）。

消化系统查体：

视诊：皮肤情况（帮助判断有无贫血）。

听诊：肠鸣音（有无麻痹性肠梗阻）。

叩诊：腹部叩诊，移动性浊音。

触诊：浅触诊，深触诊，压痛，反跳痛，肌紧张。肝脏、胆囊、脾脏等触诊。Murphy 征。

3. 归纳病例特点

① 老年男性，急性病程。

② 现病史：患者主因"上腹痛 4 天"急诊入院。患者 4 天前饮酒后出现上腹痛，以中上腹为主，后疼痛逐渐剧烈，无法忍受，自行服姜茶后自觉疼痛略减轻，无明显腰背部放射痛，无恶心呕吐，无发热，无乏力头晕，无腹泻。后 2 天自觉疼痛感尚能忍受，第 4 天自觉疼痛无法忍受，伴大

汗。于外院就诊，CT 提示急性胰腺炎、胆囊炎，故来我院就诊。急诊予以补液、抑酸、抗感染等治疗后，患者自觉疼痛略减轻。为求进一步诊治，收入病房。自发病以来，患者睡眠尚可，无排气排便，小便正常，体重未见明显变化。

③既往史：平素健康状况好。否认高血压、糖尿病、肾病等慢性病史，否认肝炎、结核等传染病史。否认吸烟史，预防接种史不详，否认食物、药物过敏史。

④查体：T 36.8 ℃，P 84 次/分，R 18 次/分，BP 136/72 mmHg。发育正常，营养中等。全身皮肤黏膜未见明显黄染，全身淋巴结未触及肿大。双肺呼吸音清，未闻及明显干、湿啰音。心音正常，未闻及明显病理性杂音，心率 84 次/分。腹部稍膨隆，全腹部压痛，以中上腹和脐周为主，无反跳痛，无肌卫，移动性浊音阴性，肝浊音界存在，肠鸣音 2 次/分。双下肢无水肿，生理反射存在，病理反射未引出。

⑤辅助检查：血常规示 WBC $6.53×10^9$/L，Hb 136 g/L，PLT $142×10^9$/L。血清淀粉酶786 U/L。影像学检查 CT 示胰腺肿大伴周围渗出，考虑急性胰腺炎（图 34-1）。

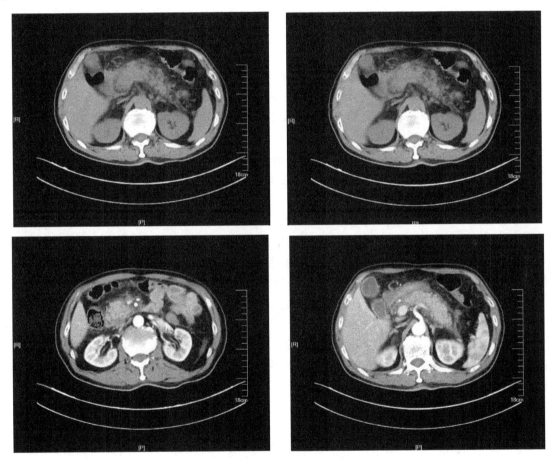

图 34-1　胰腺 CT

4. 诊断思路

患者老年男性，急性病程，主因"上腹痛 4 天"入院。患者之前有饮酒史，血清淀粉酶升高 3 倍以上，CT 见胰腺肿大伴周围渗出，因此初步诊断为急性胰腺炎。

患者是否为急性胰腺炎只是诊断的第一步，为了进一步开展治疗及避免胰腺炎再发，还需要评估以下问题：胰腺炎的病因、病情严重程度、并发症及患者当前所处的病程。

（1）病因

胆结石和长期酗酒导致了大约 2/3 的病例。胆道系统结石是最常见的原因。急性胰腺炎病因的评估方法包括病史采集、实验室评估（血清淀粉酶或脂肪酶、甘油三酯水平、血钙水平及生化）和腹部影像学如超声、CT、超声内镜或 MRCP 等。

（2）严重程度

轻症急性胰腺炎，其特点为没有器官衰竭，也没有局部或全身性并发症。

中度重症急性胰腺炎，其特点为短暂性器官衰竭（48 小时内缓解）和（或）局部或全身性并发症，但没有持续性器官衰竭（>48 小时）。

重症急性胰腺炎，其特点为可能累及 1 个或多个器官的持续性器官衰竭。

（3）并发症

①局部并发症：包括急性胰周液体积聚、胰腺假性囊肿、急性坏死物积聚和包裹性坏死。急性胰周液体积聚和急性坏死物积聚可在胰腺炎发作后 4 周内发生，但是胰腺假性囊肿和包裹性坏死通常见于 4 周以后。

②全身性并发症：包括器官衰竭、全身炎症反应综合征（systemic inflammatory response syndrome，SIRS）、全身感染、腹腔内高压或腹腔间隔室综合征、胰性脑病。器官衰竭（急性呼吸衰竭、休克和肾衰竭）可能是短暂的，中度重症胰腺炎患者可在 48 小时内缓解，重症急性胰腺炎患者则持续 48 小时以上。

（4）病程

①早期（急性期）：发病至 2 周，此期以 SIRS 和器官功能衰竭为主要表现。此期构成第一个死亡高峰，治疗的重点是加强重症监护、稳定内环境及器官功能保护治疗。

②中期（演进期）：发病 2~4 周，以胰周液体积聚或坏死后液体积聚为主要表现。此期坏死灶多为无菌性，也可能合并感染。此期治疗的重点是感染的综合防治。

③后期（感染期）：发病 4 周以后，可发生胰腺及胰周坏死组织合并感染、全身细菌感染、深部真菌感染等，继而可引起感染性出血、消化道瘘等并发症。此期构成重症患者的第二个死亡高峰，治疗的重点是感染的控制及并发症的外科处理。

5. 鉴别诊断

急性胰腺炎主要与其他引起急性腹痛的疾病鉴别。

①胃溃疡：该病更多见于中老年人，患者常有剑突下疼痛，常为进餐后疼痛，经抑酸药物治疗后可好转，体检可完全正常或仅有上腹部轻度压痛，胃镜检查可以鉴别。

②穿孔：查体存在腹膜刺激征。淀粉酶可能升高，但不太可能升至正常上限的 3 倍。腹部立位平片和腹部 CT 扫描可见游离气体。

③胆总管结石或胆管炎：可能有胆石症病史。胆道梗阻早期通常有血清肝酶升高。随后，血清胆红素和 ALP 水平升高。血清淀粉酶和脂肪酶水平正常。胆总管结石或胆管炎也可能同时伴随急性胰腺炎。

三、诊断要点

急性胰腺炎的诊断标准为符合以下 3 个特征中的 2 个：急性持续、严重的上腹部疼痛常向背部放射；血清淀粉酶至少为正常上限 3 倍；增强 CT、MRI 或腹部超声发现有急性胰腺炎的特征性改变。

因此，急性胰腺炎的诊断要结合腹部症状、血清淀粉酶的结果和影像学特征来综合判断。

四、治疗原则

1. 治疗目的

治疗初期主要目的是纠正水、电解质紊乱，支持治疗，防止并发症，疼痛剧烈者可给予镇痛。禁食，对腹胀麻痹性肠梗阻者可给予胃肠减压。当患者腹痛减轻，腹胀减轻，肠道动力恢复，可考虑尽早开放饮食。

2. 药物治疗

① 维护脏器功能：早期液体复苏；如病情需要，须给予呼吸机辅助通气；持续性肾脏替代治疗。

② 抑制胰腺外分泌和胰酶活性。

③ 抗菌药物应用：对胰腺坏死感染患者，可经验性使用抗菌药物如碳青霉烯类、喹诺酮类、第三代头孢菌素、甲硝唑等。

④ 营养支持：可耐受的情况下尽早开放饮食，重症和中度重症的患者由于无法耐受经口饮食，须放鼻空肠营养管。如能量不足，可辅以肠外营养。

⑤ 局部并发症的处理：没有感染征象的急性胰周液体积聚和部分假性囊肿可自行吸收，无须干预。有症状或者有感染的胰周液体积聚/感染性坏死可行超声引导下经皮引流，也可行超声内镜引导下经胃/十二指肠引流术。

⑥ 胆源性胰腺炎的内镜下治疗：伴有胆总管结石嵌顿且有急性胆管炎者，建议入院 24 小时内实施 ERCP；有结石嵌顿但无胆管炎者，推荐 72 小时内实施。

⑦ 外科手术：如早期腹腔高压无法控制，或后期微创引流失败，可考虑外科手术。

⑧ 止痛治疗：常用强痛定、杜冷丁。

⑨ 中医中药：生大黄口服或灌肠，芒硝外敷可缓解腹痛、腹胀。

总的来说，轻症及中度重症急性胰腺炎的患者经过禁食、补液和相关的药物治疗，症状多逐渐缓解。而重症胰腺炎的患者可能需要评估是否需要进入 ICU。

五、医患沟通

患者可能的疑问是什么？	我们如何应对？
我为什么会得这个病？	引起急性胰腺炎的原因很多，其中最常见的为胆石症或酗酒。胆石症可能堵塞胰腺和胆囊共用的排泄管道，导致胆汁和胰液排不出，引起胰腺炎。长期大量饮酒也会引起胰腺炎，患者通常在大量饮酒后或突然停止饮酒后 1~3 日开始感到疼痛。
什么检查能确诊呢？	通过抽血检查和腹部 CT 就可以明确是否是胰腺炎，但是有时候为了寻找引起急性胰腺炎的原因，医生会为您安排进一步的检查，比如腹部超声、超声内镜、MRI 等。
胰腺炎怎么治疗？	胰腺炎一般需要禁食、补液和镇痛治疗，无法进食者还需插鼻空肠营养管。胰腺炎可能引起胰腺周围液体积聚，通常可自行消退，但有时需要引流或手术治疗；若引发器官衰竭，可能需要在 ICU 继续治疗。 治疗胰腺炎的同时还需寻找病因，并消除病因。若病因为胆石症，可能需要予以相应治疗；若为饮酒，则必须戒酒，以防复发；如果胰腺炎是由高脂血症引起的，患者需要减重及控制血脂。

【推荐阅读】

[1] 唐承薇, 张澍田. 内科学. 消化内科分册 [M]. 北京：人民卫生出版社, 2015.

[2] 加藤元嗣, 井上和彦, 村上和成, 等. 京都胃炎分类 [M]. 吴永友, 李锐, 译. 沈阳：辽宁科学技术出版社, 2018.

[3] 德罗斯曼. 罗马Ⅳ：功能性胃肠病. 第 2 卷：原书第 4 版 [M]. 方秀才, 侯晓华, 译. 北京：科学出版社, 2016.

[4] 中华医学会消化病学分会. 2020 年中国胃食管反流病专家共识 [J]. 中华消化杂志, 2020, 40（10）：649-663.

[5] 中华医学会消化病学分会. 中国慢性胃炎共识意见（2017 年, 上海）[J]. 中华消化杂志,

2017, 37 (11): 721-738.

［6］中华医学会, 中华医学会杂志社, 中华医学会消化病学分会, 等. 慢性胃炎基层诊疗指南（2019 年）［J］. 中华全科医师杂志, 2020, 19 (9): 768-775.

［7］中华消化杂志编委会. 消化性溃疡诊断与治疗规范（2016 年, 西安）［J］. 中华消化杂志, 2016, 36 (8): 508-513.

［8］张正冬, 张海燕, 林存智. WHO 第四版结核病治疗指南解读［J］. 中华临床医师杂志（电子版）, 2014, (23): 4251-4253.

［9］中华医学会消化病学分会胃肠动力学组, 中华医学会消化病学分会功能性胃肠病协作组. 中国慢性便秘专家共识意见（2019, 广州）［J］. 中华消化杂志, 2019, 39 (9): 577-598.

［10］中华人民共和国卫生部. 原发性肝癌诊疗规范（2011 年版）摘要［J］. 中华肝脏病杂志, 2012, 20 (6): 419-426.

［11］中华医学会肝病学分会脂肪肝和酒精性肝病学组, 中国医师协会脂肪性肝病专家委员会. 非酒精性脂肪性肝病防治指南（2018 更新版）［J］. 中华肝脏病杂志, 2018, 26 (3): 195-203.

［12］张奉春, 王立, 帅宗文, 等. 原发性胆汁性胆管炎诊疗规范（2021）［J］. 中华内科杂志, 2021, 60 (8): 709-715.

［13］中华医学会肝病学分会, 中华医学会消化病学分会, 中华医学会感染病学分会. 自身免疫性肝炎诊断和治疗共识（2015）［J］. 中华肝脏病杂志, 2016, 24 (1): 23-35.

［14］中华医学会肝病学分会药物性肝病学组. 药物性肝损伤诊治指南［J］. 中华肝脏病杂志, 2015, 23 (11): 810-820.

［15］中华人民共和国国家卫生健康委员会医政医管局. 原发性肝癌诊疗规范（2019 年版）［J］. 中华消化外科杂志, 2020, 19 (1): 1-20.

［16］中华医学会外科学分会胰腺外科学组. 中国急性胰腺炎诊治指南（2021）［J］. 中华消化外科杂志, 2021, 20 (7): 730-739.

［17］ONO H, YAO K, FUJISHIRO M, et al. Guidelines for endoscopic submucosal dissection and endoscopic mucosal resection for early gastric cancer (second edition)［J］. Dig Endosc, 2021, 33 (1): 4-20.

［18］XU Y S, XIONG L N, LI Y N, et al. Diagnostic methods and drug therapies in patients with ischemic colitis［J］. Int J Colorectal Dis, 2021, 36 (1): 47-56.

［19］AZAM B, KUMAR M, MISHRA K, et al. Ischemic Colitis［J］. J Emerg Med, 2019, 56 (5): e85-e86.

［20］SHAUKAT A, KAHI C J, BURKE C A, et al. ACG Clinical Guidelines: colorectal cancer screening 2021［J］. Am J Gastroenterol, 2021, 116 (3): 458-479.

［21］TANAKA S, SAITOH Y, MATSUDA T, et al. Evidence-based clinical practice guidelines for management of colorectal polyps［J］. J Gastroenterol, 2021, 56 (4): 323-335.

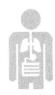

第4篇

泌尿系统疾病

第35章　原发性肾小球疾病

原发性肾小球疾病是一组病因不明，以血尿、蛋白尿、水肿、高血压、肾功能损害为主要临床表现的常见疾病，病变通常累及双侧肾小球，是我国终末期肾病的主要病因。

原发性肾小球疾病可根据临床表现分为相应的临床综合征，每种综合征可包括多种不同类型的疾病或病理改变。临床分型包括急性肾小球肾炎、急进性肾小球肾炎、慢性肾小球肾炎、无症状性血尿和（或）蛋白尿及肾病综合征五种，其中急性肾小球肾炎在儿童中常见。本章重点介绍急进性肾小球肾炎、慢性肾小球肾炎及肾病综合征。

第1节　急进性肾小球肾炎

一、概述

急进性肾小球肾炎（rapidly progressive glomerulonephritis，RPGN）即急进性肾炎，是一组临床表现为急性肾炎综合征，肾功能急剧进行性恶化（常在数日至3个月内肾小球滤过率下降50%以上），病理类型为新月体肾炎的疾病。

根据血清ANCA、抗肾小球基底膜（GBM）抗体及肾脏免疫病理，RPGN可分为3型：Ⅰ型，抗GBM抗体型；Ⅱ型，免疫复合物沉积型；Ⅲ型，少免疫复合物沉积型。约半数以上RPGN患者有前驱呼吸道感染的病史，少数患者与接触某些特殊的有机化学溶剂及服用丙基硫氧嘧啶等药物相关。

Ⅰ型及Ⅱ型RPGN多见于中青年，Ⅲ型多见于中老年，且男性略多。临床一旦疑诊该病，应尽早完善相关抗体检测及肾活检，同时给予积极的强化免疫抑制治疗。

二、"见"患者，"习"案例

（一）我们可能遇到RPGN患者的科室

RPGN患者常有血尿表现，我们可以在肾内科门诊遇见有肉眼血尿或尿色明显异常的患者，如同时合并有急性肾损伤，那么我们很可能会把患者收入院进一步明确诊断；或由于该病起病前多合并呼吸道感染，重症者可有咯血表现，在相关科室的治疗过程中发现肾功能急剧进展，我们更多的是在急诊室或者其他科室请求会诊时遇到他们。

（二）我们可能遇到的病例

患者，男，62岁，主因"发热半月余，肉眼血尿及尿量减少2天"入院。

1. 问诊要点

（1）现病史

针对核心症状"肉眼血尿及尿量减少"：出现症状的时间和诱因，若发热为其诱因，询问具体发热的特点及用药情况；尿量减少的时间及具体尿量，每天的尿量（正常人每天尿量在 1 500~2 000 mL），尿液的性状（红色/酱油色/血丝血块/泡沫尿/尿色异常的分段）。

伴随症状：有无尿路刺激症状（尿频、尿急、尿痛），如有，询问排尿次数、具体尿痛出现时间（初始/终末/全程）；有无腰痛，如有腰痛，询问疼痛具体位置、性质、程度、与活动的关系、是否伴随恶心呕吐、缓解或加重的方式；有无水肿，如有水肿，询问水肿出现的时间、部位、严重程度及缓解方式；有无胸闷胸痛、咳嗽咳痰、咯血，如有，询问痰液的量、颜色及气味，咯血的量；有无乏力，如有乏力，询问乏力开始出现的时间等。

就诊经过：检查结果、用药及效果等。

一般情况：精神、睡眠、饮食、大便、体重变化。

（2）既往史、个人史、婚育史、家族史

有无类似疾病发作史（如果有，询问当时的诊断、治疗措施等），有无其他慢性病病史及相关用药史，有无食物及药物过敏史，有无手术、外伤史，有无遗传性肾病家族史等。

2. 查体要点

生命体征（体温 T，脉搏 P，呼吸 R，血压 BP）。

一般情况：神志情况，精神情况，四肢末梢（有无水肿等），贫血貌。

重点系统查体：

视诊：全身皮肤情况（帮助判断有无贫血、水肿）。

触诊：腹部浅触诊，深触诊，耻骨联合上压痛，输尿管点压痛，肾脏的触诊，下肢水肿。

叩诊：肾区有无叩击痛。

听诊：两肺呼吸音及啰音（有助于判断是否存在肺部感染、间质性肺病等），心脏的听诊（心率、心律，有助于判断是否存在心功能衰竭等）。

3. 归纳病例特点

① 中老年男性，急性病程。

② 现病史：患者半个月前出现低热，自测体温 37.6 ℃，伴有轻微咳嗽及鼻塞流涕，自服"罗红霉素"治疗，效果不佳，但未予重视。2 天前起出现肉眼血尿，为全程血尿，无血丝血块，无尿频、尿急、尿痛，无腰痛，伴有尿量减少，每日仅有 500 mL 左右，仍有少许咳嗽，无明显咳痰，无发热。今日来我院急诊就诊，查血压 180/99 mmHg，血常规示 WBC $8.5×10^9$/L，Hb108 g/L，PLT $125×10^9$/L；尿常规示红细胞满视野，蛋白质（++），白细胞 2~4 个/HP；肾功能示血肌酐 550 μmol/L。现为进一步诊治，收住入院。病程中，患者感全身乏力，食欲稍差，大便正常，近期体重未见明显变化。

③ 既往史：既往体健，否认高血压、糖尿病、肾病等慢性病病史，否认肝炎、结核等传染病史。否认吸烟、饮酒史，预防接种史不详，否认食物、药物过敏史。

④ 查体：T 36.5 ℃，P 70 次/分，R 16 次/分，BP 180/99 mmHg。发育正常，营养中等，轻度贫血貌。全身皮肤黏膜未见明显黄染，全身淋巴结未触及肿大。双肺呼吸音清，未闻及明显干、湿啰音。心音正常，未闻及明显病理性杂音，心率 70 次/分。腹部平坦，无胃肠型及蠕动波，腹壁柔软，全腹无压痛、反跳痛，肝脾肋下未触及，移动性浊音阴性，肠鸣音 4 次/分。双下肢轻度水肿，生理反射存在，病理反射未引出。

⑤ 辅助检查：血常规示 WBC $8.5×10^9$/L，Hb 108 g/L，PLT $125×10^9$/L。尿常规示红细胞满视野，蛋白质（++），白细胞 2~4 个/HP。肾功能示血肌酐 550 μmol/L。

4. 诊断思路

患者中老年男性，急性病程，主因"发热半月余，肉眼血尿及尿量减少 2 天"入院。患者发病前曾有呼吸道感染症状，无咯血，否认肾病病史，否认特殊食物及药物使用史，我院急诊查体发现中度贫血貌，血压 180/99 mmHg，心率 70 次／分，两肺未闻及明显干、湿啰音，肾区无叩痛，急诊化验血常规提示 Hb 为 108 g/L，尿常规示红细胞满视野，蛋白质（＋＋），肾功能血肌酐 550 μmol/L，由此考虑 RPGN 诊断成立。

5. 鉴别诊断

① 急性肾小管坏死：该病多有明确的肾脏供血不足（如休克、脱水）和中毒（肾毒性药物或毒物）等诱因，尿液检查以肾小管损害为主，如表现为低比重尿等，而不以血尿及蛋白尿为主要表现，肾活检可以鉴别。

② 急性过敏性间质性肾炎：该病常有用药史，用药后出现药物过敏表现，如低热、皮疹，尿液及血液检查常见有嗜酸性粒细胞数量增加，必要时肾活检可确诊。

③ 梗阻性肾病：该病亦能导致尿量减少，但多为突发性，且常严重至无尿程度，体格检查可发现耻骨联合上区膨隆、叩诊浊音等表现，肾区有叩击痛，影像学检查多可协助确诊。

④ 继发性 RPGN：系统性红斑狼疮、过敏性紫癜等疾病均可引起 RPGN 表现，我们可依据病史采集及体格检查中所获得的临床表现及体征，如有无系统受累表现、典型皮疹，以及相应的特异性实验室检查等结果，综合判断后做出鉴别。

三、诊断要点

该病一般通过综合患者的性别、年龄、起病方式，以及典型的临床表现（血尿、尿量减少、肾功能急剧恶化），做出临床疑诊，入院后进一步联合血清免疫学相关抗体等检查，最终通过肾活检检查来明确诊断并进行免疫病理分型。但凡拟诊为 RPGN，如无绝对禁忌，均应尽快行肾活检检查。

肾活检即经皮肾穿刺活检术（percutaneous renal biopsy），是一种有创检查，对多种肾脏疾病的诊断、病情评估、判断预后和指导治疗非常有价值，尤其是对各种原发性和继发性肾小球疾病、急性肾损伤等的诊断和鉴别诊断具有重要意义。肾活检病理检查一般包括光镜、免疫荧光、电镜 3 项检查，通过对肾小球、肾小管、肾脏间质及血管等病变的分析，并结合临床，帮助医生对疾病做出准确的判断（图 35-1-1 至图 35-1-9）。

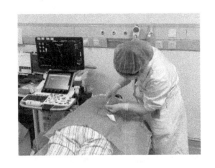

图 35-1-1　超声引导下肾活检局部麻醉

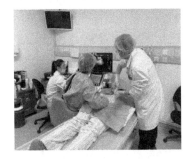

图 35-1-2　超声下肾活检穿刺

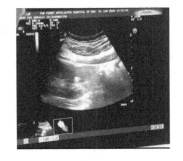

图 35-1-3　肾活检时肾脏超声图

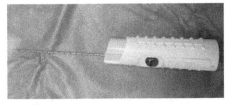

图 35-1-4　一次性肾穿刺活检针

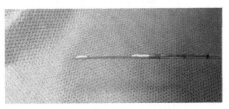

图 35-1-5　肾穿刺活检针凹槽

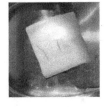

图 35-1-6　肾活检组织

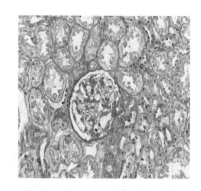 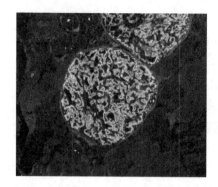 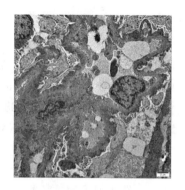

图 35-1-7　光镜 PAS 染色报告　　　图 35-1-8　免疫荧光 IgG 染色报告　　　图 35-1-9　电镜报告

四、治疗原则

1. RPGN 的治疗原则

及时明确病因诊断及免疫病理分型，尽早开始强化免疫抑制治疗。

2. 强化治疗方法

① 血浆置换疗法：合并肺出血患者首选，可用白蛋白或血浆进行置换。

② 甲泼尼龙冲击治疗：目前我国常用剂量为 $0.5 \sim 1.0$ g/d。

③ 序贯糖皮质激素及细胞毒药物治疗：甲泼尼龙冲击治疗后给予口服糖皮质激素（泼尼松），同时给予细胞毒药物（环磷酰胺）等口服或静脉滴注治疗。

3. 治疗方案及疗程

如条件允许，血浆置换应每日或隔日 1 次，直到患者血清自身抗体转阴为止，一般需 $5 \sim 7$ 次。甲泼尼龙冲击治疗一般 3 次为一疗程，可给予 $1 \sim 3$ 个疗程。序贯糖皮质激素治疗常用泼尼松 1 mg/（kg·d），根据病情 $6 \sim 8$ 周后逐渐减量；细胞毒药物可选用环磷酰胺口服 $2 \sim 3$ mg/（kg·d），或静脉滴注，每个月 $0.6 \sim 0.8$ g，累积量不超过 8 g。

2021 年改善全球肾脏病预后组织（KDIGO）指南中对于系统性血管炎导致的 RPGN 的治疗方案较过去有所变化：其推荐糖皮质激素应尽早且快速减量，可于第 $2 \sim 3$ 周起减为起始剂量的一半，在第 $11 \sim 12$ 周减至 10 mg/d；免疫抑制剂使用方面除联合环磷酰胺治疗以外，尚可根据情况使用糖皮质激素联合利妥昔单抗或霉酚酸酯等药物进行诱导缓解治疗。

4. 支持及对症治疗

凡达到透析指征者，应及时透析治疗；对强化治疗无效的患者，可能需要长期维持透析治疗；肾移植应在病情稳定半年以上进行。

五、医患沟通

患者可能的疑问是什么？	我们如何应对？
我为什么会得这个病？	目前这个病的发病机制尚未完全明确，大多数肾小球疾病都是由于免疫机制异常，在血液中形成了许多免疫复合物（攻击肾脏的东西），从而导致肾脏（这个起到"过滤血液中的废物"作用的"漏斗"）的"小孔"出现问题，使得我们的小便出现血液里的红细胞及蛋白质等成分，如果我们没有及时修复这些漏洞，肾脏的功能就会越来越差，最后导致肾功能衰竭。

续表

患者可能的疑问是什么?	我们如何应对?
这个病能治好吗?	RPGN 的治疗效果一般有三种情况:第一种情况,如果您能在疾病的早期或者病理改变较轻的阶段得到及时的诊断及有效的强化治疗,您的肾脏功能可以完全恢复正常;第二种情况,您的病理类型相对较重,或有基础肾脏疾病,经治疗后仍有一部分肾脏功能无法恢复,但是可以短期内脱离透析治疗,转为慢性肾脏病,积极配合医生治疗可尽量延缓进入透析的时间;第三种情况,您的肾脏功能经积极的治疗仍无法恢复,这样就需要进入到长期维持透析的阶段了,但是尽管如此,也不要灰心,目前透析患者的长期预后也不差,还有机会等待肾移植,我们要有信心。
我平时需要注意什么?	平时要注意观察自己的尿量变化,如果尿量较少,要适当减少水分含量较多的食物的摄入;还要根据医生的嘱咐,定期来医院进行尿液和肾功能、电解质等检查,并根据结果调整饮食成分,调整激素或免疫抑制剂的使用剂量,切勿自行减量或停用上述药物。当然,平时还要注意休息,保持好心情。

第2节 慢性肾小球肾炎

一、概述

慢性肾小球肾炎(chronic glomerulonephritis,CGN)简称"慢性肾炎",是我国常见的肾小球疾病,好发于中青年,男性多见,是一组以血尿、蛋白尿、高血压、水肿为基本临床表现的肾小球疾病,可有不同程度的肾功能减退。该病起病方式不一,临床表现多样化,病变缓慢进展,最终逐步发展为慢性肾衰竭。

该病病因尚不明确,目前研究多认为主要发病机制与免疫介导的炎症反应有关,非免疫非炎症因素参与了疾病的慢性进展过程。肾组织活检对慢性肾炎患者的诊断及治疗有非常重要的意义。

二、"见"患者,"习"案例

(一)我们可能遇到慢性肾炎患者的科室

慢性肾炎多数起病缓慢且隐匿,早期患者可无特殊症状,仅在正常体检中发现尿检异常而进一步就诊,亦有患者会出现水肿、尿中泡沫增多等症状,所以我们会在肾内科的门诊及病房见到该病的大多数患者;另外也常存在这样一种情况,一部分患者以血压升高为主要就诊原因在心血管内科就诊,尤其是年轻患者,如诊治期间发现尿检异常,亦无原发性高血压家族史,有可能也是慢性肾炎的患者,如遇见这样的患者,请及时转诊至肾内科。

(二)我们可能遇到的病例

患者,男,25岁,主因"尿中泡沫增多1年"入院。

1. 问诊要点

(1)现病史

针对核心症状"泡沫尿":出现症状的时间和诱因,泡沫尿的具体性状、消散时间,尿液的性状(颜色/清澈度),每天的尿量(正常人每天尿量在 1 500~2 000 mL)。

伴随症状:有无尿路刺激症状(尿频、尿急、尿痛),如有,询问排尿次数、具体尿痛出现时间(初始/终末/全程);有无肉眼血尿,如有,询问血尿的分段情况、血尿是否有凝固等;有无水肿,如有水肿,询问水肿出现的时间、部位、程度、是否有凹陷性、是否对称及缓解情况;有无腰痛,如有腰痛,询问疼痛具体位置、性质、程度、与活动的关系、是否伴随恶心呕吐、缓解或加重的方式;有无头晕头痛,如有头晕头痛,询问头痛的诱因、部位、程度与性质、出现的时间与持续时间、加重或减轻的因素等。

就诊经过：检查结果（尤其是尿液检查及血液的肾功能检查）、用药及效果等。

一般情况：精神、睡眠、饮食、大便、体重变化。

（2）既往史、个人史、婚育史、家族史

有无类似疾病发作史（如果有，询问当时的诊断、治疗措施等），有无其他慢性病病史（尤其是高血压、糖尿病病史）及相关用药史，有无食物及药物过敏史，有无手术、外伤史。有无各种肾脏病家族史（如多囊肾、肾炎、尿毒症）等。

2. 查体要点

生命体征（体温 T，脉搏 P，呼吸 R，血压 BP），有助于判断是否合并高血压。

一般情况：神志情况，精神情况，四肢末梢（有无水肿等），贫血貌。

重点系统查体：

视诊：全身皮肤情况（帮助判断有无贫血）、颜面部水肿、有无皮疹等。

触诊：腹部浅触诊，深触诊，肾脏的触诊，水肿部位的触诊（注意是否对称，是否有凹陷性），关节有无红肿压痛等。

叩诊：肾区有无叩击痛，心脏相对浊音界（有助于判断高血压出现的时间长短）。

听诊：两肺呼吸音及啰音，心脏的听诊（心率、心律，有助于判断是否存在心功能衰竭等）。

3. 归纳病例特点

① 青年男性，慢性病程。

② 现病史：患者 1 年前起无明显诱因出现尿中泡沫增多，泡沫较细，久置不散，尿色稍黄，无肉眼血尿，无尿急尿痛，无排尿困难，尿量正常，偶有腰酸乏力，无腰痛，无明显下肢水肿，无关节痛，无皮疹，后于我院门诊就诊，测血压增高，在 150/95 mmHg 左右。查尿常规提示血尿、蛋白尿，肾功能正常，门诊给予"厄贝沙坦 150 mg qd"治疗，后血压控制良好，尿蛋白稍有减少。1 周前，患者于门诊复查尿常规示蛋白（++），24 小时尿蛋白 1.5 g，今为进一步诊治收住入院。病程中，患者一般情况良好，食欲正常，大便正常，体重较前无明显变化。

③ 既往史：发现"高血压"1 年，否认糖尿病、肾病等慢性病史，否认肝炎、结核等传染病史。否认吸烟、饮酒史，预防接种史不详，否认食物、药物过敏史，否认肾病家族史。

④ 查体：T 36.3 ℃，P 75 次/分，R 16 次/分，BP 130/85 mmHg。发育正常，营养中等。全身皮肤黏膜未见明显黄染，全身淋巴结未触及肿大。双肺呼吸音清，未闻及明显干、湿啰音。心音正常，未闻及明显病理性杂音，心率 75 次/分。腹部平坦，无胃肠型及蠕动波，腹壁柔软，无压痛、反跳痛，肝脾肋下未触及，移动性浊音阴性，肾区无叩痛，肠鸣音 4 次/分。双下肢无水肿，生理反射存在，病理反射未引出。

⑤ 辅助检查：尿常规示蛋白（++），红细胞未见，比重 1.020；24 小时尿蛋白 1.5 g。

4. 诊断思路

患者青年男性，慢性病程，因"尿中泡沫增多 1 年"入院。患者发病前无特殊诱因，否认有肾病病史及肾病家族史，否认糖尿病病史，临床表现仅为泡沫尿，无肉眼血尿，无水肿，偶有腰酸乏力，就诊当时发现高血压，无关节痛、皮疹，查体发现血压 150/95 mmHg，心率 75 次/分，两肺听诊未闻及干、湿啰音，肾区无叩痛，双下肢无明显水肿，外院多次化验尿常规提示蛋白质(+)~(++)，少许镜下血尿，肾功能正常，给予 ARB 类药物治疗后血压降低，尿蛋白稍减少，由此考虑慢性肾炎诊断成立。

5. 鉴别诊断

① 高血压性肾病：该病常见于中年以后，可有高血压病家族史。若高血压病病程较长，患者可出现肾脏损害，一般肾小管损害较肾小球损害早，常有夜尿增多、低比重尿等表现，尿中的有形成分相对较少，蛋白尿多为轻度，常伴有高血压其他靶器官损害，如心、脑、眼底等改变。

② 继发性肾小球肾炎：如狼疮性肾炎、过敏性紫癜性肾炎、糖尿病肾病等，依据相应的病史、

临床表现，如皮肤红斑、紫癜等皮疹及关节痛、光过敏等，以及特异性实验室检查，如抗核抗体、补体等，一般不难鉴别。

③ 无症状性尿检异常：一般与轻型的慢性肾小球肾炎鉴别，该病主要表现为无症状性血尿和（或）蛋白尿，而无水肿、高血压和肾功能减退等表现。但此类患者应注意随访，部分患者可能会进展至慢性肾炎。

④ 慢性肾盂肾炎：该病女性多见，多有反复发作尿路感染的病史，发作时尿液检查可发现大量白细胞、细菌，疾病晚期可有影像学（双肾不等大、集合系统形态异常）及肾功能异常的表现。

三、诊断要点

该病一般通过综合患者的性别、年龄、病程，以及典型的临床表现及相应的辅助检查结果（血尿、蛋白尿、水肿、高血压、肾功能异常），即可做出临床疑诊，如肾功能及病情允许，最终亦可通过肾活检来明确其病理诊断。

尿常规检查是筛查肾脏疾病最简单且常用的检查方法，能够正确地解读尿常规的报告（图 35-2-1），不仅是肾脏科医生的必备技能，也是其他科室医生应该掌握的基本技能。

苏州大学附属第一医院检验报告单

THE FIRST AFFILIATED HOSPITAL OF SOOCHOW UNIVERSITY LABORATORY REPORT

姓名: NAME:　性别: SEX: 男　年龄: AGE: 岁　标本: SPECL.: 尿液　检验号: LAB NO:

科别: DEPT.: AD西5区肾病内科　床号: BED NO:　住院号: I.P.NO:　临床印象: CLI.IMP:

代号	项目名称	结果	参考范围	单位	代号	项目名称	结果	参考范围	单位
COLOR	尿色	无色	淡黄色	/	GRAN	颗粒管型	见复检结果	0--0	个/ul
CLA	浊度	清亮	清晰	/	RBCT	红细胞管型	0.00	0--0	个/ul
BLD-U	尿隐血	1+	阴性	mg/dL	WBCT	白细胞管型	0.00	0--0	个/ul
BIL-U	尿胆红素	阴性	阴性	mg/dL	FATC	脂肪管型	0.00	0--0	个/ul
URO-U	尿胆原	Normal	Normal	mg/dL	WAXY	蜡样管型	0.00	0--0	个/ul
KET-U	尿酮体	阴性	阴性	mg/dL	CAOX	草酸钙结晶	0.00	0--0	个/ul
PRO-U	尿蛋白质	2+	阴性	mg/dL	URIC	尿酸结晶	0.00	0--0	个/ul
NIT-U	尿亚硝酸盐	阴性	阴性		UNCX	其它结晶	0.00	0--0	个/ul
GLU-U	尿糖	阴性	阴性	mg/dL	N-TS	吞噬细胞	0		
PH-U	尿酸碱度	6.0	5.0-8.0		ZJ-U	真菌	0.00	0--0	个/ul
SG-U	尿比重	1.010	1.005--1.030		FJXJJ	非晶形结晶	0.00		
LEU-U	白细胞酯酶	阴性	阴性	WBC/uL	复检结果:				
RBC	红细胞	3.37	0--4.5	个/ul	GRAN	镜检颗粒管型	3-5		个/LP
WBC	白细胞	0.00	0--5.75	个/ul					
BACT	细菌	0.00	0--17	个/ul					
SQEP	鳞状上皮细胞	0.00	0--3.41	个/ul					
MUCS	粘液丝	0.00	0--28	个/ul					
HYAL	透明管型	0.00	0--1	个/ul					

备注: NOTE: 已镜检

※本报告仅对所测标本负责

采样时间: COLLTEC TIME:　接收时间: RECV TIME:　报告时间: REPORT DATE:

医　师: DOCTOR:　检验者: EXAMINOR:　审核发布者: CHECKER:

图 35-2-1　尿常规报告

① 尿色：正常为无色或澄清、淡黄色；肉眼血尿时常为洗肉水样、酱油色；血红蛋白尿时常为浓茶色；乳糜尿时外观为白色牛奶样；胆红素尿时为深黄色。

② 尿比重：用于初步判断肾小管浓缩、稀释功能，晨尿正常值在 1.018~1.020，如尿比重降低或增高明显，对后续尿蛋白质的解读则须考虑该因素的影响。

③ 尿酸碱度：正常范围与是否为晨尿及随机尿有关，临床上如>7，考虑有意义，故多以 5~7 为正常值范围。>7 多见于长期结石伴尿素分解、素食、利尿、服用碱性药物等；<5 多见于代谢性酸中毒、进食大量肉食、服用酸性药物等。

④ 尿隐血：干化学法，特异性不高，如阳性，均需镜检确认有无红细胞才能判断患者有无血尿。该检查有许多假阳性的情况，如尿中有次氯酸盐、细菌产生的氧化物质等均可导致隐血阳性。

⑤ 尿蛋白质：试纸法，可测浓度最低限为 10~20 mg/dL。如果尿 pH>8.0，血液污染可呈假阳

性；稀释尿可呈假阴性。

⑥ 尿葡萄糖：当血糖浓度超过 8.8 mmol/L 时，尿液中开始出现葡萄糖，尿糖阳性；血糖正常，肾小管重吸收能力降低，也可出现尿糖阳性；妊娠、饮食、药物等因素均可导致暂时性尿糖阳性。

⑦ 尿酮体：主要用于糖代谢障碍和脂肪不完全氧化的判断与评价。糖尿病酮症酸中毒时，尿酮体呈阳性；感染性疾病、严重呕吐、剧烈运动、腹泻、长期饥饿、禁食等均可出现酮尿。

⑧ 尿亚硝酸盐：大肠杆菌等革兰阴性细菌含亚硝酸盐还原酶，可使尿中的硝酸盐被还原成亚硝酸盐，此法对尿路感染诊断的特异性较高，敏感性差。

⑨ 尿胆红素：主要用于黄疸原因的鉴别，肝细胞性黄疸及胆汁淤积性黄疸时为阳性，正常人及溶血性黄疸时为阴性。

⑩ 尿白细胞酯酶：干化学法，特异性不高，如阳性，均需镜检确认有无白细胞才能判断患者有无白细胞尿。该检查有许多假阳性的情况，如尿液呈碱性或低比重、白带污染等均可导致尿白细胞酯酶阳性；亦有使用抗生素（头孢菌素）后出现假阴性的情况。

⑪ 尿红细胞：镜下血尿为镜检红细胞>3 个/HP，或>5 个/μL。异常形态的红细胞有利于肾小球疾病的诊断，正常形态的红细胞提示感染、结石、肿瘤等疾病可能。

⑫ 尿白细胞：镜检白细胞正常成人应<5 个/HP，或<10 个/μL。尿白细胞增多常提示泌尿系统感染性疾病，有时，间质性肾炎、狼疮性肾炎患者也可有无菌性白细胞尿。

⑬ 尿管型：正常人可有少量透明管型；红细胞管型多见于急性肾炎；白细胞管型多见于感染性疾病或自身免疫性疾病；颗粒管型多见于肾实质性疾病；脂肪管型多见于肾病综合征；蜡样管型多见于肾衰竭和 RPGN。

⑭ 尿结晶：酸性尿常见的结晶有草酸钙结晶、尿酸结晶，碱性尿常见的结晶有磷酸盐结晶等，一般多为生理性结晶，无临床意义。胱氨酸结晶多见于肾结石、膀胱结石。

⑮ 尿黏液丝：多见于尿路细菌感染、前列腺炎等疾病。

⑯ 尿鳞状上皮细胞：增多主要见于尿道炎患者，常同时伴有尿白细胞增多。

四、治疗原则

1. 慢性肾炎的治疗目标

防止或延缓肾功能进行性恶化，改善或缓解临床症状及防止心脑血管并发症，绝非以消除尿液检查中的血尿及蛋白尿为目的。

2. 药物治疗

① 积极控制高血压和减少尿蛋白：血压目标值<130/80 mmHg，尿蛋白目标值<1 g/d。控制血压，首先须限盐，每天<6 g，如有水肿，可短期选用利尿剂（如氢氯噻嗪、呋塞米等）；其次选用合适的降压药物，该病如无用药禁忌，应首选 ACEI/ARB 类降压药物（既可降低血压，亦有降低蛋白尿及延缓肾功能恶化的肾脏保护作用），如血压控制不佳，可联合其他各类降压药物治疗。

② 限制食物中蛋白质及磷的摄入量：有肾功能不全的患者应按照慢性肾衰竭的饮食控制建议处理。

③ 糖皮质激素和细胞毒药物：根据患者的临床表现及病理类型、有无禁忌证等情况，评估激素及免疫抑制剂是否适用，如使用后无效，应尽早逐步减停。

④ 避免加重肾脏损害的因素：劳累、感染、妊娠、血容量不足、肾毒性药物（如氨基糖苷类抗生素、NSAID、造影剂、含马兜铃酸的中药等）。

五、医患沟通

患者可能的疑问是什么？	我们如何应对？
我尿常规检查一直有尿隐血，是不是得了肾炎？	我们诊断您有没有肾炎或者血尿，并不是看尿常规检查结果中是否有尿隐血，或者尿隐血有几个"+"号，而是看其中的红细胞数量是否正常，有没有达到血尿诊断范围。如果您的小便颜色正常，仅有尿隐血阳性，红细胞数量正常，也没有其他任何水肿、腰痛、血压升高等不适，基本可排除慢性肾炎的诊断，仅需定期随访尿液检查即可。
我经常觉得腰酸乏力，容易出汗、脱发，我是不是得了慢性肾炎了？	如果您有这些表现，可以先来医院做尿液检查、肾功能和肾脏超声检查，如果结果均正常，就可以放心地排除肾炎了。您的这些表现，可能符合中医学里的"肾虚"征象，但是中医里的"肾"和我们常规意义中的"肾脏"不是完全一致的概念，如有必要，可以去中医科咨询专业意见，不用讳疾忌医或者杞人忧天，这都不利于自己的身体健康。
我得了这个病以后是不是肯定会变成尿毒症？	答案肯定是否定的。慢性肾炎虽然无法根治，但是患者是否会发生慢性肾衰竭，以及进展到尿毒症的时间长短，受到很多因素的影响。例如，发现这个疾病的时间、肾脏病理类型及严重程度、是否采取了积极有效的治疗、对治疗药物的反应、病程中有没有避免各种加重肾脏负担的因素等。如果您一旦发现自己得了慢性肾炎，只要及时去医院就诊，配合医生的治疗，运用各种延缓肾脏病进展的手段，在有生之年不会变成尿毒症是很有可能的。
我没有高血压，为什么你们给我吃降压药？	您吃的降压药物应该是叫"××沙坦"或者"××普利"这些名字吧？这些药物虽然是降压药物，但用在您身上，主要起到减少尿蛋白的作用，它能够通过扩张肾脏的小血管，减少肾小球里的压力，还能够抑制很多导致肾脏受到伤害的"坏分子"产生和蓄积，从而使您的肾脏得到保护。有的时候为了获得更好的效果，我们在使用这些药物时还会加倍剂量，只要您使用之后没有低血压的出现，就可以放心使用，不用担心是不是我们开错药给您了。

第 3 节　肾病综合征

一、概述

肾病综合征（nephrotic syndrome，NS）是肾小球疾病的常见表现之一，是一组具有共同临床表现（大量蛋白尿，≥3.5 g/d；伴有低白蛋白血症，≤30 g/L；常有水肿、高脂血症）的临床综合征。该病是由多种疾病和不同病因、病理所引起的一组综合征，其临床表现、发病机制和防治措施等各方面又各有其特点，所以肾病综合征这个诊断，常常不应被作为疾病的最后诊断，应注意原发病的寻找，不要满足于肾病综合征的诊断。

二、"见"患者，"习"案例

（一）我们可能遇到肾病综合征患者的科室

肾病综合征患者多数会有明显的水肿、尿量减少等表现，而老百姓经常把水肿认为是肾脏疾病的表现，所以我们会在肾内科的门诊及病房见到该病的患者；由于该病有许多继发性病因，如糖尿病、乙型病毒性肝炎、系统性红斑狼疮、肿瘤等，所以在其他科室中也能遇见这样的患者，如有诊疗方面的疑问可及时请肾内科会诊协助诊治。

（二）我们可能遇到的病例

患者，女，55 岁，主因"全身水肿 4 个月，加重 2 周"入院。

1. 问诊要点

（1）现病史

针对核心症状"水肿"：出现症状的时间和诱因，水肿的具体部位、程度、加重或减轻的因素，水肿发展的速度，是否对称，是否凹陷。

伴随症状：有无尿量减少（正常人每天尿量在 1 500～2 000 mL），如有，具体询问尿量减少后每日的尿量、减少的快慢程度；有无肉眼血尿，如有，询问血尿的分段情况、血尿是否有凝固等；有无泡沫尿，如有，询问泡沫尿的性状、消散时间；有无夜尿增多，如有，具体询问夜尿的尿量、次数等；有无胸闷，如有，询问胸闷出现的时间及部位、与活动的关系、夜间是否可平卧；有无腹胀、食欲减退，如有，询问症状出现的时间、腹胀与进食的关系、是否伴有恶心呕吐等；有无皮疹、关节痛，如有，具体询问皮疹及关节痛出现的部位、程度、加重或减轻的因素等；有无发热、畏寒、怕热、手抖等；有无头晕头痛，如有，询问头痛的诱因、部位、程度与性质、出现的时间与持续时间、加重或减轻的因素等。

就诊经过：检查结果（尤其是尿液检查及血液的肾功能检查）、用药及效果等。

一般情况：精神、睡眠、饮食、大便、体重变化。

（2）既往史、个人史、月经婚育史、家族史

有无类似疾病发作史（如果有，询问当时的诊断、治疗措施等），有无其他慢性病病史（尤其是高血压、糖尿病、肿瘤、乙型肝炎等病史）及相关用药史，有无食物及药物过敏史，有无手术、外伤史。有无各种肾脏病家族史（如多囊肾、肾炎、尿毒症）等。

2. 查体要点

生命体征（体温 T，脉搏 P，呼吸 R，血压 BP），有助于判断是否合并高血压。

一般情况：神志情况，精神情况，四肢末梢（有无水肿等），贫血貌。

重点系统查体：

视诊：全身皮肤情况（帮助判断有无贫血），颜面部及下肢等水肿，有无皮疹，有无颈静脉怒张等。

触诊：腹部浅触诊，深触诊，肾脏的触诊，肝脏的触诊（有助于判断有无体循环淤血），水肿部位的触诊（注意是否对称，是否为凹陷性），关节有无红肿压痛，皮疹是否按压后可消退等。

叩诊：肾区有无叩击痛，心脏相对浊音界（有助于判断高血压出现的时间长短），腹部移动性浊音（有助于判断有无腹水）。

听诊：两肺呼吸音及啰音（有助于判断有无胸腔积液、是否合并肺部感染），心脏的听诊（心率、心律，有助于判断是否存在心功能衰竭等）。

3. 归纳病例特点

① 中年女性，慢性病程。

② 现病史：患者 4 个月前无明显诱因出现眼睑及双下肢水肿，逐渐加重，腹部皮肤亦出现水肿，并有腹胀不适，尿量较平素减少，具体量不详，尿中有泡沫，无肉眼血尿，无尿急尿痛，无关节痛，无皮疹。遂于苏州市某医院就诊，查肝功能示白蛋白 25 g/L，肾功能正常，尿常规蛋白（+++），24 小时尿蛋白定量 3.65 g，抗磷脂酶 A2 受体抗体 164 RU/mL，后住院治疗，患者拒绝行肾穿刺活检，于今年 2 月 14 日加用"甲泼尼龙 40 mg qd"及"环磷酰胺 0.8 g"分 2 次静滴治疗，同时给予"缬沙坦 80 mg qd"口服，治疗后患者仍有明显全身水肿。近 2 周来全身水肿较前加重，尿量进一步减少，每日仅 400～500 mL，腹胀明显，食欲减退，无腹痛腹泻，活动后有少许胸闷气促，无咳嗽咳痰，今日为进一步治疗收住入院。发病以来，患者精神较差，大便较干结，尿量减少，睡眠差，体重较前增加 10 kg。

③ 既往史：有"1 型糖尿病"病史 5 年，现给予长效胰岛素治疗中，血糖控制不佳。否认高血压、肾病等慢性病史，否认肝炎、结核等传染病史。否认吸烟、饮酒史，预防接种史不详，否认食

物、药物过敏史。

④ 查体：T 36.5 ℃，P 80 次／分，R 16 次／分，BP 125/80 mmHg。发育正常，营养中等，颜面部明显水肿，轻度贫血貌，全身皮肤黏膜未见明显黄染，无皮疹，全身淋巴结未触及肿大。无颈静脉怒张。双肺呼吸音低，未闻及明显干、湿啰音。心音正常，未闻及明显病理性杂音，心率80 次／分，心脏相对浊音界正常。腹部膨隆，无胃肠型及蠕动波，腹壁膨隆，无明显压痛、反跳痛，肝脾肋下未触及，移动性浊音阳性，肾区无叩痛，肠鸣音 4 次／分。双下肢重度凹陷性水肿，生理反射存在，病理反射未引出。

⑤ 辅助检查：胸部 CT 示左侧胸腔少量积液，腹盆腔大量积液，胸腹壁皮下水肿。生化全套示白蛋白 18.5 g/L，肌酐 113.5 μmol/L，血糖 17.5 mmol/L。尿常规示蛋白质（+++），红细胞21.4 个／μL。

4. 诊断思路

患者中年女性，慢性病程，因"全身水肿 4 个月，加重 2 周"入院。患者发病前无特殊诱因，有糖尿病病史 5 年，血糖控制不佳，否认有肾病病史及肾病家族史，临床表现仅为全身水肿，尿中泡沫增多，伴有尿量减少，无关节痛、皮疹，查体血压 125/80 mmHg，心率 80 次／分，两肺呼吸音低，肾区无叩痛，移动性浊音阳性，颜面部及双下肢明显水肿，外院化验尿常规提示蛋白质（+++），少许镜下血尿，24 小时尿蛋白定量 3.65 g，血白蛋白 25 g/L，抗磷脂酶 A2 受体抗体升高，由此考虑肾病综合征诊断成立。鉴于血清抗磷脂酶 A2 受体抗体滴度明显升高，须考虑原发性膜性肾病的可能性，但仍需积极排除继发性肾病原因，如糖尿病肾病等，才能诊断原发性肾小球疾病，是否是膜性肾病须进一步肾穿刺活检才能明确诊断。

5. 鉴别诊断

① 糖尿病肾病：该病好发于中老年，可有 10 年以上的糖尿病病史，早期出现微量白蛋白尿，尿中的有形成分相对较少，此后逐渐发展为大量蛋白尿甚至肾病综合征表现，常同时伴有糖尿病视网膜病变。如果患者糖尿病病史不长，无高血压，无眼底特征性改变，短期内蛋白尿明显增加，伴有肾小球源性血尿、急性肾损伤等情况，应考虑糖尿病合并其他慢性肾脏病，可行肾穿刺活检进一步明确诊断。

② 乙型肝炎相关性肾小球肾炎：该病多见于儿童及青少年，常见病理类型为膜性肾病。主要诊断依据包括血清乙肝抗原阳性；有肾小球肾炎表现，并排除其他肾小球肾炎；肾活检组织中找到乙肝病毒抗原。

③ 狼疮性肾炎：该病好发于育龄期女性，除可引起肾病综合征外，常有发热、皮疹、关节痛等多系统受损表现，实验室检查血清学可见特异性抗体阳性，肾活检免疫病理呈"满堂亮"表现。

④ 骨髓瘤性肾病：该病好发于老年男性，累及肾小球时可出现肾病综合征表现，患者常有骨痛、血清单克隆免疫球蛋白增高、蛋白电泳可见 M 蛋白、尿本周蛋白阳性、骨髓穿刺病理检查可见浆细胞异常增生等特征表现。

三、诊断要点

该病的诊断应包括以下几方面：首先，根据患者 24 小时尿蛋白定量及血白蛋白含量是否符合标准，判断患者是否符合肾病综合征范围；其次，必须通过详细的病史询问和体格检查、辅助检查，排除继发性病因和遗传性疾病才能诊断为原发性肾病综合征；再次，排除禁忌证后均应行肾活检做出病理诊断；最后，判断有无并发症。

本病如无禁忌，均应行肾活检明确病理诊断，常见的病理结果有以下几个类型。

① 微小病变型肾病（MCD）：儿童肾病综合征中最常见的病理类型，绝大多数患者对糖皮质激素敏感，但复发率高。

② 系膜增生性肾小球肾炎：我国发病率高，男性多于女性，好发于青少年，多有前驱感染，多

数患者对激素及细胞毒药物有良好反应，疗效与病理改变的轻重程度有关。

③ 局灶节段性肾小球硬化（FSGS）：占原发性肾病综合征的 20% 左右，男性多于女性，部分由 MCD 转变而来，约 3/4 患者伴有血尿，诊断时多伴有高血压和肾功能损害，激素治疗起效较慢，平均缓解期多需 3~4 个月。

④ 膜性肾病（MN）：好发于中老年人，易并发血栓栓塞并发症，原发性 MN 患者血清及肾组织抗磷脂酶 A2 受体抗体多为阳性，疾病进展缓慢，1/3 患者可自发缓解，60%~70% 患者经激素及免疫抑制剂治疗可达临床缓解。

⑤ 系膜毛细血管性肾小球肾炎：好发于青少年，几乎所有患者均伴有血尿，大部分患者的血清补体 3（C3）持续降低，该病激素及免疫抑制剂疗效不佳，预后较差。

肾病综合征诊断及治疗流程见图 35-3-1、图 35-3-2。

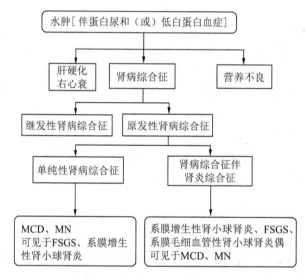

图 35-3-1 肾病综合征诊断流程

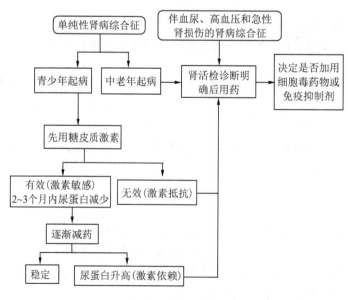

图 35-3-2 原发性肾病综合征诊治思路

四、治疗原则

肾病综合征的治疗方法包括两部分：特殊治疗，以阴转或减少尿蛋白，提高血浆白蛋白为目标的治疗；对症治疗及合并症的防治。

1. 特殊治疗

① 糖皮质激素：常用药物为泼尼松、甲泼尼龙等，使用剂量及疗程根据不同病理类型有所差异，但其原则多为起始足量、缓慢减药、长期维持，使用时须注意预防激素的副作用。

② 细胞毒药物：常用药物为环磷酰胺，可每日口服或每月静脉滴注 1 次，总量 6~8 g。

③ 其他免疫抑制剂：钙调神经蛋白抑制剂（环孢素、他克莫司等）、吗替麦考酚酯、来氟米特、利妥昔单抗。

④ 肾素-血管紧张素-醛固酮系统（RAAS）阻断剂：依那普利、贝那普利、培哚普利、缬沙坦、厄贝沙坦、氯沙坦、奥美沙坦、阿利沙坦等。

⑤ 其他：雷公藤等中药。

2. 对症治疗及合并症防治

① 一般治疗：休息与活动的安排要适度。

② 饮食治疗：低盐低脂，给予正常量的优质蛋白饮食，保证热量充分。

③ 对症治疗：水肿患者严格限盐限水，监测尿量，酌情合理使用白蛋白及利尿剂（袢利尿剂、噻嗪类利尿剂、保钾利尿剂、渗透性利尿剂等）。

④ 降压降脂治疗：RAAS 阻断剂、CCB、他汀类降脂药等。

⑤ 抗凝抗血小板治疗：评估血栓形成及出血的风险后决定是否使用，药物有华法林、低分子肝素、阿司匹林、硫酸氢氯吡格雷等。

⑥ 其他：治疗中切记应积极治疗原发病；治疗期间勿忘监测肾功能，必要时行血液透析等治疗。

五、医患沟通

患者可能的疑问是什么？	我们如何应对？
我全身水肿，是不是肯定得了肾病？	水肿的原因有很多，如肾病、心功能衰竭、肝病、甲状腺疾病、营养不良等。我们要确定您的水肿是不是由肾病引起的，很简单，可以去查一下您的晨尿尿常规、肾功能，如果尿常规中有许多异常，尤其是蛋白质或红细胞明显增多、血肌酐升高等，那您的肾脏有可能出现了问题。如果多次检查医生均告诉您肾脏没问题的话，那就要看看有没有其他引起水肿的原因了。不是只有肾病才会引起水肿，也不要因为排除了肾病就觉得没有问题了，从而忽视了其他疾病的可能，应尽早就诊明确原因。
医生，我本来就有肾病了，还要做肾穿刺，会不会把我的肾穿坏了？	不会的，肾穿刺虽然是一个有创伤的操作，会有一定的并发症出现，如血尿、腰痛、肾脏周围血肿形成等，但是只要完善术前检查，没有禁忌证，做到与医生良好配合，术后好好休息、密切监测，出现大出血的概率将非常低，所以一般不会有后遗症。相对于这些可能出现的小情况来说，为了搞清楚您肾脏的病理类型、病变的严重程度，对您的诊断和治疗来说，检查还是非常有必要的。
我尿蛋白漏了这么多，我是不是要多吃高蛋白的食物才能补上去啊？	不是的。尿蛋白增多是因为肾脏这个"筛子"出了问题，而不是因为身体里缺乏蛋白质，所以如果您进食很多高蛋白的食物，不仅不能增加血白蛋白的水平，反而会进一步增加肾脏过滤蛋白质的负担，导致尿蛋白进一步增加，从而促进肾脏病的进展。因此，生病期间只要做到正常饮食即可，等到药物起效，蛋白质的流失减少，血液中的白蛋白自然就会恢复正常了。

患者可能的疑问是什么?	我们如何应对?
我的血白蛋白这么低,我不担心费用的问题,医生您给我每天多挂点白蛋白,让我的病好得快一点行不行?	答案是不行。虽然补充人血白蛋白后可以提高白蛋白水平,但是在使用白蛋白之后的24~48小时内,白蛋白基本就会全部从尿液排出,这样不仅会增加肾小球的滤过负担,还会增加肾小管蛋白质重新吸收的负担,严重的话会引起肾小管坏死,导致急性肾功能衰竭。所以是否使用白蛋白及使用频率,请您根据医生的医嘱执行就可以了。
医生,这两天我的水肿好点了,但是发现两条腿粗细不一样了,这是怎么回事啊?	这个情况您发现得太及时了,有可能是您的下肢血管里面有血栓堵住了,所以被堵住的血管里的血液就流不动了,全部蓄积在堵塞部位的下方。肾病综合征最常见的并发症就是血栓形成,您赶紧去做一个血管彩色超声检查,不要让病情加重才好。

第 36 章　尿路感染

一、概述

尿路感染（urinary tract infection，UTI）简称"尿感"，是指各种病原体在尿路中生长、繁殖而引起的感染性疾病，多见于育龄期女性，革兰阴性杆菌是其最常见的致病菌，其中大肠埃希菌最为常见。尿路感染根据感染发生部位可分为上尿路感染和下尿路感染，前者为肾盂肾炎，后者主要为膀胱炎；根据有无基础疾病，可分为复杂性尿路感染和非复杂性尿路感染。常见的临床表现为尿路刺激症状（尿频、尿急、尿痛）、排尿不适、下腹部疼痛，上尿路感染时多有全身症状，伴有发热、畏寒、寒战、腰痛、头痛等。

二、"见"患者，"习"案例

（一）我们可能遇到尿路感染患者的科室

尿路感染患者多数会有明显尿路刺激症状，如尿频、尿急、尿痛，或出现肉眼血尿、下腹部不适、腰痛等表现，所以首诊常在肾内科或泌尿外科门诊，或因高热伴腰痛于急诊室就诊，患者多于门诊治疗后病情得到控制；部分患者有反复发作，或口服药物效果不佳，或存在免疫力低下及尿路结构或功能的异常时，就会被收住到病房进一步诊治，所以我们在门诊及病房均可见到该病的患者。

（二）我们可能遇到的病例

患者，女，35 岁，主因"尿频尿急尿痛伴发热 2 天"入院。

1. 问诊要点

（1）现病史

针对核心症状"尿频尿急尿痛"：出现症状的时间和诱因，如有无劳累、受凉或处于月经期；尿频的程度，排尿的次数、每次排尿的间隔时间及尿量，是否伴有尿急、尿痛；尿痛的部位和时间。

伴随症状：有无发热，如有，发热出现和持续的时间，热峰温度，热前有无畏寒、寒战，是否可自行退热；有无肉眼血尿，如有，询问血尿的分段情况、血尿是否有凝固等；有无腰痛，如有，询问腰痛的部位，单侧或双侧，与腰部活动的关系，有无放射痛；有无会阴部、腹股沟等部位胀痛；有无尿液变细、排尿困难及排尿中断等情况；有无夜尿增多，如有，询问具体夜尿的尿量、次数等；有无头痛及全身酸痛等不适，如有，询问其出现的时间、程度、持续时间、加重或减轻的因素等。

就诊经过：检查结果（尤其是尿液检查、血常规、泌尿系统超声等影像学检查），用药的种类、疗程及效果等。

一般情况：精神、睡眠、饮食、大便、体重变化。

（2）既往史、个人史、月经婚育史、家族史

有无类似疾病发作史（如果有，询问当时的诊断，是否做过尿培养，尿培养阳性时细菌种类有哪些，抗感染治疗的药物使用种类及疗程如何等），有无其他慢性病病史（尤其是糖尿病、结核、尿路结石、肾炎、肿瘤等病史）及相关用药史，有无食物及药物过敏史，有无手术、外伤史。有无各种肾脏病家族史（如多囊肾、肾结石、肾炎、尿毒症）等。

2. 查体要点

生命体征（体温 T，脉搏 P，呼吸 R，血压 BP），有助于判断是否合并发热及高血压。

一般情况：神志情况，精神情况，有无发热面容，四肢末梢温度。

重点系统查体：

视诊：全身皮肤情况（帮助判断有无发热、脱水）、颜面部及下肢有无水肿、有无皮疹等。

触诊：腹部浅触诊，深触诊，肾脏、膀胱的触诊（有无肾脏触痛，有无膀胱尿潴留），水肿部位的触诊（注意是否对称，是否为凹陷性），肋脊点、季肋点、输尿管点的触诊（有无压痛）等。

叩诊：肾区有无叩击痛。

听诊：两肺呼吸音及啰音（有助于判断有无胸腔积液、是否合并肺部感染），心脏的听诊（心率、心律等）。

3. 归纳病例特点

① 中年女性，急性病程。

② 现病史：患者 2 天前劳累后出现尿频、尿急、尿痛，每日小便 20 余次，每次尿量少，伴有下腹部阵发性隐痛，昨日夜间起出现发热，有畏寒、寒战，自测体温最高 40 ℃，自行口服"巴米尔泡腾片 1 片"后体温下降。今晨再次出现发热，伴有全身肌肉酸痛，两侧腰背部明显，无恶心呕吐，无肉眼血尿，无腹泻，无咳嗽咳痰，于社区医院就诊，查血常规提示白细胞明显升高，尿常规示蛋白（++）、白细胞 231 个/μL、细菌 325 个/μL、红细胞 54 个/μL，给予"左氧氟沙星 0.5 g qd"口服，现患者仍有高热，为进一步就诊来我院门诊。病程中，患者一般情况较好，食欲稍减退，大便正常，夜间睡眠差，近几日体重无明显变化。

③ 既往史：体检发现"双肾结石"病史 5 年，未予治疗，否认高血压、糖尿病、肾病等慢性病病史，否认肝炎、结核等传染病史。否认吸烟、饮酒史，预防接种史不详，否认食物、药物过敏史。

④ 查体：T 39.5 ℃，P 100 次/分，R 18 次/分，BP 120/75 mmHg。发育正常，营养中等，颜面部无明显水肿，急性发热面容。全身皮肤黏膜未见明显黄染，无皮疹，全身淋巴结未触及肿大。无颈静脉怒张。双肺呼吸音清，未闻及明显干、湿啰音。心音正常，未闻及明显病理性杂音，心率 100 次/分，心脏相对浊音界正常。腹部平坦，无胃肠型及蠕动波，腹壁柔软，中下腹有轻微压痛，无反跳痛，肝脾肋下未触及，移动性浊音阴性，未触及肾脏肿大，肋脊点深压痛，季肋点、输尿管点无压痛，双肾区叩击痛阳性，肠鸣音 4 次/分。双下肢无明显水肿，生理反射存在，病理反射未引出。

⑤ 辅助检查：血常规示 WBC 13.54×10^9/L，Hb 115 g/L，PLT 125×10^9/L。尿常规示蛋白（++），亚硝酸盐试验（+），白细胞 231 个/μL，细菌 325 个/μL，红细胞 54 个/μL。

4. 诊断思路

患者中年女性，急性病程，主因"尿频尿急尿痛伴发热 2 天"入院。患者劳累后出现尿路刺激症状，伴有发热、腰痛等全身症状，有双肾结石病史，查体示 T 39.5 ℃，心率 100 次/分，中下腹轻压痛，肋脊点深压痛，双肾区叩击痛阳性，社区医院化验血常规白细胞计数明显升高，尿常规提示白细胞尿及细菌尿，亚硝酸盐试验阳性，由此考虑尿路感染诊断成立。

① 是否是尿路感染的判断：由于患者有尿频、尿急、尿痛症状，同时有发热、腰痛、下腹部及肋脊点压痛、肾区叩击痛等表现，虽未行尿培养检查，但尿常规中亚硝酸盐试验阳性，白细胞尿及细菌尿明显，考虑尿路感染诊断明确。

② 尿路感染的定位判断：患者除了有尿路刺激症状外，同时伴有畏寒、寒战、发热、腰痛等全身症状，肾区叩击痛阳性，故考虑为上尿路感染合并下尿路感染。

③ 是否是复杂性尿路感染的判断：患者有双肾结石病史，一直未予治疗，是复杂性尿路感染的可疑因素，入院后可进一步完善影像学检查，并行尿培养等病原学检查以进一步辅助诊断。

5. 鉴别诊断

① 尿道综合征：常见于女性，有尿路刺激征，但多次检查均无真性细菌尿。部分尿道综合征与衣原体感染、妇科疾病、神经焦虑、膀胱过度活跃等有关。

② 肾结核：该病可有特别明显的尿路刺激征，一般抗生素治疗无效，尿沉渣中可找到抗酸杆菌，尿培养结核分枝杆菌阳性，普通细菌培养阴性，静脉肾盂造影肾皮质可有特征性的虫蚀样改变，有些患者尚有肾外结核表现，抗结核治疗有效。

③ 慢性肾小球肾炎：该病多为双侧肾脏受累，且多以肾小球损害为主，常有水肿、蛋白尿和血尿表现，而无明显尿路刺激症状，尿细菌学检查阴性，影像学检查常无特殊异常。

三、诊断要点

该病的诊断应包括以下几方面：首先，是否为尿路感染，不能单纯依靠临床症状和体征，尿常规是必做的项目，尿培养、菌落计数等是十分重要的检查，真性细菌尿可以确诊尿路感染及指导治疗；其次，定位上尿路感染还是下尿路感染，可根据患者有无全身症状、体格检查有无肾区叩击痛、尿中有无白细胞管型等进行定位；最后，明确是否是复杂性尿路感染，结合病史、临床表现及相关的辅助检查资料、治疗的疗效等情况，不难做出区分。

尿细菌培养是诊断尿路感染及指导治疗的重要指标之一，可采取清洁中段尿、导尿及膀胱穿刺尿做细菌培养。正规清晨清洁中段尿细菌定量培养菌落数≥10^5/mL，为有意义的菌尿。满足以下条件之一，即可诊断尿路感染：

① 患者有典型的尿路感染症状+脓尿+尿亚硝酸盐阳性；

② 尿路感染症状+清洁中段尿培养菌落数≥10^5/mL；

③ 无尿路感染症状，连续 2 次中段尿培养菌落数≥10^5/mL，且为同一菌种；

④ 膀胱穿刺尿培养，如为阳性即可诊断；

⑤ 尿路感染症状+治疗前清洁中段尿离心尿沉渣革兰染色找细菌，细菌>1 个/油镜视野。

尿培养报告单示例见图 36-1。

苏州大学附属第一医院检验报告单

THE FIRST AFFILIATED HOSPITAL OF SOOCHOW UNIVERSITY LABORATORY REPORT

姓名: NAME: 　性别: SEX: 女　年龄: AGE: 岁　标本: SPECL.: 尿液　检验号: LAB NO:

科别: DEPT.: 肾内科（慢性肾　床号: BED NO:　门诊号: O.P.NO:　临床印象: CLI.IMP: 咨询

检验目的：尿培养

检验结果：大肠埃希菌　　菌落计数：　50000 CFU/ml

序	抗生素	MIC(μg/ml)	抑菌直径	药敏结果	参考标准	序	抗生素	MIC(μg/ml)	抑菌直径	药敏结果	参考标准
1	氨苄西林	<=2.0		敏感(S)		19	头孢吡肟	<=1.0		敏感(S)	
2	替卡西林	16.0		敏感(S)		20	头孢替坦	<=4.0		敏感(S)	
3	哌拉西林	<=4.0		敏感(S)		21	氨曲南	<=1.0		敏感(S)	
4	氨苄西林/舒巴坦	<=2.0		敏感(S)		22	厄他培南	<=0.5		敏感(S)	
5	替卡西林/克拉维酸	<=8.0		敏感(S)		23	多尼培南	<=0.12		敏感(S)	
6	哌拉西林/他唑巴坦	<=4.0		敏感(S)		24	美罗培南	<=0.25		敏感(S)	
7	阿莫西林/克拉维酸	<=2.0		敏感(S)		25	亚胺培南	<=0.25		敏感(S)	
8	头孢哌酮/舒巴坦		30	敏感(S)	<=15R;>=21S	26	庆大霉素	<=1.0		敏感(S)	
9	头孢噻吩	4.0		敏感(S)		27	阿米卡星	<=2.0		敏感(S)	
10	头孢唑啉	<=4.0		敏感(S)		28	妥布霉素	<=1.0		敏感(S)	
11	头孢唑啉（UTIs）	<=4.0		敏感(S)		29	萘啶酸	8.0		敏感(S)	
12	头孢呋辛	4.0		敏感(S)		30	诺氟沙星	<=0.5		敏感(S)	
13	头孢呋辛酯	4.0		敏感(S)		31	环丙沙星	<=0.25		敏感(S)	
14	头孢噻肟	<=1.0		敏感(S)		32	左氧氟沙星	<=0.12		敏感(S)	
15	头孢唑肟	<=1.0		敏感(S)		33	莫西沙星	<=0.25		敏感(S)	
16	头孢曲松	<=1.0		敏感(S)		34	四环素	<=1.0		敏感(S)	
17	头孢泊肟	<=0.25		敏感(S)		35	替加环素	<=0.5		敏感(S)	
18	头孢他啶	<=1.0		敏感(S)		36	复方新诺明	<=20.0		敏感(S)	

备注: NOTE:　　临床建议:

医　师: DOCTOR:　　采样时间: COLLTEC TIME:　　核收时间: RECV TIME:

※本报告仅对所测标本负责　　报告时间: REPORT DATE:　　检验者: EXAMINOR:　　审核发布者: CHECKER:

图 36-1　尿培养报告单

四、治疗原则

1. 尿路感染的治疗原则

积极寻找并去除病因，抗感染治疗。根据感染的定位、复杂程度等选择合适的抗生素种类及疗程，选择致病菌敏感的、尿和肾内浓度高的、肾毒性小的抗生素，有耐药或严重感染时应联合用药。同时注意休息、多喝水、勤排尿。

2. 药物治疗

抗感染药物包括呋喃妥因、复方磺胺甲噁唑、磷霉素、阿莫西林、头孢菌素、喹诺酮类等。

3. 治疗方案及疗程

可根据感染的种类进行不同疗程的药物治疗，尿路感染诊治的流程如图 36-2 所示。

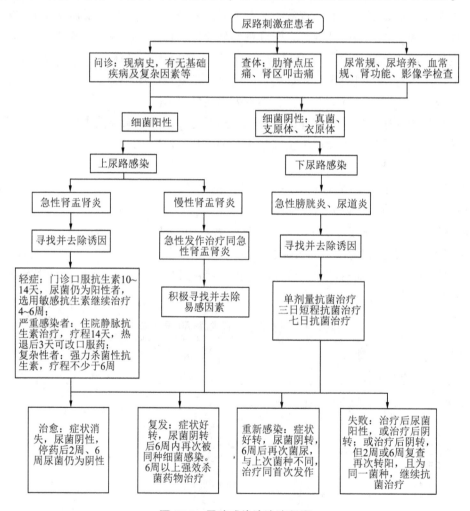

图 36-2 尿路感染诊治流程图

五、医患沟通

患者可能的疑问是什么?	我们如何应对?
我为什么总是得尿路感染这种毛病啊? 我挺注意卫生的啊!	尿路感染就像感冒一样,是泌尿系统的常见疾病,高发人群是女性。因为女性的尿道短,且与阴道开口较近,所以更加容易患上尿路感染。而尿路感染还有很多其他的原因,不只与局部的卫生有关。其他原因包括是否存在尿路梗阻、泌尿系统结构的异常,比如有结石、肿瘤、多囊肾等;还与本人的免疫力有很大的关系,比如糖尿病女性,或者长期卧床、使用免疫抑制剂、慢性病等患者得尿路感染的机会会大大增加。
医生,我的尿培养做出来都是阴性的,为什么还说我是尿路感染啊?	首先,尿路感染诊断的标准确实是看尿液是否是真性细菌尿。但是尿培养一直提示无菌生长,并不完全意味着尿液真的没有细菌存在,以下的情况有可能导致假阴性。比如,您留取尿培养之前 7 天内使用过抗生素,留取的尿液标本在膀胱内停留的时间太短,收集标本的容器混入消毒的药水,留取标本前大量喝水使尿液稀释,还有就是尿路感染的病灶排菌是间歇性的。所以,是不是尿路感染不能完全根据尿培养的结果判断,还要参考一下您的症状和其他检查结果,比如尿白细胞是否增高、尿亚硝酸盐试验是否为阳性、有没有尿路感染的易感因素,并排除其他导致尿频、尿急等原因后由医生做出综合分析。
我的尿路感染为什么总是一用药就好,停药没几天就又不好了呢?	我们觉得这种现象跟您尿路感染的治疗不规范有关。一般来说,如果您得的是下尿路感染,且是初次,在去除诱因等情况后,可以按照短程抗感染治疗的方法,疗程现在多为 3~7 天,所以不能吃药一两天觉得症状好了就停药,这样容易导致停药后感染反复,且会造成病原菌产生耐药性等情况,所以治疗一定要足剂量、足疗程,最好能在停药后、停药 2 周、停药 6 周再次复查尿液检查或培养。如果您得的是上尿路感染,一般抗生素治疗疗程要延长,即使症状较轻,也要用药 10~14 天,重症者可能需要延长至 4~6 周。用药结束后也一定要注意复查尿培养等。
我尿频、尿急、尿痛得要命,你还要我喝水,喝了水更加要上厕所,那不是更难受吗?	喝水其实也是辅助治疗尿路感染的一种常用办法。如果您的肾功能是正常的,喝水可起到利尿的作用,而尿液增多后本身可以起到冲刷泌尿道的作用,不利于细菌在尿道黏膜的黏附与繁殖,减少了尿液中细菌的含量,而且尿液增多后可以排出更多的代谢废物,减少细菌生长所需要的“营养物质”,这样就有利于尿路感染的好转了。
我在门诊用了很多抗生素,效果不太好,还是尿频、尿急,医生让我去看看妇科或者泌尿外科,是不是不想给我看病了?	这个情况可能是因为您的尿频、尿急不是尿路感染的原因导致的。临床上确实存在您这种情况,按照正规的抗感染治疗效果不佳,普通尿培养阴性,在结合其他临床表现后,如果医生排除尿路细菌感染,就需要考虑有没有特殊的病原体如支原体、衣原体、结核等感染可能,也要考虑有无妇科炎症、膀胱过度活跃等疾病导致尿路刺激征的可能。所以您还是应该去相关科室进一步就诊,以免延误病情。

第37章　遗传性肾病

一、概述

遗传性肾病（inherited kidney diseases）是指由遗传物质结构或功能改变所导致的、按一定方式垂直传递、后代中常表现出一定发病比例的肾脏疾病。在全部肾脏疾病中有10%～15%可能由遗传性疾病或因素所致。其大致可分为遗传性肾小球疾病，遗传性肾小管、间质疾病，遗传性肾结构病变及遗传代谢病肾脏受累者等几大类。本章就临床上常见的遗传性肾病之一——常染色体显性遗传性多囊肾病（autosomal dominant polycystic kidney disease，ADPKD，下文中简称"多囊肾"）作为代表进行讲解。

多囊肾是最常见的遗传性肾病之一，多由PKD1和PKD2基因突变引起，其主要特征是双肾皮髓质广泛形成囊肿并进行性生长，最终破坏肾脏的结构和功能，导致终末期肾病。背部或季肋部疼痛和高血压是其常见的早期症状，30%～50%患者可有肉眼血尿或镜下血尿，常合并尿路感染、肾结石。除累及肾脏外，它还是一个系统性疾病，可伴有多囊肝、胰腺囊肿、颅内动脉瘤、结肠憩室及心脏瓣膜异常等肾外表现。

二、"见"患者，"习"案例

（一）我们可能遇到多囊肾患者的科室

多囊肾患者常因囊肿增大出现腰痛不适，或因运动或外伤后囊肿破裂出血出现腰痛伴有血尿来院就诊，所以首诊常在肾内科或泌尿外科门诊；或因家中亲人被诊断多囊肾后，医生告知须让家属行肾脏超声筛查等原因来肾内科门诊行相关检查时发现，所以我们在门诊可见到该病的轻症患者，在病房中见到的多是该病出现并发症后的患者。

（二）我们可能遇到的病例

患者，男，56岁，主因"腰痛3年，加重伴肉眼血尿2天"入院。

1. 问诊要点

（1）现病史

针对核心症状"腰痛"及"肉眼血尿"：出现腰痛及肉眼血尿症状的时间、先后关系，有无运动及外伤等诱因；腰痛的部位、性质、程度、有无放射痛，肉眼血尿的次数、尿量，血尿的分段情况、血尿是否有凝固等。

伴随症状：有无发热，如有，发热出现和持续的时间、热峰温度，热前有无畏寒、寒战，是否可自行退热；有无会阴部、腹股沟等部位胀痛；有无尿频、尿急、尿痛，如有，询问尿频的程度、排尿的次数、每次排尿的间隔时间及尿量，是否伴有尿急，尿痛的部位和时间；有无尿液变细、排尿困难及排尿中断等情况；有无泡沫尿，如有，询问泡沫尿的具体性状、消散时间；有无夜尿增多，如有，询问具体夜尿的尿量、次数等；有无腹痛腹胀，如有，询问腹痛的具体部位、性质、程度、与进食的关系、有无放射痛等；有无头痛及全身酸痛等不适，如有，询问其出现的时间、程度、持续时间、加重或减轻的因素等。

就诊经过：检查结果（尤其是尿液检查、肾功能、泌尿系统超声等影像学检查），用药的种类、疗程及效果等。

一般情况：精神、睡眠、饮食、大便、体重变化。

（2）既往史、个人史、婚育史、家族史

有无类似疾病发作史（如果有，询问当时的诊断，是否做过尿培养，尿培养阳性时细菌种类有哪些，抗感染治疗的药物使用种类及疗程如何，是否行囊肿去顶减压、肾脏动脉栓塞止血等手术治疗），有无其他慢性病病史（尤其是高血压、糖尿病、尿路结石、肾炎、肿瘤等病史）及相关用药史，有无食物及药物过敏史，有无手术、外伤史。有无多囊肾等肾脏病家族史，如有，询问发病的家族成员的性别、发病年龄、诊断时间、进展情况等。

2. 查体要点

生命体征（体温 T，脉搏 P，呼吸 R，血压 BP），有助于判断是否合并发热、高血压或出血性休克等情况。

一般情况：神志情况，精神情况，有无发热面容，有无贫血貌，四肢末梢温度。

重点系统查体：

视诊：全身皮肤情况（帮助判断有无发热、休克）、颜面部及下肢有无水肿、有无皮疹等。

触诊：腹部浅触诊，深触诊，肝脏、肾脏的触诊（有无肝脏肿大，有无肾脏肿大，肿大的肾脏质地如何，有无触痛，是否随呼吸而移动），水肿部位的触诊（注意是否对称，是否为凹陷性），肋脊点、季肋点、输尿管点的触诊（有无压痛）等。

叩诊：肾区有无叩击痛（如明确为多囊肾囊肿破裂伴出血诊断时，叩诊应适当减少力度）。

听诊：两肺呼吸音及啰音（有助于判断有无胸腔积液、是否合并肺部感染），心脏的听诊（心率、心律等）。

3. 归纳病例特点

① 中老年男性，慢性病程，有急性加重。

② 现病史：患者 3 年前起出现腰背部疼痛，为胀痛，无他处放射痛，休息后可稍有好转，当时无肉眼血尿，无泡沫尿，有夜尿增多，后于当地医院就诊，行腹部超声检查提示多囊肝、多囊肾，肾功能检查血肌酐正常，后定期门诊随访超声及肾功能变化，肾囊肿缓慢增大，今年 1 月查肾功能示血肌酐在 250 μmol/L。2 天前患者与人发生肢体冲突后出现腰痛加重，为持续性胀痛，不缓解，夜间出现肉眼血尿，全程血尿，色深红，尿中有血块，伴有尿频、尿急、尿痛，夜间小便 10 余次，每次尿量少，伴有下腹部阵发性隐痛，今晨出现发热，有畏寒、寒战，自测体温最高 39.5 ℃，伴有全身肌肉酸痛，无恶心呕吐，无腹泻，无咳嗽咳痰。今日于我院就诊，查血常规提示白细胞明显升高；尿常规示蛋白（++），白细胞 125 个/μL，红细胞满视野；腹部 CT 提示多囊肾、囊肿出血伴感染，现为进一步治疗收住入院。病程中，患者一般情况较差，食欲减退，大便正常，夜间睡眠差，近期体重无明显变化。

③ 既往史：有"高血压"病史 3 年，平素口服"苯磺酸氨氯地平 5 mg qd"治疗中，血压控制在 130/85 mmHg 左右，无糖尿病等慢性病病史，否认肝炎、结核等传染病史。否认手术及其他外伤史，否认吸烟、饮酒史，预防接种史不详，否认食物、药物过敏。其父亲与哥哥均有"多囊肾"病史，父亲因"尿毒症"已去世，哥哥目前行血液透析治疗中，女儿有"肾囊肿"，未行基因检测。

④ 查体：T 39.5 ℃，P 120 次/分，R 20 次/分，BP 100/60 mmHg。发育正常，营养中等，颜面部无明显水肿，急性发热面容，轻度贫血貌，全身皮肤黏膜未见明显黄染，无皮疹，腰背部皮肤可见散在瘀斑，局部皮肤破损，全身淋巴结未触及肿大。无颈静脉怒张。双肺呼吸音清，未闻及明显干、湿啰音。心音正常，未闻及明显病理性杂音，心率 120 次/分，心脏相对浊音界正常。腹部平坦，无胃肠型及蠕动波，腹稍膨隆，两侧腹部均有轻微压痛，无反跳痛，肝脏肋下 2 横指，未触及明显包块，质地韧，无压痛，两侧肾脏均可触及明显肿大，表面不光滑，右侧肾脏有压痛，移动性浊音阴性，肋脊点、季肋点、输尿管点无压痛，双肾区叩击痛阳性，肠鸣音 4 次/分。双下肢轻度水肿，生理反射存在，病理反射未引出。

⑤ 辅助检查：血常规示 WBC 20.1×10⁹/L，Hb 80 g/L，PLT 96×10⁹/L。尿常规示蛋白（++），白细胞 125 个/μL，红细胞满视野。腹部 CT 提示多囊肝、多囊肾、囊肿出血伴感染（图 37-1、图 37-2、图 37-3）。

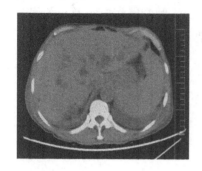 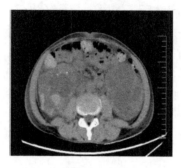 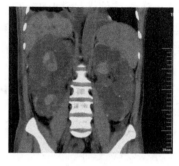

图 37-1　多囊肝 CT 图　　　图 37-2　多囊肾囊肿出血 CT 图　　　图 37-3　多囊肾囊肿出血冠状位 CT 图

4. 诊断思路

患者中老年男性，慢性病程，有急性加重。患者 3 年前因腰背部疼痛就诊，当时发现血压升高，有夜尿增多，行腹部超声检查提示多囊肝、多囊肾，2 天前外伤后出现腰痛加重及肉眼血尿，尿中有血块，伴有尿频、尿急、尿痛，今晨出现发热，体温最高 39.5 ℃；查体腹部可触及肿大的肾脏，并有压痛，肾区叩击痛阳性；查血常规提示白细胞明显升高，尿常规示蛋白（++），白细胞 125 个/μL，红细胞满视野；腹部 CT 提示多囊肾、囊肿出血伴感染；结合患者有多囊肾阳性家族史，虽其未行基因突变检测，多囊肾、囊肿出血伴感染仍可明确。

5. 鉴别诊断

① 常染色体隐性遗传多囊肾病（ARPKD）：该病多起病于儿童时期，成年人少见，常合并先天性肝纤维化，导致门静脉高压、胆道发育不全等表现。如发生于成年人，临床上较难鉴别，可行肝脏超声、肝脏活检、突变基因检测等检查进一步明确诊断。

② 肾髓质囊性病（MCKD）：该病多于成年起病，肾脏囊肿仅限于髓质，肾脏体积缩小，肾功能在 20 岁前常已经进展为尿毒症，基本无其他肾外表现，致病基因为 MCKD 基因，常染色体显性遗传，可行影像学检查或基因检测明确诊断。

③ 单纯性肾囊肿：该病多见于老年人，一般无症状，无家族史，肾脏体积正常，典型肾囊肿为单腔，位于肾脏皮质，囊肿周围通常无小囊肿分布，无肝囊肿等肾外表现；如家族成员亦有肾囊肿，与多囊肾鉴别困难时，可全家每年随访肾脏超声下变化观察是否进展，是否达到多囊肾诊断标准，必要时行基因检测排除多囊肾。

④ 获得性肾囊肿：该病多见于慢性肾衰竭长期透析治疗患者，无家族史，一般没有临床症状，多于常规检查时发现，须警惕囊肿并发恶性肿瘤的可能。

三、诊断要点

该病的诊断主要依靠临床症状、影像学检查和家族史调查及基因突变的检测等。诊断标准具体可参考表 37-1。影像学检查是诊断多囊肾的重要手段，其中 B 超因操作简单、经济、敏感性高、无放射性及创伤等优点，是首选的检查方法（超声诊断标准见表 37-2 所列）；而基因检测多用于患者的直系亲属中尚无临床表现或产前检查和遗传咨询者。

多囊肾诊断明确后，应对患者的肾功能、肾外受累情况和并发症进行评估，明确有无需要外科干预的并发症，还应对患者家系进行细致的家族史调查、B 超筛查和遗传咨询，有条件者应进行基因检测，达到症状前和产前诊断。

表 37-1　多囊肾临床诊断标准

主要诊断标准	次要诊断标准
3 个以上液性囊肿弥漫散布于双侧肾脏皮、髓质	多囊肝
血缘亲属中有明确的多囊肾患者	肾功能不全
	腹壁疝
	心脏瓣膜异常
	胰腺囊肿
	脑动脉瘤
	精囊囊肿

注：符合 2 项主要诊断标准和任意 1 项次要诊断标准即可确诊；如仅有第 1 项主要诊断标准，则须符合 3 项以上次要诊断标准，才能确诊。

表 37-2　多囊肾的 B 超诊断标准

年龄	囊肿数
30 岁以下	患者单侧或双侧肾脏至少有 3 个囊肿
30~59 岁	患者双侧肾脏至少各有 2 个囊肿
60 岁及以上	患者双侧肾脏至少各有 4 个囊肿

四、治疗原则

1. 多囊肾的治疗原则

对症处理、预防和治疗并发症、延缓囊肿生长和肾功能进行性恶化速度。进入终末期肾病时，进行肾脏替代治疗。

2. 一般治疗

大多数患者早期无须改变生活方式或限制体力活动，囊肿较大时应注意避免剧烈体力活动及腹部受创，避免应用肾毒性药物，限制咖啡因摄入，控制高血压、高血脂等。

3. 对症治疗

① 控制高血压：首选 ACEI/ARB 类药物，血压目标值在 130/80 mmHg。

② 缓解疼痛：急性疼痛应针对病因（囊肿破裂出血、感染、结石等）治疗，慢性疼痛时可按照止痛阶梯序贯药物治疗，必要时可考虑囊肿穿刺硬化治疗、囊肿去顶减压术或肾脏切除术治疗。

③ 出血及感染：出血较轻者绝对卧床休息、止痛、多喝水、碱化尿液即可；出血严重者须住院治疗，必要时行选择性肾动脉栓塞或肾切除术。合并尿路感染时，选用敏感抗生素，疗程 1~2 周；囊肿感染时应选用水溶性及脂溶性抗生素，疗程 2 周以上，必要时行囊腔引流术或外科处理。

④ 颅内动脉瘤：推荐进行 MRI 血管造影检查，如直径大于 10 mm，建议手术治疗。

4. 肾脏替代治疗

血液透析、腹膜透析、肾移植。

5. 新型药物

托伐普坦（精氨酸加压素 V2 受体拮抗剂）可延缓多囊肾患者肾脏体积增大和肾功能恶化。

五、医患沟通

患者可能的疑问是什么?	我们如何应对?
我确诊了多囊肾,以后我的小孩是不是肯定也会得这个病啊?	我们常说的多囊肾,是一种常染色体显性遗传性疾病,简单地说就是男女发病率相等,如果父母一方患病,其孩子的发病率为50%。如果您已经生了孩子,可以定期带孩子去做肾脏B超、基因检测等检查有无肾脏囊肿出现或筛查有无突变的基因,一旦有问题应早期干预和监测病情发展变化;如果您还没有生孩子,在以后备孕的过程中,也可以进行产前的基因检测筛查,这样可以使您将来获得健康的宝宝,而不用担心他(她)像您一样有这个毛病了。
医生,为什么多囊肾的患者不能多喝咖啡啊?	因为多囊肾的治疗主要是要减少囊肿里囊液的分泌、抑制囊泡的产生,而咖啡、浓茶一类的食物,含有较多的咖啡因,咖啡因能够促进囊液的分泌,从而导致多囊肾囊肿增大或囊肿增多,不利于疾病的治疗。所以我们通常建议大家少喝咖啡,口渴了可以多喝水,尤其是肾功能正常的患者。在疾病的后期,如果出现了肾衰竭的表现,可能还需要适当控制饮水量,避免增加身体的容量负担。
医生,我听说有的肾囊肿患者做了手术就好了,而我这个多囊肾为什么就不能通过做手术治好呢?	那是因为那些患者只是单纯性的肾囊肿,而且有可能只有一侧肾脏有囊肿,且数量不多,他们做手术的原因大多是因为囊肿过大引起尿路梗阻,或引起明显的周围组织压迫症状,手术效果较好。而您的多囊肾,两侧肾脏皮、髓质到处都是大大小小的囊肿,手术不可能把您的囊肿全部清除,而且手术后也不能阻止新的囊肿慢慢产生,所以多囊肾一般不进行手术治疗,只有在囊肿过大引起慢性疼痛、止痛药无法控制,或囊肿破裂合并大出血、无法内科保守治疗的时候才选择手术治疗。

第 38 章　急性肾损伤

一、概述

急性肾损伤（acute kidney injury，AKI）以往称为急性肾衰竭（acute renal failure，ARF），是指多种病因引起的肾功能快速下降而出现的临床综合征。该病可发生在无肾脏疾病的患者，也可以发生在原来有慢性肾脏病的患者。

AKI 的原因通常分为肾前性（如血容量不足）、肾性（如肾小球疾病、肾小管或肾间质疾病导致的损伤）和肾后性（如尿路梗阻）。

二、"见"患者，"习"案例

（一）我们可能遇到 AKI 患者的科室

AKI 非常常见，在各个科室均可见到，特别是在 ICU 其发生率则更高。重症 AKI 患者一般会住院治疗，而对于轻症的患者，我们在门诊就可以处理。

（二）我们可能遇到的病例

患者，男，26 岁，主因"吸入碘蒸气 3 小时伴血尿腹部不适 2 天"入院。

1. 问诊要点

（1）现病史

针对 AKI 的原因及主要症状：出现血尿的时间，血尿的具体性状（红色/酱油色/血丝血块/泡沫尿/尿色异常的分段）；腹部不适的具体情况，有无腹痛，如有腹痛，询问位置、性质、程度、与进餐的关系等。

伴随症状：有无恶心呕吐，如有，询问呕吐物的性质、量、有无鲜血或咖啡色物质；有无头晕乏力、晕厥（意识丧失），如有晕厥，询问有无四肢抽搐、双眼震颤或偏斜等；有无腰痛，如有，询问疼痛具体位置、性质、程度、与活动的关系、是否伴随恶心呕吐、缓解或加重的方式；有无发热，如有，询问具体发热的特点；有无水肿，如有，询问水肿出现的时间、部位、严重程度及缓解方式；有无胸闷胸痛、咳嗽咳痰、咯血，如有，询问痰液的量、颜色及气味，咯血的量；有无乏力，如有，询问乏力开始出现的时间等。

就诊经过：检查结果、用药及效果等。

一般情况：精神、睡眠、饮食、小便量、体重变化。

（2）既往史、个人史、婚育史、家族史

是否有能导致肾脏疾病的病史（如糖尿病、高血压、肾血管疾病等）；有无毒物接触史及药物史，毒物包括生物毒素、化学毒素等，药物包括 NSAID、抗生素、造影剂等。有无多囊肾、Alport 综合征等家族史。

2. 查体要点

生命体征（体温 T，脉搏 P，呼吸 R，血压 BP），有助于判断是否有血容量不足及高血压的情况。

一般情况：神志情况，精神情况，四肢末梢（有无湿冷现象、水肿等），贫血貌。

重点系统查体：

视诊：全身皮肤情况（帮助判断有无贫血），颜面部水肿，有无皮疹等。

触诊：腹部浅触诊，深触诊，肾脏的触诊，膀胱是否充盈胀大，水肿部位的触诊（注意是否对称，是否为凹陷性），关节有无红肿压痛等。

叩诊：肾区有无叩击痛，心脏相对浊音界（有助于判断高血压出现的时间长短）。

听诊：两肺呼吸音及啰音，心脏的听诊（心率、心律，有助于判断是否存在心功能衰竭等）。

3. 归纳病例特点

① 患者，男性，26 岁，急性病程。

② 现病史：患者于 2013 年 9 月 22 日下午无意中吸入碘蒸气约 3 小时，之后半小时开始出现头痛、发热，体温达 38.5 ℃，并有腹胀不适感，当时未予重视，考虑为"感冒"，在当地社区医院输液抗感染处理后热退，当晚夜间排尿时出现鲜红色全程血尿，仍未引起重视。之后腹部不适及血尿症状无改善。2013 年 9 月 23 日晚就诊于某医院，当时出现恶心并呕吐黄绿色胃液 4 次，解墨绿色稀水便 2～3 次，并有尿量明显减少。查尿常规示红细胞 60 个/μL，白细胞 231 个/μL，尿蛋白（+++）。血常规示 WBC 23.1×10⁹/L，中性粒细胞百分比 77.5%。生化示 AST 297 U/L，直接胆红素 186 μmol/L，间接胆红素 143 μmol/L，尿素氮 27.8 mmol/L，肌酐 429 μmol/L，诊断为"碘中毒、多脏器功能不全"，为进一步诊治转入我院。病程中，患者纳差，睡眠可，大便正常，小便如上所述，体重无明显增加。

③ 既往史：患者有"脂肪肝"病史，肝功能正常，每年均体检，肾功能正常，无高血压、糖尿病等慢性病病史，否认肝炎、结核等传染病史。否认手术及其他外伤史，否认吸烟、饮酒史，预防接种史不详，否认食物、药物过敏史。

④ 查体：T 37.1 ℃，P 105 次/分，R 18 次/分，BP 124/69 mmHg。神志清，精神软，发育正常，营养可，平车入院，查体合作。全身皮肤黄染，未见肝掌、蜘蛛痣，全身浅表淋巴结未触及肿大。心率 105 次/分。腹部平坦，无胃肠型及蠕动波，肝脾肋下未触及，移动性浊音阴性，肝浊音界存在，肾区叩击痛阴性，肠鸣音 4 次/分。双下肢无水肿，生理反射存在，病理反射未引出。

⑤ 辅助检查：血常规示 WBC 11.65×10⁹/L，中性粒细胞百分比 74.8%，Hb 79 g/L，PLT 117×10⁹/L。生化示 AST 467 U/L，总胆红素 158.52 μmol/L，尿素氮 36.4 mmol/L，肌酐 578.4 μmol/L。尿常规示尿胆原（+），尿隐血（+++），尿白细胞（+++）。双肾 B 超示双肾大小及形态正常。甲状腺功能全套示三碘甲状腺原氨酸（T₃）0.62 ng/mL，游离 T₃ 2.1 pmol/L，促甲状腺激素正常。胸腹部 CT 示胸腔少量积液，脂肪肝，脾脏轻度增大。脑电图示交界性脑电图改变。急诊复查肌酐进行性上升，最高达 824 μmol/L。

4. 诊断思路

患者青年男性，急性病程，主因"吸入碘蒸气 3 小时伴血尿腹部不适 2 天"入院。患者既往体健，此次在吸入碘蒸气后出现血尿及腹部不适，短期内出现血肌酐升高及尿检的异常，考虑肾功能衰竭。

① 患者是否有肾功能损害的表现：患者有尿量减少、血尿、恶心、呕吐等不适，这些均是肾损害的症状。

② 肾功能衰竭是急性还是慢性：患者青年男性，无肾脏病史，每年体检肾功能均正常，此次发病时间较短，考虑 AKI 的可能性大。后期可以完善肾脏 B 超检查，AKI 的患者肾脏大小往往正常或者偏大，慢性肾衰竭患者肾脏一般会有不同程度的缩小，皮质回声会增强。

③ AKI 的原因：患者发病前有大剂量碘蒸汽吸入史，碘的毒性包括局部刺激、腐蚀作用及过敏反应，故肾性因素可能性大；但是患者有恶心、呕吐、腹泻等情况，可导致体液丢失，有造成肾前性肾衰竭的可能。

④ 患者是否需要肾脏替代治疗：患者入院后肌酐进行性上升，最高达 824 μmol/L，有少尿、全身水肿等症状，达到 AKI 3 期诊断标准，故及时开始了持续血液透析滤过（CVVHDF）及血浆置换。

5. 鉴别诊断

① 急性间质性肾炎：主要依据急性间质性肾炎的病因及临床表现，如药物过敏或感染史、明显肾区疼痛等。若症状不明显，可行肾活检明确诊断。

② 肾前性 AKI：患者常有血容量不足的病史，如腹泻、呕吐、长时间大量出汗等，常有血容量

不足的体征及临床表现，可予补液试验，如补足血容量后血压恢复正常，尿量增加，则诊断明确。

③ 肾后性 AKI：患者往往有输尿管结石、腹盆腔肿瘤或手术史，突发无尿、少尿或伴肾绞痛，须考虑肾后性 AKI，须完善影像学检测。

三、诊断要点

根据患者的发病时程、临床表现及实验室检查，临床考虑 AKI。若是条件允许，可通过肾活检来明确诊断。

AKI 的诊断标准：肾功能在 48 小时内突然减退，血清肌酐绝对值升高 ≥ 0.3 mg/dL（26.5 μmol/L），或 7 天内血清肌酐增至 ≥ 1.5 倍基础值，或尿量 < 0.5 mL/（kg·h），持续时间 > 6 小时。根据血清肌酐和尿量进一步分期（表 38-1）。

表 38-1 AKI 诊断标准及分期

分期	血清肌酐	尿量
1 期	增至基础值 1.5~1.9 倍或升高 ≥ 0.3 mg/dL（26.5 μmol/L）	< 0.5 mL/（kg·h），持续 6~12 小时
2 期	增至基础值 2.0~2.9 倍	< 0.5 mL/（kg·h），持续 ≥ 12 小时
3 期	增至基础值 3 倍或升高 ≥ 4.0 mg/dL（353.6 μmol/L）或开始肾脏替代治疗或 < 18 岁患者 eGFR < 35 mL/（min·1.73 m²）	< 0.3 mL/（kg·h），持续 ≥ 24 小时或无尿 ≥ 12 小时

四、治疗原则

① AKI 的治疗原则：尽早识别并纠正可逆病因，及时采取干预措施避免肾脏受到进一步损伤，维持水、电解质和酸碱平衡，适当营养支持，积极防治并发症，适时进行肾脏替代治疗。

② 急诊透析的指征：严重高钾血症（> 6.5 mmol/L）、代谢性酸中毒（pH < 7.15）、容量负荷过重对利尿剂治疗无效、心包炎和严重脑病等。

③ 此患者具体治疗：发病第 1 周患者无尿，肌酐较高，一般情况较差，治疗上给予硫代硫酸钠解毒、CVVHDF（图 38-1、图 38-2）及血浆置换、激素（甲泼尼龙 40 mg，每日 2 次静脉推注），同时予保肝、营养心肌、维持内环境稳定等支持治疗；2 周后患者尿量逐渐增多，但仍少于 400 mL/d，蛋白尿及血尿基本消失，停止 CVVHDF 及血浆置换，改为血液透析，每次 4 小时，每周 3 次，甲泼尼龙逐渐减量；3 周后患者逐渐进入多尿期，肌酐逐渐下降，血液透析间期延长，4 周时停止血液透析；5 周后患者一般情况好转出院，出院时肌酐为 274 μmol/L；6 周后患者肾功能完全恢复，Hb 虽未恢复正常，但已有明显上升。

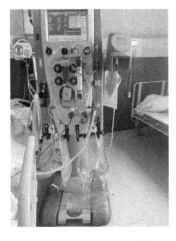

图 38-1 CVVHDF 机器

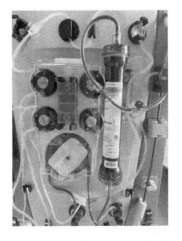

图 38-2 CVVHDF 滤器及管路

五、医患沟通

患者可能的疑问是什么？	我们如何应对？
我为什么会得这个病？	肾脏就像是一个城市里处理代谢废物的加工厂，各种原因引起工人不足（肾前性）、工人生病（肾性）或者运输垃圾的通道堵塞（肾后性），都会导致城市里垃圾满地，进而影响城市的正常运转。
怎样才能治疗这个疾病？	AKI 根据病因不同，有不同的治疗方法。简单来说，比如让生病的工人休息（减少体内代谢废物的产生，维持内环境稳定），或者加派工人来帮忙（如血液透析或者腹膜透析），或者解决通道堵塞的问题（解除尿路梗阻）。
这个病可以治愈吗？	通过上述措施，部分人可以治愈，即肾功能完全恢复正常；部分人肾功能可能部分恢复，肌酐仍偏高，但是可以脱离透析；少部分人肾功能无法恢复，需要长期透析。

第 39 章　慢性肾衰竭

一、概述

各种原因引起的肾脏结构和功能障碍 ≥3 个月，包括肾小球滤过率（glomerular filtration rate，GFR）正常和不正常的病理损伤、血液或尿液成分异常及影像学异常或不明原因的 GFR 下降（<60 mL/min）超过 3 个月，称为慢性肾脏病（chronic kidney disease，CKD）。

慢性肾衰竭（chronic renal failure，CRF）是指 CKD 引起的 GFR 下降及与此相关的代谢紊乱和临床症状组成的综合征。CKD 囊括了疾病的整个过程，即 CKD 1~5 期。

CKD 的病因主要包括糖尿病肾病、高血压肾小动脉硬化、原发性与继发性肾小球肾炎、肾小管间质疾病、肾血管疾病、遗传性肾病等。近年来，我国糖尿病肾病导致的 CRF 明显增加，有可能成为导致我国 CRF 的首要病因。

CKD 患者在疾病早期通常没有症状，因此患者通常在疾病后期才发现，疾病后期可有乏力、腰酸、夜尿增多、食欲减退、代谢性酸中毒及轻度贫血。严重者可有急性左心衰、严重高钾血症、消化道出血、中枢神经系统障碍等，甚至有生命危险。

二、"见"患者，"习"案例

（一）我们可能遇到 CKD 患者的科室

我国 CKD 发病率约为 10.8%。我国人口众多，且逐步进入老龄化社会，因此我们会在肾内科门诊及各个科室见到越来越多的 CKD 患者。如果 CKD 患者出现严重的并发症，或者进入 CKD 5 期需要透析，则会入住肾内科病房。

（二）我们可能遇到的病例

患者，男，35 岁，主因"泡沫尿 10 年，乏力纳差 3 个月"入院。

1. 问诊要点

（1）现病史

针对核心症状"泡沫尿及乏力纳差"：泡沫尿出现的时间、性质（是否细密且不易消散），乏力纳差出现的时间、缓解或加重的方式。

伴随症状：有无尿路刺激症状（尿频、尿急、尿痛），如有，询问排尿次数、尿痛出现具体时间（初始/终末/全程）；有无腰痛，如有，询问疼痛具体位置、性质、程度、与活动的关系、是否伴随恶心呕吐、缓解或加重的方式；有无发热，如有，询问具体发热的特点；有无水肿，如有，询问水肿出现的时间、部位、严重程度及缓解方式；有无胸闷胸痛、咳嗽咳痰、咯血，如有，询问痰液的量、颜色及气味，询问咯血的量，胸闷出现的时间及与活动的关系；有无乏力，如有，询问乏力开始出现的时间等。

就诊经过：检查结果、用药及效果等。

一般情况：精神、睡眠、饮食、小便量、体重变化。

（2）既往史、个人史、婚育史、家族史

有无类似疾病发作史（如果有，询问当时的诊断、治疗措施等），有无其他慢性病病史（尤其是高血压、糖尿病、肾炎、肿瘤等），有无食物及药物过敏史，有无手术、外伤史等，有无肾病家族史如多囊肾、Alport 综合征等。

2. 查体要点

生命体征（体温 T，脉搏 P，呼吸 R，血压 BP）。

一般情况：神志情况，精神情况，四肢末梢（有无湿冷现象、水肿等），贫血貌。

重点系统查体：

视诊：全身皮肤情况（帮助判断有无贫血，图 39-1），颜面部水肿，有无皮疹等。

触诊：腹部浅触诊，深触诊，肾脏的触诊，膀胱是否充盈胀大，水肿部位的触诊（注意是否对称，是否为凹陷性），关节有无红肿压痛等。

叩诊：肾区有无叩击痛，心脏相对浊音界（有助于判断高血压出现的时间长短）。

听诊：两肺呼吸音及啰音，心脏的听诊（心率、心律，有助于判断是否存在心功能衰竭等）。

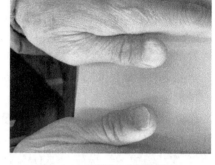

图 39-1 匙状甲（提示贫血）

3. 归纳病例特点

① 青年男性，慢性病程。

② 现病史：患者 10 年前无明显诱因出现泡沫尿，无血尿，无尿频、尿急、尿痛，就诊于当地医院，查尿蛋白（++），肾功能正常，行肾活检为 IgA 肾病，给予激素等药物治疗，自行停药，后未再规律检查。3 个月前出现乏力纳差，尿中仍有泡沫，偶有头晕，无胸闷，就诊于我院，查尿常规示尿蛋白（+++），血肌酐 410 μmol/L，双肾 B 超提示肾脏萎缩，为进一步治疗收入肾内科。病程中，患者纳差，睡眠可，小便如上所述，大便正常，体重无明显改变。

③ 既往史：既往体健。否认高血压、糖尿病、肾病等慢性病史，否认肝炎、结核等传染病史。否认吸烟、饮酒史，预防接种史不详，否认食物、药物过敏史，否认肾病家族史。

④ 查体：T 36.5 ℃，P 70 次/分，R 16 次/分，BP 180/110 mmHg。发育正常，营养中等，轻度贫血貌。全身皮肤黏膜未见明显黄染，全身淋巴结未触及肿大。双肺呼吸音清，未闻及明显干、湿啰音。心音正常，未闻及明显病理性杂音，心率 70 次/分。腹部平坦，无胃肠型及蠕动波，腹壁柔软，肝脾肋下未触及，肾区叩击痛阴性，移动性浊音阴性，肠鸣音 4 次/分。双下肢无水肿，生理反射存在，病理反射未引出。

⑤ 辅助检查：尿常规示蛋白质（+++）。肾功能示肌酐 410 μmol/L。双肾 B 超示双肾萎缩。

4. 诊断思路

患者青年男性，慢性病程，主因"泡沫尿 10 年，乏力纳差 3 个月"入院。患者 10 年前曾行肾活检，病理类型为 IgA 肾病，近 3 个月出现乏力纳差，查肌酐 410 μmol/L，双肾 B 超提示肾脏萎缩，故 CKD 诊断成立。

① CKD 的病因：主要有糖尿病、高血压肾小动脉硬化、原发性与继发性肾小球肾炎、肾小管间质疾病、肾血管疾病、遗传性肾病等。此患者 10 年前曾行肾活检，病理类型为 IgA 肾病，故考虑患者是由慢性肾炎逐渐进展至 CRF 的。

② GFR 评估：菊糖清除率既往被作为 GFR 测定的"金标准"，但是主要用于实验室研究。临床上可用同位素方法测定 GFR，其准确性接近菊糖清除率。但上述两种检测方法都不适用于日常检测，故我们更常使用 eGFR。eGFR 可通过 MDRD、Cockcroft-Gault、CKD-EPI 公式计算，其中 CKD-EPI 公式是目前临床上推荐的评估 GFR 的计算公式。

③ CKD 分期：根据 CKD-EPI 公式计算此患者 eGFR 为 16 mL/（min·1.73 m²），故诊断为 CKD 4 期。

④ CKD 并发症：CKD 的并发症有肾性贫血、肾性骨病、继发性甲状旁腺功能亢进、肾性高血

压、代谢性酸中毒等。患者目前有肾性贫血、肾性高血压，入院后应完善相关检查，排查是否有其他并发症。

5. 鉴别诊断

① AKI：通过对患者的病史采集，可获知其病程的长短、肾脏是否萎缩等情况，可以做出鉴别，必要时可行肾活检明确。

② 肾前性氮质血症：通过评估患者血压、皮肤弹性、四肢末梢等情况，评估患者是否有血容量不足，在补足血容量后，患者肾功能会有一定程度的恢复。

三、诊断要点

该病一般通过患者的病程时间，血、尿及肾脏影像学、病理学等检查，结合临床表现（不一定有典型的临床表现），可以做出诊断，并可按表 39-1 进行分期及制定防治措施。

表 39-1　CKD 分期及建议

分期	特征	GFR/$[mL/(min \cdot 1.73\ m^2)]$	防治目标及措施
1	GFR 正常或升高	≥90	CKD 病因诊治，缓解症状；保护肾功能，延缓 CKD 进展
2	GFR 轻度降低	60~89	评估、延缓 CKD 进展；降低心血管病（CVD）风险
3a	GFR 轻到中度降低	45~59	延缓 CKD 进展
3b	GFR 中到重度降低	30~44	评估、治疗并发症
4	GFR 重度降低	15~29	综合治疗；肾脏替代治疗准备
5	终末期肾脏病（ESRD）	<15	适时肾脏替代治疗

eGFR 公式的获得渠道很多，可于各类参考书或计算公式类 APP 上获得，使用均十分方便（图 39-2）。

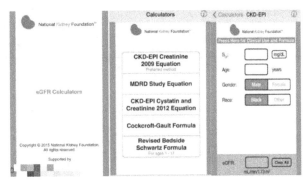

图 39-2　eGFR 计算公式 APP 示意图

对于诊断明确的 CKD 4 期患者，肾活检不是首选的检查方式，但是如果患者无肾活检禁忌证，可以酌情选择是否行该检查，以明确导致 CRF 的基础疾病。

四、治疗原则

从 CKD 1 期到 5 期，各期患者的管理目标不一样。当患者进入 CKD 3 期，会出现肾性贫血、肾性骨病、电解质紊乱、心血管问题和营养不良等问题，我们要控制好以上问题，以延缓肾脏病的进展。进入 CKD 4 期后，我们除了要设法减慢肾脏病的进展速度，还要对患者进行透析宣教，使患者从身体到心理都做好接受肾脏替代治疗的准备。

1. 一般治疗

一般治疗包括控制血压、血糖、尿蛋白等。

2. 营养治疗

优质低蛋白饮食+α-酮酸；不同 CKD 分期，摄入的蛋白质总量有所区别。

3. 药物治疗

① 维持水、电解质平衡：纠正代谢性酸中毒，可口服或静脉使用碳酸氢钠；水肿明显者可利尿或透析治疗；高钾血症者可给予袢利尿剂利尿、葡萄糖酸钙拮抗心肌毒性、葡萄糖与胰岛素静滴转移钾至细胞内、离子交换树脂或透析降钾治疗。

② 高血压的治疗：可根据情况适当选择各类降压药物联合治疗，如 ACEI、ARB、CCB、袢利尿剂、β 受体阻滞剂、血管扩张剂等。

③ 贫血的治疗：补铁、补充重组人促红细胞生成素、使用低氧诱导因子脯氨酰羟化酶抑制剂等。

④ 改善钙磷代谢紊乱：使用含钙及非含钙磷结合剂、活性维生素 D_3、拟钙剂等。

⑤ 其他：防治感染、高脂血症，口服吸附疗法和导泻疗法等。

4. 肾脏替代治疗

当 GFR<10 mL/min 并有明显的尿毒症表现时，则须进行肾脏替代治疗。

此患者目前诊断为 CKD 4 期，在不久的将来，患者即将进入 CKD 5 期并需要肾脏替代治疗，因此我们需要告知患者肾脏替代治疗的方式，并为此做好透析前准备，包括肾移植配型准备，血液透析需要建立动静脉瘘，腹膜透析需要置入腹膜透析管。

五、医患沟通

患者可能的疑问是什么？	我们如何应对？
我多久要来门诊看一次？	对于 CKD 1~3 期患者来说，每年 3~4 次门诊随访；对于 CKD 4 期以后的患者，根据实际情况，每 1~3 个月须门诊随访，复查肾功能、电解质、血常规等指标。
我平时需要注意什么？	注意休息，避免劳累，避免感染，控制血压血糖，饮食上注意优质低蛋白饮食配合 α-酮酸，避免肾毒性药物及食物，定期门诊随访，监测相关指标。

第 40 章　肾脏替代治疗

一、概述

CKD 5 期患者，当 GFR<10 mL/min 并有明显的尿毒症表现，就需要进行肾脏替代治疗。严重的 AKI 患者，有时也需要进行临时血液透析或者腹膜透析。

肾脏替代治疗包括血液透析、腹膜透析和肾移植。虽然透析可以维持患者的生命，但是不能完全替代肾脏的功能，后期患者会出现很多并发症，成功的肾移植可以完全恢复肾脏的功能。尽管肾移植可提高患者的生存质量，但是肾源的紧缺限制了肾移植的广泛应用。

我国目前 CKD 患病率为 10.8%，然而，此病的知晓率仅有 12.5%。最终部分患者需要接受肾脏替代治疗，但是其治疗费用高，医疗资源短缺，已经成为严重的公共卫生问题。

二、"见"患者，"习"案例

（一）我们可能遇到需要肾脏替代治疗的患者的科室

我们会在肾内科病房见到 CKD 5 期需要肾脏替代治疗的患者，如果患者合并多脏器功能衰竭，则会入住 ICU。我们会在血透室见到规律血液透析患者，腹膜透析患者则多为居家透析，可在腹膜透析中心遇到定期随访的患者。

（二）我们可能遇到的病例

患者，女，21 岁，主因"乏力纳差半年余，尿量减少半个月"入院。

1. 问诊要点

（1）现病史

针对核心症状"乏力、纳差、少尿"：出现乏力、纳差的时间和程度，少尿的时间和诱因，每天的尿量（正常人每天尿量在 1 500~2 000 mL），尿液的性状（红色/酱油色/血丝血块/泡沫尿/尿色异常的分段），有无夜尿增多，有无体重增长。

伴随症状：有无胸闷及夜间不能平卧等心衰症状；有无恶心呕吐等胃肠道症状；有无皮肤瘙痒、腿抽筋等钙磷代谢紊乱症状；有无腰痛，如有，询问疼痛具体位置、性质、程度、与活动的关系、是否伴随恶心呕吐、缓解或加重的方式；有无发热，如有，询问发热的具体特点；有无水肿，如有，询问水肿出现的时间、部位、严重程度及缓解情况。

就诊经过：检查结果、用药及效果等。

一般情况：精神、睡眠、饮食、小便量、体重变化。

（2）既往史、个人史、婚育史、家族史

有无类似疾病发作史（如果有，询问当时的诊断、治疗措施等），有无其他慢性病病史，有无食物及药物过敏史，有无手术、外伤史等，有无多囊肾、Alport 综合征等家族史。

2. 查体要点

生命体征（体温 T，脉搏 P，呼吸 R，血压 BP）。

一般情况：神志情况，精神情况，四肢末梢（有无湿冷现象、水肿等），贫血貌。

重点系统查体：

视诊：全身皮肤情况（帮助判断有无贫血），颜面部水肿，有无皮疹等。

触诊：腹部浅触诊，深触诊，肾脏的触诊，膀胱是否充盈胀大，水肿部位的触诊（注意是否对称，是否为凹陷性），关节有无红肿压痛等。

叩诊：肾区有无叩击痛，心脏相对浊音界（有助于判断高血压出现的时间长短）。

听诊：两肺呼吸音及啰音，心脏的听诊（心率、心律，有助于判断是否存在心功能衰竭等）。

3. 归纳病例特点

① 青年女性，慢性病程。

② 现病史：患者半年多前无明显诱因出现乏力、纳差，伴头晕，偶有恶心，无呕吐，未予重视。半个月前出现尿量减少，具体不详，伴双下肢水肿，伴夜间不能平卧，有活动后胸闷气急，严重时有咳嗽，干咳为主，无咯血，无尿色改变。2020 年 8 月 1 日就诊于我院，测血压 180/110 mmHg，查血常规示 WBC 4.38×10^9/L，Hb 54 g/L，PLT 71×10^9/L；生化示肌酐 1 761.4 μmol/L，尿酸 647.5 μmol/L，钾 5.56 mmol/L，磷 4.13 mmol/L，钙 1.49 mmol/L，白蛋白 34.3 g/L；双肾 B 超示双肾皮质回声增强。予急诊血液透析、纠正电解质紊乱、纠正贫血等治疗，为进一步治疗收入肾内科。病程中，患者纳差，睡眠可，大便正常，小便如上所述，体重未测。

③ 既往史：从未参加任何体检，否认高血压、糖尿病、肾病等慢性病史，否认肝炎、结核等传染病史。否认吸烟、饮酒史，预防接种史不详，否认食物、药物过敏史，无肾病家族史。

④ 查体：T 36.9 ℃，P 80 次/分，R 16 次/分，BP 181/118 mmHg。神志清，精神可，重度贫血貌。两下肺呼吸音粗，未闻及干、湿啰音。心率 80 次/分，律齐，未闻及病理性杂音。腹软，无压痛，肝脾肋下未触及，双肾区叩击痛阴性，右侧腹股沟可见股静脉置管 1 根。双下肢轻度水肿，生理反射存在，病理反射未引出。

⑤ 辅助检查：血常规示 WBC 4.38×10^9/L，Hb 54 g/L，PLT 71×10^9/L。生化示肌酐 1 761.4 μmol/L，尿酸 647.5 μmol/L，钾 5.56 mmol/L，磷 4.13 mmol/L，钙 1.49 mmol/L，白蛋白 34.3 g/L。双肾 B 超示双肾皮质回声增强。

4. 诊断思路

患者青年女性，慢性病程，主因"乏力纳差半年余，尿量减少半个月"入院。患者病程超过 3 个月，有乏力、纳差、少尿、水肿等不适，查血肌酐 1 761.4 μmol/L，根据 CKD-EPI 公式计算 eGFR 为 2 mL/（min·1.73 m²），双肾 B 超示双肾皮质回声增强，考虑肾脏为慢性病变，故诊断为 CKD 5 期（尿毒症期）。

三、诊断要点

CKD 的诊断主要依据病史、肾功能检查及相关临床表现，对于症状不典型、病史较短的患者，必要时可通过肾活检来明确。

四、治疗原则

1. 血液透析及腹膜透析的对比

血液透析及腹膜透析的对比见表 40-1 所列。

表 40-1 血液透析及腹膜透析对比

	血液透析	腹膜透析
清除毒素	小分子毒素为主	中分子毒素为主
水清除能力	强	由腹膜特性决定
对血流动力学影响	大	小
对残肾保护作用	差	优
是否需要抗凝（出血风险）	是（有出血风险）	否（无出血风险）
是否可以居家治疗	否	是

续表

	血液透析	腹膜透析
透析通路	血管通路（动静脉瘘、人工血管、静脉导管）	腹膜通路（腹透管）
透析频率	每周 3 次，每次 4 小时	每天 3~5 次
透析膜	膜材料为改良的纤维素膜和合成膜 2 种	腹膜
费用	略高一点（国家大病医保报销）	略低一点（国家大病医保报销）

2. 肾脏替代治疗方式的选择

肾脏替代治疗有血液透析、腹膜透析和肾移植。不同的患者可根据原发病、经济条件、家庭就医方便性、工作要求等情况，酌情选择替代治疗的方式。

① 血液透析适应证：急性药物或者毒物中毒，难治性充血性心衰和急性肺水肿，严重水、电解质、酸碱平衡紊乱等。

② 腹膜透析适应证：（a）婴儿或者年龄较小的儿童；（b）有心、脑血管疾病或血流动力学不稳定的患者，如冠心病、低血压等；（c）血管通路建立困难者；（d）凝血功能障碍，有明显出血风险的患者；（e）残余肾功能较好的患者；（f）希望能居家治疗或者不方便来医院的患者等。

③ 肾移植：可全面恢复肾脏功能，相比于透析患者，生活质量最佳、维持治疗费用最低、存活率最高，已成为 ESRD 患者的首选治疗方式，但目前受限于肾源少的原因，无法满足所有有肾移植意愿的患者的需求。

3. 透析效果的评价

透析充分性可以用来评估毒素是否被充分地清除。有研究表明，透析剂量不足与 ESRD 患者患病率和死亡率的增高相关。

血液透析效果可通过尿素清除指数（Kt/V）和尿素减少率（URR）两个指标来评估，目前英国肾脏病协会指南建议血液透析患者的 Kt/V>1.4 或 URR>70% 为透析充分。

腹膜透析可通过 Kt/V 和肌酐清除率（Ccr）两个指标来评估，每周 Kt/V≥1.7，每周 Ccr≥50 L/1.73 m² 提示透析充分。

临床上不能采用单一的指标来评估透析充分性，须同时结合患者的临床表现、溶质清除和体液平衡状况等指标来综合评估。

4. 营养的管理

有大量资料表明，ESRD 患者在开始透析时具有明显的蛋白质-能量营养不良者，死亡率和并发症发生率均有明显的升高。ESRD 患者的生存率与他们的营养状况密切相关。因此，预防和治疗透析患者的营养不良至关重要。

2021 版的中国 CKD 营养治疗临床实践指南推荐，透析患者的热量摄入为 35 kcal/（kg·d），蛋白质摄入量为 1.0~1.2 g/（kg·d）。其中，蛋白质应该以高生物价的蛋白质为主，占 50% 以上，主要是动物蛋白，如瘦肉、牛奶、鸡蛋等的蛋白质。对水肿、高血压和少尿的患者，要限制盐的摄入。

此患者在接受了腹膜透析置管术后开始规律腹膜透析，并且做好了肾移植配型准备，在肾移植名单上登记，在等到肾源后，于 2020 年 11 月 26 日接受了肾移植手术，随后拔除了腹透管。

常见的肾脏替代治疗图片如图 40-1 至图 40-12 所示。

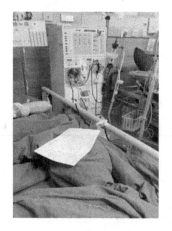

图 40-1　血液透析

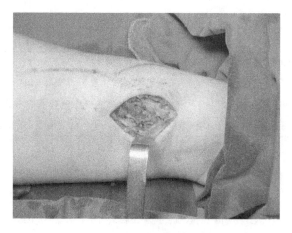

图 40-2　动静脉瘘手术

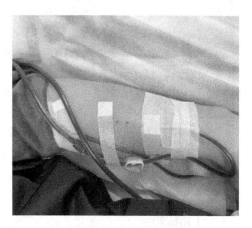

图 40-3　穿刺动静脉瘘

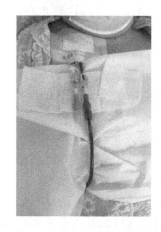

图 40-4　右侧颈内静脉长期导管

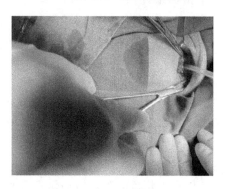

图 40-5　腹膜透析置管手术

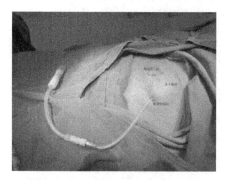

图 40-6　腹膜透析置管手术后

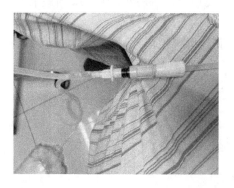

图 40-7　腹透管

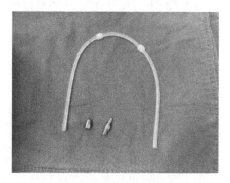

图 40-8　腹透管及钛接头

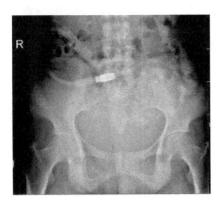
图 40-9 腹部立位片（可见腹透管在体内的位置）

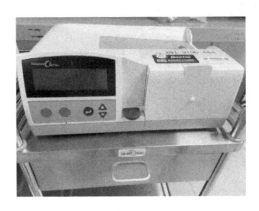
图 40-10　自动化腹膜透析机

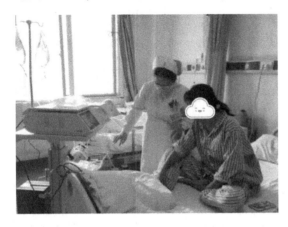
图 40-11　自动化腹膜透析床边治疗

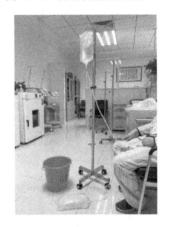
图 40-12　腹膜透析手工操作

五、医患沟通

患者可能的疑问是什么？	我们如何应对？
这个病该如何治疗？	CKD 5 期（尿毒症期）患者应该在适当的时机开始肾脏替代治疗，可以根据自身情况选择血液透析、腹膜透析或者肾移植。
我选了腹膜透析后，后期是否可以改为血液透析，反之是否可以呢？	在患者残余肾功能较好的情况下腹膜透析比较合适，可以简单理解为尿量较多的时候，后期残余肾功能逐渐减退，若出现难治性腹膜炎、超滤衰竭、毒性物质清除不充分等情况，可以改为血液透析。如果一开始选择血液透析，因为在血液透析时血流不经过肾脏，久而久之，残余肾功能减退较快，后期很快会无尿，此时若改为腹膜透析，虽无禁忌，但透析充分性可能会欠佳。
我平时需要注意什么？	注意休息，避免劳累，避免感染，控制血压及血糖，适当加强营养，同时要控制好盐和水的摄入，避免因液体摄入过多导致心衰。

【推荐阅读】

［1］葛均波，徐永健，王辰. 内科学［M］. 9 版. 北京：人民卫生出版社，2018.

［2］梅长林，余学清. 内科学. 肾脏内科分册［M］. 北京：人民卫生出版社，2015.

［3］王海燕. 肾脏病临床概览［M］. 北京：北京大学医学出版社，2009.

［4］王海燕，赵明辉. 肾脏病学［M］. 4 版. 北京：人民卫生出版社，2020.

［5］Kidney Disease：Improving Global Outcomes（KDIGO）Glomerular Diseases Work Group. KDIGO 2021 Clinicalpractice guideline for the management of glomerular diseases［J］. Kidney Int，2021，100（4S）：S1-S276.

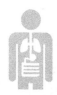

第 5 篇

血液系统疾病

第41章 营养性贫血

第1节 缺铁性贫血

一、概述

缺铁性贫血（iron deficiency anemia，IDA）主要是指因体内贮存铁耗尽，继而红细胞内铁缺乏导致的贫血。IDA 是最常见的贫血，在婴幼儿、育龄期妇女及经济不发达地区较为多见。其病因与铁摄入不足、铁吸收障碍及铁丢失过多有关。临床中以乏力、头晕、心悸、纳差等贫血表现，以及烦躁易怒、口腔炎、舌炎、毛发干枯、指甲欠光泽易脆、匙状甲为特征的缺铁表现为主。血常规检查发现小细胞低色素性贫血具有重要提示意义，铁代谢的检查可进一步支持诊断。

二、"见"患者，"习"案例

（一）我们可能遇到 IDA 患者的科室

IDA 是常见病，我们经常在血液科门诊遇见这类患者，他们或因贫血症状，或通过健康体检发现贫血就诊。此外，还有部分患者因为月经不调在妇科门诊、因消化道疾病在专科门诊检查中被发现。

（二）我们可能遇到的病例

患者，女，22岁，主因"面色苍白、乏力半年余"入院。

1. 问诊要点

（1）现病史

关注出现面色苍白和乏力的诱因，突发或者隐匿，病情的变化程度，病情能否缓解。

伴随症状：有无头晕、心悸、活动后气短、耳鸣眼花，有无烦躁、精神不集中、异食癖等。有无出血症状，如月经过多、血尿、黑便等。有无心肺功能不全导致的乏力、苍白。

就诊经过：检查结果、治疗药物及疗效。

一般情况：精神，睡眠，饮食是否挑食，大小便有无隐血和出血，体重变化。

（2）既往史、个人史、婚育史、家族史

既往有无基础疾病，如消化道溃疡、痔疮、消化道肿瘤、妇科疾病等。

2. 查体要点

生命体征（体温 T，脉搏 P，呼吸 R，血压 BP），可能合并心率增快。

视诊：贫血貌，皮肤黏膜红润程度，指甲有无光泽、匙状甲，毛发有无干枯发黄。

听诊：心肺情况，判断有无合并心肺基础疾病。

叩诊：腹部叩诊。

触诊：胸骨有无压痛，肝脾触诊。

3. 归纳病例特点

① 青年女性，慢性病程。

② 现病史：患者主因"面色苍白、乏力半年余"入院。患者 2 个月前自觉面色苍白，精神倦怠，活动后乏力加重。近半年月经量多，无发热、头晕心悸、呕吐腹泻、便血等不适。昨日至外院查血常规提示小细胞低色素性贫血，未予治疗，今日于我院门诊查血常规提示小细胞低色素性贫血，网织红细胞 1.5%，贫血组套示铁蛋白 14.37 ng/mL，铁测定 3.24 μmol/L，总铁结合力 61.1 μmol/L，转铁蛋白饱和度 5.3%，不饱和铁结合力 57.85 μmol/L，外周血涂片示红细胞轻度大小不一，部分红细胞中央苍白区扩大，可见靶形红细胞。现为求进一步诊治收住血液科病房。患者自幼喜食素食，发病以来，睡眠尚可，大小便如常，体重未见明显变化。

③ 既往史：否认高血压、糖尿病、肾病等慢性病史，否认肝炎、结核等传染病史。否认吸烟、饮酒史，预防接种史不详，否认食物、药物过敏史。

④ 查体：T 36.5 ℃，P 88 次/分，R 16 次/分，BP 125/80 mmHg。发育正常，营养中等，中度贫血貌。全身皮肤黏膜未见明显黄染，全身淋巴结未触及肿大。双肺呼吸音清，未闻及明显干、湿啰音。心音正常，未闻及明显病理性杂音，心率 88 次/分。腹部平坦，无胃肠型及蠕动波，腹壁柔软，脐上偏右侧轻压痛，无反跳痛，胆囊区无压痛，肝脾肋下未触及，移动性浊音阴性，肝浊音界存在，肠鸣音 4 次/分。双下肢无水肿，生理反射存在，病理反射未引出。

⑤ 辅助检查：血常规示 WBC 6.5×10^9/L，Hb 89 g/L，PLT 125×10^9/L，平均红细胞体积（MCV）80 fl，平均红细胞血红蛋白含量（MCH）26.7 pg，平均红细胞血红蛋白浓度（MCHC）287 g/L，网织红细胞 1.5%；外周血分类示中性粒细胞 70%，淋巴细胞 27%，单核细胞 3%，可见红细胞大小不等，中心淡染区扩大。贫血组套示铁蛋白 10.0 ng/mL，促红细胞生成素（EPO）194.13 mIU/mL，维生素 B_{12} 513 pg/mL，叶酸 11.92 ng/mL。铁代谢示铁测定 3.24 μmol/L，总铁结合力 61.1 μmol/L，转铁蛋白饱和度 5.3%，不饱和铁结合力 57.85。

4. 诊断思路

① 症状体征判断：青年女性，慢性病程。患者有乏力倦怠，皮肤黏膜苍白，符合贫血表现。

② 细胞形态判断：患者 MCV、MCH、MCHC 均低于正常值，外周血涂片见细胞体积缩小，中心淡染区扩大，为小细胞低色素性贫血。

③ 辅助检查判断：患者铁蛋白、血清铁、转铁蛋白饱和度均降低，考虑缺铁。网织红细胞增多，为骨髓代偿增生反应。

④ 病因诊断：患者月经量多，动物血制品食用少，考虑由于出血及摄入铁不足导致缺铁，继而发生缺铁性贫血。病因诊断中应考虑鉴别除诊断内容外的其他原因。

5. 鉴别诊断

① 铁粒幼细胞贫血：多为 50 岁以上发病，或继发于异烟肼、吡嗪酰胺及抗肿瘤药物，为小细胞低色素性贫血，血清铁、转铁蛋白饱和度增高，骨髓可见铁粒幼细胞增多，环形铁粒幼细胞大于 15% 是本病特征，粒系和巨核系正常。

② 珠蛋白生成障碍性贫血：多见于沿海地区，有家族史和溶血表现。小细胞性贫血，涂片可见多量靶形红细胞，溶血筛查可见珠蛋白肽链合成数量异常。铁代谢各项不低。

③ 慢性病性贫血：见于慢性炎症、肿瘤或感染继发，为小细胞性贫血。铁蛋白增多，血清铁、转铁蛋白饱和度和总铁结合力降低。

三、诊断要点

该病的目标人群为婴幼儿、青春期女性、妊娠期妇女、消化道肿瘤及出血患者，因此应当注意基础疾病的问诊。贫血的症状不难判断，但贫血的种类更依赖于实验室检查。门诊通过筛查血常规、外周血涂片（图41-1-1）、铁代谢及必要时的骨髓穿刺检查（图41-1-2）可以初步诊断IDA，对于存在IDA临床表现的患者可以拟诊。

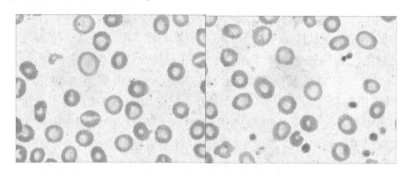

细胞体积缩小，中心淡染区扩大。

图41-1-1　IDA血涂片

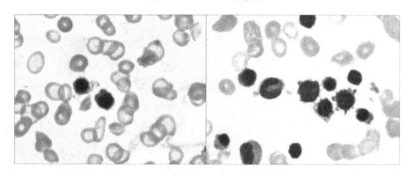

红系增生旺盛，以中晚幼红细胞为主，幼红细胞可出现胞体小、浆量少及胞浆边缘不规整的形态改变。成熟红细胞中心淡染区扩大。粒系、巨核系大致正常。

图41-1-2　IDA骨髓涂片

四、治疗原则

1. 病因治疗

尽可能地去除缺铁的病因，营养不良者改善饮食，妇科疾病者调理月经，消化道疾病及肿瘤的患者通过药物和手术干预减少出血。

2. 补铁治疗

首选口服铁。铁剂分为以硫酸亚铁为代表的无机铁和以右旋糖酐铁、葡萄糖酸亚铁、琥珀酸亚铁等为代表的有机铁。口服铁剂建议在餐后立即服用，维生素C有助于铁吸收，但乳类、茶和咖啡会抑制铁剂吸收。口服铁剂不能耐受时可静脉补铁。补铁治疗后，1~2周内网织红细胞开始升高，2个月内血红蛋白通常恢复正常，但应持续治疗4~6个月，复测铁蛋白正常后停药。

五、医患沟通

患者可能的疑问是什么？	我们如何应对？
我为什么会得这个病？	红细胞生成是需要原料的，铁是血红蛋白制造中非常重要的元素。IDA 无非与三大原因有关：铁摄入不足、铁吸收利用障碍及铁丢失过多。当这三个环节中任一环节出现问题，就会导致体内铁供需失衡，储存铁耗尽引起贫血。因此，病因治疗是关键。
这个铁剂该怎么吃呢？	首先，需要调整饮食结构，保证摄入一定的动物食物和含铁丰富的蔬菜；其次，遵照医嘱在饭后立即口服铁剂，避免铁剂与茶水、乳制品和咖啡同服；最后，服用铁剂通常会有消化道刺激症状，但在耐受的情况下仍应每日坚持。
我应该什么时候复查和停药呢？	IDA 是可以根治的，因此要有信心并遵从医嘱。根据医生的建议每 1~2 个月复诊，检查血常规、网织红细胞和铁蛋白，并进行基础疾病的评估；根据检查结果调整药物剂量，直至血红蛋白恢复和铁蛋白正常。

第 2 节 巨幼细胞贫血

一、概述

巨幼细胞贫血是由于叶酸或维生素 B_{12} 缺乏，或因药物影响核苷酸代谢导致细胞脱氧核糖核酸合成障碍性贫血，呈大细胞性贫血，并影响粒系和巨核系的生成。该病多见于经济不发达地区、叶酸缺乏患者中，有内因子抗体者也可发病。除贫血症状外，重者出现感染、出血等全血细胞减少表现；口腔、胃肠道黏膜萎缩，出现特征性的"牛肉样舌"；少数患者伴有神经系统和精神症状，如肢体麻木、锥体束征、共济失调、抑郁失眠、易怒、妄想等。

二、"见"患者，"习"案例

（一）我们可能遇到巨幼细胞贫血患者的科室

巨幼细胞贫血患者可能因为全血细胞减少在血液科门诊就诊；部分患者因为消化道症状，如厌食、腹胀等在消化科门诊就诊；还有少数患者因为神经、精神症状，如手足感觉异常、深感觉障碍、共济失调等在神经内科就诊；此外，一些胃肠道手术的患者因为叶酸或维生素 B_{12} 吸收障碍，术后在随访中出现巨幼细胞贫血。

（二）我们可能遇到的病例

患者，女，64 岁，主因"乏力倦怠 2 年，四肢麻木半年"就诊。

1. 问诊要点

（1）现病史

针对症状出现的时间和诱因，乏力倦怠的程度，四肢麻木累及范围、程度、变化过程，有无活动后加剧等进行问诊。

伴随症状：一般有贫血症状，但一些患者病程缓慢而自觉不明显，因此除了乏力的表现，还需要重点问诊患者的一般情况，包括进食量、进食偏好、营养状况，有无腹泻腹胀等胃肠道疾病，有无慢性失血，月经量，睡眠精神等。三系下降的患者需要询问感染及出血的表现。神经系统方面询问有无共济失调、味嗅觉失调、肌张力增加、视力下降等，精神方面有无记忆力下降、谵妄、幻觉及人格改变等。

就诊经过：检查结果，治疗疗效。

（2）既往史、个人史、婚育史、家族史

既往有无心肺基础疾病，有无胃肠道手术史，有无服药史，如甲氨蝶呤、卡马西平、乙胺嘧啶等，有无家族史。有无月经增多。

2. 查体要点

生命体征（体温 T，脉搏 P，呼吸 R，血压 BP），可能合并心率增快。

视诊：贫血貌，皮肤黏膜红润程度，有无出血点。

听诊：心肺情况，判断有无合并心肺基础疾病，全血细胞减少患者有无肺部感染。

叩诊：腹部叩诊。

触诊：肝脾触诊，四肢深浅感觉，肌力和肌张力，锥体束征等神经系统查体。

3. 归纳病例特点

① 老年女性，慢性病程。

② 现病史：患者主因"乏力倦怠 2 年，四肢麻木半年"入院。患者 2 年前自觉倦怠，时常提不起劲，活动后症状加重，伴有心悸，未予重视。近半年来出现四肢远端麻木，但肌力尚可，无走路不稳，否认精神异常。至神经内科查头颅 CT 和 MRI 未见异常，查血常规示大细胞性贫血。叶酸 3 ng/mL，维生素 B_{12} 125.5 pg/mL，骨髓检查可见粒红巨幼变。门诊予"叶酸"和"维生素 B_{12}"口服治疗，现为进一步治疗收入血液科。患者近年来纳差，进食少，精神抑郁，经常腹泻，小便正常，体重 1 年内下降 5 kg。

③ 既往史：否认高血压、糖尿病、肾病等慢性病史，否认肝炎、结核等传染病史。否认吸烟、饮酒史，预防接种史不详，否认食物、药物过敏史。

④ 查体：T 36.5 ℃，P 88 次/分，R 22 次/分，BP 106/60 mmHg。营养不良，中度贫血貌。全身皮肤黏膜未见明显黄染及出血点，可见"牛肉样"舌，全身淋巴结未触及肿大。双肺呼吸音清，未闻及明显干、湿啰音，胸骨无压痛。心音正常，未闻及明显病理性杂音，心率 88 次/分。腹部平坦，腹壁柔软，肝脾肋下未触及，移动性浊音阴性，肠鸣音 5 次/分。双下肢无水肿，四肢末端痛温觉减退，肌力 5 级，肌张力正常，生理反射存在，病理反射未引出。

⑤ 辅助检查：血常规示 WBC $3.0×10^9$/L，Hb 82 g/L，PLT $80×10^9$/L，MCV 110 fl，MCH 35 pg，MCHC 327 g/L，网织红细胞 2%。贫血组套示叶酸 3 ng/mL，维生素 B_{12} 125.5 pg/mL，铁蛋白 120 ng/mL，EPO 140 mIU/mL。骨髓检查示有核细胞增生明显活跃，粒、红系细胞可见巨幼变。

4. 诊断思路

① 症状体征判断：老年女性，慢性病程。患者有乏力、苍白，符合贫血表现。患者平素抑郁，四肢远端麻木，具有神经系统表现。"牛肉样"舌提示巨幼细胞贫血，可用一元论解释。

② 细胞形态判断：患者全血细胞减少，MCV、MCH 均高于正常值，骨髓可见粒、红系巨幼变，为大细胞性贫血。

③ 辅助检查判断：患者叶酸和维生素 B_{12} 缺乏，具有明确提示意义，可初步诊断。网织红细胞增多，说明骨髓红系代偿性增生。

④ 病因诊断：患者长期营养不良，考虑存在造血原料摄入不足，继而导致叶酸和维生素 B_{12} 缺乏。患者有多系统症状，病因诊断中应考虑肿瘤、心肺疾病、消化道疾病、神经内科疾病及血液科鉴别诊断内容以排除其他原因。

5. 鉴别诊断

① 骨髓增生异常综合征（MDS）：骨髓中有多系病态造血，幼红细胞有类巨幼样变，骨髓活检发现幼稚前体细胞异常定位。叶酸和维生素 B_{12} 在正常范围。

② 溶血性贫血：红细胞可因抗体附着检测值变大，且常有间接胆红素升高。叶酸和维生素 B_{12} 一般不低。

③ 再生障碍性贫血：具有全血细胞减少表现，但骨髓增生低下，粒、红、巨三系明显减少，形

态大致正常。非造血细胞比例增高，骨髓小粒稀少。

三、诊断要点

患者具有一般贫血的症状和体征，"牛肉样"舌和伴随的神经系统症状具有重要的提示意义。外周血形态（图41-2-1）和血常规计数中可见大细胞性贫血，筛查贫血组套可见维生素 B_{12} 或叶酸缺乏基本可以诊断该病。该病一般还需骨髓穿刺（图41-2-2）排除恶性血液病和再生障碍性贫血，因为后者具有细胞巨幼变及全血细胞减少的表现。

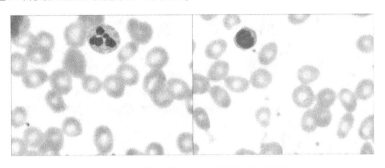

可见红细胞体积偏大，大卵圆红细胞易见。

图 41-2-1　巨幼细胞贫血血涂片

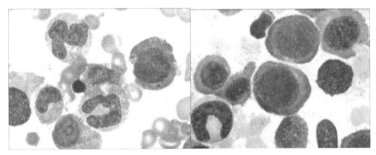

红系增生旺盛，以早中幼红细胞为主，幼红细胞可出现巨幼变形态改变。粒系正常或偏低，可见巨晚幼、巨杆状粒细胞；成熟粒细胞核分叶过多。巨核系可有巨幼变、分叶多现象。

图 41-2-2　巨幼细胞贫血骨髓涂片

四、治疗原则

1. 病因治疗

有胃肠道、自身免疫性等基础疾病的患者应积极治疗原发病，由药物引起者应当酌情停药及更改药物。

2. 补充营养物质

① 叶酸缺乏：口服叶酸片，每次 5~10 mg，每日 3 次。肠道吸收障碍的患者也可肌注亚叶酸钙 5~10 mg，每日 1 次，直至血红蛋白恢复正常。严重肝病或因抗叶酸制剂引起的巨幼细胞贫血可直接用四氢叶酸注射治疗。如伴有维生素 B_{12} 缺乏，单独给予叶酸会加重神经系统表现，应当同时服用维生素 B_{12}。

② 维生素 B_{12}：维生素 B_{12} 100~1 000 μg 肌注，每日 1 次，用5~7天；再隔天 1 次，用5~7次，直至血红蛋白恢复正常。若有神经系统表现，应加大剂量，且维持治疗两周 1 次，维持半年至 1 年。

五、医患沟通

患者可能的疑问是什么?	我们如何应对?
我为什么会得这个病?	叶酸和维生素 B_{12} 是人细胞核合成中非常重要的原料。当这两者摄入不足、胃肠道吸收障碍及药物相关的利用障碍等各种原因导致造血原料缺乏,会使全血细胞减少,其中红细胞变化更为典型。而神经系统对维生素 B_{12} 非常敏感,因此缺乏时可能会合并肢体麻木等神经系统表现。
除了吃药还需要注意什么呢?	首先是病因的治疗,我们应当多食用新鲜蔬菜和肉类,保持营养均衡,避免烹饪时间过长和温度过高。其次,有胃肠道疾病的患者会存在吸收障碍,应当就诊消化科积极干预治疗。最后,我们对平时服的药物应注意其成分是否会影响核苷酸的代谢,如果不能更改药物,则需要长期口服维生素 B_{12} 或叶酸来进行补充。
这个病能治好吗?	巨幼细胞贫血是良性疾病,预后较好。但如果长期补充治疗后,贫血症状仍不能改善,我们需要再次进行骨髓穿刺等检查。MDS、溶血等疾病是可以合并叶酸或维生素 B_{12} 缺乏的,需要警惕这些疾病。

第 42 章　再生障碍性贫血

一、概述

再生障碍性贫血（aplastic anemia，AA）简称"再障"，是一种以骨髓造血功能低下、全血细胞减少、免疫抑制治疗有效为临床表现的骨髓造血功能衰竭症。其病因不明确，各年龄段均可发病，可能通过原发或继发造血干细胞缺陷、造血微环境及免疫异常，即"种子""土壤"和"虫子"异常三种机制发病。根据病情、血象、骨髓象和预后通常分为重型（SAA）和非重型（NSAA），诊断依据已由过去的临床和形态学为主，纯化到如今的以细胞、免疫、遗传、分子特征为依据的独立体系。

二、"见"患者，"习"案例

（一）我们可能遇到再障患者的科室

再障具有全血细胞减少的表现，多数会出现面色苍白、乏力心悸、皮肤淤血瘀斑、鼻出血或齿龈出血，部分患者因发热就诊，因此我们会在血液科门诊和急诊遇到这类患者。

（二）我们可能遇到的病例

患者，女，30 岁，主因"发热伴皮肤苍白和出血点 2 天"入院。

1. 问诊要点

（1）现病史

核心症状是发热、苍白和皮肤出血点，对出现的诱因、起病的缓急、病情变化的趋势需要重点问诊。如发热（低热/高热/弛张热/稽留热等），询问发热的时间（清晨/午后/夜间），起病前有无畏寒、寒战，是否自行热退；皮肤苍白的程度，皮肤出血点的位置（负重部位/全身散在），有无瘀斑、是否自行缓解或加重。

伴随症状：有无头痛眩晕、呕吐腹泻、咳嗽咳痰等感染表现，有无胸闷、心悸等心肺疾病表现，皮肤有无黄染，出血部位有无红肿热痛等。

就诊经过：检查结果、用药及效果等。

一般情况：精神、睡眠、饮食、小便量、体重变化。

（2）既往史、个人史、婚育史、家族史

有无反复发热、面色苍白和出血病史，其就诊诊断和经过如何。有无慢性疾病、自身免疫性疾病，有无病毒感染及放射性毒物、磺胺类药物、杀虫剂、抗肿瘤药物和苯等化学药物接触史。

2. 查体要点

生命体征（体温 T，脉搏 P，呼吸 R，血压 BP），评估一般状态，是否需要吸氧。

视诊：贫血貌，皮肤黏膜有无出血点，口腔有无出血，扁桃体肿大情况。

听诊：心肺情况，判断是否合并心肺基础疾病，有无呼吸道感染。

叩诊：腹部叩诊。

触诊：浅表淋巴结触诊，胸骨有无压痛，肝脾触诊。

3. 归纳病例特点

① 青年女性，急性起病。

② 现病史：患者主因"发热伴皮肤苍白和出血点 2 天"急诊入院。患者 2 天前无明显诱因突然出现发热，体温最高 38.5 ℃，无明显畏寒、寒战，无咳嗽腹泻，无头晕呕吐，自行口服退热药

"泰诺林"后体温降至正常，第二天再次出现发热。2天前自觉皮肤苍白并出现散在出血点，以下肢为重，近两天来出血点逐渐增多。急诊查血常规提示三系减少，凝血未见明显异常，骨髓穿刺提示增生重度减低，予血小板输注治疗及头孢抗感染后收入病房。患者自发病以来，食纳、大小便如常，体重未见明显变化。

③既往史：否认高血压、糖尿病、肾病等慢性病史，否认肝炎、结核等传染病史，否认放射性毒物、特殊化学药物接触史。

④查体：T 38.3 ℃，P 89 次/分，R 21 次/分，BP 120/70 mmHg。重度贫血貌，全身皮肤散在出血点和瘀斑，浅表淋巴结未触及肿大，巩膜无黄染，颊黏膜有出血点，咽部充血。双肺呼吸音粗，未闻及明显干、湿啰音。胸骨无压痛，心音正常，未闻及明显病理性杂音。肝脾肋下未触及。双下肢无水肿。

⑤辅助检查：血常规示 WBC $0.7×10^9$/L，Hb 67 g/L，PLT $8×10^9$/L，网织红细胞 0.08%。外周血涂片示中性粒细胞 17%，淋巴细胞 82%，单核细胞 3%。MCV 91 fl，MCHC 346 g/L。骨髓形态示增生重度低下，粒红系形态未见异常，未见巨核细胞。骨髓活检示增生重度低下，造血细胞减少，脂肪组织增多，未见异常细胞。

4. 诊断思路

①症状体征判断：患者急性病程、病情重、进展快。患者有发热、苍白和皮肤出血表现，口腔黏膜可见出血点，以上症状均提示患者可能存在感染、贫血和血小板减少的情况。

②细胞形态判断：患者全血细胞减少，MCV、MCH 均属于正常值，骨髓未见病态造血，为正细胞性贫血。

③辅助检查判断：患者全血细胞减少，外周血分类示淋巴细胞比例增高，网织红细胞明显减少，均提示骨髓造血功能衰竭。进一步的骨髓检查证实了造血细胞减少，非造血细胞增多。全片未见异常细胞和幼稚细胞，排除了恶性血液病。

④病因判断：询问患者既往病史，否认了病毒感染及放射性物质、特殊化学药物接触史，考虑为获得性原发性再障。根据病情进展程度、症状、血常规中细胞绝对值和网织红细胞数值及骨髓增生程度，该患者列为重型再障。由于再障在血常规和骨髓象的表现与其他血液病有诸多相似，在确诊之前，我们需要完善鉴别诊断项目中的重要检查，以排除其他疾病。

5. 鉴别诊断

①阵发性睡眠性血红蛋白尿（PNH）：该病具有全血细胞减少表现，骨髓增生可减低。但典型的患者有血红蛋白尿发作，部分无血红蛋白尿的患者易被误诊为再障。流式检测外周血可发现 $CD55^-$、$CD59^-$ 的各系血细胞以鉴别。

②MDS：可有全血细胞减少，MDS 的难治性贫血网织红细胞可不高，骨髓也可增生减低。但MDS 具有病态造血现象，荧光原位杂交（FISH）筛查可发现细胞遗传学异常，通过测序发现具有重现性的突变基因。

③自身抗体介导的全血细胞减少：可检测到相应的自身抗体，全血细胞减少但网织红细胞不低，中性粒细胞比例也不低，骨髓红系比例不低，糖皮质激素等免疫抑制治疗效果较好。

④急性白血病（AL）：低增生性 AL 可出现全血细胞减少，但骨髓可发现原始粒、单或幼淋细胞明显增多，部分类型可见重现性的染色体异常。

⑤急性造血功能停滞（AAH）：一种良性、获得性、自限性造血功能衰竭症。多数患者具有一定诱因，如感染、药物、接触放射性毒物等，去除诱因并获得足够支持治疗后，血象和骨髓象在6周内完全恢复正常且不复发。

三、诊断要点

再障患者通常具有全血细胞减少的症状和体征，但肝脾不大，其余主要依赖于实验室检查。血象可见全血细胞减少，淋巴细胞比例相对增高（图 42-1）。网织红细胞比例<1%。骨髓穿刺和活检是必须完成的项目，骨髓涂片（图 42-2）可见增生程度减低或重度减低，非造血细胞比例增高，需要注意的是，巨核细胞通常明显减少或缺如。活检可见造血组织减少，脂肪和（或）非造血细胞增多，网硬蛋白不增加，无异常细胞。

根据病情变化程度、临床症状、血象和骨髓象的情况再做再障的分型诊断（SAA 或 NSAA）。

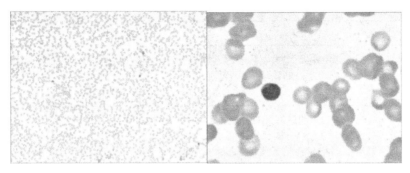

全血细胞减少，细胞形态正常。

图 42-1　再障血涂片

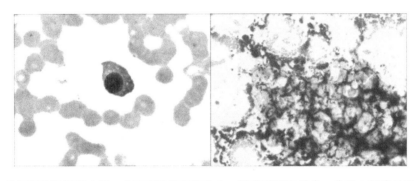

粒系、红系早期阶段细胞少见，主要以晚期细胞为主，形态无明显异常；非造血细胞易见；全片巨核细胞明显减少或缺如。

图 42-2　再障骨髓涂片

四、治疗原则

1. 对症支持治疗

（1）保护措施

相较于恶性血液病患者，再障患者全血细胞减少的周期更长，因此感染和出血风险很高。需要将患者收住无菌层流病房，避免出血，杜绝各类危险因素。

（2）对症治疗

① 成分输血：为缓解症状可输注悬浮红细胞、血小板，严重感染时可输注中性粒细胞。但应尽量减少输血，延长输血间期，避免输血性血色病。

② 抗感染治疗：留取各类病原体标本，根据药敏实验行抗感染治疗或进行经验性广覆盖抗感染治疗。

③ 控制出血：各类预防出血药物。对活动性出血患者予促凝血药、抗纤溶药等治疗。

2. 针对发病机制的治疗

针对发病机制的治疗包括免疫抑制治疗、促造血治疗和造血干细胞移植。

再障一旦确诊，需要根据病情严重程度尽早治疗。对于年龄≥40 岁或年龄<40 岁但无人类白细胞抗原（HLA）相合同胞供者的 SAA 患者，首选抗淋巴细胞球蛋白（ALG）/抗胸腺细胞球蛋白

（ATG）和环孢素免疫抑制治疗（IST）加促造血治疗。对于年龄<40岁且有HLA相合同胞供者的SAA患者，如无活动性出血和感染，首选HLA相合同胞的造血干细胞移植。HLA相合无关供者骨髓移植仅用于ALG/ATG和环孢素治疗无效的年轻患者。ALG/ATG联合环孢素的IST治疗适用于输血或非输血依赖的轻型再障患者，多在3~4个月后起效。

五、医患沟通

患者可能的疑问是什么？	我们如何应对？
我为什么会得这个病？	再障这个疾病发病原因不明确，传统学说认为是在一定遗传背景下，因为造血干细胞、造血的微环境或者免疫功能异常发病。病毒、化学、放射物的长期暴露是危险因素。但目前更多地认为淋巴细胞功能亢进是主要原因。
得了这个病能治好吗？	NSAA的患者如果积极配合治疗，多数都可以缓解甚至治愈，只有少数患者发展为SAA。SAA的患者则病情较重，以往的病死率很高。目前随着治疗的改进，很多患者的生存质量获得了极大的提高，但仍有1/3患者死于感染和出血。
我平时需要注意什么？	需要注意饮食和环境卫生，避免外伤和剧烈活动，杜绝可接触的一切危险因素，病情一旦进展应当及时就医。再障的治疗是一个漫长过程，早期治疗疗效反应慢，应适时地调整心态，切不可自我放弃，平时要和家人朋友多沟通。

第 43 章　溶血性贫血

第 1 节　自身免疫性溶血性贫血

一、概述

自身免疫性溶血性贫血（autoimmune hemolytic anemia，AIHA）是因产生的抗自身红细胞抗体导致红细胞破坏的溶血性贫血，多数起病缓慢，以贫血、黄疸、发热和轻中度肝脾肿大为临床表现。贫血呈正细胞性贫血，骨髓代偿性增生，抗人球蛋白试验（Coombs 试验）阳性最具有诊断意义。该病以病因治疗和激素治疗为主要手段，预后良好。

二、"见"患者，"习"案例

（一）我们可能遇到 AIHA 患者的科室

患者常因贫血、头晕在血液科就诊，或因黄疸在消化科、感染科就诊。少数患者因起病急骤，伴有高热寒战、呕吐腹泻甚至休克等溶血危象表现在急诊科就诊。

（二）我们可能遇到的病例

患者，女，28 岁，主因"面色苍白、活动后心慌 2 个月，加重 1 周"入院。

1. 问诊要点

（1）现病史

核心症状：苍白和心慌，对症状出现的诱因如感染、服药、气温，起病的缓急，病情变化需要重点问诊。

伴随症状：有无头痛眩晕、皮肤巩膜黄染、尿色深黄、呕吐腹泻、发热等表现，有无出血表现，有无胸闷、胸痛等心肺疾病。

就诊经过：检查结果、用药及效果等。

一般情况：精神，睡眠，有无纳差偏食，大小便量，体重变化。

（2）既往史、个人史、婚育史、家族史

自幼有无面色苍白、心慌病史，其就诊诊断和经过如何；有无慢性疾病、自身免疫性疾病病史，有无病毒感染、生物毒素、化学中毒、药物使用史。

2. 查体要点

生命体征（体温 T，脉搏 P，呼吸 R，血压 BP），评估一般状态，是否发热、休克，是否需要吸氧。

视诊：有无贫血貌，巩膜和皮肤有无黄染，皮肤黏膜有无出血点。

听诊：心肺情况，判断是否合并心肺基础疾病。

叩诊：腹部以肝脾区叩诊为主，有无叩痛。

触诊：浅表淋巴结触诊，胸骨有无压痛，肝脾触诊。

3. 归纳病例特点

① 青年女性，慢性病程。

② 现病史：患者主因"面色苍白、活动后心慌 2 个月，加重 1 周"入院。患者 2 个月前无明显诱因出现面色苍白、全身乏力，活动后心慌气促，无发热畏寒，无咳嗽腹泻，无黑便及酱油色小

便。至当地诊所查血常规提示 Hb 88 g/L，以口服"铁剂、维生素 B_{12} 和叶酸片"治疗 2 个月，效果不佳。1 周前患者自觉症状加重，起身时头晕黑蒙，至我院门诊查血常规提示 Hb 50 g/L，网织红细胞 25.3%；肝功能示总胆红素 36 μmol/L，直接胆红素 8 μmol/L，AST 41 U/L，ALT 28 U/L；尿常规提示胆红素阳性，尿胆原阳性；溶血筛查示血浆游离 Hb 25 mg/L，结合珠蛋白 0.5 g/L，直接 Coombs 试验阳性，抗 IgG 1∶32 阳性。现为进一步治疗收入血液科。发病以来，患者食纳差，睡眠一般，尿色深黄，大便正常，体重如常。

③ 既往史：患者有"系统性红斑狼疮"病史 3 年，否认高血压、糖尿病等慢性病史，否认肝炎、结核等传染病史。否认放射性毒物、特殊化学药物接触史。

④ 查体：T 37.2 ℃，P 101 次/分，R 18 次/分，BP 98/65 mmHg。重度贫血貌，浅表淋巴结未触及肿大，巩膜轻度黄染，皮肤未见出血点。双肺未闻及干、湿啰音。胸骨无压痛，心音正常。肝脾肋下未触及。双下肢无水肿。

⑤ 辅助检查：血常规（门诊）示 WBC $9.7×10^9$/L，Hb 50 g/L，PLT $125×10^9$/L，MCV 91 fl，MCHC 346 g/L，网织红细胞 25.3%。外周血涂片示中性粒细胞 69%，淋巴细胞 25%，单核细胞 7%，嗜酸性粒细胞 1%，全片红细胞大小不一，未见破碎红细胞。肝功能示总胆红素 36 μmol/L，直接胆红素 8 μmol/L，AST 41 U/L，ALT 28 U/L。尿常规示红细胞 0 个，胆红素阳性，尿胆原阳性。粪便隐血（OB）阴性。溶血示血浆游离 Hb 25 mg/L，结合珠蛋白 0.5 g/L，直接 Coombs 试验阳性，抗 IgG 1∶32 阳性，其余酸溶血试验、红细胞渗透脆性试验等阴性。

4. 诊断思路

① 症状体征判断：慢性病程，重度贫血貌和气促表现需要考虑贫血诊断及合并心肺功能不全。患者巩膜黄染，尿色深黄，提示胆红素升高，需要考虑存在溶血、肝功能不全等。

② 细胞形态判断：患者血红蛋白极低，MCV、MCH 均属于正常值，为正细胞性贫血。

③ 辅助检查判断：患者间接胆红素、尿胆原及尿胆红素升高提示溶血的存在；网织红细胞比例明显升高，提示骨髓代偿性增生，为增生性贫血；外周血形态未见破碎红细胞考虑血管外溶血可能性大，溶血筛查 Coombs 试验阳性具有重要诊断意义，使诊断指向了 AIHA。

④ 病因判断：患者有系统性红斑狼疮病史，活动期容易合并 AIHA。我们可筛查红细胞沉降率、CRP 等判断疾病活动状态，进一步筛查 AIHA 的病因。

5. 鉴别诊断

① 其他血管外溶血：遗传性球形红细胞增多症多有家族史，外周血球形红细胞增多>10%，红细胞渗透脆性增加。葡萄糖-6-磷酸脱氢酶缺乏症（G-6-PD）则多集中于广西、海南及云南，有家族史，常有急性溶血表现，可追溯到药物或蚕豆服用诱发，通过检测葡萄糖-6-磷酸脱氢酶活性确诊。珠蛋白生成障碍性贫血（地中海贫血）则常见于我国两广等沿海地区，为小细胞低色素性贫血，检测珠蛋白基因可确诊。

② 血管内溶血：如血栓性血小板减少性紫癜、弥散性血管内凝血、阵发性睡眠性血红蛋白尿等，多起病急骤，伴有呕吐、腰背四肢酸痛，随后有高热、面色苍白、血红蛋白尿和黄疸，血涂片可见破碎红细胞，通过 ADAMTS12 活性检测、凝血筛查、CD55 和 CD59 阴性细胞比例等特殊检查可诊断。

三、诊断要点

AIHA 一般兼具贫血和溶血的表现，如面色苍白、乏力、巩膜黄染和肝脾轻度肿大等，通过血常规和胆红素的结果可基本判断。网织红细胞的结果可提示是否为增生性贫血。通过镜检有无红细胞碎片，患者病情急缓程度，有无血红蛋白尿（图 43-1-1）及脾脏肿大等可初步判断是血管内溶血还是血管外

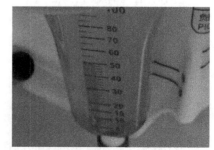

图 43-1-1　AIHA 的尿液

溶血，溶血筛查试验（图 43-1-2）可进一步提示溶血的原因。

项目	结果	参考值
血浆游离血红蛋白	11.6 mg/L	0~40 mg/L
结合珠蛋白	<3.0 mg/dL	成人32~205 mg/dL
糖水试验	阴性	阴性
酸溶血试验	阴性	阴性
异丙醇试验	阴性	阴性
血红蛋白电泳	未见异常区带	未见异常区带
血红蛋白F(HbF)	0.8%	0.2%~1.2%
血红蛋白A_2(HbA_2)	2.4%	2.3%~3.3%
红细胞渗透脆性实验	开始溶血：0.44%　　　　完全溶血：0.28% 参考值：0.42%~0.46%　　/　　0.28%~0.32%	
直接Coombs试验	阳性1:32 抗IgG：阳性1:32　　　　抗IgM：阴性 抗IgA：阴性　　　　抗C3d：阴性	
G-6-PD/6PGD	1.59	
备注：	1. 婴儿HbF40%~85%，3个月后迅速下降。 2. 一岁以下小儿HbA_2约为1%。 3. 成人G-6-PD/6PGD正常值：1.00~2.30；新生儿正常值1.10~2.5。女性杂合子结果可为0.95~1.35。	

图 43-1-2　AIHA 患者溶血筛查报告

四、治疗原则

1. 病因治疗

积极控制原发病，去除诱导溶血的因素。

2. 对症支持治疗

① 支持治疗：可予充分的水化、碳酸氢钠碱化治疗。较严重的患者可予洗涤红细胞输注。

② 控制溶血：首选糖皮质激素，1~1.5 mg/kg 泼尼松，应维持 3~4 周以上，病情稳定后按每周 5~10 mg 减量，小剂量维持 3~6 个月。二线治疗有脾切除、利妥昔单抗及其他免疫抑制剂。

五、医患沟通

患者可能的疑问是什么？	我们如何应对？
我为什么会得这个病？	这个疾病一般考虑为免疫调节功能发生异常产生红细胞抗体所致。诱因和既往的疾病有关，如自身免疫性疾病、感染性疾病（各类病毒感染）、造血系统肿瘤、某些特定的药物等。如果能积极控制原发病，避免某些药物，可较快地控制病情。

续表

患者可能的疑问是什么？	我们如何应对？
得了这个病能治好吗？	溶血这个疾病预后良好，多数在去除诱因的情况下通过糖皮质激素可缓解病情，也有少数患者糖皮质激素治疗无效，需要通过脾切除或免疫抑制等二线治疗来控制，有效率也是非常高的。但是该病在同样的诱因下是可以多次复发的，需要注意。
出院后需要注意什么？	如果在口服糖皮质激素，注意需要维持用药，缓慢减量，不能马上停药，同时注意钾和钙的补充，注意休息和营养。在家避免服用诱发溶血的药物，如果出现突发的高热、呕吐、腰背疼痛，需要马上就医。

第 2 节　阵发性睡眠性血红蛋白尿

一、概述

阵发性睡眠性血红蛋白尿（paroxysmal nocturnal hemoglobinuria，PNH）是一种获得性的、因造血干细胞基因突变导致的红细胞膜缺陷性溶血，以血管内溶血、血栓形成和骨髓衰竭为临床表现，典型患者出现间歇性的睡眠后血红蛋白尿。流式检测细胞膜 CD55、CD59 表达量及气单胞菌溶素前体变异体（FLAER）具有特异性的诊断价值。

二、"见"患者，"习"案例

（一）我们可能遇到 PNH 患者的科室

多数患者因为全血细胞减少在血液科就诊，部分患者因为血栓形成，如肝静脉血栓、肠系膜静脉血栓等在消化科、普外科就诊。

（二）我们可能遇到的病例

患者，男，24 岁，主因"乏力伴牙龈出血 1 周余"入院。

1. 问诊要点

（1）现病史

核心症状：乏力和牙龈出血，对出现的诱因如服药、应激、感染等，起病的缓急，病情变化需要重点问诊。

伴随症状：有无头痛眩晕、皮肤黏膜苍白、巩膜黄染、尿色改变、皮肤黏膜出血、呕吐腹泻、发热等表现，有无胸闷、胸痛等心肺疾病表现。尿色改变与睡眠、食物、服用药物的关系。

就诊经过：检查结果、用药及效果等。

一般情况：精神、睡眠、食纳、大小便、体重变化。

（2）既往史、个人史、婚育史、家族史

自幼有无乏力心慌病史，其就诊诊断和经过如何；有无慢性疾病、自身免疫性疾病病史，有无前驱感染史如病毒感染，有无服药史如酸性药物、维生素 C 服用史，有无输血史。

2. 查体要点

生命体征（体温 T，脉搏 P，呼吸 R，血压 BP），评估一般状态，是否发热、需要吸氧。

视诊：有无贫血貌，巩膜和皮肤有无黄染，皮肤黏膜有无出血点。

听诊：心肺情况，判断是否合并心肺基础疾病。

叩诊：腹部以肝脾区叩诊为主，有无叩痛。

触诊：浅表淋巴结触诊，胸骨有无压痛，肝脾触诊。

3. 归纳病例特点

① 青年男性，慢性病程。

② 现病史：患者主因"乏力伴牙龈出血 1 周余"入院。患者 1 周余前无明显诱因出现乏力、活动后心悸，牙龈自发出血，近日有时尿色偏棕色，无发热畏寒，无咳嗽腹泻，无呕血黑便。至我院血液科门诊查血常规示 WBC 2.07×10⁹/L，Hb 65 g/L，PLT 65×10⁹/L，MCV 110 fl，MCH 36 pg，MCHC 325 g/L，网织红细胞 10%。外周血涂片可见破碎红细胞及少量幼红细胞。溶血筛查可见结合珠蛋白降低，糖水试验和酸溶血试验阳性。骨髓穿刺示增生活跃，增生性贫血。流式 PNH 克隆红细胞 50.7%，粒细胞 90.1%，单核细胞 95.1%。现为进一步治疗收入血液科。发病以来，患者食纳、睡眠一般，尿色深，大便正常，体重如常。

③ 既往史：患者否认高血压、糖尿病等慢性病史，否认肝炎、结核等传染病史。否认放射性毒物、特殊化学药物接触史。

④ 查体：T 36.7 ℃，P 100 次/分，R 18 次/分，BP 118/69 mmHg。重度贫血貌，浅表淋巴结未触及肿大，巩膜无黄染，皮肤未见新鲜出血点。双肺未闻及干、湿啰音。胸骨无压痛，心音正常。肝脾肋下未触及。双下肢无水肿。

⑤ 辅助检查：血常规示 WBC 2.07×10⁹/L，Hb 65 g/L，PLT 65×10⁹/L，MCV 110 fl，MCH 36 pg，MCHC 325 g/L。网织红细胞 10%。外周血涂片可见破碎红细胞及少量幼红细胞。溶血检测示结合珠蛋白 0 mg/dL，糖水试验和酸溶血试验阳性。骨髓穿刺示增生活跃，增生性贫血。流式 PNH 克隆红细胞 50.7%，粒细胞 90.1%，单核细胞 95.1%。

4. 诊断思路

① 症状体征判断：患者具有乏力、重度贫血貌，牙龈出血可考虑全血细胞减少，尿色棕色需要考虑溶血导致的血红蛋白尿。

② 细胞形态判断：患者血红蛋白极低，MCV、MCH 高于正常值，为大细胞性贫血。

③ 辅助检查判断：患者网织红细胞比例升高，提示骨髓增生性贫血；外周血形态见破碎红细胞，考虑血管内溶血；溶血筛查糖水试验和酸溶血试验阳性，后者有较强特异性提示 PNH。流式检测发现 CD55 和 CD59 阴性的红、粒和单核细胞均超过 10%，具有明确诊断意义。

④ 病因判断：该病是造血干细胞 PIGA 基因突变所致，某些感染、理化因素可加重病情，因此可以筛查病毒感染证据，询问服药史、应激史等。

5. 鉴别诊断

① 再障：都有全血细胞减少的表现，再障是由免疫系统异常攻击造血干细胞造成的骨髓衰竭，不具备溶血、血栓的表现，特异性血清试验阴性。但在一些情况下，再障患者也存在 PNH 克隆，这些 PNH 克隆细胞逃脱免疫抑制后出现了 PNH 症状，因此诊断为 PNH-AA 综合征。

② 冷抗体型 AIHA：如冷凝集素综合征，常为继发性，在遇冷时发生血管内溶血，复温后发生慢性血管外溶血。临床表现为末梢发绀（受暖后消失）、贫血和血红蛋白尿。

三、诊断要点

该病一般具有贫血、酱油色尿（晨重暮轻，图 43-2-1）及反复静脉血栓的临床表现。网织红细胞一般增多，外周血可见破碎红细胞，提示增生性贫血和血管内溶血。进一步的溶血筛查（图 43-2-2）在部分患者中可见酸溶血试验、蔗糖试验、蛇毒因子试验阳性，具有诊断意义，但特异度和灵敏度都不高。流式检测（图 43-2-3）具有更高的特异度和灵敏度，外周血中 CD55 或 CD59 阴性中性粒细胞或红细胞>10%，或 FLAER 阴性细胞>1%具有明确诊断意义。

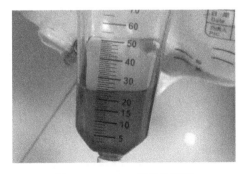

图 43-2-1 PNH 患者的尿液

项目	结果	参考值
血浆游离血红蛋白	38.7 mg/L	0~40 mg/L
结合珠蛋白	0.00	成人32~205 mg/dL
糖水试验	阳性	阴性
酸溶血试验	弱阳性	阴性
异丙醇试验	阴性	阴性
血红蛋白电泳	未见异常区带	未见异常区带
血红蛋白F(HbF)	1.7%	0.2%~1.2%
血红蛋白A_2(HbA_2)	2.7%	2.3%~3.3%
红细胞渗透脆性实验	开始溶血：0.48%　　　　完全溶血：0.28% 参考值：0.42%~0.46%　　/　0.28%~0.32%	
直接Coombs试验	阴性 抗IgG：阴性　　　　抗IgM：阴性 抗IgA：阴性　　　　抗C3d：阴性	
G-6-PD/6PGD	1.29	
备注：	1. 婴儿HbF40%~85%，3个月后迅速下降。 2. 一岁以下小儿HbA_2约为1%。 3. 成人G-6-PD/6PGD正常值：1.00~2.30；新生儿正常值1.10~2.5。女性杂合子结果可为0.95~1.35。	

图 43-2-2　PNH 患者的溶血筛查报告

检测抗原：	FLAER、CD24、CD59、CD45	
采集和分析细胞数	5 000　　个	CD45/SSC设门

细胞系列	PNH克隆（%）
红细胞	50.7
红细胞Ⅱ型	—
红细胞Ⅲ型	—
粒细胞	90.1
单核细胞	95.1
其他细胞	—

图 43-2-3　PNH 患者骨髓流式检测报告

四、治疗原则

1. 病因治疗

去除诱因，避免感染、劳累、氧化性或酸性药物。

2. 对症支持治疗

① 支持治疗：包括雄激素促进造血，小剂量铁剂的补充（溶血时停用），必要时的输血支持。

② 控制溶血：糖皮质激素仅对部分患者有效，应酌情短期使用；碳酸氢钠碱化体液，避免酸性微环境；抗补体 C5 单克隆抗体可阻止膜攻击复合物的形成，显著改善血管内溶血和血栓；血栓形成后的抗凝治疗。

3. 异基因造血干细胞移植

异基因造血干细胞移植是目前唯一可以根治 PNH 的方案，但移植风险较高，需要综合评估病情。

五、医患沟通

患者可能的疑问是什么？	我们如何应对？
我为什么会得这个病？	这个疾病是由于后天的、一个或多个造血干细胞 X 染色体上基因突变所致，正常人也可携带。在淋巴系统疾病、自身免疫病、感染、酸性药物、应激、输血等条件下，红细胞等血细胞遭到破坏，表现出溶血、贫血的酱油色尿和全血细胞减少的情况。
得了这个病能治好吗？	PNH 这个疾病是造血干细胞的基因出了问题，通过常规的治疗手段可以控制住病情，但无法"断根"。造血干细胞移植是目前唯一可以治愈该疾病的方法，但是相对的风险也较高。
我能活多长时间？	总的来说，PNH 是一个良性克隆性的疾病，中位生存期 10~15 年。部分患者病情可自发缓解，因此要积极面对，不要失去信心。但也有部分患者向再障、MDS 及 AL 转化，由于感染、出血和血栓是其主要的死亡原因，因此对于疾病的变化和加重需要足够重视，尽早就医配合治疗。

第 3 节　地中海贫血

一、概述

地中海贫血属于血红蛋白病，是一组遗传性溶血性贫血。由于某个或多个珠蛋白基因异常导致珠蛋白肽链合成减少或缺乏，使正常血红蛋白合成不足，并且使其他珠蛋白肽链合成增多，在红细胞内聚集。前者引起小细胞低色素性贫血，后者在骨髓和肝脾破坏导致溶血。该病多分布于我国西南和华南沿海地区，以 α 和 β 珠蛋白生成障碍性贫血最常见，根据基因缺失的数目和临床表现可分为不同亚型。

二、"见"患者，"习"案例

（一）我们可能遇到地中海贫血患者的科室

多数患者因为贫血和黄疸在血液科就诊，部分小儿在生后不久出现贫血、生长发育迟缓等症状，至儿童医院就诊。

（二）我们可能遇到的病例

患者，女，40 岁，主因"乏力 10 余年，体检发现贫血 1 个月"入院。

1. 问诊要点

（1）现病史

核心症状：乏力和贫血，对症状出现的诱因如感染、服用药物、妊娠等，起病的缓急，病情变化需要重点问诊。

伴随症状：有无头痛眩晕、发热、皮肤巩膜黄染、尿色深黄等表现，有无胸闷、胸痛等心肺疾病。

就诊经过：检查结果、用药及效果等。

一般情况：精神、睡眠、饮食、大小便量、体重变化。

（2）既往史、个人史、婚育史、家族史

自幼有无面色苍白、乏力病史，有无发育迟缓，其就诊诊断和经过。出生籍贯，家族中有无相似疾病及病因。

2. 查体要点

生命体征（体温 T，脉搏 P，呼吸 R，血压 BP），评估一般状态，是否发热、需要吸氧。

视诊：有无贫血貌，巩膜和皮肤有无黄染，皮肤黏膜有无出血点。

听诊：心肺情况，判断是否合并心肺基础疾病。

叩诊：腹部以肝脾区叩诊为主，有无叩痛。

触诊：浅表淋巴结触诊，胸骨有无压痛，肝脾有无肿大。

3. 归纳病例特点

① 中年女性，慢性病程。

② 现病史：患者主因"乏力10余年，体检发现贫血1个月"入院。患者10余年前无明显诱因自觉乏力，活动后加重，未予重视，1个月前体检发现血红蛋白降低，无发热，无咳嗽腹泻，无呕血黑便，无月经过多。至我院血液科门诊查血常规示 WBC 5.11×10^9/L, Hb 90 g/L, PLT 101×10^9/L, MCV 66.4 fl, MCH 21.3 pg, MCHC 320 g/L, 网织红细胞 2.2%。外周血涂片可见靶形红细胞。贫血组套正常。溶血筛查可见结合珠蛋白正常，HbF 1.8%，HbA$_2$ 4%。现为进一步治疗收入血液科。发病以来，患者食纳、睡眠一般，大小便正常，体重如常。

③ 既往史：患者否认高血压、糖尿病等慢性病史，否认肝炎、结核等传染病史。否认放射性毒物、特殊化学药物接触史。

④ 查体：T 36.4 ℃，P 82 次/分，R 18 次/分，BP 110/74 mmHg。轻度贫血貌，浅表淋巴结未触及肿大，巩膜无黄染，皮肤未见新鲜出血点。双肺未闻及干、湿啰音。胸骨无压痛，心音正常。肝脾肋下未触及。双下肢无水肿。

⑤ 辅助检查：血常规示 WBC 5.11×10^9/L, Hb 90 g/L, PLT 101×10^9/L, MCV 66.4 fl, MCH 21.3 pg, MCHC 320 g/L。网织红细胞 2.2%。外周血涂片可见靶形红细胞。贫血组套示铁蛋白 25.45 ng/mL，维生素 B$_{12}$ 255 pg/mL，叶酸 7.18 ng/mL，EPO 17.35 mIU/mL。生化全套示总胆红素 9.4 μmol/L，间接胆红素 6.6 μmol/L，ALT 7.8 U/L，AST 10.8 U/L。溶血筛查示血浆游离 Hb 13.8 mg/L，结合珠蛋白 126 mg/dL，HbF 1.8%，HbA$_2$ 4%。

4. 诊断思路

① 症状体征判断：患者具有乏力、面色苍白等表现，考虑贫血。

② 细胞形态判断：患者血红蛋白低，MCV、MCH 均低于正常值，为小细胞低色素性贫血。

③ 辅助检查判断：患者网织红细胞比例升高，提示骨髓增生性贫血；外周血形态见靶形红细胞，考虑低色素性和珠蛋白生成障碍性贫血；贫血组套正常基本排除了缺铁；溶血筛查提示 HbF 和 HbA$_2$ 增高具有重要的提示意义。

④ 病因判断：进一步询问患者籍贯和家族史，有无类似贫血的表现、幼儿夭折或特殊面容等。筛查地中海贫血基因突变阳性，诊断为 β 地中海贫血。

5. 鉴别诊断

① IDA：都为小细胞低色素性贫血，涂片可见靶形红细胞，但 IDA 具有缺铁的诱因，不具有溶血、肝脾大的表现，血清铁蛋白含量低，补铁有效。

② 遗传性球形红细胞增多症：具有贫血、黄疸、肝脾大等相似症状，但涂片可见球形红细胞增多，红细胞渗透脆性增高，基因筛查不具备地中海贫血基因突变，而提示红系造血相关遗传学异常。

三、诊断要点

该病一般具有贫血、溶血的临床表现，呈小细胞低色素性贫血。网织红细胞增多，外周血可见靶形或镰形细胞（图 43-3-1），提示增生性贫血和血红蛋白病。血红蛋白电泳可见异常血红蛋白，比例增高以及 Heinz 小体的测定具有重要的提示意义。此外，家系的调查也非常必要，基因筛查（图 43-3-2）发现地中海贫血基因突变可明确诊断。

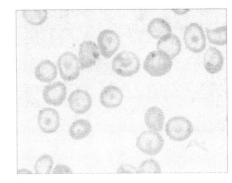

图 43-3-1 地中海贫血血涂片可见靶形红细胞

苏州大学附属第一医院血液研究所

珠蛋白生成障碍性贫血基因检测报告单

送检要求：
要求进行中国人常见 α 珠蛋白基因 3 种缺失突变及 3 种点突变和 17 种 β 珠蛋白基因点突变的检测。

检测结果：
检测到 IVS-II-654M/N。

检测结论：
未检测到中国人常见 α 珠蛋白基因 3 种缺失突变及 3 种点突变，检测到 β 珠蛋白基因突变 IVS-II-654M/N。建议遗传咨询。

本报告中检测的 α 地中海贫血基因突变类型包括：--^{SEA}、-α$^{3.7}$、-α$^{4.2}$；Hb Constant Spring（Hb CS）、Hb Quong Sze（Hb QS）、Hb Westmead（Hb WS）；β 地中海基因突变型包括：CD41-42（-TTCT），CD43（G→T），IVS-II-654（C→T），-28（A→G），-29（A→G），-30（T→C），-32（C→A），CD71-72（ + A），βE（GAG→AAG），CD17（A→T），CD31（-C），CD14-15（+G），CD27-28（+ C），IVS-I-1（G→A，G→T），IVS-I-5（G→C），CAPM（A→C，-AAAC），Int（ATG→AGG）17 个 β 珠蛋白的基因突变位点，对于罕见或未知突变的漏诊率约为 5%，需结合血常规数据及血红蛋白电泳结果进行诊断，如有需要，可联系实验室加做罕见型。

图 43-3-2 地中海贫血患者外周血基因检测报告

四、治疗原则

1. 病因治疗

轻型、静止型一般无须治疗，去除诱因，避免感染、劳累及诱发的药物。

2. 对症支持治疗

① 支持治疗：包括补充叶酸、维生素和微量元素，必要时的输血支持和去铁治疗。

② 控制溶血：脾切除用于脾亢进及明显压迫者，还有一些在研基因活化药物。

3. 造血干细胞移植

异基因造血干细胞移植是目前唯一可以根治地中海贫血的方案，但移植风险较高，需要综合评估病情。另外，一些经基因修饰的自体干细胞移植方案正处在临床试验中。

五、医患沟通

患者可能的疑问是什么？	我们如何应对？
我为什么会得这个病？	这个疾病是由于先天的造血基因缺陷，使运输氧气的血红蛋白不能完全或足够地合成，导致了贫血和溶血的表现，特别在某些外在条件下病情容易加重。
得了这个病能治好吗？	目前尚无特效药物，通过常规的对症支持治疗可以缓解病情，造血干细胞移植是目前唯一可以治愈该疾病的方法，但是相对的风险也较高。目前新型的基因活化药物及基因修饰的自体造血干细胞移植技术有望带来突破。
我得的这个病会遗传给下一代吗？	该病是基因病，临床表现的严重程度取决于有缺陷的基因数目。因此，如果父母双方都是地中海贫血基因携带者，子女是重型、轻型和正常的概率分别是 1/4、1/2 和 1/4。通过孕前筛查、基因检测和产前诊断可有效防止重型地中海贫血婴儿的出生。

第 44 章　白细胞减少和粒细胞缺乏症

一、概述

白细胞减少是指外周血白细胞总数低于 $4×10^9$/L，粒细胞缺乏症是指中性粒细胞绝对值低于 $0.5×10^9$/L。该病是由于先天性或获得性原因，使白细胞和中性粒细胞生成减少、破坏或消耗增多或分布异常，以感染为临床表现的疾病。其感染的危险程度和预后与粒细胞减少的程度、持续时间有关。

二、"见"患者，"习"案例

（一）我们可能遇到白细胞减少患者的科室

患者常因体检发现白细胞减少就诊于血液科，或因其他疾病就诊时发现白细胞减少进一步至血液科治疗；重度白细胞减少或粒细胞缺乏症患者常因发热、感染症状在急诊科就诊。

（二）我们可能遇到的病例

患者，女，30 岁，主因"发现白细胞减少 3 月余"入院。

1. 问诊要点

（1）现病史

核心症状：需要重点问诊白细胞减少出现的诱因，如感染、服用药物、放射物等，以及病情变化。

伴随症状：有无发热、皮疹、关节症状、贫血、出血等表现。

就诊经过：检查结果、用药及效果等。

一般情况：精神、睡眠、饮食、大小便量、体重变化。

（2）既往史、个人史、婚育史、家族史

自幼有无白细胞减少病史，其就诊诊断和经过。家族中有无相似疾病及病因。

2. 查体要点

生命体征（体温 T，脉搏 P，呼吸 R，血压 BP），评估一般状态，是否发热、需要吸氧。

视诊：有无贫血貌，巩膜和皮肤有无黄染，皮肤黏膜有无出血点。

听诊：心肺情况，判断是否合并心肺基础疾病。

叩诊：腹部以肝脾区叩诊为主，有无叩痛。

触诊：浅表淋巴结触诊，胸骨有无压痛，肝脾有无肿大。

3. 归纳病例特点

① 青年女性，慢性病程。

② 现病史：患者主因"发现白细胞减少 3 月余"入院。患者 3 个多月前体检发现白细胞减少，血常规示 WBC $3.0×10^9$/L，中性粒细胞 $1.3×10^9$/L，血红蛋白和血小板正常。2 个月前和 1 个月前再次复查血常规均提示白细胞和中性粒细胞减少，未予特殊治疗。患者乏力不明显，无发热、咳嗽、腹泻、皮肤苍白、鼻衄、血便等。门诊查血涂片示中性粒细胞 41%，淋巴细胞 57%，单核细胞 2%，网织红细胞、贫血组套、抗核抗体正常。现为进一步治疗收入血液科。发病以来，患者食纳、睡眠一般，大小便正常，体重如常。

③ 既往史：患者否认高血压、糖尿病等慢性病史，否认肝炎、结核等传染病史。否认放射性毒

物、特殊化学药物接触史。

④ 查体：T 36.4 ℃，P 82 次/分，R 18 次/分，BP 110/74 mmHg。轻度贫血貌，浅表淋巴结未触及肿大，巩膜无黄染，皮肤未见新鲜出血点。双肺未闻及干、湿啰音。胸骨无压痛，心音正常。肝脾肋下未触及。双下肢无水肿。

⑤ 辅助检查：血常规示 WBC $3.0×10^9$/L，中性粒细胞 $1.3×10^9$/L，Hb 127 g/L，PLT $125×10^9$/L。网织红细胞 1.2%。外周血涂片示中性粒细胞 41%，淋巴细胞 57%，单核细胞 2%。贫血组套示铁蛋白 40.1 ng/mL，维生素 B_{12} 265 pg/mL，叶酸 9.1 ng/mL，EPO 8.35 mIU/mL。抗核抗体组套阴性。

4. 诊断思路

① 症状体征判断：患者偶有乏力的表现，但无感染、贫血、出血症状。

② 辅助检查判断：多次血常规提示白细胞减少，中性粒细胞减少，不伴有红细胞和血小板减少。血涂片未见幼稚细胞和异常细胞，中性粒细胞比例偏低，淋巴细胞比例相对升高。符合单纯白细胞减少症，该患者病程大于 3 个月，属于轻度慢性中性粒细胞减少。

③ 病因判断：白细胞减少的原因需要考虑血液系统疾病和非血液系统疾病，前者主要见于 AL、MDS、再障等，需要在外周血检查的基础上进一步行骨髓穿刺明确；非血液系统疾病如感染、药物、免疫因素、代谢性疾病、脾功能亢进等，通过询问既往史和家族史，查病毒学、抗中性粒细胞抗体、抗核抗体、类风湿因子、甲状腺功能、维生素 B_{12} 和叶酸水平、肝脾 B 超等进一步明确。

5. 鉴别诊断

多种疾病可以合并白细胞减少或粒细胞缺乏，诊断不难，难点和重点是病因的查找。如前文所述，需要进一步明确是先天性还是后天性，是血液系统疾病还是其他疾病伴发。

三、诊断要点

重度白细胞减少和粒细胞缺乏症的患者常有乏力、头晕、食欲减退等非特异性症状，且容易出现发热及呼吸道、消化道和泌尿生殖道的感染。通过血常规的检查可以诊断白细胞减少、中性粒细胞减少和粒细胞缺乏。同时完善外周血涂片、骨髓穿刺检查、中性粒细胞特异性抗体测定、肾上腺素试验及其他原因相关的实验室检查排查病因。

四、治疗原则

1. 病因治疗

对可疑的诱因如药物及其他理化因素立即脱离接触，对继发性白细胞减少和粒细胞缺乏症患者予积极治疗原发病。

2. 感染防治

感染防治包括一般的预防，措施如避免聚集，佩戴口罩，在家开窗通风，保持环境卫生。

已经感染的患者，尤其是粒细胞缺乏的患者，应采用无菌隔离措施，完善病原学检查，在药敏结果出来之前予经验性广谱抗感染，在药敏结果出来后调整用药。

3. 促粒细胞生成治疗

重组人集落刺激因子（rh-CSF）和重组人粒细胞-巨噬细胞集落刺激因子（rhGM-CSF）是临床上常用的刺激因子，能够促进中性粒细胞增殖和释放，增强吞噬和杀伤功能。

4. 免疫调节治疗

免疫调节治疗包括糖皮质激素和丙种球蛋白，一般对抗中性粒细胞胞浆抗体阳性或由 T 淋巴细胞介导的骨髓衰竭患者有效。

五、医患沟通

患者可能的疑问是什么?	我们如何应对?
我为什么会得这个病?	该病主要由于血液系统造血过程中白细胞生成减少或免疫性破坏增加。血液系统疾病本身会合并白细胞减少,而非血液系统疾病如感染、某些药物、自身免疫性疾病、甲状腺功能改变等也会造成白细胞减少。
这个病严重吗?	白细胞减少或粒细胞缺乏是一种表现,血液病如再障和 MDS 常常会伴随这个表现,但还会有出血、贫血、发热等,病情比较重、进展快;风湿性疾病、脾功能亢进、甲状腺疾病、病毒感染及服用药物也会有这个表现,但治疗后预后较好,因此需要明确疾病的原因来判断。另外,白细胞减少的程度和时间也决定了疾病的严重程度,轻中度白细胞减少治疗和预后相对较好。
没有什么特别不舒服的话还需要治疗吗?	这个病最重要的是病因治疗,血常规的结果如果提示轻度减少,一般不需要特殊的预防和治疗;中度减少应注意加强预防感染,少出入公共场所;重度减少的患者极易发生严重感染,应尽快就医采取无菌隔离并明确感染病灶。血常规的结果是动态变化的,因此需要定期监测。如果白细胞逐渐下降,应马上明确病因,不能在家中等待。

第 45 章　骨髓增生异常综合征

一、概述

骨髓增生异常综合征（myelodysplastic syndrome，MDS）是一组起源于造血干细胞的高度异质性血液肿瘤，可以累及粒系、红系及巨核细胞系，特征是一系或多系血细胞病态造血及无效造血，高风险向急性髓系白血病转化。

MDS 的发病率随年龄增长而增加，任何年龄男、女均可发病，发病率（2~12）/10 万。诊断时中位年龄在 60~75 岁，约 80% 患者年龄大于 60 岁，男性多于女性。MDS 可分为原发性和继发性MDS，后者与长期接触烷化剂、放射线、苯类化合物，或因某些肿瘤而接受放/化疗相关。

MDS 的临床表现无特异性，主要与减少的细胞系和减少程度有关。MDS 患者主要表现为贫血（头昏、乏力、疲倦），常伴有出血和（或）感染，外周血有一系、两系或全血细胞减少。

二、"见"患者，"习"案例

（一）我们可能遇到 MDS 患者的科室

MDS 代表了一组异质性的髓系血液肿瘤。我们可以在血液科门诊遇见 MDS 患者，也可以在血液科病房见到住院治疗的 MDS 患者，这些患者通常因为明显的贫血、感染或出血症状而住院。

（二）我们可能遇到的病例

患者，男，63 岁，因"反复头昏乏力半年，加重 3 天"入院。

1. 问诊要点

（1）现病史

询问患者有无头昏、乏力等贫血症状，同时了解贫血的程度、最早出现的时间和发展过程，并询问有无发热、出血的症状，同时了解出血的时间、部位及程度。

（2）既往史、个人史、营养史、婚育史、家族史

有无类似的贫血发作史，询问有无再障、PNH，有无其他慢性病病史，近期营养情况如何，有无食物及药物过敏史，有无手术、外伤史等。

2. 查体要点

生命体征（体温 T，脉搏 P，呼吸 R，血压 BP）。

一般情况：神志情况，精神状态，体能状态。

血液系统专科查体：

视诊：皮肤、指甲、口唇、眼睑情况（帮助初步判断贫血的程度及有无出血表现）。

触诊：肝脏、脾脏、浅表淋巴结（双侧颈部、腋下、腹股沟）等触诊，判断有无肿大。

3. 归纳病例特点

① 老年男性，慢性病程。

② 现病史：患者主因"反复头昏乏力半年，加重 3 天"入院。患者 5 个月前在当地医院就诊，查血常规提示轻度贫血（具体报告未见），口服"益血生"等药物治疗 1 个月，未再复诊。3 天前头昏乏力症状加重，至当地医院血液科门诊复诊，查血常规提示 WBC $1.8×10^9$/L，Hb 57g/L，PLT $46×10^9$/L。今为求进一步诊治，遂来我院血液科门诊就诊，完善骨髓穿刺检查，复查血常规提示全血细胞明显减少，故收住血液科病房。患者自发病以来，无晕厥发生，饮食、睡眠尚可，大小便如常，无黑便、血便，无酱油色尿，体重无明显变化。

③ 既往史：患者有"高血压"病史 8 年，口服"缬沙坦"，血压控制良好。否认糖尿病，否认肝炎、结核等传染病。20 年前行"肾结石手术"，无外伤史。否认食物、药物过敏史，无输血史。

④ 查体：T 36.8 ℃，P 92 次/分，R 16 次/分，BP 120/80 mmHg。神志清楚，精神软，发育正常，营养中等。贫血貌，全身皮肤黏膜未见明显黄染，无瘀点瘀斑，无皮疹，全身淋巴结未触及肿大。口腔黏膜无破溃，咽部无红肿，扁桃体不大。双肺呼吸音清，未闻及干、湿啰音。心律齐，各瓣膜听诊区未闻及明显病理性杂音，心率 92 次/分。腹部平软，无压痛、反跳痛，胆囊区无压痛，肝脾肋下未触及，移动性浊音阴性，双肾区无叩痛。生理反射存在，病理反射未引出。

⑤ 辅助检查：血常规（我院门诊）示 WBC 1.6×10⁹/L，Hb 56 g/L，PLT 42×10⁹/L。骨髓形态学报告（图 45-1）提示骨髓增生活跃低水平，全片原始幼稚细胞占 5.5%。粒系分类示成熟障碍，可见双核粒细胞；红系可见类巨幼变及多核红细胞。MDS 免疫分型报告（图 45-2）提示分析 17.6% 的幼稚细胞群体，为髓系抗原表达。染色体核型分析示 40-44，XY，－3，4p+，－5，5q－，－7，der（8），8q－，－9，－10，der（12），12p+，13p+，－15，－16，－17，－18，19p+，－20，20q－，+M1-M4，ace［CP7］/46，XY［3］。MDS-FISH 示 20q12 缺失阳性 58%，5q31 缺失阳性 61%，7q31 缺失阳性 63%，P53/cenY 缺失阴性，cen8 三体阴性，－5/－7 阴性。

细胞名称			血片 (%)	髓片		
				平均值	标准差	(%)
粒细胞系统		原始血细胞		0.08	±0.01	
		原始粒细胞		0.64	±0.33	
		早幼粒细胞		1.57	±0.60	2.00
	中性	中　幼		6.49	±2.04	26.00
		晚　幼		7.90	±1.97	6.50
		杆状核		23.72	±3.50	3.00
		分叶核		9.44	±2.92	1.00
	嗜酸	中　幼		0.38	±0.23	
		晚　幼		0.49	±0.32	
		杆状核		1.25	±0.61	
		分叶核		0.86	±0.61	1.00
	嗜碱	中　幼		0.02	±0.05	
		晚　幼		0.06	±0.07	
		杆状核		0.06	±0.09	
		分叶核		0.03	±0.05	
红细胞系统		原始红细胞		0.57	±0.30	
		早幼红细胞		0.92	±0.41	
		中幼红细胞		7.41	±1.91	13.00
		晚幼红细胞		10.75	±2.36	4.50
		早巨幼红细胞				
		中巨幼红细胞				
		晚巨幼红细胞				
粒系：红系			3.00	±1.00		2.26:1
淋巴细胞		原始淋巴细胞		0.05	±0.09	
		幼稚淋巴细胞		0.47	±0.84	
		成熟淋巴细胞		22.78	±7.04	34.50
		异型淋巴细胞				
单核		原始单核细胞		0.01	±0.04	
		幼稚单核细胞		0.14	±0.19	
		成熟单核细胞		3.00	±0.88	
浆细胞		原始浆细胞		0.004	±0.02	
		幼稚浆细胞		0.104	±0.16	
		成熟浆细胞		0.71	±0.42	2.00
其他细胞		组织细胞		0.16	±0.21	1.00
		组织嗜碱细胞		0.03	±0.09	
		分类不明细胞		0.05	±0.09	
		原始幼稚细胞				5.50
巨核细胞		原始巨核细胞		0~3		
		幼稚巨核细胞		0~10		
		颗粒巨核细胞		10~30		
		产板巨核细胞		40~70		
		裸核巨核细胞		0~30		
		计数（个）				200

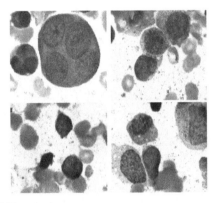

分析：

髓象：

1. 骨髓增生活跃，粒:红=2.26:1。

2. 粒系占 39.50%，比例稍偏低，分类示成熟障碍，可见双核粒细胞。

3. 红系占 17.50%，比例稍偏低，可见类巨幼变及多核红细胞。

4. 淋巴细胞比例占 34.50%。

5. 全片巨核细胞 41 只，血小板散在可见。

6. 全片原始幼稚细胞占 5.50%。

7. 骨髓铁染色：外铁（++），内铁阳性 44%。

意见：

本次髓象示：骨髓增生异常综合征，请结合临床及 MICM 确诊。

图 45-1　骨髓形态学报告

标本制备：	全血溶红细胞法	溶血素：	QIAGEN Sciences
抗体生产厂家：	Beckman 公司	检测仪器：	Beckman Coulter NAVIOS流式细胞仪
采集和分析细胞数：	50 000	设门：	CD45/SSC
检测抗体：	CD7/CD34/HLA DR/CD20/CD10/CD19/CD11B/CD13/CD33/CD16/CD15/CD14/CD64/CD56/CD2/CD117/CD4/CD71/GPA/CD45		

检测结果：

检测项目	检测结果
幼稚细胞约占有核细胞的百分比	17.6
强表达	
表达	CD34, HLA-DR, CD13, CD33, CD56, CD117
弱表达	CD45
不表达	CD7, CD10, CD20, CD19, CD11B, CD16, CD15, CD14, CD64, CD2, CD4, CD71, GPA

检测结论：　分析17.6%的幼稚细胞群体，为髓系抗原表达，建议结合形态学及其他检查，鉴别MDS与AML。

图 45-2　MDS 免疫分析检查报告

4. 诊断思路

患者通常以贫血和（或）出血和（或）感染的临床表现就诊，也有少部分是因体检时发现血象异常来门诊就诊。接诊医师须先对患者进行血常规、凝血常规等检查。本例患者的门诊血常规提示全血细胞减少，骨髓形态学报告提示两系病态造血，伴有原始幼稚细胞增高，占比 5.5%，符合 MDS。MDS 诊断明确后，再进行分型诊断。结合外周血象、骨髓涂片细胞形态、染色体等相关检查结果，进一步完善预后评分。

5. 鉴别诊断

① 巨幼细胞贫血：MDS 患者细胞病态造血可见巨幼样变，易与巨幼细胞贫血混淆。但后者常有叶酸、维生素 B_{12} 缺乏的病因，并且实验室检测叶酸、维生素 B_{12} 水平减低，应用叶酸、维生素 B_{12} 治疗有效。

② 再障：骨髓多部位穿刺提示巨核细胞减少，无病态造血，外周血无幼红、幼粒细胞出现。

③ PNH：也可出现全血细胞减少和病态造血，但 PNH 检测可发现 CD55⁻、CD59⁻ 细胞增多，Ham 试验阳性及血管内溶血的改变。

④ 免疫相关性全血细胞减少症（immune related pancytopenia，IRP）：IRP 患者骨髓有核细胞增生活跃，流式细胞术检测骨髓各系造血细胞可发现自身抗体，予糖皮质激素、免疫抑制剂等治疗后迅速见效。

⑤ AL：MDS 中 EB 亚型原始细胞比例增高，但低于 20%，易与 AL 鉴别。

三、诊断要点

MDS 患者以老年人多见，主要临床表现为贫血，常伴有感染和（或）出血症状，外周血细胞可以有一系或多系减少；骨髓穿刺涂片细胞形态可以有一系或多系病态造血，约半数患者有细胞遗传学异常。最终需要通过骨髓检查来明确诊断，MDS 的最低诊断标准见表 45-1 所列。

表 45-1　MDS 的最低诊断标准

MDS 诊断须满足两个必要条件和一个主要标准

（1）必要条件（两条均须满足）
　　① 持续 4 个月一系或多系血细胞减少（如检出原始细胞增多或 MDS 相关细胞遗传学异常，无须等待可诊断
　　　MDS）；
　　② 排除其他可导致血细胞减少和发育异常的造血及非血液系统疾病

（2）MDS 主要标准（至少满足一条）
　　① 发育异常：骨髓涂片中粒系、红系、巨核系发育异常细胞的比例≥10%；
　　② 环形铁粒幼红细胞占有核红细胞比例≥15%，或≥5% 且同时伴有 SF3B1 基因突变；
　　③ 原始细胞：骨髓涂片原始细胞达 5%~19%（或外周血涂片 2%~19%）；
　　④ 常规核型分析或 FISH 检出有 MDS 诊断意义的染色体异常

（3）辅助标准（对于符合必要条件、未达主要标准、存在输血依赖的大细胞性贫血等常见 MDS 临床表现的患者，
如符合两条或两条以上辅助标准，诊断为疑似 MDS）
　　① 骨髓活检切片的形态学或免疫组化结果支持 MDS 诊断；
　　② 骨髓细胞的流式细胞术检测发现多个 MDS 相关的表型异常，并提出红系和（或）髓系存在单克隆细
胞群；
　　③ 基因测序检出 MDS 相关基因突变，提示存在髓系细胞的克隆群体

明确诊断后，根据 2016 年 WHO 分型标准，进一步对 MDS 进行分型诊断。最后，综合患者外周血血细胞减少的程度、骨髓原始细胞比例和骨髓细胞遗传学特征，以完善 MDS 的危险度分层，从而评估疾病预后。

四、治疗原则

MDS 患者的自然病程及预后差异性很大，治疗须做到个体化。对低危组及中危-1 组 MDS 采用促造血、诱导分化和生物反应调节剂及对症支持治疗，以改善生活质量为主；对中危-2 组及高危组 MDS 采用去甲基化药物或联合化疗方案及造血干细胞移植，以获得疾病缓解、提高存活为主要目标。

1. 支持治疗

① 输血和去铁治疗：严重贫血患者可输注浓缩红细胞，PLT<10×10⁹/L 或有明显出血倾向患者应输注新鲜单采血小板。定期检测血清铁蛋白水平，>1 000 μg/L 以上时可予螯合剂去铁治疗。

② 抗感染：粒细胞减少和缺乏的患者应注意防治感染。

2. 促造血治疗

（1）雄激素

十一酸睾酮胶丸、丙酸睾酮、羟甲雄酮及达那唑等，对少数 MDS 患者有效。

（2）造血生长因子

① 粒细胞集落刺激因子（G-CSF）、粒-单核系集落刺激因子（GM-CSF）：刺激粒细胞成熟及释放，可用于粒细胞减少患者，以增强抗感染能力。

② EPO：低危组 MDS 的贫血治疗主要有 EPO 或 EPO 联合 G-CSF。对于 EPO 水平<500 mU/mL、每周输血量<2 U 的 MDS 患者治疗效果最好，有效率达 60%，二者仅具备一项者有效率为 14%。

3. 诱导分化及促凋亡治疗

全反式维甲酸 20~60 mg/d，对部分患者有效，骨髓原始细胞减少。另外，维生素 D₃ 和三氧化二砷（ATO）也用来治疗 MDS，但效果不确切。

4. 免疫抑制及免疫调节治疗

① 免疫抑制治疗（IST）：环孢素单用或联合 ATG 治疗 MDS，约 1/3 患者贫血症状改善。这部分患者一般年龄较轻（<60 岁），多为低危组，骨髓增生减低、常表达 HLA-DR15（DR2）、细胞遗

传学正常。部分 MDS 在 IST 后出现疾病进展和白血病转化。目前关于免疫抑制治疗 MDS 还有待进一步探索和评价。

② 免疫调节治疗：沙利度胺（thalidomide）的衍生物——来那度胺（lenalidomide）作为免疫调节药物，主要用于输血依赖性低危 MDS 及伴 5q-MDS 患者。10 mg/d，连用 3 周后休息 1 周，每 4 周 1 个疗程，持续应用 2 年，可使 67% 患者脱离输血且作用持久，45% 患者获得完全细胞遗传学缓解。

5. 表观基因组修饰

5-氮杂胞苷（阿扎胞苷，5-azacytidine，5-AZA）和 5-氮杂-2-脱氧胞苷（地西他滨，decitabine）具有去甲基化作用，抑制 DNA 甲基转移酶，解除抑癌基因的过度甲基化，从而促使细胞分化凋亡。二者均能引起骨髓抑制。

① AZA：主要用于中高危 MDS，尤其是不适合化疗或造血干细胞移植的高危患者。AZA 75 mg/m^2，皮下注射 7 天，每 28 天为 1 个疗程。

② 地西他滨：用于初治或复治的 MDS、所有 FAB 亚型的原发性或继发性 MDS 及 IPSS 评分为中危以上的 MDS 患者。推荐治疗方案为 20 mg/（m^2·d），静滴 1 小时以上，连续 5 天，每 4 周为 1 个疗程。

6. 联合化疗

MDS 患者较原发性急性髓细胞白血病化疗后骨髓抑制期长，相关死亡率较高，且化疗缓解率低。虽大剂量化疗在诱导缓解率上有所提升，但治疗相关死亡率高。对于年龄大、机体状况较差或伴有心肺等疾病者，小剂量化疗可以延长生存期，改善生活质量。有研究显示，预激方案 CAG 和 HAG 方案对不能耐受标准化疗的患者具有较好的缓解率，且多能耐受。故在治疗上应采用个体化原则，并辅以有力的支持治疗。

7. 异基因造血干细胞移植（allo-HSCT）

allo-HSCT 是目前唯一能根治 MDS 的方法，造血干细胞来源包括同胞全相合供者、非血缘供者和单倍型相合血缘供者。allo-HSCT 的适应证：（a）年龄<65 岁、较高危组 MDS 患者；（b）年龄<65 岁、伴有严重血细胞减少、经其他治疗无效或伴有不良预后遗传学异常（如−7、3q26 重排、TP53 基因突变、复杂核型、单体核型）的较低危组患者。拟行 allo-HSCT 的患者，如骨髓原始细胞≥5%，在等待移植的过程中可应用化疗或去甲基化药物或二者联合桥接 allo-HSCT，但不应耽误移植的进行。

五、医患沟通

患者可能的疑问是什么？	我们如何应对？
我为什么会得这个病？	MDS 的发病率随年龄增长而增加，是一种常见于老年人的造血肿瘤。大部分 MDS 没有明确的病因，少数患者存在一些基因上或环境上的危险因素。环境因素主要包括烷化剂、放射线、苯等密切接触。
这个病通过治疗能"断根"吗？	allo-HSCT 是目前唯一可能根治 MDS 的方法。其他的治疗方式主要是以缓解临床症状、改善血象、尽可能延长生存为主。治疗方式的选择也会依据疾病的预后评分而定。通常，对于较高危组的患者，可以选择异基因移植方式；对于较低危组的 MDS，可以选择其他治疗方式，如对症支持、促造血、诱导分化、去甲基化药物等。
我平时需要注意什么？	平时要戒烟戒酒，健康饮食，注意休息，保持好心情。血象低下时，尽量避免剧烈运动。有明显的不适症状，如头昏乏力、出血或发热时，请及时来医院就诊。

第 46 章 白血病

白血病（leukemia）是起源于造血干细胞的恶性克隆性疾病。根据白血病细胞的分化程度和自然病程，一般分为急性和慢性两大类：急性白血病（acute leukemia，AL）细胞的分化停滞于早期阶段，多为原始细胞和早期幼稚细胞，病情发展迅速，自然病程仅数月。慢性白血病（chronic leukemia，CL）细胞的分化停滞于晚期阶段，多为较成熟细胞或成熟细胞，病情相对缓慢，自然病程可达数年。根据受累细胞系，AL 分为急性髓系白血病（acute myeloid leukemia，AML）和急性淋巴细胞白血病（acute lymphoblastic leukemia，ALL）两类；而 CL 则主要分为慢性髓细胞性白血病（chronic myelogenous leukemia，CML）和慢性淋巴细胞白血病（chronic lymphocytic leukemia，CLL）等。

我国白血病发病率（3~4）/10 万。恶性肿瘤所致的死亡率中，白血病居第 6 位（男）和第 8 位（女）；儿童及 35 岁以下成人中，居于第 1 位。我国 AL 多于 CL（5.5∶1），其中 AML 最多（1.62/10 万），其次为 ALL（0.69/10 万）和 CML（0.36/10 万），CLL 少见（0.05/10 万）。男性多于女性（1.81∶1）。成人 AL 以 AML 多见，儿童以 ALL 多见。CML 在所有白血病患者中约占 15%，发病率随年龄增长而升高，中位发病年龄 53 岁。CLL 多发于老年，约 90% 的患者在 50 岁以上。

第 1 节 急性白血病

一、概述

AL 是一组起源于造血干细胞的恶性疾病。不成熟的造血细胞大量增殖并蓄积于骨髓和外周血，导致正常造血受抑，同时可浸润肝、脾、淋巴结等组织器官，临床表现为一系列浸润征象。

临床上常有贫血、发热、感染、出血和肝、脾、淋巴结不同程度的肿大等表现。按照形态学 FAB 分类，AL 分为 AML 与 ALL。AL 病情发展迅速，如不及时治疗，通常数月内死亡。

二、"见"患者，"习"案例

（一）我们可能遇到 AL 患者的科室

在急诊或血液科门诊，我们可以见到 AL 患者。这些患者大多数都有明显的不适症状，如贫血、出血、发热等；少数患者是因为常规体检发现血象异常来院就诊。一旦初步诊断 AL，须及时收住入院。

（二）我们可能遇到的病例

患者，男，39 岁，因"发现白细胞异常增高 1 周"入院。

1. 问诊要点

（1）现病史

询问患者有无进行性加重的头晕乏力，有无胸闷气急、发热、盗汗等。了解患者有无出血征象，如皮肤瘀点瘀斑、鼻出血、牙龈渗血等，女性有无月经增多。注意询问患者有无胸骨胀痛、男性有无睾丸肿大。有无咽痛、咳嗽咳痰等呼吸道感染症状，有无腹痛、腹泻等消化道感染表现。大小便是否正常，有无血尿、黑便血便。

（2）既往史、个人史、婚育史、家族史

询问患者既往有无规律体检及体检的结论，尤其需要了解血常规的情况。详细询问是否有不明原因的贫血及反复感染、发热等。了解患者是否有实体肿瘤放化疗史，是否有 MDS 病史。是否有银屑病史，如有，是否曾长期使用乙双吗啉治疗。是否有长期接触电离辐射及含苯化合物的职业史。家族中有无恶性肿瘤及白血病病史。

2. 查体要点

生命体征（体温 T，脉搏 P，呼吸 R，血压 BP）。

一般情况：神志情况，精神状态，体能状态。

血液系统专科查体：

视诊：查看皮肤、指甲、口唇、眼睑情况，帮助初步判断贫血的程度及有无出血表现。是否有牙龈肿胀、皮肤结节。

触诊：肝脏、脾脏、浅表淋巴结（双侧颈部、腋下、腹股沟）等触诊，判断有无肿大。胸骨下端是否有压痛。

听诊：两肺听诊是否有干、湿啰音。

3. 归纳病例特点

① 青年男性，急性病程。

② 现病史：患者因 "发现白细胞异常增高 1 周" 入院。1 周前患者因摔伤于上海某医院急诊科查血常规示 WBC $91.82×10^9$/L，Hb 132 g/L，PLT $55×10^9$/L；凝血常规基本正常；外周血涂片细胞分类示原始细胞 25%，早幼粒细胞 5%；肿瘤标志物正常；头颅 CT 平扫示两侧颞额顶部硬膜下、硬膜外出血，额顶部皮下血肿。急诊予以抗感染、止血及支持对症治疗，外伤有所好转，头皮血肿部分吸收。患者白细胞高，现为求进一步诊治入我院。病程中，患者体温正常，饮食睡眠可，大小便正常，体重较前持平。

③ 既往史：否认高血压病、糖尿病等慢性病史，否认结核、肝炎等传染病史。无手术史，无食物、药物过敏史提供，无输血史，无家族遗传病史提供。

④ 查体：T 36.5℃，P 94 次/分，R 18 次/分，BP 107/63 mmHg。神志清，精神尚可，发育正常，查体合作。浅表淋巴结未触及肿大。头形正常，前额正中可见一块约 2 cm×2 cm 大小凸起血肿，双侧眼眶及上唇可见血肿，上唇内侧可见缝合线，双侧眼角充血，巩膜无黄染，结膜无苍白，鼻腔无异常分泌物，口腔黏膜完整，咽无充血，双侧扁桃体无肿大。颈软，气管居中，无颈静脉怒张。胸廓无畸形，胸骨无压痛，肺部呼吸音清，未闻及啰音。心率 94 次/分，律齐，未闻及杂音。腹软，肝脾肋下未触及，移动性浊音阴性，肠鸣音正常范围。肛门、外生殖器未检。脊柱、四肢无畸形，双下肢大腿可见瘀斑，生理反射存在，病理反射未引出。

⑤ 辅助检查：血常规示 WBC $91.82×10^9$/L，Hb 132 g/L，PLT $55×10^9$/L。血细胞百分比原始细胞 25%，早幼粒细胞 5%。

4. 诊断思路

患者为青年男性，急性病程。因外伤于外院急诊就诊，查血常规提示白细胞明显增高，伴有血小板减少。门诊进一步完善凝血常规和外周血涂片细胞分类检查，凝血指标基本正常，外周血涂片提示原始细胞 25%。根据凝血常规与外周血涂片细胞分类的结果，AL 诊断成立。

接下来，将患者收住入院，完善骨髓穿刺，骨髓检测项目包括骨髓细胞形态学、白血病细胞免疫表型、染色体、多重 PCR、二代基因测序。最终，依据骨髓相关检查结果，可以明确 AL 类型，并完善预后危险分层。

5. 鉴别诊断

① 类白血病反应：类白血病反应表现为外周血白细胞增多，涂片可见中、晚幼粒细胞；骨髓粒系左移，无异常增多的原始细胞。但类白血病有原发病，血液学异常指标随原发病的好转而恢复；中性粒细胞碱性磷酸酶（NAP）活力显著增高。

② CML：CML 起病缓慢，早期常无自觉症状，往往在偶然情况下或常规检查时发现外周血白

细胞升高或脾肿大，而进一步检查确诊。根据脾大、NAP 积分偏低或零分、特征性血象和骨髓象、Ph 染色体和（或）BCR/ABL 融合基因阳性可诊断。

③ 传染性单核细胞增多症：临床表现类似，如发热、淋巴结和肝脾肿大等。外周血出现大量异形淋巴细胞，但形态不同于原始细胞；血清中嗜异性抗体效价逐步上升；可检测出 EB 病毒标志物；病程短，为自限性疾病。

三、诊断要点

AL 起病急，常有贫血（头晕乏力）、发热、出血（皮肤黏膜出血点、瘀斑）的症状，部分患者有器官组织浸润（牙龈增生，肝、脾、淋巴结肿大）的临床表现；结合血常规、外周血涂片细胞分类结果，做出临床疑诊或初步诊断。最终通过骨髓检查来明确诊断及预后分层。

骨髓穿刺是诊断 AL 最重要和最准确的检查方法。根据骨髓细胞形态学（图 46-1-1、图 46-1-2）及细胞免疫表型（图 46-1-3，图 46-1-4），可以明确 AML 或 ALL 的诊断；再结合细胞分子遗传学检测结果，可以明确疾病预后危险分层。

细胞名称			血片 (%)	髓片 平均值	髓片 标准差	髓片 (%)
		原始血细胞	0.08	±0.01		
粒细胞系统		原始粒细胞	0.64	±0.33		
		早幼粒细胞	1.57	±0.60		0.50
	中性	中　幼	6.49	±2.04		9.00
		晚　幼	7.90	±1.97		5.00
		杆状核	23.72	±3.50		4.00
		分叶核	9.44	±2.92		8.00
	嗜酸	中　幼	0.38	±0.23		
		晚　幼	0.49	±0.32		
		杆状核	1.25	±0.61		
		分叶核	0.86	±0.61		0.50
	嗜碱	中　幼	0.02	±0.05		
		晚　幼	0.06	±0.07		
		杆状核	0.06	±0.09		
		分叶核	0.03	±0.05		
红细胞系统		原始红细胞	0.57	±0.30		
		早幼红细胞	0.92	±0.41		0.50
		中幼红细胞	7.41	±1.91		7.00
		晚幼红细胞	10.75	±2.36		11.50
		早巨幼红细胞				
		中巨幼红细胞				
		晚巨幼红细胞				
粒系：红系			3.00	±1.00		1.32:1
淋巴细胞		原始淋巴细胞	0.05	±0.09		
		幼稚淋巴细胞	0.47	±0.84		
		成熟淋巴细胞	22.78	±7.04		6.50
		异型淋巴细胞				
单核		原始单核细胞	0.01	±0.04		
		幼稚单核细胞	0.14	±0.19		
		成熟单核细胞	3.00	±0.88		
浆细胞		原始浆细胞	0.004	±0.02		
		幼稚浆细胞	0.104	±0.16		
		成熟浆细胞	0.71	±0.42		0.50
其他细胞		组织细胞	0.16	±0.21		
		组织嗜碱细胞	0.03	±0.09		
		分类不明细胞	0.05	±0.09		
		原幼细胞				49.00
巨核细胞		原始巨核细胞		0~3		
		幼稚巨核细胞		0~10		
		颗粒巨核细胞		10~30		
		产板巨核细胞		40~70		
		裸核巨核细胞		0~30		
计数（个）						200

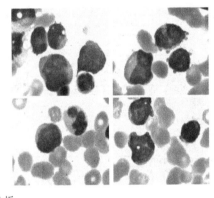

分析：
髓象：取材，涂片，染色良好。
1. 骨髓增生活跃，粒系占 25.00%，红系占 19.00%，粒：红＝1.32:1。
2. 粒系增生活跃低水平，比例减低，其形态可见巨幼样变、Pelger-Huet 样畸形，胞浆颗粒减少，胞浆可见空泡、胞核可见空洞。
3. 红系增生尚活跃，比例偏低，形态大致正常。成熟红细胞形态大致正常。
4. 淋巴细胞比例减低，形态大致正常。
5. 原始幼稚细胞占 49.00%，此类细胞大小不等，圆形或类圆形，可见伪足，胞核可见凹陷、切迹、扭曲、折叠等，核仁可见，胞浆量少至中等，呈灰蓝色，其内可见少量嗜天青颗粒，偶见 Auer 小体。
6. 阅全片见巨核细胞 22 只，血小板少见。
7. POX：77%阳性。
8. 未见血液寄生虫或其他异常细胞。

意见：
急性髓系细胞白血病，M_2 可能，请结合临床及 MICM 检查。

图 46-1-1　AML 的骨髓形态学报告

细胞名称		血片 (%)	髓片		(%)
			平均值	标准差	
	原始血细胞		0.08	±0.01	
粒细胞系统	原始粒细胞		0.64	±0.33	
	早幼粒细胞		1.57	±0.60	
	中性 中幼		6.49	±2.04	10.50
	中性 晚幼		7.90	±1.97	9.00
	中性 杆状核		23.72	±3.50	9.00
	中性 分叶核		9.44	±2.92	10.50
	嗜酸 中幼		0.38	±0.23	
	嗜酸 晚幼		0.49	±0.32	
	嗜酸 杆状核		1.25	±0.61	
	嗜酸 分叶核		0.86	±0.61	4.00
	嗜碱 中幼		0.02	±0.05	
	嗜碱 晚幼		0.06	±0.07	
	嗜碱 杆状核		0.06	±0.09	
	嗜碱 分叶核		0.03	±0.05	
红细胞系统	原始红细胞		0.57	±0.30	
	早幼红细胞		0.92	±0.41	
	中幼红细胞		7.41	±1.91	
	晚幼红细胞		10.75	±2.36	4.50
	早巨幼红细胞				
	中巨幼红细胞				
	晚巨幼红细胞				
	粒系：红系		3.00	±1.00	9.56:1
淋巴细胞	原始淋巴细胞		0.05	±0.09	
	幼稚淋巴细胞		0.47	±0.84	
	成熟淋巴细胞		22.78	±7.04	2.50
	异型淋巴细胞				
单核	原始单核细胞		0.01	±0.04	
	幼稚单核细胞		0.14	±0.19	
	成熟单核细胞		3.00	±0.88	
浆细胞	原始浆细胞		0.004	±0.02	
	幼稚浆细胞		0.104	±0.16	
	成熟浆细胞		0.71	±0.42	
其他细胞	组织细胞		0.16	±0.21	
	组织嗜碱细胞		0.03	±0.09	
	分类不明细胞		0.05	±0.09	
	原幼细胞				50.00
巨核细胞	原始巨核细胞		0~3		
	幼稚巨核细胞		0~10		
	颗粒巨核细胞		10~30		
	产板巨核细胞		40~70		
	裸核巨核细胞		0~30		
	计数(个)				200

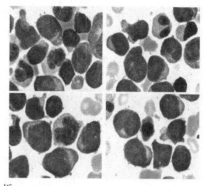

分析：

髓象：取材，涂片，染色良好。

1. 骨髓增生明显活跃，粒系占43.00%，红系占4.50%，粒:红=9.56:1。

2. 粒系增生明显活跃，比例及形态大致正常。

3. 红系增生极度低下，比例减低，形态大致正常。成熟红细胞形态大致正常。

4. 成熟淋巴细胞比例减低，形态大致正常。

5. 原始幼稚细胞占50.00%，此类细胞大小不等，圆形或类圆形，部分可见伪足或拖尾，核圆，可见凹陷、切迹等，核仁可见，胞浆量少至中等，呈灰蓝色。

6. 阅全片见巨核细胞17只，血小板少见。

7. POX：100%阴性。

8. 未见血液寄生虫或其他异常细胞。

意见：

急性淋巴细胞白血病可能，M0侍排除，请结合临床及MICM检查。

图46-1-2 ALL 的骨髓形态学报告

采集和分析细胞数：50 000   设门：CD45/SSC

幼稚细胞群体所占百分比：CD45^low/SSC^low   37.50%

幼稚细胞群体抗原表达：

MPO-，CD117+，CD34+-，DR-，CD13+，CD11b-，CD33+，CD38+，CD15-，CD64+-

其他异常表现：

结论：分析了37.50%的幼稚细胞群，为髓系抗原表达。请结合临床和其他MICM检查。

图46-1-3 AML 的免疫分型报告

采集和分析细胞数：50 000   设门：CD45/SSC

幼稚细胞群体所占百分比：CD45^low/SSC^low   29.53%

幼稚细胞群体抗原表达：

cCD79a-，CD19+，CD34+，DR+，CD38+-，CD15+-，CD10+，CD20+，CD22+

其他异常表现：

结论：分析了29.53%的幼稚细胞群，为B系抗原表达。请结合临床和其他MICM检查。

图46-1-4 ALL 的免疫分型报告

四、治疗原则

AL 确诊后根据 MICM 结果进行预后分层，结合患者基础状况、自身意愿和经济能力等，制定个体化治疗方案并及早治疗。治疗期间，建议留置深静脉导管。适合造血干细胞移植的患者尽早行 HLA 配型。

（一）抗白血病治疗

1. 治疗策略

（1）诱导缓解治疗

抗白血病治疗的第一阶段，主要是联合化疗使患者迅速获得完全缓解（complete remission，CR）。CR 定义为白血病的症状和体征消失，外周血中性粒细胞绝对值 ≥ 1.5×10^9/L，PLT ≥ 100×10^9/L，白细胞分类中无白血病细胞；骨髓原粒细胞（原单＋幼单核细胞或原淋＋幼淋巴细胞）≤5%，M_3 则要求原粒＋早幼粒细胞≤5%且无 Auer 小体，红细胞及巨核细胞系正常，无髓外白血病。理想的 CR 状态，白血病免疫学、细胞遗传学和分子生物学异常均应消失。

（2）缓解后治疗

争取患者的长期无病生存（DFS）和痊愈。初治时体内白血病细胞数量 $10^{10} \sim 10^{12}$，诱导缓解达 CR 时，体内仍残留白血病细胞，称为微小残留病（minimal residual disease，MRD），数量约 $10^6 \sim 10^8$，所以必须进行 CR 后治疗，以防复发。缓解后治疗包括巩固强化治疗和维持治疗。

2. AML 的治疗

（1）诱导缓解（除 M_3）

最常用的是阿糖胞苷（Ara-C）联合蒽环/蒽醌类药物组成的"3+7"方案：蒽环/蒽醌类药物，静脉注射，用于第 1 至第 3 天；联合 Ara-C 100~200 mg/（$m^2 \cdot d$），静脉滴注，用于第 1 至第 7 天。蒽环/蒽醌类药物主要有柔红霉素（DNR）、米托蒽醌（MIT）和去甲氧柔红霉素（IDA）。

（2）M_3 诱导缓解治疗

全反式维甲酸（ATRA）25~45 mg/（$m^2 \cdot d$）口服直至缓解。国内 ATRA＋砷剂±化疗也可作为 M_3 一线诱导治疗。

（3）缓解后治疗

AML CR 后可采用大剂量 Ara-C 方案（2~3 g/m^2，每 12 小时 1 次，静滴 3 小时）巩固强化，连用 6~8 个剂量，单用或与 MIT、DNR、IDA 等联用。AML 用大剂量 Ara-C 巩固强化至少 3 个疗程，长期维持治疗已无必要。建议：（a）高危组首选 allo-HSCT；（b）低危组首选大剂量 Ara-C 为主的联合化疗；（c）中危组，造血干细胞移植和高剂量化疗均可采用。自体造血干细胞移植（auto-HSCT）适用于中低危组患者。M_3 用 ATRA 获得 CR 后，仍需化疗、ATRA 及砷剂等药物交替维持治疗 2~3 年。

3. ALL 的治疗

（1）诱导缓解

DNR、长春新碱（VCR）、左旋门冬酰胺酶（L-ASP）和泼尼松（P）组成的 DVLP 方案现为 ALL 诱导的推荐标准方案，CR 率 75%~92%。DVLP 加用环磷酰胺或 Ara-C，可提高 T 淋巴母细胞白血病（T-ALL）的 CR 率和 DFS。对于高危的 Ph⁺ALL 患者，诱导化疗期间联合酪氨酸激酶抑制剂（TKI，比如达沙替尼），不仅提高 CR 率，还可减少继发耐药的发生。青少年和年轻成人 ALL 按照儿童治疗方案，酌情增加化疗药物的剂量疗效更好。

（2）缓解后治疗

缓解后的巩固强化和维持治疗十分必要。高危组 ALL 应首选 allo-HSCT。如未行 allo-HSCT，ALL 总疗程一般需 3 年。为克服耐药并在脑脊液中达到治疗药物浓度，大剂量 Ara-C（1~3 g/m^2）

和大剂量甲氨蝶呤（MTX）（2~3 g/m^2）已广为应用。

4. 中枢神经系统白血病（CNSL）的防治

① AML 初诊时白血病细胞高，伴髓外病变，M$_4$/M$_5$，存在 t（8；21）或 inv（16）、CD7$^+$ 和 CD56$^+$，或有颅内出血者，应在 CR 后做脑脊液检查并鞘内预防性用药，鞘内注射药物一般选择 Ara-C。

② ALL 患者 CNSL 较常见，是最常见的髓外白血病，通常在 ALL 缓解后开始鞘内注射 MTX。

5. 睾丸白血病治疗

药物疗效不佳，必须进行放射治疗，即使仅有单侧睾丸肿大也要进行双侧照射和全身化疗。

（二）一般治疗

1. 紧急处理高白细胞血症

当血 WBC>100×10^9/L 时可使用血细胞分离机（急性早幼粒细胞白血病除外），快速清除过高的 WBC，同时予化疗药物及水化碱化处理，预防高尿酸血症、酸中毒、电解质紊乱、凝血异常等并发症，减少肿瘤溶解综合征的发生风险。也可进行化疗前短期预处理方案：AML 用羟基脲1.5~2.5 g/6 h（总量6~10 g/d），约36小时；ALL 用地塞米松 10 mg/m^2，静脉注射，联合或不联合其他化疗药物（如环磷酰胺）。

2. 对症支持治疗

合理应用抗生素防治感染，输注成分血纠正贫血、控制出血，以及必要的营养支持。

五、医患沟通

患者可能的疑问是什么？	我们如何应对？
我为什么会得这个病？	AL 的病因尚未完全清楚，部分患者存在一些环境因素或遗传因素。环境因素主要包括电离辐射、化学物质及病毒感染（如 I 型人类 T 淋巴细胞病毒）。
这个病如何治疗？	入院后会进行骨髓穿刺，完善骨髓的形态学、免疫学、细胞遗传学、基因分子学检测。根据这些检查结果，进行预后危险分层，通常包括低、中、高危。高危类型疾病，建议缓解后进行 allo-HSCT，低危疾病获得缓解后以高剂量化疗为主，中危类型疾病化疗或移植均可选择。另外，治疗方案的制定也会考虑到患者的基本身体状态、自身意愿和经济能力等。
我平时需要注意什么？	平时要戒烟戒酒，健康饮食，注意休息，保持好心情。血象低下时，尽量避免剧烈运动。有明显的不适症状（如头昏乏力、出血或发热）时，请及时来医院就诊。

第2节　慢性髓细胞性白血病

一、概述

CML，通常称"慢粒"，起病缓慢，多表现为外周血粒细胞显著增多伴成熟障碍，嗜碱性粒细胞增多，伴有明显脾肿大，甚至巨脾。自然病程分为慢性期（CP）、加速期（AP）和急变期（BP）。Ph 染色体（Philadelphia 染色体）和 BCR/ABL 融合基因为其标志性改变。

二、"见"患者，"习"案例

（一）我们可能遇到 CML 患者的科室

CML 各年龄组均可发病，中年居多。很多患者因体检发现白细胞异常增多或伴有脾肿大来血液科门诊就诊，门诊通过血常规、外周血涂片细胞分类及骨髓检查就可以明确诊断了，大部分的慢性期 CML 患者在门诊就可以完成诊治和随访工作了。在血液科病房会碰到 CML 加速期或急变期的患者。

（二）我们可能遇到的病例

患者，男，41 岁，因"腹胀乏力 3 个月，加重 2 周"入院。

1. 问诊要点

（1）现病史

询问患者有无盗汗、怕热、消瘦等代谢增强的症状。了解患者有无发热、头昏乏力、出血等表现。注意询问患者有无腹痛、腹胀等脾肿大引起的症状及程度与时间。

（2）既往史、个人史、婚育史、家族史

询问患者既往有无规律体检及体检的结论，尤其需要了解血常规的情况。详细询问是否有血小板增多、真性红细胞增多症（PV）病史。是否有长期接触电离辐射及含苯化合物的职业史。家族中有无恶性肿瘤及白血病病史。

2. 查体要点

生命体征（体温 T，脉搏 P，呼吸 R，血压 BP）。

一般情况：神志情况，精神状态，体能状态。

血液系统专科查体：

视诊：查看皮肤、指甲、口唇、眼睑情况，帮助初步判断贫血的程度及有无出血表现。

触诊：肝脏、脾脏、浅表淋巴结（双侧颈部、腋下、腹股沟）等触诊，判断有无肿大，尤其关注脾脏大小。胸骨下端是否有压痛。

听诊：两肺听诊是否有干、湿啰音。

3. 归纳病例特点

① 中年男性，慢性病程。

② 现病史：患者因"腹胀乏力 3 个月，加重 2 周"入院。3 个月前患者出现腹胀、乏力不适，未予重视。2 周前患者腹胀、乏力症状加重，伴有低热，最高 37.8 ℃，口服"泰诺林"退热处理，并服用"罗红霉素"等治疗，自诉症状改善不明显，近 2 日出现咳嗽、胸闷、气短，于当地医院门诊输液治疗（具体用药不详），当地医院查血常规示 WBC $98.53×10^9$/L，中性粒细胞百分比 86.2%，Hb 133 g/L，PLT 1 125×10^9/L。今来我院血液科门诊，完善了外周血涂片细胞分类、腹部 B 超检查。现为进一步诊治收住入科。

③ 既往史：既往体健，否认高血压、糖尿病、冠心病病史，否认肝炎、结核病史。否认手术、外伤史，无输血史，否认药物、食物过敏史。

④ 查体：T 36.8 ℃，P 85 次/分，R 20 次/分，BP 120/70 mmHg。神志清，精神一般，贫血貌，发育正常，查体合作。头形正常，巩膜及全身皮肤黏膜无黄染、瘀点瘀斑，外鼻无畸形，咽部无充血，扁桃体无肿大。颈软，气管居中，无颈静脉怒张。胸廓无畸形，胸骨无压痛。肺部呼吸音清，未闻及啰音。心率 85 次/分，律齐，未闻及杂音。腹软，无压痛、反跳痛，肝肋下未触及，脾脏肿大，脐下两横指。肛门、外生殖器未检。脊柱、四肢无畸形，双下肢无水肿，生理反射存在，病理反射未引出。

⑤ 辅助检查：外周血涂片细胞分类以中性粒细胞为主（占 72%），可见各阶段粒细胞，原始幼稚细胞 1%，嗜酸（8%）和嗜碱（5%）性粒细胞增多。腹部 B 超示脾脏明显肿大，220 mm×68 mm。

4. 诊断思路

患者为中年男性，慢性病程。因腹胀乏力就诊，查血常规提示白细胞明显增高，伴有血小板增多。门诊医师需要完善外周血涂片细胞分类及腹部 B 超检查。外周血涂片提示原始细胞 1%，中性粒细胞为主，伴有嗜酸和嗜碱性粒细胞增多，腹部 B 超提示脾肿大明显。根据血常规、外周血涂片细胞分类、腹部 B 超的结果，初步诊断考虑 CML 可能性大。

接下来，将患者收住入院，完善骨髓穿刺，骨髓检测项目包括骨髓形态学、白血病细胞免疫表型、染色体、多重 PCR（白血病常见融合基因）。最终，依据骨髓相关检查结果，可以明确 CML 的诊断。

5. 鉴别诊断

① 原发性骨髓纤维化（PMF）：PMF 患者骨髓多干抽，外周血 WBC 增多，但多不超过 $30×10^9/L$;泪滴状红细胞易见。NAP 阳性，且 Ph 染色体及 BCR/ABL 融合基因阴性。

② 类白血病反应：常并发于严重感染、恶性肿瘤、创伤等疾病。血 WBC 反应性增高，有时可见幼稚粒细胞，但该反应会随原发病的控制而消失。此外，脾大常不明显，嗜酸和嗜碱性粒细胞不增多，NAP 反应强阳性，Ph 染色体及 BCR/ABL 融合基因阴性。

③ 慢性粒单核细胞白血病（CMML）：临床特点和骨髓象与 CML 类似，但具有单核细胞增多的特点，外周血单核细胞绝对值$>1×10^9/L$。Ph 染色体及 BCR/ABL 融合基因阴性。

三、诊断要点

CML 一般起病隐匿，有乏力、厌食、饱胀等症状，查体发现脾肿大。外周血或骨髓 Ph 染色体阳性（图 46-2-1）和 BCR/ABL 融合基因阳性（图 46-2-2）。

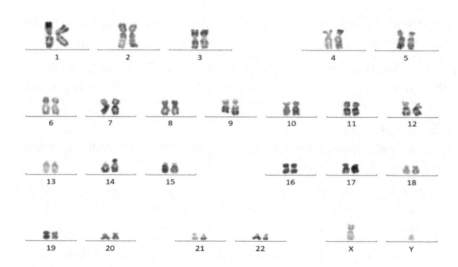

制备方法：　C24+D
检测方法：　RHG
中期指数：　10

检测结果：　所分析10个细胞为46, XY, t (9;22) (q34;q11), 14p+c。
检测结论：　46, XY, t (9;22) (q34;q11), 14p+c[10]。
结果解释：　该患者所分析细胞均为t (9;22)，14p+c异常。14p+c为体质性多态性的表现，与疾病无关，不具有临床病理意义。FISH检测结果为BCR/ABL融合基因阳性92%，两者结果一致，表明该患者为Ph+白血病(CML/ALL/AML等)。以上结论仅供参考，请结合其他检查结果综合判断。

图 46-2-1　CML 的染色体报告

BCR-ABL1 (P210)	+	PML-RAR α (L)	—	KMT2A-AFF1 (AF4)	—	NUP98-HOXA9	—
BCR-ABL1 (P190)		PML-RAR α (S)	—	KMT2A-MLLT4 (AF6)		NUP98-HOXA11	
BCR-ABL1 (P230)		PLZF-RAR α	—	KMT2A-MLLT3 (AF9)		NUP98-HOXA13	
RUNX1-RUNX1T1		NPM1-RAR α		KMT2A-MLLT10 (AF10)		NUP98-HOXC11	
RUNX1-MTG16		NUMA1-RAR α		KMT2A-MLLT6 (AF17)		NUP98-HOXD13	
RUNX1-MDS1/EVI1	—	FIP1L1-RAR α		KMT2A-ELL		NUP98-PMX1	
CBF β -MYH11	—	STAT5B-RAR α		KMT2A-MLLT1 (ENL)		DEK-NUP214	
ETV6-ABL1	—	PRKAR1A-RAR α		KMT2A-EPS15 (AF1P)		SET-NUP214	
ETV6-RUNX1	—	NPM1-ALK		KMT2A-MLLT11 (AF1q)		TCF3-PBX1	
ETV6-JAK2	—	NPM1-MLF1		KMT2A-FOXO4 (AFX)		TCF3-HLF	
ETV6-PDGFR β		TLS-ERG		KMT2A-SEPT6		STIL-TAL1	—
ETV6-PDGFR α	—	FIP1L1-PDGFR α	—	PML-RAR α (V)	—		

检测结论：　检测到BCR-ABL1(b2a2/b3a2型)融合基因转录本

图 46-2-2　CML 的融合基因报告

确诊 CML 后，须进一步明确分期。(a) 慢性期：外周血或骨髓中原始细胞<10%（图 46-2-3），没有达到诊断加速期或急变期的标准。(b) 加速期：外周血或骨髓中原始细胞占 10%~19%，外周血嗜碱性细胞≥20%，与治疗无关的持续性血小板减少（<100×10^9/L）或治疗无效的持续性血小板增多（>1 000×10^9/L），治疗无效的进行性白细胞增加和脾大，细胞遗传学示有克隆性演变。(c) 急变期：外周血或骨髓中原始细胞≥20%，有髓外浸润，骨髓活检示原始细胞大量聚集或成簇。

细胞名称			血片 (%)	髓片		
				平均值	标准差	(%)
	原始血细胞			0.08	±0.01	
粒细胞系统		原始粒细胞		0.64	±0.33	0.50
		早幼粒细胞		1.57	±0.60	3.00
	中性	中幼		6.49	±2.04	28.50
		晚幼		7.90	±1.97	6.00
		杆状核		23.72	±3.50	13.00
		分叶核		9.44	±2.92	24.50
	嗜酸	中幼		0.38	±0.23	
		晚幼		0.49	±0.32	
		杆状核		1.25	±0.61	
		分叶核		0.86	±0.61	9.50
	嗜碱	中幼		0.02	±0.05	
		晚幼		0.06	±0.07	
		杆状核		0.06	±0.09	
		分叶核		0.03	±0.05	5.00
红细胞系统		原始红细胞		0.57	±0.30	
		早幼红细胞		0.92	±0.41	1.00
		中幼红细胞		7.41	±1.91	3.00
		晚幼红细胞		10.75	±2.36	2.00
		早巨幼红细胞				
		中巨幼红细胞				
		晚巨幼红细胞				
	粒 系：红 系			3.00	±1.00	15.00:1
淋巴细胞		原始淋巴细胞		0.05	±0.09	
		幼稚淋巴细胞		0.47	±0.84	
		成熟淋巴细胞		22.78	±7.04	2.00
		异型淋巴细胞				
单核		原始单核细胞		0.01	±0.04	
		幼稚单核细胞		0.14	±0.19	
		成熟单核细胞		3.00	±0.88	
浆细胞		原始浆细胞		0.004	±0.02	1.00
		幼稚浆细胞		0.104	±0.16	
		成熟浆细胞		0.71	±0.42	1.00
其他细胞		组织细胞		0.16	±0.21	
		组织嗜碱细胞		0.03	±0.09	
		分类不明细胞		0.05	±0.09	
巨核细胞		原始巨核细胞		0~3		
		幼稚巨核细胞		0~10		
		颗粒巨核细胞		10~30		
		产板巨核细胞		40~70		
		裸核巨核细胞		0~30		
	计数(个)					200

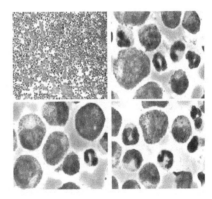

分析：
髓象：取材，涂片，染色良好。
1. 骨髓增生极度活跃，粒:红=15.00:1。
2. 粒系增生极度活跃，占90.00%，比例明显增高，以中幼粒以下为主，形态大致正常。嗜酸、嗜碱性粒细胞增高。
3. 红系增生受抑占6.00%，形态大致正常。
4. 淋巴细胞占2.00%。
5. 全片巨核细胞＞300只，血小板增多。
6. 外周血白细胞分类：原始1%，早幼粒1%，中幼粒22%，晚幼粒10%，杆状分叶核49%，嗜酸2%，嗜碱7%。

意见：
本次髓象示慢性粒细胞白血病，请结合临床及MICM确诊。

图 46-2-3　CML 慢性期的骨髓形态报告

四、治疗原则

治疗着重于慢性期。初始目标为控制异常增高的白细胞，缓解相关症状及体征，而最终目标是力争达到血液学、细胞遗传学和分子生物学三个层次的缓解，避免疾病进展。

1. 一般治疗

慢性期时白细胞淤滞症并不多见，一般无须快速降低白细胞，因快速降低白细胞反而易致肿瘤溶解综合征。羟基脲目前多用于早期控制血象的患者，起效快，持续时间短，治疗期间依据血象调节剂量。副作用较少，可较平稳地控制白细胞，但不改变细胞遗传学异常。巨脾有明显压迫症状时可行局部放射治疗，但不能改变 CML 病程。

2. TKI 治疗

慢性期患者首选治疗为 TKI，甲磺酸伊马替尼是第一个用于 CML 的靶向药物。一线治疗 TKI 包括伊马替尼、尼洛替尼、达沙替尼、氟马替尼。

3. 其他治疗

因各种原因无法使用 TKI 治疗的患者可考虑以下方案。

① 以干扰素为基础的治疗：TKI 治疗、造血干细胞移植以外的最佳治疗选择。干扰素仍然是少部分患者的治疗选择，包括 TKI 耐药、不耐受且不适合造血干细胞移植的 CML 慢性期患者，各种原因暂时无应用 TKI 治疗或无法坚持长期使用 TKI 的慢性期患者。

② allo-HSCT：在 TKI 治疗时代，allo-HSCT 作为二线 TKI 治疗失败后的三线治疗选择。

4. 进展期治疗

① 加速期：根据既往治疗史、基础疾病及 BCR-ABL 激酶突变情况选择适合的 TKI，病情恢复至慢性期的患者，可继续 TKI 治疗，如果有合适的造血干细胞移植供体，可考虑进行 allo-HSCT。

② 急变期：参照既往治疗史、基础疾病及突变情况选择 TKI 单药或联合化疗提高诱导缓解率，缓解后应尽快行 allo-HSCT。

五、医患沟通

患者可能的疑问是什么？	我们如何应对？
我为什么会得这个病？	病因尚未完全清楚，部分患者存在一些环境因素或遗传因素。环境因素主要包括电离辐射、化学物质的长期接触。
这个病如何治疗？	入院后会进行骨髓穿刺，完善骨髓的形态学、免疫学、细胞遗传学、基因分子学检测。根据这些检查结果，判断疾病分期，通常包括慢性期、加速期、急变期。慢性期疾病，可以应用 TKI 靶向药物治疗获得长期生存，部分患者有望治愈。加速期疾病，使用 TKI 靶向药物治疗有效后，可以坚持 TKI 治疗，如果有合适的供体也可考虑 allo-HSCT。急变期疾病，建议治疗缓解后进行 allo-HSCT。
我平时需要注意什么？	平时要戒烟戒酒，健康饮食，注意休息，保持好心情。血象低下时，尽量避免剧烈运动。有明显的不适症状（如头昏乏力、腹胀腹痛、出血或发热）时，请及时来医院就诊。

第3节 慢性淋巴细胞白血病

一、概述

CLL 是以成熟样 B 淋巴细胞在外周血、骨髓、淋巴结和脾脏大量蓄积为特征的低度恶性肿瘤。WHO 分型中，CLL 一般仅限于肿瘤性 B 细胞疾病。本病在欧美是最常见的成人白血病，而在我国等亚洲东部国家相对少见。

CLL 患者多系老年，男女比例 2：1。CLL 起病缓慢，早期多无自觉症状，往往因血象检查异常或体检发现淋巴结或脾肿大才去就诊。

二、"见"患者，"习"案例

（一）我们可能遇到 CLL 患者的科室

CLL 患者以老年人居多。很多患者因体检发现白细胞异常增多或伴有淋巴结、脾肿大来血液科门诊就诊，门诊通过血常规、外周血涂片细胞分类及骨髓检查或淋巴结活检就可以明确诊断了，大部分的 CLL 患者在门诊就可以完成诊治和随访工作了。部分 CLL 患者因合并贫血、血小板减少或其他伴随症状收住血液科病房。

（二）我们可能遇到的病例

患者，男，75 岁，因"白细胞增高 2 年、头昏乏力 1 个月"入院。

1. 问诊要点

（1）现病史

询问患者有无发热、盗汗、消瘦等症状。了解患者有无头昏乏力、感染、出血等表现。注意询问患者有无腹痛、腹胀等脾肿大引起的症状及其程度与时间。

（2）既往史、个人史、婚育史、家族史

询问患者既往有无规律体检及体检的结论，尤其需要了解血常规、腹部 B 超的检查结果，询问异常的程度及持续的时间。是否有长期接触电离辐射及含苯化合物的职业史。家族中有无恶性肿瘤及白血病病史。

2. 查体要点

生命体征（体温 T，脉搏 P，呼吸 R，血压 BP）。

一般情况：神志情况，精神状态，体能状态。

血液系统专科查体：

视诊：查看皮肤、指甲、口唇、眼睑情况，帮助初步判断贫血的程度及有无皮肤黏膜出血表现；查看巩膜的黄染情况。

触诊：浅表淋巴结（双侧颈部、腋下、腹股沟）、肝脏、脾脏等触诊，判断有无肿大。胸骨下端是否有压痛。

听诊：两肺听诊是否有干、湿啰音。

3. 归纳病例特点

① 老年男性，慢性病程。

② 现病史：患者 2 年前体检发现白细胞增高（血常规示 WBC 31.4×10^9/L、淋巴细胞 26.8×10^9/L、Hb 125 g/L、PLT 165×10^9/L），无不适症状，当时未重视。1 个月前患者开始出现头晕乏力伴发热，夜间盗汗，体重下降。3 天前到当地医院就诊，血常规示 WBC 121.4×10^9/L，淋巴细胞 98.2×10^9/L，Hb 62 g/L，PLT 75×10^9/L；浅表淋巴结 B 超提示颈部、腋窝多发淋巴结肿大；胸部 CT 平扫示两肺少许炎症，纵隔及两侧腋窝、颈根部多发大小不等的淋巴结；腹部 B 超示脾肿大（150 mm×46 mm）。今来我院血液科门诊就诊，完善了血常规、外周血涂片细胞分类检查，现为进一步诊治收住入院。患者近日食纳减少，近 1 个月来体重下降 4 kg，大小便正常。

③ 既往史：有"高血压"病史多年，间断口服药物控制；否认糖尿病等其他慢性病史，否认肝炎、结核等传染病史。否认重大外伤、手术史，否认输血史，否认药物过敏史。

④ 查体：T 37.8 ℃，P 102 次/分，R 20 次/分，BP 130/70 mmHg。神志清，精神萎，贫血貌，发育正常，查体合作。头形正常，巩膜及全身皮肤黏膜无黄染及出血，外鼻无畸形，咽部无充血，扁桃体无肿大。颈软，气管居中，无颈静脉怒张。胸廓无畸形，胸骨无压痛。肺部呼吸音清，未闻

及啰音。心率102次/分，律齐，未闻及杂音。腹软，无压痛、反跳痛，肝肋下未触及，脾脏肿大，肋下4横指。肛门、外生殖器未检。脊柱、四肢无畸形，双下肢无水肿，生理反射存在，病理反射未引出。

⑤ 辅助检查：我院门诊血常规示 WBC 122.6×10^9/L，淋巴细胞 99.4×10^9/L，Hb 59 g/L，PLT 72×10^9/L；外周血涂片细胞分类示淋巴细胞81%，中性粒细胞15%，嗜酸性粒细胞1%，单核细胞3%。

4. 诊断思路

患者为老年男性，慢性病程，因"白细胞增高2年、头昏乏力1个月"就诊，外院血常规提示白细胞明显增高，以淋巴细胞增多为主，伴 Hb、PLT 下降。门诊医师需要完善外周血涂片细胞分类及浅表淋巴结与腹部B超检查。外周血涂片提示淋巴细胞81%，未见原始幼稚细胞。浅表淋巴结B超示颈部、腋窝多发淋巴结肿大，腹部B超提示脾肿大。根据血常规、外周血涂片细胞分类、腹部B超的结果，初步诊断考虑CLL可能性大。

因患者有发热、盗汗、消瘦、贫血等临床症状，故收住入院，完善骨髓穿刺+骨髓活检（图46-3-1），骨髓检测项目包括形态学（图46-3-2）、CLL免疫表型、染色体、CLL-FISH、二代基因测序。最终，依据相关检查结果，可以明确CLL的诊断。

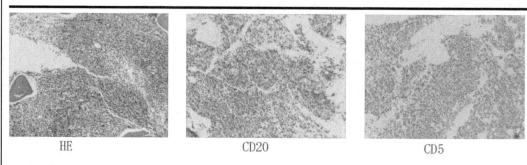

骨髓

条索状组织一条1 cm×0.2 cm。

镜下所见：

HE　　　　　　　CD20　　　　　　　CD5

病理诊断：

（骨髓）B细胞性淋巴造血系统肿瘤，倾向慢性淋巴细胞性白血病/小淋巴细胞性淋巴瘤，请结合临床试验室检查结果。
免疫病理：瘤细胞CD20（+），CD79a（+），PAX5（+），CD19（+），Bcl-2（+），CD5（+），CD23（+），LEF1（灶+），P53（少量散在+），Ki-67（散在+），Bcl-6（-），C-myc（少量散在+），CD10（-），CD3（-），CyclinD1（-）。

图46-3-1　CLL的骨髓活检报告

细胞名称		血片	髓片		
		(%)	平均值	标准差	(%)
	原始血细胞		0.08	±0.01	
粒细胞系统	原始粒细胞		0.64	±0.33	
	早幼粒细胞		1.57	±0.60	
	中性 中幼		6.49	±2.04	
	中性 晚幼		7.90	±1.97	
	中性 杆状核		23.72	±3.50	0.80
	中性 分叶核		9.44	±2.92	0.80
	嗜酸 中幼		0.38	±0.23	
	嗜酸 晚幼		0.49	±0.32	
	嗜酸 杆状核		1.25	±0.61	
	嗜酸 分叶核		0.86	±0.61	0.40
	嗜碱 中幼		0.02	±0.05	
	嗜碱 晚幼		0.06	±0.07	
	嗜碱 杆状核		0.06	±0.09	
	嗜碱 分叶核		0.03	±0.05	
红细胞系统	原始红细胞		0.57	±0.30	
	早幼红细胞		0.92	±0.41	
	中幼红细胞		7.41	±1.91	
	晚幼红细胞		10.75	±2.36	2.00
	早巨幼红细胞				
	中巨幼红细胞				
	晚巨幼红细胞				
粒系：红系			3.00	±1.00	1.00:1
淋巴细胞	原始淋巴细胞		0.05	±0.05	
	幼稚淋巴细胞		0.47	±0.84	1.20
	成熟淋巴细胞	100.00	22.78	±7.04	94.80
	异型淋巴细胞				
单核	原始单核细胞		0.01	±0.04	
	幼稚单核细胞		0.14	±0.19	
	成熟单核细胞		3.00	±0.88	
浆细胞	原始浆细胞		0.004	±0.02	
	幼稚浆细胞		0.104	±0.16	
	成熟浆细胞		0.71	±0.42	
其他细胞	组织细胞		0.16	±0.21	
	组织嗜碱细胞		0.03	±0.09	
	分类不明细胞		0.05	±0.09	
巨核细胞	原始巨核细胞		0~3		
	幼稚巨核细胞		0~10		
	颗粒巨核细胞		10~30		
	产板巨核细胞		40~70		
	裸核巨核细胞		0~30		
计数（个）		100			250

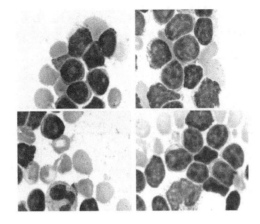

分析：
髓象：取材，涂片，染色良好。
1. 骨髓有核细胞增生明显活跃，粒系占2.00%，红系占 2.00%，粒：红=1.00:1。
2. 粒系增生抑制。
3. 红系增生抑制，成熟红细胞形态大致正常。
4. 淋巴细胞比例增高，以成熟淋巴细胞增生为主。
5. 阅全片未见巨核细胞，血小板少见。
6. 未见血液寄生虫或其他异常细胞。
血象：
1. 白细胞数增高，分类淋巴细胞比例增高，形态大致正常。
2. 成熟红细胞形态大致正常。
3. 血小板少见。

意见：
1. CLL。
2. 请结合临床及相关检查，进一步明确诊断。

图 46-3-2　CLL 的骨髓形态报告

5. 鉴别诊断

① 病毒或细菌感染引起的反应性淋巴细胞增多：呈暂时性，淋巴细胞数随感染控制恢复正常，如传染性单核细胞增多症。

② 幼淋巴细胞白血病（PLL）：白细胞常很高，外周血幼稚淋巴细胞>55%，脾大更明显，病程较 CLL 急，侵袭性高。

③ 淋巴瘤白血病：主要与套细胞淋巴瘤、滤泡性淋巴瘤、脾边缘区 B 细胞淋巴瘤鉴别。鉴别依据有淋巴结和骨髓病理活检及肿瘤细胞免疫表型等。

三、诊断要点

CLL 诊断需要达到以下 3 项标准：

① 外周血单克隆 B 淋巴细胞计数≥5×10^9/L。

② 外周血涂片特征表现为小的、形态成熟的淋巴细胞显著增多，外周血淋巴细胞中不典型淋巴细胞及幼稚淋巴细胞<55%。

③ 典型的细胞免疫表型（图 46-3-3）：CD5、CD19、CD23、CD200 阳性，CD10、FMC7 阴性，SmIg 弱表达，CD20/CD79b 弱表达或阴性等。

如果外周血单克隆 B 淋巴细胞<5×10^9/L 且无髓外病变，但有典型的 CLL 免疫表型特征，并排除其他原因导致的血细胞减少，也可诊断为 CLL。

姓名：	样本编号：NHL20220032	科室：	标本类型：骨髓
性别：男	住院号：	床号：	采集时间：2022-02-09
年龄：75岁	临床诊断：	医生：	接收时间：2022-02-09

检测抗原：Kappa, Lambda, CD45, CD20, CD3, CD19, CD4, CD8, CD56, CD3, TCRgd, CD10, CD5, CD79b, CD23, CD200, CD38, CD11C, CD25, CD103, CD57, CD2, CD7, FMC-7, CD22, CD81

采集和分析细胞数：50 000　　　　　　　　　　　设门：CD45/SSC

获取和分析细胞数CD45++/SSC低（成熟淋巴）比例：93.81%

其他细胞群：

检验结果：
成熟克隆性B淋巴细胞表型：CD3-CD4-CD8-Kappa+Lambda-CD5+CD10-CD19+-CD20+CD22+-CD81+-CD38-CD200+CD23-FMC-7-CD79b-CD25-CD11c-CD103-

初步印象：
分析93.81%的成熟淋巴细胞群体。见97.47%CD5+CD10-Kappa克隆性B淋巴细胞。

图 46-3-3　CLL 的免疫表型报告

四、治疗原则

大部分 CLL 呈慢性、惰性过程，早期不需要化疗。具备以下至少 1 项指征时开始治疗：（a）至少存在下列一种疾病相关症状，包括 6 个月内体重下降>10%、严重疲乏、发热（T>38 ℃）超过 2 周且无感染证据、夜间盗汗>1 个月；（b）进行性骨髓衰竭的证据，如血红蛋白、血小板进行性减少；（c）脾肿大（超过左肋缘下 6 cm）；（d）巨块型淋巴结肿大（直径>10 cm），或进行性或有症状的淋巴结肿大；（e）进行性淋巴细胞增多，如 2 个月内淋巴细胞增多>50%，或淋巴细胞倍增时间<6 个月；（f）合并 AIHA 或 ITP，对皮质类固醇治疗反应不佳；（g）外周血淋巴细胞计数>200×10^9/L，或存在白细胞淤滞症状。

1. 化学治疗

① 烷化剂：苯丁酸氮芥（chlorambucil，CLB）是最常用的药物，环磷酰胺在 CLB 耐药时可选用。

② 核苷酸类似物：氟达拉滨（Flu）每日 25～30 mg/m^2，连用 5 天，静脉滴注，每 4 周重复 1 次。未经治疗的患者反应率约 70%，CR 率 20%～40%。克拉屈滨（cladribine，2-CdA）抗肿瘤活性与 Flu 相似，两者存在交叉耐药。

③ 联合化疗：代表方案有 COP、CAP 及 CHOP 等，疗效并不优于烷化剂单药治疗。烷化剂、糖皮质激素、蒽环类等药物与核苷酸类似物联用，如 FC 方案（Flu+环磷酰胺），可提高后者疗效。

2. 免疫治疗

① 利妥昔单抗：一种人鼠嵌合性抗 CD20 单克隆抗体，作用于靶细胞表面 CD20 抗原。CD20 在 CLL 细胞表面表达较低，而在血浆中水平较高，故 CLL 细胞对本药欠敏感。

② 阿伦单抗：一种人源化的鼠抗人 CD52 单克隆抗体，作用于 CLL 细胞表面 CD52 抗原，清除外周血及骨髓/脾脏中的 CLL 细胞。对肿大淋巴结（尤其是直径>5 cm 者）的回缩效果欠佳。

3. 化疗联合免疫治疗

目的是增强抗肿瘤作用的同时不增加骨髓抑制。FR（Flu+利妥昔单抗）、FCR（Flu+环磷酰胺+利妥昔单抗）等降低了 CLL 化疗后发生 AIHA 的风险，且 CR 率及生存率均高于 Flu 单药。

4. 布鲁顿酪氨酸激酶（BTK）抑制剂

伊布替尼或泽布替尼广泛应用于 CLL 的治疗。

5. 造血干细胞移植

allo-HSCT 目前仍是 CLL 的唯一治愈手段，但由于 CLL 主要为老年患者，仅少数适合移植。适应证：一线治疗难治或持续缓解<3 年的复发患者或伴 del（17p）/TP53 基因突变 CLL 患者；Richter 转化患者。

6. 放射治疗

仅用于缓解因淋巴结肿大发生压迫症状、痛性骨病、不能行脾切除的痛性脾肿大患者，或化疗后淋巴结、脾脏等缩小不满意者，但需要与其他治疗联用。

五、医患沟通

患者可能的疑问是什么？	我们如何应对？
我为什么会得这个病？	CLL 病因尚未完全清楚，多见于老年人。部分患者存在一些环境因素或遗传因素。环境因素主要包括电离辐射、化学物质的长期接触。
这个病如何治疗？	您现在的状态已经达到了治疗指征。入院后会进行骨髓穿刺，完善骨髓的形态学、免疫学、细胞遗传学、基因分子学检测。汇总这些检查结果，一线治疗会根据基因 TP53 缺失或突变、年龄及身体状态进行分层治疗。
我平时需要注意什么？	要戒烟戒酒，健康饮食，注意休息，保持好心情。血象低下时，尽量避免剧烈运动。有明显的不适症状（如头昏乏力、发热、盗汗或消瘦）时，请及时来医院就诊。

第 47 章 淋巴瘤

一、概述

淋巴瘤，又称恶性淋巴瘤，是一组起源于淋巴造血系统的恶性肿瘤的总称，是中国常见恶性肿瘤之一。淋巴瘤病理类型复杂，异质性强，治疗原则各有不同。临床上常以无痛性、进行性淋巴结肿大为主要症状，常有发热、肝脾肿大，严重者可见贫血和恶病质等。本病可分为霍奇金淋巴瘤（Hodgkin lymphoma，HL）与非霍奇金淋巴瘤（non-Hodgkin lymphoma，NHL）。

GLOBOCAN 2020 数据显示，2020 年全球新发 HL 83 087 例，其中男性 48 981 例，女性 34 106 例。2020 年全球新发 NHL 544 352 例，居全部恶性肿瘤新发病例的第 13 位；其中男性 304 151 例，居第 10 位；女性 240 201 例，居第 12 位。2020 年中国新发 HL 6 829 例，其中男性 4 506 例，女性 2 323 例；2020 年中国新发 NHL 92 834 例，其中男性 50 125 例，女性 42 709 例。2020 年中国男性 NHL 发病率和死亡率均居全部恶性肿瘤第 10 位；女性 NHL 发病率和死亡率均未进入全部恶性肿瘤的前 10 位。

二、"见"患者，"习"案例

（一）我们可能遇到淋巴瘤患者的科室

我们可以在血液科、外科或五官科门诊见到淋巴瘤患者，这些患者通常因为浅表淋巴结肿大（颈部、腋下、腹股沟淋巴结）或扁桃体肿大，伴或不伴发热、盗汗、消瘦等临床症状来院就诊。轻症患者通过门诊手术活检病理明确诊断，后可收住血液科病房。重症患者应直接收入病房，通过肿块部位的活检病理来明确诊断。部分患者起初可能在外科病房，经过手术后病理结果明确淋巴瘤诊断，再转入血液科病房。

（二）我们可能遇到的病例

患者，男，58 岁，因"乏力、盗汗 3 个月，发热 2 周"入院。

1. 问诊要点

（1）现病史

询问患者是否有无痛性、进行性淋巴结肿大，有无发热、盗汗、消瘦及皮肤瘙痒等症状，有无腹部肿块、腹胀腹痛等不适。

（2）既往史、个人史、婚育史、家族史

了解患者是否曾患有其他恶性肿瘤，是否有慢性、反复的病毒感染病史，是否有长期接触电离辐射及含苯化合物的职业史。家族中有无恶性肿瘤及白血病病史。

2. 查体要点

生命体征（体温 T，脉搏 P，呼吸 R，血压 BP）。

一般情况：神志情况，精神状态，体能状态。

血液系统专科查体：

视诊：查看皮肤、指甲、口唇、眼睑、巩膜情况，帮助判断有无贫血、黄染及皮疹。

触诊：肝脏、脾脏、腹部及浅表淋巴结（双侧颈部、腋下、腹股沟）等触诊，判断有无淋巴结、肝脾肿大及腹部肿块。

听诊：两肺听诊是否有干、湿啰音。

3. 归纳病例特点

① 中年男性，慢性病程。

② 现病史：患者 3 个月前无明显诱因出现乏力、夜间盗汗，服用中药治疗后无明显改善。2 周前出现发热，体温最高 38.6 ℃，无畏寒、寒战，遂至当地医院就诊，查体可及颈部及腹股沟淋巴结肿大。胸腹盆增强 CT 示脾脏体积增大，增强后多发低密度影；门静脉及脾静脉稍增粗；腹主动脉周围及肝门部多发肿大淋巴结；肝内多发囊肿；盆腔少许积液；双侧腹股沟多发淋巴结。予行淋巴结活检术，病理提示（左颈部淋巴结、右腹股沟淋巴结）恶性 B 细胞淋巴瘤，弥漫大 B 细胞淋巴瘤（生发中心亚型）；免疫病理示瘤细胞 CD20（+），CD79a（+），PAX5（+），CD19（+），CD10（+），MUM1（+），Bcl-2（+），Bcl-6（散在+），C-myc（20%+），CD30（50%+），Ki-67（80%），CD3（-），CD5（-），CyclinD1（-）；原位杂交 EBER（-）。今日来我院血液科门诊，现为进一步治疗收住入院。患者近 3 个月体重下降明显，食纳减少，大小便正常。

③ 既往史：患者否认糖尿病、高血压、冠心病病史。否认肝炎、伤寒、结核等传染病病史。否认重大手术、输血、外伤史，否认药物、食物过敏史，预防接种史随当地。否认家族遗传性疾病史。

④ 查体：T 37.8 ℃，P 81 次/分，R 18 次/分，BP 107/81 mmHg。神志清，发育正常，查体合作。头形正常，左侧颈部及右侧腹股沟活检处分别可见 5 cm 切口瘢痕，愈合良好。鼻腔无异常分泌物，口腔黏膜完整，咽部无充血，扁桃体无肿大。颈软，气管居中，无颈静脉怒张。胸廓无畸形，胸骨无压痛。肺部呼吸音清，未闻及啰音。心率 81 次/分，律齐，未闻及杂音。腹软，无压痛、反跳痛，脾肋下 3 横指可触及，肝肋下未触及。肛门、外生殖器未检。脊柱、四肢无畸形，双下肢无水肿，生理反射存在，病理反射未引出。

⑤ 辅助检查：淋巴结活检病理提示恶性 B 细胞淋巴瘤，弥漫大 B 细胞淋巴瘤（生发中心亚型）。免疫病理示瘤细胞 CD20（+），CD79a（+），PAX5（+），CD19（+），CD10（+），MUM1（+），Bcl-2（+），Bcl-6（散在+），C-myc（20%+），CD30（50%+），Ki-67（80%），CD3（-），CD5（-），CyclinD1（-）；原位杂交 EBER（-）。

4. 诊断思路

患者为中年男性，慢性病程。因乏力、盗汗、发热就诊，查体可触及浅表淋巴结肿大（颈部与腹股沟）。门诊进一步完善胸腹部+盆腔增强 CT 检查，并在门诊手术室完成了浅表淋巴结的活检。根据淋巴结的病理结果，弥漫大 B 细胞淋巴瘤诊断成立。

接下来，将患者收住入院，完善 PETCT、骨髓活检+骨髓穿刺，骨髓检测项目包括骨髓细胞形态学、淋巴瘤免疫表型、染色体、IgH/TCR 重排、二代基因测序。最终，依据相关检查结果，完善疾病的分期及预后评分。

5. 鉴别诊断

① 淋巴结炎：急性炎症多有原发感染病灶，局部有红肿热痛等表现；慢性时多无进行性肿大，淋巴结体积较小。

② 结核性淋巴结炎：常伴有肺结核，PPD 试验或 T-spot 检查阳性，抗结核治疗有效。

③ CLL：外周血白细胞常增高，淋巴细胞计数与百分比明显增高，依据典型的外周血或骨髓细胞免疫表型及淋巴结活检病理结果，能明确鉴别。

三、诊断要点

淋巴瘤患者就诊时常有进行性无痛性淋巴结肿大，部分患者伴有相应的器官压迫症状，以及发热、盗汗、消瘦等全身表现。影像学检查证实有浅表淋巴结肿大，或肝、脾、胸腔、腹腔、皮肤等浸润受累的表现。根据临床症状及影像学检查，做出临床疑诊。最终通过淋巴组织的活检病理（图 47-1 或图 47-2）结果，明确诊断。

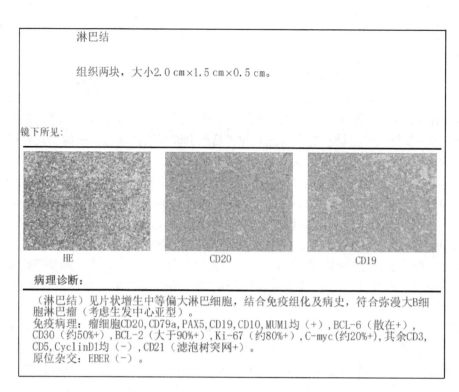

淋巴结

组织两块，大小2.0 cm×1.5 cm×0.5 cm。

镜下所见：

HE   CD20   CD19

病理诊断：

（淋巴结）见片状增生中等偏大淋巴细胞，结合免疫组化及病史，符合弥漫大B细胞淋巴瘤（考虑生发中心亚型）。
免疫病理：瘤细胞CD20,CD79a,PAX5,CD19,CD10,MUM1均（+），BCL-6（散在+），CD30（约50%+），BCL-2（大于90%+），Ki-67（约80%+），C-myc(约20%+)，其余CD3,CD5,CyclinD1均（−），CD21（滤泡树突网+）。
原位杂交：EBER（−）。

图 47-1　弥漫大 B 细胞淋巴瘤病理报告

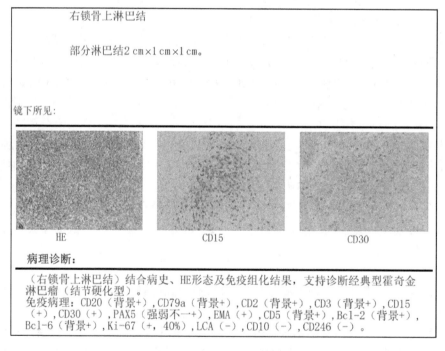

右锁骨上淋巴结

部分淋巴结2 cm×1 cm×1 cm。

镜下所见：

HE   CD15   CD30

病理诊断：

（右锁骨上淋巴结）结合病史、HE形态及免疫组化结果，支持诊断经典型霍奇金淋巴瘤（结节硬化型）。
免疫病理：CD20（背景+），CD79a（背景+），CD2（背景+），CD3（背景+），CD15（+），CD30（+），PAX5（强弱不一+），EMA（+），CD5（背景+），Bcl-2（背景+），Bcl-6（背景+），Ki-67（+，40%），LCA（−），CD10（−），CD246（−）。

图 47-2　经典型 HL 病理报告

淋巴组织活检优先选择明显肿大的浅表淋巴结进行活检，手术风险与创伤较小；其次可以考虑深部（胸腔、腹腔或中枢）淋巴组织、器官的活检。骨髓穿刺与骨髓活检也是淋巴瘤诊断与分期的重要补充。

综合患者的临床表现、实验室检查、全身影像学检查（条件允许时可选 PET-CT，无条件时也可考虑增强 CT）及骨髓检查，可以明确淋巴瘤的分期、分组及预后评分。

四、治疗原则

1. HL

Ⅰ A 或 Ⅱ A 期的 HL 可选择放疗。Ⅰ B、Ⅱ B 和 Ⅲ ~ Ⅳ期患者均应采用化疗，化疗方案首选 ABVD［多柔比星（阿霉素）、博来霉素、长春新碱、达卡巴嗪（甲氮咪胺）］。巨大肿块或化疗后残留的肿块，可加用局部放疗。复发或难治性经典型 HL 可使用 PD-1 单抗治疗。

2. NHL

NHL 多中心发生的倾向使放疗的作用不如 HL，决定了其治疗策略应以化疗为主。不同病理类型 NHL 的治疗方案不尽相同，以弥漫大 B 细胞淋巴瘤为例。弥漫大 B 细胞淋巴瘤是所有 NHL 中最常见的类型，在西方国家占成人 NHL 的 30%，在中国约占成人 NHL 的 40%；弥漫大 B 细胞淋巴瘤一线治疗的经典方案为 R-CHOP（R 利妥昔单抗）。其他治疗如下。

① 细胞免疫治疗：嵌合抗原受体 T 细胞（chimeric antigen receptor T cells，CAR-T）是一种高效、先进的细胞免疫疗法，目前主要应用于复发难治的 B 细胞 NHL。

② 靶向药物的应用：新的靶向治疗药物不断涌现，如免疫调节剂（来那度胺）、BTK 抑制剂（伊布替尼、泽布替尼、奥布替尼）、BCL2 抑制剂（维奈克拉）、PD-1 单抗等。

③ 造血干细胞移植：自体造血干细胞移植可用于挽救治疗敏感的复发/难治淋巴瘤的巩固治疗。对于高危、适合移植的 NHL 患者，大剂量化疗序贯自体造血干细胞移植是首选治疗。allo-HSCT 适用于既往接受二线及二线以上治疗的复发患者，在治疗后获得高质量 CR/PR 后可能获益于 allo-HSCT。

五、医患沟通

患者可能的疑问是什么？	我们如何应对？
我为什么会得这个病？	病因尚不完全清楚，部分患者的发病存在一些病毒感染、环境或遗传因素。病毒学因素主要包括 EB 病毒、人类 T 淋巴细胞病毒 Ⅰ 型等。
这个病如何治疗？	入院后完善疾病相关检查，综合临床表现、实验室检查、影像学检查及骨髓检查结果，明确了淋巴瘤的分期、分组及预后评分后，进行相应的分层治疗。
我平时需要注意什么？	平时要戒烟戒酒，健康饮食，注意休息，保持好心情。血象低下时，尽量避免剧烈运动。有明显的不适症状（如头昏乏力、发热、盗汗或消瘦）时，请及时来医院就诊。

第48章　多发性骨髓瘤

一、概述

多发性骨髓瘤（multiple myeloma，MM）是一种单克隆浆细胞异常增殖的恶性疾病，是很多国家血液系统第 2 位常见恶性肿瘤，多发于老年，目前仍无法治愈。随着新药不断问世及检测手段的提高，MM 的诊断和治疗得以不断改进和完善。

骨髓瘤细胞在骨髓内克隆性增殖，引起溶骨性骨骼破坏；骨髓瘤细胞分泌单克隆免疫球蛋白，本周蛋白随尿液排出；常伴有贫血、肾功能不全和骨髓瘤细胞髓外浸润所致的各种损害。

我国 MM 的发病率约为 1/10 万，发病年龄大多在 50~60 岁之间，40 岁以下者较少见，男女之比为 3：2。

二、"见"患者，"习"案例

（一）我们可能遇到 MM 患者的科室

我们可以在血液科、骨科门诊见到 MM 患者，这些患者通常因为骨痛来院就诊，部分患者因为体检血常规发现贫血来院就诊。患者在血液科门诊完成血清免疫固定电泳、体液免疫以及骨髓检查，明确诊断后，收入血液科病房治疗。

部分患者因为骨折（常为压缩性骨折）就诊于骨科，后经影像学检查证实为多处溶骨性病理性骨折，怀疑 MM 可能。然后经过血清免疫固定电泳、体液免疫以及骨髓检查确诊为 MM，再转入血液科病房。

（二）我们可能遇到的病例

患者，女，64 岁，因"背痛 1 月余"入院。

1. 问诊要点

（1）现病史

询问患者是否有骨痛，如有，应注意询问疼痛的部位、程度、持续时间，有无影响肢体活动；有无贫血，有无尿量减少、夜尿增多，有无感染发热，有无肢体麻木、肌肉无力等周围神经炎的症状，有无头昏、头痛、感觉迟钝、乏力、视物模糊等高黏滞综合征的症状。

（2）既往史、个人史、婚育史、家族史

了解患者是否有反复的病毒感染病史，是否有长期接触电离辐射及含苯化合物的职业史。家族中有无恶性肿瘤及血液病病史。

2. 查体要点

生命体征（体温 T，脉搏 P，呼吸 R，血压 BP）。

一般情况：神志情况，精神状态，体能状态。

血液系统专科查体：

视诊：查看皮肤、指甲、口唇、眼睑情况，帮助判断有无贫血及出血。查看胸廓与脊柱外形，是否存在串珠样结节。

触诊：骨痛部位（肋骨、锁骨、下胸椎和上腰椎多见）有压痛或叩击痛，局部有无肿块。肝脏、脾脏及浅表淋巴结（双侧颈部、腋下、腹股沟）等触诊，判断有无肿大。

听诊：两肺听诊是否有干、湿啰音。

3. 归纳病例特点

① 老年女性，骨痛起病。

② 现病史：患者 1 个多月前无明显诱因出现肩背部疼痛，就诊于外院查 CT 提示骨质疏松（未见报告单），予对症治疗。患者自觉效果欠佳，无明显好转，后就诊于我院骨科门诊，查脊柱-颈椎正侧位片示颈椎退变，C5—6 椎间盘突出可能，建议 MRI 检查。进一步查颈椎 MRI 示颈椎退行性改变，颈椎不稳；C3—7 椎间盘突出；枕骨与 C2—T4 椎体及附件内多发异常信号，考虑 MM 可能。遂转诊于血液科门诊。查血常规示 WBC $6.16×10^9$/L，Hb 61 g/L，PLT $266×10^9$/L；生化示球蛋白 117.7 g/L，肌酐 137.9 μmol/L，尿酸 569.7 μmol/L，钙 2.45 mmol/L；血清蛋白电泳示 M 蛋白 59 g/dL；免疫固定电泳发现 IgG-κ 型 M 蛋白；血清游离轻链 κ362，λ11.6，κ：λ = 31.20。拟诊"MM"收住入院。病程中，患者有活动后胸闷气短，无发热，无尿频、尿急、尿痛，大小便如常，精神、睡眠、饮食可，近期无明显体重变化。

③ 既往史："高血压"病史 8 年，口服"缬沙坦分散片"治疗，目前血压控制可；"糖尿病"7 年，口服"瑞格列奈"治疗，血糖控制可；否认冠心病史，否认肝炎、结核等传染病史。3 年前"肺纵隔肿瘤切除术"，30 余年前"阑尾炎手术"，20 余年前"子宫切除术"；有输血史，无不良输血反应；否认食物、药物过敏史；预防接种史不详。

④ 查体：T 36.9 ℃，P 76 次/分，R 18 次/分，BP 134/78 mmHg。神志清，精神可，发育正常，查体合作。贫血貌，浅表淋巴结未触及肿大，巩膜无黄染，瞳孔等大等圆。气管居中，无颈静脉怒张。胸廓无畸形，颈胸椎处有压痛。肺部呼吸音清，未闻及啰音。心率 76 次/分，律齐，未闻及杂音。腹软，肝脾肋下未触及。双下肢无水肿，生理反射存在，病理反射未引出。

⑤ 辅助检查：MRI 示颈椎退行性改变，颈椎不稳；C3—7 椎间盘突出；枕骨及 C2—T4 椎体及附件内多发异常信号，考虑 MM 可能。血清蛋白电泳示 M 蛋白 59 g/dL。免疫固定电泳发现 IgG-κ 型 M 蛋白。

4. 诊断思路

患者为老年女性，因肩背部疼痛就诊于骨科门诊，颈椎脊柱 MRI 检查提示枕骨与 C2—T4 椎体及附件内多发异常信号，考虑 MM 可能。后转诊于血液科门诊，门诊血常规提示贫血，生化指标提示球蛋白水平异常增高、伴肾功能损害，并且血清免疫固定电泳发现 IgG-κ 型 M 蛋白。

根据临床症状（骨痛、贫血）、实验室检查（免疫固定电泳发现 IgG-κ 型 M 蛋白）、影像学检查（多处骨损害），门诊拟诊 MM。接下来，将患者收住入院，完善全身骨骼影像学检查（类 PET）、骨髓活检+骨髓穿刺，骨髓检测项目包括骨髓细胞形态学、浆细胞免疫表型、染色体、MM-FISH、IgH/TCR 重排。最终，依据相关检查结果，明确疾病诊断、分期及预后评分。

5. 鉴别诊断

① 意义未明的单克隆球蛋白血症（MGUS）：血清和（或）尿液中出现 M 蛋白，骨髓中单克隆浆细胞增多但未达到 MM 诊断标准，且无组织、器官损伤的证据。诊断需要满足血清单克隆 M 蛋白 <30 g/L，骨髓中单克隆浆细胞<10%，无浆细胞增殖所致的器官和组织损伤，排除其他 B 细胞增殖性疾病。

② 华氏巨球蛋白血症（WM）：血清和（或）尿液中出现单克隆 IgM，骨髓或其他组织中有淋巴样浆细胞浸润，常无骨质破坏。FISH 检测常无 t（11；14）等 IgH 易位，分子生物学检测常常有 MYD88 突变。

③ 原发性淀粉样变性：病理组织学检查时刚果红染色阳性。

④ 继发性单克隆球蛋白增多症：偶见于慢性肝炎、自身免疫性疾病、B 细胞淋巴瘤等，这些疾病均无克隆性骨髓瘤细胞增生。

三、诊断要点

对于临床疑似 MM 的患者，应完成基本检查项目。在此基础上，有条件者可进行对诊断病情及预后分层具有重要价值的项目检测（表 48-1）。

表 48-1　MM 的检测项目

项目		具体内容
基本检查项目	血液检查	血常规、肝肾功能（包括白蛋白、LDH、尿酸）、电解质（包括钙离子）、凝血功能、血清蛋白电泳（包括 M 蛋白含量）、免疫固定电泳（必要时加做 IgD）、β_2 微球蛋白、CRP、外周血涂片（浆细胞百分数）、血清免疫球蛋白定量（包括轻链）
	尿液检查	尿常规、蛋白电泳、尿免疫固定电泳、24 小时尿轻链
	骨髓检查	骨髓细胞学涂片分类、骨髓活检+免疫组化（骨髓免疫组化建议应包括针对如下分子的抗体：CD19、CD20、CD38、CD56、CD138、κ 轻链、λ 轻链）
	影像学检查	全身 X 线平片（包括头颅、骨盆、股骨、肱骨、胸椎、腰椎、颈椎）
	其他检查	胸部 CT、心电图、腹部 B 超
对诊断或预后分层有价值的项目	血液检查	血清游离轻链 心功能不全及怀疑合并心脏淀粉样变性或者轻链沉积病患者，检测心肌酶谱、肌钙蛋白、BNP 或 NT-proBNP
	尿液检查	24 小时尿蛋白谱（MM 肾病及怀疑淀粉样变者）
	骨髓检查	流式细胞术（建议抗体标记采用 4 色以上，应包括针对如下分子的抗体：CD19、CD38、CD45、CD56、CD20、CD138、κ 轻链、λ 轻链；有条件的单位加做针对 CD27、CD28、CD81、CD117、CD200 等的抗体，建议临床研究时开展） FISH（建议 CD138 磁珠分选骨髓瘤细胞或行胞浆免疫球蛋白轻链染色以区别浆细胞），检测位点建议包括：IgH 重排、17p 缺失（p53 缺失）、13p14 缺失、Iq21 扩增；若 FISH 检测 IgH 重排阳性，则进一步检测 t（4；14）、t（11；14）、t（14；16）、t（14；20）等
	影像学检查	局部或全身低剂量 CT 或者全身或局部 MRI（包括颈椎、胸椎、腰骶椎、头颅）、PET-CT
	其他检查	怀疑淀粉样变性者，需行腹壁皮下脂肪、骨髓或受累器官活检，并行刚果红染色。怀疑心功能不全及怀疑合并心脏淀粉样变性者，需行超声心动图检查

1. 无症状（冒烟型）骨髓瘤诊断标准（须满足第 3 条+第 1 条/第 2 条）

① 血清单克隆 M 蛋白≥30 g/L，24 小时尿轻链≥0.5 g。

② 骨髓单克隆浆细胞比例 10%~59%。

③ 无相关器官及组织的损害（无 SLiM-CRAB 等终末器官损害表现）。

2. 有症状（活动性）MM 诊断标准（须满足第 1 条及第 2 条，加上第 3 条中任何 1 项）

① 骨髓单克隆浆细胞比例≥10%（图 48-1）和（或）组织活检证明有浆细胞瘤（图 48-2）。

② 血清和（或）尿出现单克隆 M 蛋白。

③ 骨髓瘤引起的相关表现。

a. 靶器官损害表现（CRAB）：［C］校正血清钙>2.75 mmol/L；［R］肾功能损害（肌酐清除率<40 mL/min 或血清肌酐>177 μmol/L）；［A］贫血（血红蛋白低于正常下限 20 g/L 或<100 g/L）；［B］溶骨性破坏，通过影像学检查（X 线、CT 或 PET-CT）显示 1 处或多处溶骨性病变。

b. 无靶器官损害表现，但出现以下 1 项或多项指标异常（SLiM）：［S］骨髓单克隆浆细胞比例≥60%；［Li］受累/非受累血清游离轻链比≥100；［M］MRI 检查出现超过 1 处 5 mm 以上局灶性骨质破坏。

细胞名称			血片	髓片		
			(%)	平均值	标准差	(%)
	原始血细胞			0.08	±0.01	
粒细胞系统	原始粒细胞			0.64	±0.33	
	早幼粒细胞			1.57	±0.60	1.00
	中性	中幼		6.49	±2.04	2.00
		晚幼		7.90	±1.97	3.00
		杆状核		23.72	±3.50	2.00
		分叶核		9.44	±2.92	15.50
	嗜酸	中幼		0.38	±0.23	
		晚幼		0.49	±0.32	
		杆状核		1.25	±0.61	
		分叶核		0.86	±0.61	1.00
	嗜碱	中幼		0.02	±0.05	
		晚幼		0.06	±0.07	
		杆状核		0.06	±0.09	
		分叶核		0.03	±0.05	
红细胞系统	原始红细胞			0.57	±0.30	
	早幼红细胞			0.92	±0.41	
	中幼红细胞			7.41	±1.91	16.00
	晚幼红细胞			10.75	±2.36	23.00
	早巨幼红细胞					
	中巨幼红细胞					
	晚巨幼红细胞					
粒系:红系				3.00	±1.00	0.63:1
淋巴细胞	原始淋巴细胞			0.05	±0.09	
	幼稚淋巴细胞			0.47	±0.84	
	成熟淋巴细胞			22.78	±7.04	13.00
	异型淋巴细胞					
单核	原始单核细胞			0.01	±0.04	
	幼稚单核细胞			0.14	±0.19	
	成熟单核细胞			3.00	±0.88	2.00
浆细胞	原始浆细胞			0.004	±0.02	
	幼稚浆细胞			0.104	±0.16	
	成熟浆细胞			0.71	±0.42	21.50
其他细胞	组织细胞			0.16	±0.21	
	组织嗜碱细胞			0.03	±0.09	
	分类不明细胞			0.05	±0.09	
巨核细胞	原始巨核细胞			0~3		
	幼稚巨核细胞			0~10		
	颗粒巨核细胞			10~30		
	产板巨核细胞			40~70		
	裸核巨核细胞			0~30		
计数 (个)						200

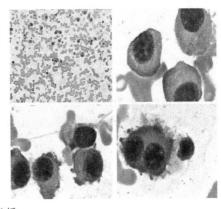

分析：

髓象：

1. 骨髓增生低下，粒:红=0.63:1。

2. 粒系占24.50%，比例减低，形态大致正常。

3. 红系占39.00%，比例增高，以中晚幼红细胞为主，形态大致正常，成熟红细胞缗钱状排列。

4. 淋巴细胞比例占13.00%。

5. 全片巨核细胞2只，血小板大中小簇易见。

6. 全片浆细胞占21.50%，比例增高。

7. 外周血白细胞分类可见1.0%浆细胞，成熟红细胞缗钱状排列。

意见：

本次髓象示多发性骨髓瘤，请结合临床病史及相关检查确诊。（增生低下性髓象，标本部分血稀，上述仅供参考）

图 48-1　MM 的骨髓形态学报告

骨髓

条索状组织一条0.5 cm×0.2 cm。

镜下所见：

HE	CD138	CD38

病理诊断：

（骨髓）结合免疫组化结果，诊断：浆细胞骨髓瘤（浆细胞占比约70%）。

免疫病理：瘤细胞CD138（+），CD38（+），MUM1（+），Kappa（部分弱+），Lambda（-），Ki-67（+，约15%），Bcl-2（+），CD20（-），CD79a（部分+），CD2（-），CD3（-），CD5（-），CD23（-），CyclinD1（-），MPO（髓细胞+）。

特殊染色：刚果红（-）。

图 48-2　MM 的骨髓活检病理报告

四、治疗原则

无症状骨髓瘤暂不推荐治疗，高危冒烟型骨髓瘤可根据患者意愿进行综合考虑或进入临床试验。

对于孤立性浆细胞瘤，无论是骨型还是骨外型浆细胞瘤，首选对受累野进行放疗（≥45 Gy），如有必要则行手术治疗。疾病进展至 MM 者，按 MM 治疗。

MM 如有 CRAB 或 SLiM 表现，需要启动治疗。如年龄 ≤65 岁，体能状况好，或虽 >65 岁但全身体能状态评分良好的患者，经有效的诱导治疗后应将自体造血干细胞移植作为首选。拟行自体造血干细胞移植的患者，在选择诱导治疗方案时，须避免选择对造血干细胞有毒性的药物，含来那度胺的疗程数应 ≤4 个，尽可能避免使用烷化剂，以免随后的干细胞动员采集失败和（或）造血重建延迟。目前诱导多以蛋白酶体抑制剂联合免疫调节剂及地塞米松的三药联合方案为主，三药联合优于两药联合方案，加入达雷妥尤单抗或可提高诱导治疗疗效，但目前在中国尚未批准为初诊 MM 患者的一线治疗。硼替佐米皮下使用相对于静脉推注可减少周围神经病变发生率。

诱导后主张早期序贯自体造血干细胞移植，对中高危的患者，早期序贯自体造血干细胞移植意义更为重要。自体造血干细胞移植前须进行干细胞的动员，动员方案可用大剂量环磷酰胺联合粒细胞集落刺激因子或 CXCR4 的拮抗剂，每次自体造血干细胞移植所需 CD34$^+$ 细胞数建议 ≥2×10^6/kg，建议采集可行 2 次移植所需的细胞数供双次或挽救性第 2 次移植所需。对于高危的 MM 患者，可考虑在第 1 次移植后 6 个月内行第 2 次移植。移植后是否需要巩固治疗尚存争议，建议在自体造血干细胞移植后进行再分层，对于高危患者可以使用巩固治疗，巩固治疗一般采用先前有效的方案，2~4 个疗程，随后进入维持治疗。对于不行巩固治疗的患者，良好造血重建后须进行维持治疗。对于年轻的具有高危预后因素且有合适供者的患者，可考虑 allo-HSCT。

不适合接受自体造血干细胞移植的患者，如诱导方案有效，建议继续使用有效方案至最大疗效，随后进入维持阶段治疗。维持治疗可选择来那度胺、硼替佐米、伊沙佐米、沙利度胺等，对于有高危因素的患者，主张用含蛋白酶体抑制剂的方案进行维持治疗 2 年或以上。高危患者建议两药联用，不可单独使用沙利度胺。

五、医患沟通

患者可能的疑问是什么？	我们如何应对？
我为什么会得这个病？	病因尚不完全清楚，部分患者存在一些病毒感染、环境或遗传因素。
这个病如何治疗？	入院后完善疾病相关检查，综合临床表现、实验室检查、影像学检查及骨髓检查结果，明确骨髓瘤的分期及预后评分。一般情况下，前期会进行 4 个疗程左右的治疗（通常是 3 种药的组合方案），然后行自体造血干细胞移植，后续维持治疗，争取最佳的生存状态。
我平时需要注意什么？	平时要戒烟戒酒，健康饮食，注意休息，保持好心情。血象低下时，尽量避免剧烈运动。有明显的不适症状（如骨痛、头昏乏力、发热）时，请及时来医院就诊。

第 49 章　骨髓增殖性疾病

第 1 节　原发性骨髓纤维化

一、概述

原发性骨髓纤维化（primary myelofibrosis，PMF）是由造血干细胞克隆性增殖导致的骨髓增殖性肿瘤。PMF 的发病机制尚不明确，骨髓造血干细胞异常克隆导致巨核细胞过度增生，过度增生的血细胞及其释放的各种细胞因子促使骨髓成纤维细胞过度增殖和分泌胶原，同时抑制胶原酶活性、减少胶原降解，最终导致了 PMF 发生。约 50% 的患者可检测到 JAK2 V617F 点突变，约 5% 患者可检测到 MPL W515 K/L 体细胞突变。

病程早期（纤维化前细胞期）各系造血细胞可呈不同程度的过度增生，没有或有少量网状纤维增生。半数患者白细胞数可轻度升高，大多在（10~20）×10⁹/L。红细胞、血小板计数也可轻度增高。病程晚期（纤维化期）以骨髓纤维组织显著增生伴髓外造血为特点，表现为进行性贫血、脾大、外周血出现幼稚细胞、泪滴样红细胞和骨髓干抽，还可伴随乏力、盗汗、发热、消瘦等全身症状。

PMF 中位发病年龄 60 岁，起病隐匿，患者多因偶然发现脾大就诊。90% 的患者存在不同程度的脾大，巨脾是本病的特征性表现，50%~80% 的患者存在肝脏肿大，因肝及门静脉血栓形成，导致门静脉高压症。PMF 在骨髓增殖性肿瘤中预后最差，中位生存期约 5 年，最终将进展为骨髓衰竭或转化为 AL。

二、"见"患者，"习"案例

（一）我们可能遇到 PMF 患者的科室

患者常因脾肿大引起上腹闷胀感、左上腹疼痛及贫血症状就诊，部分患者因乏力、多汗、消瘦、体重减轻、纳差等非特异性症状就诊。晚期患者可因出血和严重贫血等表现就诊。因此，我们很可能会在血液科、消化科或普外科门诊及病房遇见他们。

（二）我们可能遇到的病例

患者，女，62 岁，主因"进行性乏力半年，腹胀 5 个月"入院。

1. 问诊要点

（1）现病史

针对核心症状"乏力"和"腹胀"问诊。现病史问诊时应着重询问起病缓急、病程长短及伴随症状。进行性乏力的主要原因是贫血导致的缺氧状态，而腹胀的原因为脾大。这两个特征均表现为起病缓慢而且病程较长，通常病程中不伴随发热。

伴随症状：确认全血细胞减少相对应的临床症状，如是否存在反复发热等感染倾向，是否有头晕乏力、活动后气急，是否有鼻出血、齿龈渗血、皮肤黏膜出血等出血倾向。同时还要询问有无食欲减退、盗汗、体重下降等全身症状。

就诊经过：关注患者既往就诊经过、检查结果、用药及效果等。

一般情况：精神、睡眠、饮食、小便量、体重变化。

（2）既往史、个人史、婚育史、家族史

有无消化道出血史、血吸虫病史、肝炎和肝硬化病史，有无其他慢性病病史，有无食物及药物过敏史，有无手术、外伤史等。

2. 查体要点

生命体征（体温 T，脉搏 P，呼吸 R，血压 BP）。

一般情况：神志情况，精神情况，皮肤黏膜出血情况，有无黄染及贫血貌。

视诊：皮肤黏膜情况（贫血、黄染、瘀点瘀斑）。

听诊：两肺呼吸音、心律、肠鸣音。

叩诊：腹部叩诊，移动性浊音。

触诊：浅触诊，深触诊，压痛，反跳痛，肌紧张等。胸骨是否压痛，浅表淋巴结、肝脏、脾脏等触诊。

3. 归纳病例特点

① 老年女性，慢性病程。

② 现病史：患者主因"进行性乏力半年，腹胀 5 个月"入院。半年来患者无明显诱因出现乏力，无发热、咳嗽及盗汗，未予重视及进一步检查诊治。后患者乏力进行性加重，5 个月前出现食欲减退及腹胀，自觉左下腹可触及包块。2 周前就诊于当地医院，查体提示脾脏肋下 4 cm，超声提示脾大（6 cm×15 cm）。血常规示 WBC $2.5×10^9$/L，Hb 53 g/L，PLT $88×10^9$/L。予输注红细胞 400 mL后乏力曾一度好转。近 3 天乏力再次加重，遂至门诊就诊。

③ 既往史：患者既往体健，月经规律，饮食均衡，发病以来体重减轻 3 kg。无毒物、放射线接触史。无烟酒嗜好，否认肝炎、肝硬化病史。家族史无特殊。预防接种史不详，否认食物、药物过敏史。

④ 查体：T 36.5 ℃，P 87 次/分，R 17 次/分，BP 120/80 mmHg。发育正常，重度贫血貌。全身皮肤黏膜未见明显黄染，未见瘀点瘀斑，浅表淋巴结未触及肿大。胸骨无压痛，心肺体征阴性，腹部膨隆，肝脏肋下 2 cm，脾脏肋下 4 cm，质地中等偏硬，无触痛，移动性浊音阴性，肠鸣音 4 次/分。双下肢无水肿，生理反射存在，病理反射未引出。

⑤ 辅助检查：血常规示 WBC $2.4×10^9$/L，Hb 55 g/L，PLT $85×10^9$/L。网织红细胞比例3%。外周血涂片示中幼粒细胞 2%，晚幼粒细胞 3%，晚幼红细胞 2%；红细胞大小不等，可见泪滴样红细胞。血液生化示血清 LDH 380 U/L（增高），尿酸 0.54 mmol/L（增高）；自身免疫性抗体无异常；叶酸、维生素 B_{12} 水平在正常范围。骨髓干抽，重复抽取后涂片示骨髓粒系增生低下，占 57.5%；红系增生低下，占 28.5%，比例及形态均正常；淋巴系占 12.5%，各系比例及形态大致正常。全片见巨核细胞 10 个，部分细胞形态呈异形性。骨髓病理示骨髓增生极度活跃，脂肪组织几乎消失。切片可见纤维组织广泛增生。粒系增生尚活跃，红系增生减低，巨核细胞增生、数量增多，形态异常，可见成熟障碍及小巨核细胞。Gomori 染色（+++）。细胞遗传学结果为 46，XX［10］。分子遗传学示 BCR-ABL 阴性，未检测到 JAK2 V617F 突变。

4. 诊断思路

全血细胞减少是内科常见的鉴别诊断内容，除了从造血功能障碍、造血原料缺乏及造血组织受抑等角度考虑血液科疾病，如再障、白血病、MDS、骨髓纤维化、营养不良性贫血、肿瘤骨髓浸润等疾病，还要考虑自身免疫性疾病、重症感染、慢性肾功能不全及脾功能亢进等可能的相关学科疾病。而伴随脾大的全血细胞减少，则首先要考虑血液系统恶性肿瘤，如白血病、淋巴瘤、骨髓增殖性肿瘤等，其次考虑感染性疾病及自身免疫性疾病，还需排除肝硬化、脾功能亢进等。

根据患者特征性的巨脾、全血细胞减少及无发热的表现，可知患者存在髓血屏障受损（外周血可见幼红、幼粒细胞及泪滴样形态异常红细胞），且骨髓涂片除巨核系形态异常外未见其他异常，结合骨髓病理表现出的造血组织减少、网状纤维显著增生，可确诊为 PMF。

5. 鉴别诊断

① 继发性骨髓纤维化：继发于其他骨髓增殖性肿瘤及血液肿瘤，如 CML、原发性血小板增多症（ET）、PV、毛细胞白血病、淋巴瘤等，均有其各自的临床、病理学和分子学特点。其中 CML、毛细胞白血病也表现为突出的脾脏肿大。PMF 的诊断需要综合考虑临床症状、外周血结果及骨髓病理结果，具体参考 WHO 2008 版诊断标准。

② 肝硬化伴脾功能亢进：各种病因所致肝硬化后期都可导致脾淤血、脾静脉高压、脾大，一般脾大为轻到中度，而血吸虫肝硬化所伴脾功能亢进往往表现为巨脾。

③ 脾淋巴瘤：原发于脾脏或侵袭脾脏的淋巴瘤也可致巨脾，常伴反复高热，病理活检可证实。

④ 感染性疾病：伤寒、黑热病、疟疾等病原体感染可导致脾大，均伴有不同类型的发热及各自临床特点，病原学检查可确诊，针对性抗感染治疗有效。

三、诊断要点

WHO 2016 版诊断分型将 PMF 分为纤维化前期（pre-PMF）和纤维化期（overt-PMF）。

pre-PMF 确诊需要满足以下 3 项主要标准及至少 1 项次要标准。

① 主要标准：(a) 骨髓活检有巨核细胞增生和异形巨核细胞，常伴有网状纤维或胶原纤维化，或无显著的网状纤维增多（≤MF-1），巨核细胞改变必须伴有以粒细胞增生且常有红系造血减低为特征的骨髓增生程度增高；(b) 不能满足 PV、CML、MDS 或其他髓系肿瘤的诊断标准；(c) 有 JAK2、CALR、MPL 基因突变，若无上述突变，则存在其他克隆性增殖标志（如 ASXL1、EZH2、TET2、IDH1/IDH2、SRSF、SF3BI 突变）或不满足反应性骨髓网状纤维增生的最低标准。

② 次要标准（以下检查需要连续检测两次）：(a) 贫血非其他疾病并发；(b) WBC＞$11 \times 10^9/L$；(c) 可触及的脾大；(d) 血清 LDH 水平增高。

overt-PMF 确诊需要满足以下 3 项主要标准及至少 1 项次要标准。

① 主要标准：(a) 有巨核细胞增生和异型巨核细胞，伴有网状纤维和（或）胶原纤维化（MF-2或 MF-3）；(b) 和 (c) 同 pre-PMF。

② 次要标准（以下检查需要连续检测两次）：同 pre-PMF (a) — (d)；(e) 骨髓病性贫血。

四、治疗原则

对于无临床症状、病情稳定、可持续数年的患者不需要特殊治疗。

1. 支持治疗

贫血和低血小板需要输红细胞和血小板，长期红细胞输注患者须注意铁过载，配合去铁治疗。EPO 水平低者可用重组人 EPO。雄激素可加速幼红细胞的成熟与释放，但改善贫血的效果尚不肯定。

2. 缩小脾脏和抑制髓外造血

白细胞和血小板明显增多、有显著脾大而骨髓造血障碍不明显的患者可用沙利度胺、来那度胺、阿那格雷、羟基脲、美法仑等。部分患者可以改善症状，但不能改变自然病程。干扰素 α 和 γ 对有血小板增多的骨髓纤维化疗效较好。活性维生素 D_3 抑制巨核细胞增殖，并有诱导髓细胞向单核及巨噬细胞转化的作用。

3. 脾切除

指征：(a) 脾大引起压迫和（或）脾梗死疼痛难以忍受；(b) 无法控制的溶血、脾相关性血小板减少；(c) 门静脉高压并发食管静脉曲张破裂出血。需要注意的是，脾切除可使肝迅速增大，应慎重考虑。

4. JAK2 抑制剂

芦可替尼是 JAK2 抑制剂，用于治疗中危或高危的骨髓纤维化，包括 PMF、PV 或 ET 继发的骨髓纤维化，疗效肯定，已在国内上市。

5. 造血干细胞移植

造血干细胞移植是目前唯一有可能根治本病的方法，但年龄过高和相关并发症导致移植风险增高，近年来采用的减低剂量预处理（RIC）方案提高了移植的成功率。

五、医患沟通

患者可能的疑问是什么？	我们如何应对？
PMF 是什么？我为什么会得 PMF？	PMF 是一种造血干细胞异常造成的克隆性骨髓增殖性肿瘤，其病因目前尚未完全明确，约 50% 的患者可检测到 JAK2 V617F 突变，约 5% 患者可检测到 MPL 突变。因此目前认为该病是基因突变导致的干细胞克隆性增殖所致。
PMF 怎么治疗，这个病能治好吗？	PMF 的治疗策略可依据患者的预后分组来加以制定，国际预后积分系统（IPSS）/动态国际预后积分系统（DIPSS）/DIPSS-Plus 低危和中危-1 患者如果没有明显的临床症状且无明显的贫血、脾脏肿大、白细胞计数增高或显著血小板计数增高，可以仅观察、监测病情变化。低危-2 和高危患者可考虑行 allo-HSCT 达到根治的目的，但有相当高的治疗相关死亡率和并发症发生率。
芦可替尼是什么？有哪些不良反应呢？	JAK2 抑制剂芦可替尼可作为有脾肿大的 IPSS/DIPSS/DIPSS-Plus 中危-2 和高危患者的一线治疗，对那些有严重症状性脾肿大（如左上腹疼或由于早饱而影响进食量）的中危-1 患者亦可以作为一线治疗。芦可替尼最常见的血液学不良反应为 3/4 级的贫血、血小板减少及中性粒细胞减少。应用芦可替尼需要关注感染问题，尤其是病毒再激活。
我平时需要注意什么？	平时多饮水，保持个人卫生，避免剧烈的活动。在白细胞和血小板较低的情况下，注意预防感染，减少活动，预防出血发生。

第2节　原发性血小板增多症

一、概述

原发性血小板增多症（essential thrombocythemia，ET）是以巨核细胞增生为主的造血干细胞克隆性疾病，外周血小板计数明显增高而且存在功能异常。ET 起病缓慢，多见于 50 岁以上的中老年人。患者早期可能无任何临床症状，仅在做血常规时偶然发现。出血或血栓形成为主要临床表现，可有疲劳、乏力及脾大。

ET 的确切病因还不清楚，可能与血小板生成素（thrombopoietin，TPO）和 TPO 受体（thrombopoietin receptor，TPOR，即 MPL）的改变或基因的异常激活有关。50%~70% 的患者存在 JAK2 V617F 突变。在 JAK2 突变阴性的 ET 患者中，70%~80% 患者可以检测到钙网蛋白（calreticulin，CALR）基因突变。

二、"见" 患者，"习" 案例

（一）我们可能遇到 ET 患者的科室

ET 起病缓慢，中老年人发病居多，多为中老年偶然查血或青年人常规体检时发现，因此体检中心及各科室门诊均可能碰到。

（二）我们可能遇到的病例

患者，女，57 岁，主因"体检发现血小板增高 3 个月"入院。

1. 问诊要点

（1）现病史

针对血小板持续增高这一特征，要结合病史、症状和体征，首先考虑反应性血小板增多，例如感染、肿瘤、大量出血后或脾切除后等。然后考虑与血小板增高相关的血液系统疾病，如骨髓增殖性肿瘤，包括 CML 和骨髓纤维化等。排除了继发性血小板增多后才能诊断 ET。

伴随症状：ET 患者一般缺乏相关的特异性症状，是否有乏力、低热、盗汗、左上腹饱胀、体重下降等症状。

就诊经过：关注患者既往就诊经过、检查结果、用药及效果等。

一般情况：精神、睡眠、饮食、大小便、体重变化。

（2）既往史、个人史、婚育史、家族史

有无肿瘤史、特殊用药史，有无食物及药物过敏史，有无手术、外伤史等。

2. 查体要点

生命体征（体温 T，脉搏 P，呼吸 R，血压 BP）。

一般情况：神志情况，精神情况，皮肤黏膜出血情况。

视诊：皮肤黏膜情况（帮助判断有无贫血、出血、黄染、瘀点瘀斑）。

听诊：两肺呼吸音、心律、肠鸣音。

叩诊：腹部叩诊，移动性浊音。

触诊：浅触诊，深触诊，压痛，反跳痛，肌紧张等。胸骨是否压痛，浅表淋巴结、肝脏、脾脏等触诊。

3. 归纳病例特点

① 老年女性，慢性病程。

② 现病史：患者女性，57 岁，因"体检发现血小板增高 3 个月"就诊入院。3 个月前患者因反复头晕、乏力就诊，体检查血压 125/65 mmHg，血常规示 WBC $12.2×10^9$/L，Hb 125 g/L，PLT $980×10^9$/L，颅脑 CT 未见明显异常。其后患者服用中药治疗，头晕、乏力症状有所好转。今复查血常规示 WBC $14.3×10^9$/L，Hb 110 g/L，PLT $1\,030×10^9$/L。患者平素食欲、睡眠好，大小便正常，体重无明显减轻。

③ 既往史：既往体健，无毒物、放射线接触史，无烟酒嗜好，否认其他慢性病病史。家族史无特殊。预防接种史不详，否认食物、药物过敏史。

④ 查体：T 36.0 ℃，P 73 次/分，R 17 次/分，BP 115/70 mmHg。发育正常，神志清楚。全身皮肤黏膜未见瘀点瘀斑，浅表淋巴结未触及肿大。胸骨中下段无压痛，心肺听诊未闻及异常。腹软，无压痛、反跳痛，肝脾肋下未触及，移动性浊音阴性。双下肢无水肿。

⑤ 辅助检查：血常规示 WBC $15.7×10^9$/L，Hb 112 g/L，PLT $955×10^9$/L。白细胞分类示中性杆状核细胞 2%，中性分叶核细胞 48%，单核细胞 4%，嗜碱性粒细胞 1%，嗜酸性粒细胞 8%，淋巴细胞 37%。骨髓形态学示骨髓增生明显活跃，以巨核系增生为主，成熟型巨核细胞成堆簇集；红系及粒系无明显增生。骨髓细胞染色体核型为 46，XX ［20］。骨髓分子学示 BCR/ABL 融合基因阴性，JAK2 V617F 突变阳性，CALR 及 MPL 突变阴性。血液生化示 LDH 482 U/L。全腹 B 超示脾轻度增大。

4. 诊断思路

患者老年女性，3 个月前因头晕、乏力就诊时发现血小板增高，颅脑 CT 检查排除了脑部疾病可能，经中药治疗后非特异性症状头晕、乏力好转，但复查血小板仍偏高。患者无特殊服药史、外伤手术史及肿瘤病史，没有继发性血小板增高的基础疾病。而且血小板显著增高伴有轻度的白细胞增高，不能以类白血病反应解释，应高度怀疑骨髓增殖性肿瘤。根据血小板显著增高伴脾脏轻度肿大，JAK2 V617F 突变阳性，并且排除了继发性血小板增多和其他骨髓增殖性肿瘤可能后，可诊断为 ET。

5. 鉴别诊断

① 继发性血小板增多症：见于感染、药物、妊娠、恶性肿瘤、应激状态等有相应原发病的临床表现。伴有血小板增高，但很少会超过 $600×10^9$/L，且为一过性增高，原发病控制后血象一般会恢复正常。Ph 染色体、BCR-ABL 融合基因和 JAK2 V617F 基因突变均为阴性。

② CML：Ph 染色体和 BCR-ABL 融合基因阳性是其特征性细胞遗传学和分子学特征。

③ PMF：脾脏显著增大，骨髓常干抽，骨髓活检病理示网硬蛋白或胶原纤维显著增生，网硬纤维染色（++）~（+++），外周血常见幼红、幼粒细胞和泪滴样红细胞，约 50% 患者 JAK2 V617F 阳性或具有其他克隆性标志（如 MPL W515 K/L），但 Ph 染色体和 BCR-ABL 融合基因均为阴性。

④ PV：以红细胞增多为突出表现，通过骨髓病理可以鉴别。

三、诊断要点

① 主要标准：（a）血小板计数持续≥$450×10^9$/L；（b）骨髓活检示巨核细胞高度增生，以成熟的大巨核细胞数量增多为主，无明显的粒系或红系增生；（c）不能满足 WHO MDS、CML、PV、PMF 及其他髓系肿瘤的诊断标准；（d）有 JAK2、CALR 或 MPL 基因突变。

② 次要标准：有克隆性标志或无反应性血小板增多的证据或 MPL 基因突变。

符合 4 项主要标准或前 3 项主要标准和次要标准即可诊断 ET。

四、治疗原则

ET 的治疗目标是预防和治疗血栓合并症。因此，治疗的方案主要是依据患者血栓风险分组来加以制订。血小板计数应控制在<$600×10^9$/L，理想目标值为 $400×10^9$/L。治疗方案具体参照《原发性血小板增多症诊断与治疗中国专家共识（2016 年版）》。降低细胞治疗的一线药物包括羟基脲和干扰素。二线药物包括阿那格雷、白消安、双溴丙哌嗪和 ^{32}P。

① 抗血小板，防治血栓并发症：可用小剂量阿司匹林 50~100 mg/d，ADP 受体拮抗剂（噻氯匹啶与氯吡格雷），阿那格雷。需要注意的是，在病程中应对患者进行动态评估并根据评估结果调整治疗选择。血小板>$1\,000×10^9$/L 的患者服用阿司匹林可增加出血风险，应慎用。血小板>$1\,500×10^9$/L 的患者不推荐服用阿司匹林。对阿司匹林不耐受的患者可换用氯吡格雷。

② 降低血小板计数：血小板>$1\,000×10^9$/L，骨髓抑制药首选羟基脲每日 15 mg/kg，可长期间歇用药。干扰素 300 万单位/米^2，每周 3 次，皮下注射，可用于孕妇。血小板单采术可迅速减少血小板量，常用于妊娠、手术前准备及骨髓抑制药不能奏效时。

五、医患沟通

患者可能的疑问是什么？	我们如何应对？
ET 是什么？这个病会遗传吗？	ET 是一种源于造血干细胞的克隆性增殖性疾病。关于 ET 的病因尚未完全明确，目前认为 ET 的发生可能与 JAK2、MPL 突变有关。同时还可能与细胞因子对巨核细胞的调节、TPO 及受体水平有关。ET 是骨髓增殖性肿瘤的一种，并不是遗传性疾病。
用药期间要注意什么？	应用羟基脲治疗的患者要定期监测血常规，待血象稳定后可以适当延长验血的间隔时间；应用干扰素治疗的患者可能会出现甲状腺功能减低、抑郁等精神症状，用药中应密切关注甲状腺功能及精神症状；阿那格雷治疗时可能出现头痛、体液潴留、心悸、心动过速甚至心衰等不良反应，用药期间要密切关注。
我平时生活中需要注意什么？	平时要戒烟戒酒，注意饮食卫生，少吃辛辣刺激或油腻的食物。在无血栓或出血表现时，可以适度运动，提高免疫力。此外注意预防感染，多休息，保持心情舒畅。

第 3 节　真性红细胞增多症

一、概述

真性红细胞增多症（polycythemia vera，PV）是一种以获得性克隆性红细胞增生为特征的慢性骨髓增殖性肿瘤。该病的发病机制尚未完全阐明，90%～95% 的 PV 患者可检测到 JAK2 V617F 突变。另外 2%～5% 的患者可检测到 JAK2 外显子 12 上的突变，导致 JAK 相关特异性受体的酪氨酸磷酸化活性持续增强，进而持续激活 JAK-STAT 信号途径，使粒系、红系、巨核系等髓系细胞对细胞因子的反应增强，红细胞增殖不再依赖于 EPO，从而导致 PV 的发生。

PV 的临床表现与红细胞总容积增多、血液黏滞度增高、全身各脏器血流缓慢和组织缺血缺氧相关。中位生存期常超过 10 年，血栓栓塞及出血是最常见的死亡原因，少数病例可能向 AML 转化。

二、"见"患者，"习"案例

（一）我们可能遇到 PV 患者的科室

PV 起病缓慢，中老年人发病居多，病变若干年才会出现症状或偶然查血时发现。患者血液黏度增高、血流缓慢，部分患者因头痛、眩晕、肢端麻木就诊，部分患者因皮肤黏膜红紫就诊。因此，我们很可能会在血液科或神经内科门诊遇见他们。

（二）我们可能遇到的病例

患者，男，67 岁，主因"体检发现血红蛋白升高 13 个月"入院。

1. 问诊要点

（1）现病史

针对核心问题"血红蛋白升高"问诊。红细胞和血红蛋白增高是非特异的血细胞计数异常指标，该患者若同时伴有白细胞和（或）血小板增高，要考虑血液系统疾病，特别是骨髓增殖性肿瘤，如 PV。但需要注意排除继发性红细胞增多及相对性红细胞增多（假性）。因此，问诊还应着重询问是否存在可能致缺氧的慢性病病史，如长期大量吸烟或高原生活史。注意是否存在可能异常分泌 EPO 的肿瘤，如肝癌；是否存在大量体液丢失导致血液浓缩的临床情况。

伴随症状：患者是否存在 PV 的伴随症状，比如头痛、眩晕、疲乏、视力障碍、耳鸣、皮肤瘙痒等。同时还要询问有无食欲减退、盗汗、体重下降等全身症状。

就诊经过：关注患者既往就诊经过、检查结果、用药及效果等。

一般情况：精神、睡眠、饮食、大小便、体重变化。

（2）既往史、个人史、婚育史、家族史

有无高原旅居史，有无其他慢性病病史，有无肿瘤史，有无食物及药物过敏史，有无手术、外伤史等。

2. 查体要点

生命体征（体温 T，脉搏 P，呼吸 R，血压 BP）。

一般情况：神志情况，精神情况，皮肤黏膜出血情况，有无红紫、黄染及贫血貌。

视诊：皮肤黏膜情况（帮助判断有无充血、贫血、黄染、瘀点、瘀斑）。

听诊：两肺呼吸音、心律、肠鸣音。

叩诊：腹部叩诊，移动性浊音。

触诊：浅触诊，深触诊，压痛，反跳痛，肌紧张等。胸骨是否压痛，浅表淋巴结、肝脏、脾脏等触诊。

3. 归纳病例特点

① 老年男性，慢性病程。

② 现病史：患者主因"体检发现血红蛋白升高 13 个月"入院。患者 13 个月前年度体检血常规示 WBC 12×10^9/L，Hb 182 g/L，PLT 395×10^9/L。1 周前在社区医院复查血常规示 WBC 14.3×10^9/L，Hb 189 g/L，PLT 442×10^9/L。诉轻度头痛，皮肤瘙痒，体重无减轻，大小便正常。遂至门诊就诊。

③ 既往史：既往体健，无烟酒嗜好，无高原旅居史，无毒物、放射线接触史，无肝炎、肝硬化病史，无其他慢性病病史。家族史无特殊。否认食物、药物过敏史。

④ 查体：T 36.2 ℃，P 80 次/分，R 17 次/分，BP 145/80 mmHg。发育正常，神志清。皮肤黏膜轻度充血，面色潮红，面颊部及口唇轻度发绀，全身浅表淋巴结未触及肿大。胸骨无压痛，心肺听诊未闻及异常。肝肋下未触及肿大，脾肋下 2 cm，无压痛，移动性浊音阴性。双下肢无水肿，生理反射存在，病理反射未引出。

⑤ 辅助检查：血常规示 WBC 13.5×10^9/L，红细胞 5.2×10^{12}/L，Hb 188 g/L，PLT 443×10^9/L。白细胞分类示中性粒细胞 72%，单核细胞 5%，嗜碱性粒细胞 2%，嗜酸性粒细胞 1%，淋巴细胞 20%。血清 EPO 浓度 1.5 mU/mL（参考范围 2.59~18.5 mU/mL）。骨髓涂片示骨髓增生明显活跃，粒系、红系、巨核系均显著增生，粒、红两系各阶段细胞分化大致正常。巨核细胞全片 188 个。可染铁减少，细胞内铁（++），细胞外铁（-）。骨髓活检示造血细胞增生活跃，网状纤维染色阴性。细胞遗传学结果 46，XY [20]。分子遗传学示 BCR-ABL 融合基因阴性，JAK2 V617F 突变阳性。

4. 诊断思路

患者常规体检发现血红蛋白升高，且已有超过 1 年的时间，检查结果提示红细胞绝对数及血红蛋白进行性升高，伴随白细胞与血小板的增高。查体血压增高，脾大。无肿瘤病史、无缺氧状况的伴随，并且无应激状况，应高度怀疑骨髓增殖性肿瘤，需要进一步明确红细胞增多是否为内源性，有无 EPO 的异位分泌，评价骨髓增生情况、有无遗传学异常。根据辅助检查结果，患者红细胞/血红蛋白增高同时伴有白细胞、血小板增高，脾大，骨髓活检及涂片均提示全髓增生而不是以巨核系细胞增生为主，可与 ET 早期鉴别。且骨髓活检无明显纤维化，可排除 PMF。分子学检查提示 JAK2 V617F 突变，而 Ph 染色体/BCR-ABL 阴性，可排除 CML。参照 2016 版 WHO 诊断标准可诊断为 PV。

5. 鉴别诊断

① 继发性红细胞增多症：长期吸烟、高原居住、慢阻肺、高亲和力血红蛋白血症等慢性缺氧状态引起 EPO 增高，或肾母细胞瘤、肾囊肿、肝癌、肺癌等可引起 EPO 或 EPO 样物质生成，进而导致红细胞继发性增多，常伴有与原发病相应的临床表现。

② 相对性红细胞增多症：脱水、严重烧伤、休克等引起血浆容量减少导致的血液浓缩、相对性红细胞增多，有明确的相应病史。

③ ET：骨髓以巨核细胞过度增殖为主，外周血小板显著增多，常超过 600×10^9/L，伴血小板功能异常，血细胞比容<0.4，红细胞容量正常，常伴有脾大，约 50% 患者 JAK2 V617F 阳性，Ph 染色体和 BCR-ABL 融合基因阴性。

④ PMF：脾大显著，骨髓常干抽，骨髓活检病理示网硬蛋白或胶原纤维显著增生，网硬纤维染色（++）~（+++），外周血常见幼红、幼粒细胞和泪滴样红细胞，约 50% 患者 JAK2 V617F 突变或具有其他克隆性标志（如 MPL W515 K/L），但 Ph 染色体和 BCR-ABL 融合基因均为阴性。

⑤ CML：Ph 染色体和 BCR-ABL 融合基因阳性是其特征性细胞遗传学及分子学特征。慢性期血象以成熟中性粒细胞增高为主，可伴血小板增高和轻度红细胞增高。

三、诊断要点

诊断参考 2016 版 WHO 分型标准，符合 3 项主要标准，或前 2 项主要标准和次要标准则可诊断 PV。

1. 主要标准

① 血红蛋白男性>165 g/L，女性>160 g/L，或者血细胞比容男性>0.49，女性>0.48。

② 骨髓活检提示相对于年龄而言的全髓细胞高增生，显著的红系、粒系增生和多形性、大小不等的成熟巨核细胞增殖。

③ 存在 JAK2 V617F 突变或者 JAK2 外显子 12 的突变。

2. 次要标准

血清 EPO 低于正常值。主要标准中②在以下情况不要求：如果主要标准中③和次要标准同时满足，且血红蛋白男性>185 g/L，女性>165 g/L，或血细胞比容男性>0.55，女性>0.49。

四、治疗原则

PV 的治疗目标是避免初发或复发的血栓形成、控制疾病相关症状、预防 PV 后骨髓纤维化（post-PV MF）和（或）AL 转化。多血症期治疗目标是控制红细胞压积<45%。一线治疗方法如下。

① 对症处理：静脉放血和骨髓抑制药物对皮肤瘙痒常无效。由于热水洗澡可使之加重，应告诫患者减少洗澡次数或避免用过热的水洗澡。阿司匹林和赛庚啶有一定疗效，但抗组胺药物无效。

② 血栓预防：首选口服低剂量阿司匹林（100 mg/d），不能耐受的患者可口服潘生丁。

③ 静脉放血：一般来说，开始阶段每 2~4 天静脉放血 400~500 mL，红细胞压积降至正常或稍高于正常后延长放血间隔时间，维持红细胞数正常（红细胞压积<45%）。

④ 降细胞治疗：高危患者应接受降细胞治疗，对静脉放血不能耐受或须频繁放血、进行性脾肿大、有严重的疾病相关症状、血小板>1 500×10⁹/L 及进行性白细胞增高为降细胞治疗指征。羟基脲或 α 干扰素（IFN-α）为任何年龄 PV 患者降细胞治疗的一线药物。在年轻患者（<40 岁）中，羟基脲应慎用。年长患者（>70 岁）可考虑间断口服白消安。

JAK2 抑制剂芦可替尼用于对羟基脲无应答或不耐受的患者，为二线治疗方案。

五、医患沟通

患者可能的疑问是什么？	我们如何应对？
我为什么会得 PV？	PV 的病因目前尚未完全明确，超过 90% 的患者存在 JAK2 基因突变，因此目前认为是基因突变导致的红细胞异常增殖。
PV 生存期是多久？需要治疗多长时间？	PV 是一种慢性病，无严重并发症的患者生存期可在 10~15 年，甚至更长。针对 PV 的新药物也在不断开发中。目前针对 JAK2 突变的靶向药物芦可替尼已应用于临床，在控制疾病进展，缩小脾脏体积方面有明显优势。需要注意的是，该病需要长期服药，断药会造成病情反复，因此治疗用药期间需要定期门诊随访，勿擅自停药。
我平时需要注意什么？	PV 患者可有一定的皮肤改变，因此平时多检查皮肤变化。如有破损，应及时消毒，保持伤口清洁干燥。饮食宜清淡，注意营养搭配，多喝水，预防高尿酸血症。当然还要注意休息，保持好心情。

第50章　紫癜性疾病

第1节　原发免疫性血小板减少症

一、概述

原发免疫性血小板减少症（primary immune thrombocytopenia），既往称特发性血小板减少性紫癜（idiopathic thrombocytopenic purpura，ITP），是一种多种机制参与的获得性自身免疫性疾病。该病的发生是由于机体对自身血小板抗原的免疫失耐受，引发体液免疫和细胞免疫介导的血小板破坏增多及生成不足，导致血小板数量减少。

ITP 的发病率为（5~10）/10 万人口。男女发病率相近，育龄期女性及 60 岁以上人群发病率增高。临床表现以皮肤黏膜出血为主，部分患者可仅有血小板减少，没有出血症状。临床上分为急性型和慢性型。急性型多见于儿童，慢性型多见于成人。

二、"见"患者，"习"案例

（一）我们可能遇到 ITP 患者的科室

ITP 在儿童、育龄期女性及 60 岁以上人群发病率偏高，发病前常伴有感染病史。患者常因皮肤出血点就诊，血液科及皮肤科门诊常见该类患者。

（二）我们可能遇到的病例

患者，女，22 岁，主因"发现双下肢出血点 4 天"入院。

1. 问诊要点

（1）现病史

针对皮肤出血及血小板减少这一特征，首先排除过敏性紫癜可能，该病无血小板数量的减少。从血小板减少发生机制考虑，包括：（a）生成减少，如 AA、MDS、白血病等；（b）破坏增多，如 ITP、自身免疫性疾病等；（c）消耗过多，如血栓性血小板减少性紫癜（TTP）、DIC 等；（d）分布异常，如脾功能亢进。问诊时应着重询问除皮肤出血点外，是否有其他部位出血，出血量如何。

伴随症状：对于女性 ITP 患者，注意询问月经情况、是否妊娠等。重点询问是否有感染性疾病史，有无口干、口腔溃疡、关节肿痛等自身免疫性疾病相关症状，有无疫苗接种及特殊用药史，有无神经系统症状。

就诊经过：关注患者既往就诊经过、检查结果及用药情况。

一般情况：精神、睡眠、饮食、大小便、体重变化。

（2）既往史、个人史、婚育史、家族史

有无肿瘤史、特殊用药史，有无食物及药物过敏史等。

2. 查体要点

生命体征（体温 T，脉搏 P，呼吸 R，血压 BP）。

一般情况：神志情况，精神情况，皮肤黏膜出血情况。

视诊：皮肤黏膜情况（帮助判断有无贫血、出血、黄染、瘀点瘀斑）。

听诊：两肺呼吸音、心律、肠鸣音。

叩诊：腹部叩诊，移动性浊音。

触诊：浅触诊，深触诊，压痛，反跳痛，肌紧张等。胸骨是否压痛，浅表淋巴结、肝脏、脾脏等触诊。

3. 归纳病例特点

① 青年女性，急性起病。

② 现病史：患者青年女性，因"发现双下肢出血点 4 天"就诊入院。患者 4 天前无意中发现双下肢出血点，就诊于当地医院，查血常规示 WBC $4.2 \times 10^9/L$，Hb 128 g/L，PLT $19 \times 10^9/L$。患者无任何不适症状，月经稍增多，食欲、睡眠好，体重无减轻，大小便正常。遂至门诊就诊。

③ 既往史：患者 1 周前有"感冒"症状，未特殊用药后自愈。无毒物、放射线接触史，无烟酒嗜好，无特殊用药史。无肝炎病史，否认其他慢性病病史。否认食物、药物过敏史。无出血性疾病家族史。

④ 查体：T 36.2 ℃，P 74 次／分，R 18 次／分，BP 110/65 mmHg。发育正常，神志清楚。双下肢可见散在的瘀点瘀斑，浅表淋巴结无肿大。胸骨无压痛，心肺听诊未闻及异常。腹软，无压痛、反跳痛，移动性浊音阴性。双下肢无水肿。

⑤ 辅助检查：血常规示 WBC $4.5 \times 10^9/L$，Hb 124 g/L，PLT $13 \times 10^9/L$，网织红细胞比例正常。外周血涂片示白细胞比例及细胞形态正常，红细胞及血小板形态正常，血小板少见，未见原始幼稚细胞。抗核抗体系列均为阴性。生化全套未见异常。肝炎组套阴性。骨髓形态示全片巨核细胞 325 个，分类 25 个，其中幼稚巨核细胞 4 个，成熟不产血小板巨核细胞 21 个，血小板少见。腹部 B 超示肝胆胰脾未见异常。

4. 诊断思路

患者青年女性，急性起病，1 周前有感冒病史。检查结果提示血小板减少，网织红细胞比例正常，且无白细胞及血红蛋白减少，排除了急性再障可能。外周血涂片及骨髓检查未见原始幼稚细胞，排除了白血病、MDS 等恶性血液病可能。结合其他辅助检查及查体结果，排除了自身免疫性疾病、慢性肝病、脾功能亢进等疾病。综合临床表现及检查结果，诊断符合 ITP。患者病史只有 4 天，属于新诊断的 ITP。

5. 鉴别诊断

① 假性血小板减少症（pseudothrombocytopenia，PTCP）：没有出血倾向的血小板减少患者首先要排除 PTCP。由乙二胺四乙酸盐（EDTA）引起的血小板凝集，称 EDTA-PTCP。取患者 EDTA 抗凝血涂片，显微镜下可观察到 PTCP 患者血小板凝集。改用 ACD 或肝素抗凝后，血小板凝集现象消失，血小板计数明显升高或正常。

② 先天性血小板减少：患者自幼就存在出血，除血小板减少外，可能存在免疫缺陷症状和（或）体格检查异常，如听力异常、骨骼发育异常等。

③ 继发性血小板减少：系统性红斑狼疮、抗磷脂综合征等自身免疫性疾病患者也可出现血小板减少，通过检查自身抗体系列有助于鉴别。药物导致的血小板减少通常起病急、出血重、停药后出血症状很快缓解，激素治疗起效较快。淋巴系统增殖性疾病可出现继发性血小板减少，此类患者有淋巴结肿大、脾大等其他临床表现。

④ 骨髓增生异常：AA 及恶性血液病包括白血病、MDS、MM 等，均可有血小板减少，骨髓穿刺及骨髓活检可鉴别。

⑤ 脾功能亢进：表现为脾大、一系或多系血细胞减少、骨髓造血细胞代偿性增生。而 ITP 患者一般无脾大或仅有轻度脾大。

⑥ 血小板消耗性减少：TTP 除血小板减少外，尚有微血管病性溶血、神经系统症状、发热和肾功能不全等表现可与 ITP 鉴别。弥散性血管内凝血实验室检查除了血小板减少外，尚有凝血、纤溶指标异常。

⑦ 感染所致血小板减少：常见的有 HIV 相关、丙型肝炎病毒感染相关及幽门螺杆菌感染引起

的血小板减少。

三、诊断要点

① 至少 2 次检查血小板计数减少，血细胞形态无异常。
② 体检脾脏一般不大。
③ 骨髓检查巨核细胞数正常或增多，有成熟障碍。
④ 排除其他继发性血小板减少。

四、治疗原则

ITP 治疗的目的是使患者血小板提高到安全水平，防止严重出血，降低死亡率，而不是使患者血小板计数达到正常水平。目前认为血小板 $>30\times10^9/L$ 的 ITP 患者，若无出血表现，不从事增加出血的危险工作或活动，可暂不进行治疗，而是观察随访。若患者连续 2 次检查血小板均 $<30\times10^9/L$，伴有出血表现，则需要治疗。

目前的一线治疗方案包括肾上腺糖皮质激素（地塞米松 40 mg/d，连用 4 天）及丙种球蛋白方案。静脉输注丙种球蛋白主要用于：(a) ITP 的紧急治疗；(b) 不能耐受肾上腺糖皮质激素或者拟行脾切除前准备；(c) 合并妊娠或分娩前等。丙种球蛋白常用剂量为 400 mg/(kg·d)，用 5 天；或 1.0 g/(kg·d)，用 1 天，病情严重者连用 2 天。对于一线治疗效果欠佳的患者，可考虑二线方案，比如脾切除、促血小板生成药物、抗 CD20 单抗、长春新碱、环孢素及其他免疫抑制药物。

五、医患沟通

患者可能的疑问是什么？	我们如何应对？
ITP 是什么？	ITP 是一种获得性自身免疫性出血性疾病。目前认为 ITP 发病的主要机制是患者对自身血小板抗原的免疫失耐受，导致身体的免疫系统攻击自身的造血系统，引起血小板的生成减少和破坏增多，血小板数量减少，从而引起出血表现。感染、免疫因素、脾脏作用和遗传均可能诱发患者发病。
这个病能治愈吗？	ITP 属于自身免疫性疾病，目前还没有根治的方法，临床症状容易反复，因此不能治愈。但通过临床治疗可将血小板提升至安全的水平，从而降低病死率。
我平时需要注意什么？	平时要戒烟戒酒，饮食和工作都要规律，积极预防和控制感染。适当锻炼，增加机体抵抗力。平时若出现皮肤或牙龈出血以及女性月经增多，及时到医院复查血常规进一步确诊和治疗。

第 2 节　过敏性紫癜

一、概述

过敏性紫癜（allergic purpura）又称 Schönlein-Henoch 综合征，是一种血管变态反应性出血性疾病。因机体对某些致敏物质产生变态反应，毛细血管脆性及通透性增加，血液外渗，产生皮肤紫癜及脏器出血。可同时伴有荨麻疹、血管神经性水肿等其他过敏表现。

本病多见于青少年，春、秋季节发病较多。多数患者发病前 1~3 周有全身不适、低热、乏力及上呼吸道感染等前驱症状，随后出现典型的临床表现。病程一般 2 周左右，可反复发作，大多数患者预后良好，少数患者可转为肾病综合征或慢性肾炎。

二、"见"患者，"习"案例

（一）我们可能遇到过敏性紫癜患者的科室

本病多见于青少年，春、秋季节发病较多。患者常因皮肤出血点或腹痛就诊，消化科、皮肤科及血液科门诊较常见该类患者。

（二）我们可能遇到的病例

患者，女，13 岁，主因"发现四肢出血点 4 天，腹痛伴有黑便 1 天"入院。

1. 问诊要点

（1）现病史

根据患者皮肤出血这一特征，考虑为出血性疾病。出血性疾病的筛选实验，包括血常规、凝血常规等。血常规可以判断血小板数量，但仍需做凝血功能、血小板功能检查以鉴别凝血机制异常所致紫癜及血小板功能异常所致紫癜。患者系青少年女性，四肢皮下出血伴腹痛、黑便。发病前有上呼吸道感染症状，血常规中血小板计数正常。结合患者病史及临床表现，支持过敏性紫癜的诊断。另外还需做尿常规、大便常规及隐血、肾功能等检查，对过敏性紫癜进行分型。

伴随症状：问诊时应着重询问既往有无出血症状，此次出血前有无外伤，家族成员中有无类似症状。除腹痛外，有无其他消化系统症状。

就诊经过：关注患者既往就诊经过、检查结果及用药情况。

一般情况：精神、睡眠、饮食、大小便颜色及性质、体重变化。

（2）既往史、个人史、家族史

既往有无类似的症状发生，有无特殊用药史，有无食物、药物、花粉、粉尘等过敏史等。

2. 查体要点

生命体征（体温 T，脉搏 P，呼吸 R，血压 BP）。

一般情况：神志、精神情况，皮肤黏膜出血情况。

视诊：皮肤黏膜情况（帮助判断有无贫血、出血、黄染、瘀点瘀斑），关节是否存在畸形或活动受限。

听诊：两肺呼吸音、心律、肠鸣音。

叩诊：腹部叩诊，移动性浊音。

触诊：浅触诊，深触诊，压痛，反跳痛，肌紧张等。

3. 归纳病例特点

① 青少年女性，急性起病。

② 现病史：患者女性，13 岁，因"发现四肢出血点 4 天，腹痛伴有黑便 1 天"就诊。患者 4 天前无明显诱因出现四肢散在分布的瘀点、紫癜，以双下肢远端为主，伴双下肢关节痛，以右侧踝关节为重。查血常规示 WBC $5.8×10^9$/L，Hb 138 g/L，PLT $240×10^9$/L。自服"布洛芬"后关节疼痛稍有改善，但皮肤紫癜无改善。昨日患者出现腹痛，呕吐 1 次，为胃内容物，无咖啡样物质，今晨解黑色软便 1 次。食欲、睡眠欠佳，体重无减轻，小便正常。遂至门诊就诊。

③ 既往史：患者 1 周前曾有鼻塞、流涕的"感冒"症状。无特殊用药史，无肝炎病史，否认其他慢性病病史。否认食物、药物等过敏史。无出血性疾病家族史。

④ 查体：T 36.0 ℃，P 70 次／分，R 19 次／分，BP 120/63 mmHg。发育正常，神志清楚。四肢及足背可见散在对称分布的瘀点、紫癜，以双下肢远端为主，呈暗红色，略高于皮肤，压之不褪色。浅表淋巴结无肿大。胸骨无压痛，心肺听诊未闻及异常。腹软，全腹轻压痛，无反跳痛，移动性浊音阴性。双下肢无水肿，四肢关节无畸形，活动正常。

⑤ 辅助检查：抗核抗体系列均阴性，排除自身免疫性疾病所致的出血及关节疼痛。肝肾功能未见异常，排除肝病及肾功能不全所致的出血。尿常规正常。大便隐血（++）。凝血常规正常，提示

该患者皮肤紫癜不是凝血功能异常所致。血小板聚集功能正常，提示该患者皮下出血与血小板聚集功能无关。腹部彩超示肝胆胰脾未见异常。腹部 X 线平片正常，排除腹部各脏器疾病所致的出血。

4. 诊断思路

患者为青少年女性，临床表现为四肢皮下出血伴腹痛、黑便。发病前有上呼吸道感染症状。血小板（数量或功能）异常的出血症状以皮肤和黏膜的瘀点和紫癜为特点，根据血常规及血小板功能检查结果，排除血小板减少或功能异常所致的紫癜。凝血障碍的出血以大片瘀斑、关节出血和肌肉血肿等深部出血为主，而患者凝血常规未见异常，排除了凝血机制异常导致的紫癜。患者表现为双上肢、双下肢及足背散在对称分布瘀点、紫癜，以双下肢远端为主，符合过敏性紫癜的表现。此外，患者有腹痛、黑便的消化道出血症状，大便隐血阳性提示存在腹型紫癜。该患者还存在双下肢关节痛的临床表现。综上，诊断为过敏性紫癜（混合型），即皮肤型、关节型及腹型。

5. 鉴别诊断

过敏性紫癜需要与遗传性出血性毛细血管扩张症、单纯性紫癜、凝血机制异常所致的紫癜、ITP、血小板功能异常导致的紫癜、风湿性关节炎、系统性红斑狼疮、肾小球肾炎、外科急腹症相鉴别。

三、诊断要点

① 发病前 1~3 周常有低热、咽痛、全身乏力或上呼吸道感染史。
② 典型的四肢皮肤紫癜，可伴有腹痛、关节肿痛、黑便及血尿。
③ 血小板计数、功能及凝血相关检查正常。
④ 排除其他原因所致的血管炎或紫癜。

四、治疗原则

1. 去除病因

停止接触可能引起过敏的物质，停用可疑的食物、药物，控制感染等。

2. 一般对症治疗

① 抗组胺药：盐酸异丙嗪、氯苯那敏、阿司咪唑、去氯羟嗪、西米地丁及静脉注射钙剂等。
② 改善血管通透性药物：维生素 C、曲克芦丁、卡巴克络等。

3. 糖皮质激素

糖皮质激素有抗过敏、减轻炎症渗出、改善血管通透性等作用，对缓解关节疼痛、减轻腹痛、减轻胃肠道出血、减轻血管神经性水肿效果较好，但对肾损害效果不明显。

4. 其他免疫抑制剂

硫唑嘌呤、环孢素、环磷酰胺等用于肾型、激素无效的患者。腹痛较重者可予阿托品或山莨菪碱（654-2）口服或皮下注射。关节痛者可酌情用止痛药。呕吐严重者可用止吐药。出现呕血、血便者，可用奥美拉唑等治疗。

五、医患沟通

患者可能的疑问是什么？	我们如何应对？
过敏性紫癜是什么病？会传染吗？	过敏性紫癜是机体对致敏物质产生的变态反应，是由免疫因素介导的一种全身血管炎症，本身并没有传染性。
这个病会复发吗？	过敏性紫癜患者在紫癜消退后仍有复发的风险。日常生活中注意饮食卫生、天气变化，避免腹泻、感冒等因素诱发紫癜发生。避免接触可能诱发过敏的环境或食物。
我平时需要注意什么？	饮食宜富于营养，易于消化。避免鱼、虾、蟹、牛乳等可能诱发过敏的饮食。忌烟酒及辛辣、刺激的食物。饮食和工作都要规律，适量运动，注意休息，避免劳累，增强自身抵抗力。

第 3 节　血栓性血小板减少性紫癜

一、概述

血栓性血小板减少性紫癜（thrombotic thrombocytopenic purpura，TTP）是一种以微血管病性溶血性贫血、血小板减少及广泛的微血栓形成造成靶器官损害为特征的弥散性血栓性微血管病变。临床上以典型的三联征多见，即微血管病性溶血性贫血、血小板减少及神经系统症状。若同时合并肾功能受损及发热，即为 TTP 五联征。

TTP 的发生至少要有两个必需条件：广泛的微血管内皮细胞损伤，以及血管性血友病因子裂解酶（ADAMTS13）缺乏或活性降低。血管内皮损伤可在短期内释放大量血管性血友病因子（vWF）大分子多聚体（UL-vWF）。ADAMTS13 活性降低或缺乏，可使这种超大分子量的 vWF 不被降解。聚集的 UL-vWF 促进血小板黏附与聚集，在微血管内形成血小板血栓，血小板消耗性减少，继发出血，微血管管腔狭窄，红细胞破坏，受累组织器官损伤或功能障碍，从而导致 TTP 的发生。

未经治疗的 TTP 患者病死率高达 90% 以上，采用血浆置换治疗后，病死率下降至 8%~30%。

二、"见"患者，"习"案例

（一）我们可能遇到 TTP 患者的科室

TTP 患者常因发热、皮肤出血、神经系统症状就诊，血液科病房及 ICU 可见到该类患者。

（二）我们可能遇到的病例

患者，女，42 岁，主因"头痛、呕吐伴有皮肤散在瘀斑 5 天，加重伴神志不清半天"入院。

1. 问诊要点

（1）现病史

针对神经系统症状及皮肤出血这一特征，我们考虑的疾病包含 TTP、弥散性血管内凝血、伊文思（Evans）综合征、AL、AA、自身免疫病、药物或感染诱发的急性造血停滞、严重的巨幼细胞性贫血等。需要完善血常规、凝血常规、外周血涂片、生化及头颅 CT 检查。有条件者可以完善 AD-AMTS13 酶活性检测。

伴随症状：根据血常规结果，患者存在贫血及血小板减少，同时有神经系统症状，因此重点询问其发病前有无特殊食物及毒物接触史，有无疫区、疫水接触史，有无发热及其他感染症状。

就诊经过：关注患者既往就诊经过、检查结果及用药情况。

一般情况：精神、睡眠、神志变化、饮食，大小便变化。

（2）既往史、个人史、婚育史、家族史

既往有无类似发作，有无肿瘤史，有无疫苗接种及特殊用药史，有无食物及药物过敏史等。

2. 查体要点

生命体征（体温 T，脉搏 P，呼吸 R，血压 BP）。

一般情况：神志情况。

视诊：皮肤黏膜情况（帮助判断有无贫血、出血、黄染、瘀点瘀斑）。

听诊：两肺呼吸音、心律、肠鸣音。

叩诊：腹部叩诊，移动性浊音。

触诊：浅触诊，深触诊，压痛，反跳痛，肌紧张等。胸骨是否压痛，浅表淋巴结、肝脏、脾脏等触诊。

3. 归纳病例特点

① 中年女性，急性起病。

② 现病史：患者中年女性，因"头痛、呕吐伴有皮肤散在瘀斑5天，加重伴神志不清半天"就诊入院。患者5天前进食晚餐后出现阵发性头痛，恶心、呕吐1次，为胃内容物。同时发现双下肢有散在出血点，无明显腹痛腹泻。今日自觉头痛加重，伴呕吐6次/天，就诊于当地医院，查血常规示 WBC $5.3×10^9/L$，PLT $15×10^9/L$，Hb 53 g/L，随后出现神志恍惚、烦躁不安、吐字不清，为进一步诊治收住入院。

③ 既往史：既往体健。无毒物、放射线接触史，无烟酒嗜好，无特殊用药史。无肝炎病史，无其他慢性病病史。否认食物、药物过敏史。无出血性疾病家族史。

④ 查体：T 36.4 ℃，P 85次/分，R 18次/分，BP 100/65 mmHg。嗜睡状态，皮肤苍白，巩膜轻度黄染，腹部及双下肢有散在瘀点瘀斑。心肺无异常，肝脾及淋巴结均不大。双下肢无水肿，病理征未引出。

⑤ 辅助检查：血常规示 WBC $6.7×10^9/L$，Hb 51 g/L，PLT $10×10^9/L$。网织红细胞计数6%。外周血涂片示红细胞大小不等，可见三角形、盔形红细胞，未见原始幼稚细胞。生化示尿素氮4.5 mmol/L，尿酸239 μmol/L，肌酐86 μmol/L，LDH 1 215 U/L，总胆红素48.3 μmol/L，间接胆红素39.1 μmol/L。凝血常规示 PT 13.8 s，APTT 35 s，TT 12.4 s，纤维蛋白原3.3 g/L，D-二聚体升高，3P试验阴性。Coombs试验阴性。抗核抗体系列均为阴性。ADAMTS13活性<5%。骨髓象示红系增生活跃，以中、晚幼红细胞增多为主，可见破碎红细胞；巨核细胞45个，颗粒巨核细胞40个，产板巨核细胞0个，血小板罕见。头颅CT未见异常。

4. 诊断思路

患者系中年女性，急性起病，存在贫血及血小板减少，外周血破碎及变形红细胞增多，LDH升高，总胆红素升高，以间接胆红素升高为主，Coombs试验阴性，支持存在微血管病性溶血。患者血小板明显减少，网织红细胞比例增高，且骨髓增生活跃，未见原始细胞，不支持再障及AL、MDS等；凝血功能大致正常，不支持弥散性血管内凝血；Coombs试验阴性，不支持Evans综合征；自身抗体谱均阴性，不支持自身免疫病。患者伴有神经系统症状，查体无明确定位体征，头颅CT正常，不支持血小板减少合并颅内出血。

该患者的临床表现有典型的TTP三联征，即微血管病性溶血性贫血、血小板减少、神经系统症状。此外，外周血涂片中破碎红细胞增多，血清LDH明显升高，符合TTP的特征。最重要的是血浆ADAMTS13活性显著降低，据此诊断为TTP。

5. 鉴别诊断

TTP需要与溶血性尿毒综合征（HUS）、弥散性血管内凝血、HELLP综合征、Evans综合征、系统性红斑狼疮、子痫等疾病鉴别。

三、诊断要点

临床主要以特征性的三联征或五联征表现作为诊断依据。血小板减少伴神经精神症状时应高度怀疑本病。血涂片镜检发现破碎红细胞、ADAMTS13活性降低均有助于诊断。

四、治疗原则

TTP病情凶险，病死率高，在诊断明确或高度怀疑本病时，不论轻型或重型都应尽快开始积极治疗。治疗首选血浆置换，可联合应用糖皮质激素和大剂量丙种球蛋白。对高度疑似和确诊病例，输注血小板须十分谨慎，仅在出现危及生命的严重出血时才考虑使用。

五、医患沟通

患者可能的疑问是什么?	我们如何应对?
这个病是什么? 会遗传吗?	TTP 分为遗传性和获得性两种。遗传性 TTP 是由于 ADAMTS13 基因突变导致酶活性降低或缺乏所致, 通常在感染、应激或妊娠等诱发因素下才会发病。获得性 TTP 又分为特发性 TTP 和继发性 TTP。特发性 TTP 是由于患者体内存在抗 ADAMTS13 自身抗体, 导致 ADAMTS13 活性降低或缺乏, 也是临床最常见的类型。而继发性 TTP 系由感染、药物、肿瘤、自身免疫性疾病、造血干细胞移植等因素引发, 涉及的发病机制复杂, 预后不佳。
这个病会复发吗?	经过治疗后缓解的 TTP 患者仍有一定的复发风险, 20%~50% 患者在首次发病后 1 年内复发。所以平时要多注意休息, 加强锻炼, 增加自身抵抗力。
我平时生活中需要注意什么?	平时注意营养搭配, 培养健康良好的饮食习惯。避免饮酒, 避免接触感染的患者。若出现精神系统的反常行为, 比如头痛、意识紊乱等症状, 或出现皮肤出血, 应及时就诊。

第 51 章　凝血障碍性疾病

第 1 节　血友病

一、概述

血友病（hemophilia）是一组由遗传因素导致的凝血活酶生成障碍引起的出血性疾病，包括血友病 A 和血友病 B。其中血友病 A 占 80%~85%，血友病 B 占 15%~20%。二者均为 X 染色体连锁的隐性遗传，男性发病，女性为携带者。还有一种血友病 C 型，由 XI 因子缺乏引起，男女均会发病，较罕见。临床表现为自幼反复发作的关节肌肉出血、自发或轻度外伤后出血不止及血肿形成。

二、"见"患者，"习"案例

（一）我们可能遇到血友病患者的科室

血友病患者常因自发或活动后关节及软组织肿胀出血就诊，血液科门诊及病房可见到该类患者。

（二）我们可能遇到的病例

患者，男，12 岁，主因"反复皮肤瘀斑、关节肿胀 12 年，左侧大腿肿胀 3 天"入院。

1. 问诊要点

（1）现病史

针对自幼反复皮肤出血及关节肿胀这一特征，诊断考虑出血性疾病。临床上引起出血性疾病的因素较多，按照发病机制可分为血管壁异常、血小板异常、凝血因子异常、纤溶系统异常、多种止血机制异常。而出血性疾病又分为先天遗传性和获得性因素所致疾病。根据出血特点，皮肤黏膜瘀点、瘀斑多由血管、血小板因素导致，而深部血肿、关节出血等则可能与凝血机制有关。根据患者的临床表现，考虑凝血功能障碍导致的出血。而且患者自幼发病，考虑先天遗传性疾病可能大。

伴随症状：问诊时应着重询问出血部位、持续时间、是否为同一部位反复出血等；出血的诱因是自发性还是与手术、创伤相关，是否与接触和使用药物相关；基础疾病情况。

就诊经过：关注患者既往就诊经过、检查结果及用药情况。

一般情况：精神、睡眠、饮食，大小便变化。

（2）既往史、个人史、婚育史、家族史

既往有无类似发作，有无出血性疾病家族史，有无肿瘤史，特殊用药史、食物及药物过敏史等。

2. 查体要点

生命体征（体温 T，脉搏 P，呼吸 R，血压 BP）。

一般情况：神志情况。

视诊：皮肤黏膜情况（帮助判断有无贫血、出血、黄染、瘀点瘀斑）。

听诊：两肺呼吸音、心律、肠鸣音。

叩诊：腹部叩诊，移动性浊音。

触诊：浅触诊，深触诊，压痛，反跳痛，肌紧张等。胸骨是否压痛，浅表淋巴结、肝脏、脾脏等触诊。

3. 归纳病例特点

① 少年男性，自幼发病。

② 现病史：患者少年男性，因"反复皮肤瘀斑、关节肿胀 12 年，左侧大腿肿胀 3 天"就诊入院。患者自出生后 6 个月经常出现不明原因皮肤瘀斑、打针后针眼持续出血或持续较长时间瘀青；1 岁开始出现走路后间断的踝关节肿胀和右腿不适，6 岁后出现双侧踝关节与膝关节肿胀、疼痛，休息后症状可减轻，但皮肤淤斑时有发生。3 天前患者摔倒后右大腿出现疼痛并逐渐肿胀。就诊于当地医院查血常规示 WBC $7.6×10^9$/L，Hb 112 g/L，PLT $310×10^9$/L；凝血常规示 APTT 78 s，其余指标正常。为进一步诊治收住入院。

③ 既往史：自幼反复发生皮肤瘀斑及关节肿胀、疼痛。患者系摔倒后出现症状，有外伤史。无毒物、放射线接触史，无烟酒嗜好，无特殊用药史。否认食物、药物过敏史。否认家族中有类似病患者。

④ 查体：T 36.4 ℃，P 85 次/分，R 18 次/分，BP 100/65 mmHg。一般情况可，右大腿外侧片状青紫、局部张力较高、肢围较对侧约增加 4 cm，右膝关节略有肿胀，右侧大腿活动轻度受限。其余查体未见异常。

⑤ 辅助检查：血常规示 WBC $7.8×10^9$/L，Hb 100 g/L，PLT $236×10^9$/L。血涂片示血小板数量及形态正常。凝血常规示 APTT 78.3 s，余未见异常。正常血浆纠正试验示 APTT（即刻）30.1 s；APTT（2 小时）31.3 s。凝血因子 FⅧ：C 0.6%，FⅧ抑制物 0 BU。B 超示右大腿偏外侧至右膝上端的液性暗区，大小为 25 cm×8 cm，最深 4 cm，距体表 3.3 cm。

4. 诊断思路

根据患者反复皮肤瘀斑、关节和软组织肿胀等特征，考虑凝血功能障碍导致的出血性疾病。而该患者自幼反复发作，提示遗传性出血性疾病可能。单一 APTT 明显延长，反应了内源性凝血因子（FⅧ、FⅨ、FⅪ、FⅫ）、vWF 缺乏或存在特异性凝血因子抑制物、狼疮抗凝物。进一步正常血浆纠正试验中，APTT 能被正常血浆纠正，抑制物检测阴性，提示为凝血因子缺乏。而 FⅧ定量检测提示其活性明显降低，符合血友病 A 诊断。

5. 鉴别诊断

主要与血管性血友病（vWD）相鉴别。vWD 是一种常染色体遗传的出血性疾病。vWF 在血浆中的作用之一是作为 FⅧ的载体，当中、重度 vWF 缺乏，FⅧ：C 活性降低，APTT 延长，易与血友病 A 混淆。通过检测血浆 vWF 抗原和（或）活性或进行 vWF 多聚物分析可与血友病 A 鉴别。

三、诊断要点

1. 血友病 A

① 临床表现：(a) 男性患者，有或无家族史，有家族史者符合 X 连锁隐性遗传规律；(b) 关节、肌肉、深部组织出血，易引起血肿及关节畸形。

② 实验室检查：(a) 出血时间、血小板计数及 PT 正常；(b) APTT 延长；(c) FⅧ：C 水平明显低下；(c) vWF：Ag 正常。

2. 血友病 B

① 临床表现：基本同血友病 A，但程度较轻。

② 实验室检查：(a) 出血时间、血小板计数及 PT 正常；(b) APTT 重型延长，轻型可正常；(c) FⅨ抗原及活性减低或缺乏。

四、治疗原则

以替代治疗为主的综合治疗，补充缺乏的凝血因子仍是防治血友病出血最重要的措施。加强自我保护，预防出血。同时禁用阿司匹林、NSAID 及其他可能干扰血小板聚集的药物。

五、医患沟通

患者可能的疑问是什么?	我们如何应对?
这个病怎么治疗? 要预防用药吗?	目前血友病的治疗原则是替代治疗。所谓"替代治疗",就是身体缺哪种凝血因子,我们补充哪种。但最关键的还是要加强自我保护,尽早有效地处理出血,避免并发症的发生和发展。若反复发生关节肌肉的出血,建议预防性输注相关的凝血因子。
得这个病后能正常结婚生子吗?	可以结婚的,但婚前结婚对象须进行血友病的筛查。而且该病作为一种遗传性疾病,患者及家属要重视优生优育。若产前胎儿确诊为血友病,应终止妊娠;若为健康胎儿,可以正常生下来。
我平时生活中需要注意什么?	养成良好的卫生习惯,不用力抠挖鼻孔。选择适宜的活动,避免剧烈运动,减少外伤。同时注意大便通畅,避免用力排便造成的肛裂出血。

第2节　血管性血友病

一、概述

血管性血友病(von Willebrand disease,vWD),亦称为 von Willebrand 病,是临床上常见的一种常染色体遗传性出血性疾病,多为显性遗传。出血倾向是本病的突出表现,以自幼发生的出血倾向、出血时间延长、血小板黏附性降低、瑞斯托霉素诱导的血小板聚集缺陷及血浆 vWF 抗原缺乏或结构异常为特点。男女均可发病,出血以皮肤黏膜为主,自发性关节及肌肉出血相对少见,且出血可随年龄增长而减轻。

二、"见"患者,"习"案例

(一)我们可能遇到 vWD 患者的科室

vWD 患者常因皮肤瘀点和瘀斑、鼻出血、牙龈出血就诊,血液科、皮肤科及五官科门诊可见到该类患者。

(二)我们可能遇到的病例

患者,女,7岁,主因"反复皮肤瘀点瘀斑6年,鼻出血3天"入院。

1. 问诊要点

(1)现病史

针对自幼反复皮肤出血及鼻出血这一特征,诊断考虑出血性疾病。患者表现为皮肤及鼻黏膜出血,可从血管壁异常、血小板异常、凝血因子异常、纤溶系统异常等多方面考虑。根据患者出血特点,皮肤黏膜瘀点、瘀斑多与血管或血小板因素有关。此外,患者自幼发病,考虑遗传性出血性疾病可能性大。

伴随症状:问诊时应着重询问出血部位、持续时间,有无磕碰、外伤等诱因;使用药物情况;基础疾病情况。

就诊经过:关注患者既往就诊经过、检查结果及用药情况。

一般情况:精神、睡眠、神志变化、饮食、大小便变化。

(2)既往史、个人史、婚育史、家族史

既往有无类似发作,有无出血性疾病家族史,有无肿瘤史、特殊用药史、食物及药物过敏史等。

2. 查体要点

生命体征（体温 T，脉搏 P，呼吸 R，血压 BP）。

一般情况：神志情况。

视诊：皮肤黏膜情况（帮助判断有无贫血、出血、黄染、瘀点瘀斑）。

听诊：两肺呼吸音、心律、肠鸣音。

叩诊：腹部叩诊，移动性浊音。

触诊：浅触诊，深触诊，压痛，反跳痛，肌紧张等。胸骨是否压痛，浅表淋巴结、肝脏、脾脏等触诊。

3. 归纳病例特点

① 少年女性，自幼发病。

② 现病史：患者少年女性，因"反复皮肤瘀点瘀斑 6 年，鼻出血 3 天"就诊入院。患者自出生后 5 个月反复出现不明原因皮肤瘀斑，瘀斑持续 3~7 天可自行消退。3 天前患者出现右侧鼻腔出血，填塞后出血一度控制，后反复出现渗血。就诊于当地医院查血常规示 WBC $4.1×10^9$/L，Hb 128 g/L，PLT $276×10^9$/L；凝血常规示 APTT 72 s，其余指标正常。为进一步诊治收住入院。

③ 既往史：自幼反复发生皮肤瘀斑。无毒物、放射线接触史，无特殊用药史。否认食物、药物过敏史。患者母亲诉其小时候有类似症状，成年后症状消失。

④ 查体：T 36.4 ℃，P 85 次/分，R 18 次/分，BP 110/65 mmHg。一般情况可，右侧鼻腔渗血，双侧下肢散在瘀点瘀斑。其余查体未见异常。

⑤ 辅助检查：血常规示 WBC $4.3×10^9$/L，Hb 125 g/L，PLT $294×10^9$/L。血涂片示血小板数量及形态正常，未见原始幼稚细胞。凝血常规示 APTT 68 s，余未见异常。正常血浆纠正试验示 APTT（即刻）29.6 s；APTT（2 小时）30.3 s。vWF：Ag 2%（正常范围 50%~120%），vWF：Rco 3%（正常范围 50%~150%），FⅧ：C 60%（正常范围 50%~150%）。

4. 诊断思路

患者自幼反复出现皮肤瘀斑及鼻出血，且其母亲小时候有类似发作，提示遗传性出血性疾病可能。根据凝血常规结果，患者单一 APTT 明显延长，反应了内源性凝血因子（FⅧ、FⅨ、FⅪ、FⅫ）缺乏、vWF 缺乏或存在特异性凝血因子抑制物或狼疮抗凝物。但 FⅫ缺乏或狼疮抗凝物一般不会导致出血倾向，反而容易引起血栓形成。进一步行正常血浆纠正试验提示 APTT 无论即刻还是 2 小时均可纠正，考虑为凝血因子缺乏所致。通过凝血因子相关检测，发现 vWF：Ag 明显降低（<3%），vWF：Rco 水平降低，而 FⅧ：C 水平正常，诊断考虑 3 型 vWD。

5. 鉴别诊断

根据 vWF：Ag 测定可与血友病 A、B 鉴别，根据血小板形态可与巨血小板综合征鉴别。

三、诊断要点

① 有家族史者符合常染色体显性（或不全显性）或隐性遗传规律。

② 有自发性出血或外伤、围手术期出血增多史，并符合 vWD 临床表现特征。

③ 血浆 vWF 水平<30%，无论有无出血症状，均可诊断 vWD。vWF 水平<3% 诊断为 3 型 vWD。若有异常出血表现，vWF 水平 30%~50% 也可诊断 vWD。FⅧ：C<30% 多见于 2N 型和 3 型 vWD。

④ 排除血友病 A、获得性血友病 A、获得性 vWD 综合征、血小板型 vWD、遗传性血小板病等。

四、治疗原则

中、重度出血或拟行手术的 vWD 患者，须行替代治疗。目前国内替代治疗可选择人血源性 FⅧ制剂、血浆和冷沉淀。反复严重关节、内脏出血者，可以采用预防治疗。

五、医患沟通

患者可能的疑问是什么？	我们如何应对？
我为什么会得这个病？	vWD 是由基因突变引起血浆 vWF 数量减少或质量异常，是一种常染色体遗传性出血性疾病，多为显性遗传。
什么时候需要治疗？我需要预防用药吗？	中、重度出血或拟行手术的 vWD 患者，须替代治疗。如果平时反复发生严重的关节、内脏出血，可以采用预防治疗。
我平时需要注意什么？以后会持续出血吗？	平时注意减少活动，防止磕碰，保护好自己才能避免严重的出血。很多 vWD 患者随着年龄的增长，出血症状会逐渐减轻，可能与 vWF 活性增加有关。只要平时注意防护，发生严重出血的风险就会降低，不用过度焦虑。

第3节　弥散性血管内凝血

一、概述

弥散性血管内凝血（disseminated intravascular coagulation，DIC）并不是一个独立的疾病，而是众多疾病复杂病理过程中的中间环节，其主要基础疾病包括严重感染、恶性肿瘤、病理产科、手术及外伤等。DIC 过程中，致病因素损伤微血管体系，激活凝血，在微循环中广泛形成微血栓，导致血小板、凝血因子大量被消耗，并继发激活纤溶系统，引起全身性出血及微循环衰竭。

DIC 多病情凶险，进展迅速，不仅是危重症的严重并发症，而且是多器官功能障碍综合征（MODS）的重要发病环节。

二、"见"患者，"习"案例

（一）我们可能遇到 DIC 患者的科室

DIC 患者常因发热、出血、休克等症状就诊，产科、外科、肿瘤科及 ICU 可见到该类患者。

（二）我们可能遇到的病例

患者，男，43 岁，主因"腹泻伴发热 1 周，昏倒半小时"入院。

1. 问诊要点

（1）现病史

患者中年男性，急性起病，针对腹泻伴发热这一特征，首先考虑急性感染性腹泻。此外，患者突发昏倒，休克导致的可能性大，亦不排除感染中毒性脑病及神经系统疾病的可能。针对休克，应在体格检查时重点注意心率、血压等生命体征，以及腹部体征及病理征等。积极维持生命体征平稳，同时通过实验室检查和影像学检查寻找诊断依据。完善血常规、凝血功能、肝肾功能、电解质、血糖等检查，进一步明确患者的基本生理状况；大便常规+大便培养、血培养等检查明确感染和病原菌；完善腹部影像学检查，了解是否存在器质性病变及病变部位和累及范围。

伴随症状：围绕感染性腹泻进行问诊，发病前是否有不洁饮食，是否着凉等。有无特殊食物及毒物接触史，有无特殊用药史，有无疫区、疫水接触史。家人是否有类似症状。关于腹泻，需要关注大便性状、颜色、次数、量。是否伴有腹痛及其他不适。是否曾行抗感染治疗及效果如何。

就诊经过：关注患者既往就诊经过、检查结果及用药情况。

一般情况：精神、睡眠、饮食、大小便变化。

（2）既往史、个人史、婚育史、家族史

既往有无类似发作，有无肿瘤史、特殊用药史、食物及药物过敏史等。

2. 查体要点

生命体征（体温 T，脉搏 P，呼吸 R，血压 BP）。

一般情况：神志情况。

视诊：皮肤黏膜情况（帮助判断有无贫血、出血、黄染、瘀点瘀斑）。

听诊：两肺呼吸音、心律、肠鸣音。

叩诊：腹部叩诊，移动性浊音。

触诊：浅触诊，深触诊，压痛，反跳痛，肌紧张等。胸骨是否压痛，浅表淋巴结、肝脏、脾脏等触诊。

3. 归纳病例特点

① 中年男性，急性起病。

② 现病史：患者中年男性，因"腹泻伴发热 1 周，昏倒半小时"就诊入院。患者 1 周前无明显诱因解稀水样便，每日 5~8 次，无黑便、血便。无明显恶心呕吐，无明显腹痛，有里急后重，有发热，体温最高达 39.7 ℃，伴畏寒、寒战。自行口服止泻药后腹泻稍有减轻，但仍有间断发热，体温 38.0~39.5 ℃。半小时前患者出现神志恍惚，后突然昏倒，伴有全身湿冷，无抽搐，无呕吐。就诊于当地医院，查血常规示 WBC 13.4×10⁹/L，中性粒细胞百分比 81.2%，Hb 105 g/L，PLT 90×10⁹/L。患者症状无明显改善，为进一步诊治收住入院。起病以来，患者精神欠佳，食欲及睡眠较差。

③ 既往史：既往体健。无毒物、放射线接触史，无烟酒嗜好，无特殊用药史。无肝炎病史，无其他慢性病病史。否认食物、药物过敏史。无出血性疾病家族史。

④ 查体：T 38.5 ℃，P 130 次/分，R 16 次/分，BP 82/40 mmHg。神志恍惚，反应迟钝，无法对答。双侧瞳孔等大等圆，对光反射灵敏。口唇苍白，全身皮肤湿冷，无黄染，四肢及腹部可见散在出血点，浅表淋巴结无肿大。气管居中，双肺听诊呼吸音弱，未闻及明显干、湿啰音。心率 130 次/分，心音较弱，律齐。腹部平软，无压痛，未触及包块，肝脾肋下未触及。双下肢无水肿。颈无抵抗，病理征阴性。

⑤ 辅助检查：血常规示 WBC 14.5×10⁹/L，中性粒细胞百分比 81.9%，Hb 100 g/L，PLT 37×10⁹/L。大便常规示隐血阳性，白细胞（+）。CRP 106 mg/L。肝功能示总胆红素 41.1 μmol/L，直接胆红素 8.2 μmol/L，ALT 113 U/L，AST 514 U/L，ALP 408 U/L，白蛋白 29.0 g/L。肾功能示尿素氮 9.75 mmol/L，肌酐 126.6 μmol/L。电解质示血钠 130 mmol/L，血钾 3.6 mmol/L。ADAMTS13 酶活性 90%。肌酸激酶 2 126 U/L，LDH 2 011 U/L，血淀粉酶 52 U/L。凝血常规示 PT 21.1 s，APTT 63 s，纤维蛋白原 0.7 g/L，INR 1.64。血培养示革兰阴性杆菌阳性。动脉血气分析（未吸氧）示 pH 7.44，PaO_2 70 mmHg，$PaCO_2$ 40 mmHg。腹部 B 超示肝胆脾胰未见异常，腹腔少量积液。

4. 诊断思路

患者系中年男性，急性起病。血常规提示白细胞增高，中性粒细胞比例增高，血红蛋白轻度降低，血小板降低；外周血 CRP 明显升高；大便隐血阳性，白细胞（+）。结合血培养结果，考虑感染性腹泻、革兰阴性杆菌败血症的诊断成立。此外，患者具有休克的证据，如血压下降、四肢湿冷、肾功能不全、肝功能异常等。休克原因可能为大量腹泻致循环血量不足，亦可能为感染中毒导致的感染性休克。其他检查结果提示患者存在皮肤出血，血小板进行性下降（与外院血常规比较），PT 及 APTT 均延长，且纤维蛋白原水平明显降低。综合上述这些不能用感染性休克完全解释的表现，加上患者重症感染的基础疾病，需要考虑感染诱发 DIC 的可能。需要鉴别的是，患者的神智变化是休克所致，还是 TTP 相关的症状。该患者同时存在发热、肾功能损害、精神症状、血小板减少，对该患者要慎重对待，可通过检测血 ADAMTS13 水平以协助诊断。

综上，患者存在感染的基础疾病，具有多发性出血倾向、不易用原发病解释的休克及脏器功能衰竭的临床表现，实验室检查提示血小板进行性下降、PT 及 APTT 均延长、纤维蛋白原水平明显降低，因此感染诱发的 DIC 诊断成立。患者 ADAMTS13 活性正常，排除 TTP 诊断。

5. 鉴别诊断

需要与重症肝炎、TTP 及原发性纤溶亢进相鉴别。

三、诊断要点

① 存在易于引起 DIC 的基础疾病，如感染、恶性肿瘤、病理产科、大型手术及创伤等。

② 有下列两项以上临床表现：（a）严重或多发性出血倾向；（b）不易用原发病解释的微循环障碍或休克；（c）多发性微血管栓塞症状、体征，如广泛性皮肤、黏膜栓塞，灶性缺血性坏死、脱落及溃疡形成，或不明原因的肺、肾、脑等脏器功能衰竭；（d）抗凝治疗有效。

③ 实验室检查符合下列标准（同时有以下三项以上异常）：（a）血小板$<100\times10^9$/L 或呈进行性下降；（b）血浆纤维蛋白原含量<1.5 g/L 或呈进行性下降，或>4.0 g/L；（c）3P 试验阳性或血浆纤维蛋白降解产物（FDP）>20 mg/L 或 D-二聚体水平升高（阳性）；（d）PT 缩短或延长 3 秒以上或呈动态性变化，或 APTT 延长 10 秒以上。

四、治疗原则

DIC 的主要治疗措施：去除诱因，抗凝治疗，替代治疗，其他治疗。各项治疗措施中，原发病的治疗是终止 DIC 病理过程最关键的措施。

五、医患沟通

患者可能的疑问是什么？	我们如何应对？
为什么会得这个病？	正常情况下，我们的肠道并不是无菌的环境，我们和肠道菌群是共存的。肠道黏膜为我们提供了防御屏障，保证一些致病菌无法突破肠道黏膜进入血液。如果因为一些原因，机体的防御能力下降了，那么病菌就可能突破黏膜进入血液，引起败血症。而感染是 DIC 的常见诱发因素。
这个病预后如何？怎么治疗？	DIC 病情凶险，进展迅速，很容易引起多器官功能障碍，有较高的死亡率。在维持生命体征的前提下，尽早控制基础疾病，终止 DIC 过程是最关键和根本的措施。
我平时需要注意什么？	平时注意饮食卫生，防止病从口入。加强锻炼，提高自身免疫力。当然还要注意休息，保持好心情。

【推荐阅读】

［1］丹·隆格. 哈里森血液学与肿瘤学［M］. 蔡妍，陈衍，译. 北京：科学出版社，2018.

［2］沈悌，赵永强. 血液病诊断及疗效标准［M］. 4 版. 北京：科学出版社，2018.

［3］中华医学会血液学分会. 骨髓增生异常综合征中国诊断与治疗指南（2019 年版）［J］. 中华血液学杂志，2019，40（2）：89-97.

［4］中华医学会血液学分会白血病淋巴瘤学组. 中国成人急性髓系白血病（非急性早幼粒细胞白血病）诊疗指南（2021 年版）［J］. 中华血液学杂志，2021，42（8）：617-623.

［5］中华医学会血液学分会，中国医师协会血液科医师分会. 中国急性早幼粒细胞白血病诊疗指南（2018 年版）［J］. 中华血液学杂志，2018，39（3）：179-183.

［6］中国抗癌协会血液肿瘤专业委员会，中华医学会血液学分会白血病淋巴瘤学组. 中国成人急性淋巴细胞白血病诊断与治疗指南（2021 年版）［J］. 中华血液学杂志，2021，42（9）：705-716.

［7］中华医学会血液学分会. 慢性髓性白血病中国诊断与治疗指南（2020 年版）［J］. 中华血

液学杂志，2020，41（5）：353-364.

［8］中华医学会血液学分会白血病淋巴瘤学组，中国抗癌协会血液肿瘤专业委员会，中国慢性淋巴细胞白血病工作组. 中国慢性淋巴细胞白血病/小淋巴细胞淋巴瘤的诊断与治疗指南（2018 年版）［J］. 中华血液学杂志，2018，39（5）：353-358.

［9］中国抗癌协会淋巴瘤专业委员会，中国医师协会肿瘤医师分会，中国医疗保健国际交流促进会肿瘤内科分会. 中国淋巴瘤治疗指南（2021 年版）［J］. 中华肿瘤杂志，2021，43（7）：707-735.

［10］中国医师协会血液科医师分会，中华医学会血液学分会，中国医师协会多发性骨髓瘤专业委员会. 中国多发性骨髓瘤诊治指南（2020 年修订）［J］. 中华内科杂志，2020，59（5）：341-346.

［11］中华医学会血液学分会浆细胞疾病学组，中国医师协会多发性骨髓瘤专业委员会. 中国多发性骨髓瘤自体造血干细胞移植指南（2021 年版）［J］. 中华血液学杂志，2021，42（5）：353-357.

［12］黄晓军，吴德沛. 内科学. 血液内科分册［M］. 北京：人民卫生出版社，2015.

［13］中华医学会血液学分会白血病淋巴瘤学组. 原发性骨髓纤维化诊断与治疗中国指南（2019 年版）［J］. 中华血液学杂志，2019，40（1）：1-7.

［14］中华医学会血液学分会白血病淋巴瘤学组. 原发性血小板增多症诊断与治疗中国专家共识（2016 年版）［J］. 中华血液学杂志，2016，37（10）：833-836.

［15］中华医学会血液学分会白血病淋巴瘤学组. 真性红细胞增多症诊断与治疗中国专家共识（2016 年版）［J］. 中华血液学杂志，2016，37（4）：265-268.

［16］中华医学会血液学分会血栓与止血学组. 血管性血友病诊断与治疗中国指南（2022 年版）［J］. 中华血液学杂志，2022，43（1）：1-6.

第6篇
内分泌和代谢性疾病

第52章　催乳素瘤

一、概述

垂体催乳素瘤（PRL 瘤，prolactinoma），在功能性垂体腺瘤中是最常见的疾病，约占垂体腺瘤的 45%，女性发病率比男性高。临床上 PRL 瘤除以高催乳素血症为特征外，还可以出现对鞍区的占位效应，腺瘤体增大直接压迫垂体前叶或下丘脑，造成下丘脑-垂体-靶腺内分泌功能紊乱。通常 PRL 瘤只有在显示明显的颅外转移时才被认为是恶性肿瘤，99% 以上的 PRL 瘤是良性肿瘤，分界清楚。PRL 瘤的病因和发病机制复杂，迄今仍不清楚。

二、"见"患者，"习"案例

（一）我们可能遇到催乳素瘤患者的科室

在内分泌科门诊较常遇见女性患者因非哺乳期出现溢乳、月经不调、不孕、痤疮等原因就诊，男性患者因溢乳、第二性征减退、勃起功能障碍等原因就诊，也可在神经内、外科遇见因头痛就诊的患者，在眼科遇见因视力减退、视野缺损就诊的患者。在门诊时可让患者在早 9 点至 11 点期间查血 PRL 检查以初步筛查本病患者。

（二）我们可能遇到的病例

患者，女，40 岁，主因"月经不规则 5 个月"入院。

1. 问诊要点

（1）现病史

针对核心症状"月经不规则"：月经不规则的具体表现，经量、经期、周期较以往的改变。是否存在怀孕、口服避孕药、口服精神类药物、短时间内减肥、情绪波动大等诱因。

伴随症状：有无口干、多饮、多尿，有无心慌、心悸、手抖，有无体重增加、皮肤紫纹，有无头晕、头痛、视野异常等。

就诊经过：检查结果、用药及效果等。

一般情况：精神、睡眠、饮食、小便量、体重变化。

（2）既往史

既往有无脑部疾病，有无精神病史（若有，需询问具体药名、剂量、疗程），有无消化道疾病病史，有无骨折史，有无类似疾病发作史（若有，询问当时的诊断、治疗措施等），有无其他慢性病病史，有无食物及药物过敏史等。

（3）个人史、月经史（末次月经时间）、婚育史、家族史出生地及长期居留地，生活习惯及有无烟、酒、药物等嗜好。有无毒物、粉尘、放射性物质接触史。月经周期、天数。生育次数、生产是否正常。父母、兄弟姐妹有无类似疾病等。

2. 查体要点

生命体征（体温 T，脉搏 P，呼吸 R，血压 BP）。

一般情况：神志情况，精神情况，身高体重。

视力视野测定，心肺、腹部查体，四肢查体。

内分泌系统查体：

双乳触诊：挤压乳头，观察分泌物性状、颜色，单侧或双侧。

3. 归纳病例特点

① 中年女性，病程短。

② 现病史：患者 5 个月前无明显诱因出现月经量减少，月经持续时间缩短，月经周期延长，2 个月前末次月经结束后未再来。近期伴面部痤疮，自觉右侧乳房时有胀感，挤压后有分泌物，无头痛、头晕，无视物模糊、视野缺损，至我院妇产科及内分泌科门诊就诊，查子宫及双侧卵巢超声未见明显异常。血、尿人绒毛膜促性腺激素（HCG）（-）。垂体全套示 PRL>200 ng/mL。现患者为求进一步诊治收入内分泌科，病程中，患者食纳、睡眠可，二便如常，近期体重无明显增减。

③ 既往史、个人史、家族史：患者既往体健。否认高血压、糖尿病、肾病病史，否认肝炎、结核等传染病史。无手术、外伤史，无输血史。否认药物、食物过敏史。否认烟酒嗜好。否认家族遗传病史及类似疾病史。

④ 月经婚育史：适龄结婚，育有 1 女，末次月经 2 个月前。

⑤ 查体：T 36.4 ℃，P 109 次/分，R 14 次/分，BP 118/80 mmHg。发育正常，营养中等，表情自然，无贫血貌，自主体位，步入病房，步态正常。神志清楚，查体合作。全身皮肤黏膜无黄染、苍白、发绀、有出血点、水肿，有肝掌、溃疡、蜘蛛痣。全身浅表淋巴结未触及肿大。挤压右侧乳房可见白色分泌物。双肺呼吸音清，未闻及明显干、湿啰音。心率 109 次/分，心律齐，心音正常，各瓣膜听诊区未闻及杂音与心包摩擦音。腹部平坦，未见胃肠型及蠕动波，未见腹壁静脉曲张，腹软，无压痛，未触及包块，Murphy 征阴性，肝脾肋下未触及，肝区、肾区无叩痛，腹部叩诊呈鼓音，移动性浊阴性。脊柱活动度可，无畸形，四肢无畸形，关节无红肿及压痛，主动活动正常，双下肢无水肿。双侧膝腱反射对称引出，双侧 Babinski 征阴性，脑膜刺激征阴性，肛门及外生殖器未查。

⑥ 辅助检查：垂体全套（我院门诊）示 PRL>200 ng/mL。

4. 诊断思路

患者中年女性，病程短，主因"月经不规则 5 个月"入院。患者 5 个月内出现月经量减少，持续时间短，间隔周期长，近期伴面部痤疮，自觉右侧乳房时有胀感伴分泌物。我院门诊查血 PRL>200 ng/mL。查血、尿 HCG 阴性，排除妊娠；查子宫附件超声未见明显异常，暂可排除妇科疾病所致月经不规则。故初步诊断为 PRL 瘤，入院后须行垂体 MRI 进一步明确诊断。

① 定性诊断：患者出现月经不规则的主要症状，以及右侧乳房胀感伴分泌物的伴随症状，且垂体全套见血 PRL 超出上限，入院后须行稀释 PRL 检测进一步明确 PRL 水平。

② 定位诊断：入院后须完善垂体增强 MRI 以明确定位诊断。

诊断要点：（a）血 PRL 在 20 ng/mL 以下可排除 PRL 瘤，>200 ng/mL 时结合临床及垂体影像学检测可诊断为 PRL 瘤。多数血 PRL<100 ng/mL 的患者可能是其他原因引起的高催乳素血症。（b）血 PRL>300 ng/mL，在排除生理妊娠及药物性原因后，即使影像学检查无异常，也可诊断为 PRL 瘤。（c）少数高催乳素血症患者尽管基础 PRL 增高，但无明显临床症状，需要注意循环血液中 PRL 组分不均一的可能。少数 PRL 瘤可产生较多的二聚体及多聚体（巨 PRL 血症），巨 PRL 相对分子质量大，但分子生物学活性低。

5. 鉴别诊断

① 生理性 PRL 升高：正常人血 PRL 基础浓度一般<20 ng/mL，生理增幅可至正常高值的 3 倍。应激、睡眠、运动、哺乳、妊娠等均可导致 PRL 升高。

② 病理性 PRL 升高：下丘脑垂体柄损伤（炎症、肿瘤、创伤等），垂体损伤（PRL 瘤、炎症、占位性压迫、手术、外伤等），系统性疾病（慢性肾衰竭、肝硬化、甲状腺功能减退、多囊卵巢综合征等）。

③ 药理学 PRL 升高：三环类抗抑郁药、抗组胺药（如西咪替丁）、抗高血压药（如维拉帕米）、口服避孕药、甲基多巴、甲氧氯普胺、阿片类药等。

④ 特发性 PRL 升高。

三、诊断要点

1. 血 PRL 检查

睡眠周期影响 PRL 的分泌，一般晚上入睡后 10~60 分钟血 PRL 开始升高，直到睡眠结束。早晨 5—7 点血 PRL 达到高峰，醒后 1 小时血 PRL 水平急剧下降，一般上午 9—11 点达到低谷。血 PRL 水平随月经周期变化不明显。

药物治疗前患者 PRL 水平>200.00 ng/mL（正常值非孕期为 3.34~26.72 ng/mL，孕期为 9.7~208 ng/mL，绝经期为 2.74~19.64 ng/mL），药物治疗前血稀释 PRL 水平为 477.15 ng/mL（正常值同前）。

2. 垂体增强 MRI

鞍区 MRI 薄层扫描与增强是目前影像学诊断垂体 PRL 瘤最有价值的检查。MRI 无放射线损伤，可以多次重复进行，是鞍区病变首选的影像学检查方式。增强 MRI 可发现直径 3 mm 的微腺瘤（图 52-1、图 52-2）。

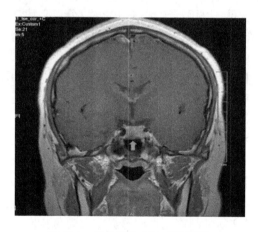

图 52-1 MRI 垂体 PRL 瘤冠状位

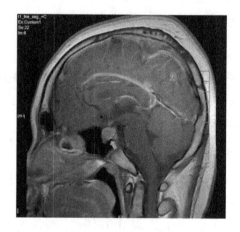

图 52-2 MRI 垂体 PRL 瘤矢状位

患者于我院行垂体平扫+增强 MRI 提示鞍区内可见一团块状异常信号影，大小约 12 mm×9 mm×10 mm，垂体柄轻度左偏；增强后可见病灶呈轻度强化，明显弱于正常垂体组织。报告结论：垂体右侧异常信号，考虑垂体瘤。

四、治疗原则

1. 药物治疗

PRL 瘤首选是药物治疗，主要为多巴胺受体激动剂，最常用的药物为溴隐亭，能够有效减少 PRL 的合成和分泌，并能缩小肿瘤体积，降低培养的 PRL 瘤细胞的分化速率，延缓肿瘤细胞的生长。需要注意溴隐亭只是使 PRL 瘤可逆性缩小，停止治疗后垂体 PRL 瘤会恢复，所以需要长期治疗。此外还有卡麦角林、喹高利特、培高利特等多巴胺类似物。

2. 手术治疗

手术是消除鞍区占位效应的主要治疗手段。微腺瘤和大多数大腺瘤的首选术式是经蝶窦垂体 PRL 瘤切除术。

3. 放射治疗

因药物治疗疗效显著，很少对 PRL 瘤行放射治疗。放射治疗主要用于经药物和手术治疗后肿瘤仍迅速生长或有肿瘤残余的患者，以及不能耐受药物治疗的患者。

五、医患沟通

患者可能的疑问是什么？	我们如何应对？
溴隐亭需要吃多久？能减量停药吗？	多巴胺受体激动剂治疗 PRL 瘤，不论在降低 PRL 还是减小肿瘤体积方面，效果都是可逆的，因此需要长期服用。在 PRL 水平降至正常后，按当前剂量继续服用 3~6 个月，可开始减量，直至达到保持血 PRL 水平正常的最小有效维持量，在此基础上 MRI 检查肿瘤基本消失的病例，药物继续治疗 2 年后可停药。
怀孕了怎么办？	对于 PRL 微腺瘤患者，一旦确诊怀孕，应停用多巴胺受体激动剂，定期检测视野。对于 PRL 大腺瘤患者，可酌情用溴隐亭治疗，避免肿瘤在妊娠期间明显增大。产后 6 周应行鞍区 MRI 检查。

第 53 章　巨人症和肢端肥大症

一、概述

巨人症（gigantism）和肢端肥大症（acromegaly）是由于腺垂体生长激素（GH）细胞腺瘤或增生，GH 过度分泌，引起软组织、骨骼及内脏的增生肥大和内分泌代谢疾病。该病症发生于青春期前、骨骺未融合可表现为巨人症；发生于青春期后、骨骺已融合则表现为肢端肥大症；发生在骨骺融合前后可表现为巨人症，兼有肢端肥大症的外貌，称为肢端肥大性巨人症。

本病临床表现为生长过速，面部变形，鼻大舌大，颧骨、下颌骨突出，肢端肥大。GH 瘤发病率占垂体瘤中第三位。巨人症和肢端肥大症患者常合并不同程度的高血压、糖尿病、心肌病及睡眠呼吸暂停综合征等，其死亡率明显高于正常人，经 GH 测定及定位检查，可得出诊断，早期发现、诊断及治疗对患者预后极为重要。

二、"见"患者，"习"案例

（一）我们可能遇到巨人症和肢端肥大症患者的科室

在内分泌科门诊较常遇见因手足增大、面容改变、糖代谢异常等原因就诊的患者，也可在呼吸科遇见因打鼾、睡眠呼吸暂停就诊的患者，在心内科遇见因高血压、心功能减退就诊的患者，在脑外科遇见因垂体瘤就诊的患者。对上述患者进行血垂体激素的检测大多可明确诊断。

（二）我们可能遇到的病例

患者，男，56 岁，主因"面容改变 4 年，头痛 1 个月"入院。

1. 问诊要点

（1）现病史

针对核心症状"面容改变"：出现面容改变的时间，改变的时间是急骤或缓慢，改变的程度是否巨大（可与身份证照片进行对比），是否伴有身体其他可见部分的改变，如手足的改变。面容改变后有无影响视力、进食、听力、嗅觉、发音改变等。头痛时疼痛的部位、程度及持续时间。

伴随症状：有无出汗过多、关节痛、心肌病，有无恶心呕吐、头晕、眩晕、昏迷，有无视野异常、复视等。女性患者应关注月经是否出现紊乱、闭经。

就诊经过：检查结果、用药及效果等。

一般情况：精神、睡眠、饮食、小便量、体重变化。

（2）既往史

有无脑外伤史，有无颅内感染史，有无脑部手术及放化疗史，有无消化道疾病史，有无骨折史，有无类似疾病发作史（如果有，询问当时的诊断、治疗措施等），有无其他慢性病病史，有无食物及药物过敏史等。

（3）个人史、婚育史、家族史

有无家族性垂体瘤病史。

2. 查体要点

生命体征（体温 T，脉搏 P，呼吸 R，血压 BP）。

一般情况：神志情况，精神情况，身高体重（应注意患者身高是否超过同年龄、同性别平均水平）。

内分泌系统查体：

面容改变：有无眶上嵴、颧骨及下颌骨突出，有无牙齿分开、咬合错位，口唇有无发绀，有无唇厚舌大、鼻耳肥厚（图53-1）。

心肺查体：有无心脏增大、各瓣膜区杂音，双肺有无干、湿啰音，有无气道狭窄喘鸣、呼吸困难。

盆骨及四肢：有无盆骨增宽、四肢长骨变粗、手足掌骨宽厚、手指脚趾增宽、指端呈簇状（图53-2）、平底足，有无下肢水肿。

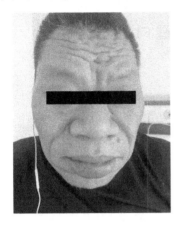

图 53-1　肢端肥大症患者面容

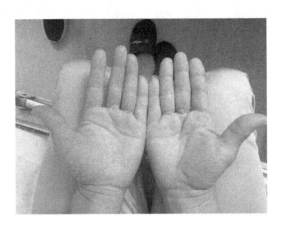

图 53-2　肢端肥大症患者双手

3. 归纳病例特点

① 中老年男性，慢性病程。

② 现病史：患者4年前开始逐渐出现额骨增生肥大，眉弓外突，下颌突出，咬合错位，伴手指、脚趾增宽，讲话声音低沉，至当地医院就诊，查垂体平扫+增强示垂体大腺瘤可能性大（18 mm×17 mm×14 mm）。自诉当地完善检查提示无功能瘤，未予特殊处理，后未复查。1个月前患者出现头痛，无恶心呕吐，无视野缺损，至我院门诊查血清胰岛素样生长因子-1（IGF-1）367 μg/L，为进一步诊治收住入院。病程中，患者饮食、睡眠可，二便正常，近期体重无明显变化。

③ 既往史：既往体质一般，有"高血压"病史12年，自服"苯磺酸氨氯地平5 mg qd"及"厄贝沙坦75 mg qd"控制血压，自诉血压控制可。否认冠心病等慢性病史。有"糖尿病"病史12年，降糖方案为"来得时24 U qd、瑞格列奈1 mg qd"，自诉平素血糖控制尚可。否认肝炎、结核等传染病史，否认手术、外伤史，否认食物、药物过敏史。

④ 查体：T 36.5 ℃，P 71次/分，R 18次/分，BP 145/81 mmHg。神志清，精神可，发育正常，自动体位，全身皮肤黏膜无黄染及出血点，全身浅表淋巴结无肿大。眶上嵴、颧骨及下颌骨突出，牙齿分开、咬合错位，双侧瞳孔等大等圆，对光反射存在，口唇无发绀，唇厚舌大，鼻耳肥厚。颈软，气管居中，两侧甲状腺无肿大，颈静脉无怒张。胸廓无畸形，两肺呼吸运动对称，两肺呼吸音清，未闻及干、湿啰音。心率71次/分，律齐，各瓣膜听诊区未闻及明显病理性杂音。腹平软，肝脾肋下未触及，移动性浊音阴性，双肾区无明显叩痛。脊柱、四肢无畸形，手足掌骨宽厚，手指、脚趾增宽，指端呈簇状，平底足，活动自如，双下肢无明显水肿，双足背动脉搏动可，双足皮温可，皮色正常。生理反射存在，病理反射未引出。

⑤ 辅助检查：垂体平扫+增强（4年前外院）示垂体大腺瘤可能性大。IGF-1为367 μg/L。

4. 诊断思路

患者中老年男性，慢性病程，主因"面容改变4年，头痛1个月"入院。患者4年内面容逐渐改变，呈增大、肥厚表现，同时伴有四肢改变，存在高血压、糖尿病病史。外院垂体MRI显示垂体大腺瘤可能，我院门诊查IGF-1升高。由此考虑肢端肥大症诊断成立。

① 定性诊断：患者以面容改变为主要症状，且临床表现为较典型的肢端肥大症改变。门

诊查 IGF-1 升高，IGF-1 是肢端肥大症诊断、疗效监测、筛查的重要指标，在疾病活动期间增高，治疗后恢复正常。入院后可进一步查 GH、GH 抑制试验及垂体其他激素以进一步明确诊断。

② 定位诊断：90% 的肢端肥大症和巨人症是由单克隆的良性垂体腺瘤所致，分泌致密颗粒的 GH 腺瘤生长缓慢，分泌稀疏颗粒的 GH 腺瘤生长迅速，易发生局部浸润。大约 25% 的 GH 腺瘤同时分泌 PRL。大多 GH 腺瘤为大腺瘤（直径>1 cm）。该患者 4 年前行垂体增强 MRI 已发现大腺瘤，故定位诊断明确，入院后须复查垂体增强 MRI 评估病情。

③ GH 瘤发病机制：垂体 GH 分泌异常，基因突变，异源性下丘脑 GH 释放激素（GHRH）分泌综合征，家族性垂体腺瘤。

5. 鉴别诊断

① 类肢端肥大症：为体质性或家族性疾病，从婴幼儿时期开始，表现为面容改变与身材高大，虽类似肢端肥大症，但程度较轻，且蝶鞍正常，血 GH 正常。

② 手足皮肤骨膜增厚症：以手足、脸颈皮肤肥厚而多皱纹为特征，脸部多皮脂溢出，多汗。胫骨及桡骨远端骨膜增厚，引起髁腕关节肥大。蝶鞍照片正常。血浆 GH 水平正常。本病罕见，患者多为青年男性。

三、诊断要点

1. 垂体激素及相关激素检查

随机 GH 水平持续增高，通常保持在 2~10 μg/L。25% 的 GH 腺瘤同时分泌 PRL。多激素分泌细胞腺瘤可分泌 GH、PRL、促甲状腺激素（TSH）及其他垂体糖蛋白激素。血 IGF-1 是一种 GH 调节肽，正常人 IGF-1 水平与 24 小时平均 GH 浓度相关，可作为筛选、疾病活动及评价预后的指标。

肢端肥大症患者垂体全套指标提示卵泡刺激素（FSH）22.34 mIU/mL（正常 1.27~19.26 mIU/mL）、PRL 17.52 ng/mL（正常 2.64~13.13 ng/mL）、GH 2.22 ng/mL（正常 0~0.97 ng/mL），余项目 T_3、T_4、TSH、黄体生成素（LH）、ACTH、皮质醇（Cor）未见异常。肢端肥大症患者 IGF-1 指标为 335 ng/mL（正常 88~996 ng/mL），类胰岛素生长因子结合蛋白 3（IGFBP3）未见异常。

2. 口服葡萄糖 GH 抑制试验

口服葡萄糖 GH 抑制试验是临床确诊肢端肥大症和巨人症的"金标准"，也是判断各种药物、手术及放疗疗效的常用标准。

① 方法：患者口服 75 g 葡萄糖，分别于服用葡萄糖前 30 分钟，服用葡萄糖后 30、60、90 和 120 分钟采血测 GH 浓度。

② 结果：GH（-30，30，60，90，120 分钟）分别为 2.22 ng/mL、2.76 ng/mL、2.11 ng/mL、1.74 ng/mL、1.90 ng/mL。

③ 判定：口服葡萄糖后 GH 不能被抑制至 1 μg/L 以下为阳性。该患者 GH 未被抑制至 1 μg/L 以下。

3. 垂体增强 MRI

垂体增强 MRI 为垂体 GH 瘤首选影像学检查手段（图 53-3、图 53-4）。

患者于我院行垂体平扫+增强 MRI 提示垂体上缘膨隆，垂体信号欠均匀，于垂体左侧见一类圆形 T1WI 低信号异常影，大小约为 14 mm×9 mm，垂体柄向右侧偏移。报告结论：垂体异常信号，考虑垂体瘤。

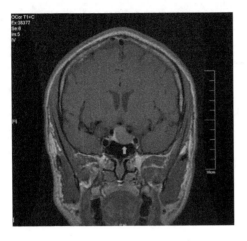

图 53-3　MRI 垂体 GH 瘤冠状位

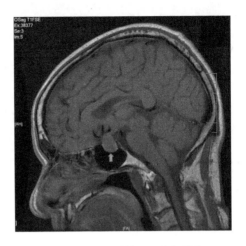

图 53-4　MRI 垂体 GH 瘤矢状位

四、治疗原则

1. 手术治疗

手术切除是治疗 GH 瘤的主要手段，目前推荐手术治疗为一线治疗，包括经蝶手术和经额手术。手术的功效在于切除肿瘤，明显、迅速缩小肿块体积。本例患者于内分泌科明确诊断后转至脑外科进行了手术治疗（图 53-5）。

2. 药物治疗

① 多巴胺受体激动剂（DA）：DA 可与垂体的 D2 受体结合，从而抑制肢端肥大症患者的 GH 分泌。目前主要有两种 DA，即溴隐亭和卡麦角林。

② 生长抑素类似物（SSAs）：目前主要有两种长效生长抑素类似物，即奥曲肽（肌内注射）和兰乐肽（皮下注射）。

③ GH 受体拮抗剂：通过竞争性抑制内源性 GH 与受体结合而发挥作用，是治疗肢端肥大症的新方法。

3. 放射治疗

放射治疗通常为三线治疗，适用于手术和（或）药物治疗未能控制肿瘤生长的患者。

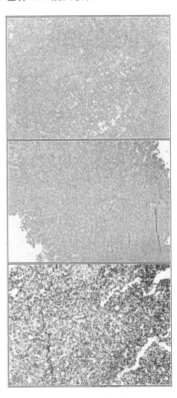

图 53-5　GH 瘤病理

五、医患沟通

患者可能的疑问是什么？	我们如何应对？
经过治疗后，改变的面容能恢复吗？	只有通过早期发现、诊断及治疗，GH 水平恢复正常以后，改变的面容有可能恢复。但是骨骼、软骨的增生则大多数不能恢复。
手术后还要复查吗？	需要复查，在疗效判断上，若 GH 和 IGF-1 水平均下降到正常，则定期监测这两项指标而不需要采取进一步的治疗措施。若病情仍处于活动期，则还需要加用药物治疗。

第 54 章　垂体功能减退症

一、概述

垂体功能减退症（hypopituitarism）是指各种病因损伤下，由丘脑、下丘脑-垂体通路、垂体导致一种或多种垂体激素分泌不足所致的临床综合征。本病在 1914 年由西蒙（Simmonds）首先报道，故又称西蒙病。垂体是人体最重要的内分泌腺之一，主要合成和分泌六种激素：ACTH、TSH、GH、FSH、LH 和 PRL。

垂体功能减退症可表现为一种或多种激素的缺乏，从而导致一系列临床症状。补充缺乏的激素后，病情可缓解。本病若不治疗，可导致垂体危象，危及生命。本病可分为先天性和获得性两类，前者是由于先天性腺垂体发育不全导致腺垂体功能减退，与基因突变有关；后者最常见的原因是垂体肿瘤。

二、"见"患者，"习"案例

（一）我们可能遇到垂体功能减退症患者的科室

在内分泌科门诊较常遇见因生长缓慢、月经不调、闭经、产后大出血后乏力等原因就诊的患者，在院内会诊时较常遇见因脑外伤、颅内感染、垂体瘤术后、脑部放疗后出现乏力、纳差要求会诊的患者。对上述患者进行血垂体激素的检测大多可明确诊断。

（二）我们可能遇到的病例

患者，女，56 岁，主因"反复乏力、纳差 10 余天"入院。

1. 问诊要点

（1）现病史

针对核心症状"乏力、纳差"：出现乏力、纳差的时间及程度，有无诱因，休息或进食后乏力症状是否改善，肌肉脂肪占比如何，纳差是否曾检查和治疗，治疗效果如何。

伴随症状：有无怕冷、便秘、嗜睡，有无体毛稀疏或脱落，有无肤色改变、性欲减退、性器官萎缩，有无恶心、呕吐、头痛、头晕、眩晕、昏迷（意识丧失）等。

就诊经过：检查结果、用药及效果等。

一般情况：精神、睡眠、饮食、小便量、体重变化。

（2）既往史

有无产后大出血史，有无脑外伤史，有无颅内感染史，有无脑部手术放化疗史，有无消化道疾病病史，有无骨折史，有无类似疾病发作史（如果有，询问当时的诊断、治疗措施等），有无其他慢性病病史，有无食物及药物过敏史等。

（3）个人史、婚育史、家族史

出生地及长期居留地，生活习惯及有无烟、酒、药物等嗜好。有无毒物、粉尘、放射性物质接触史。生育次数，生产是否正常。父母、兄弟姐妹有无类似疾病等。

2. 查体要点

生命体征（体温 T，脉搏 P，呼吸 R，血压 BP）。

一般情况：神志情况，精神情况，四肢末梢（有无湿冷现象、水肿等），身高体重。

内分泌系统查体：

皮肤情况：是否有特异性皮肤表现。

面容改变：是否有颜面水肿、面色苍白等。

性腺查体：体毛（阴毛、腋毛等）是否稀疏或脱落。女性有无乳房萎缩；男性有无睾丸萎缩。

3. 归纳病例特点

① 中老年女性，急性病程。

② 现病史：患者 10 余天前"感冒"受凉后出现胃部不适，恶心、呃逆，伴有胃痛、呕吐胃内容物、头晕、全身乏力、发冷，伴有腹泻，3~4 次/天。于我院急诊就诊，查血常规示 Hb 113 g/L，PLT 94×10^9/L；电解质示钠 115.6 mmol/L，氯 79.3 mmol/L，予以补钠解痉等对症治疗后稍好转。后患者无明显诱因突发肢体僵直，伴有双眼上翻，意识不清，持续约 4 分钟后缓解，查头颅 CT 未见明显异常。后患者反复出现全身乏力、怕冷及胃部不适，于我院就诊查血钠均较低，为 120 mmol/L 左右，补钠后症状可缓解。今晨再发肢体乏力，于我院急诊查血钠 118.6 mmol/L，氯 80 mmol/L，钾 4.25 mmol/L，为进一步治疗来内分泌科就诊。病程中，患者神志清，精神萎靡，小便正常，大便如上述，近期体重无明显变化。

③ 既往史：患者 1986 年有"产后大出血"病史，后有月经减少、不规律，40 岁绝经；2016 年行胃镜检查示"慢性浅表性胃炎活动期"。无高血压、糖尿病、心脏病病史，无肝炎、结核等传染病病史。无手术、外伤史，无食物、药物过敏史。

④ 查体：T 36.8 ℃，P 84 次/分，R 18 次/分，BP 118/76 mmHg。发育正常，身高 155 cm，体重 51 kg，营养正常。全身皮肤黏膜未见明显黄染，全身淋巴结未触及肿大。胸部视诊双侧乳房萎缩，双肺呼吸音清，未闻及明显干、湿啰音。心音正常，未闻及明显病理性杂音，心率 84 次/分。腹部平坦，无胃肠型及蠕动波，腹壁柔软，胆囊区无压痛，肝脾肋下未触及，移动性浊音阴性，肝浊音界存在，肠鸣音 4 次/分。双下肢无水肿，生理反射存在，病理反射未引出。外阴查体正常，阴毛、腋毛稀疏。

⑤ 辅助检查：电解质示钠 118.6 mmol/L，氯 80 mmol/L，钾 4.25 mmol/L。

4. 诊断思路

患者中老年女性，急性病程，主因"反复乏力、纳差 10 余天"入院。患者有产后大出血史，此后月经减少、不规律，40 岁绝经，此次在受凉诱因下出现乏力、纳差。无脑部外伤、感染、手术、放化疗史。门诊查电解质提示低氯、低钠。由此考虑为垂体缺血性坏死导致的垂体功能减退症（Sheehan 综合征）。

① 病因诊断：患者有明确的产后大出血史，妊娠期妇女垂体增生肥大、需氧量增多，分娩后发生大出血，交感神经兴奋引起动脉痉挛甚至闭塞，使垂体动脉血液供应减少，垂体前叶组织细胞变性坏死，使垂体前叶及其所支配的靶器官分泌的各种激素剧烈减少，导致各类激素所作用的靶器官的功能过早退化并引起一系列综合征。入院后须行垂体各项激素检查及垂体增强 MRI 进一步明确诊断。

② 激素缺乏种类的判断：腺垂体功能减退时，一般情况下性腺功能减退出现最早，甲状腺功能减退次之，肾上腺皮质功能减退出现较晚。本患者有产后大出血史，后有月经稀少、不规则，本次以呕吐、反复低钠血症为首发症状，腺垂体功能减退患者出现低钠血症的概率非常高，此时单纯补液、补盐病情不能得到缓解，正确的治疗应为在补充皮质激素的基础上限水补盐。入院后须完善各项激素检测，如垂体激素检测、甲状腺激素检测、肾上腺激素检测、性激素检测，以及其他检查如血常规等帮助诊断。

5. 鉴别诊断

① 慢性消耗性疾病：外周肿瘤及结核均可表现出乏力、消化道症状伴消瘦，但慢性消耗性疾病多有原发病的表现。该患者无结核病史，且无低热、盗汗等结核中毒症状，不支持结核的诊断。患者有纳差，后期有厌食症状，须警惕消化道肿瘤，但患者既往多次查胃肠镜未见异常，可排除。须注意的是，严重的消耗性疾病所致的营养不良也可导致腺垂体功能减退，但程度多不重，营养状态

改善后可纠正。

② 神经性厌食：患者出现食欲下降、恶心、呕吐、消瘦，须警惕神经性厌食，该病多见于青年女性，多有精神刺激史，消瘦明显。进行详细问诊及垂体全套检查可鉴别。

③ 原发性内分泌靶腺受累：原发性靶腺（甲状腺、肾上腺、性腺）受累表现最易与腺垂体功能减退混淆。垂体激素的测定最具鉴别意义，原发性靶腺功能减退相应的垂体激素水平显著升高，而腺垂体功能减退者垂体激素水平均有不同程度的降低。

三、诊断要点

1. 垂体激素检查

疑有垂体功能减退症的患者均需进行垂体及靶腺激素的测定。靶腺激素水平降低伴有垂体激素降低或为正常值，可以确诊为垂体功能减退症。

垂体功能减退症患者垂体及靶腺激素：皮质醇（8 am）2.17 μg/dL（正常值4.82~19.5 μg/dL），游离 T_4 0.29 ng/dL（正常值0.78~1.86 ng/dL），游离 T_3 1.09 pg/mL（正常值1.8~3.8 pg/mL），皮质醇（4 pm）2.04 μg/dL（正常值2.47~11.9 μg/dL）。LH 1.52 mIU/mL（绝经后正常值10.87~58.64 mIU/mL），FSH 7.54 mIU/mL（绝经后正常值16.74~113.59 mIU/mL），PRL 1.34 ng/mL（绝经期正常值2.74~19.64 ng/mL）。余激素（GH、ACTH、TSH、雌二醇）未见异常。

2. 垂体增强 MRI

确诊垂体功能减退症的患者均需进行鞍区增强 MRI 扫描以排除鞍区或鞍旁肿瘤及其他鞍区结构异常（图 54-1、图 54-2）。

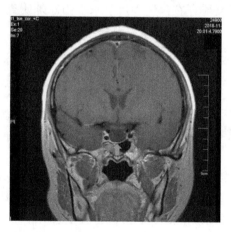

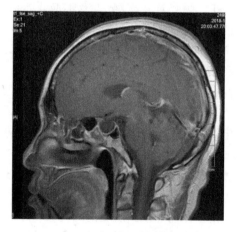

图 54-1　MRI 垂体功能减退症冠状位　　图 54-2　MRI 垂体功能减退症矢状位

患者于我院行垂体平扫+增强 MRI 提示空泡蝶鞍。

四、治疗原则

1. 一般治疗

加强营养，注意保暖，尽量避免感染、应急、创伤、劳累、寒冷、镇静药物使用等诱因。出现垂体功能减退时，评价激素水平后予以替代治疗，避免垂体危象出现。

2. 病因治疗

如为肿瘤引起的腺垂体功能减退，可通过手术、放疗或药物等方法进行治疗。本病例为垂体缺血性坏死多年，则无法做病因治疗。

3. 激素替代治疗

替代治疗即依据患者垂体/靶腺激素缺乏的种类和程度，给予靶腺激素，以生理性分泌量为合适，并尽量模拟生理节律给药。以本病为例，予强的松替代糖皮质激素，左旋甲状腺素钠片替代甲状腺素治疗。若为适龄女性患者，须根据是否有生育需求进行个体化的激素替代治疗。

五、医患沟通

患者可能的疑问是什么？	我们如何应对？
我为什么会得这个病？	由于产后大出血，尤其是伴有长时间的失血性休克，使垂体前叶组织缺氧、变性坏死，继而纤维化，最终导致垂体前叶功能减退。
用药能停吗？	绝大多数患者不能停药，先天性腺垂体功能低下及不能去除病因的获得性腺垂体功能低下患者的替代治疗多为终身治疗。获得性腺垂体功能低下的患者在去除病因后，腺垂体功能可有一定程度恢复，在随访评估后，须在医生指导下尝试停药。患者若自行中断治疗，可能会导致垂体危象而危及生命。
我平时需要注意什么？	本病的日常管理重点在于尽量避免可诱发垂体危象的因素，如创伤、感染、腹泻、脱水、饥饿、寒冷、应用镇静安眠类药物等。患者须规律作息，避免劳累及进食高热量、高蛋白、高纤维的食物，保持情绪稳定。在应激状态下，须适当增加激素剂量，并定期至门诊进行评估。

第 55 章　甲状腺功能亢进症

一、概述

甲状腺功能亢进症（hyperthyroidism）简称"甲亢"，是由于体内甲状腺激素（TH）合成或分泌过多而引起的以神经、循环、消化等系统兴奋性增高和代谢亢进为主要表现的一组疾病的总称。甲状腺毒症（thyrotoxicosis）指各种原因造成的血中甲状腺激素升高，引起神经、循环、消化等系统兴奋性增高和代谢亢进的一组临床综合征。甲状腺毒症并不等同于甲亢，甲状腺毒症可分为甲状腺功能亢进类型和非甲状腺功能亢进类型。

毒性弥漫性甲状腺肿（graves disease，GD）是自身免疫性甲状腺病（autoimmune thyroid disease，AITD）的一种（器官特异性），占全部甲亢的 80%~85%，女性多发，男女比例 1：（4~6），20~40 岁多见。

临床上以高代谢症状、甲状腺肿大、突眼症、神经及心血管系统功能紊乱为特征，病理上甲状腺可呈弥漫性、结节性或混合性肿大等表现。

二、"见"患者，"习"案例

（一）我们可能遇到甲亢患者的科室

我国甲亢患者一般以口服药物治疗为主，一般会在内分泌科门诊遇见此类患者，在心内科门诊也会碰到一些心悸明显的患者。如果甲亢患者出现了并发症，如中性粒细胞缺乏、肝损伤、活动性突眼等，那么我们很可能会在病房遇见他们。

（二）我们可能遇到的病例

患者，女，18 岁，主因"失眠、双眼胀痛半年，多食、消瘦 3 个月"入院。

1. 问诊要点

（1）现病史

针对主要症状"多食、消瘦、双眼胀痛"：有无诱发因素，进食情况（每日几顿，每顿进食量），体重下降情况，眼睑有无充血，眼球有无突出，有无畏光流泪。

伴随症状：有无怕热多汗、烦躁易怒；有无腹泻，如有，询问每日大便性状及次数；有无手抖，严重手抖肉眼容易发现，轻微手抖可嘱患者闭眼并平举双手后观察；有无四肢肌肉无力，如有，询问是否呈现为发作性，与进食食物及运动有无关系；女性患者询问月经情况。

就诊经过：检查结果、用药及效果等。

一般情况：精神、睡眠、小便量等。

（2）既往史、个人史、婚育史、家族史

家族中有无甲状腺疾病史，有无类似疾病发作史（如果有，询问当时的诊断、治疗措施等），有无其他慢性病病史，有无食物及药物过敏史，有无手术、外伤史等。

2. 查体要点

生命体征（体温 T，脉搏 P，呼吸 R，血压 BP），甲亢患者可出现心率增快，脉压增大。

一般情况：神志情况，精神情况（有无烦躁易怒），皮肤是否潮湿，体形是否消瘦。

甲状腺查体：

视诊：有无甲状腺肿大（可看到肿大，则为甲状腺 II 度以上肿大）。

听诊：有无血管杂音。

触诊：有无甲状腺肿大（如触诊到甲状腺但视诊看不到，即为甲状腺Ⅰ度肿大），甲状腺质地，有无压痛，有无震颤。

眼部查体：单纯性突眼（图 55-1）者注意突眼度（眼科测量），睑裂增宽，Stellwag 征（瞬目减少，炯炯发亮），von Graefe 征（双眼向下看时，由于上眼睑不能随眼球下落，显现白色巩膜），Joffroy 征（眼球向上看时，前额皮肤不能皱起），Mobius 征（双眼看近物时，眼球辐辏不良）；浸润性突眼（图 55-2）者注意有无畏光流泪、结膜充血、疼痛等。

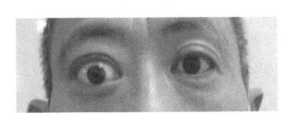

图 55-1　单纯性突眼

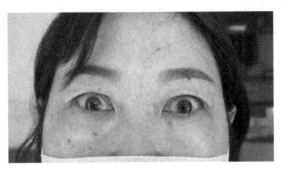

图 55-2　浸润性突眼结膜充血

胸部：两肺是否有干、湿啰音；心脏简单听诊，主要听心率、心律、有无额外心音和心脏杂音。

腹部：腹部有无肿块，肠鸣音是否活跃，腹部有无压痛，肝区有无叩击痛。

四肢：肌力、肌张力，双下肢有无胫前黏液性水肿，双手平举有无细颤。

3. 归纳病例特点

① 青年女性，病程半年。

② 现病史：患者半年前因学习压力大，夜间时有失眠，入睡时感心悸不适，平素易怒，思想不集中，记忆力减退，看书劳累后双眼感胀痛，有畏光流泪，偶有复视，未予重视。近 3 个月患者感上述症状加重，双眼较前突出，伴有消瘦明显，出汗较多，食欲较前亢进，自觉胃肠蠕动明显。病程中，患者无发热，无颈前区疼痛，无咳嗽咳痰，无恶心呕吐，稍有口干多饮，大便次数增多，每日 2~3 次，便稍稀，无腹痛，小便正常，体重减轻 10 余斤（1 斤 = 0.5 kg）。

甲亢问诊

③ 既往史：患者既往体质一般，否认高血压、糖尿病、肾病等慢性病史，否认肝炎、结核等传染病史。否认食物、药物过敏史。

④ 个人史：预防接种史随当地。无外地疫区久居史，无毒物接触史，无吸烟、饮酒史。

⑤ 月经婚育史：13 3~4/28~35，末次月经（LMP）3 月 5 日，无痛经，近半年月经周期较前延长，月经量较前减少。未婚未育。

⑥ 查体：T 38.3 ℃，P 110 次/分，R 20 次/分，BP 135/60 mmHg。神志清，精神可，体形消瘦，身高 162 cm，体重 46 kg，皮肤巩膜无黄染，双侧眼球轻度突出，双眼有神，Stellwag 征（+），von Graefe 征（-），Joffroy 征（-），Mobius 征（+）。双侧甲状腺Ⅱ度肿大，质软，可闻及血管杂音。双肺呼吸音清，未闻及明显啰音。心率 110 次/分，可闻及早搏、第一心音亢进，各瓣膜听诊区未闻及明显杂音，心界不大。腹软，无压痛，肝脾肋下未触及，肠鸣音活跃。四肢活动自如，双手平举细颤阳性，双下肢不肿。生理反射存在，病理反射未引出。

⑦ 辅助检查：甲状腺功能示游离 T_3 23.06 pg/mL（1.8~3.8 pg/mL），游离 T_4 7.06 ng/dL（0.78~1.86 ng/dL），TSH<0.01 μIU/mL（0.38~5.57 μIU/mL），促甲状腺素受体抗体（TRAb）23.73 U/L（0~1.75 U/L），抗甲状腺过氧化物酶抗体（TPOAb）739.32 IU/mL（0~2.6 IU/mL），甲状腺球蛋白抗体（TgAb）>2 000 IU/mL（0~14.58 IU/mL）。甲状腺 B 超示甲状腺弥漫性肿大，血流丰富，符合

GD 特点。

4. 诊断思路

患者青年女性,主因"失眠、双眼胀痛半年,多食、消瘦 3 个月"入院。患者有心悸、易怒,有多汗、食欲亢进、消瘦等高代谢症状,甲状腺肿大,结合甲状腺功能,甲亢诊断成立。患者双侧甲状腺Ⅱ度肿大(图 55-3),质软,可闻及血管杂音,甲状腺 B 超示甲状腺弥漫性肿大,血流丰富,TRAb 升高,有单纯性突眼,故 GD 诊断明确。

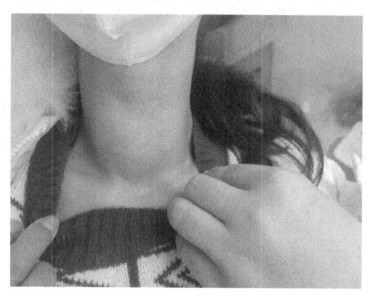

图 55-3　患者甲状腺Ⅱ度肿大

甲状腺毒症的病因诊断:(a)甲亢,甲状腺自身合成甲状腺激素过多所致,如 GD、多结节性毒性甲状腺肿、甲状腺自主高功能腺瘤、桥本甲状腺毒症等;(b)非甲状腺功能亢进类型,甲状腺滤泡破坏导致,如亚急性甲状腺炎、无痛甲状腺炎、放射性甲状腺炎等。

5. 鉴别诊断

① 单纯甲状腺肿:无甲亢症状,甲状腺功能正常。

② 亚急性甲状腺炎:常与病毒感染有关,有发热、颈部疼痛和触痛,红细胞沉降率快(常在 50 mm/h 以上),低摄碘(分离现象)。

③ 神经官能症:可有食欲不振、怕热又怕冷、手心凉且湿润、间歇心动过速,甲状腺功能正常。

三、诊断要点

甲亢的诊断:(a)高代谢症状和体征;(b)甲状腺肿大;(c)血清甲状腺激素增高、TSH 减低。具备以上 3 项时诊断即可成立。

GD 病的诊断:(a)甲亢诊断成立;(b)甲状腺呈弥漫性肿大,少数病例无肿大;(c)眼球突出和其他浸润性突眼;(d)胫前黏液性水肿;(e)TRAb、TPOAb 阳性。(a)(b)为诊断必备条件,(c)(d)(e)为诊断辅助条件。

四、治疗原则

1. 一般治疗

精神安慰,休息,低碘饮食,营养支持,纠正消耗。

2. 药物治疗

治疗药物主要有咪唑类和硫脲类两类。咪唑类包括甲巯咪唑（MMI）和卡比马唑；硫脲类包括丙硫氧嘧啶（PTU）和甲硫氧嘧啶。目前临床应用较多的为 MMI 和 PTU。

（1）药物选择及疗程

MMI 的血浆半衰期明显长于 PTU，所以可以采用单次顿服（20~40 mg/d）的给药方法，与大剂量 PTU（300~450 mg/d，分 2~3 次口服）的疗效相当。

许多研究发现 MMI 效果优于 PTU，这是因为 MMI 起效快、严重不良反应发生较少、患者的依从性更好。PTU 可抑制外周 T_4 转化为 T_3，且不易透过胎盘，严重甲亢、甲亢危象及妊娠早期选用 PTU 治疗。

疗程应在 12~18 个月，短于 12 个月复发率增加，长于 18 个月亦不能显著增加缓解率。停药指征为临床症状消失，TRAb 转阴性。

（2）药物不良反应

① 粒细胞减少，严重时可致粒细胞缺乏。可发生在初用药后 2~3 个月内，也可见于任何时间。白细胞低于 3×10^9/L 及中性粒细胞低于 1.5×10^9/L，则考虑停药。甲亢本身也能造成白细胞减少，所以开始药物治疗前应做血常规检查。

② 药疹。轻者可用抗组胺类药物控制，不必停药，但应严密观察，如皮疹加重，应立即停药。

③ 肝损害。PTU 可引起药物性肝炎，甚至暴发性肝坏死，如发生应立即停药抢救。MMI 的肝脏毒性主要是引起胆汁淤积。抗甲状腺药物治疗须监测肝功能，优选 MMI，轻度肝损害不必停药，加用保肝药。甲亢本身会造成肝损害，开始药物治疗前应做肝功能检查。

④ 血管炎。PTU 可引起 ANCA 阳性的小血管炎，如有发生则换用 MMI，并予免疫抑制剂治疗。

⑤ 发生胎儿皮肤发育不良等畸形。

3. ^{131}I 治疗

放射性^{131}I 被甲状腺摄取后释放出 β 射线而破坏甲状腺组织。β 射线在组织内的射程只有 2 mm，不会累及毗邻组织。适应证：（a）甲状腺肿大Ⅱ度以上；（b）对抗甲状腺药物过敏者；（c）抗甲状腺药物治疗或者手术治疗后复发；（d）甲亢合并心脏病；（e）甲亢合并白细胞减少、血小板减少或全血细胞减少；（f）合并心、肝、肾等脏器功能损害；（g）拒绝手术治疗或者有手术禁忌证；（h）浸润性突眼。妊娠和哺乳期禁止^{131}I 治疗。

4. 手术治疗

甲亢患者的手术治疗主要是甲状腺次全切除术。手术指征：（a）甲状腺明显肿大，有压迫症状；（b）中、重度甲亢，长期服药无效，或停药后复发，或不能坚持服药者；（c）胸骨后甲状腺肿；（d）有恶性变可能者；（e）药物治疗无效或者过敏的妊娠患者，手术须在妊娠中期（4~6 个月）施行。

五、医患沟通

患者可能的疑问是什么？	我们如何应对？
我为什么会得这个病？	一般情况下，人体自身甲状腺产生和分泌的甲状腺激素能满足身体的需求，当甲状腺本身产生过多甲状腺激素时，即表现为甲亢。引起甲亢的原因很多，最多见为 GD，具体机制仍不十分清楚。现在明确的是，它是一种自身免疫性疾病，有一定的家族聚集性，机体自身免疫的启动，产生了抗原抗体反应作用于人体的甲状腺腺体，甲状腺产生更多的甲状腺激素使机体产生高代谢综合征。甲亢还跟环境因素有关，熬夜、长期过度焦虑及精神压力较大等都可以诱发免疫的紊乱从而产生甲亢。
这个病有无遗传性？	GD 有一定的遗传倾向，但并不绝对。除了遗传因素，该病还受一些外部因素如感染、碘摄入量和环境毒素等影响，所以有家族史的人群须定期复查甲状腺功能，以及时发现异常。

患者可能的疑问是什么？	我们如何应对？
如何治疗能"断根"呢？	甲亢的治疗有三种方法，即药物治疗、^{131}I 治疗及手术治疗。西方国家以^{131}I 治疗为主，我国还是以口服药物为主，对于一些甲状腺肿大明显、合并癌变、长期服药困难者可选择手术治疗。若进行药物治疗，一定要坚持规律吃药，疗程应在 12~18 个月，或者更长时间，因为长期用药会出现白细胞减少、肝损害、过敏反应等不良反应，药物治疗初期应定期复查血常规、肝功能、甲状腺功能，根据甲状腺功能结果调整抗甲亢药物剂量，且不可不规律用药及随便停药，否则会增加疗程及不利于甲亢控制。
我平时需要注意什么？	要戒烟戒酒，饮食和工作都要规律，低碘饮食，当然还要注意休息，保持好心情。

第56章　甲状腺功能减退症

一、概述

甲状腺功能减退症（hypothyroidism）简称"甲减"，是由各种原因导致的低甲状腺激素血症或甲状腺激素抵抗而引起的全身性代谢综合征，其病理特征是黏多糖在组织和皮肤堆积，表现为黏液性水肿。

甲减可以发生于各年龄段，具有以下因素的人群患有甲减的风险增加：有自身免疫性疾病者，一级亲属有自身免疫性甲状腺疾病者，有颈部放射史者，服用胺碘酮、锂制剂、TKI者等。

甲减患者一般表现为乏力、怕冷、反应迟钝、嗜睡、体重增加、月经不调、皮肤干燥；肌肉乏力、疼痛、萎缩；贫血；心动过缓、心输出量下降、心脏增大、心包积液、心电图低电压；食欲下降、腹胀、便秘；严重者可有黏液性水肿昏迷。

二、"见"患者，"习"案例

（一）我们可能遇到甲减患者的科室

甲减患者一般以口服药物治疗为主，一般在内分泌科门诊遇见。如患者病情较重，出现了黏液性水肿昏迷，那么我们很可能会在病房或ICU遇见他们。

（二）我们可能遇到的病例

患者，女，55岁，主因"进行性怕冷乏力半年"入院。

1. 问诊要点

（1）现病史

针对主要症状"怕冷乏力"：有无诱因及持续时间，有无面色苍白（贫血）。

伴随症状：有无反应迟钝、食欲下降、嗜睡、体重增加、皮肤干燥，有无肌肉乏力、疼痛、萎缩，有无腹胀、便秘等。

就诊经过：检查结果、用药及效果等。

一般情况：精神、睡眠、饮食、小便量、体重变化。

（2）既往史、个人史、婚育史、家族史

有无头颈部手术及放射治疗史，家族中有无甲状腺疾病史，有无其他慢性病病史，有无食物及药物过敏史，有无手术、外伤史等。

2. 查体要点

生命体征（体温T，脉搏P，呼吸R，血压BP）。

一般情况：神志情况，精神情况，有无脱发，眉毛是否稀疏，有无皮肤贫血貌。

甲状腺查体：

视诊：有无甲状腺肿大（如可看到肿大，则为甲状腺Ⅱ度以上肿大）。

听诊：有无血管杂音。

触诊：有无甲状腺肿大（如触诊到甲状腺但视诊看不到，即为甲状腺Ⅰ度肿大），甲状腺质地，有无压痛，有无震颤。

胸部：两肺是否有干、湿啰音；心脏简单听诊，主要听心率、心律、有无额外心音和心脏杂音。

腹部：腹部有无肿块，有无压痛，肝区有无叩击痛。

四肢：肌力、肌张力，双下肢有无水肿，足背动脉搏动情况。

3. 归纳病例特点

① 中老年女性，病程较长（患者面容见图 56-1）。

② 现病史：患者主因"进行性怕冷乏力半年"来诊。患者近半年无明显诱因出现乏力、怕冷，面部水肿，记忆力下降，无腹痛腹泻，无头晕头痛，无胸闷等其他不适，初未予重视，近期感乏力加重，遂来我院就诊。查血常规无异常，甲功全套示游离 T_3 1.14 pg/mL、游离 T_4 0.56 ng/dL，TSH 24.27 μU/mL，TRAb<0.8 U/L，TPOAb 719.98 IU/mL，TGAb>2 000 IU/mL；甲状腺 B 超示甲状腺回声不均，考虑为桥本甲状腺炎，诊断为甲减，予优甲乐 25 μg qd 口服，嘱 1 周后加量至 50 μg qd 口服，1 个月后复查甲状腺功能，服药后症状有所改善。病程中，患者精神差，纳差，嗜睡，小便正常，时有便秘，体重无明显变化。

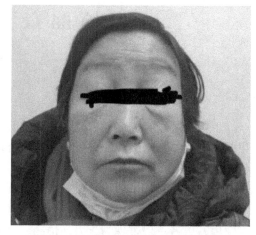

图 56-1　甲减面容：面部水肿，眉毛稀疏

③ 既往史：患者既往体健。否认高血压、糖尿病、肾病等慢性病史，否认肝炎、结核等传染病史。否认食物、药物过敏史。

④ 个人史：预防接种史随当地。无外地疫区久居史，无毒物接触史，无吸烟、饮酒史。

⑤ 月经婚育史、家族史：育有一女，体健，50 岁绝经。否认家族遗传病史及类似疾病史。

⑥ 查体：T 36.3 ℃，P 75 次/分，R 18 次/分，BP 125/80 mmHg。精神差，发育正常，营养中等，面部及眼睑有水肿，眉毛稀疏，全身皮肤黏膜未见明显黄染，全身淋巴结未触及肿大。甲状腺无肿大，未闻及杂音。双肺呼吸音清，未闻及明显干、湿啰音。心音正常，未闻及明显病理性杂音，心率 75 次/分。腹部平坦，无胃肠型及蠕动波，腹壁柔软，无压痛、反跳痛，胆囊区无压痛，肝脾肋下未触及，移动性浊音阴性，肝浊音界存在，肠鸣音 4 次/分。双下肢无水肿，生理反射存在，病理反射未引出。

⑦ 辅助检查：甲状腺 B 超示甲状腺回声不均，考虑桥本甲状腺炎可能，须结合甲状腺功能及 TPOAb、TGAb 检查。生化全套示 TC 6.43 mmol/L（<5.2 mmol/L），LDL-C 3.9 mmol/L（<3.4 mmol/L），CK 300 U/L（40~200 U/L），LDH 521.3 U/L（120~250 U/L）。甲功全套示游离 T_3 1.14 pg/mL（1.8~3.8 pg/mL）、游离 T_4 0.56 ng/dL（0.78~1.86 ng/dL），TSH 24.27 μIU/mL（0.38~5.57 μIU/mL），TRAb<0.8 U/L（0~1.75 U/L），TPOAb 719.98 IU/mL（0~2.6 IU/mL），TGAb>2 000 IU/mL（0~14.58 IU/mL）。

4. 诊断思路

患者中老年女性，主因"进行性怕冷乏力半年"来诊。患者有乏力、嗜睡、怕冷、记忆力下降等症状，查甲状腺功能示游离 T_3、游离 T_4 降低，TSH 升高，血脂、LDH 升高，故甲减诊断明确。

甲减病因诊断：患者否认头颈部外伤及放射治疗史，近期未服用任何药物，甲状腺 B 超示甲状腺回声不均，考虑为桥本甲状腺炎；甲状腺相关抗体示 TPOAb、TGAb 升高，故考虑为桥本甲状腺炎所致甲减。

5. 鉴别诊断

① 甲状腺功能正常性病变综合征（euthyroid sick syndrome，ESS）：也称低 T_3 综合征，非甲状腺疾病引起，而是在严重的慢性消耗性、全身性疾病的情况下，机体对疾病的适应性反应。诱因包括营养不良、饥饿、精神性厌食、糖尿病、肝脏疾病等全身疾病。主要表现为血清总 T_3、游离 T_3 水平减低，反 T_3 水平增高，血清 TSH 水平正常或轻度升高。疾病的严重程度一般与 T_3 降低的程度

相关，严重病例也可出现 T_4 水平降低。

②垂体 PRL 瘤：原发性甲减时由于 T_3、T_4 分泌减少，对下丘脑 TRH 和垂体 TSH 反馈抑制作用减弱，导致 TRH 分泌增加，刺激垂体，导致垂体反应性增生、高 PRL 血症、溢乳，似垂体 PRL瘤，可行垂体 MRI 检查，必要时予试验性甲状腺激素替代治疗鉴别。

③水肿：慢性肾炎和肾病综合征患者可有水肿、血总 T_3 与总 T_4 水平下降（甲状腺素结合球蛋白减少所致）和血胆固醇增高等表现，肾功能有明显异常，血清 TSH 和游离 T_4、游离 T_3 水平可帮助鉴别。

三、诊断要点

有甲减的临床表现（怕冷、乏力、食欲不振等）和体征（表情呆滞、反应迟钝、面色苍白、颜面水肿、毛发稀疏干燥、脉率缓慢、胫前黏液性水肿等），实验室检查 TSH 升高、游离 T_4 减低，可诊断为原发性甲减，进一步完善甲状腺相关抗体（TGAb、TPOAb）明确甲减病因。如实验室检查示 TSH 减低或正常、游离 T_4 减低，考虑为中枢性甲减。

四、治疗原则

1. 甲减的治疗方法

替代治疗：左旋甲状腺素（L-T_4），临床常用左甲状腺素钠片，$25\sim50$ μg/d 开始，逐渐增加剂量，$1\sim2$ 周调整剂量一次，至甲状腺功能正常，长期治疗，可早晨一次顿服。患者往往需要终身服药。

2. 治疗目标

原发性甲减治疗目标为甲减的症状和体征消失，血清 TSH、游离 T_4、总 T_4 维持在正常范围。继发于下丘脑和（或）垂体的甲减，治疗目标非血清 TSH，而是游离 T_4、总 T_4 达正常范围。

3. 对症治疗

贫血者补充铁剂、维生素 B_{12}、叶酸，降血脂，营养支持。

五、医患沟通

患者可能的疑问是什么？	我们如何应对？
我为什么会得这个病？	甲状腺是我们十分重要的内分泌器官，位于颈部甲状软骨下方，气管两旁，形似蝴蝶。它主要分泌甲状腺激素（T_3、T_4）来促进生长发育、调节代谢等，此外它还受垂体分泌的 TSH 的调节。任何原因破坏了我们的甲状腺、垂体或合成甲状腺激素原料缺乏均可使甲状腺分泌激素减少，从而出现甲减。
长期吃药物会不会有副作用呢？	我们目前临床上使用较多的治疗甲减的药物为左甲状腺素钠片，为一种合成的 L-T_4，与我们人体分泌的 T_4 作用是相同的，相当于替代治疗。由于甲状腺激素过多或过少会对机体带来不良影响，如补充过少会出现甲减的症状，补充过多会出现甲亢的症状，从而危害机体，所以要定期复查甲状腺功能，维持合适的剂量才不会带来不良影响。
我平时需要注意什么，如何复查？	注意休息，按时服药。服药之初每月复查甲状腺功能，调整药物剂量；甲状腺功能稳定后可每年复查 $1\sim2$ 次。不可自行停药，往往需要终身服药。

第 57 章　库欣综合征

一、概述

库欣综合征（Cushing syndrome，CS）即皮质醇增多症，是指肾上腺皮质分泌过量糖皮质激素［主要为皮质醇（Cor）］而出现的一系列临床症状和体征，主要表现为向心性肥胖、满月脸、多血质外貌、皮肤紫纹、痤疮、高血压、高血糖、骨质疏松等。CS 通常分为 ACTH 依赖性和非 ACTH 依赖性两类。前者指垂体或垂体外的某些肿瘤组织分泌过量 ACTH，使双侧肾上腺皮质增生并分泌过量皮质醇，后者指肾上腺皮质自主分泌过量皮质醇。

ACTH 依赖性 CS 中由垂体分泌 ACTH 增多所致的皮质醇增多是内源性 CS 的最常见原因，又称库欣病，占 CS 患者总数的 60%~70%。库欣病可发生于任何年龄，女性发病率明显高于男性。

二、"见"患者，"习"案例

（一）我们可能遇到 CS 患者的科室

在内分泌科门诊较常遇见因肥胖、多发痤疮、糖尿病等原因就诊的患者，女性患者可因月经紊乱、闭经就诊。此外，也可在皮肤科遇见因皮肤紫纹、色素沉着就诊的患者，在心内科遇见因高血压就诊的患者，以及在精神科遇见因抑郁、性格改变就诊的患者。在门诊可行简单的皮质醇节律检查以初步筛查本病患者。

（二）我们可能遇到的病例

患者，女，24 岁，主因"全身多发痤疮 5 个月，面容改变 1 个月"入院。

1. 问诊要点

（1）现病史

针对核心症状"全身多发痤疮"：出现痤疮的部位，是否为暴露面皮肤，是否为易摩擦皮肤，痤疮出现与经期及季节是否相关，有无使用不合规化妆品。除痤疮外是否还存在皮肤的其他改变，是否有宽大紫纹，是否有色素沉着、毛发改变。1 个月内面容改变的程度是否巨大（可与身份证照片进行对比），面容改变后有无影响视力、进食、听力、嗅觉等。

伴随症状：有无摄食习惯改变，有无口干、多饮、多尿，有无肌无力、骨折、皮肤感染，有无头晕、头痛、视野异常等。

就诊经过：检查结果、用药及效果等。

一般情况：精神、睡眠、饮食、小便量、体重变化（生活习惯未改变的情况下，体重在多少时间内改变多少千克）。

（2）既往史

有无脑部疾病史，有无精神病史（若有，须询问具体药名、剂量、疗程），有无消化道疾病病史，有无骨折史，有无其他慢性病病史，有无食物及药物过敏史等。

（3）个人史、月经史、婚育史、家族史

出生地及长期居留地，生活习惯及有无烟、酒、药物等嗜好。有无毒物、粉尘、放射性物质接触史。月经周期、天数，是否出现紊乱、闭经。生育次数、生产是否正常。父母、兄弟姐妹有无类似疾病等。

2. 查体要点

生命体征（体温 T，脉搏 P，呼吸 R，血压 BP）。

一般情况：神志情况，精神状态（问诊时可留意患者是否有情绪异常，如烦躁、少言），四肢末梢，身高体重（计算 BMI），测腰围臀围。

内分泌系统查体：

全身皮肤改变：有无向心性肥胖、痤疮、多毛、皮肤紫癜、宽大紫纹（宽度>1 cm），有无色素沉着、水牛背。

面容改变：有无满月脸、面部多血质貌、皮肤菲薄、球结膜水肿。

3. 归纳病例特点

① 青年女性，病程短。

② 现病史：患者 5 个月前无明显诱因出现全身多发痤疮，面部及胸背处多见明显色素沉着，伴毛发增多，自行饮食、运动调理后未见明显好转。1 个月前患者自觉面部痤疮增多，且出现面部脂肪堆积，伴体重增加，遂先后至我院皮肤科及内分泌科就诊，完善性激素全套示硫酸脱氢表雄酮 470.5 μg/dL；垂体全套示 T_3 0.38 ng/mL，T_4 4.7 μg/dL，ACTH 112.67 pg/mL，皮质醇（8 am）34.96 μg/dL；双侧肾上腺 CT 未见明显异常，后完善垂体增强 MRI 示垂体微小腺瘤可能。现患者为求进一步诊治收入内分泌科，病程中，患者易饥，睡眠较差，二便如常，体重近 3 个月较前增加 2.5 kg。

③ 既往史：患者既往体健。否认高血压、糖尿病、肾病病史，否认肝炎、结核等传染病史。无手术、外伤史，无输血史。否认药物、食物过敏史。否认家族遗传病史及类似疾病史。否认烟酒嗜好。

④ 月经婚育史：未婚未育，末次月经 2 个月前。

⑤ 查体：T 36.5 ℃，P 77 次/分，R 16 次/分，BP 115/78 mmHg。神志清，精神可，发育正常，自动体位，查体合作，身高 160 cm，体重 62.7 kg，BMI 24.5 kg/m²，腰围 89 cm，臀围 95 cm。皮肤黏膜无黄染及出血点，满月脸（图 57-1），面部及胸背部多发痤疮，双侧瞳孔等大等圆，对光反射存在，耳鼻无异常。颈软，颈静脉无怒张。水牛背（图 57-2），胸廓无畸形，两肺呼吸运动对称，两肺呼吸音清，未闻及干、湿啰音。心律齐，各瓣膜听诊区未闻及明显病理性杂音。胸腹部未见紫纹，腹平软，肝脾肋下未触及，移动性浊音阴性，双肾区无明显叩痛。脊柱、四肢无畸形，活动自如，双下肢无明显水肿，双足背动脉搏动可，双足皮温可，双下肢可见瘀斑（图 57-3）。肛门、生殖器未检，生理反射存在，病理反射未引出。

⑥ 辅助检查：垂体增强 MRI（我院门诊）示垂体内异常小信号，考虑垂体微腺瘤。肾上腺 CT（我院门诊）示双肾及肾上腺未见明显异常；双侧颈部多发小淋巴结。垂体全套（我院门诊）示 T_3 0.38 ng/mL，T_4 4.7 μg/dL，ACTH 112.67 pg/mL，皮质醇（8 am）34.96 μg/dL。

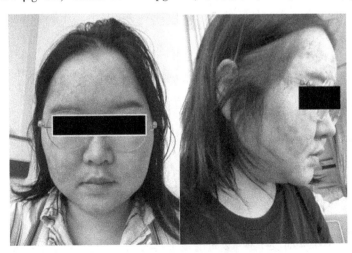

图 57-1　CS 面容改变

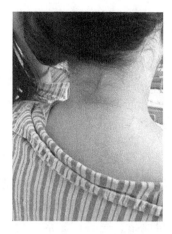

图 57-2　CS 水牛背

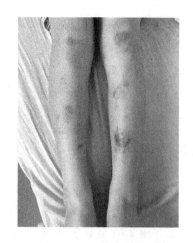

图 57-3　CS 双下肢瘀斑

4. 诊断思路

患者青年女性，病程短，主因"全身多发痤疮 5 个月，面容改变 1 个月"入院。患者 5 个月内出现全身多发痤疮，面部及胸背处多见明显色素沉着，伴毛发增多，门诊就诊时发现典型满月脸。我院门诊查垂体 MRI 考虑垂体微腺瘤，门诊查上午 8 点 ACTH、皮质醇升高。故初步诊断 CS 明确。

① 定性诊断：患者以全身多发痤疮、面容改变为主要症状，且临床表现为较典型的 CS 外貌改变。门诊查上午 8 点 ACTH、皮质醇较正常范围明显升高，故 ACTH 依赖性 CS 诊断基本明确，入院后须完善皮质醇节律、小剂量地塞米松抑制试验（LDDST）进一步确诊。

② 定位诊断：患者门诊已行垂体及双侧肾上腺 MRI，结果提示垂体微腺瘤，故初步考虑为库欣病。但入院后仍需完善大剂量地塞米松抑制试验（HDDST）或岩下窦采血以确诊该病。

③ 病因诊断：ACTH 依赖性 CS 包括库欣病（由垂体分泌过量 ACTH 引起双侧肾上腺皮质增生，束状带、网状带明显增宽，皮质醇分泌显著增加，有 85%～90% 的库欣病患者存在垂体 ACTH 腺瘤，其中微腺瘤的比例高达 90%，没有明确的包膜，其局部浸润倾向明显大于其他垂体瘤）、异位 ACTH 综合征（垂体外的肿瘤组织产生 ACTH，刺激肾上腺产生过量皮质醇，可分为显性肿瘤及隐性肿瘤两种，其中隐性肿瘤不易在影像等检查时发现，难以与库欣病鉴别）、促肾上腺皮质激素释放激素（CRH）综合征（临床较为罕见）。

5. 鉴别诊断

① 下丘脑性肥胖：下丘脑腹内侧核损伤导致患者贪食形成肥胖，常伴有睡眠、体温异常及自主神经功能紊乱、尿崩症等。行 LDDST 可鉴别。

② 多囊卵巢综合征：多表现为月经稀少、闭经、不孕、多毛、肥胖、痤疮、男性化。可行 LH、FSH、雄激素、子宫超声检查加以鉴别。

③ 胰岛素瘤：表现为发作性空腹低血糖，发作时感软弱无力、出汗、饥饿，因时常饥饿而进食过多导致肥胖，低血糖时可查血胰岛素并计算胰岛素释放指数以鉴别。

④ 甲减：表现为体重增加伴水肿，女性发病率更高，伴怕冷、睡眠增多、反应迟钝、表情淡漠等症状，查甲状腺功能可鉴别。

⑤ 药物源性肥胖：使用特殊药物，如抗精神分裂症药、糖皮质激素、胰岛素、雌激素等，药物刺激导致食欲增加，多数患者停药后症状缓解。

三、诊断要点

1. 皮质醇节律检查

通常测上午 8 时、下午 4 时及午夜 12 时的皮质醇浓度。皮质醇的分泌有昼夜节律，其浓度上午 8 时最高，下午 4 时一般为上午 8 时的一半，午夜 12 时最低。

2. LDDST

LDDST 是确定是否为 CS 的必需试验，可鉴别单纯性肥胖和 CS。

① 方法：不论是经典的 LDDST 法（地塞米松 0.5 mg，q6 h 口服，×48 h），还是简化的过夜法（地塞米松 1 mg 口服，0 am），其诊断符合率都在 90% 以上。

② 判定：血皮质醇>1.8 μg/dL 为阳性。

③ 结果：抑制前皮质醇 34.961 μg/dL，抑制后皮质醇 15.14 μg/dL。

3. HDDST

① 方法：地塞米松 2 mg，q6 h 口服，×48 h，服药前一天及服药第 2 天留尿或采血皮质醇。鉴别 CS 和异位 ACTH 综合征。

② 判定：服药第 2 天尿或血浆皮质醇水平被抑制到服药前 50% 以下，CS 符合率约为 80%。

③ 结果：抑制前皮质醇 34.961 μg/dL，抑制后皮质醇 15.51 μg/dL。血皮质醇被抑制到服药前 50% 以下。

4. 岩下窦取血测 ACTH

岩下窦取血测 ACTH 目前被认为是 ACTH 依赖性 CS 病因鉴别最重要的方法。

① 方法：将导管插入垂体双侧岩下静脉，双侧同时取血测 ACTH，并同时取外周静脉血测 ACTH。

② 判定：基础情况下，岩下窦与外周血 ACTH 比值≥2，提示 CS；该比值<2，提示异位 ACTH 综合征。

③ 结果：左侧 ACTH/股静脉 ACTH 为 12.64，右侧 ACTH/股静脉 ACTH 为 6.10，岩下窦与外周血浆 ACTH 校正后比值在基线状态>2。

5. 垂体增强 MRI

垂体 ACTH 瘤 80%~90% 为微腺瘤，蝶鞍 MRI 为首选影像学检查（图 57-4、图 57-5）。

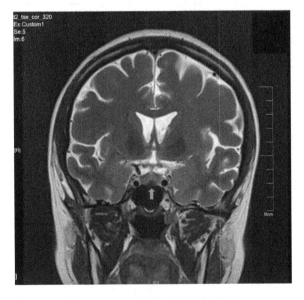
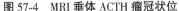

图 57-4 MRI 垂体 ACTH 瘤冠状位

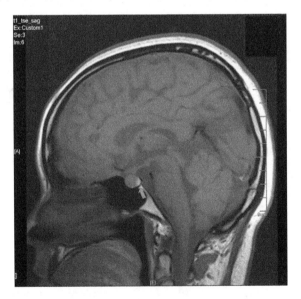

图 57-5 MRI 垂体 ACTH 瘤矢状位

患者于我院行垂体平扫+增强 MRI 提示垂体底部见一 T1WI 小低信号异常影，直径约为 6 mm×4 mm，垂体柄未见偏移。报告结论：垂体内异常小信号，考虑垂体微腺瘤。

四、治疗原则

1. 手术治疗

垂体 ACTH 微腺瘤多采用经蝶窦手术切除，治愈率 65%~90%。术后所有患者需要亚生理剂量的糖皮质激素替代治疗数月至 1 年方能停药。此外，异位 ACTH 综合征、肾上腺皮质腺瘤、肾上腺皮质腺癌等的治疗方式也为手术。本病例患者于内分泌科明确诊断后转至脑外科进行了手术治疗（图 57-6）。

2. 药物治疗

① 皮质醇合成抑制剂针对肾上腺皮质，通过对皮质醇生物合成中若干酶的抑制以减少皮质醇的合成，有甲吡酮（美替拉酮）、酮康唑、米托坦、氨鲁米特、米非司酮、曲洛司坦、依托咪酯。

② 影响下丘脑-垂体神经递质和神经调质作用的药物有赛庚啶、甲麦角林、丙戊酸钠、利血平、奥曲肽等。

3. 放射治疗

垂体放疗是治疗 CS 的一种重要辅助手段，垂体放疗的前提是必须确定肾上腺无肿瘤。

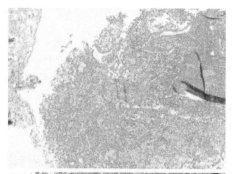
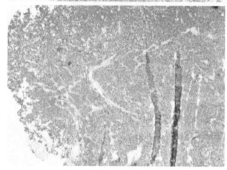

图 57-6 垂体 ACTH 瘤病理

五、医患沟通

患者可能的疑问是什么?	我们如何应对?
经过治疗后改变的面容能恢复吗?	通过治疗使体内皮质醇水平降至正常后，面容改变及痤疮均能改善和恢复。
手术后还需要吃药吗?	对于垂体 ACTH 瘤及单侧肾上腺腺瘤切除后的患者，由于术后长期受抑制的健全肾上腺皮质功能的恢复需数月至一年的时间，因此术后应予以亚生理剂量的糖皮质激素替代，如泼尼松 3.75 mg 或地塞米松 0.5 mg 清晨顿服，定期门诊随访评估肾上腺皮质功能恢复情况后减量至停药。

第 58 章　原发性醛固酮增多症

一、概述

原发性醛固酮增多症（primary aldosteronism，PA）简称"原醛症"，是一种因盐皮质激素醛固酮分泌增多导致潴钠排钾，肾素-血管紧张素活性受抑制，表现为血压升高和低血钾的继发性高血压综合征。

二、"见"患者，"习"案例

（一）我们可能遇到原醛症患者的科室

因低钾起病的患者可见于急诊内科及内分泌科门诊，继发性高血压控制不佳的患者可见于心血管内科、内分泌科。

（二）我们可能遇到的病例

患者，男，54 岁，主因"反复乏力 4 年余，加重伴夜尿增多半月"入院。

1. 问诊要点

（1）现病史

针对核心症状"乏力"：患者乏力发作前有无诱因和相关因素，发生速度、持续时间、缓解方式、发作前后表现等。

伴随症状：有无怕热、多汗、心悸等症状，有无胸闷、心悸、气急、呼吸困难，有无恶心、呕吐、腹泻，有无口干、多饮、尿频、尿急等。

就诊经过：有无完善检查，结果如何，治疗过程及疗效。

一般情况：精神、睡眠、饮食、大小便、体重变化。

（2）既往史

既往高血压用药及血压控制情况，有无糖尿病、冠心病、胃炎、肾病等慢性病病史，有无肝炎、结核等传染病病史，有无食物及药物过敏史，有无手术、外伤史等。

（3）个人史、婚育史、家族史

生活习惯和烟酒史，家族中有无类似症状。

2. 查体要点

生命体征（体温 T，脉搏 P，呼吸 R，血压 BP）。

一般情况：神志情况，精神情况，有无贫血貌。

头颈部：气管，颈静脉，甲状腺的视诊、触诊、听诊。

胸部：两肺是否有干、湿啰音，心脏简单听诊（主要听心率、心律、有无额外心音和心脏杂音）。

腹部：腹部有无肿块，肠鸣音有无减弱，有无血管杂音，腹部有无压痛，肝区有无叩击痛。

四肢：肌力、肌张力、双下肢有无水肿。

3. 归纳病例特点

① 中年男性，病程较长。

② 现病史：主因"反复乏力 4 年余，加重伴夜尿增多半月"入院。患者 4 年余前因搬家劳累后出现明显乏力，双下肢明显，伴有行走不便，休息后有所缓解，但仍有反复发作，当初未予重视。1 年前体检发现血钾降低，具体数值不详，予补钾治疗，后未监测血钾。半个月前患者自感乏力加重，伴有尿频、夜尿增多等症状，稍有口干、多饮，门诊查血钾 2.28 mmol/L，予静脉及枸橼

酸钾口服补钾，后复查电解质示血钾 2.80 mmol/L，现患者为求进一步诊治收住院。病程中，患者无头晕头痛，无怕热、多汗、心悸，无胸闷气急，无恶心呕吐，无腹痛腹泻，无尿急尿痛，饮食、睡眠可，大便正常，体重无明显变化。

③ 既往史：患者有"高血压"病史 5 年余，初口服"氨氯地平 5 mg qd"，后口服"厄贝沙坦 150 mg bid"治疗，近半年血压控制欠佳，半个月前改口服"甲磺酸多沙唑嗪缓释片 5 mg qd、盐酸维拉帕米缓释片 0.12 g qd"控制血压；否认糖尿病、冠心病等慢性病史，否认肝炎、结核等传染病史。否认手术、外伤史，否认食物、药物过敏史。

④ 个人史：预防接种史随当地。无外地疫区久居史，无毒物接触史，无吸烟、饮酒史。

⑤ 婚育史、家族史：育有一女，体健。其母亲患有高血压病。

⑥ 查体：T 36.2 ℃，P 84 次/分，R 18 次/分，BP 146/90 mmHg。神志清，精神可，发育正常，体形中等，自动体位，查体合作。无贫血貌，全身浅表淋巴结无肿大。颈软，气管居中，两侧甲状腺无肿大，颈静脉无怒张。胸廓无畸形，两肺呼吸运动对称，两肺呼吸音清，未闻及明显干、湿啰音。心率 84 次/分，律齐，各瓣膜听诊区未闻及杂音。腹软，无压痛，肝脾肋下未触及，移动性浊音阴性，肝肾区无叩痛。脊柱、四肢无畸形，活动自如，双手平伸无震颤，双下肢无水肿，四肢肌张力正常，四肢肌力 4 级。生理反射存在，病理反射未引出。

⑦ 辅助检查：血钾 2.28 mmol/L。

4. 诊断及鉴别诊断

患者有"反复乏力 4 年余，加重伴夜尿增多半月"，查体四肢肌力 4 级，多次查血钾较低，诊断低钾血症。

低钾血症原因须鉴别：

① 摄入不足：昏迷、肠梗阻、厌食禁食等。

② 排出增多：（a）胃肠失钾，如呕吐、腹泻、胃肠引流；（b）肾脏失钾，如肾小管酸中毒、原醛症、CS、利尿剂的长期连续使用或用量过多、先天性肾上腺皮质增生等；（c）其他途径，如大面积烧伤、腹腔引流、高温作业、透析等。

③ 细胞转移：甲亢周期性麻痹、外源性胰岛素、呼吸性碱中毒、药物中毒等。

④ 稀释性低钾：体液丢失后大量不适当补液。

三、诊断要点

① 患者低钾同时合并高血压，血压控制不佳，须首先考虑原醛症、CS。

② 实验室检查应包括：肝肾功能，甲状腺功能，肾上腺皮质功能，肾素-血管紧张素-醛固酮，血电解质（患者血钾为 3.34 mmol/L，参考值 3.5~5.1 mmol/L），尿电解质 [患者 24 小时尿钾为 75.7 mmol/L，尿钾明显增多（肾性失钾判断标准为血钾<3.5 mmol/L 时，24 小时尿钾>25 mmol/L；或血钾<3.0 mmol/L 时，24 小时尿钾>20 mmol/L），心电图。

③ 定性诊断：（a）血浆醛固酮与肾素比值（ARR），肾素浓度和醛固酮浓度单位分别为 ng/L 和 ng/dL，最常用切点是 5.7。该患者卧位醛固酮为 701.1 pg/mL，肾素 2.7 pg/mL。醛固酮 1 ng/dL= 10 pg/mL，肾素 1 ng/L=1 pg/mL，故 ARR=70.17/2.7=26，>5.7。（b）卡托普利确诊试验。方法为坐位或站位 1 小时后口服 50 mg 卡托普利；或者服药前及服药后 1 小时、2 小时测定血浆肾素、血醛固酮，试验期间患者须始终保持坐位。正常者血醛固酮浓度下降>30%，原醛症患者血醛固酮不受抑制。该患者服药前坐位醛固酮为 306.5 pg/mL，服药后 1 小时为 293.8 pg/mL，服药后 2 小时为 340.7 pg/mL，醛固酮浓度下降<30%，未抑制。

④ 定位诊断：肾上腺薄层增强 CT（图 58-1）。双侧肾上腺静脉采血（AVS）被公认为原醛症分型诊断的"金标准"，其采血方法、实施方法及评价标准见表 58-1 所列。

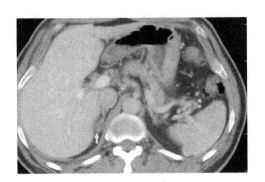

右侧腺瘤可能，左侧增生可能。

图 58-1　肾上腺薄层增强 CT

表 58-1　双侧肾上腺静脉采血

采血方法	实施方法	评价标准
非同步双侧肾上腺静脉采血	无 ACTH	(1) SI≥2∶1，插管成功 (2) LI≥2∶1，有优势分泌 (3) CI<1∶1，对侧被抑制

注：SI 为肾上腺静脉与下腔静脉皮质醇比值，LI 为优势侧醛固酮皮质醇比值与非优势侧醛固酮皮质醇比值之比，CI 为非优势侧醛固酮皮质醇比值与下腔静脉醛固酮皮质醇比值之比。

该患者右肾上腺静脉醛固酮 1 748.0 pg/mL，肾素 1.0 pg/mL，皮质醇 9.03 μg/dL；右下腔静脉醛固酮 188.4 pg/mL，肾素 1.3 pg/mL，皮质醇 4.21 μg/dL；左肾上腺静脉醛固酮 220.3 pg/mL，肾素 1.9 pg/mL，皮质醇 26.52 μg/dL；左下腔静脉醛固酮 188.4 pg/mL，肾素 1.3 pg/mL，皮质醇 5.05 μg/dL。右肾上腺静脉与右下腔静脉皮质醇比值（SI）= 9.03/4.21 = 2.14，>2∶1，插管成功；左肾上腺静脉与左下腔静脉皮质醇比值（SI）= 26.52/5.05 = 5.24，>2∶1，插管成功；优势右侧肾上腺醛固酮皮质醇比值与非优势左侧醛固酮皮质醇比值之比（CI）=（1 748.0/9.03）∶（220.3/26.52）= 23.3，>2∶1，右侧有优势分泌；非优势左侧肾上腺静脉醛固酮皮质醇比值与下腔静脉醛固酮皮质醇比值之比（CI）=（220.3/26.52）∶（199.8/5.05）= 0.21，<1∶1，左侧被抑制。

四、治疗原则

该患者确诊右侧醛固酮瘤，行腹腔镜下切除腺瘤，如果患者存在手术禁忌证或不愿手术，推荐使用醛固酮受体拮抗剂治疗。

① 术前准备：低盐饮食、安体舒通做准备，纠正高血压、低血钾。

② 术后随访：术后第 1 天即可停用安体舒通，同时减少其他降压药剂量；静脉补液无须加入氯化钾，除非患者血钾<3.0 mmol/L；术后前几周，由于对侧肾上腺抑制作用尚未解除，应提高钠盐摄入。

五、医患沟通

患者可能的疑问是什么?	我们如何应对?
哪些人是原醛症的筛查对象?	① 持续性血压>150/100 mmHg、难治性高血压（联合使用 3 种降压药物，其中包括利尿剂，血压>140/90 mmHg；或联合使用 4 种及以上降压药物，血压<140/90 mmHg）。 ② 高血压合并自发性或利尿剂所致的低钾血症。 ③ 高血压合并肾上腺意外瘤。 ④ 有早发性高血压家族史或早发（<40 岁）脑血管意外家族史的高血压患者。 ⑤ 原醛症患者中存在高血压的一级亲属。 ⑥ 高血压合并阻塞性呼吸睡眠暂停。

续表

患者可能的疑问是什么?	我们如何应对?
最近夜尿增多,伴有口干、多饮,是不是得了糖尿病啊?	醛固酮增多可拮抗胰岛素,低钾血症可减少胰岛素分泌,故原醛症可引起特殊类型糖尿病,可完善空腹血糖、口服葡萄糖耐量试验及 HbA1c 检查进一步明确有无糖尿病,如血糖正常,夜尿增多、口干、多饮考虑为慢性失钾致肾小管上皮细胞空泡变性,浓缩功能减退引起。
住院前为什么要调整我的降压药?	完善 ARR 前停用对检测影响较大的药物至少 4 周,这些药物包括醛固酮受体拮抗剂(安体舒通、依普利酮)、保钾利尿剂(阿米洛利、氨苯蝶啶)、排钾利尿剂(氢氯噻嗪、呋塞米)。ACEI、ARB、CCB、β 受体阻滞剂、中枢 α_2 受体阻滞剂(可乐定或甲基多巴)、NSAID 至少停用 2 周。如血压控制不佳,建议使用 α 受体阻滞剂及非二氢吡啶类 CCB。
手术后的注意事项有哪些?	术后第 1 天即可停用安体舒通,同时减少其他降压药剂量;静脉补液无须加入氯化钾,除非患者血钾<3.0 mmol/L;术后前几周,由于对侧肾上腺抑制作用尚未解除,应提高钠盐摄入。

第 59 章 原发性甲状旁腺功能亢进症

一、概述

甲状旁腺分泌过多甲状旁腺激素（PTH）导致血钙增高和血磷降低，称为甲状旁腺功能亢进症（hyperparathyroidism），简称"甲旁亢"，主要表现为骨骼改变、泌尿系统结石、消化性溃疡、精神改变等。

该病病因目前尚未完全明确，部分患者有家族史，系常染色体显性遗传，有的患者可能与放射线照射有关，也可能是多发性内分泌腺瘤病的一个表现。该病可分为原发性、继发性、三发性三种，以原发性和继发性多见。原发性甲状旁腺功能亢进症（primary hyperparathyroidism，PHPT）发病原因中包括甲状旁腺腺瘤、增生和癌［甲状旁腺单个腺（80%），甲状旁腺增生（15%左右），甲状旁腺癌（<2%）］。

二、"见"患者，"习"案例

（一）我们可能遇到 PHPT 患者的科室

PHPT 患者往往会有骨关节疼痛、反复肾结石、顽固性高血钙等，一般会被骨科、泌尿外科、内分泌科等收入病房进一步明确病因。

（二）我们可能遇到的病例

患者，女，52 岁，主因"双下肢疼痛伴活动障碍 1 年余，加重伴呕吐 1 月余"入院。

1. 问诊要点

（1）现病史

针对核心症状"双下肢疼痛伴活动障碍、呕吐"：发病的时间和诱因，能否缓解及缓解因素，有无关节畸形、身材变矮、骨折，呕吐物性质，有无腹胀、便秘（消化道平滑肌肌张力下降）。

伴随症状：有无记忆力减退、注意力不能集中、失眠、淡漠等，有无多尿（夜尿多）、多饮、皮肤瘙痒等。

就诊经过：检查结果、用药及效果等。

一般情况：精神、睡眠、饮食、二便情况、体重变化。

（2）既往史、个人史、婚育史、家族史

有无类似疾病发作史（如果有，询问当时的诊断、治疗措施等），有无其他慢性病病史，有无食物及药物过敏史，有无手术、外伤史等。

2. 查体要点

生命体征（体温 T，脉搏 P，呼吸 R，血压 BP）。

一般情况：神志情况，精神情况，有无贫血貌。

胸部：两肺是否有干、湿啰音，心脏简单听诊（主要听心率、心律、有无额外心音和心脏杂音）。

腹部：腹部有无肿块，肠鸣音有无减弱，腹部有无压痛，肝区有无叩击痛。

四肢：肌力、肌张力，有无骨骼及关节畸形、活动障碍，有无压痛，双下肢有无水肿。

3. 归纳病例特点

① 中老年女性，慢性病程。

② 现病史：患者 1 年前无明显诱因出现双下肢疼痛，伴活动障碍，初未予重视，1 个月前出现无法下蹲，双髋双膝疼痛，伴恶心、呕吐、口干、多饮、多尿，至当地医院就诊，予止痛抗炎、止

吐护胃等治疗，无明显好转。患者自诉有晨起双手指晨僵，当地医院查红细胞沉降率 54 mm/h，增强 CT 示甲状腺右叶病变，肝脏多发低密度灶，左肾小结石。甲状腺 B 超示甲状腺右叶混合型包块，血清总钙 4 mmol/L，PTH 580.9 pg/mL，为求进一步诊治来我院，查血钙 4.27 mmol/L，门诊拟"甲旁亢"收入内分泌科。病程中，患者纳差，睡眠欠佳，小便增多，便秘，近期体重减轻 2 kg。

③ 既往史：既往体质一般，10 年前因"胆囊炎"行"胆囊切除术"。否认高血压病、冠心病等慢性病病史，否认肝炎、结核等传染病病史，否认药物及食物过敏史。

④ 个人史：预防接种史随当地。无外地疫区久居史，无毒物接触史，无吸烟、饮酒史。

⑤ 月经婚育史、家族史：育有一子，体健，48 岁绝经。否认家族遗传病史及类似疾病史。

⑥ 查体：T 36.2 ℃，P 62 次/分，R 16 次/分，BP 127/82 mmHg。神志清，发育正常，皮肤黏膜无黄染及出血点，全身浅表淋巴结无肿大。颈软，气管居中，两侧甲状腺无肿大，颈静脉无怒张。胸廓无畸形，两肺呼吸音清，未闻及干、湿啰音。心率 62 次/分，律齐，各瓣膜听诊区未闻及明显病理性杂音。腹平软，肝脾肋下未触及，移动性浊音阴性，双肾区无明显叩痛。双下肢不能活动。

⑦ 辅助检查：甲状腺 B 超示甲状腺右叶混合型包块。血清总钙 4 mmol/L，PTH 580.9 pg/mL。

4. 诊断思路

患者中老年女性，有双下肢疼痛伴活动障碍 1 年，近 1 个月加重，且出现恶心、呕吐、口干、多饮、多尿，外院查血钙升高、PTH 升高，故甲旁亢诊断明确。

5. 甲旁亢类型的鉴别诊断

① PHPT：甲状旁腺本身病变导致 PTH 分泌过多，从而引起一系列临床表现，多见于腺瘤、增生和癌。

② 继发性甲旁亢：甲状旁腺受到低血钙刺激而分泌过量的 PTH 以提高血钙的一种慢性代偿性临床综合征，其血钙水平低或正常。常见的原因有慢性肾功能不全、维生素 D 缺乏、肠吸收不良综合征、妊娠和哺乳等。

③ 三发性甲旁亢：在长期继发性甲旁亢的基础上，受到强烈和持久刺激的甲状旁腺组织已发展为功能自主的增生或腺瘤，血钙水平超出正常，常需要手术治疗。

6. 临床表现的鉴别

① 高钙血症的鉴别诊断：首先，如血白蛋白水平不正常，则需要通过公式计算校正后的血总钙或通过游离钙的测定确定高钙血症的诊断。其次，根据同时测定的血 PTH 水平初步判断高钙血症的病因，若 PTH 降低，考虑恶性肿瘤、结节病、甲亢和维生素 D 中毒等原因；若 PTH 正常或升高，须排除与噻嗪类利尿剂或锂制剂使用相关的高钙血症。

② 骨骼病变的鉴别诊断：有骨痛、骨折或骨畸形表现的患者需要与原发性骨质疏松症、佝偻病/骨软化症、肾性骨营养不良、骨纤维异常增殖症等疾病鉴别，主要根据病史、体征、X 线的表现及实验室检查鉴别。

③ 泌尿系统结石的鉴别诊断：本病常以反复发作的单侧或双侧泌尿系统结石起病，可通过详细的病史询问、体格检查、血生化及尿液检验、影像等诊断、结石成分分析与其他导致泌尿系统结石的疾病进行鉴别。

三、诊断要点

① 根据病史、骨骼病变、泌尿系统结石和高血钙的临床表现。

② 实验室检查：PTH 625.30 pg/mL（12～88 pg/mL）；电解质示血钾 3.18 mmol/L（3.5～5.1 mmol/L），血钙＞3.49 mmol/L（2.10～2.55 mmol/L），血磷 0.75 mmol/L（0.81～1.45 mmol/L）；生化全套示碱性磷酸酶 580.9 U/L（50～135 U/L）；24 小时尿钙 20.5 mmol/24 h（2.5～7.5 mmol/24 h）。高钙血症和高 PTH 血症、血碱性磷酸酶水平升高、低磷血症、尿钙排出增多，均支持甲旁

亢的诊断。

③ 定位诊断：通过放射性核素扫描等有关定位检查了解甲状旁腺病变的部位完成定位诊断。该患者甲状旁腺 ECT 检查中，静脉注射^{99m}Tc-MIBI 10mCi，10 分钟及 2 小时后行甲状旁腺显像，前位及断层采集，结果显示初始相中甲状腺左右叶显像清晰，放射性密集分布，右叶下极处见异常放射性浓聚影；延迟相中甲状腺放射性已基本消退，甲状腺右叶下极处见明显放射性分布异常增高影；延迟相 SPECT/CT 融合图像示甲状腺右叶下极后方处见明显放射性分布异常增高影，CT 甲状腺后方见类圆形低密度影（图 59-1）。检查提示患者甲状腺右叶下极后方异常放射性浓聚灶，结合 CT 及实验室检查，考虑右侧甲状旁腺腺瘤可能。

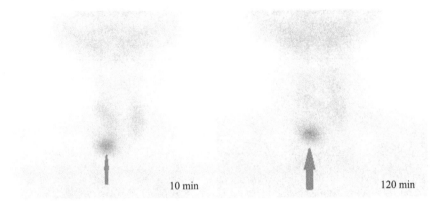

10 min　　　　　120 min

图 59-1　甲状旁腺 ECT

④ 患者术后病理：（右甲状旁腺）甲状旁腺腺瘤，局灶侵犯包膜伴坏死、部分细胞核增大，考虑生物学行为具有恶性潜能，建议密切随访。

免疫病理示瘤细胞 Syn（+），CgA（+），CT（-），TTF-1（-），TG（-），KI-67（热点区 20%+），CD 34（-），D240（-）。

四、治疗原则

1. PHPT 的治疗

① 手术治疗：为首选方法。

② 药物治疗：对于不能手术或拒绝手术的患者可考虑药物治疗及长期随访。保持足够的水化，避免噻嗪类利尿剂，避免长期制动，中等度钙饮食，可选择双膦酸盐、钙类似物、雌激素、雌激素受体调节剂。

2. 高钙危象的治疗

当血钙>3.75 mmol/L 时，为高钙危象，须立即采取有效措施降低血钙水平。治疗原则包括扩容、促进尿钙排泄、抑制骨吸收等。

① 大量补液，根据失水情况每日补液 4~6 L。

② 双膦酸盐。国内目前用于临床的双膦酸盐为帕米膦酸钠（pamidronate disodinm）、唑来膦酸（zoledronic acid）和伊班膦酸钠（ibandronate sodium）。用药前需要检查患者的肾功能，要求肌酐清除率>35 mL/min。少数患者用药后可出现体温升高，有时会出现类似流感的症状，可予以对症处理。

③ 呋塞米 40~60 mg，促进尿钙排出。避免使用噻嗪类利尿剂。

④ 降钙素起效快，不良反应少，但效果不如双膦酸盐显著。常用的是鲑鱼降钙素、鳗鱼降钙素，短期内可使血钙水平降低，用于双膦酸盐药物起效前的过渡期。

⑤ 腹膜透析或血液透析。

⑥ 糖皮质激素静脉滴注或静脉推注。

五、医患沟通

患者可能的疑问是什么？	我们如何应对？
我为什么会得这个病？	病因比较复杂，仍没有完全明确，最常见的原因为甲状旁腺上长了一个腺瘤，分泌过多的 PTH，从而引起一系列临床症状。
得了这个病该怎么办？	很多患者听到长了肿瘤往往担心不能治愈，其实可以不必太担心，这种疾病为内分泌疾病，肿瘤分泌的是内分泌激素，导致我们体内 PTH 增多，如把肿瘤切除，激素水平恢复正常，我们的病也就好了，身体会慢慢恢复。当然，如果因为多种原因不能手术，我们也有很多对抗激素药物，尽量减少过多激素在我们体内的影响，所以一定要听从医生建议，积极配合治疗。

第 60 章　糖尿病与糖尿病酮症酸中毒

第 1 节　糖尿病

一、概述

糖尿病（diabetes mellitus，DM）是由遗传和环境因素共同作用引起的临床综合征，是由于胰岛素分泌和（或）胰岛素作用缺陷引起葡萄糖、蛋白质、脂肪、水和电解质等代谢紊乱，临床以高血糖为主要特征。长期三大代谢紊乱可引起多系统损害、功能障碍，即慢性并发症，包括动脉粥样硬化性心、脑、周围血管病变及糖尿病肾病、视网膜病变和神经病变等，这些并发症可因心肌梗死、脑卒中、截肢、肾衰竭、失明等严重临床情况而致残乃至危及患者生命。病情严重或应激时可发生急性严重代谢紊乱，如糖尿病酮症酸中毒（DKA）、高渗高血糖综合征。

糖尿病是常见病、多发病，是严重威胁人类健康的世界性公共卫生问题。近 30 多年来，随着我国经济的高速发展、生活方式现代化和人口老龄化，肥胖率上升，我国糖尿病患病率呈快速增长趋势。1980 年我国成人糖尿病患病率为 0.67%，2007 年达 9.7%，2015 至 2017 年达到 11.2%，我国糖尿病患者近 1.3 亿，居世界第一位，但糖尿病的知晓率（36.5%）、治疗率（32.2%）和控制率（49.2%）均较低，且开始呈现低龄化，糖尿病的防治任务艰巨，防控形势严峻。

二、"见"患者，"习"案例

（一）我们可能遇到糖尿病患者的科室

糖尿病为全球性多见病。我们可以在内分泌科门诊、病房遇见糖尿病患者，糖尿病易并发大血管、微血管并发症，所以我们也可以在心血管内科、神经内科、肾内科、眼科、烧伤科病房遇见他们，如并发急性严重代谢紊乱，则常见于急诊内科。

（二）我们可能遇到的病例

患者，男，48 岁，主因"口干、多饮、多尿、体重减轻 1 年"入院。

1. 问诊要点

（1）现病史

针对糖尿病典型症状"三多一少"：仔细询问症状出现的时间，有无进食过多碳水化合物诱因，有无感染、应激、应用激素等诱因，具体饮水量、尿量、体重减轻情况。

伴随症状：有无视物模糊、手足麻木、泡沫尿、头晕、乏力、胸闷、胸痛等慢性并发症症状，有无恶心、纳差、呕吐、腹痛、腹泻等急性并发症症状。

就诊经过：检查结果、用药及血糖监测情况等。

一般情况：精神、睡眠、饮食、大小便、体重变化。

（2）既往史

有无高血压病、高脂血症、高尿酸血症、冠心病、胃炎、肾病等慢性病病史，有无肝炎、结核等传染病病史，有无食物及药物过敏史，有无手术、外伤史等。

（3）个人史、婚育史、家族史

生活习惯和烟酒史，家族中有无糖尿病、高血压病。

2. 查体要点

生命体征（体温 T，脉搏 P，呼吸 R，血压 BP）。

一般情况：神志情况，精神情况，体形，身高，体重，BMI，腰围，臀围。

头颈部：甲状腺的视诊及触诊。

胸部：两肺是否有干、湿啰音，心脏简单听诊（主要听心率、心律、有无额外心音和心脏杂音）。

腹部：腹部有无肿块，有无压痛，肝区有无叩击痛。

四肢：肌力、肌张力，双下肢有无水肿，足背动脉搏动情况。

3. 归纳病例特点

① 中年男性，慢性起病。

② 现病史：主因"口干、多饮、多尿、体重减轻 1 年"入院。患者平素应酬较多，喜碳水化合物饮料，近 1 年感口干、多饮、多尿，伴有体重明显减轻，无怕热、多汗、心悸，无腹痛腹泻，无头晕乏力，无胸闷胸痛，近来稍感视物模糊，无手足麻木，无泡沫尿，未重视。1 周前常规体检生化示空腹血糖 11.2 mmol/L，甘油三脂 4.0 mmol/L，为进一步诊治入院。病程中，患者饮食、睡眠可，大便正常，小便稍多，夜尿 2~3 次，近 1 年体重共减轻 20 余斤（1 斤 = 0.5 kg）。

③ 既往史：既往有"高血压病" 3 年，平素口服"倍他乐克缓释片 47.5 mg qd"，血压控制可；有"脂肪肝" 2 年，未治疗。否认肝炎、结核等传染病病史。无手术、外伤及输血史。无药物、食物过敏史。

④ 个人史：预防接种史随当地。无外地疫区久居史，无毒物接触史，有吸烟史 20 年，每日 20 根，饮酒史 10 年，平均每日 1 两白酒（1 两 = 50 g）。

⑤ 婚育史、家族史：育有一子，体健。其母亲患有糖尿病。

⑥ 查体：T 36.5 ℃，P 80 次/分，R 16 次/分，BP 130/80 mmHg。神志清，精神可，体形肥胖，身高 170 cm，体重 85 kg，BMI 29.41 kg/m^2，腰围 103 cm，臀围 105 cm。甲状腺未触及肿大。双肺呼吸音清，未闻及明显干、湿啰音。心率 80 次/分，心律齐，各瓣膜听诊区未闻及杂音、额外心音及心包摩擦音。腹软，无压痛、反跳痛，无包块。双下肢无水肿，双足背动脉搏动可。

⑦ 辅助检查：生化示空腹血糖 11.2 mmol/L，甘油三脂 4.0 mmol/L。

5. 诊断思路

患者有口干、多饮、多尿、体重减轻等糖尿病症状，体检生化示空腹血糖 11.2 mmol/L，故糖尿病诊断成立。

根据患者既往史及生化可诊断高血压病、脂肪肝、高脂血症。

6. 糖尿病分型鉴别诊断

① 2 型糖尿病（T2DM）：患者中年男性，慢性起病，有糖尿病家族史，BMI>28 kg/m^2，腰围>90 cm，存在明显腹型肥胖，且有高血压病、高脂血症、脂肪肝多种代谢性疾病，故分型考虑为 2 型糖尿病。

② 1 型糖尿病（T1DM）：一般发病年龄较轻，体形消瘦，起病较急，有酮症酸中毒倾向，胰岛自身免疫抗体常阳性，胰岛功能衰竭明显，须终身胰岛素替代治疗。

③ 特殊类型糖尿病：患者无肢端肥大，无库欣面容，无长期应用激素史，无胰腺炎相关病史等，暂无特殊类型糖尿病的依据。

三、诊断要点

1. 糖尿病的诊断标准

糖尿病症状+随机血糖≥11.1 mmol/L（200 mg/dL），或空腹血糖≥7.0 mmol/L（126 mg/dL），或口服葡萄糖耐量试验（OGTT）2 小时血糖≥11.1 mmol/L（200 mg/dL）。

① 采用葡萄糖氧化酶法测定静脉血浆葡萄糖。

② 对于无糖尿病症状者，必须在另一天复查核实，确定诊断。

③ 严重疾病或应激情况下，可发生应激性高血糖，必须在应激消除后复查明确其糖代谢状况。

④ 2017 年美国糖尿病学会（ADA）已经把 HbA1c≥6.5% 作为诊断标准，2020 年中华医学会糖尿病学分会（CDS）将 HbA1c 作为糖尿病的补充诊断标准。

2. 胰岛功能检查

正常人口服 75 g 无水葡萄糖（或 100 g 标准馒头餐）后，血浆胰岛素在 30~60 分钟上升至高峰，峰值为基础值的 5~10 倍，3~4 小时恢复到基础水平，C 肽高峰时间同上，峰值为基础水平的 5~6 倍。胰岛素测定受血清中胰岛素抗体和外源性胰岛素干扰，而 C 肽不受影响。T2DM 患者峰值减低伴延迟，胰岛素 0 小时、0.5 小时、1 小时、2 小时、3 小时结果分别为 22.6 μU/mL、47.0 μU/mL、34.1 μU/mL、30.70 μU/mL、16.0 μU/mL（空腹参考范围 1.1~17 μU/mL），C 肽 0 小时、0.5 小时、1 小时、2 小时、3 小时结果分别为 2.21 ng/mL、3.69 ng/mL、3.15 ng/mL、3.54 ng/mL、2.74 ng/mL（空腹参考范围 0.69~2.45 ng/mL）。

3. 胰岛自身免疫抗体

胰岛自身免疫抗体包括谷氨酸脱羧酶抗体（GAD）、胰岛细胞抗体（ICA）、胰岛素抗体（IAA）、蛋白质酪氨酸磷酸酶样蛋白抗体（IA-2）、锌转运体 8 抗体（ZnT8A），T2DM 一般均阴性。

4. 糖尿病并发症筛查

（1）急性严重代谢紊乱

尿酮体、电解质、酸碱平衡检查。

（2）慢性并发症

① 微血管病变：眼底照相筛查糖尿病视网膜病变（图 60-1-1）；尿白蛋白/肌酐、24 小时尿白蛋白测定筛查糖尿病肾病。

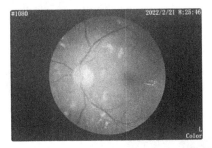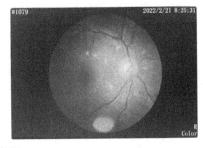

眼底可见渗出。

图 60-1-1　眼底照相

② 大血管病变：双侧颈动脉彩超（如图 60-1-2 所示，右侧颈动脉球部易损斑块形成，双侧颈部动脉内膜增厚伴斑块形成），经颅多普勒超声（TCD），心电图，双下肢动脉彩超，踝/肱指数（ABI 指数）测定等。

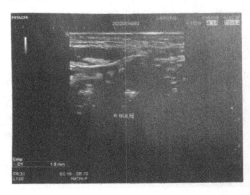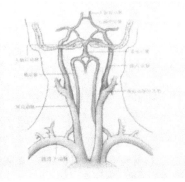

图 60-1-2　双侧颈动脉彩超

③ 神经系统并发症：筛查双足感觉阈值（图 60-1-4）、神经传导速度检测等，以便早期治疗，防止糖尿病足的发生（图 60-1-5）。

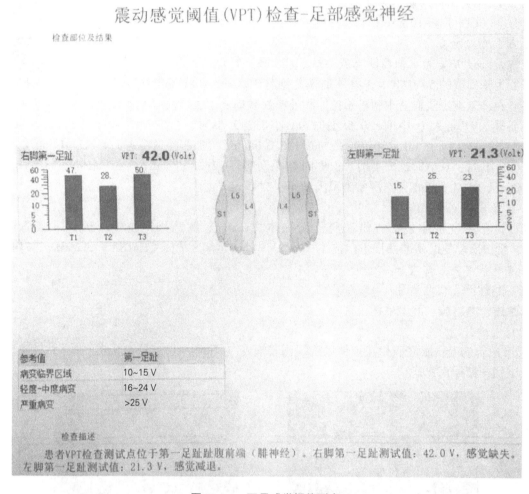

图 60-1-4　双足感觉阈值测定

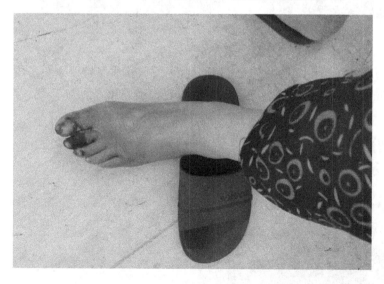

图 60-1-5　糖尿病足

糖尿病足

四、治疗原则

1. 糖尿病治疗目标

① 近期目标：控制高血糖和相关代谢紊乱，消除症状和防止急性严重代谢紊乱。

② 远期目标：预防和（或）延缓糖尿病慢性并发症的发生和发展，维持良好健康和学习、劳动能力，保障生长发育，提高生活质量，降低病死率和延长寿命。

2. 遵循原则

早期和长期、积极而理性、综合治疗和全面达标、治疗措施个体化。

3. 糖尿病综合管理五个要点

① 老"五驾马车"：糖尿病教育、医学营养治疗、运动治疗、血糖监测和药物治疗。

② 新"五驾马车"：降压、调脂、抗血小板、减轻肥胖、控制血糖。

4. 药物治疗

（1）口服降糖药

① 双胍类：二甲双胍减少肝脏葡萄糖的输出，增加对葡萄糖的摄取和利用，改善胰岛素敏感性。主要不良反应为消化道反应，建议进餐时服用，小剂量开始。

② 促进胰岛素分泌：包括磺脲类（格列苯脲、格列吡嗪、格列齐特、格列喹酮、格列美脲），一般餐前半小时服用；格列奈类（瑞格列奈、那格列奈、米格列奈），控制餐后血糖，于餐前或进餐时口服。主要不良反应有低血糖、体重增加。

③ 噻唑烷二酮类：胰岛素增敏剂包括罗格列酮、吡格列酮，主要不良反应有体重增加和水肿。

④ α-葡萄糖苷酶抑制剂：延缓碳水化合物吸收，降低餐后血糖，包括阿卡波糖、伏格列波糖、米格列醇，进食第一口食物后立即服用，主要不良反应为胃肠道反应。

⑤ 二肽基肽酶-4（DPP-4）抑制剂：减少体内胰高血糖素样肽-1（GLP-1）的分解，包括沙格列汀、西格列汀、维格列汀、利格列汀、阿格列汀。

⑥ 钠-葡萄糖共转运体-2（SGLT-2）抑制剂：包括达格列净、卡格列净、恩格列净，可抑制尿液中葡萄糖的重吸收，还可减轻体重和降低血压，减少尿蛋白排泄，可以降低心血管复合终点、心衰住院风险和肾脏复合结局风险。不良反应为可能出现泌尿生殖道感染，引起糖尿病酮症酸中毒风险。

（2）注射类降糖药

① 胰岛素：根据来源和化学结构分为动物胰岛素、人胰岛素、胰岛素类似物；根据起效快慢和维持时间分为短效、速效、中效、长效和预混胰岛素。

适应证：（a）T1DM；（b）各种严重的糖尿病急性或慢性并发症；（c）手术、妊娠和分娩；（d）新发病且与 T1DM 鉴别困难的消瘦糖尿病患者；（e）新诊断的 T2DM 伴有明显高血糖或在糖尿病病程中无明显诱因出现体重显著下降者；（f）T2DM β 细胞功能明显减退者；（g）某些特殊类型糖尿病。不良反应有低血糖、水肿、注射皮肤局部过敏。

② GLP-1 受体激动剂：葡萄糖依赖性刺激胰岛素分泌及抑制胰高血糖素释放；作用于摄食中枢，延迟胃排空进而减少食物摄入；增加能量消耗。降糖同时显著降低体重，减少心血管复合终点。日制剂包括艾塞那肽、利拉鲁肽；周制剂包括度拉糖肽、司美格鲁肽、聚乙二醇洛塞那肽等。不良反应为胃肠道反应，有胰腺炎史、甲状腺髓样癌史者禁用。

5. 2020 年 CDS 指南中国 T2DM 的综合控制目标

糖尿病综合控制目标见表 60-1-1 所列。

表 60-1-1　糖尿病综合控制目标

测量指标	目标值
毛细血管血糖	
空腹	4.4~7.0 mmol/L
非空腹	<10.0 mmol/L
HbA1c	<7.0 mmol/L
血压	<130/80 mmHg
总胆固醇	<4.5 mmol/L
高密度脂蛋白胆固醇	
男性	>1.0 mmol/L
女性	>1.3 mmol/L
甘油三脂	<1.7 mmol/L
低密度脂蛋白胆固醇	
未合并动脉粥样硬化性心血管疾病	<2.6 mmol/L
合并动脉粥样硬化性心血管疾病	<1.8 mmol/L
BMI	<24.0 kg/m²

五、医患沟通

糖尿病医患沟通

患者可能的疑问是什么？	我们如何应对？
我为什么会得这个病？这个病会传染给家人吗？	糖尿病的病因和发病机制极为复杂，至今未完全阐明。遗传因素及环境因素共同影响发病。糖尿病不是传染病，所以不会传染，但有遗传倾向，故与糖尿病患者有血缘关系的亲属得病风险会增加。
打胰岛素会成瘾吗？	需不需要终身注射胰岛素取决于自身病情，如 T1DM、T2DM β 细胞功能明显减退者及并发毒症患者须终身注射胰岛素。对于新诊断的 T2DM 伴有明显高血糖者，建议短期胰岛素强化治疗，高糖毒症纠正后，自身胰岛功能及胰岛素敏感性逐渐恢复，可逐渐停用胰岛素。
为啥我用了胰岛素降糖后视力较前下降了？	如果已排除眼底糖尿病视网膜病变，那么视力下降是血糖下降后晶状体屈光改变引起，常于数周内自然缓解。
采用胰岛素治疗方案后，为什么有时早晨空腹血糖仍然较高？	（a）夜间胰岛素应用不足；（b）黎明现象，即夜间血糖控制良好，也无低血糖发生，仅于黎明短时间内出现高血糖，可能由于清晨皮质醇、GH 等分泌增多所致；（c）Somogyi 效应，即在夜间曾有低血糖，在睡眠中未被察觉，但导致体内胰岛素拮抗激素分泌增多，继而发生低血糖后反跳性高血糖；（d）夜间有自行加餐等。
我平时需要注意什么？	戒烟限酒，糖尿病低盐低脂饮食，控制总能量摄入，合理、均衡地分配各种营养物质；做到生活规律，餐后适当运动，控制体重，保持好心情；监测血糖，防治低血糖，定期监测糖尿病并发症。

第 2 节　糖尿病酮症酸中毒

一、概述

糖尿病酮症酸中毒（diabetic ketoacidosis，DKA）为最常见的糖尿病急症，是由胰岛素不足和拮抗胰岛素激素过多引起的糖、脂肪和蛋白质代谢严重紊乱综合征，临床以高血糖、酮症和代谢性酸中毒为主要特征。T1DM 有发生 DKA 的倾向，T2DM 亦可发生 DKA。常见诱因包括急性感染、胰岛素不适当减量或突然中断治疗、饮食不当、胃肠疾病、脑卒中、心肌梗死、创伤、手术、妊娠、分娩、精神刺激等。

二、"见" 患者，"习" 案例

（一）我们可能遇到 DKA 患者的科室

DKA 为急性严重代谢紊乱，常见于急诊内科。少数患者表现为恶心、呕吐、腹痛，酷似急腹症，易误诊。

（二）我们可能遇到的病例

患者，女，42 岁，主因"反复口干、多饮 8 年，加重伴呕吐 2 天"入院。

1. 问诊要点

（1）现病史

针对糖尿病发病仔细询问症状出现的时间，就诊过程，平素用药及血糖监测情况等。此次发病有无停药、感染、应激、应用激素等诱因，口干、多饮程度，呕吐次数，呕吐内容物，有无腹痛、腹泻，有无胸闷、心悸、气急、呼吸急促、呼气烂苹果味，有无烦躁、意识改变等。

伴随症状：有无视物模糊、手足麻木、泡沫尿、头晕、乏力等慢性并发症症状。

一般情况：精神、睡眠、饮食、大小便、体重变化。

（2）既往史

有无高血压病、高脂血症、高尿酸血症、冠心病、胃炎、肾病等慢性病病史，有无肝炎、结核等传染病病史，有无食物及药物过敏史，有无手术、外伤史等。

（3）个人史、婚育史、家族史

生活习惯和烟酒史，家族中有无糖尿病、高血压病病史。

2. 查体要点

生命体征（体温 T，脉搏 P，呼吸 R，血压 BP）。

一般情况：神志情况，精神情况，体形，身高，体重，BMI，腰围，臀围，皮肤弹性，有无眼球凹陷等脱水貌，呼吸频率及有无异味。

头颈部：甲状腺的视诊及触诊。

胸部：两肺是否有干、湿啰音，心脏简单听诊（主要听心率、心律、有无额外心音及心脏杂音）。

腹部：腹部有无肿块，肠鸣音是否活跃，腹部有无压痛，肝区有无叩击痛。

四肢：肌力、肌张力，双下肢有无水肿，足背动脉搏动情况。

3. 归纳病例特点

① 中年女性，病程较长，急性加重。

② 现病史：主因"反复口干、多饮 8 年，加重伴呕吐 2 天"入院。患者 8 年前无明显诱因出现口干、多饮，于当地医院就诊查血糖升高，诊断为"T2DM"，并予口服药降糖，初血糖控制可。2 年前因血糖控制不佳，改为胰岛素降糖，平素予"诺和锐 30 早 18 U、晚 14 U"联合"二甲双胍 0.5 g tid"降糖，空腹血糖控制在 8~9 mmol/L。1 周前胰岛素注射部位出现红肿伴破溃，患者自行

停用胰岛素，未监测血糖。2 天前感口干、多饮加重，后出现恶心呕吐，共呕吐 3 次，呕吐物为胃内容物，无呕血，无黑便，无腹痛腹泻，稍有胸闷气急，来急诊查血糖 20.2 mmoL/L，血气示 pH 6.95，HCO_3^- 2.3 mmol/L，尿常规示尿糖（++++）、酮体（++++），予补液、胰岛素降糖、抗感染对症治疗，监测血糖仍控制不佳，为进一步诊治收住入院。病程中，患者神志清，精神差，饮食差，睡眠欠佳，平素稍有视物模糊，手足麻木，大便正常，小便增多，无泡沫尿，近期体重减轻 2.5 kg。

③ 既往史：无高血压病、冠心病、慢性肾炎等病史，否认肝炎、结核等传染病病史。无手术、外伤及输血史。无药物、食物过敏史。

④ 个人史：预防接种史随当地。无外地疫区久居史，无毒物接触史，无吸烟、饮酒史。

⑤ 婚育史、家族史：育有一女，体健。无糖尿病家族史。

⑥ 查体：T 36.2 ℃，P 118 次/分，R 26 次/分，BP 95/66 mmHg。神志清，精神萎靡，平车推入病房，对答少。皮肤弹性差，口唇干裂脱皮，脱水貌。气管居中，颈静脉无怒张，甲状腺未触及肿大。呼吸急促，呼气有烂苹果味，双肺呼吸音粗，未闻及明显干、湿啰音。心率 118 次/分，心律齐，各瓣膜听诊区未闻及杂音、额外心音及心包摩擦音。腹软，无压痛、反跳痛，无包块。双下肢无水肿，双足背动脉搏动可。

⑦ 辅助检查：血糖 20.2 mmoL/L（参考值 3.9~6.1 mmol/L）。血气示 pH 6.95（参考值 7.35~7.45），HCO_3^- 2.3 mmol/L（参考值 22~26 mmol/L）。尿常规示尿糖（++++），酮体（++++）。电解质示钾 4.66 mmol/L（参考值 3.5~5.1 mmol/L），钠 142.1 mmol/L（参考值 137~145 mmol/L），氯 110.5 mmol/L（参考值 98~107 mmol/L），CO_2 结合力 7 mmol/L（参考值 20~30 mmol/L）。血常规示 WBC $23.53×10^9$/L（参考值 $3.5×10^9$~$9.5×10^9$/L），中性粒细胞百分比 82.7%（参考值 40.9%~75.0%），Hb 109 g/L（参考值 115~150 g/L），PLT $183×10^9$/L（参考值 $125×10^9$~$350×10^9$/L）。

4. 诊断思路

① T2DM：患者中年起病，有口干、多饮症状，多次查血糖升高，达到糖尿病诊断标准，初口服药治疗，血糖控制可。

② DKA：患者 1 周前有注射部位皮肤局部感染，并有自行停用胰岛素相关诱因，2 天前口干、多饮症状加重，伴有呕吐，查体可见脱水貌，呼吸急促伴有烂苹果味，心率较快，血糖较高，尿酮体强阳性，血气示代谢性酸中毒。

5. 鉴别诊断

① 乳酸性酸中毒：该患者平素口服二甲双胍治疗，有乏力、恶心、呕吐、呼吸深大等酸中毒表现，但该病一般有肝、肾、心功能不全相关病史，尿酮体、尿糖一般为阴性或弱阳性，血乳酸常升高。

② 高渗高血糖综合征：多见于老年人，超过 2/3 患者无糖尿病病史，常有感染、呕吐、腹泻史，失水明显，血糖显著升高，多高于 33.3 mmol/L，血钠可显著升高，血浆渗透压显著升高［有效血浆渗透压（mOsm/L）= 2×(Na+K) +血糖（mmol/L）］，尿酮体阴性或弱阳性，血 pH 正常或稍低。

四、诊断要点

① DKA 诊断：主要表现有多尿、烦渴、多饮和乏力症状加重。病情进一步发展可出现恶心、呕吐，常伴头痛、烦躁、嗜睡等症状。有严重失水体征，呼吸深快，呼气中有烂苹果味（丙酮气味）。尿糖和酮体阳性；血糖升高，一般在 16.7~33.3 mmol/L；血 pH 和（或）CO_2 结合力降低。无论有无糖尿病病史，都可以诊断为 DKA。

② 首要的实验室检查：血常规、血糖、血尿素氮、血肌酐、血酮体、血电解质、血渗透压、血

气分析、尿常规、尿酮体等。即使无合并感染，因严重脱水，患者也可出现白细胞及中性粒细胞比例升高；若怀疑合并感染，还应进行血、尿和咽部的细菌培养。还应进行心电图检查。

③ 从急诊到病房的转运前、转运途中的注意事项：转运前患者的生命体征须已稳定。在转运途中给予患者吸氧，用生理盐水开放静脉通路，派专人护送。

五、治疗原则

1. 大量补液

补液原则为先快后慢，先盐后糖。补液量最初 2 小时为 1 000~2 000 mL；最初 24 小时为 4 000~6 000 mL。对于心肾功能不全的患者，应避免补液过度。

血糖高时补充生理盐水，血糖降至 13.9 mmol/L（2020 CDS 指南为 11.1 mmol/L）时，改为含糖液加胰岛素 ［（2~4）：1］；如有休克，快速输液不能纠正，应输入胶体溶液并抗休克治疗。

2. 胰岛素治疗

小剂量胰岛素既能有效抑制酮体生成，又能避免血糖、血钾、血渗透压下降过快带来的危险，胰岛素持续静脉滴注 0.1 U/（kg·h），或每小时 4~6 U，根据血糖下降速度调整胰岛素用量。每 1~2 小时监测血糖，血糖下降速度每小时 3.9~6.1 mmol/L（2020 CDS 指南为 2.8~4.2 mmol/L）。酮体消失、症状缓解、能进食后，改为皮下注射胰岛素治疗。

3. 纠正电解质紊乱，积极补钾

血钾正常并有足够尿量（>40 mL/h）时即开始补钾。

4. 纠正酸中毒，慎重补碱

轻中度 DKA 无须补碱；当 pH<7.1（2020 CDS 指南为 pH<6.9）或 HCO_3^-<5 mmol/L 即 CO_2 结合力在 4.5~6.7 mmol/L 时，给予少量碳酸氢钠（2.5%~5%，<100 mL）。

5. 去除诱因和防治并发症

抗感染，改善胃肠道症状，消除脑水肿和肾衰竭，吸氧，心电监护等。

五、医患沟通

患者可能的疑问是什么？	我们如何应对？
得了糖尿病，什么情况下会发生酮症酸中毒？	T1DM 有发生 DKA 的倾向，T2DM 亦可发生 DKA。常见诱因包括急性感染、胰岛素不适当减量或突然中断治疗、饮食不当、胃肠疾病、脑卒中、心肌梗死、创伤、手术、妊娠、分娩、精神刺激等。
血常规示白细胞及中性粒细胞均升高，是不是提示体内有感染？	DKA 可引起低体温，血液浓缩使血白细胞升高明显，故不能以有无发热或血象改变来判断有无感染，应积极寻找有无感染源。
我已经酸中毒了，为什么还不给我纠酸？	（a）CO_2 通过血脑屏障的弥散速度比 HCO_3^- 快，补碱过多、过快易致脑脊液 pH 反常下降，加重昏迷；（b）血 pH 快速升高可使血红蛋白的氧亲和力升高，加重组织缺氧，加重或诱发脑水肿；（c）补碱过快会促使 K^+ 向细胞内转移，发生血钾下降和反跳性碱中毒。

第 61 章　低血糖症

一、概述

低血糖症（hypoglycemia）是一组多种病因引起的以血糖浓度过低、交感神经兴奋和脑细胞缺糖为主要特点的临床综合征。对非糖尿病患者来说，低血糖症的诊断标准为血糖<2.8 mmol/L，而接受药物治疗的糖尿病患者只要血糖<3.9 mmol/L 就属于低血糖。

二、"见"患者，"习"案例

（一）我们可能遇到低血糖症患者的科室

低血糖症属于内分泌与代谢病科急重症之一，可见于急诊内科和内分泌科病房。

（二）我们可能遇到的病例

患者，女，72 岁，主因"反复头晕 20 余年，发作性晕厥 2 年"入院。

1. 问诊要点

（1）现病史

患者头晕、晕厥发作前有无诱因和相关因素，发生速度、持续时间、缓解方式、发作前后表现等。

伴随症状：有无出汗、心悸、饥饿、手抖、乏力等交感神经症状，有无耳鸣、听力下降、头痛、呕吐、胸闷、胸痛等症状。

就诊经过：有无完善检查，结果如何，治疗过程及疗效。

一般情况：精神、睡眠、饮食、大小便、体重变化。

（2）既往史

有无高血压病、高脂血症、高尿酸血症、冠心病、胃炎、肾病等慢性病病史，有无肝炎、结核等传染病病史，有无食物及药物过敏史，有无手术、外伤史等。

（3）个人史、婚育史、家族史

生活习惯和烟酒史，家族中有无类似症状。

2. 查体要点

生命体征（体温 T，脉搏 P，呼吸 R，血压 BP）。

一般情况：神志情况，精神情况，反应能力及记忆力情况，体形，身高，体重，BMI，腰围，臀围。

头颈部：气管，颈静脉，甲状腺的视诊及触诊。

胸部：两肺是否有干、湿啰音，心脏简单听诊（主要听心率、心律、有无额外心音及心脏杂音）。

腹部：腹部有无肿块，肠鸣音是否活跃，腹部有无压痛，肝区有无叩击痛。

四肢：肌力、肌张力，双下肢有无水肿。

3. 归纳病例特点

① 老年女性，病程较长。

② 现病史：主因"反复头晕 20 余年，发作性晕厥 2 年"入院。患者 20 年前无明显诱因反复出现头晕，无心慌、多汗、手抖、胸闷、胸痛、气急、耳鸣等不适，进食后可自行缓解，曾多次测空腹血糖，均较低，最低为 2.2 mmol/L，餐后血糖 2.8 mmol/L，至当地医院就诊，当地医院未予特殊治疗，嘱其平素多进食。2 年前患者无明显诱因出现晕厥，晕厥持续时间不详，患者自行苏醒，

发作时无大小便失禁，未予重视。近 1 个月症状反复发作，每月发作数次。1 个月前，患者常规体检时测空腹血糖 1.67 mmol/L，送往当地医院治疗（具体不详）。现患者为进一步诊治来我院门诊就诊，查随机血糖为 4.4 mmol/L，门诊拟"低血糖"收入内分泌科。病程中，患者神志清，精神可，食纳正常，二便无殊，近期体重未见明显变化。

③ 既往史：有"高血压"病史 2 年余，血压最高达 180/80 mmHg，平素口服"缬沙坦 80 mg qd"降压，自述血压控制可。否认肾病、糖尿病、冠心病等慢性病史，否认肝炎、结核等传染病史。否认手术、外伤史，否认药物、食物过敏史。

④ 个人史：预防接种史随当地。无外地疫区久居史，无毒物接触史，无吸烟、饮酒史。

⑤ 婚育史、家族史：育有一女，体健。否认家族遗传病史及类似疾病史。

⑥ 查体：T 36.5 ℃，P 84 次/分，R 18 次/分，BP 125/84 mmHg。神志清，精神可，步入病房，对答切题。气管居中，颈静脉无怒张，甲状腺未触及肿大。双肺呼吸音清，未闻及明显干、湿啰音。心率 84 次/分，心律齐，各瓣膜听诊区未闻及杂音、额外心音及心包摩擦音。腹软，无压痛、反跳痛，无包块。双下肢无水肿，双足背动脉搏动可。

⑦ 辅助检查：空腹血糖（体检报告，1 个月前）1.67 mmol/L。

4. 诊断思路

患者有发作性头晕不适的低血糖症状，进食后可缓解，曾多次测血糖<2.8 mmol/L，故诊断为低血糖症。

5. 鉴别诊断

① 胰岛素瘤或胰岛 β 细胞增生：常见临床表现是空腹低血糖，可以出现自主神经症状包括心悸、出汗、发抖等和神经元低血糖症状，如认知障碍、遗忘、精神障碍、癫痫样发作等，部分患者因不断进食出现体重增加。低血糖时胰岛素水平仍较高，胰岛素释放指数>0.4，胰腺 CT 或 MRI 可发现病灶。

② 药物性低血糖症：随着糖尿病患病率的增加，胰岛素制剂和磺脲类及非磺脲类促胰岛素分泌剂的应用增加，严格控制高血糖不可避免地出现低血糖。药物性低血糖症主要见于药物应用剂量过大、用法不当、摄食不足和不适当的运动等。糖尿病患者只要血糖<3.9 mmol/L 就属于低血糖。

糖尿病低血糖

③ 反应性低血糖症：为餐后早期（2~3 小时）和后期（3~5 小时）低血糖，也称为食饵性低血糖症。反应性低血糖症包括胃切除后食饵性低血糖症、功能性食饵性低血糖症、进餐后期低血糖症（多见于 T2DM 早期合并肥胖者）。

④ 肝糖输出减少：见于各种重症肝脏疾病，表现为空腹低血糖。

三、诊断要点

① 低血糖症诊断：Whipple 三联征，即低血糖症状，发作时血糖低于 2.8 mmol/L，补糖后低血糖症状迅速缓解。

② 实验室检查：肝肾功能、甲状腺功能、肾上腺皮质功能、血清 GH、监测血糖，低血糖时（血葡萄糖 1.57 mmol/L）完善胰岛素水平检查（45.30 mU/L），未监测到低血糖时可行饥饿试验。

③ 胰岛素释放指数：胰岛素释放指数=血浆胰岛素（mU/L）/同一标本测定的血糖值（mg/dL），正常人<0.3，多数胰岛素瘤患者>0.4，血糖不低时比值无意义。1 mmol/L＝18 mg/dL，本例患者血浆胰岛素水平为 45.3 mU/L，血糖为 1.57 mmol/L，计算胰岛素释放指数＝45.3/（1.57×18）＝1.6>0.4。

④ 定位检查：主要通过胰腺影像学检查定位。患者胰腺增强 CT 见图 61-1。

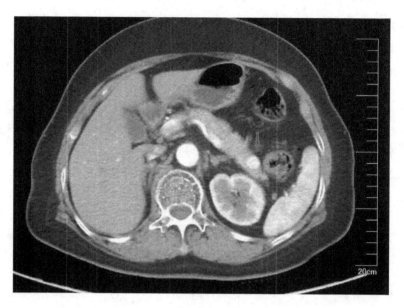

图 61-1　胰腺增强薄层 CT

四、治疗原则

① 积极寻找致病原因进行对因治疗。

② 该患者明确诊断为胰岛素瘤，行肿瘤切除术，预后良好。

五、医患沟通

患者可能的疑问是什么?	我们如何应对?
糖尿病患者如何避免低血糖?	应用胰岛素和促胰岛素分泌剂治疗时宜从小剂量开始，密切监测血糖变化，同时应注意这些药物与其他药物合用时的相互作用。
发生低血糖了该怎么处理?	轻者口服糖水、含糖饮料，或进食糖果、饼干、面包、馒头等。神志不清者，应静推高糖，继以糖水维持，切忌喂食，以避免呼吸道窒息。病情稳定后积极寻找病因治疗。
该如何预防糖尿病早期反应性低血糖?	改善生活方式，少量多餐进食，适当减少富含糖类的食物，控制体重，必要时应用 α 糖苷酶抑制剂。

第 62 章　高尿酸血症及痛风

一、概述

高尿酸血症（hyperuricemia，HUA）是嘌呤代谢紊乱和（或）尿酸排泄障碍引起的代谢异常综合征，无论男性还是女性，非同日 2 次血尿酸水平>420 μmol/L，称为高尿酸血症。血尿酸超过其在血液或组织液中的饱和度并沉积于骨关节、肾脏和皮下等部位，引发的急、慢性炎症和组织损伤所引起的一组临床综合征即痛风（gout）。痛风以男性多发，40~50 岁是发病高峰，约 50% 的患者有遗传史。

5%~18.8% 的高尿酸血症可发展为痛风，约 33% 的痛风患者急性发作时血尿酸不高，1% 的痛风患者血尿酸始终不高。

二、"见"患者，"习"案例

（一）我们可能遇到高尿酸血症及痛风患者的科室

单纯高尿酸血症患者往往没有明显不适，大多为患者体检时发现尿酸升高，遂来门诊就诊。痛风患者往往关节肿痛较明显，发生于双足者不能走路，轮椅推入，可见于骨科门诊、风湿科门诊、内分泌科门诊、急诊等，严重者会收入病房。

（二）我们可能遇到的病例

患者，男，35 岁，主因"反复右足第一跖趾关节肿痛 2 年，再发 1 天"入院。

1. 问诊要点

（1）现病史

针对核心症状"关节肿痛"：出现肿痛的时间和诱因（发作前有无饮酒、高嘌呤饮食、剧烈运动、外伤等），肿痛的部位（痛风可反复发作于同一关节），有无皮温升高等典型炎症表现。

伴随症状：有无发热、腰痛、关节畸形、活动障碍、晨僵等。

就诊经过：检查结果、用药及效果等。

一般情况：精神、睡眠、饮食、小便量、体重变化。

（2）既往史、个人史、婚育史、家族史

有无类似疾病发作史（如果有，询问当时的诊断、治疗措施等），有无其他慢性病病史，有无食物及药物过敏史，有无手术、外伤史等。

2. 查体要点

生命体征（体温 T，脉搏 P，呼吸 R，血压 BP），患者生命体征一般平稳。

一般情况：神志情况，精神情况。

关节查体：

视诊：皮肤情况（有无破溃、红肿），关节有无畸形、突起。

触诊：皮温是否升高，有无压痛，关节活动度如何。

胸部：两肺是否有干、湿啰音，心脏简单听诊（主要听心率、心律、有无额外心音及心脏杂音）。

腹部：腹部有无肿块，肠鸣音有无活跃，腹部有无压痛，肝区有无叩击痛。

四肢：肌力、肌张力，双下肢有无水肿。

3. 归纳病例特点

① 青年男性，急性病程。

② 现病史：患者主因"反复右足第一跖趾关节肿痛 2 年，再发 1 天"急诊入院。患者近 2 年反复出现右足第一跖趾关节肿痛，伴有皮温升高，多发生于饮酒后，无发热，无腹痛腹泻，无关节畸形，自行口服止痛药物后可好转，未予重视，未做检查。2 天前患者再次饮酒及吃海鲜，昨天晚上突然出现右足第一跖趾关节疼痛，发作同前，口服"双氯芬酸钠缓释片 75 mg"后无明显好转，今日自觉疼痛加重，不能行走，遂来我院急诊，查尿酸 540 μmol/L，肌酐 89 mmol/L，急诊予"地塞米松 5 mg"静滴治疗，疼痛较前好转，现为求进一步诊治收住内分泌科病房。自发病以来，患者食欲可，睡眠差，二便正常，体重未见明显变化。

③ 既往史：平素健康状况好，近 2 年公司体检发现尿酸升高，未予治疗，否认高血压、糖尿病、肾病等慢性病史，否认肝炎、结核等传染病史。否认食物、药物过敏史。

④ 个人史：预防接种史随当地。无外地疫区久居史，无毒物接触史，有饮酒史（应酬时），否认吸烟史。

⑤ 婚育史、家族史：育有一女，体健。否认家族遗传病史及类似疾病史。

⑥ 查体：T 36.4 ℃，P 70 次/分，R 16 次/分，BP 130/85 mmHg。发育正常，营养中等，全身皮肤黏膜未见明显黄染，全身淋巴结未触及肿大。双肺呼吸音清，未闻及明显干、湿啰音。心音正常，未闻及明显病理性杂音，心率 70 次/分。腹部平坦，无胃肠型及蠕动波，腹壁柔软，无压痛、反跳痛，胆囊区无压痛，肝脾肋下未触及，移动性浊音阴性，肝浊音界存在，肠鸣音 4 次/分。双下肢无水肿，生理反射存在，病理反射未引出。右足第一跖趾关节红肿、皮温升高，无关节畸形。

⑦ 辅助检查：血常规示 WBC 12.34×10^9/L，中性粒细胞计数 9.32×10^9/L，Hb 124 g/L，PLT 130×10^9/L。肾功能示尿酸 540 μmol/L，肌酐 89 mmol/L。

4. 诊断思路

患者青年男性，慢性病程，急性发作，主因"反复右足第一跖趾关节肿痛 2 年，再发 1 天"入院。患者有高尿酸血症病史，未予正规治疗，每次发作多有饮酒诱因，发作时有关节红肿、疼痛等急性炎症表现，初口服止痛药可好转，此次查尿酸 540 μmol/L，故痛风诊断明确。

5. 鉴别诊断

① 创伤性关节炎：通常与创伤有一定的关系，而且是单关节受累，根据外伤病史不难诊断。

② 化脓性关节炎：受累关节多为下肢大关节，呈不对称性，局部伴有红肿热痛，但一般会有全身感染的中毒症状，血尿酸水平不高。

③ 类风湿关节炎：多呈对称性、多关节肿胀、疼痛、晨僵，而且类风湿因子阳性，痛风所致关节炎类风湿因子阴性。

三、诊断要点

该病一般通过综合患者的性别、年龄、起病方式，以及急性关节炎期典型的临床表现做出诊断。典型临床表现包括：(a) 多在午夜或清晨突然起病，关节剧痛，数小时内受累关节出现红肿热痛和功能障碍；(b) 单侧第一跖趾关节最常见；(c) 发作呈自限性，多于 2 周内自行缓解；(d) 可伴高尿酸血症，但部分急性发作者血尿酸水平正常；(e) 关节液或痛风石中发现尿酸盐结晶（图 62-1）；(f) 秋水仙碱可迅速缓解症状；(g) 可伴有发热等。

四、治疗原则

1. 痛风的治疗原则

迅速有效地控制痛风急性发作，预防复发，预防痛风石的沉

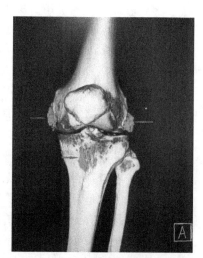

图 62-1 双源 CT 示尿酸结晶

积，保护肾功能，预防心血管疾病及脑血管疾病的发病。

2. 药物治疗

① 急性发作期治疗：可用 NSAID、秋水仙碱、糖皮质激素。2012 年美国风湿病学学院（ACR）指南首次提出，在有效抗炎药物"保护"下，降尿酸治疗并非禁忌，已服用降尿酸药物者出现急性发作不需要停药。

② 缓解期降尿酸治疗：宗旨是控制尿酸在正常水平，防治和保护已损害的肾功能。药物有抑制尿酸合成药物，如别嘌醇（用药前须做基因检测）、非布司他；促进尿酸排泄药物，如苯溴马隆、丙磺舒；碱化尿液药物，如碳酸氢钠片。

3. 治疗目标及疗程

大部分患者须终身行降尿酸药物治疗，血尿酸水平控制在 240～420 μmol/L。若低剂量药物能够使尿酸达标且没有痛风石的证据，可尝试停用降尿酸药物，但仍需要定期监测血尿酸水平，维持血尿酸水平在目标范围。

五、医患沟通

患者可能的疑问是什么？	我们如何应对？
我为什么会得这个病？	尿酸是体内嘌呤代谢的终末产物，正常人血尿酸水平的维持取决于嘌呤的吸收、合成、分解、排泄的一个动态平衡，任何原因导致的尿酸生成过多（内源性合成及摄入太多的嘌呤）、尿酸的排泄减少（主要从肾脏排泄），都会导致体内尿酸升高。此外，一些疾病及药物也会干扰尿酸代谢，如利尿剂、肿瘤等疾病。
这个病怎么吃药能"断根"呢？	很多痛风患者只是在发作期来医院接受治疗，这种做法是不对的。痛风发生的根本原因是血尿酸水平升高，在急性发作期我们往往给予的是缓解症状的治疗，在症状缓解后还需长期口服降尿酸药物，防止痛风再次发作，大部分患者须终身行降尿酸药物治疗。若低剂量药物能够使尿酸达标且没有痛风石的证据，可尝试停用降尿酸药物，但仍需要定期监测血尿酸水平，维持血尿酸水平在目标范围。
我平时需要注意什么？	肥胖者应减肥，尽量保持正常的 BMI，提倡健康饮食，低嘌呤饮食，戒烟酒，适当运动，保证充足的水分摄入。

【推荐阅读】

[1] 葛均波，徐永健，王辰. 内科学 [M]. 9 版. 北京：人民卫生出版社，2018.

[2] 童南伟，刑小平. 内科学. 内分泌科分册 [M]. 北京：人民卫生出版社，2015.

[3] 戈德曼，班尼特. 西氏内科学·第 21 版·内分泌和代谢疾病 [M]. 王贤才，冯世良，译. 西安：世界图书出版西安公司，2002.

[4] 宁光，周智广. 内分泌内科学 [M]. 2 版. 北京：人民卫生出版社，2014.

[5] 中华医学会，中华医学会杂志社，中华医学会全科医学分会，等. 甲状腺功能亢进症基层诊疗指南（实践版·2019）[J]. 中华全科医师杂志，2019，18（12）：1129-1135.

[6] 中华医学会. 甲状腺功能减退症基层合理用药指南（2019 年）[J]. 中华全科医师杂志，2019，18（11）：1022-1028.

[7] 中华医学会内分泌学分会肾上腺学组. 原发性醛固酮增多症诊断治疗的专家共识 [J]. 中华内分泌代谢杂志，2016，32（3）：188-195.

[8] 中华医学会骨质疏松和骨矿盐疾病分会，中华医学会内分泌分会代谢性骨病学组. 原发性甲状旁腺功能亢进症诊疗指南 [J]. 中华骨质疏松和骨矿盐疾病杂志，2014，7（3），187-198.

[9] 中华医学会糖尿病学分会. 中国 2 型糖尿病防治指南（2020 年版）[J]. 中华内分泌代谢杂志，2021，37（4）：311-398.

第 7 篇

风湿性疾病

第 63 章　类风湿关节炎

一、概述

类风湿关节炎（rheumatoid arthritis，RA）是一种以侵蚀性、对称性多关节炎为主要临床表现的慢性、全身性自身免疫性疾病。确切发病机制不明。基本病理表现为关节滑膜的慢性炎症、血管翳形成，并逐渐出现关节软骨和骨破坏，最终导致关节畸形和功能丧失。RA 可发生于各年龄段，30~50 岁发病更为常见，男女患病比例约为 1：3，本病呈全球性分布，我国 RA 患病率为 0.32%~0.36%。RA 的临床表现个体差异大，典型症状主要为对称性双手、腕、足等多关节肿痛，常伴有晨僵，可伴有乏力、低热、肌肉酸痛等全身症状。

二、"见"患者，"习"案例

（一）我们可能遇到 RA 患者的科室

平常我们可以在风湿科门诊遇见 RA 患者，如果 RA 患者的病情出现重度活动或者合并多系统损害，比如心包炎、肺间质病变等，那么我们很可能会在病房见到他们。

（二）我们可能遇到的病例

患者，女，50 岁，因"多关节肿痛 5 年，加重伴反复咳嗽、气喘 3 个月"入院。

1. 问诊要点

（1）现病史

针对主要症状"多关节肿痛"及"反复咳嗽、气喘"：关节肿痛的起病诱因、时间、持续性和累及哪些关节；受累关节的累及顺序、对称性和活动障碍等；有无合并晨僵及其持续时间，关节肿痛和劳累的关系、休息或活动后有无好转；是否出现关节外症状，比如类风湿结节、皮肤血管炎表现等。

伴随症状：咳嗽、气喘的发病时间、诱因、程度等，是否伴随胸闷、胸痛、心悸、咯血等。

（2）既往史、个人史、婚育史、家族史

有无其他慢性病病史，有无食物及药物过敏史、手术外伤史、吸烟饮酒史、疫苗接种史、病态妊娠史、婚育史，家族中有无风湿科疾病史等。

2. 查体要点

生命体征（体温 T，脉搏 P，呼吸 R，血压 BP）。

一般情况：神志情况，营养情况，体位。

关节：检查患者关节有无近端指间关节对称性梭形肿胀及压痛（图 63-1）、掌指关节的半脱位、手指向尺侧偏斜（图 63-2）、纽扣花畸形（表现为近端指间关节过屈和远端指间关节过伸）、天鹅颈畸形（表现为近端指间关节过伸和远端指间关节过屈），膝关节有无浮髌试验阳性体征等。

皮肤：观察患者前臂伸侧、手指、足跟及枕部等经常受摩擦部位有无类风湿结节，表现为无症状的单个或多个皮下结节，与肤色相近，质地较硬，无痛；有无类风湿血管炎，主要表现为下肢皮肤溃疡、瘀点或紫癜、指端梗死、指（趾）端坏疽、网状青斑等。

肌肉：四肢肌肉有无压痛、萎缩、肌力下降等。

心脏：听诊有无 P2 亢进、心律不齐、异常心音、病理性杂音、心包摩擦音、颈静脉怒张、肝颈静脉回流征等。

肺：观察有无呼吸频率异常，听诊有无干、湿啰音及胸膜摩擦音，典型弥漫性肺间质纤维化听诊可闻及 Velcro 啰音，并注意其范围。

腹部：触诊有无脾脏增大。

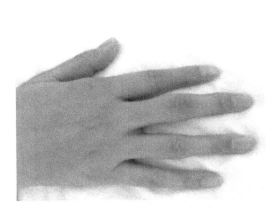

图 63-1 第 3、4 近端指间关节梭形肿胀

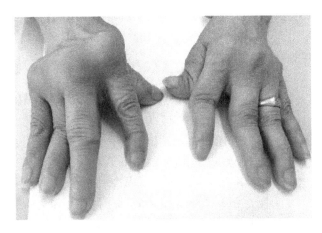

图 63-2 双手掌指关节尺偏畸形

3. 归纳病例特点

① 中年女性，慢性病程。

② 现病史：患者 5 年前无明显诱因出现多关节痛，累及双手近端指间关节及腕关节，伴晨僵，持续时间 1 小时以上；自行间断口服"布洛芬"等止痛药对症处理。5 年来症状反复发作且加重，逐渐出现双腕、双膝关节活动受限。3 个月前患者又出现双手掌指关节、双腕、双肘、双踝、双膝等多关节肿痛加重，并伴有关节活动受限，同时患者自觉步行或爬楼梯后咳嗽气喘，干咳无痰。发病以来，患者无口眼干、面部皮疹、发热、胸闷胸痛、恶心呕吐等，饮食、睡眠尚可，无明显体重下降，二便正常。

③ 既往史：否认高血压、糖尿病、肾病等慢性病史，否认肝炎、结核等传染病史。否认吸烟、饮酒史，预防接种史不详，否认食物、药物过敏史。个人史及家族史无特殊。

④ 查体：T 36.5℃，P 70 次／分，R 16 次／分，BP 120/80 mmHg。发育正常，营养中等，左侧肘关节伸侧可触及皮下结节，直径约 1 cm，质硬，不易活动，无触痛。未见皮肤瘀点、瘀斑、紫癜及溃疡。双侧腕关节、踝关节、膝关节、肘关节、右手第 2 至第 3 掌指关节、右手第 2 至第 5 掌指关节、双手第 2 至第 4 近端指间关节压痛、肿胀，双踝、双腕、右手第 3 至第 4 指间关节活动受限，双手可见尺侧偏斜和纽扣花畸形。双膝浮髌试验阳性。双肺可闻及 Velcro 啰音。心腹查体未见明显异常。生理反射存在，病理反射未引出。

⑤ 辅助检查：血常规示 WBC 4.96×10⁹/L，Hb 118 g/L，PLT 423×10⁹/L；红细胞沉降率 96 mm/h。类风湿因子（+）、抗环状瓜氨酸肽（CCP）抗体（+）。

4. 诊断思路

（1）关节炎特点

患者中年女性，以"多关节肿痛 5 年，加重伴反复咳嗽、气喘 3 个月"就诊。RA 多为慢性起病，关节肿胀、疼痛表现持续时间长，可达数年不能缓解；以近端指间关节、掌指关节、腕关节、肘关节等受累多见；RA 多为多关节炎，且以左右两侧对称累及多见，但双手小关节不一定绝对对称。关节晨僵是指患者晨起后或长时间不活动的关节出现的发僵和紧缩感，经活动后可缓解。RA 患者晨僵时间常常持续 1 小时及以上；关节炎反复发作及迁延不愈，可引起骨质破坏、关节畸形甚至致残。

患者长期存在多关节肿胀和疼痛，考虑确实存在关节炎。病史长达 5 年，为慢性病程。关节症状持续存在，进行性加重，为持续性关节炎。受累关节有近端指间关节、掌指关节、腕关节等小关节，受累关节数目大于 3 个关节区，且为对称性、多关节炎，结合患者晨僵时间大于 1 小时，符合 RA 的典型表现。注意早期或者不典型 RA 的诊断，部分患者可出现不典型的关节炎表现，如非对称性、单关节或少关节炎，或者累及一些非典型关节部位，此时需要依据实验室检查及影像学检查辅助诊断。

（2）关节外特点

RA 通常除了关节表现之外，也常累及皮肤、肺脏、肾脏等关节外器官。患者有活动后咳嗽气喘、运动耐量下降等表现，双肺听诊闻及 Velcro 啰音，须考虑 RA 继发肺间质纤维化可能，尚须进一步完善胸部 HRCT、肺功能等检查。另外，查体发现左肘关节伸侧皮下结节，病程长，疾病控制不佳，已出现类风湿结节。

5. 鉴别诊断

① 骨关节炎（osteoarthritis，OA）：OA 患者也常有双手及双膝关节的疼痛、肿胀甚至变形，因此常须与 RA 鉴别。OA 多见于中老年人，容易累及远端指间关节、膝、髋及脊柱关节，疼痛症状多在活动时加重，休息时减轻。患者晨僵持续时间短，一般数分钟至十几分钟，不超过 30 分钟。OA 患者手关节伸侧可见 Hebeden 和 Bouchard 结节，膝关节可及骨摩擦感。完善类风湿因子、抗 CCP 抗体、抗核周因子（APF）抗体等实验室指标、X 线等影像学检查可帮助进一步鉴别诊断。

② 强直性脊柱炎（ankylosing spondylitis，AS）：AS 是一种主要侵犯骶髂关节、脊柱关节及关节周围肌腱软组织的慢性进行性炎症疾病。该病可出现髋、膝及踝等外周关节炎，故需要与 RA 相鉴别。不过 AS 好发于青年男性，以骶髂及脊柱关节等中轴关节受累为主，外周关节病变多表现为非对称性下肢大关节的肿胀和疼痛。AS 经常伴有肌腱和韧带附着点炎症，引起棘突、大转子、跟腱等部位疼痛。常见的关节外表现为虹膜睫状体炎，而 RA 常见皮下结节及皮肤血管炎，且 AS 患者类风湿因子阴性。完善 HLA-B27 及骶髂关节 X 线或 MR 可鉴别诊断。

③ 其他结缔组织病引起的关节炎：系统性红斑狼疮、系统性硬化症、系统性血管炎等均可引起关节炎，须与 RA 鉴别。但上述疾病引起的关节炎较少出现明显的骨质破坏，且上述各病特征性临床表现及实验室检查均有助于鉴别诊断。

三、诊断要点

1. 1987 年 ACR 的 RA 分类标准

ACR 1987 年修订的 RA 分类标准见表 63-1 所列。

表 63-1 ACR 1987 年 RA 分类标准

内容	定义
晨僵	关节或周围晨僵，持续 1 小时以上，病程≥6 周
至少 3 个关节区的关节炎	观察到 14 个关节区域（两侧的近端指间关节、掌指关节、腕、肘、膝、踝及跖趾关节）中至少 3 个同时有软组织肿胀或积液，病程≥6 周
手部关节的关节炎	腕、掌指或近端指间关节区中，至少有 1 个关节区肿胀，病程≥6 周
对称性关节炎	左、右两侧关节同时受累（双侧近端指间关节、掌指关节及跖趾关节受累时，不一定绝对对称），病程≥6 周
类风湿结节	医生观察到在骨突部位、伸肌表面或关节周围有皮下结节
类风湿因子阳性	任何检测方法证明血清中类风湿因子含量升高（所用方法在健康人群中阳性率<5%）
放射性改变	在手和腕的后前位像上有典型的 RA 影像学改变；必须包括骨质侵蚀或受累关节及其邻近部位有明确的骨质脱钙

注：以上 7 项满足 4 项及以上并排除其他关节炎者可诊断 RA。

2. 2010 年 ACR/欧洲抗风湿病联盟（EULAR）的 RA 分类标准

2010 年 ACR/EULAR 的 RA 分类标准见表 63-2 所列。

表 63-2 2010 年 ACR/EULAR 的 RA 分类标准

内容	定义	评分
受累关节	1 个中到大关节	0
	2~10 个中大关节	1
	1~3 个小关节	2
	4~10 个小关节	3
	超过 10 个小关节	5
血清学指标	类风湿因子和抗 CCP 抗体均阴性	0
	类风湿因子或抗 CCP 抗体低滴度阳性	2
	类风湿因子或抗 CCP 抗体高滴度阳性（正常上限 3 倍）	3
滑膜炎持续时间	少于 6 周	0
	6 周或更久	1
急性时相反应物	CRP 和红细胞沉降率均正常	0
	CRP 或红细胞沉降率异常	1

注：受累关节指关节肿胀疼痛，小关节包括掌指关节、近端指间关节、第 2 至第 5 跖趾关节、腕关节，不包括第 1 腕掌关节、第 1 跖趾关节和远端指间关节；大关节指肩、肘、髋、膝和踝关节。患者如果按上述标准评分 6 分或以上，可明确诊断为 RA。

四、治疗原则

1. 治疗目标

抑制关节的炎症反应，阻止病变进展及骨质破坏，从而达到病情完全缓解或最低疾病活动度。

2. 治疗方法

（1）一般治疗

休息、对症，适度功能锻炼。

（2）药物治疗

① NSAID：分为 COX 非选择性抑制药物，以及 COX-2 选择性或特异性抑制药物。

② 缓解病情抗风湿药（DMARDs）：DMARDs 一般起效慢，分为合成 DMARDs 和生物 DMARDs。

③ 糖皮质激素：使用原则是小剂量、短疗程，仅作为 DMARDs 的"桥梁治疗"。

④ 植物药制剂。

（3）外科治疗

纠正畸形，改善生活质量。

五、医患沟通

患者可能的疑问是什么？	我们如何应对？
这个病病因是什么？	目前来说，具体的病因和发病机制还不清楚，研究提示与遗传、自身免疫、环境及性激素等多种因素有关。其中，遗传背景和免疫学异常是发病主要原因。
平时要注意什么呢？	据研究表明，感染和吸烟等环境因素可能是促使 RA 发病的始动因素。平时生活中患者需要注意保暖，避免着凉感染；严格戒烟，培养良好的生活习惯。

第 64 章　系统性红斑狼疮

一、概述

系统性红斑狼疮（systemic lupus erythematosus，SLE）是一种以致病性自身抗体和免疫复合物形成并介导器官、组织损伤的自身免疫病。该病临床上常存在多系统受累表现，患者血清中存在以 ANA 为代表的多种自身抗体。SLE 的患病率因人群而异，全球平均患病率为（12~39）/10 万，北欧大约为 40/10 万。黑种人患病率约为 100/10 万。我国患病率为（30.13~70.41）/10 万，以女性多见，男女比例约为 1∶9，尤其是 20~40 岁的育龄期女性；在全世界的种族中，汉族人 SLE 发病率位居第二。

SLE 是一种免疫复合物病，血清自身抗体检测在疾病诊断中具有重要地位，准确测定 ANA 系列抗体和抗双链 DNA（double-stranded DNA，dsDNA）抗体是诊断的关键所在。SLE 患者疾病严重活动及出现狼疮危象时，如得不到及时控制，可能会危及生命。

SLE 的治疗需要使用糖皮质激素和免疫抑制剂，药物在控制病情的同时，也带来很多副作用，如长期应用糖皮质激素可以引起骨质疏松、股骨头坏死、消化道损害、感染等，而免疫抑制剂常常会导致骨髓抑制、肝肾功能损害、继发感染等。因此，我们在临床诊疗过程中，一方面需要精准把握病情，使用最小有效剂量的药物控制病情，另一方面需要监测血象、肝肾功能等。通过早期诊断及综合性治疗，本病的预后已较前明显改善。

二、"见"患者，"习"案例

（一）我们可能遇到 SLE 患者的科室

SLE 可以累及全身各个器官或系统，因此我们可能会在风湿科、皮肤科、呼吸内科、血液科等许多科室门诊遇到 SLE 的患者。SLE 患者常常因多系统损害，尤其是出现器官功能障碍时病情较重，甚至危及生命，因此我们也会在病房遇见这类患者。

（二）我们可能遇到的病例

患者，女，23 岁，主因"面部红斑、关节痛伴发热 1 个月"入院。

1. 问诊要点

（1）现病史

针对核心症状"面部红斑、关节痛"：出现红斑的时间、诱因、部位、形态，以及是否伴有瘙痒、触痛等；询问关节痛的诱因、程度，关节肿胀、晨僵情况，有无活动受限，累及哪些关节等。

伴随症状：该患者病程中伴有发热，以低热为主，须鉴别感染性发热和非感染性发热，询问有无发热常见的伴随症状，如头痛、咽痛、畏寒、寒战、咳嗽、咳痰、呕吐、腹痛、腹泻、尿频、尿痛等；是否有脱发、口眼干燥、雷诺征、口鼻溃疡、记忆力减退、乏力等。器官功能损害受累情况，如胸闷、气促、咯血、心悸、夜间不能平卧等呼吸、循环系统受累表现；腹痛、黑便、食纳减退、饱胀不适等消化系统表现；少尿、水肿、血肌酐升高等肾功能减退表现；癫痫、记忆力减退、头痛、昏迷等严重神经系统损害；肢端溃疡、坏疽、紫癜、掌（指）红斑等血管、皮肤受累表现。

就诊经过：患者就诊过哪些科室，做过哪些检查及检查结果如何，接受过何种药物治疗，治疗效果如何，目前情况如何。

一般情况：睡眠、饮食、二便情况，体重有无变化等。

（2）既往史、个人史、婚育史、家族史

有无肾脏病等其他慢性病病史，有无食物及药物过敏史、手术外伤史、吸烟饮酒史、疫苗接种史、病态妊娠史，家族中有无风湿免疫性疾病病史等。

2. 查体要点

生命体征（体温 T，脉搏 P，呼吸 R，血压 BP），有助于判断病情。

一般情况：神志情况，精神情况，面容与表情，体位及查体能否配合。

SLE 重点查体：

（1）皮肤黏膜典型损害

① 急性皮肤型红斑狼疮：以蝶形红斑为代表，即面颊部和鼻梁对称性融合的斑疹或丘疹性红斑，不累及鼻唇沟。红斑也出现在前额、眼睑、下颌及颈部，还可广泛分布于全身光敏感的部位，如手掌、手背和手指伸侧。手指皮疹常位于指间关节之间的部位而不累及掌指关节，这一点可以和皮肌炎的 Gottron 征相鉴别。重症患者可出现类似于中毒性表皮坏死松解症的广泛大疱疹。

② 亚急性皮肤型红斑狼疮：好发于后背、颈部、肩部、手臂伸侧，通常不累及面部，日光照射后可加重。表现为两种形式，一种为类似于银屑病的丘疹鳞屑样皮损，另一种为不累及中央部而向周边扩大的环状红斑。

③ 慢性皮肤型红斑狼疮：以盘状红斑为代表，皮损的外形呈边界清晰的盘状，触诊时较硬，表现为突出皮面的有鳞屑附着的红斑，边缘凸起，中央色素减退，周边色素加深，好发于面颊部、鼻部、耳部、上唇部，当皮损位于头皮则表现为瘢痕性脱发，多见于头顶部位。狼疮性脂膜炎表现为深在硬结，可见皮肤萎缩和局部凹陷，常分布于头皮、面部、手臂、臀部、大腿部位。冻疮样皮疹表现为四肢末端、鼻部、耳部的压痛性红斑或紫红色丘疹。

④ 其他：网状青斑患者皮肤呈红色到紫红色网状花纹，通常和抗磷脂综合征有高度相关性。典型的"狼疮发"为非瘢痕性脱发，表现为前发际头发较短且粗细不一，也可出现非连续部位的脱发，即斑秃。雷诺现象（图 64-1）是由寒冷或情绪应激诱发的肢端小动脉痉挛，引起肢端皮肤颜色发生变白、变紫和变红的三相改变；发白提示肢端动脉血管痉挛，青紫提示静脉血流淤滞导致缺氧，血流恢复后的反应性充血使得皮肤发红。急性期口腔、鼻腔损害多为无痛性红斑或出血点、糜烂或溃疡。贫血可出现皮肤黏膜苍白，严重溶血性贫血可能出现皮肤巩膜黄染。

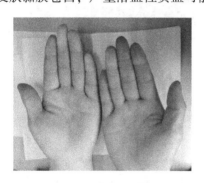

图 64-1　雷诺现象　　　　雷诺现象

（2）关节肌肉

SLE 多累及膝关节、腕关节和手部小关节，表现为对称性肿胀压痛，但程度不及 RA。少数患者可出现掌指关节尺侧偏斜、天鹅颈和纽扣花样手指畸形，这种畸形是由于韧带和关节囊松弛及关节半脱位引起的，通常可以复位，被称为 Jaccoud 关节病。股骨头、胫骨平台无菌性坏死可表现为病变部位活动痛及放射痛，患侧肢体跛行。肌炎少见，可有四肢近端肌肉压痛，肌肉萎缩少见。

（3）一般查体

由于 SLE 常出现多系统受累，浅表淋巴结、循环、呼吸、消化、肾脏、神经系统等查体都很重要，不可遗漏。例如，浆膜炎可能出现心包、胸膜摩擦音，积液可能出现听诊心音、呼吸音减弱，瓣膜病变可能出现病理性杂音，心功能不全可能出现颈静脉怒张，肾炎综合征可能出现水肿等。

3. 归纳病例特点

① 育龄期女性，亚急性病程。

② 现病史：患者 1 个月前晨跑锻炼日晒后出现面部红斑，无瘙痒感，伴关节痛，累及双侧腕关节、手指关节及膝关节，晨僵约半小时，无活动障碍，开始未予以重视，后出现发热，以低热为主，体温最高 38 ℃，无畏寒、寒战，无咳嗽、咳痰，无腹痛、腹泻，无尿频、尿痛，自行口服抗生素药物治疗无效，先后在皮肤科、血液科、风湿科就诊。血常规示 WBC 2.67×10^9/L，Hb 94 g/L，PLT 227×10^9/L；补体 30.56 g/L，免疫球蛋白 G 21.40 g/L，类风湿因子396.0 IU/mL，ANA 阳性细颗粒型，抗 dsDNA 抗体阳性，抗 SSA/RO 60 kD 阳性，抗 SSA/RO 52 kD 阳性，抗 SSB 阳性，抗 P0 阳性；以 SLE 收住入院。病程中，患者无口眼干、脱发、口鼻溃疡、雷诺征、胸闷、气急、乏力、头痛、记忆力减退等；食欲、睡眠、精神一般，二便无异常，近 1 个月体重减轻 2.5 kg。

③ 既往史：患者平素健康状况好，否认高血压、糖尿病、肾病等慢性病史，否认肝炎、结核等传染病史。否认吸烟、饮酒史，预防接种史不详，否认食物、药物过敏史，否认病态妊娠史，家族中其姑姑有 RA 病史。

④ 查体：T 37.8℃，P 70 次/分，R 16 次/分，BP 120/80 mmHg。发育正常，营养中等，轻度贫血貌，面部对称性红斑（图 64-2），双手可见冻疮样皮疹（图 64-3），全身未见黄染及瘀点瘀斑，咽部无充血，扁桃体无肿大。颈部淋巴结触及肿大，约蚕豆大小，边界清，轻压痛，活动度可。双肺呼吸音清，未闻及明显干、湿啰音。心音正常，未闻及明显病理性杂音，心率 70 次/分，律齐。腹部平坦，无胃肠型及蠕动波，腹壁柔软，无压痛、反跳痛，胆囊区无压痛，肝脾肋下未触及，移动性浊音阴性，肝浊音界存在，肠鸣音 4 次/分。双下肢无水肿，双侧腕关节及膝关节压痛，无肿胀，活动无受限。生理反射存在，病理反射未引出。

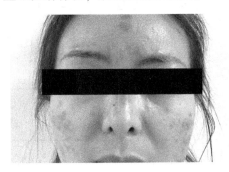

图 64-2　SLE 面部红斑　　　　　SLE 面部红斑

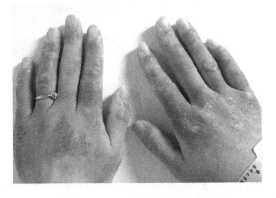

图 64-3　SLE 双手冻疮样皮疹　　　SLE 双手冻疮样皮疹

⑤ 辅助检查：血常规示 WBC 2.67×10⁹/L，Hb 94 g/L，PLT 227×10⁹/L。补体 30.56 g/L，免疫球蛋白 G 21.40 g/L。类风湿因子 396.0 IU/mL，ANA 阳性细颗粒型，抗 dsDNA 阳性，抗 SSA/RO 60 kD 阳性，抗 SSA/RO 52 kD 阳性，抗 SSB 阳性，抗 PO 阳性。

4. 诊断思路

（1）SLE 的诊断

育龄期女性，亚急性病程，有自身免疫性疾病（RA）家族史，起病表现以日晒后光敏性皮疹、多关节痛为主，否认食物、药物过敏史，伴有发热，无常见感染伴随症状，抗生素治疗无效；查体可见颊部蝶形分布的红斑、双手冻疮样皮疹，对称性大小关节压痛；实验室检查中血白细胞及血红蛋白降低提示血液系统损害，ANA、抗 dsDNA 抗体等多个自身抗体阳性及低补体血症，根据 ACR 1997 年推荐的 SLE 分类标准（表 64-1）、2012 年国际狼疮研究临床协作组（SLICC）修订的 SLE 分类标准（表 64-2）及 2019 年 EULAR 联合 ACR 共同发布的 SLE 新分类标准（表 64-3），SLE 诊断均成立。

表 64-1 1997 年 ACR 推荐的 SLE 分类标准

表现	定义
颊部红斑	固定红斑，扁平或高起，在两颧突出部位
盘状红斑	片状高起于皮肤的红斑，黏附有角质脱屑和毛囊栓；陈旧病变可发生萎缩性瘢痕
光过敏	对日光有明显的反应，引起皮疹，从病史中得知或医生观察到
口腔溃疡	经医生观察到的口腔或鼻咽部溃疡，一般为无痛性
关节炎	非侵蚀性关节炎，累及 2 个或更多的外周关节，有压痛、肿胀或积液
浆膜炎	胸膜炎或心包炎
肾脏病变	尿蛋白>0.5 g/24 小时或（+++），或管型（红细胞、血红蛋白、颗粒或混合管型）
神经病变	癫痫发作或精神病，排除药物或已知的代谢紊乱
血液学疾病	溶血性贫血伴网织红细胞增多，或白细胞减少（<4 000/mm³），或淋巴细胞减少（<1 500/mm³），或血小板减少（<100 000/mm³）
免疫学异常	抗 dsDNA 抗体阳性，或抗 Sm 抗体阳性，或抗磷脂抗体阳性（包括抗心磷脂抗体 IgG 或 IgM 阳性，或狼疮抗凝物阳性，或至少持续 6 个月的梅毒血清试验假阳性）
ANA	在任何时候和未用药物诱发药物性狼疮的情况下，ANA 滴度异常

注：满足 4 项或以上标准并排除其他可能，可诊断为 SLE。

表 64-2 2012 年 SLICC 修订的 SLE 分类标准

项目	类别	内容
临床标准	皮肤黏膜	急性或亚急性皮肤型狼疮 慢性皮肤型狼疮 口腔溃疡 非瘢痕性脱发
	关节表现	≥2 个外周关节的滑膜炎，表现为压痛、肿胀或积液，晨僵≥30 分钟
	浆膜炎	胸膜炎或心包炎
	肾脏病变	尿蛋白/尿肌酐或 24 小时尿蛋白>0.5 g/d 或红细胞管型
	神经系统	癫痫发作、精神病、多发性单神经炎、脊髓炎、外周或颅神经病变、急性精神混乱状态
	血液系统	溶血性贫血 白细胞减少（至少一次<4 000/mm³）或淋巴细胞减少（至少一次<1 500 mm³） 血小板减少（至少一次<100 000/mm³）

续表

项目	类别	内容
免疫学标准		ANA 阳性 抗 dsDNA 抗体阳性（ELISA 法检测须 2 次阳性） 抗 Sm 抗体阳性 抗磷脂抗体阳性：狼疮抗凝物阳性，或梅毒血清学试验假阳性，或抗心磷脂抗体（IgA、IgG 或 IgM）水平中高滴度阳性，或抗 β_2-糖蛋白 1 抗体（IgA、IgG 或 IgM）阳性 补体降低：C3、C4 或 CH50 Coombs 实验阳性（无溶血性贫血者）

注：满足 4 条（其中至少包括 1 条临床标准和 1 条免疫学标准）；或活检证实的狼疮性肾炎，伴 ANA 阳性或抗 dsDNA 抗体阳性，可诊断为 SLE。

表 64-3　2019 年 EULAR 联合 ACR 发布的 SLE 新分类标准

项目	类别	内容	分值
临床标准	全身表现	发热>38.3 ℃	2
	皮肤黏膜	非瘢痕性脱发	2
		口腔溃疡	2
		亚急性皮肤狼疮或盘状红斑狼疮	4
		急性皮肤狼疮	6
	关节表现	≥2 个关节滑膜炎（肿胀或积液）；或≥2 个关节压痛和晨僵≥30 分钟	6
	浆膜炎	胸腔积液或心包积液	5
		急性心包炎	6
	肾脏	尿蛋白/尿肌酐或 24 小时尿蛋白>0.5 g/d	4
		肾活检 Ⅱ 或 Ⅴ 型狼疮性肾炎	8
		肾活检 Ⅲ 或 Ⅳ 型狼疮性肾炎	10
	神经系统	谵妄	2
		神经病样症状	3
		癫痫发作	5
	血液系统	白细胞减少（<4 000/mm³）	3
		血小板减少（<100 000/mm³）	4
		自身免疫性溶血	4
免疫学标准	抗磷脂抗体	抗心磷脂抗体阳性，或抗 β_2-糖蛋白 1 抗体阳性，或狼疮抗凝物阳性	2
	补体	C3 或 C4 降低	3
		C3 和 C4 降低	4
	SLE 特异性抗体	抗 dsDNA 抗体阳性或抗 Sm 抗体阳性	6

注：在 ANA≥1∶80 的基础上，总评分≥10 分（每个类别仅记录最高得分），其中至少包含 1 项临床标准，排除其他可能的诊断，可诊断 SLE。

（2）评估病情严重程度及疾病活动性

诊断明确后，要评估病情严重程度及疾病活动度，以便采取相应的治疗措施。根据受累器官的部位和程度判断病情的严重程度。

① 轻型 SLE：SLE 诊断明确或高度怀疑，临床病情稳定，SLE 可累及的靶器官（包括肾脏、血液系统、肺脏、心脏、消化系统、中枢神经系统、皮肤、关节）功能正常或稳定，呈非致命性，无明显 SLE 治疗药物的毒性副反应。

② 重型 SLE：（a）心脏，如冠状动脉血管受累、Libman-Sacks 心内膜炎、心肌炎、心脏压塞、恶性高血压；（b）肺脏，如肺动脉高压、肺出血、肺炎、肺梗死、肺萎缩、肺间质纤维化；（c）消化系统，如肠系膜血管炎、急性胰腺炎；（d）血液系统，如溶血性贫血、粒细胞减少（WBC<1 000/mm^3）、血小板减少（<50 000/mm^3）、血栓性血小板减少性紫癜、动静脉血栓形成；（e）肾脏，如肾小球肾炎持续不缓解、急进性肾小球肾炎、肾病综合征；（f）神经系统，如抽搐、急性意识障碍、昏迷、脑卒中、横贯性脊髓炎、单神经炎/多神经炎、精神性发作、脱髓鞘综合征；（g）其他包括皮肤血管炎，弥漫性严重的皮损、溃疡、大疱，肌炎，非感染性高热有功能衰竭表现等。

③ 狼疮危象：急性的危及生命的重症 SLE，包括急进性狼疮性肾炎、严重的中枢神经系统损害、严重的溶血性贫血、重度血小板减少性紫癜、粒细胞缺乏症、严重心脏损害、严重的狼疮性肺炎、严重的狼疮性肝炎、严重的血管炎等。

针对 SLE 疾病活动度的评估，国际上通用的标准主要包括 SLE 疾病活动性指数（SLEDAI）、系统性狼疮活动性测定（SLAM）、英伦三岛狼疮评价组评分（BILAG）等。较为简明实用的为 SLEDAI-2000（表 64-4），根据患者近 10 天内出现的症状计分，结果为 0~105，根据 2020 年中国 SLE 诊疗指南，将疾病活动分为轻度活动（SLEDAI-2000≤6）、中度活动（SLEDAI-2000 7~12）和重度活动（SLEDAI-2000>12）。

表 64-4 SLE 疾病活动度评分（SLEDAI-2000）

评分	表现	定义
8	抽搐	近期出现，排除代谢、感染、药物所导致者
8	精神病	由于严重的现实感知障碍导致正常活动能力改变，包括幻觉，思维无连贯性、思维奔逸，思维内容贫乏、不合逻辑，行为异常、行动紊乱。须排除尿毒症或药物所致者
8	器质性脑病综合征	智力改变，如定向差、记忆力差、智能差。起病突然并有波动性，包括意识模糊，注意力减退，不能持续注意周围环境，加上至少下述两项：知觉力异常，语言不连贯，失眠，白天困倦，抑郁或亢奋，排除代谢、药物或感染引起者
8	视觉障碍	狼疮视网膜病变，包括细胞状小体，视网膜出血，脉络膜出血或渗出性病变，视神经炎。排除高血压、药物或感染引起者
8	脑神经病变	近期出现的运动性、感觉性脑神经病变
8	狼疮性头痛	严重、持续的疼痛，可以是偏头痛，镇静止痛剂无效
8	脑血管意外	近期出现，排除动脉粥样硬化
8	血管炎	破溃、坏死，手指压痛性结节，甲床周围梗死、片状出血，或为活检或血管造影证实的血管炎
4	关节炎	至少两个关节痛并有炎性体征，如压痛、肿胀或积液
4	肌炎	近端肌痛，无力并有 CK 升高，肌电图改变或活检证实有肌炎
4	管型	红细胞管型、颗粒管型或混合管型
4	血尿	>5 个红细胞/高倍视野，排除其他原因
4	蛋白尿	>0.5 g/24 h，近期出现或近期增加 0.5 g/24 h 以上
4	脓尿	>5 个白细胞/高倍视野，排除感染

续表

评分	表现	定义
2	皮疹	新出现或反复出现的炎性皮疹
2	脱发	新出现或反复出现的异常，斑片状或弥漫性脱发
2	黏膜溃疡	新出现或反复出现的口腔、鼻腔溃疡
2	胸膜炎	胸膜炎所致胸痛，并有摩擦音或积液或胸膜肥厚
2	心包炎	心包炎导致疼痛及心包摩擦音或积液（心电图或超声检查证实）
2	低补体	CH50、C3、C4下降，低于正常范围的低值
2	抗 dsDNA 升高	Farr 方法检测应>25%，或高于正常
1	发热	>38 ℃，排除感染
1	血小板减少	$<100 \times 10^9/L$
1	白细胞计数下降	$<3 \times 10^9/L$，排除药物所致

（3）了解有无并发症及合并症

SLE 病情反复发作、长期应用糖皮质激素和免疫抑制剂引起的药物不良反应均可能造成不可逆的组织损伤和功能障碍，若同时合并动脉粥样硬化、感染、高血压、糖尿病等基础疾病则 SLE 病情可能进一步加重，预后更差。

5. 鉴别诊断

① 干燥综合征（SS）：SS 多见于中年女性，主要表现为因唾液腺、泪腺功能不全造成的慢性口干、眼干，可出现全身乏力、低热，皮肤黏膜主要表现为双下肢紫癜样皮疹，多与高球蛋白血症相关，远端肾小管酸中毒为其常见的主要肾损害，神经系统损害以周围神经病变多见，血液系统损害主要表现为白细胞减少、血小板减少，低补体血症少见，自身抗体以 ANA 和抗 SSA、抗 SSB 抗体阳性多见，唇腺病理的特征性灶性淋巴细胞浸润利于鉴别。该病预后较 SLE 好。

② RA：SLE 的关节炎远不如 RA 明显和严重，极少有关节骨破坏、畸形和功能受限。RA 患者多有类风湿因子和抗 CCP 抗体阳性，X 线以关节侵蚀性改变为主。

③ 混合性结缔组织病（MCTD）：MCTD 患者存在高滴度斑点型 ANA 和抗 U1RNP 抗体，并有雷诺现象、滑膜炎、肌炎、手肿胀；血液系统损害和肾脏损害不如红斑狼疮常见，抗 dsDNA 抗体和抗 Sm 抗体阴性。

④ 皮肌炎：皮肌炎有特征性的皮肤受累表现，如眶周向阳疹、Gottron 征、披肩征、"技工手"等，肌肉受累主要表现为近端骨骼肌对称性肌痛及肌无力，可结合肌炎抗体谱、肌电图、肌肉 MRI 或肌肉活检来明确诊断。

三、诊断要点

育龄期女性，有多系统受累表现和免疫学异常的证据，应警惕红斑狼疮；早期 SLE 不典型，可表现为原因不明的反复发热、反复发作的关节痛和关节炎而无关节畸形，持续性或反复发作的胸膜炎、心包炎，不能用其他原因解释的皮疹、多浆膜腔积液、肾脏损害、血液系统损害、反复自然流产或动静脉血栓形成等。对这些可能为早期 SLE 的不典型表现，需要提高警惕，避免诊断和治疗的延误。

目前普遍采用 ACR 1997 年推荐的 SLE 分类标准（表64-1），该分类标准的 11 项中，符合 4 项或 4 项以上者，在排除感染、肿瘤和其他结缔组织病后，可诊断为 SLE，其敏感度和特异度分别约为 85% 和 95%。2012 年 SLICC 对 SLE 的分类标准进行了修订（表64-2），与 1997 年 ACR 标准相比，2012 年 SLICC 标准有更好的诊断敏感度（94%），而特异度也不受影响（92%），有助于 SLE

的早期诊断。为了更好地提高临床诊断的特异度和敏感度，2019 年 EULAR 联合 ACR 共同推出了新的 SLE 分类标准（表 64-3），新标准可以提高 SLE 分类标准的敏感度，特别是针对成人早期发病的患者，但不提高诊断特异度，临床应用还有待于广泛验证。

四、治疗原则

1. SLE 的治疗目标

SLE 目前不能根治，治疗须个体化。急性期积极用药诱导缓解，尽快控制疾病活动，病情缓解后调整用药维持缓解治疗，保持缓解状态，保护重要脏器功能并减少药物副作用，争取达到长期缓解。

2. 药物治疗

① 糖皮质激素：泼尼松或甲基泼尼松龙。

② 免疫抑制剂：环磷酰胺、吗替麦考酚酯、环孢素、他克莫司、甲氨蝶呤、硫唑嘌呤、羟氯喹、雷公藤多苷等。

③ 生物制剂：贝利尤单抗（belimumab）、泰它西普、利妥昔单抗（rituximab）等。

3. 其他治疗

免疫球蛋白、血浆置换、造血干细胞或间充质干细胞移植等。

4. 治疗方案及疗程

SLE 须长期个体化治疗，在病情积极控制后，根据疾病活动度调整治疗方案，逐渐减少糖皮质激素的剂量，并适时调整免疫抑制剂的强度。

五、医患沟通

患者可能的疑问是什么？	我们如何应对？
我为什么会得这个病？	SLE 的病因复杂，与遗传、性激素、环境（如微生物病原体、化学试剂、紫外线）等多种因素有关。
这个病怎么吃药能"断根"呢？	SLE 目前尚不能根治，但经合理治疗后可以达到长期缓解。在急性期积极用药，诱导缓解，尽快控制病情活动，病情缓解后调整用药并维持缓解治疗，使其保持缓解状态，保护重要脏器功能并减少药物副作用。
我平时需要注意什么？	要保持乐观情绪，保证充足睡眠。在急性期、病情活动时要卧床休息；在慢性期、病情稳定时可适当工作、锻炼，注意劳逸结合。谨慎使用可能诱发狼疮的药物如异烟肼、氯丙嗪、含雌激素的口服避孕药等。尽量避免食用光过敏强的食物和药物，如香菜、芹菜、蘑菇、韭菜、无花果、补骨脂等，如已进食，须注意防晒。避免阳光暴晒和紫外线照射。避免接触化学试剂的操作，如烫发染发、文身文眉、医疗美容等。避免滥用提高免疫力的药品、保健品。缓解期可接种抗病毒疫苗，但应避免使用活疫苗。育龄期的患者在疾病活动期要物理避孕，病情长期稳定及安全用药条件下可在医生指导下备孕。平时注意保暖，避免着凉、不洁饮食，积极防治感染。该病须坚持长期专科门诊随访治疗，切勿自行增减药物或停药。

第 65 章　干燥综合征

一、概述

干燥综合征（Sjögren syndrome，SS）是一种以侵犯泪腺、唾液腺等外分泌腺体，B 淋巴细胞异常增殖，组织淋巴细胞浸润为特征的弥漫性结缔组织病。临床上主要表现为干燥性角结膜炎和口腔干燥症，还可累及内脏器官。本病分为原发性和继发性两类，后者指继发于另一诊断明确的结缔组织病或其他疾病者。本章主要讲述原发性干燥综合征（primary Sjögren syndrome，pSS）。SS 除累及外分泌腺外，尚可累及肾、肝、肺等内脏器官及血管、关节、皮肤等。其血清中有多种自身抗体，有高免疫球蛋白血症。本病我国患病率为 0.29%~0.77%，女性多见，男女比例为 1:（9~10），发病年龄多在 30~60 岁，也见于儿童。

本病全身多系统均可受累，根据脏器受累严重程度确定临床治疗强度，定期随访，评估治疗反应和药物副作用。病变仅局限于外分泌腺体者，预后良好；有内脏损害者，尤其是出现肺纤维化、中枢神经系统病变、肾功能受累、恶性淋巴瘤者，预后较差。

二、"见"患者，"习"案例

（一）我们可能遇到 SS 患者的科室

SS 早期多表现为口眼干燥，也可以累及全身多个器官或系统，因此我们可能会在口腔科、眼科、风湿科、皮肤科等诸多科室门诊遇到。SS 患者常常有多系统损害，如肺纤维化、肺动脉高压、肾小管酸中毒所致重度低钾血症、白细胞或血小板减少等，严重时甚至危及生命，我们很可能会在病房遇见这类患者。

（二）我们可能遇到的病例

患者，女，51 岁，主因"口眼干、反复腮腺肿大 6 年，下肢皮疹 5 个月"入院。

1. 问诊要点

（1）现病史

针对核心症状"口眼干"询问出现的时间、诱因，严重程度，有无饮水增多，进食饼干、馒头等固体食物是否需要伴水咽下，是否难以长时间讲话，有无牙齿片状脱落、异常龋齿、舌痛、味觉改变等，有无眼干涩、异物感、磨砂感、少泪、疼痛、分泌物增多、视物模糊、眼睑肿胀或无力等；针对"反复腮腺肿大"询问诱因、持续时间、有无疼痛、有无唾液分泌异常，是否能自行消退，发作周期等；针对"下肢皮疹"询问出现的时间、诱因、部位、形态、有无瘙痒，是否出血或发现血小板减少等。

伴随症状：有无关节肿痛，如有，要询问诱因、累及部位，是否对称，持续性还是游走性，加重和缓解因素，有无晨僵，有无麻木感及活动受限等；是否有皮肤干燥、瘙痒、雷诺现象、鼻塞、声音嘶哑、口鼻腔溃疡等；是否伴有发热、消瘦、疲劳、焦虑或抑郁情绪、睡眠障碍等。

器官功能损害情况：有无胸闷、胸痛、咳嗽、气促、心悸、水肿等呼吸、循环系统受累表现；有无腹痛、腹胀、纳差、反酸、慢性腹泻、皮肤黄染等消化系统表现；有无乏力、周期性麻痹、夜尿增多、腰痛等肾小管酸中毒表现；有无感觉或运动神经异常、偏瘫、视力下降、肌力减退等神经系统损害；有无甲亢或甲减等甲状腺功能异常相关症状。

就诊经过：患者去过哪些医院，就诊过哪些科室，做过哪些检查，其结果如何，接受过何种治疗，效果如何，目前情况如何，本次入院目的。

一般情况：睡眠、精神、饮食、二便情况，体重有无变化等。

（2）既往史、个人史、婚育史、家族史

有无其他慢性病病史，有无食物及药物过敏史、手术外伤史、吸烟饮酒史、疫苗接种史、病态妊娠史，家族中有无风湿免疫性疾病病史等。

2. 查体要点

生命体征（体温 T，脉搏 P，呼吸 R，血压 BP），有助于判断病情。

一般情况：神志情况，精神情况，面容与表情，体位及查体能否配合。

SS 重点查体：

① 皮肤：常见皮肤干燥、脱屑、毛囊角化，其他皮肤表现包括肢端雷诺现象，环形红斑，可触性紫癜、红斑性丘疹、斑疹和溃疡、荨麻疹、网状青斑等，病变主要位于下肢。

② 口腔：舌头表面常见干、裂、潮红，舌乳头萎缩可表现为镜面舌或牛肉舌。镜面舌表现为舌乳头萎缩消失，舌背色红、无苔，光滑如镜面，舌肌也可变薄，又称为萎缩性舌炎。牛肉舌表现为舌质暗红，舌苔光剥、舌面干裂像牛肉，也见于巨幼细胞贫血。合并口腔念珠菌感染可见口腔黏膜红斑、萎缩、膜状白斑，口角炎可见口角潮红、糜烂、皲裂、脱屑、张口出血等。猖獗龋齿表现为牙齿逐渐变黑，继而小片脱落，遗留残根。腮腺或颌下腺肿大，多为无痛性，单侧或双侧，触诊弥漫且坚硬，急性肿胀期也可出现压痛，扪及不对称性局部硬结节可能提示肿瘤。

③ 关节和肌肉：SS 患者出现关节破坏、畸形者极少，描述关节肿胀、压痛的部位，有无功能障碍；少数患者有肌肉受累，须描述哪些部位肌肉有挤压痛、肌力和肌张力是否正常等。

④ 一般查体：由于 SS 常出现多系统受累，浅表淋巴结、甲状腺及循环、呼吸、消化、泌尿、神经系统等查体都很重要，不可遗漏。合并淋巴瘤可能出现浅表淋巴结肿大，甲状腺功能异常可能出现甲状腺肿大、结节、血管杂音等，肺动脉高压可能出现 P2 亢进、瓣膜杂音、颈静脉怒张等，间质性肺炎可能出现异常呼吸音、啰音等，合并原发性胆汁性肝硬化可能出现皮肤巩膜黄染、移动性浊音、双下肢水肿等，肾小管酸中毒合并肾结石可能会有肾区叩击痛等，周围神经病变可能出现深浅感觉及反射异常等。

3. 归纳病例特点

① 中年女性，慢性病程。

② 现病史：患者 6 年前出现口干，进食饼干、馒头等干性食物须伴水咽下，有眼干、眼部异物感，症状逐渐加重，其间间断发作右侧腮腺肿大 5 次，2 周左右自行恢复。5 个月前患者双下肢出现米粒到黄豆大小红色皮疹，无瘙痒，并有牙齿片状脱落，满口蛀牙。遂至我院就诊，先后就诊了皮肤科、口腔科、风湿科，查血常规示 WBC $2.96×10^9$/L，Hb 102 g/L，PLT $236×10^9$/L；免疫球蛋白 G 31.60 g/L，类风湿因子 178.0 IU/mL，ANA 测定阳性细颗粒型，抗 SSA/RO 60 kD 阳性，抗 SSA/RO 52 kD 阳性，抗 SSB 阳性；拟以"SS"收住入院。病程中伴有关节痛，累及双腕关节、手指间关节及膝关节，无肿胀；无脱发、口鼻溃疡、雷诺征，无胸闷、气急、乏力、周期性麻痹、夜尿增多，无头晕、头痛、肌力减退、四肢麻木等；食欲、睡眠、精神可，二便无异常，体重无变化。

③ 既往史：患者平素健康状况好，否认高血压、糖尿病、肾病等慢性病史，否认肝炎、结核等传染病史。否认吸烟、饮酒史，预防接种史不详，否认食物、药物过敏史，否认病态妊娠史，其母亲有 RA 病史。

④ 查体：T 36.8 ℃，P 70 次/分，R 16 次/分，BP 120/80 mmHg。发育正常，营养中等，双下肢可见高出皮面的直径 2~8 mm 大小类圆形紫癜样皮疹，压之不褪色，部分融合成片（图 65-1）；猖獗龋齿，可见残根（图 65-2）；全身淋巴结未触及肿大，腮腺未触及肿大，甲状腺未触及肿大。双肺呼吸音清，未闻及明显干、湿啰音。心音正常，未闻及明显病理性杂音，心率 70 次/分。腹部平坦，腹壁柔软，无压痛、无反跳痛，胆囊区无压痛，肝脾肋下未触及，移动性浊音阴性，肠鸣音 4 次/分。双下肢无水肿，肌力正常，病理征阴性。

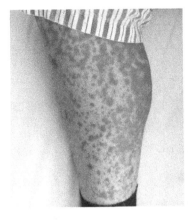
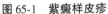

图 65-1　紫癜样皮疹　　　　　紫癜样皮疹

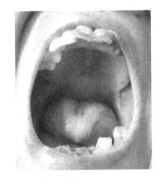

图 65-2　猖獗龋齿　　　　　猖獗龋齿

⑤ 辅助检查：血常规示 WBC 2.96×10⁹/L，Hb 102 g/L，PLT 236×10⁹/L。免疫球蛋白 G 31.60 g/L，类风湿因子 178.0 IU/mL。ANA 测定阳性细颗粒型，抗 SSA/RO 60 kD 阳性，抗 SSA/RO 52 kD 阳性，抗 SSB 阳性。

4. 诊断思路

① SS 的诊断：中年女性，慢性病程，有自身免疫性疾病（RA）家族史，起病表现为慢性口眼干燥，并伴有反复腮腺肿、牙齿片状脱落、下肢紫癜样皮疹；实验室检查提示白细胞减少，高球蛋白血症，自身抗体有 ANA 和抗 SSA、抗 SSB 抗体阳性，高度疑诊 SS。下一步入院完善唇腺活组织病理检查，见 4 个淋巴细胞灶（图 65-3）。根据 2002 年修订的 pSS 国际分类标准（表 65-1），SS 诊断成立。

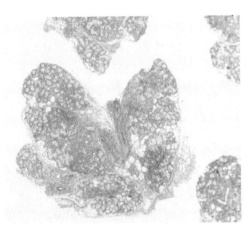

图 65-3　唇腺活组织病理检查　　　　　唇腺活组织病理检查

表 65-1　2002 年修订的 pSS 国际分类标准

条目	内容
Ⅰ. 口腔症状（3 项中有 1 项或 1 项以上）	1. 每日感口干持续 3 个月以上 2. 成年后腮腺反复或持续肿大 3. 吞咽干性食物时须用水帮助
Ⅱ. 眼部症状（3 项中有 1 项或 1 项以上）	1. 每日感到不能忍受的眼干，持续 3 个月以上 2. 有反复的砂子进眼或砂磨感觉 3. 每日须用人工泪液 3 次或 3 次以上

续表

条目	内容
Ⅲ. 眼部体征（2 项检查任意 1 项或 1 项以上阳性）	1. 泪液分泌试验（Schirmer 试验）（+）（≤5 mm/5 min） 2. 角膜染色（+）（≥4 van Bijsterveld 计分法）
Ⅳ. 组织学检查	下唇腺病理示淋巴细胞灶≥1 个（每 4 mm² 唇腺组织淋巴细胞聚集≥50 个即为 1 个灶）
Ⅴ. 唾液腺受损（3 项检查任意 1 项或 1 项以上阳性）	1. 唾液流率（+）（≤1.5 mL/15 min） 2. 腮腺造影（+） 3. 唾液腺放射性核素检查（+）
Ⅵ. 自身抗体	抗 SSA 或抗 SSB（+）（双扩散法）

注：① 诊断 pSS，在无任何潜在疾病的情况下，符合下述任意 1 条则可诊断。
a. 符合表中 4 条或 4 条以上，但必须含有条目Ⅳ（组织学检查）和（或）条目Ⅵ（自身抗体）；
b. 条目Ⅲ、Ⅳ、Ⅴ、Ⅵ 4 条中任意 3 条阳性。
② 诊断继发性 SS，患者有潜在的疾病（如任一结缔组织病），且符合表中 Ⅰ 和Ⅱ的任意 1 条，同时符合条目Ⅲ、Ⅳ、Ⅴ中任意 2 条。
③ 必须排除头、面、颈部放疗史，丙型肝炎病毒感染，艾滋病，淋巴瘤，结节病，GD，抗乙酰胆碱药物（如阿托品、莨菪碱、溴丙胺太林、颠茄等）的使用。

② 评估可能受累的脏器：诊断明确后，要评估系统受累情况，判断病情，以便采取相应的治疗措施。评估 SS 容易受累的脏器及系统，主要包括皮肤、血液系统、肺、肝、肾等，需要完善血常规、尿常规、肝肾功能、血钾水平、免疫球蛋白水平、溶血筛查、心脏彩超、胸部 CT 等一系列检查，尽早发现间质性肺炎、肺动脉高压、肾小管酸中毒、血液系统损害等，积极治疗，保护患者脏器功能，并减少淋巴瘤的发生。

5. 鉴别诊断

① SLE：该病常继发 SS 或以 SS 起病，但不同的是该病口眼干症状一般不突出，育龄期女性常见，常伴发热、面部蝶形红斑、口腔溃疡、脱发、血尿、蛋白尿，常有特征性的自身抗体出现，如抗 dsDNA 抗体、抗 Sm 抗体，有低补体血症等，临床应警惕是否同时存在这两种疾病。

② RA：SS 的关节炎一般不重，极少有关节骨破坏、畸形和功能受限。RA 患者多有对称性多关节肿痛，以小关节受累为主，口眼干燥症状不明显，类风湿因子和抗 CCP 抗体多阳性，而抗 SSA 和抗 SSB 抗体阴性，X 线以关节侵蚀性改变为主。

③ IgG4 相关性疾病：该病在 2010 年正式命名，是一组临床病理综合征，发病年龄多在 45 岁以上，男性多见。受累脏器与 SS 相似，包括自身免疫性胰腺炎、原发性硬化性胆管炎、慢性硬化性涎腺炎、腹膜后纤维化、间质性肾炎等。该病有血清 IgG4 大于 1 400 mg/L，组织中见淋巴细胞和 IgG4+浆细胞浸润。病理及 IgG4 亚类检测有助于鉴别诊断。

④ 其他：患者突出症状为口眼干，应询问患者是否有糖尿病、丙型病毒性肝炎、艾滋病、颈部及头面部放疗史，是否为移植物抗宿主病，是否有抗乙酰胆碱药物（如阿托品、莨菪碱、溴丙胺肽林、颠茄等）的使用。随着年龄的增长，腺体逐渐萎缩，部分老年人或伴有糖尿病等慢性系统性疾病的患者常有非特异性的口干、眼干，应注意鉴别。这类患者常常无唇腺病理的特征性灶性淋巴细胞浸润，自身抗体检测阴性。

三、诊断要点

中老年女性，有口眼干燥、牙齿片状脱落、反复腮腺肿、关节痛、紫癜样皮疹等多系统受累表现和免疫学异常的证据，应警惕 SS；也有一些 SS 不典型，可表现为肾小管酸中毒所致顽固性低钾血症，间质性肺炎引起咳嗽、气短，肺动脉高压、肝功能异常、血液系统损害如白细胞下降与血小板减少等；血清自身抗体抗 SSA 和（或）抗 SSB 抗体阳性，眼科检查如泪液分泌试验或角膜染色阳性、唇腺组织病理学检查腺体间质或导管周围有灶性淋巴细胞浸润有助于诊断。克里泽姆（Chisholm）和梅森（Mason）将唇腺组织病理分为：0度，无淋巴细胞浸润；1度，轻度浸润；2度，中度浸润，但未形成灶性；3度，每4 mm^{2}组织有一个淋巴细胞浸润灶；4度，每4 mm^{2}组织有一个以上的淋巴细胞浸润灶。

目前普遍采用的是欧美共识小组（AECG）在2002年制定的SS分类标准（表65-1），其敏感度为89.5%，特异度为97.8%。诊断时必须排除头、面、颈部放疗史，丙型肝炎病毒感染，艾滋病，淋巴瘤，结节病，淀粉样变性，移植物抗宿主病，抗乙酰胆碱药物（如阿托品、莨菪碱、溴丙胺太林、颠茄等）的使用。

四、治疗原则

1. 局部治疗

减轻口眼干症状很困难，治疗方法包括替代品如人工唾液和凝胶、人工泪液，M3受体激动剂如毛果芸香碱。

2. 系统治疗

对出现关节炎、肺间质病变、肝肾及神经系统等外分泌腺外系统损害的患者，应予糖皮质激素、免疫抑制剂等治疗。

3. 对症处理

纠正低钾血症；NSAID对肌肉、关节疼痛有效。

4. 生物制剂

抗CD20单克隆抗体可以抑制B细胞生成，可能成为有效的治疗药物。

五、医患沟通

患者可能的疑问是什么？	我们如何应对？
我为什么会得这个病？	SS的确切病因和发病机制不明，与遗传、感染（如EB病毒感染等）、环境等多种因素有关。
这个病怎么吃药能"断根"呢？	该病尚无根治方法，没有内脏损害者，以替代和对症治疗为主；有内脏损害者则须进行免疫抑制治疗。
唇腺活检术是什么？做完唇腺活检术需要注意什么？	唇腺活检术是诊断SS的重要依据之一，是局部麻醉下进行的一项微创性操作，通常取出下唇内侧的少许小涎腺做病理检查，操作简便，创伤小，安全性高，术后恢复快。做完唇腺活检术后30分钟内适度压迫切口局部止血，少言；术后2小时可饮用温凉水，进食易消化的食物，以流质或半流质为主；术后3周内不要吃过硬的食物。加强口腔护理，术后当天避免刷牙，可使用刺激性小的漱口水漱口。如术后有持续口腔出血或溃疡形成，须告知医生及时处理。根据创口大小，术后3~7天可拆线。病理报告1周左右出结果。
我平时需要注意什么？	要保持积极乐观的情绪，保证睡眠充足，病情稳定时适当进行有氧运动，劳逸结合。注意用眼卫生，减少眼疲劳，注意皮肤保湿，戒烟酒，保持口腔清洁，健康饮食，少吃辛辣、油炸、坚硬的食物，多饮水，减少龋齿和口腔继发感染；注意补钙，防治骨质疏松。育龄期女性备孕须在病情控制、安全用药及医生指导下有计划性地妊娠。定期复查，坚持长期风湿科门诊随访。

第 66 章 原发性血管炎

一、概述

血管炎是以血管壁间炎症导致血管损伤为主要表现的一大类异质性疾病。血管损伤可导致出血、栓塞或闭塞，引起供应器官的缺血、梗死等改变。因受累血管部位、类型、程度不同，血管炎的临床表现多样。

按照病因分类，大多数血管炎病因不明，称为原发性血管炎（primary vasculitis）；少数血管炎明确继发于其他基础疾病如感染、肿瘤、其他结缔组织病、单基因病等，称为继发性血管炎（secondary vasculitis）。按照受累部位的多少分类，累及多系统、多脏器的血管炎称为系统性血管炎（systemic vasculitis）；局限于单器官或单支血管的血管炎，如皮肤白细胞破碎性血管炎、原发性中枢神经系统血管炎、孤立性主动脉炎等，称为单器官血管炎（single-organ vasculitis，SOV）。按照受累血管管径分类，2012 年国际 Chapel Hill 共识会议（Chapel Hill Consensus Conference，CHCC）将血管炎大致分类为大血管炎（large vessel vasculitis，LVV）、中血管炎（medium vessel vasculitis，MVV）和小血管炎（small vessel vasculitis，SVV）等（图 66-1）。不同大小的血管存在解剖结构、组织细胞构成、血流动力学、免疫防御机制等方面的差异，但各类血管炎发病的具体机制尚不清楚。

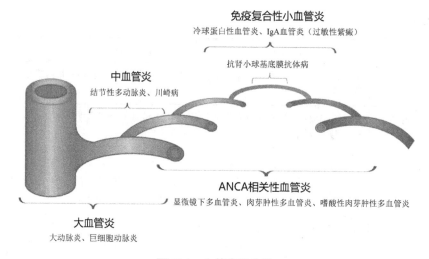

图 66-1　血管炎的分类

1. 大血管炎

（1）大动脉炎（Takayasu arteritis，TA）

TA 主要累及主动脉及其近端分支，如颈动脉、锁骨下动脉和胸腹主动脉，好发于 40 岁以下的亚洲女性。头颈痛、脉搏减弱或消失（无脉征）、双上肢血压不对称、下肢跛行是其临床特征。

（2）巨细胞动脉炎（giant cell arteritis，GCA）

GCA 主要累及主动脉及其主要分支，包括颈动脉分支，尤其是颞动脉，通常在 50 岁之后发病。典型表现为颞部头痛、间歇性下颌运动障碍和失明三联征。该病常伴发风湿性多肌痛。

2. 中血管炎

（1）结节性多动脉炎（polyarteritis nodosa，PAN）

PAN 累及中、小肌性动脉的坏死性血管炎，呈节段性分布。临床常表现为肾梗死或肾微小血管瘤引起的肾血管性高血压、肠系膜血管炎诱发的腹痛、冠状动脉炎引起的心肌缺血甚至心肌梗死、多发性单神经炎、睾丸炎、网状青斑等。不伴有肾小球肾炎、肺毛细血管炎和深静脉血栓形成。部分病例与乙型肝炎病毒感染相关。

（2）川崎病（Kawasaki disease，KD）

KD 又名皮肤黏膜淋巴结综合征（mucocutaneous lymph node syndrome，MCLS），好发于儿童，主要累及中、小动脉，也可累及主动脉、大动脉及冠状动脉。主要表现为急性发热、皮肤黏膜病变、淋巴结肿大、冠状动脉损伤等。

3. 小血管炎

（1）ANCA 相关性血管炎（ANCA-associated vasculitis，AAV）

AAV 是以小血管节段性纤维素样坏死为病理特征的寡免疫复合物性小血管炎，包括肉芽肿性多血管炎（granulomatosis with polyangiitis，GPA）、显微镜下多血管炎（microscopic polyangiitis，MPA）和嗜酸性肉芽肿性多血管炎（eosinophilic granulomatosis with polyangiitis，EGPA）三种亚型，血清 ANCA 阳性，间接免疫荧光法下呈胞浆型 ANCA（cytoplasmic ANCA，cANCA）和核周型 ANCA（perinuclear ANCA，pANCA），cANCA 的主要靶抗原为蛋白酶 3（proteinase 3，PR3），pANCA 的主要靶抗原之一是髓过氧化物酶（myeloperoxidase，MPO）。

① GPA 原名韦格纳肉芽肿病（Wegener granulomatosis，WG），是一种累及小动静脉和毛细血管的纤维素样、坏死性、肉芽肿性血管炎，多累及鼻和肺组织，典型临床表现为上呼吸道病变、肺炎和肾小球肾炎三联征，血清 PR3-ANCA 阳性。

② MPA 是一种累及全身小血管、无或寡免疫复合物沉积的非肉芽肿性坏死性血管炎，肾脏和肺最常受累，也可累及皮肤、眼、心脏、消化道、神经等全身各器官，急性起病可表现为急进性肾小球肾炎和肺出血，隐匿起病可表现为皮肤紫癜、充血性斑丘疹、关节肌痛、发热等。血清 MPO-ANCA 多为阳性。

③ EGPA 原名 Churg-Strauss 综合征（Churg-Strauss syndrome，CSS）或变应性肉芽肿性血管炎，是一种累及多系统的以过敏性鼻炎或哮喘、外周血和组织嗜酸性粒细胞增多、血管外肉芽肿为特征的坏死性小血管炎，常累及呼吸系统、神经系统、皮肤、心脏、胃肠道和肾脏，约 40% 的 EGPA 患者血清 MPO-ANCA 阳性。

（2）免疫复合物性小血管炎（immune complex small vessel vasculitis）

① IgA 血管炎（immunoglobulin A vasculitis，IgAV）原名过敏性紫癜（Henoch-Schönlein purpura，HSP），常见于儿童，临床可表现为皮肤紫癜、关节痛和关节炎、急性肠胃炎、肾炎，成年起病者可出现严重脏器受累，病理表现为广泛的小血管白细胞碎裂性血管炎，以毛细血管为主，可累及小静脉和小动脉，免疫荧光染色可见 IgA 为主的免疫复合物沉积。

② 冷球蛋白血症性血管炎（cryoglobulinemic vasculitis，CV）是一种以皮肤黏膜损害与气温变化相关为主的小血管炎，常表现为高出皮肤的紫癜、乏力、关节痛、肌肉痛、雷诺现象、周围神经病变、肾脏病变等，血清中冷球蛋白阳性。冷球蛋白是免疫球蛋白的一种，在低温条件下可从血清中析出，复温后溶解。丙型肝炎病毒是冷球蛋白血症的主要致病因素之一。

③ 抗肾小球基底膜病（anti-glomerular basement membrane disease）主要累及肾、肺毛细血管，肺部受累通常引发出血性肺泡炎，肾脏受累则表现为急进性肾炎综合征，肺、肾同时受累表现为肺出血肾炎综合征，即 Goodpasture 综合征。血清抗肾小球基底膜（glomerular basement membrane，GBM）抗体阳性，组织病理学可见抗 GBM 抗体沉积于基底膜。

④ 低补体血症性荨麻疹性血管炎（hypocomplementemic urticarial vasculitis，HUV）在中老年女性中常见，临床特点为慢性荨麻疹性皮损伴低补体血症，严重时表现为肾小球肾炎、关节炎、慢阻肺、周期性腹痛、葡萄膜炎或巩膜外层炎，血清抗 C1q 抗体阳性，组织病理表现为白细胞碎裂性血

管炎。该病可同时合并 SLE、SS、单克隆丙种球蛋白血症等系统性疾病。

4. 变异性血管炎

（1）白塞病（Behcet disease，BD）

BD 是一种累及多器官的慢性、复发性炎性疾病，以反复口腔阿弗他溃疡、生殖器溃疡、皮肤损害等为主要临床特征，严重时可伴重要器官或系统如眼、胃肠道、大血管和中枢神经系统受累。

（2）科根综合征（Cogan syndrome，CS）

科根综合征以眼和前庭听觉系统受累为特点，中青年好发，主要表现为非梅毒性间质性角膜炎、前庭功能障碍、突发听力下降，大、中、小血管均可受累。

5. 单器官血管炎（single-organ vasculitis，SOV）

SOV 是指单个器官中动脉或静脉血管炎，且并非系统性血管炎的局部表现，如原发性中枢神经系统血管炎（primary angiitis of the central nervous system，PACNS）、皮肤血管炎、孤立性主动脉炎（isolated aortitis，IA）等。一些 SOV 可能会发展成系统性血管炎。

6. 系统性自身免疫性疾病相关血管炎

与系统性疾病相关的血管炎可继发于某病因或系统性疾病，如 SLE、RA、SS、皮肌炎、系统性硬化症等结缔组织病。

7. 与可能病因相关的血管炎

一些血管炎与特定的病因相关，如感染相关性血管炎、药物相关性血管炎、肿瘤相关性血管炎等，其诊断应指明潜在原因。

二、"见"患者，"习"案例

（一）我们可能遇到血管炎患者的科室

血管炎的种类繁多，症状也非常多样，包括全身系统性症状、血供减少或出血导致的症状及脏器功能损害症状，故可见于各个科室。

（二）我们可能遇到的病例

患者，女，42 岁，因"咳嗽 1 月余，加重伴咯血 3 周"入院。

1. 问诊要点

（1）现病史

按呼吸系统疾病常规采集病史，同时注意追问以下内容。

① 全身表现：如发热、消瘦、乏力、纳差、肌痛、关节痛等非特异性表现，以全身性表现首发的患者容易被漏诊。

② 血管炎症：大动脉炎可表现为颈痛，巨细胞动脉炎常见头颞部痛，咀嚼、说话时出现下颌关节疼痛、舌部疼痛；中小血管炎可出现皮肤触痛性紫癜、红斑、斑丘疹、脓疱丘疹；BD 常见口腔、生殖器痛性黏膜溃疡等。

③ 血供减少或出血：如皮肤破溃、坏死、溃疡等，头皮坏死、舌坏死，手足发凉、麻木、乏力、无脉症，下颌跛行，肢体跛行，视力受损，进餐后腹痛、血便、头晕、记忆力下降、一过性脑缺血，胸痛、咯血、气促等肺梗死表现，心前区疼痛、濒死感等心绞痛表现。若以动脉瘤破裂出血、内脏出血等出血为首诊表现，常常病情危急。

④ 脏器功能损害：鼻塞、流涕、咳嗽、咯血等呼吸道受累表现，严重时气促、低氧血症等呼吸衰竭表现，胸闷、气促、夜间不能平卧等心功能不全表现，偏瘫、不能言语、癫痫、昏迷等严重神经系统损害表现，尿少、水肿、血肌酐升高等肾功能减退表现，血运障碍引起的肠梗阻、肠坏死，眼、耳受累引起视力、听力受损，肢体坏疽及伴发感染，恶性高血压引起多脏器损害，等等。少数患者因动脉瘤破裂出血、出血性休克等病情变得危重。

（2）既往史、个人史、婚育史、家族史

有无其他慢性病病史，有无食物及药物过敏史、手术外伤史、吸烟饮酒史、疫苗接种史、病态妊娠史，家族中有无风湿科疾病史等。

2. 查体要点

生命体征（体温 T，脉搏 P，呼吸 R，血压 BP），双侧血压不对称，如双上肢收缩压差 > 10 mmHg，须记录。

一般情况：神志情况，营养情况，体位。

血管查体：视诊有无血管增粗、迂曲、突出，有无明显搏动；触诊表浅动脉搏动是否可触及，双侧是否对称，注意颈动脉不能同时触摸两侧、力度不可过大，有无触痛、压痛，有无条索样、串珠样僵硬感，肢体皮温有无降低、双侧是否对称；听诊时用钟型听诊器听诊，注意有无血管杂音，心音听诊有无异常。

皮肤黏膜查体：皮疹的分布及特征，如有无结节红斑（图 66-2），有无水疱、坏死、溃疡、瘀点（图 66-3）、紫癜、瘀斑、网状青斑（图 66-4）、雷诺现象，有无口腔或鼻腔黏膜溃疡（图 66-5）、外阴溃疡，注意描述位置、大小、表面颜色，中央有无隆起或凹陷，边缘是否清晰，有无充血、水肿、渗液，有无触痛。

针刺试验：用 20 号无菌针头或更大的针头，斜行刺入皮内约 5 mm，沿纵向稍作捻转后退出，在 24~48 小时后局部如果出现直径大于 2 mm 的毛囊炎样或者脓疱疹样改变则为阳性。针刺试验阳性为 BD 诊断依据之一。

神经系统查体：如意识、精神状态，眼球的形态及运动，面部及肢体的深浅感觉、听力、视力、肌力、肌张力等。

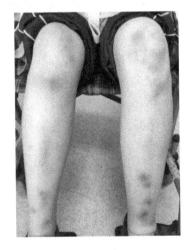

图 66-2　结节红斑　　　　结节红斑

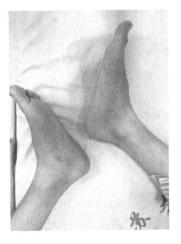

图 66-3　瘀点　　　　瘀点

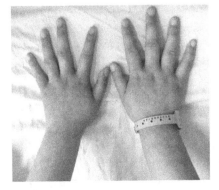

图 66-4　网状青斑　　　　网状青斑

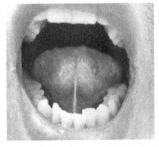

图 66-5　口腔溃疡　　　　口腔溃疡

3. 归纳病例特点

① 中年女性，亚急性病程。

② 现病史：患者1个多月前受凉后出现咳嗽，咳白色黏痰，无发热、咽痛、鼻塞、皮疹、关节痛，3周前咳嗽咳痰加重伴咯血，为痰中带少许鲜红色血块，伴尿色加深呈洗肉水样，无头晕、心悸，无胸闷、胸痛，无呕血、黑便，无鼻出血、牙龈出血，无皮下出血点。查血常规示 WBC 15.59×10⁹/L，中性粒细胞百分比92.9%，Hb 105 g/L，PLT 406×10⁹/L；尿常规示隐血（+++），蛋白（++），红细胞510/μL；pANCA 阳性，MPO-IgG 弱阳性；胸部 CT 提示两肺炎症伴出血。外院予抗感染等对症治疗后症状逐渐好转，今为进一步诊治，门诊拟以"MPA"收住风湿科。病程中，患者食纳、精神、睡眠可，大便正常，小便如上述，近期体重无明显改变。

③ 既往史：否认高血压、糖尿病、肾病等慢性病病史，否认肝炎、结核等传染病病史。否认吸烟、饮酒史，预防接种史不详，有"阿奇霉素"过敏史。否认家族中风湿科疾病史。

④ 查体：T 36.7 ℃，P 72 次/分，R 15 次/分，BP 112/76 mmHg。神志清，精神可，轻度贫血貌，全身皮肤无皮疹，无瘀点瘀斑，巩膜无黄染，双侧瞳孔等大正圆，对光反射灵敏，外耳道无分泌物，鼻中隔无偏曲，腮腺、甲状腺无肿大。双肺呼吸音粗，未闻及明显干、湿啰音及胸膜摩擦音。心率72 次/分，心律齐，心音正常，各瓣膜听诊区未闻及病理性杂音。腹部平软，未触及压痛、反跳痛。脊柱、四肢无畸形，关节无肿胀压痛，双下肢无水肿，生理反射存在，病理反射未引出，脑膜刺激征阴性。

⑤ 辅助检查：血常规示 WBC 15.59×10⁹/L，中性粒细胞百分比92.9%，Hb 105 g/L，PLT 406×10⁹/L。尿常规示蛋白（++），隐血（+++），红细胞510/μL。红细胞沉降率14.0 mm/h。MPO-IgG 弱阳性，pANCA 阳性，cANCA 阴性，PR3 阴性。胸部 CT 示两肺炎症伴出血可能。

胸部 CT

4. 诊断思路

患者中年女性，亚急性病程，起病表现为咳嗽、咯血、肉眼血尿，辅助检查示尿蛋白阳性、尿红细胞阳性、MPO-IgG 弱阳性、pANCA 阳性，胸部 CT 提示肺泡出血伴炎症。根据2022 年 ACR/EULAR 的 MPA 分类标准积分9分，故诊断 MPA，属于 ANCA 相关性血管炎。因 ANCA 阳性也可见于其他类型血管炎、自身免疫性疾病、药物相关性血管炎，以及一些感染性疾病，故仍须与其他疾病鉴别后确诊，同时还可进一步完善肺或肾活检。

目前尚无统一的 MPA 临床诊断标准，以下情况有助于 MPA 的诊断：（a）中老年，以男性多见；（b）具有发热、乏力、厌食、关节痛和体重减轻等前驱症状；（c）肾脏损害表现，包括蛋白尿、血尿和（或）急进性肾功能不全等；（d）伴有肺部或肺肾综合征的临床表现；（e）伴有胃肠道、心脏、眼、耳、关节等全身各器官受累表现；（f）ANCA 阳性；（g）肾、肺活检有助于诊断。

当考虑患者病变以小血管受累为主，排除类似血管炎的替代诊断时可使用2022 年 ACR/EULAR 的 MPA 分类标准（表66-1），以下6项评分总和≥5分的患者可以分类诊断为 MPA。

表 66-1　2022 年 ACR/EULAR 的 MPA 分类标准

项目	内容	评分
临床表现	鼻腔血性分泌物、溃疡、鼻痂或鼻窦-鼻腔充血/不通畅、鼻中隔缺陷或穿孔	−3 分
实验室检查	pANCA 或 MPO-ANCA 抗体阳性	+6 分
	胸部影像学检查提示肺纤维化或肺间质性病变	+3 分
	寡免疫复合物沉积的肾小球肾炎	+3 分
	cANCA 或 PR3-ANCA 抗体阳性	−1 分
	血嗜酸性粒细胞计数≥1×10⁹/L	−4 分

5. 鉴别诊断

本例患者为咳嗽、咯血起病，常规须与支气管疾病、肺部疾病、心血管疾病相鉴别；因存在尿检异常，提示肺、肾同时受累，须重点鉴别全身性疾病，排除血液系统疾病、肿瘤性疾病、感染性疾病、药物性血管炎等，此外，也须排除免疫系统疾病如 SLE、免疫复合物性小血管炎如 Goodpasture 综合征等，这些疾病须通过血清自身抗体、肾脏病理活检等进一步鉴别。

三、诊断要点

血管炎的临床表现经常缺乏特异性，不典型的病例很常见，不同类型的血管炎之间临床表现可重叠存在，也与肿瘤、感染、其他自身免疫性疾病等表现相似。实验室检查缺乏特异性，疾病活动期会出现红细胞沉降率、CRP 升高，肾脏受累者可出现血尿、蛋白尿、红细胞管型、血肌酐升高等，TA、PAN、AAV、BD 可有免疫球蛋白升高，部分 EGPA 患者血清 IgE 升高，约 50% 的 IgAV 患者血清 IgA 升高；应用于临床的自身抗体有限，如 ANCA、GBM 抗体的检测有助于诊断 AAV、抗肾小球基底膜病，CV 患者冷球蛋白检测阳性，HUV 患者抗 C1q 抗体阳性，部分血管炎患者也可检测出类风湿因子、ANA、抗心磷脂抗体、抗内皮细胞抗体等抗体阳性，自身抗体阳性也可见于其他原发或继发免疫性疾病。影像学检查仅针对大、中血管炎，数字减影血管造影（DSA）、CTA 可显示血管有无狭窄、扩张、闭塞，但无法显示血管炎症，且造影剂有一定的肾毒性；MRA、PET/CT 可显示有无管壁增厚、水肿等活动性炎症，但价格昂贵；超声可显示血管壁结构和进行血流动力学分析，但仅可检查相对表浅、周围干扰少的血管。组织病理学检查是诊断的重要组成部分，根据炎症细胞浸润不同可分为白细胞碎裂性、淋巴细胞性、嗜酸细胞性、肉芽肿增生性血管炎等，但病理表现有时也缺乏特异性，或者取材标本质量欠佳等，均可导致病理诊断困难。故血管炎明确诊断相对困难，须结合临床表现、实验室检查、影像学、组织病理学等方面综合判断，同时须广泛鉴别感染、肿瘤、药物相关及其他自身免疫性疾病。

四、治疗原则

1. 治疗目标

目前尚无可以根治血管炎的方法，统一原则是早期诊断、早期治疗，全面评估、分层个体化治疗，规律随访、全程监测。治疗的目标是积极控制炎症、缓解症状，定期评估病情活动程度，实现疾病持续稳定，阻止进展、防止复发，减少脏器损伤和药物不良反应，防治合并症和并发症，延长患者的生存期，提高生活质量，为外科干预创造条件。血管炎治疗一般包括诱导缓解、维持缓解、复发治疗三个阶段。

2. 药物治疗

① 糖皮质激素：治疗系统性血管炎最常用的药物，根据血管炎的类型、病变范围、疾病严重程度使用不同剂量，对于重症病例急性期可采用静脉冲击疗法。由于糖皮质激素的远期不良反应，病情稳定后须缓慢减量，以最低剂量的糖皮质激素维持长期稳定，少数患者病情长期稳定后可尝试停药，但仍须密切随访，防治复发。

② 免疫抑制剂及免疫调节剂：疾病活动度高、病变严重或存在脏器受累时常与糖皮质激素联合使用，以诱导缓解和维持缓解，减少激素用量，防止疾病复发。常用的有环磷酰胺、吗替麦考酚酯、硫唑嘌呤、甲氨蝶呤、来氟米特、环孢素 A、他克莫司等，此类药物的不良反应较多，用药期间须密切监测。此外，羟氯喹、沙利度胺、秋水仙碱等免疫调节剂主要用于皮肤及黏膜病变。

③ 靶向治疗药物：主要用于难治性、复发性、对糖皮质激素及免疫抑制剂禁忌或不耐受的患者。主要包括生物类靶向治疗药物如肿瘤坏死因子拮抗剂、IL-6 受体拮抗剂、CD20 单抗等，化学合成类小分子靶向治疗药物如托法替布、巴瑞替尼等。此类药物起效快、作用强，主要适用于 RA、脊柱关节炎等，在血管炎的应用属于超适应证用药，大多数仍缺乏有力的循证医学证据。

④ 其他治疗：如血浆置换、免疫吸附、大剂量丙种球蛋白静脉输注、造血干细胞移植等，用于急危重症或难治性、传统治疗禁忌的治疗。对症治疗如调脂类药物、抗凝及抗血小板药物等的使用，临床上仍存在争议。如果重要血管的严重病变导致狭窄、闭塞、瘤样扩张，引起靶器官严重的缺血症状或动脉瘤破裂风险，必要时需要外科干预。

3. 预后

既往由于对疾病的认识不足，诊断常被延误，且有效的治疗手段缺乏，这些导致系统性血管炎预后差、死亡率高。近年来，随着诊疗技术的发展，系统性血管炎患者的长期结局较前已明显改善。对疾病早期诊断，有效评估，个体化分层治疗，防治并发症及合并症，长期监测随访，实现病情持续缓解，可显著改善患者的生存期和生活质量。

五、医患沟通

患者可能的疑问是什么？	我们如何应对？
我为什么会得这个病？	这个病的发病机制还不清楚，和遗传背景、环境因素、感染、免疫系统紊乱都可能有关。
药要吃到什么时候？	一般情况下需要长期服用药物维持病情稳定，预防疾病复发。但用药的种类和剂量都不是一成不变的，治疗一般分为诱导缓解和维持巩固阶段。起病初期病情较急较重时，用药可能会又多又复杂，经过一段时间的治疗，等到疾病得到控制，医生会根据情况逐渐减少用药，用更精简的药方维持疾病的长期稳定。如果出现疾病复发等新发情况，还需要增加用药甚至更换治疗方案，根据具体情况具体调整。
平时需要注意什么？	保持乐观的情绪，积极的生活态度，充足的睡眠。饮食上应避免易引起过敏的食物，多吃新鲜卫生的蔬菜水果，适量的蛋、肉，低盐、低脂肪、低热量，保证合理营养。禁止吸烟，预防感冒。有雷诺现象的患者注意手足保暖。家中自备血压计，定期测量。病情稳定时适度运动，避免高强度的运动。坚持定期到医院复诊，调整治疗方案。

第 67 章 炎症性肌病

一、概述

特发性炎症性肌病（idiopathic inflammatory myopathy，IIM）是一组以横纹肌和皮肤慢性炎症为特征的异质性疾病，主要表现为对称性近端肢体骨骼肌无力和肌酶升高。目前 IIM 尚无确切的诊断标准。

1975 年博安（Bohan）/彼得（Peter）将 IIM 分为五类：原发性多发性肌炎（polymyositis，PM）、原发性皮肌炎（dermatomyositis，DM）、恶性肿瘤相关的 IIM、血管炎相关的 IIM、胶原血管病相关的 IIM。2004 年欧洲神经肌肉中心（ENMC）将成人 IIM 重新分为五类：PM、DM、包涵体肌炎（inclusion body myositis，IBM）、免疫介导的坏死性肌病（immune-mediated necrotizing myopathy，IMNM）和非特异性肌炎（nonspecific myositis，NSM），其中无肌病性皮肌炎（amyopathic dermatomyositis，ADM）、可疑无皮炎性皮肌炎（possible dermatomyositis sine dermatitis）是 DM 的特殊亚型。2017 年 EULAR/ACR 发布了涵盖成人和青少年的 IIM 分类标准，将 IIM 患者进一步分为 PM、DM、IBM、ADM、幼年皮肌炎（juvenile dermatomyositis，JDM）和其他青少年肌炎。随着 IIM 自身抗体谱的陆续发现，如肌炎特异性抗体（myositis-specific antibodies，MSAs）、肌炎相关性自身抗体（myositis-associated antibodies，MAAs）等，以及其与临床特征之间的关联，2018 年 ENMC 将 MSAs 相关的 IIM 分为 DM、IBM、IMNM 和抗合成酶综合征（anti-synthetase syndrome，ASS）。

DM 在出现典型皮疹的前提下，分为自身抗体阳性和自身抗体阴性的 DM。抗 NT5C1A（或称为 cN-1A）抗体是目前发现的第一种对 IBM 特异的抗体，但阳性率不高，也可在部分 SLE 或 SS 患者中检出。IMNM 抗体阳性的患者，无论是否伴有 DM 样皮疹，均纳入 IMNM。ASS 是 IIM 中的一种特殊类型，以抗氨酰 tRNA 合成酶（aminoacyl-tRNA synthetases，ARS）抗体阳性为特征，以肌炎、肺间质病变（interstitial lung disease，ILD）、对称性关节炎为经典三联征表现，伴或不伴有技工手、雷诺现象、急性发热等表现的一组综合征；ASS 在病理生理学上与 DM 明显不同，即使 ASS 患者伴有 DM 样皮疹，也称其为具有 DM 样皮疹的 ASS，而不再归类为 DM。

二、"见"患者，"习"案例

（一）我们可能遇到炎症性肌病患者的科室

我国 PM/DM 的发病率尚不明确，国外报道 IIM 发病率为（0.5~8.4）/10 万人，不同种族发病率不全相同，DM 比 PM 更多见，儿童发病高峰 10~15 岁，成人发病高峰 45~60 岁，男女比约 1:2。

除风湿科外，以皮疹、溃疡、皮下钙化等皮肤表现为首诊的患者主要见于皮肤科，以肌痛、乏力为主的患者常首诊于神经内科、内分泌科，以胸闷气促为主的患者可能首诊于心血管内科、呼吸内科，以声音嘶哑、构音障碍、吞咽困难为主的患者可能首诊于五官科、消化内科，病情急性进展危重时可见于急诊甚至 ICU。

（二）我们可能遇到的病例

患者，女，54 岁，因"双手皮疹、肌痛乏力伴活动后胸闷 4 月余"入院。

1. 问诊要点

（1）现病史

皮肤、肌肉病变出现的时间；有无外伤、剧烈运动、感染、过敏、食物或药物刺激等诱因；皮疹的特点、部位、持续时间，以及加重、缓解因素（如有无光敏性），有无疼痛、瘙痒、烧灼感、红肿、破溃、皮下钙化、雷诺现象，有无脱发；肌痛的部位、程度、是否对称分布，肌力减退的肌群部位，有无活动受限，有无肌肉肿胀或萎缩，有无麻木、非凹陷性水肿。

伴随症状：有无发热，有无关节肿痛，关节疼痛、肿胀部位，有无晨僵；有无心肺受累，如心慌、胸闷、胸痛、咳嗽、气短、乏力、头晕、黑蒙、呼吸困难，及其与活动程度的关系；有无吞咽肌受累，如饮水呛咳、吞咽困难；其他如合并 SS、硬皮病伴随口干、眼干、皮肤硬化等。

就诊经过：检查结果、用药及效果等。

一般情况：精神、睡眠、情绪、饮食、大小便量、体重变化。

（2）既往史、个人史、婚育史、家族史

有无其他慢性病病史，有无食物及药物过敏史、手术外伤史、吸烟饮酒史、疫苗接种史、病态妊娠史，家族中有无风湿科疾病史等。

2. 查体要点

生命体征（体温 T，脉搏 P，呼吸 R，血压 BP）。

一般情况：神志情况，营养情况，体位。

皮肤（IIM 的典型皮损表现）：

技工手（mechanic hands）（图 67-1）：主要见于 ASS，如同技术工人的手，双手外侧掌面皮肤角化、裂纹、粗糙脱屑，严重时可伴色素沉着。

Gottron 征（Gottron sign）（图 67-2）：多对称分布于指（趾）间关节、掌指关节伸面、肘关节、膝关节伸面及内踝，表现为紫红色红斑、斑点或斑块，伴皮肤萎缩，色素减退；如上述部位的皮肤表现为紫红色丘疹，常伴有鳞屑，甚至在关节伸面出现溃疡性病变，则称为 Gottron 疹（Gottron papules）（图 67-3）；如皮损发生部位除关节伸面外还位于关节掌面，则称为反向 Gottron 征/疹（图 67-4）。

向阳疹（heliotrope rash）（图 67-5）：表现为眼睑、眶周水肿性紫红色皮疹。

"V 领" 征（V-sign）：在患者颈前、胸部的紫红色皮疹。

披肩征（shawl sign）：在患者肩背部的弥漫性水肿性紫红色皮疹。

枪套征（holster sign）（图 67-6）：臀部侧面红色或紫红色皮疹。

甲周红斑（periungual erythema）：在手指甲两侧和底部呈现暗紫色充血皮疹，可伴手指溃疡。

异色症：常分布于面、颈、上胸部，在红斑鳞屑基础上同时存在色素沉着及点状色素脱失、点状角化，伴表皮萎缩、毛细血管扩张。

此外还会有雷诺现象、网状青斑、多形性红斑、非瘢痕性脱发、银屑病样皮损、皮下钙化等表现。

关节：查体参考 RA。

肌肉与神经：肌肉压痛部位、四肢肌力分级、肌张力，有无肌肉肿胀、萎缩，注意与神经系统疾病鉴别。

心脏：心界有无扩大，有无 P2 亢进、心律不齐、异常心音、病理性杂音、心包摩擦音、颈静脉怒张、肝颈静脉回流征等。

肺：有无呼吸频率异常，有无干、湿啰音和（或）摩擦音，注意其范围。

消化道：有无腹部压痛、包块，有无肠鸣音异常，有无肛门括约肌失禁。

肾：有无水肿，注意其程度。

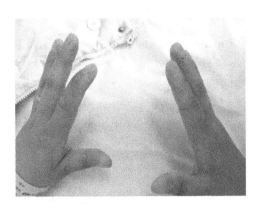

图 67-1　技工手　　　　　　　　　　技工手

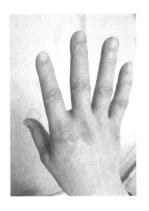

图 67-2　Gottron 征　　　　　　　　Gottron 征

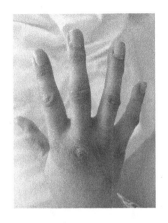

图 67-3　Gottron 疹　　　　　　　　Gottron 疹

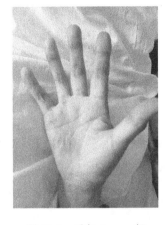

图 67-4　反向 Gottron 征　　　　　　反向 Gottron 征

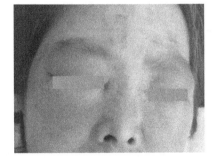

图 67-5　向阳疹　　　　　　　　　　向阳疹

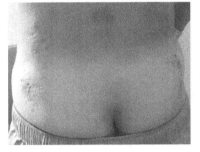

图 67-6　枪套征　　　　　　　　　　枪套征

3. 归纳病例特点

① 中年女性，慢性病程。

② 现病史：患者 4 个多月前无明显诱因出现双手红斑伴皮肤粗糙，四肢近端肌痛乏力，双上臂抬举、双腿蹲起困难，伴活动后胸闷气促，咳嗽，咳少许白痰，无皮肤瘙痒，无脱发，无口腔溃疡，无关节肿痛，至当地医院就诊，予抗感染治疗后稍缓解（具体不详）。1 个月前上述症状再发，伴低热，再次至当地医院查血清 CK 3 356 U/L, ALT 108 U/L, AST 141 U/L, ANA 阳性, PL-7 阳性, SSA/Ro52 阳性；双下肢肌肉 MRI 示双侧大腿各肌群信号异常；胸部 CT 示两肺炎症，间质性为主；肺功能示限制性通气功能障碍，弥散功能障碍。予甲泼尼龙（120 mg/d×3 d）+免疫球蛋白及补钾、护胃等治疗，现为进一步治疗入住风湿科。自发病以来，患者食欲、精神、睡眠尚可，大小便正常，体重未见明显变化。

③ 既往史：否认高血压、糖尿病、肾病等慢性病病史，否认肝炎、结核等传染病病史。否认吸

烟、饮酒史，预防接种史不详，否认食物、药物过敏史。否认家族中风湿科疾病史。

④ 查体：T 36.5 ℃，P 80 次/分，R 16 次/分，BP 118/75 mmHg。神志清，精神可，双手无雷诺现象，双手掌散在红斑，双手外侧掌面"技工手"样改变。全身浅表淋巴结未触及肿大。颈软，气管居中，甲状腺无肿大，颈静脉无怒张。胸廓无畸形，双肺叩诊呈清音，双肺呼吸音粗，双下肺野可闻及明显细湿啰音。心界不大，心律齐，各瓣膜听诊区未闻及明显病理性杂音。腹平软，无压痛、反跳痛，移动性浊音阴性。脊柱、四肢无畸形，关节无肿胀压痛，双下肢无水肿，双上臂、双大腿肌肉压痛，四肢肌力 4 级，肌张力正常，生理反射存在，病理反射未引出。

⑤ 辅助检查：CK 3 356 U/L，ALT 108 U/L，AST 141 U/L，ANA 阳性，抗 PL-7 阳性，SSA/Ro52 阳性。双下肢肌肉 MRI 示双侧大腿各肌群信号异常。胸部 CT 示两肺炎症，间质性为主。肺功能示限制性通气功能障碍，弥散功能障碍。

胸部 CT

4. 诊断思路

患者中年女性，慢性病程，起病表现为双手皮疹、四肢肌痛无力、活动后胸闷，其间伴发热，双手皮疹为 ASS 典型皮疹"技工手"，对称性近端肌肉疼痛伴无力，CK 升高、肌肉 MRI 示双侧大腿近端肌群信号异常，提示骨骼肌受累，胸闷症状结合肺限制性通气功能及弥散功能障碍、胸部 CT 表现为间质性炎症，提示肺间质受累。根据 1975 年的 PM/DM 分类标准，患者存在对称性近端肌无力表现，血清肌酶升高，为疑诊 PM；根据 2017 年的 IIM 分类标准（表 67-1、表 67-2），患者的无肌活检标准积分为 5.8 分，为拟诊 IIM；但患者查自身抗体抗 PL-7 阳性，PL-7 为苏氨酰 tRNA 合成酶，结合患者符合"技工手"、间质性肺炎等抗合成酶综合征常见的临床特点，故诊断为 ASS。

表 67-1   2017 年 EULAR/ACR 成人 IIM 分类标准

项目	细则	无肌活检	有肌活检
发病年龄	≥18 岁，<40 岁	1.3	1.5
	≥40 岁	2.1	2.2
肌无力表现	上肢近端对称性肌无力，常进行性加重	0.7	0.7
	下肢近端对称性肌无力，常进行性加重	0.8	0.5
	颈屈肌肌力低于颈伸肌肌力	1.9	1.6
	下肢近端肌力低于远端肌力	0.9	1.2
皮肤表现	向阳疹	3.1	3.2
	Gottron 疹	2.1	2.7
	Gottron 征	3.3	3.7
其他临床表现	吞咽困难或食管运动功能障碍	0.7	0.6
实验室检查	抗 Jo-1 抗体阳性	3.9	3.8
	血清 CK 或 LDH 或 AST 或 ALT 升高	1.3	1.4
肌活检特征	单核细胞浸润肌内膜，包绕但未侵犯肌纤维	—	1.7
	肌束膜和（或）血管周围有单核细胞浸润	—	1.2
	束周萎缩	—	1.9
	镶边空泡	—	3.1

表67-2　2017年EULAR/ACR成人IIM分类标准积分

分类诊断	概率	无肌活检标准积分	有肌活检标准积分
确诊IIM	≥90%	≥7.5	≥8.7
拟诊IIM	≥55%，<90%	≥5.5	≥6.7
疑诊IIM	≥50%，<55%	≥5.3	≥6.5
排除IIM	<50%	<5.3	<6.5

注：确诊IIM和拟诊IIM（无肌活检积分≥5.5或有肌活检积分≥6.7）为EULAR/ACR标准诊断的炎性肌病（概率≥55%）。

1975年Bohan/Peter建议的PM/DM分类标准。

① 对称性近端肌无力表现：肩胛带肌和颈前伸肌对称性无力，持续数周至数月，伴或不伴食管或呼吸肌肉受累。

② 肌肉活检异常：肌纤维变性、坏死，细胞吞噬、再生、嗜碱性变，核膜变大，核仁明显，筋膜周围结构萎缩，纤维大小不一，伴炎性渗出。

③ 血清肌酶升高：血清肌酶，如CK、醛缩酶、ALT、AST和LDH升高。

④ 肌电图示肌源性损害：肌电图有三联征改变，即时限短、小型的多相运动电位，纤颤电位、正弦波，插入性激惹和异常的高频放电。

⑤ 典型的皮肤损害：（a）眶周皮疹，眼睑呈淡紫色，眶周水肿；（b）Gottron征，掌指及近端指间关节背面的红斑性鳞屑疹；（c）膝、肘、踝关节、面部、颈部和上半身出现的红斑性皮疹。

判定标准：确诊PM应符合①—④条中的任何3条标准；疑诊PM应符合①—④条中的任何2条标准；确诊DM应符合第⑤条及①—④条中的任何3条标准；拟诊DM应符合第⑤条及①—④条中的任何2条标准；疑诊DM应符合第⑤条及①—④条中的任何1条标准。

5. 鉴别诊断

DM有典型的皮疹和肌无力的表现，并不难诊断，但须注意排除肿瘤。PM在临床上较易误诊，须与多种其他类型的肌病鉴别，包括甲状腺相关性肌病、中枢或外周神经疾病、肌病家族史及肌营养不良、淀粉样变、感染性肌病、药物性肌病、中毒性肌病、横纹肌溶解、代谢性肌病、内分泌肌病、重症肌无力等。

ENMC 2018年DM分类标准包括以下方面。

（1）符合以下皮肤临床表现及皮肤活检特征

① 皮肤临床表现符合至少两种特征：Gottron征，Gottron疹，向阳疹。

② 皮肤活检：界面皮炎（interface dermatitis），为表皮与真皮交界处出现的病理改变，导致表皮与真皮界限模糊，组织病理学主要表现为基底细胞灶状液化变性，真皮乳头及真皮浅层血管周围炎性细胞浸润，伴真皮浅层水肿。

（2）符合以下皮肤临床表现的同时符合肌肉特征或DM特异性自身抗体

① 皮肤临床表现符合至少一种特征：Gottron征，Gottron疹，向阳疹。

② 肌肉特征符合以下前3条中的任何2条，或符合第4条：（a）近端肌无力；（b）血清肌酶升高；（c）肌活检拟诊DM——血管周围淋巴细胞浸润、束周病变；（d）肌活检确诊DM——束周萎缩和（或）束周黏病毒抗性蛋白A（myxovirus resistance A，MxA）过表达，不伴束周坏死。

③ DM特异性自身抗体阳性：抗TIF-1γ、抗NXP-2、抗Mi-2、抗MDA5、抗SAE抗体。

需要注意的是，如没有皮肤临床表现，则不适用该分类标准；ASS、IMNM患者也不适用该分类标准。

三、诊断要点

IIM一般从临床表现、肌酶谱检查、自身抗体、肌电图和组织病理学等方面综合诊断。

1. 临床表现

成人多为中年起病，亚急性或隐匿发作。一般有典型的肌无力表现，严重程度为对称性近端>远端、颈曲肌>颈伸肌，须排除眼肌无力。少数患者会出现肌肉疼痛，如口咽部横纹肌或食管上段受累可表现为张口、吞咽困难，饮水呛咳。皮肤损害主要表现为典型的皮疹，如 Gottron 征、向阳疹、技工手、皮肤溃疡和钙化等，多为光敏性，皮疹与肌肉表现不一定同时出现。脏器损害主要为 ILD、血管炎、关节炎等，肾脏损害较少；少数患者心肌及呼吸肌受累、快速进展性肺间质病变（rapidly progressive interstitial lung disease，RPILD）可威胁生命。部分患者合并恶性肿瘤可有相应症状及消耗样表现。

2. 实验室检查

常规的实验室检查包括一般检查、肌酶谱检查和自身抗体的检查。红细胞沉降率和 CRP 的水平与 PM/DM 肌病的活动程度并不平行。患者有肾脏损害时可出现血尿、蛋白尿和管型尿。大多数 PM 患者有明显的肌酶升高，但部分 DM 患者肌酶升高不明显，CK、醛缩酶、ALT、AST 及 LDH 等都可升高，其中 CK 的改变对肌炎最为敏感，升高的程度与肌肉损伤的程度平行，可高达正常上限的 50 倍，但很少超过 100 倍，急性期血清肌红蛋白含量的高低可估测疾病的急性活动程度，但 CK-MB 无异常升高，由此区别于心肌梗死和心肌炎。肌酶的改变常先于肌力和肌电图的改变。

自身抗体可分为 MSAs 和 MAAs 两大类（表 67-3）。MSAs 主要包括抗 ARS 抗体、DM 抗体、IMNM 抗体、IBM 抗体，该类自身抗体多为单一阳性，高度提示 IIM 的诊断。MAAs 关联性不如MSAs，也可见于其他自身免疫性疾病或重叠综合征，如合并阳性可能与疾病严重程度相关。

表 67-3 常见肌炎自身抗体谱

肌炎类型	抗体	靶抗原	阳性率	临床特点
ASS	Jo-1 抗体	组氨酰 tRNA 合成酶	20%~30%	关节炎、肌炎、ILD、技工手、雷诺现象、发热
	PL-7 抗体	苏氨酰 tRNA 合成酶	<5%	
	PL-12 抗体	丙氨酰 tRNA 合成酶	<5%	
	EJ 抗体	甘氨酰 tRNA 合成酶	<5%	
	OJ 抗体	异亮氨酰 tRNA 合成酶	约 3%	
	KS 抗体	天冬氨酰 tRNA 合成酶	<5%	
	ZO 抗体	苯丙氨酰 tRNA 合成酶	<1%	
	HA 抗体	酪氨酰 tRNA 合成酶	<1%	
DM	Mi-2 抗体	解旋酶结合蛋白	成人 15%~30% 儿童 10%~15%	典型皮疹如 Gottron 疹、向阳疹、"V领"征和披肩征；肌无力症状明显，CK 显著升高；预后较好，并发 ILD 的风险低，对激素治疗反应良好
	MDA5 抗体	黑色素瘤分化相关基因 5	DM 中 20%~50%	临床 ADM，肌肉症状轻或无，有典型皮损，Gottron 疹、皮肤溃疡、脱发、关节炎等明显，易出现 RPILD，病死率可高达 50%
	TIF-1γ 抗体	转录中介因子 1γ	成人 13%~21% 儿童 22%~29%	典型皮疹，皮肤广泛受损，常见手掌角化过度性丘疹，红皮病样皮疹伴瘙痒，成年人恶性肿瘤高发

续表

肌炎类型	抗体	靶抗原	阳性率	临床特点
DM	NXP-2 抗体	核基质蛋白 2	成人 18%~25% 儿童 60%	面部、全身皮疹典型或不典型均可有，四肢非凹陷性水肿，肌无力严重、CK 可高于正常值几十倍，常出现吞咽困难，幼年患者钙质沉积显著、肌肉挛缩，肺部病变少见，成年患者易发生肿瘤
	SAE1 抗体	小泛素样修饰物活化酶 1	成人<5% 儿童<1%	独特的弥漫性暗红色皮疹，吞咽困难、ILD、肿瘤发生率无特殊，治疗效果和预后都较好
	SAE2 抗体	小泛素样修饰物活化酶 2		
IMNM	SRP 抗体	信号识别颗粒	成人 5%~10% 儿童<3%	肌肉受损较重，如颈肌无力、吞咽困难、呼吸困难、易累及心肌，甚至较早出现肌肉萎缩，CK 显著升高。激素和免疫抑制治疗效果不满意
	HMGCR 抗体	3-羟基-3-甲基戊二酰辅酶 A 还原酶	成人 6%~10%	部分患者 40 个月内有他汀类药物服用史。急性或亚急性发病，对称性近端肌无力，可出现肌肉疼痛、吞咽困难、关节痛、皮疹、雷诺现象等；CK 可达正常值上限的 10 倍以上，激素治疗有效
IBM	NT5C1A（cN-1A）抗体胞质 5′-核苷酸激酶 1A		成人 33%~44% 特异性差	50 岁以上男性常见，非对称性肌无力，近端和远端肌肉在疾病早期均可累及。炎症与退行性病变共存，慢性进程
重叠性肌炎（OM）	SSA/Ro52 抗体	E3 泛素连接酶	成人 50% 儿童 10%	提示病情严重、ILD 高发；可合并 SS、SLE 等
	Scl-70 抗体	DNA 拓扑异构酶 1	5%	见于合并系统性硬化症等
	PM-Scl-75 抗体	外泌体复合物		
	PM-Scl-100 抗体			
	Ku 抗体	70 或 80 kDa 的 DNA 结合蛋白	7%	见于合并系统性硬化症、SS、SLE 结缔组织病，ILD 高发
	RNA-P 抗体	RNA 合成酶Ⅲ		
	Fibrillarin 抗体	原纤维蛋白		
	NOR-90 抗体	人类上游结合因子	少见	见于合并系统性硬化症等
	Th/To 抗体	核糖核酸酶 MRP/核糖核酸酶 P 复合物的亚单位		

3. 影像学

影像学检查主要包括肌电图和肌肉 MRI，食管钡透、胸部 HRCT、超声心动图等主要用于评估有无系统损害。肌电图的典型肌源性改变呈三联征表现，即时限短的小型多相运动电位；纤颤电位，正弦波，多见于急性进展期或活动期；插入性激惹和异常的高频放电，可能为肌纤维膜的弥漫性损害所致。晚期患者可同时出现神经源性损害的表现，呈神经源性和肌源性混合相表现。肌肉 MRI 显示肌组织内弥漫性或片状信号增强提示炎性水肿，可协助诊断 PM/DM。肺间质受累是 PM/DM 预后不良的重要因素。

4. 组织病理学

具有典型临床、影像学和 MSAs 表现的患者可在缺乏肌活检数据的情况下诊断，但临床表现不典型或缺乏 MSAs 者仍需进行肌活检以明确诊断。IIM 的主要病理特点为肌纤维肿胀，横纹消失，肌浆透明化，肌纤维膜细胞核增多，肌组织内以淋巴细胞为主的炎症细胞浸润。PM 中炎症细胞以 CD8$^+$ T 细胞为主，多为灶状分布于肌纤维周围及肌纤维内，肌纤维主要组织相容性复合体（MHC）-1 弥漫性表达；DM 中炎症细胞主要为 B 细胞和 CD4$^+$ T 细胞，主要浸润肌束膜、肌外膜和血管周围，而不在肌束内，束周萎缩是其特征性表现，肌纤维 MHC-1 表达上调，毛细血管膜攻击复合物（MAC）表达。IMNM 的特征为大量肌细胞的坏死和（或）再生，炎症细胞少或无，肌肉以外的其他组织较少受累，非坏死肌纤维 MAC 表达。IBM 的组织学特征性表现为肌纤维内红染的空泡及镶边空泡，电镜下在胞浆及核内可见微管丝状包涵体及淀粉样物质沉积。皮肤病理改变无显著特异性。

四、治疗原则

1. 治疗目标

IIM 是一种异质性疾病，应根据患者的不同临床表现和病变程度制定个体化的治疗方案。临床上最常用的仍是糖皮质激素和免疫抑制剂，对于重症、复发、难治性患者，尚无特效治疗方案。治疗的目标是控制炎症、阻止进展、防止复发，监测疾病活动度，防治并发症，保证疾病持续稳定。

2. 药物治疗

① 糖皮质激素：一般起始剂量为等效剂量的泼尼松 1~2 mg/（kg·d），须缓慢减量，常须维持 1~3 年或更长。对于急性炎症期病变严重者，可给予甲基泼尼松龙冲击治疗，但因其可增加感染风险，使用须慎重。

② 免疫抑制剂：病变严重或合并系统损害时常与糖皮质激素合用，可提高疗效和减少糖皮质激素用量。甲氨蝶呤对于无 ILD 的患者为首选；吗替麦考酚酯对皮肤症状通常有效，对 ILD 可能有效；环孢霉素或他克莫司多用于合并 ILD 的早期治疗；环磷酰胺适用于病情严重或合并 RPILD 的患者；硫唑嘌呤多用于激素减量的维持缓解阶段，对 RPILD 疗效不佳。

③ 针对皮肤病变的药物：光敏性皮疹可使用羟氯喹；激素和免疫抑制剂对于钙质沉积一般无效，双膦酸盐可能有效。

④ 其他：对于重症、复发、难治性患者，条件允许下联合使用丙种球蛋白进行挽救性治疗。利妥昔单抗对一些顽固性疗效不佳的 IIM 及 RPILD 可能有效。JAK 抑制剂对难治性皮疹及关节炎症状有效。IL-1 受体拮抗剂、IL-6 受体拮抗剂、阿巴西普、干扰素-α 拮抗剂、血浆置换、干细胞移植疗法等偶用于重症难治的个例患者，但疗效尚不确切。合并 ILD 的患者可加用抗纤维化治疗，终末期 ILD 的患者在条件允许下建议肺移植。

3. 预后

预后一方面取决于肌肉受损程度和病程长短，越早治疗，遗留的运动功能缺陷就越轻。如果延误治疗时机，肌肉损害严重，多数肌纤维被脂肪和结缔组织取代，预后则较差。因此，早期诊断、早期治疗尤为重要。另一方面取决于有无严重系统损害如 RPILD、重叠综合征、合并恶性肿瘤等，故须早期筛查，严密随访监测。

五、医患沟通

患者可能的疑问是什么?	我们如何应对?
我为什么会得这个病?	这个病的发病机制还不清楚，和遗传、感染、慢性损伤都可能有关。
我有必要做肌肉活检吗? 有什么注意事项吗?	如果通过无创伤性的检验、检查结果就足以确诊，则不需要做肌肉活检。但有时通过各种无创检查还不足以确诊，针对这种疑难情况，肌肉活检是一个很重要的明确病因的手段。这是个取材相对方便且安全、简单的微创手术，根据发病的位置选择在胳膊或腿上取一块蚕豆大小的肌肉，然后送到病理实验室处理后进行病理诊断。术后压迫止血制动 6 小时，伤口不能沾水，保持清洁干燥，避免用力、紧张，术后定期换药，如果伤口愈合良好，一般 14 天左右拆线。
我还能锻炼肌肉吗?	如果疾病处于急性期，建议卧床休息，避免劳动。待症状减轻后可在床上进行适当的被动或主动活动，如抓握、四肢上抬、屈伸、吞咽等动作。如果疾病处于稳定期，可以进行适当的功能锻炼，循序渐进，以不感觉疲劳为度，如散步、做体操、练健身球、蹬车等，增强肌力，防止关节挛缩、肌肉萎缩，改善生活质量。
平时需要注意什么?	主动了解疾病，保持乐观积极的心态，树立控制疾病的信心，切勿大喜大悲、自暴自弃。避免日晒和光敏食物及药物。预防感冒、感染，即使只是普通的伤风感冒等小毛病也要重视，及时治疗，避免诱发病情活动。食物不要太稀或太干，进食时要细嚼慢咽，少量多次，不要说话，避免误吸。适当功能锻炼。严格按照医嘱用药，切不可滥用药、乱停药，否则病情一旦复发加重，往往治疗更为困难，甚至付出生命的代价。坚持配合医生治疗，定期随诊复查，因为这是医生判断疾病活动的依据之一，以便了解掌握病情变化，并调整用药，防患于未然。

第68章 系统性硬化症

一、概述

系统性硬化症（systemic sclerosis，SSc）又称硬皮病，是一种自身免疫性弥漫性结缔组织疾病。临床上以弥漫性或局限性皮肤增厚和纤维化为典型特征。其发病机制尚未明确，可能为纤维母细胞过度激活，释放过量细胞外基质，导致过量胶原组织沉积在皮肤和内脏器官，炎症刺激血管内皮过度激活和增生，导致血栓形成。

系统性硬化症属于罕见病，收录在2018年国家卫生健康委员会等五部委联合制定的《第一批罕见病目录》（共121种疾病）中。本病起病隐匿，发病率每年（2.3~22.8）/100万。发病高峰年龄30~50岁，男女比例1∶（3~14），儿童相对少见。

若皮肤病变广泛，并侵及内脏，称为弥漫性硬皮病（diffuse systemic sclerosis，dSSc）（图68-1），除皮肤硬化病变外，弥漫性硬皮病另一个特点为血管病变，引起雷诺现象、四肢末端缺血坏死、肺动脉高压、肺间质纤维化、肾脏病变、心肌病变及心包积液、吞咽困难及食管反流等。肾危象、肺动脉高压及肺间质病变是死亡的主要原因。

若病变累及局部皮肤，内脏受累晚且较少，但可有肺动脉高压和肢端坏死，称为局限性硬皮病（limited systemic sclerosis，lSSc）（图68-2），CREST综合征是其中一个特殊亚型，主要表现为钙质沉着（calcinosis，C）、雷诺现象（Raynaud phenomenon，R）、食管功能障碍（esophageal dysfunction，E）、肢端硬化（sclerodactyly，S）、毛细血管扩张（telangiectasia，T），常伴抗着丝点抗体阳性。

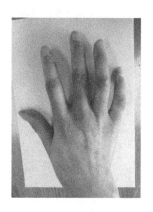

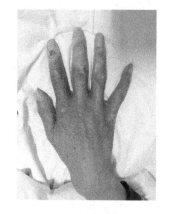

图68-1 弥漫性硬皮病患者的皮肤损害　　弥漫性硬皮病皮肤损害　　图68-2 局限性硬皮病患者的皮肤损害　　局限性硬皮病皮肤损害

若仅表现为皮肤及皮下组织纤维化如斑状硬斑病（morphea en plaque）、线状硬皮病（linear morphea）、泛发性硬斑病（generalized morphea），不累及内脏，称为局灶硬皮病（localized scleroderma，morphea）。

若弥漫性或局限性硬皮病合并一种或多种其他结缔组织病，称为重叠综合征。

二、"见"患者，"习"案例

（一）我们可能遇到系统性硬化症患者的科室

患者如以皮肤、关节、肌肉病变为主，可能首诊于皮肤科、风湿科、神经内科；如以胸闷、咳嗽、活动后气促症状为主，可能首诊于心血管内科、呼吸内科；如以呃逆、反酸、吞咽困难、消瘦症状为主，可能首诊于消化内科、内分泌科；如出现尿少、重度高血压、呼吸衰竭、心衰等急危重症，可见于急诊甚至 ICU。

（二）我们可能遇到的病例

患者，女，56 岁，因"双手遇冷变色、皮肤硬化 10 余年"入院。

1. 问诊要点

（1）现病史

针对雷诺现象、皮肤硬化：出现时间；诱因，有无情绪刺激、寒冷刺激诱发；程度，雷诺现象典型三相表现为变白、变紫、变红，皮肤有无肿胀、紧绷、僵硬感，是否凹陷，有无疼痛、麻木、活动受限；范围，如病变在四肢单侧还是双侧、上肢范围是否超过掌指关节近端，有无累及躯干、面部；加重及缓解因素。

伴随症状：有无关节、肌肉、周围神经受累，有无关节疼痛、活动受限、僵直、关节处溃疡，有无肌肉疼痛、无力、萎缩，有无肢体麻木、疼痛、感觉异常；有无心肺受累，如心悸、胸闷、胸痛、咳嗽、气短、乏力、呼吸困难，与活动程度的关系；有无胃肠道症状，如烧心、反酸、呃逆、腹胀、吞咽哽噎感；有无肾脏受累，如水肿、乏力、纳差、高血压、头晕头痛等；有无其他如合并 SS 伴随口干、眼干等。

就诊经过：检查结果、用药及效果等。

一般情况：精神、睡眠、情绪、饮食、大小便量、体重变化。

（2）既往史、个人史、婚育史、家族史

有无其他慢性病病史，有无食物及药物过敏史、手术外伤史、吸烟饮酒史、疫苗接种史、病态妊娠史，家族中有无风湿科疾病史等。

2. 查体要点

生命体征（体温 T，脉搏 P，呼吸 R，血压 BP）。

一般情况：神志情况，营养情况，体位。

皮肤、关节、肌肉：观察有无皮肤肿胀、增厚、紧绷、硬化、不易提起，是否对称，累及范围、程度。面颈部有无毛细血管扩张、红斑。如面纹消失、鼻尖变小、鼻翼塌陷、嘴唇变薄内收、口周有放射状沟纹、张口度变小，称为面具脸（图 68-3）。如皮肤色素沉着与色素脱失并存，称为椒盐征（salt-and-pepper sign）（图 68-4）。观察四肢有无雷诺现象、指垫变薄、皮肤凹陷、指尖点状瘢痕、肢端或关节屈曲部位溃疡、坏疽、皮下钙化，有无关节肿胀、压痛、挛缩、畸形、指端溶骨。四肢肌肉有无压痛、萎缩、肌力下降。

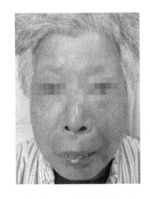

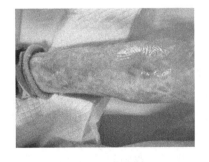

图 68-3　面具脸　　　　面具脸　　　　　　图 68-4　椒盐征　　　　椒盐征

心脏：心界有无扩大，有无 P2 亢进、心律不齐、异常心音、病理性杂音、心包摩擦音、颈静脉怒张、肝颈静脉回流征等。

肺：有无呼吸频率异常，有无干、湿啰音及摩擦音，典型弥漫性肺间质纤维化听诊可闻及Velcro 啰音，注意其范围。

消化道：有无腹部压痛、包块，有无肠鸣音异常、肛门括约肌失禁。

肾：有无水肿，注意其程度。

3. 归纳病例特点

① 中年女性，慢性病程。

② 现病史：患者 10 余年前无明显诱因出现双手遇冷后发白、发紫，伴远端指节肿胀，皮肤变硬，未予重视及诊治。5 年前逐渐出现活动后胸闷、干咳，连爬 3 层楼梯即感乏力、胸闷，至外院查胸部 CT 示两肺间质性炎症、纤维化，胸膜增厚；肺功能示限制性通气功能障碍，弥散功能降低；ANA 系列示 ANA 阳性，抗 Scl-70 阳性，诊断为"系统性硬化症、间质性肺炎"，予"甲泼尼龙、积雪苷、乙酰半胱氨酸"等治疗后好转，但仍间断反复。1 个月前受凉后出现发热，热峰38.0 ℃，咳嗽、咳黄痰，活动后胸闷加重，夜间不能平卧，外院查心脏超声示右房右室增大、左室舒张功能减退、肺动脉高压，予吸氧、改善心功能、安立生坦降低肺动脉高压、抗感染等治疗后体温降至正常，但仍有干咳，夜间平卧时加重，步行活动后胸闷，休息后缓解，现为求进一步诊治拟"系统性硬化症、肺动脉高压、间质性肺炎、肺部感染"收住入院。病程中，患者无关节肌肉痛，无下肢水肿，无反酸、呛咳、吞咽困难等，食纳、睡眠一般，小便正常，大便 3~4 次/天、不成形，无便血、黏液便、大便失禁，体重无明显变化。

③ 既往史：10 年前因"胆囊炎"行"胆囊切除术"。否认高血压、糖尿病、肾病等慢性病病史，否认肝炎、结核等传染病病史。否认吸烟、饮酒史，预防接种史不详，否认食物、药物过敏史。否认家族中有风湿科疾病史。

④ 查体：T 36.0 ℃，P 74 次/分，R 22 次/分，BP 94/61 mmHg。发育正常，营养中等，无贫血貌，轮椅推入病房。神志清楚，查体合作。面部毛细血管扩张，双手指及掌指关节近端皮肤硬化增厚，双手雷诺现象，全身浅表淋巴结未触及肿大。头颅无畸形，双眼睑无水肿，巩膜无黄染，双侧瞳孔等大正圆，对光反射灵敏；耳廓外形正常，外耳道无分泌物，乳突无压痛；鼻外形正常，鼻唇沟对称，口唇无苍白，伸舌居中，无震颤，咽无充血。颈无抵抗，颈静脉充盈，肝颈静脉回流征阴性，气管居中，甲状腺未触及肿大。胸廓无畸形，胸骨无压痛，呼吸动度一致，双侧语颤对称，未触及胸膜摩擦感，双肺呼吸音粗，双肺下野可闻及 Velcro 啰音，无胸膜摩擦音。心前区无隆起，心尖搏动位于第 5 肋间左锁骨中线内 0.5 cm，未见异常搏动，未触及震颤，无心包摩擦感，心率 74 次/分，心律齐，P2 亢进，三尖瓣听诊区可闻及 3 级收缩期杂音，未闻及心包摩擦音。腹部平软，无压痛，未触及包块，Murphy 征阴性，肝脾肋下未触及。肝区、肾区无叩痛，腹部叩诊呈鼓音，移动性浊音阴性，肠鸣音 4 次/分。脊柱活动度可，脊柱、四肢无畸形，关节无红肿及压痛，主动活动正常，双下肢无水肿，四肢肌力、肌张力正常，双侧膝腱反射对称引出，双侧 Babinski 征阴性，脑膜刺激征阴性。肛门及外生殖器未查。

⑤ 辅助检查：血常规、尿常规、肝肾功能未见明显异常。CRP 9.08 mg/L，红细胞沉降率40 mm/h，血浆 D-二聚体 0.68 μg/mL。NT-proBNP 748.3 pg/mL。ANA 阳性（1∶320）核仁+核颗粒型，Scl-70（++），Ro-52（++）。胸部 CT 平扫示双肺野肺纹理增强、紊乱，支气管血管束增粗，双肺胸膜下可见小叶间隔明显增厚，局部肺纹理呈网格状，内可见囊状及蜂窝状透光区，双肺可见纤维索条状影，右肺中叶肺透亮度增高。两肺内可见散在直径为 2~3 mm 小结节影。心脏大血管大小、形态正

胸部 CT

常，心包内可见液体密度影。双肺间质性炎症，右肺中叶肺气肿；两肺散在微小结节；心包积液。心脏超声示右室壁增厚约 6 mm，主动脉根部回声增强，瓣膜增粗，舒张期主动脉瓣轻微反流，收缩期二尖瓣轻微反流、三尖瓣轻微反流，重度肺动脉高压（连续多普勒测收缩期三尖瓣最大反流压

差 72 mmHg）。

4. 诊断思路

患者中年女性，慢性病程，起病表现为双手雷诺现象、手指肿胀、皮肤硬化，硬化累及双手指及掌指关节近端，逐渐伴活动后胸闷气促，系统性硬化症相关自身抗体抗拓扑异构酶 I（Scl-70）阳性，影像学提示肺间质病变、肺动脉高压，符合 1980 年 ACR 制定的系统性硬化症分类标准（表 68-1）的主要标准及至少一项次要标准，根据 2013 年 ACR/EULAR 制定的系统性硬化症分类标准（表 68-2）得分 19 分，由此考虑系统性硬化症诊断成立。

表 68-1　1980 年 ACR 制定的系统性硬化症分类标准

项目	细则
主要标准	肢端硬化，从指端到掌指关节或趾端到跖趾关节的皮肤呈对称性增厚、绷紧或硬化。此变化也可累及整个肢体、面部、颈部及躯干（胸部和腹部）
次要标准	① 指端硬化：以上皮肤改变仅出现在手指； ② 指端凹陷性瘢痕或指垫（指腹）组织消失：这种改变是由缺血引起的； ③ 两侧肺基底纤维化：标准的胸部 X 线提示双肺底网状的纹理或结节状密度增高影，可以是弥散性斑点或"蜂窝肺"的外观，这些改变非原发性肺部病变所致

注：具有主要标准或至少两项次要标准时，可以诊断为系统性硬化症。

表 68-2　2013 年 ACR/EULAR 制定的系统性硬化症分类标准

主要条目	亚条目	评分
双手指皮肤增厚并越过掌指关节（足以诊断）	—	9
手指皮肤增厚（仅计最高评分）	手指肿胀（整个手指）	2
	指端硬化（掌指关节和近端指间关节之间的部分）	4
指端损害（仅计最高评分）	指尖溃疡	2
	指尖凹陷性	3
毛细血管扩张	—	2
甲襞毛细血管异常		2
肺动脉高压和（或）间质性肺病（最高 2 分）	肺动脉高压和（或）间质性肺病	2
雷诺现象	—	3
系统性硬化症相关抗体（最高 3 分）	抗着丝点抗体、抗拓扑异构酶 I 抗体（抗 Scl-70）、抗 RNA 聚合酶抗体，任何抗体出现	3

注：总得分为各项最高评分的总和。总得分>9 分即可归类为系统性硬化症患者。

① 分型：由于患者表现为皮肤纤维化，伴有内脏病变，抗 Scl-70 抗体阳性，故属于弥漫性硬皮病。

② 皮损范围及程度：皮肤病变可分为肿胀期、硬化期、萎缩期，硬化程度可使用改良的 Rodnan 皮肤评分（the modified Rodnan skin score，MRSS）检查方法为检查者捏起以下 17 个部位的皮肤，包括面部、前胸、腹、左/右手指、左/右手、左/右前臂、左/右上臂、左/右足、左/右小腿、左/右大腿，以评估部位最严重的皮肤厚度进行评分，从轻到重每一处范围为 0~3 分（0 分表示完全正常的皮肤；1 分表示皮肤增厚、轻度硬化；2 分表示皮肤中度硬化不能提起；3 分表示皮肤重度硬化不能移动），最后将这 17 个部位的评分累加，总分为 51 分。本患者皮肤处于硬化期，硬化程度 10 分。

③ 系统受累程度：肺部受累，表现为间质性肺病，可进一步完善血气分析、肺弥散功能测定等进一步评估肺功能；心脏受累，表现为肺动脉高压，步行活动后即感胸闷，心功能Ⅲ级，可进一步完善 6 分钟步行试验、BNP、右心漂浮导管等进行肺动脉高压风险评估分层（表 68-3）。暂无消化

道受累、肾脏受累表现。

表 68-3　2018 年世界肺动脉高压大会简化版肺动脉高压风险评估工具

预后决定因素（估计 1 年死亡率）		低风险<5%	中等风险 5%~10%	高风险>10%
A	WHO FC	Ⅰ、Ⅱ级	Ⅲ级	Ⅳ级
B	6 分钟步行试验	>440 m	165~440 m	<165 m
C	BNP/血浆 NT-proBNP 或 RAP 中较差的指标	BNP<50 ng/L NT-proBNP<300 ng/L 或 RAP<8 mmHg	BNP 50~300 ng/L NT-proBNP 300~1 400 ng/L 或 RAP 8~14 mmHg	BNP>300 ng/L NT-proBNP>1 400 ng/L 或 RAP>14 mmHg
D	CI 或 SvO$_2$ 两者中较差的指标	CI≥2.5 L/(min·m^2) 或 SvO$_2$>65%	CI 2.0~2.4 L/(min·m^2) 或 SvO$_2$ 60%~65%	CI<2.0 L/(min·m^2) 或 SvO$_2$<60%
评级标准		至少三类参数处于低风险，无高风险参数	未满足低风险和高风险条件	至少两类参数处于高风险，其中包括 D 类参数（CI 或 SvO$_2$）

注：WHO，世界卫生组织；BNP，脑利钠肽；NT-proBNP，N 末端 B 型利钠肽原；RAP，右心房压；CI，心指数；SvO$_2$，混合静脉血氧饱和度。

5. 鉴别诊断

① 局灶性硬皮病：特点为皮肤上可见界限清楚的斑片状（斑状硬斑病）或条状（线状硬皮病）硬皮改变，主要见于四肢。累及皮肤和深部组织而无内脏和血清学改变。

② 嗜酸性筋膜炎：多见于男性，往往在剧烈活动后发病。表现为四肢皮肤肿胀、紧绷、快速变硬，筋膜的炎症和纤维化引起皮肤出现"沟槽征"。皮肤可以被捏起，不累及手指，无雷诺现象，无其他系统性病变，外周血嗜酸性粒细胞增加。

③ 其他：应与硬肿病、硬化性黏液性水肿等疾病鉴别。

三、诊断要点

患者如存在典型皮肤病变，符合 1980 年 ACR 制定的系统性硬化症分类标准即可诊断，但其敏感度和特异度仅分别是 75% 和 72%，对于早期系统性硬化症和局限性皮肤型系统性硬化症的诊断缺乏敏感性，易导致漏诊误诊，从而导致病情的进一步进展。2013 年由 ACR 和 EULAR 组成的联合委员会共同制定新的系统性硬化症分类标准，其敏感度和特异度分别是 91% 和 92%，使临床上可疑或不典型的系统性硬化症可及早得到诊断和治疗。

实验室检查主要包括自身抗体、红细胞沉降率、CRP、免疫球蛋白。甲襞毛细血管镜可用于鉴别雷诺现象：原发性雷诺现象表现为正常、纤细、栅栏样甲襞毛细血管袢，继发性雷诺现象则表现为毛细血管袢扩张或消失，毛细血管扩张可见于早期系统性硬化症及其他风湿免疫性疾病如 SLE，但 SLE 不伴有毛细血管缺失，系统性硬化症晚期则表现为毛细血管消失、无血管区和结构扭曲的新生血管。影像学检查如食管钡透、胸部 HRCT、超声心动图等可用于评估有无系统损害。

四、治疗原则

1. 治疗目标

本病尚无法根治，须长期治疗。早期治疗目的是阻止新的皮肤和脏器受累，一旦发生不可逆的组织或器官损害，则以支持治疗为主，改善已有症状。

2. 药物治疗

① 糖皮质激素：对于皮肤病变的水肿期、关节痛、肌肉病变、浆膜炎及间质性肺病的炎症期有

一定疗效，但对于皮肤硬化疗效不佳。由于糖皮质激素抑制前列环素的产生，增加血管紧张素转化酶的活性，可导致肾血管损伤，有诱发系统性硬化症肾危象的风险，使用较大剂量（等效剂量泼尼松>30 mg/d）时须谨慎，且应用时须监测血压和肾功能。

② 免疫抑制剂：环磷酰胺、甲氨蝶呤、硫唑嘌呤及吗替麦考酚酯等与糖皮质激素合用，常可提高疗效和减少糖皮质激素用量。甲氨蝶呤可能对改善早期皮肤的硬化有效，环磷酰胺可能对控制活动性肺泡炎有效。

③ 血管活性药物：钙离子拮抗剂可扩张血管，松弛血管平滑肌，使末梢血管阻力得以减少，对急性血管扩张药物试验结果阳性的患者可有效改善其雷诺现象。抗血小板聚集药物、抗凝药物也可用于血管病变的治疗。前列环素类似物、内皮素受体拮抗剂、磷酸二酯酶-5（PDE-5）抑制剂可改善指端溃疡，降低肺动脉高压。早期使用最大耐受剂量 ACEI 用于治疗系统性硬化症肾危象。

④ 抗纤维化药物：青霉胺、秋水仙碱可用于皮肤硬化；尼达尼布是一种小分子酪氨酸激酶抑制剂，用于间质性肺病。

⑤ 胃肠道用药：质子泵抑制剂抑制胃酸分泌，可用于治疗胃食管反流；促胃动力药可改善患者胃肠动力失调。

⑥ 其他：对于激素和免疫抑制剂有禁忌或疗效不明显或难治性患者，可考虑使用生物制剂。干扰素-α 拮抗剂可缓解皮肤纤维化，减少全身炎性反应，适用于以关节炎症状为主的患者。托珠单抗、利妥昔单抗有助于改善皮肤纤维化及肺功能。骨髓或免疫清除联合造血干细胞移植可迅速控制病情，但病死率较高，且缺乏长期随访数据确定疗效持续时间。

3. 预后

系统性硬化症通常缓慢发展。皮肤受累范围和病变程度是评估预后的重要依据，如果疾病早期发生重要脏器如心、肺或肾的受累，则预后不良。

五、医患沟通

患者可能的疑问是什么？	我们如何应对？
我为什么会得这个病？	这个病的发病机制还不清楚，可能是因为免疫系统功能失调，和遗传、环境中的化学物质及粉尘、女性激素、反复感染都可能有关。
这个病能根治吗？	这个病是慢性病，我们不按所谓的"疗程"仅仅治疗一段时间就结束，也不盲目追求疾病的"彻底断根"。慢性病的特点是，虽然疾病本身会伴随我们相当漫长的时间甚至终身，但我们可以通过规范治疗来控制病情的活动，减少复发的频率，延缓病变的发展，和疾病"和谐共存"。但也不能因为疾病无法根治就灰心丧气、放弃治疗、任其发展，否则会造成器官功能不可逆的损伤，一旦病情加重，后续治疗的难度、疗效、负担等都会受到影响。早发现、早治疗、早控制，定期复查，评估病情，维持疾病的长期稳定，才是我们的共同目标。
我平时需要注意什么？	保持乐观积极的心态，树立控制疾病的信心，积极配合治疗，坚持长期随访。避免精神紧张、情绪波动过大，注意保暖，避免寒冷刺激，冬天外出时穿厚外套、厚鞋袜、戴口罩、帽子、手套，避免处于过冷的环境中。避免直接接触刺激性强的化学试剂。避免裸手接触冷水、从冰箱取物，家务劳动时戴专用手套保护双手，避免外伤、刺激、暴晒。平时可外用凡士林乳膏、尿素乳膏等保护皮肤避免干燥。养成良好的口腔卫生习惯，刷牙时注意防止牙龈损伤。适当锻炼，防止关节僵硬、肌肉萎缩。保持大便通畅。如有明显的活动后胸闷气促，有条件的家庭可配置制氧机低流量吸氧。
饮食方面有没有忌口？	建议进食高蛋白、高维生素且细软易消化的食物，避免食用生冷、辛辣、油腻、过烫、过于坚硬的食物，应少食多餐，细嚼慢咽，进食后不要立即平卧，以免食物反流。忌烟酒，少饮浓茶和咖啡。

第 69 章　脊柱关节炎

一、概述

脊柱关节炎（spondyloarthritis，SpA）是一组主要累及中轴和（或）外周关节的炎性疾病，可伴肌腱端炎、指（趾）炎、前色素膜炎、升主动脉炎、肺间质病变等其他临床表现和系统损害。SpA 可分为强直性脊柱炎（ankylosing spondylitis，AS）、反应性关节炎（reactive arthtitis，ReA）、银屑病关节炎（psoriatic arthritis，PsA）、炎症性肠病关节炎（inflammatory bowel disease arthritis，IBDA）、未分化脊柱关节炎（undifferentiated spondyloarthritis，USpA）等。不同形式的 SpA 具有多种共同临床特征：（a）最突出的特征是中轴关节（尤其是骶髂关节）炎症；（b）炎症性外周关节炎常累及下肢关节，并为不对称性；（c）常见指/趾炎和附着点炎（韧带或肌腱的骨骼附着处炎症）；（d）与 HLA-B27 密切关联；（e）阳性家族史；（f）皮肤和生殖器病变、眼和肠道炎症，与先前或持续性感染性疾病相关。

AS 是 SpA 常见的临床类型，以中轴关节受累为主，可伴发关节外表现，严重者可发生脊柱强直和畸形。本章我们主要学习 AS。

二、"见"患者，"习"案例

（一）我们可能遇到 SpA 患者的科室

通常情况下，本病大多数患者采用门诊治疗，在病房可见到疾病严重活动或者伴有靶器官严重损害的患者。

（二）我们可能遇到的病例

患者，男，35 岁，因"腰背痛 15 年，加重 3 个月"入院。

1. 问诊要点

（1）现病史

针对主要症状"腰背痛"：患者腰背痛的时间、性质、缓解方式；判断是否为炎性下腰背痛，比如患者腰背痛有无晨僵、有无夜间痛醒、活动后缓解还是休息后改善等；有无关节受累，其加重过程中有无诱发因素，比如有无外伤、劳累及大量饮酒和进食海鲜等。是否存在关节以外的症状，比如眼红、视物模糊、足跟痛、银屑病等。

（2）既往史、个人史、婚育史、家族史

有无其他慢性病病史，有无食物及药物过敏史、手术外伤史、吸烟饮酒史、疫苗接种史、病态妊娠史、婚育史，家族中有无风湿科疾病病史等。

2. 查体要点

（1）骶髂关节的检查

① "4"字试验（Patrick 试验）：患者取仰卧位，一腿伸直，另一腿屈曲置于对侧伸直的腿膝关节上，两腿呈"4"字。检查者一手压直腿侧髂嵴，另一手下压屈曲的膝关节。如屈膝侧髋关节出现疼痛，提示屈腿侧存在髋关节病变。

② Gaenslen 试验：患者取仰卧位压迫双侧髂骨翼；最大程度屈曲一侧髋关节，外展对侧髋关节。如骶髂部出现疼痛，提示外展腿侧存在骶髂关节病变。

（2）脊柱和胸廓检查

① Schober 试验：患者直立，以正中线髂嵴水平标记为 0，向上 10 cm 处标记为 1，向下 5 cm 处

标记为 2（1 到 2 距离为 15 cm），令患者双膝直立弯腰，测量标记 1 到 2 的距离，增加少于 4 cm 提示腰椎活动度减低。

② 指地距：患者直立，弯腰伸臂，测量指尖与地面之间的距离。

③ 枕墙距：患者靠墙直立，双足跟、臀部、背贴墙，收额、眼平视前方，测量枕骨结节与墙之间的水平距离，正常应为 0，大于 0 则为阳性。

④ 胸廓活动度：患者直立，用软尺测量第 4 肋间隙水平（妇女为乳房下缘）深吸气、深呼气之间的胸围差，小于 5 cm 则为异常。

3. 归纳病例特点

① 青年男性，慢性病程。

② 现病史：35 岁男性患者，因"腰背痛 15 年，加重 3 个月"就诊。患者 15 年前无明显诱因出现腰背部疼痛，夜间为甚，影响睡眠，服"西乐葆"可缓解，症状反复发作，并出现髋部痛、眼红、足跟痛，无下肢大关节肿痛及指趾炎。3 个月前，患者自觉髋关节疼痛症状逐渐加重，伴活动明显受限，服"美洛昔康"后无明显好转。现为求进一步诊治入院。

③ 既往史：否认高血压、糖尿病、肾病等慢性病病史，否认肝炎、结核等传染病病史。否认吸烟、饮酒史，预防接种史不详，否认食物、药物过敏史。其母亲有"AS"病史。

④ 查体：生命体征平稳，一般情况可，心、肺、腹未见异常。胸 7 至腰 4 棘突压痛，骶部叩痛，双臀坐骨结节压痛，双髋关节叩痛，双髋关节活动内旋外展受限，双侧"4"字试验（+），右足跟肿、压痛。Schober 试验 2 cm，指地距 70 cm，枕墙距 7 cm，胸廓活动度 2 cm。

⑤ 辅助检查：CRP 30.5 mmol/L，红细胞沉降率 67 mm/h，HLA-B27（+）。肝肾功能、血常规无明显异常。脊柱骨盆、骶髂关节 X 线提示双侧骶髂关节炎、关节间隙狭窄、脊柱竹节样改变等（图 69-1、图 69-2）。

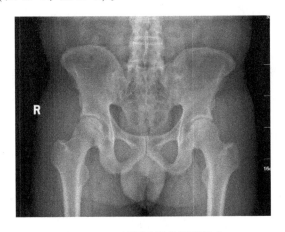

图 69-1 双侧骶髂关节间隙狭窄

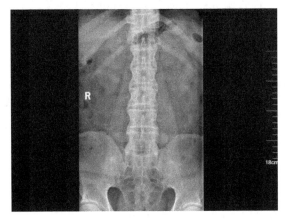

图 69-2 脊柱竹节样改变

4. 诊断思路

（1）关节炎部位及性质

患者中青年男性，因"腰背痛 15 年，加重 3 个月"就诊。患者主要为中轴关节疼痛，主要为腰椎、骶髂及髋关节受累；患者关节疼痛伴晨僵，常因腰背痛而夜间痛醒，活动后可改善，而休息后加重，故考虑患者腰背痛为炎性腰背痛，而非机械性疼痛。

（2）关节外表现

除了关节症状外，30% 左右的患者可出现反复发作的葡萄膜炎或虹膜炎。该患者在病程中出现了眼红、足跟痛（肌腱炎）等关节外表现，需要考虑弥漫性损害。

（3）家族史

本病与 HLA-B27 高度相关，家族聚集患病现象比较常见。患者母亲有 AS 病史，家族遗传史方面可辅助临床诊断。

（4）实验室及影像学检查

患者 HLA-B27（+）；红细胞沉降率、CRP 水平增高；X 线检查提示双侧骶髂关节炎、关节间隙狭窄、脊柱竹节样改变，符合 1966 年纽约放射学标准。

5. 鉴别诊断

慢性腰痛和僵硬是十分常见的临床症状，各年龄段均可发生，多种原因如外伤、脊柱侧凸、骨折、感染、骨质疏松和肿瘤等均可引起，应加以鉴别。对青壮年来说，椎间盘病和腰肌劳损或外伤引起的情况较为多见。要注意病史的询问和炎性背痛与机械性痛的鉴别。以外周关节炎为首发症状者应与 RA 和骨关节炎（OA）等疾病鉴别，可行类风湿因子、HLA-B27 及有关影像学等检查。

三、诊断标准

1. 1984 年 AS 纽约标准

（1）临床标准

① 腰痛、晨僵 3 个月以上，活动后改善，休息无改善。

② 腰椎额状面和矢状面活动受限。

③ 胸廓活动度低于相应年龄、性别的正常人。

（2）放射学标准（骶髂关节炎分级同 1966 年纽约标准）

双侧≥Ⅱ级或单侧Ⅱ~Ⅳ级骶髂关节炎。

（3）诊断

① 肯定 AS：符合放射学标准和 1 项及以上临床标准者。

② 可能 AS：符合 3 项临床标准，或符合放射学标准而不符合任何临床标准者。

2. 1966 年 AS 纽约标准

该标准对骶髂关节病变 X 线病变进行了明确分级：0 级，正常；Ⅰ级，疑似改变；Ⅱ级，轻微异常，局部小区域出现侵蚀或硬化，关节间隙宽度无改变；Ⅲ级，明显异常，中度或晚期骶髂关节炎，伴有侵蚀、硬化征象、增宽、狭窄或部分关节强直；Ⅳ级，严重异常，完全性关节强直。

根据这些分级标准，如果影像学检查发现双侧分级至少为Ⅱ级，或者单侧分级至少为Ⅲ级，则认为患者的影像学骶髂关节炎证据为阳性。

3. 国际脊柱关节炎专家评估协会（ASAS）新标准

以上标准不利于早期诊断，因此 2009 年及 2011 年 ASAS 先后提出了新的 SpA 分类，即将 SpA 分为中轴型 SpA 和外周型 SpA 两类。

（1）中轴型 SpA 分类标准

对于腰背痛至少持续 3 个月、发病年龄小于 45 岁的患者，若符合以下任何一条标准，即可诊断为 SpA：（a）影像学提示骶髂关节炎且伴至少 1 项 SpA 的临床特征；（b）HLA-B27 阳性伴至少 2 项其他 SpA 的临床特征。

SpA 临床特征包括：（a）炎性腰背痛；（b）关节炎，指曾经或目前存在由医生确诊的急性滑膜炎；（c）附着点炎，指曾经或目前存在跟腱部位或足底筋膜的自发疼痛或压痛；（d）由眼科医师确诊的前葡萄膜炎；（e）曾经或目前由医生确诊的指（趾）炎；（f）银屑病，指曾经或目前由医生确诊的银屑病；（g）曾经或目前由医生确诊的 CD 或 UC；（h）对 NSAID 反应良好，指服用足够剂量的 NSAID 24~48 小时后，腰背痛缓解或消失；（i）有 SpA 家族史，直系或 2 级亲属中患有 AS、银屑病、葡萄膜炎、反应性关节炎或 IBD 等；（j）HLA-B27 阳性，指经过标准的实验室技术检测阳性；（k）CRP 升高。

有关影像学提示骶髂关节炎仅需符合下述的任何一条：（a）X 线可见的骶髂关节炎，符合 1984 年修订的纽约标准双侧 Ⅱ~Ⅳ 级病变，单侧 Ⅲ~Ⅳ 级病变；（b）MRI 提示的活动性（急性）骶髂关节炎，即明确的骨髓水肿及骨炎。

需要注意，2009 年 ASAS 重新定义了炎性腰背痛标准，即下列 5 项中满足 4 项：（a）腰背痛发生于 40 岁以前；（b）隐匿性发病；（c）运动后改善；（d）休息后无缓解；（e）夜间痛，起床后可缓解。

2. 外周型 SpA 分类标准

对于目前无炎性腰背痛，仅存在外周症状的患者，出现关节炎、肌腱端炎或指（趾）炎中任一项时，加上如下其中一种情况就可做出分类。

① 加上以下任一项 SpA 临床特征：（a）葡萄膜炎；（b）银屑病；（c）CD/UC；（d）前驱感染；（e）HLA-B27 阳性；（f）影像学提示骶髂关节炎。

② 加上以下至少 2 项其他 SpA 临床特征：（a）关节炎；（b）肌腱端炎；（c）指（趾）炎；（d）炎性腰背痛既往史；（e）SpA 家族史。

四、治疗原则

总体原则：SpA 是一种有多种临床表现并具有潜在严重后果的疾病，需要在风湿科医生协调下做多学科联合治疗；主要治疗目标是通过控制症状和炎症来最大限度地提高生活质量，避免远期关节畸形，保持社交能力；治疗目的是在医生和患者共同决策下，对患者进行最好的照顾；同时兼顾药物和非药物治疗。

1. 非药物治疗

健康教育和规律、适度的锻炼。

2. 药物治疗

NSAID 和抗肿瘤坏死因子拮抗剂是治疗 SpA 的一线用药。

3. 外科治疗

全髋关节置换术或者脊柱矫形术等。

五、医患沟通

患者可能的疑问是什么？	我们如何应对？
我为什么会得这个病？	该病发病机制暂未完全明了，目前认为其与遗传、感染及免疫等有关。
得了这个病，我平时还能锻炼吗？	平时可以适度锻炼，针对脊柱、胸廓及髋关节的锻炼较为有效，但须避免过度负重和剧烈运动。平时睡觉还须注意多睡硬板床，多取低枕仰卧位，保持良好姿势。

第70章 骨关节炎

一、概述

骨关节炎（osteoarthritis，OA）是以关节软骨局灶病变、软骨下骨肥厚反应和关节边缘骨赘形成为特征的慢性关节疾病，常伴有肌肉无力、韧带松弛、关节对线不良、轻度滑膜炎和半月板变性。本病好发于中老年人，是老年人致残的主要原因。

OA 一般起病隐匿、进展缓慢，主要表现为受累关节及其周围疼痛、压痛、僵硬、肿胀、关节骨性肥大和功能障碍。疼痛多发生于活动以后，休息可以缓解。随着病情进展，负重时疼痛加重，甚至休息时也可发生疼痛。由于软骨无神经支配，疼痛主要由关节其他结构如滑膜、骨膜、软骨下骨及关节周围的肌肉韧带等受累引起。

晨僵时间较短，一般不超过 30 分钟。部分患者有疼痛的外周和中枢敏化的表现，疼痛严重而持续者，常伴发焦虑和抑郁状态。因此，我们治疗的目的在于缓解疼痛，保护关节功能，避免致畸、致残，改善生活质量。

二、"见"患者，"习"案例

（一）我们可能遇到 OA 患者的科室

通常情况下，本病大多数患者在门诊就诊治疗，当患者的临床症状比较严重，比如不能持重、不能行走，或合并严重骨质疏松、骨折时，我们会在病房见到这类患者。

（二）我们可能遇到的病例

患者，女，65 岁，因"双手指关节痛 1 年，双膝关节痛 6 个月"入院。

1. 问诊要点

（1）现病史

针对主要症状"双手指关节痛""双膝关节痛"：受累关节疼痛的具体部位、时间和性质、受累关节数目。

伴随症状：是否伴随晨僵及晨僵持续时间；是否存在关节以外的症状，比如眼红、足跟痛、银屑病等；关节受累及加重过程中，有无易感因素，比如高龄、肥胖、性激素水平、骨密度、吸烟等；有无诱发因素，比如阴冷天气、外伤、劳累、大量饮酒及进食海鲜等。

（2）既往史、个人史、婚育史、家族史

有无其他慢性病病史，有无食物及药物过敏史、手术外伤史、吸烟饮酒史、疫苗接种史、病态妊娠史、婚育史，家族中有无风湿科疾病病史等。

2. 查体要点

生命体征（体温 T，脉搏 P，呼吸 R，血压 BP）。

一般情况：神志情况，营养情况，体位。

关节：检查患者受累关节部位，有无肿胀和压痛，有无骨性膨大、关节摩擦音和畸形；尤其关注患者手部远端关节伸侧面有无赫伯登（Heberden）结节（图 70-1），近端指间关节伸侧面有无布夏尔（Bouchard）结节；检查患者膝关节主动或被动活动时是否闻及"嘎吱"声（或触及骨擦感）。检查患者髋关节内旋、外转或者内收、伸展等活动有无受限，步态是否异常；检查患者足趾关节有无压痛、骨性肥大、拇外翻等畸形；检查脊柱，如颈椎、腰椎有无椎体压痛、活动受限等。

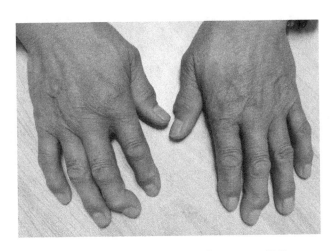

图 70-1　双手第 3 远端指间关节 Heberden 结节

3. 归纳病例特点

① 老年女性，慢性病程。

② 现病史：患者于 1 年前无明显诱因出现关节痛，主要累及双手第 2、3、4 远端指间关节，伴晨起僵硬感，活动 5 分钟后可缓解。近 6 个月开始出现双膝关节疼痛，上、下楼梯时加重，休息后减轻。曾就诊于当地医院，间断口服"布洛芬"治疗，症状可缓解。近日频繁爬楼梯后自觉双膝关节疼痛加重，行走困难，遂再次就诊。病程中，患者二便正常，体重无明显增减。

③ 既往史：既往健康，无高血压、糖尿病等慢性疾病。无过敏史，无吸烟史。55 岁绝经。家族史无特殊。

④ 查体：生命体征平稳，一般情况可，心、肺、腹未见异常。双手第 2、3、4 远端指间关节骨性膨大，双手第 2、3 近端指间关节骨性膨大，关节局部压痛。双膝关节无肿胀，压痛阳性，双膝关节屈曲受限。双膝关节浮髌试验阴性，膝关节活动时可触及骨擦感，可闻及骨擦音。

⑤ 辅助检查：血常规示 WBC 4.6×10^9/L，Hb 120 g/L，PLT 223×10^9/L。红细胞沉降率 26 mm/h，CRP 3.2 mg/L。关节 X 线检查示膝关节边缘骨赘形成，髁间隆起变尖，双膝关节间隙变窄（图 70-2）。

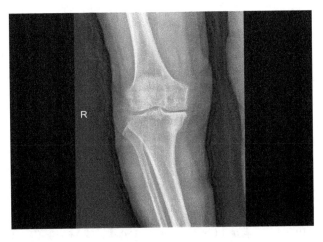

图 70-2　膝关节骨赘形成

4. 诊断思路

（1）关节部位及性质

OA 好发于中老年患者，女性多于男性，好发于膝、髋、手（远端指间关节、第 1 腕掌关节）、足（第 1 跖趾关节、足跟）、脊柱（颈椎及腰椎）等负重或活动较多的关节。

该患者为老年绝经后女性，因"双手指关节痛 1 年，双膝关节痛 6 个月"就诊。患者长期存在多关节疼痛，考虑确实存在关节炎。病史长达 1 年，为慢性病程。患者双手及双膝关节疼痛，双手关节痛，主要表现为骨性膨大，关节疼痛伴晨僵，晨僵时间持续 5 分钟左右，活动后可缓解。双膝关节疼痛，活动受限，可闻及骨擦音。

（2）实验室指标及影像学证据

患者红细胞沉降率轻度增高，低于 30 mm/h，CPR 水平正常，双膝 X 线检查显示膝关节边缘骨赘形成，髁间隆起变尖，符合 OA 特征性改变。

该患者符合 ACR 的 OA 分类标准，可诊断为手 OA、膝 OA。

5. 鉴别诊断

① RA：多为对称性小关节炎，以近端指间关节和掌指关节及腕关节受累为主，晨僵多超过 1 小时，可有皮下结节，类风湿因子阳性，X 线以关节侵蚀性改变为主。

② AS：本病好发于青年男性，主要侵犯骶髂关节和脊柱，也可以累及膝、踝、髋关节，常伴有肌腱端炎，晨僵明显，患者常同时有炎性下腰背痛，放射学检查显示骶髂关节炎，常有 HLA-B27 阳性。

③ 银屑病关节炎：本病好发于中年人，起病较缓慢，以近端指（趾）间关节、掌指关节、跖关节及膝和腕关节等四肢关节受累为主，关节病变常不对称，可有关节畸形。病程中有银屑病的皮肤和指（趾）甲改变。

④ 痛风：本病多发于 40 岁以上男性，常表现为反复发作的急性关节炎，最常累及第 1 跖趾关节，通常伴有高尿酸血症，但是少数患者在关节炎急性发作时血尿酸水平正常。

三、诊断要点

OA 一般依据临床表现和 X 线检查，并排除其他炎症性关节疾病而诊断。ACR 提出了关于手、膝和髋 OA 的分类标准，见表 70-1 所列。

表 70-1　ACR 关于 OA 的临床及影像学分类标准

部位	标准细则
手	临床标准（1990 年）：满足 1+2+3+4 项或 1+2+3+5 项可诊断手 OA 1. 近 1 个月大多数时间有手关节疼痛、发酸、发僵 2. 10 个选定的关节中，有骨性膨大的关节≥2 个 3. 掌指关节肿胀≤3 个 4. 远端指间关节骨性膨大≥2 个 5. 10 个选定的关节中，畸形关节≥2 个
膝	临床影像学标准（1986 年）：满足 1+2 项，或 1+3+5+6 项，或 1+4+5+6 项者可诊断膝 OA 1. 近 1 个月大多数时间有膝关节疼痛 2. X 线示关节边缘有骨赘形成 3. 关节液检查符合 OA 4. 年龄≥40 岁 5. 晨僵持续时间≤30 分钟 6. 关节活动时有骨擦音
髋	临床影像学标准（1991 年）：满足 1+2+3 项，或 1+2+4 项，或 1+3+4 项者可诊断髋 OA 1. 近 1 个月大多数时间有髋痛 2. 红细胞沉降率≤20 mm/h 3. X 线示股骨头和（或）髋臼有骨赘 4. X 线示髋关节间隙狭窄［上部、轴向和（或）内侧］

四、治疗原则

1. 非药物治疗
① 患者教育及制订个体化的运动方案。
② 生活方式干预：减重及饮食调整。
③ 保护关节及物理治疗：护膝、护腕等；热疗、按摩及针灸等。

2. 药物治疗
① 口服药：对乙酰氨基酚、NSAID 等。
② 关节腔注射药物：糖皮质激素、透明质酸衍生物等。
③ 局部外用药：NSAID 外用软膏等。
④ 关节营养药物：氨基葡萄糖、硫酸软骨素、维生素 D 等。
⑤ 改善关节结构或延缓病程的药物：双醋瑞因、多西环素等。

3. 外科治疗
外科治疗主要用于关节功能严重障碍者。

五、医患沟通

患者可能的疑问是什么？	我们如何应对？
我为什么会得这个病？	该病可能与易感因素和机械因素有关。易感因素包括高龄、肥胖、绝经、过度运动、吸烟等；机械因素包括创伤、长时间反复使用某些关节等。
我平时需要注意什么？	老年人，尤其是绝经后女性，注意自我管理，坚持补钙，定期复查骨密度。培养正确的生活方式和饮食习惯，适当医疗锻炼、减重等。

【推荐阅读】

［1］葛均波，徐永健，王辰. 内科学［M］. 9 版. 北京：人民卫生出版社，2018.

［2］张奉春，栗战国. 内科学. 风湿免疫科分册［M］. 北京：人民卫生出版社，2015.

［3］中华医学会风湿病学分会，国家皮肤与免疫疾病临床医学研究中心，中国系统性红斑狼疮研究协作组. 2020 中国系统性红斑狼疮诊疗指南［J］. 中华内科杂志，2020，59（3）：172-185.

［4］姜林娣. 系统性血管炎［M］. 2 版. 北京：人民卫生出版社，2021.

［5］LUNDBERG I E, FUJIMOTO M, VENCOVSKY J, et al. Idiopathic inflammatory myopathies［J］. Nat Rev Dis Primers, 2021, 7（1）：86.

［6］张抒扬，赵玉沛. 罕见病学［M］. 北京：人民卫生出版社，2020.